中国古医籍整理丛书

家藏蒙筌

（上）

清·王世钟　编纂

李柳骥　常立果　赵　艳　校注
陈子杰　肖红艳　赵　健

中国中医药出版社

·北　京·

图书在版编目（CIP）数据

家藏蒙筌：全2册 /（清）王世钟编纂；李柳骥等校注．
—北京：中国中医药出版社，2015.12
（中国古医籍整理丛书）
ISBN 978－7－5132－2985－2

Ⅰ．①家…　Ⅱ．①王…②李…　Ⅲ．①中国医药学—
中国—清代　Ⅳ．①R2－52

中国版本图书馆CIP数据核字（2015）第298495号

中国中医药出版社出版
北京市朝阳区北三环东路28号易亨大厦16层
邮政编码　100013
传真　010 64405750
三河市鑫金马印装有限公司印刷
各地新华书店经销
*
开本 710×1000　1/16　印张 56　字数 492 千字
2015年12月第1版　2015年12月第1次印刷
书　号　ISBN 978－7－5132－2985－2
*
定价　139.00元
网址　www.cptcm.com

社长热线　010 64405720
购书热线　010 64065415　010 64065413
微信服务号　zgzyycbs
书店网址　csln.net/qksd/
官方微博　http://e.weibo.com/cptcm
淘宝天猫网址　http://zgzyycbs.tmall.com

国家中医药管理局
中医药古籍保护与利用能力建设项目
组织工作委员会

项目专家组

顾　问　马继兴　张灿玾　李经纬

组　长　余瀛鳌

成　员　李致忠　钱超尘　段逸山　严世芸　鲁兆麟
郑金生　林端宜　欧阳兵　高文柱　柳长华
王振国　王旭东　崔　蒙　严季澜　黄龙祥
陈勇毅　张志清

项目办公室（组织工作委员会办公室）

主　任　王振国　王思成

副主任　王振宇　刘群峰　陈榕虎　杨振宁　朱毓梅
刘更生　华中健

成　员　陈丽娜　邱　岳　王　庆　王　鹏　王春燕
郭瑞华　宋咏梅　周　扬　范　磊　张永泰
罗海鹰　王　爽　王　捷　贺晓路　熊智波

秘　书　张丰聪

前言

中医药古籍是传承中华优秀文化的重要载体，也是中医学传承数千年的知识宝库，凝聚着中华民族特有的精神价值、思维方法、生命理论和医疗经验，不仅对于传承中医学术具有重要的历史价值，更是现代中医药科技创新和学术进步的源头和根基。保护和利用好中医药古籍，是弘扬中国优秀传统文化、传承中医学术的必由之路，事关中医药事业发展全局。

1949 年以来，在政府的大力支持和推动下，开展了系统的中医药古籍整理研究。1958 年，国务院科学规划委员会古籍整理出版规划小组在北京成立，负责指导全国的古籍整理出版工作。1982 年，国务院古籍整理出版规划小组召开全国古籍整理出版规划会议，制定了《古籍整理出版规划（1982—1990）》，卫生部先后下达了两批 200 余种中医古籍整理任务，掀起了中医古籍整理研究的新高潮，对中医文化与学术的弘扬、传承和发展，发挥了极其重要的作用，产生了不可估量的深远影响。

2007 年《国务院办公厅关于进一步加强古籍保护工作的意见》明确提出进一步加强古籍整理、出版和研究利用，以及

"保护为主、抢救第一、合理利用、加强管理"的方针。2009年《国务院关于扶持和促进中医药事业发展的若干意见》指出，要"开展中医药古籍普查登记，建立综合信息数据库和珍贵古籍名录，加强整理、出版、研究和利用"。《中医药创新发展规划纲要（2006—2020）》强调继承与创新并重，推动中医药传承与创新发展。

2003～2010年，国家财政多次立项支持中国中医科学院开展针对性中医药古籍抢救保护工作，在中国中医科学院图书馆设立全国唯一的行业古籍保护中心，影印抢救濒危珍本、孤本中医古籍1640余种；整理发布《中国中医古籍总目》；遴选351种孤本收入《中医古籍孤本大全》影印出版；开展了海外中医古籍目录调研和孤本回归工作，收集了11个国家和2个地区137个图书馆的240余种书目，基本摸清流失海外的中医古籍现状，确定国内失传的中医药古籍共有220种，复制出版海外所藏中医药古籍133种。2010年，国家财政部、国家中医药管理局设立"中医药古籍保护与利用能力建设项目"，资助整理400余种中医药古籍，并着眼于加强中医药古籍保护和研究机构建设，培养中医古籍整理研究的后备人才，全面提高中医药古籍保护与利用能力。

在此，国家中医药管理局成立了中医药古籍保护和利用专家组和项目办公室，专家组负责项目指导、咨询、质量把关，项目办公室负责实施过程的统筹协调。专家组成员对古籍整理研究具有丰富的经验，有的专家从事古籍整理研究长达70余年，深知中医药古籍整理研究的重要性、艰巨性与复杂性，履行职责认真务实。专家组从书目确定、版本选择、点校、注释等各方面，为项目实施提供了强有力的专业指导。老一辈专家的学术水平和智慧，是项目成功的重要保证。项目承担单位山东中医药大学、南京中医药大学、上海中医药大学、福建中医药大学、浙江省中医药研究院、陕西省中医药研究院、河南省中医药研究院、辽宁中医药大学、成都中医药大学及所在省市中医药管理部门精心组织，充分发挥区域间互补协作的优势，并得到承担项目出版工作的中国中医药出版社大力配合，全面推进中医药古籍保护与利用网络体系的构建和人才队伍建设，使一批有志于中医学术传承与古籍整理工作的人才凝聚在一起，研究队伍日益壮大，研究水平不断提高。

本着“抢救、保护、发掘、利用”的理念，该项目重点选择近60年未曾出版的重要古医籍，综合考虑所选古籍的保护价值、学术价值和实用价值。400余种中医药古籍涵盖了医经、基础理论、诊法、伤寒金匮、温病、本草、方书、内科、外科、女科、儿科、伤科、眼科、咽喉口齿、针灸推拿、养生、医案医话医论、医史、临证综合等门类，跨越唐、宋、金元、明以迄清末。全部古籍均按照项目办公室组织完成的行业标准《中医古籍整理规范》及《中医药古籍整理细则》进行整理校注，绝大多数中医药古籍是第一次校注出版，一批孤本、稿本、抄本更是首次整理面世。对一些重要学术问题的研究成果，则集中收录于各书的“校注说明”或“校注后记”中。

“既出书又出人”是本项目追求的目标。近年来，中医药古籍整理工作形势严峻，老一辈逐渐退出，新一代普遍存在整理研究古籍的经验不足、专业思想不坚定等问题，使中医古籍整理面临人才流失严重、青黄不接的局面。通过本项目实施，搭建平台，完善机制，培养队伍，提升能力，经过近5年的建设，锻炼了一批优秀人才，老中青三代齐聚一堂，有效地稳定了研究队伍，为中医药古籍整理工作的开展和中医文化与学术的传承提供必备的知识和人才储备。

本项目的实施与《中国古医籍整理丛书》的出版，对于加强中医药古籍文献研究队伍建设、建立古籍研究平台，提高古籍整理水平均具有积极的推动作用，对弘扬我国优秀传统文化，推进中医药继承创新，进一步发挥中医药服务民众的养生保健与防病治病作用将产生深远影响。

第九届、第十届全国人大常委会副委员长许嘉璐先生，国家卫生计生委副主任、国家中医药管理局局长、中华中医药学会会长王国强先生，我国著名医史文献专家、中国中医科学院马继兴先生在百忙之中为丛书作序，我们深表敬意和感谢。

由于参与校注整理工作的人员较多，水平不一，诸多方面尚未臻完善，希望专家、读者不吝赐教。

国家中医药管理局中医药古籍保护与利用能力建设项目办公室

二〇一四年十二月

许 序

“中医”之名立，迄今不逾百年，所以冠以“中”字者，以别于“洋”与“西”也。慎思之，明辨之，斯名之出，无奈耳，或亦时人不甘泯没而特标其犹在之举也。

前此，祖传医术（今世方称为“学”）绵延数千载，救民无数；华夏屡遭时疫，皆仰之以度困厄。中华民族之未如印第安遭染殖民者所携疾病而族灭者，中医之功也。

医兴则国兴，国强则医强。百年运衰，岂但国土肢解，五千年文明亦不得全，非遭泯灭，即蒙冤扭曲。西方医学以其捷便速效，始则为传教之利器，继则以“科学”之冕畅行于中华。中医虽为内外所夹击，斥之为蒙昧，为伪医，然四亿同胞衣食不保，得获西医之益者甚寡，中医犹为人民之所赖。虽然，中国医学日益陵替，乃不可免，势使之然也。呜呼！覆巢之下安有完卵?

嗣后，国家新生，中医旋即得以重振，与西医并举，探寻结合之路。今也，中华诸多文化，自民俗、礼仪、工艺、戏曲、历史、文学，以至伦理、信仰，皆渐复起，中国医学之兴乃属必然。

迄今中医犹为国家医疗系统之辅，城市尤甚。何哉？盖一则西医赖声、光、电技术而于20世纪发展极速，中医则难见其进。二则国人惊羡西医之“立竿见影”，遂以为其事事胜于中医。然西医已自觉将入绝境：其若干医法正负效应相若，甚或负远逾于正；研究医理者，渐知人乃一整体，心、身非如中世纪所认定为二对立物，且人体亦非宇宙之中心，仅为其一小单位，与宇宙万象万物息息相关。认识至此，其已向中国医学之理念“靠拢”矣，虽彼未必知中国医学何如也。唯其不知中国医理何如，纯由其实践而有所悟，益以证中国之认识人体不为伪，亦不为玄虚。然国人知此趋向者，几人？

国医欲再现宋明清高峰，成国中主流医学，则一须继承，一须创新。继承则必深研原典，激清汰浊，复吸纳西医及我藏、蒙、维、回、苗、彝诸民族医术之精华；创新之道，在于今之科技，既用其器，亦参照其道，反思己之医理，审问之，笃行之，深化之，普及之，于普及中认知人体及环境古今之异，以建成当代国医理论。欲达于斯境，或需百年欤？予恐西医既已醒悟，若加力吸收中医精粹，促中医西医深度结合，形成21世纪之新医学，届时“制高点”将在何方？国人于此转折之机，能不忧虑而奋力乎？

予所谓深研之原典，非指一二习见之书、千古权威之作；就医界整体言之，所传所承自应为医籍之全部。盖后世名医所著，乃其秉诸前人所述，总结终生行医用药经验所得，自当已成今世、后世之要籍。

盛世修典，信然。盖典籍得修，方可言传言承。虽前此50余载已启医籍整理、出版之役，惜旋即中辍。阅20载再兴整理、出版之潮，世所罕见之要籍千余部陆续问世，洋洋大观。

今复有“中医药古籍保护与利用能力建设”之工程，集九省市专家，历经五载，董理出版自唐迄清医籍，都400余种，凡中医之基础医理、伤寒、温病及各科诊治、医案医话、推拿本草，俱涵盖之。

噫！璐既知此，能不胜其悦乎？汇集刻印医籍，自古有之，然孰与今世之盛且精也！自今而后，中国医家及患者，得览斯典，当于前人益敬而畏之矣。中华民族之屡经灾难而益蕃，乃至未来之永续，端赖之也，自今以往岂可不后出转精乎？典籍既蜂出矣，余则有望于来者。

谨序。

第九届、十届全国人大常委会副委员长

許嘉璐

二〇一四年冬

王 序

中医学是中华民族在长期生产生活实践中，在与疾病作斗争中逐步形成并不断丰富发展的医学科学，是中国古代科学的瑰宝，为中华民族的繁衍昌盛作出了巨大贡献，对世界文明进步产生了积极影响。时至今日，中医学作为我国医学的特色和重要医药卫生资源，与西医学相互补充、相互促进、协调发展，共同担负着维护和促进人民健康的任务，已成为我国医药卫生事业的重要特征和显著优势。

中医药古籍在存世的中华古籍中占有相当重要的比重，不仅是中医学术传承数千年最为重要的知识载体，也是中医为中华民族繁衍昌盛发挥重要作用的历史见证。中医药典籍不仅承载着中医的学术经验，而且蕴含着中华民族优秀的思想文化，凝聚着中华民族的聪明智慧，是祖先留给我们的宝贵物质财富和精神财富。加强对中医药古籍的保护与利用，既是中医学发展的需要，也是传承中华文化的迫切要求，更是历史赋予我们的责任。

2010 年，国家中医药管理局启动了中医药古籍保护与利用能力建设项目。这既是传承中医药的重要工程，也是弘扬优秀民族文化的重要举措，不仅能够全面推进中医药的有效继承和创新发展，为维护人民健康做出贡献，也能够彰显中华民族的璀璨文化，为实现中华民族伟大复兴的中国梦作出贡献。

相信这项工作一定能造福当今，嘉惠后世，福泽绵长。

国家卫生与计划生育委员会副主任

国家中医药管理局局长

中华中医药学会会长

王国强

二〇一四年十二月

马序

新中国成立以来，党和国家高度重视中医药事业发展，重视古籍的保护、整理和研究工作。自1958年始，国务院先后成立了三届古籍整理出版规划小组，分别由齐燕铭、李一氓、匡亚明担任组长，主持制订了《整理和出版古籍十年规划（1962—1972）》《古籍整理出版规划（1982—1990）》《中国古籍整理出版十年规划和“八五”计划（1991—2000）》等，而第三次规划中医药古籍整理即纳入其中。1982年9月，卫生部下发《1982—1990年中医古籍整理出版规划》，1983年1月，中医古籍整理出版办公室正式成立，保证了中医古籍整理出版规划的实施。2002年2月，《国家古籍整理出版“十五”（2001—2005）重点规划》经新闻出版署和全国古籍整理出版规划领导小组批准，颁布实施。其后，又陆续制定了国家古籍整理出版“十一五”和“十二五”重点规划。国家财政多次立项支持中国中医科学院开展针对性中医药古籍抢救保护工作，文化部在中国中医科学院图书馆专门设立全国唯一的行业古籍保护中心，国家先后投入中医药古籍保护专项经费超过3000万元，影印抢救濒危珍、善、孤本中医古籍1640余种，开展了海外中医古籍目录调研和孤本回归工作。2010年，国家财政部、国家中医药管理局安排国家公共卫生专项资金，设立了"中医药古籍保护与利用能力建设项目"，这是继1982～1986年第一批、第二批重要中医药古籍整理之后的又一次大规模古籍整理工程，重点整理新中国成立后未曾出版的重要古籍，目标是形成并普及规范的通行本、传世本。

为保证项目的顺利实施，项目组特别成立了专家组，承担咨询和技术指导，以及古籍出版之前的审定工作。专家组中的许多成员虽逾古稀之年，但老骥伏枥，孜孜不倦，不仅对项目进行宏观指导和质量把关，更重要的是通过古籍整理，以老带新，言传身教，培养一批中医药古籍整理研究的后备人才，促进了中医药古籍保护和研究机构建设，全面提升了我国中医药古籍保护与利用能力。

作为项目组顾问之一，我深感中医药古籍保护、抢救与整理工作的重要性和紧迫性，也深知传承中医药古籍整理经验任重而道远。令人欣慰的是，在项目实施过程中，我看到了老中青三代的紧密衔接，看到了大家的坚持和努力，看到了年轻一代的成长。相信中医药古籍整理工作的将来会越来越好，中医药学的发展会越来越好。

欣喜之余，以是为序。

中国中医科学院研究员

马继兴

二〇一四年十二月

校注说明

《家藏蒙筌》为清代医家王世钟编纂。王世钟，字小溪，岳池（今四川省广安市岳池县）人，大约生活于清嘉庆至光绪年间。除本书外，其著作还有《医学入门》8卷，均以实用易读为特点。

王氏早年习儒，曾为监生，壮年之后弃儒就医。因其自幼体弱多病，故偏嗜医学，涉猎方书，研习医学尤为刻苦。因慕范仲淹“不为良相，便为良医”之言，故“考古证今，奋发编摩，苦志辨疑订误，殚心汇纂医书”，辑为《家藏蒙筌》16卷（卷二复分上、中、下）。其本意是为子弟辈取资初学启蒙，“著为家藏，以传后裔”，但书稿完成后，一些通晓医理的朋友批阅之余，深为赞赏，力促王氏将该书刊刻行世，以造福后人，于是方有本书之传。

本书内容广博，内外妇儿各科、外感内伤诸病均有涉及。理法方药俱全，既宗前贤之意，又述一家之言，“理求精当，词芟繁冗，晦者使之明，奇者约之正，乖舛者去之，试验者登之”。该书内容博而不杂，语言朴实凝练，“辨脉昭晰，论证详明”，是一部既便于初学者学习，又能够启迪有一定医学素养之士的著作，具有较高的理论与实用价值。

本书成于清道光十六年（1836），此后当有重刻，现仅存道光二十四年（1844）文盛堂重刻本，故本次整理以该刻本（卷四、五残）为底本。本书另一残本（仅存原书三、四、五、十四卷），其刊刻时代晚于底本且经王氏后人校订重刻，为一官私目录均未载的重订本。据此不仅将底本所缺的内容基本补齐（整理中发现，底本卷十一第三十七、三十八页阙如，内容无所据补），而且可以将该本作参校本；对书中引文进行他校，所涉各书一律采用通行本。

1. 采用现代标点方法，对原书进行标点。

2. 凡原书中的繁体字，均改为规范简化字。

3. 凡底本中因写刻致误的明显错别字，如“侵”作“浸”、“苓”作“芩”、“大”作“太”、“温”作“湿”、“巳”作“已”、“疸”作“疽”、“末”作“未”、“灸”作“炙”等，均予以径改，不出校。

4. 异体字、古字，改为通行简化字，不出校记。通假字，一律保留，并出校记说明。

5. 本书药名、穴位名、病名等用字极不规范，对于明显属于俗写或误名者（如石膏、斑蝥、防己、半夏、痔疮等分别写为石羔、班猫、防杞、半下、痣疮）径改不出注；同一名词出现不同写法者（如“旋覆花”与“旋复花”、“山楂”与“山查”、“丸”与“元”“圆”之类），按规范正名律齐。

6. 本书文本采用横排，由于版式变更，原书竖排时指示文字位置的“右”“左”字样，统改为“上”“下”，不另出注。

7. 原书目录在每卷之前，今一并置于正文之前。底本目录编排凌乱，今据校定后的正文重新编排目录。

8. 原书每卷前有“后学王世钟小溪氏纂辑”“男迪吉、迪哲、久瑞校订”等字样，今一并删去。

索序书[①]

敬禀：岳池县监生王世钟为禀，请赏鉴教正赐序，以广活人事情。

生幼多羸疾，长成钝拙，弃儒就医。常怀济世之诚，未学心聋，深愧井天之见，考古证今，奋发编摩[②]，苦志辨疑订误，殚心汇纂医书，共成十八卷，原为子弟辈之取资，初非徒务虚名，妄希行世也，故命曰《家藏蒙筌》。殊脱稿后，有拔生[③]文青选、周钟秀等俱深知医，佥曰：是书所关苍生性命，非他艺可比，不应藏之于家，宜即公之于世。况经县主阅正，今仍吝之，得毋？素慕大人文心淑世[④]，盛德在躬，未经呈览，终觉大美[⑤]之犹有恨乎！非宪[⑥]弁言[⑦]，不足为斯世之所重乎！遥稔大人，时怀医国医民之心，谅必乐正医学，以昭爱养，无不成其美也，盍就正焉？奈生母八旬有三，未敢远离，兹幸大人不惮勤劳，巡靖地方，生窃以刍荛[⑧]之言，可动圣人之听，渤溲[⑨]之贱，堪备药笼之用，是可取不在于贵显，愈病何妨于微贱，故一念利济，遂尔忘丑，不辞百里之遥，投赴行辕[⑩]，仰恳大人，留情民瘼[⑪]，作主鉴定，鸿

① 索序书：原书无标题，此标题为校注者所加。
② 编摩：犹编集。
③ 拔生：此指拔贡生，又简称拔贡。
④ 淑世：犹济世。
⑤ 大美：谓大功德，大功业。
⑥ 宪：旧时对上司的尊称。
⑦ 弁言：前言，序文。
⑧ 刍荛：浅陋的见解。
⑨ 渤溲：即马勃牛溲。马勃，菌类；牛溲，车前草。比喻至贱之物。
⑩ 行辕：旧时高级官吏的行馆，亦指在暂驻之地所设的办事处所。
⑪ 瘼（mò末）：病痛，泛指困苦。

赐书序，则一经品题，庶成金科，将见寿世福民，岂惟生戴德而已哉？为此，谨呈大人慈鉴，不胜激切惶悚之至。

道光二十三年仲冬月谷旦①

① 谷旦：晴朗美好的日子。旧时常用为吉日的代称。

文　序[1]

医书之作，今几汗牛充栋矣。然皆研究参稽，各出心得，以垂于世，要于斯道大有补救者也。况荟萃群言，采其精而掇其华哉？吾乡小溪王公，愚姻翁[2]也，幼业儒，壮弃儒就医，凡《天元玉册》[3]《灵枢》《素问》以及汉唐元明诸著述，无不苦志穷探。迨研精殚虑[4]有年，恍然宜于古者，不尽宜于今，施于此者，难尽通于彼。爰取前贤成编，斟酌裁制，越数寒暑，汇成《家藏蒙筌》一书。是书也，心慕久之，窃以未得一见为憾。癸卯夏，欣蒙赐读，见其辨脉昭晰，论证详明，义蕴则万变不穷，词旨则一见能解。至于古今方药，是者仍之，非者辨之，验者存之，舛者去之，或与时不合者增之损之。是盖简练揣摩之余，得神明变化之妙，不惟有补于今人，而且有功于前人也，岂止述之而已哉？夫医者意也，不得其意，不足与言医也。公能以已之意，通古人之意，公直以古人之意为已之意矣。或者乃以纂辑成语少之，不思吾儒论孔[5]孟，讲家何止数十，今有能汇众说之旨而得孔孟之宗者，可不谓精于孔孟欤？然则有能撷[6]群医之粹而抉轩岐之奥者，可不谓精于轩岐欤？故谓公之所述，即公一家之言可也，即谓公寿世之言亦可也。而又何为以家藏吝之，不以公诸世也哉？愚于此道亦

① 文序：原书之序，名均作“家藏蒙筌序”或“家藏蒙筌叙”，为区别起见，将写序者之姓氏冠于序前作为标题，下同。

② 姻翁：亲家公，儿子的丈人或女儿的公公。

③ 天元玉册：一作《天元玉策》，五运六气学专著，28 卷，唐代王冰撰。

④ 殚虑：竭尽思虑。

⑤ 孔：此字原脱，据文义补。

⑥ 撷（xié 邪）：摘取。

涉粗浅，第反覆兹编，窃以此良工之苦心，实足医庸医之贸贸[1]也，敢怂恿之以广宏济之仁云。

道光二十三年四月十六日乙酉

拔贡候选直隶州州判姻眷晚文青选瑞堂氏拜识

① 贸贸：轻率冒失，考虑不周。

陈　叙

昔唐许胤宗①善医而未曾著书，或劝之，答曰：医者，意也。吾意所解，口不能宣也。脉之妙处不可言，虚著方剂，终无益也。此论得之，而亦未尽得之。夫庸医拘守成编，不辨天道之盈虚，人质之强弱，病之阴阳，药之寒温，一以《局方》为定，卒之舛误乖张，杀人无算，固矣。而或者按脉立方，惟凭悬揣，不予以规矩之可循，则任用吾意，与无所用意者等，犹之贸贸焉而至于杀人也。辛丑秋，余捧檄②来岳，得与邑之广山寺光德僧相友善。僧，良医也。按见之暇，语及王氏子小溪实精岐黄之术，因出其所著《家学蒙筌》十八卷相示，而求为之弁言。余素不知医，而取其书而读之，觉义理深微，变化无穷，是殆综古人之成法而融会贯通以神明其意者也。后之阅是编者，能本小溪之意而济以我之意，庶足以振聋聩③起夭札④而不同于庸医之为，则其有功于斯世正未有穷矣。是为序。

赐进士出身敕授文林郎顺庆府岳池县知县

前新都县知县甲午科乡试同考试官

古平寿陈应聘觉民氏识于岳门官廨

时岁在癸卯暮春月之廿五日也

---

① 许胤宗：一作引宗（约536—626），隋唐间著名医家，常州义兴（今江苏宜兴）人，曾任尚药奉御，唐武德元年（618）授散骑侍郎。

② 捧檄：见《后汉书·刘平等传序》。后以"捧檄"为为母出仕的典故。

③ 聩（kuì 溃）：生而耳聋者。后泛指耳聋。

④ 夭札：遭疫病而早死。

周　叙

自《灵枢·玉版》传而龙宫之禁方三十、金匮之秘书万卷相继而出，以后若《青囊编》、若《养生论要》皆渊深奥衍，难以参稽。至唐宋而下，方书百家，非不错列而灿陈，而义蕴卒少诠释，盖言用药而不明当用之理，言治病而不明主治之由。千卷万帙，大率类然，徒令阅之者茫然莫解。即或有药性为之疏明，病源为之分辨，而方杂论多，未易取仿，其于人世何裨？是医书虽夸浩博，而意义多欠通明，求其裁制尽善者，恒不数觏①。

余戚小溪王君，幼攻儒书，继习医术。一日，出秘书十八卷以示余，颜曰《家藏蒙筌》。披诵之余，见其采诸家之长，撷群书之粹，分类论病，辨证集方，读之则瞭如指掌，不惟操术者得参岐黄之源，即不知医之人亦豁然能解，此诚济世之仁心，方书之秘要也。在君之意，不过著为家藏，以传后裔，而理法则宗古人，裁制则出新创，晨窗夕几之下，几易星霜，乃斟酌尽善，则可以传家，何不可以传世？宜付之剞劂②以公诸宇内，将起死回生之术当于此赖之，庶学斯业者持此以行世，自活人于无算。是君之调元赞化，虽不为良相，亦可为良医，不洵称国手哉？余愧樗栎③庸材，不足以光灵篆④，特弁数言于简端。

道光二十二年岁次壬寅季冬月中浣⑤

候补儒学笃庵周元章拜撰

---

① 恒不数觏（gòu 垢）：不常遇见。“数”下原衍一“数”字，据文义删。

② 剞劂（jījué 机绝）：刻印。

③ 樗栎（chūlì 出力）：樗栎均属不材之木，此为自谦之辞。

④ 灵篆：喻指绚烂的文章。

⑤ 中浣：亦作“中澣”。泛指每月中旬。

自叙

粤自羲、农、轩辕作而医道兴，《灵枢》《素问》实万世医书之祖。迨后名贤继起，自汉唐以迄元明，著述不下数百家，然其间阐明宗旨者固多，而偏执己见者亦不少。我朝高宗纯皇帝轸念①民瘼，钦颁《医宗金鉴》一书，遵行天下，寿世福民，允称尽善。虽其精微，未易窥测，然皆先正之规矩，后学之津梁。钟幼困羸疾，长成钝拙，窃慕范文正公良相之言，独于医学有偏嗜，涉猎方书，精求要妙，虽愧井天之见，深怀济世之诚，惟念简册流传，不无沿讹袭谬、纯疵互见之弊，苟非斟酌变通，奚以措施咸宜？故化而裁之存乎变，推而行之存乎通，从悦心研虑之余，不揣固陋，考古证今，辨疑订误，汇纂大小杂证、妇科、外科、紧要药性，共十八卷，计二百五十余症。其中皆宗前贤而参以鄙②意，理求精当，词芟③繁冗，晦者使之明，奇者约之正，乖舛者去之，试验者登之。虽无法善之铁镜，窃慕董仙之种杏，阅④数寒暑，书始成，名曰《家藏蒙筌》。意以韫⑤诸箧笥⑥，俾子弟辈有所取资，固不敢徒务虚名，妄希行世也。不料脱稿后，亲友等争相传观，教正之余，谋欲灾诸枣梨⑦，愚皇然⑧愧谢不敢。又思斯理之精奥，非浅尝者所能偏⑨观而尽识也。倘兹编一出，更得高明者摘其

---

① 轸（zhěn 疹）念：悲痛地思念。

② 鄙：鄙人。自称的谦词。

③ 芟（shān 山）：删除。

④ 阅：经过。

⑤ 韫（yùn 韵）：藏。

⑥ 箧笥（qièsì 窃四）：藏物的竹器。

⑦ 灾诸枣梨：即“灾梨祸枣”之意。从前印书用梨木或枣木刻板，谓刻印无用的书，灾及作版的梨木、枣木。

⑧ 皇然：惶恐貌。皇，通“惶”。

⑨ 偏：通“遍”，全面，周遍。《墨子·经说下》：“伛字不可偏举。”孙诒让《间诂》：“伛，区；偏，遍，并声同字通。”

疵而正之，则钟之获益良多，而活人之功不亦更大耶？惭恂所请，用志管见，知我者当亦原其心而谅之。

道光十六年丙申花月①

后学王世钟小溪氏书于竹深书屋

① 花月：指农历三月。

郭　序

今圣天子御极之二十四年，世尽恬熙①，物无夭札，经二百年之调燮②，济亿万姓以和平，固无烦③宵旰④之忧思，而已臻寰区⑤于仁寿也。然覆载生成天地之大，灾祥⑥寒暑阴阳之愆⑦，凡怀施济之仁者，不为良相，当为良医。自神农尝草，岐伯典药，以及仲景、叔和诸人，红杏青囊等书，此尤大彰明较著者矣。且医书之作也，岂惟是远稽古籍，近搜旁门，涉猎以博，售世云尔哉，必将窥其奥妙，究其精微，上按天时，下侔⑧地理，深符乎上帝好生之德，洞彻乎百家奥衍之精，而后探本推标，条分缕析，有一病则次一脉，断一脉则著一方。即病有千变万态，而治病仍百虑一致。否则蠡测管窥⑨，虽千卷何益？岳邑王小溪先生，幼习儒书，长攻医术，得医之意，察脉之真，九折臂而三折肱，调九候而成千金，直可追踪葛氏，媲美桐君。奚心羡龙宫禁方三十、金匮秘书万卷，始足等为相于为医，以活人者活国哉。且颜曰《家藏蒙筌》，意谓枕秘一家，自以为家传奇方，不知欲立立人，欲达达人，即天下一家之验也。退藏于密，未敢公诸当时，不知无征不显，有美必彰，即显仁藏用之征也。又谓蒙以养正，筌自有真，示童蒙知所真筌，尤恐贻笑方家，不知幼习既得所取资，

① 恬熙：安乐。
② 调燮：调理。
③ 无烦：不需烦劳。
④ 宵旰（gàn 干）：借指皇帝。
⑤ 寰区：人世间。
⑥ 灾祥：犹祸福。
⑦ 愆：过失。
⑧ 侔（móu 谋）：等同。
⑨ 蠡（lí 离）测管窥：用瓢量海水，从竹管里看天。比喻见识浅薄，对事物的观察和了解很片面。蠡，瓠瓢。

而艺成自几于神化，亦即训蒙作圣、得鱼忘筌①之至理也。用是播之人海，附诸枣梨，不惟幼学得其指南，即老生名流，究十八集之微言，探二百余之多症，心得手应，熟极巧生于焉。起死回生，疗疾延年，并五方百族之膏肓痼疾，危亡迫于旦夕，性命悬诸呼吸者，无不有以神明其针砭，而出人之疾于无遗也。将见佐皇上布德施惠之政，匡台辅调元赞治之功，跻②万民于寿寓，胥一世而福林也。岂不懿③欤？

赐进士出身署甘肃兰州府靖远县知县事愚侄郭先本廉泉氏拜识

道光甲辰岁孟冬月下浣谷旦

① 得鱼忘筌：比喻已达目的，即忘其凭借。

② 跻（jī机）：达到。

③ 懿（yì亦）：美。

目　录

卷二中

卷二下

卷三

卷四

卷五

卷六

卷七

卷八

卷九

卷十

卷十一

卷十二

卷十三

卷十四

卷十五

卷十六

卷　一

脉诀真传

脉者，医之关键也。医不究脉，则无以别证，证不别则无以措手，医顾可不以脉为先务哉？今悉遵古贤，考证《内经》脉法，断无差讹，以为后学之一助耳。

《金匮真言》曰：心、肝、脾、肺、肾五脏为阴，胆、胃、大小肠、三焦、膀胱六腑为阳。左心膻中，即包络也肝胆肾水小肠膀胱，右肺胸中脾胃相火大肠。

右尺为相火，由心火而生。盖以此火能生脾土则生，此火灭，不能生脾土则死，故呼之曰命门。愚按：《内经》以两尺均属肾，又曰命门在两肾之中。今《脉诀》以命门配在右尺，似与经旨不合。切思肾有两枚，左属肾水，右属相火。相火即少火，乃肾间动气，为人生气根源。兹以右尺专候肾之生气，并大肠、后阴之病，断无差谬矣。若《脉诀》以命门配在右尺者，亦因右尺候肾之生气故耳。滑寿以左尺候小肠、膀胱、前阴①之病，极是。

滑氏脉论

按在皮毛而得者为浮；稍加力，脉道不利者为涩；又稍加力，不及本位者为短。此肺之带胃气而神应者也。

按至血脉而得者为浮；稍加力，脉道粗者为大；又稍加力，脉道阔软者为散。此心之带胃气而神应者也。

按至肌肉如微风轻飐②柳梢之状为缓；次稍加力，脉道敦厚为大。此脾胃之旺气而神应者也。

按至筋而脉道如筝弦相似者为弦；次稍加力，脉道迢迢者为

---

① 阴：原作“因”，据文义改。
② 飐（zhǎn 展）：风吹物使颤动摇曳。

长。此肝之带胃气而神应者也。

按至骨上而得者为沉；次重按之脉道无力为濡；举指来疾流利者为滑。此肾之带胃气而神应者也。

以上五脏之本脉务究极熟，一遇病脉自然可晓。

滑氏六字论

六字者谓上、下、来、去、至、止，为脉之神机也。上者谓阳，下者谓阴；来者为阳，去者为阴；至者为阳，止者为阴。上者，自尺部上于寸口，阳生于阴也。下者，自寸口下于尺部，阴生于阳也。来者，自骨肉之分而出于皮毛之际，气之升也。去者，自皮肤之际而还于骨肉之分，气之降也。应曰至，息曰止也。

正脉十六部

浮脉，举之有余，按之不足。浮脉为阳，凡洪、大、芤、革之属皆其类也。为中气虚，为阴不足，为风，为暑，为胀满，为不食，为表热，为喘急。浮大伤风，浮紧伤寒，浮滑宿食，浮缓湿滞，浮芤失血，浮数风热，浮洪狂躁。但其紧数而略兼浮者便有表邪。

浮脉为阳表病居，迟风数热紧寒拘。浮而有力多风热，无力而浮是血虚。寸浮头痛眩生风，或有风痰聚在胸。关上土衰兼木旺，尺中溲便不流通。

沉脉，轻手不见，重取乃得。沉脉为阴，凡细、小、隐伏、反关之属皆其类也。为阳郁之候，为寒，为水，为气，为郁，为停饮，为癥瘕，为胀实，为厥逆，为洞泻。沉细为少气，为寒饮，为胃中冷，为腰脚痛，为痃癖。沉迟为痼冷，为精寒。沉滑为宿食，为伏痰。沉伏为霍乱，为胸腹痛。沉数为内热，沉弦、沉紧为心腹小腹疼痛。沉而实者多滞多气，故曰：下手脉沉，便知是气。气停积滞者宜消宜攻，属里症也。

沉潜水蓄阴经病，数热迟寒滑有痰。无力而沉虚与气，沉而有力积并寒。寸沉痰郁水停胸，关主中寒痛不通。尺部浊遗并泄痢，肾虚腰及下元恫①。

迟脉，不及四至者皆是也。迟为阴脉，凡代、缓、结、涩之属皆其相类，乃阴盛阳亏之候，为寒为虚。浮而迟者内气虚。沉而迟者表气虚。迟在上则气不化精。迟在下则精不化气。气寒则不行，血寒则凝滞。若迟兼滑大者，多风痰顽痹之候。迟兼细小者，必真阳亏弱而然。或阴寒留蓄于中，则为泄为痛，或元气不荣于表，则寒栗拘挛。大都脉来迟慢者，总由元气不充，不可妄施攻击。

迟司脏痛或多痰，沉痼癥瘕仔细看。有力而迟为冷痛，迟而无力定虚寒。寸迟必是上焦寒，关主中寒痛不堪，尺是肾虚腰脚重，溲便不禁痛牵丸。

数脉，若五至六至以上，凡急、疾、紧、促之属皆其类也。为寒热，为虚劳，为外邪，为痈疡。滑数、洪数者多热，涩数、细数者多寒，暴数者多外邪，久数者必虚损。数则为热，迟则为寒，然亦有不尽然者，宜细察之。

数脉为阳热可知，只将君相火来医。实宜凉泻虚温补，肺病秋深却畏之。寸数咽喉口舌疮，吐红咳嗽肺生疡。当关胃火并肝火，尺属滋阴降火汤。

洪脉，大而实也，举按皆有余。洪脉为阳，凡浮、芤、实、大之属皆其类也。

微脉，纤细无神，柔弱之极，是为阴脉。凡细、小、虚、濡之属皆其类也。

滑脉，往来流利，如盘走珠。凡洪、大、芤、实之属皆其类也。

涩脉，往来艰涩，动不流利，如雨沾沙，如刀刮竹，言其象也。涩为阴脉，凡虚、细、微、迟之属皆其类也。

弦脉，按之不移，硬如弓弦。凡滑、大、坚搏之属皆其类也。

芤脉，浮大中空，按如葱管。芤为阳脉，凡浮豁、弦、洪之

① 恫（tōng 通）：痛苦。

属皆相类也。芤脉，阳中阴也。

紧脉，急疾有力，坚搏抗指，有转索之状。凡弦、数之属皆相类也。

缓脉，和缓不紧也。缓脉有阴有阳，凡病后得缓脉者易愈，但当察其有神无神。

结脉，脉来忽止，止而复起谓之结。

伏脉，如有如无，附骨乃见。

虚脉，正气虚也，无力也，无神也。有阴有阳。浮而无力为血虚，沉而无力为气虚。迟而无力为阳虚，数而无力为阴虚。虽曰微、濡、迟、涩之属皆为虚类，然而无论诸脉，但见指下无神者，总是虚脉。《内经》曰：按之不鼓，诸阳皆然。即此谓也。故凡洪大无神者即阴虚也，细小无神者即阳虚也。阴虚则金水亏残，龙雷易炽，而五液神魂之病生焉。或盗汗遗精，或上下失血，或惊忡不宁，或咳嗽劳热。阳虚则火土受伤，真气日损，而君相化源之病生焉。虚故贵于补救，明矣。医可不知哉？

实脉即气实也。举按皆强，鼓动有力。实脉有阳有阴，凡弦、洪、紧、滑之属皆相类也。

察李濒湖二十七脉，除正脉十六部外，多长、短、革、牢、濡、弱、散、细、动、促、代十一脉。

长脉，不大不小，迢迢①自若。

短脉，不及本位，应指而回，不能满部。滑氏云：短脉两头无，中间有。短脉为三焦气壅，为宿食不消。

革脉，弦而芤，如按鼓皮。李时珍曰：此即芤、弦二脉相合也，非牢脉等也。牢脉沉实，革脉浮虚。其脉主失血等症。

牢脉，似沉似浮，实大而长，微弦。主腹心寒痛，木乘脾也。

濡脉，极软而浮细，如帛浮水中，重手按之，随手而没之象。主血虚之病，又主伤湿。

弱脉，极软而沉细无力。柳氏谓气虚则脉弱，寸弱阳虚，尺

① 迢迢：舞动貌。

弱阴虚，关弱胃虚。

散脉，大而散，有表无里，涣散不收，如杨花散漫之象，主气血俱虚。

细脉，小于微而常有，细直而软，若丝线之应指。主血少气衰，诸虚劳损。

动脉摇摇数在关，无头无尾豆形团①。

促脉，数而止为促，主火症，但一止复来。

代脉，动而中止不能还，复动，因而作代看。主脏气衰，系危症也。若见忽大忽小，倏而更变不常者，亦代脉也。

常　变

持脉之道，须明常变。凡人之脉，有素大素小、素阴素阳者，此其赋自先天，各成一局也。邪变之脉，有倏缓倏疾、乍进乍退者，此其病之骤至，脉随气见也。故凡诊脉者，必须先识脏脉，而后可以察病脉。先识常脉，而后可以察变脉。于常脉中可察人之器局②寿夭，于变脉中可察人之疾病吉凶。诊家大要，当先识此。

阴阳呼吸

《四难》曰：脉有阴阳之法，何谓也？

然，呼出心与肺，吸入肾与肝。呼吸之间，脾受谷味也，其脉在中。

浮者阳也，沉者阴也，故曰阴阳也。

阴阳虚实

《六难》曰：脉有阴盛阳虚、阳盛阴虚，何谓也？

然，浮之损小，沉之实大，故曰阴盛阳虚。沉之损小，浮之

---

① 团：原作“图”，据《濒湖脉学》改。

② 器局：器量。

实大，故曰阳盛阴虚。是阴阳虚实之意也。

或问曰：乘腑乘脏，作何分别？曰：诸阳浮数为乘腑，诸阴迟涩为乘脏。

取独脉

或曰：何以知病之所在？曰：察九候，独小者病，独大者病，独疾者病，独迟者病。

独之为义，有部位之独，有脏气之独，有脉体之独。

部位之独者，谓诸部无恙，唯此稍乖，乖处藏奸，此其独也。

脏气之独者，不得以部位为拘也。如诸见洪者，皆是心脉，诸见弦者，皆是肝脉。肺之浮，脾之缓，肾之石，五脏之中，各有五脉，独乖者病。乖而强者，即本脏之有余。乖而弱者，即本脏之不足。此脏气之独也。

脉体之独者，即前独大小疾迟，又独热、独寒、独陷下者，此脉体之独也。

总此三者，独义见矣。夫既谓之独，何以有三？而不知三者之独，亦总归于独大、独小、独疾、独迟，但得其一而病之本见矣。

从舍辨

凡治病之法，有当舍证从脉者，有当舍脉从证者，亦有当从脉从证者，何以见之？如外虽烦热而脉见微弱者，必火虚也。腹虽胀满而脉见微弱者，必胃虚也。虚火虚胀，其堪攻乎？此宜从脉之虚，不从证之实也。其有本无烦热而脉见洪数者，非火邪也。本无胀滞而脉见弦强者，非内实也。无热无胀，其堪泻乎？此宜从证之虚，不从脉之实也。如病本轻浅，别无危候者，但因现在以治其标，自无不可，此从证也。若病关脏气，稍见疑难，则必须详辨虚实，凭脉下药，方为切当，此从脉也。所以轻者从证，十惟一二；重者从脉，十当八九。学者须知凡病实有假实、虚无假虚，必先察其虚实轻重，明乎真假从舍，庶无误矣。

胃气解

凡诊脉须知胃气，故经曰：有胃气则生，无则死。又曰：脉弱以滑，是有胃气。又曰：邪气来也，紧而疾；胃气来也，徐而和。故无论浮沉迟数，虽值诸病叠见，而但于邪脉中得兼软徐滑和之象者便是。五脏中俱有胃气，病必无害也。若欲察病之进退吉凶，如今日诊之，脉尚和缓，明日诊之，脉反弦急，知邪气之愈进，邪愈进则病愈甚矣。今日甚弦急，明日稍和缓，知胃气之渐至，胃气至则病渐轻矣。即如顷刻之间初急后缓者，胃气之来也。初缓后急者，胃气之去也。此察邪气、正气进退之法也。至于死生之兆，亦惟以胃气为主。盖脾胃属土，脉本和缓，土惟畏木，脉则弦强。凡脉见弦急者，此为土败木贼，大非佳兆也。若弦急之微者，尚可救疗。弦急之甚者，胃气其穷矣。又尝读经曰：脉小以涩，谓之久病；脉浮而滑，谓之新病。故有余之病，忌见阴脉；不足之病，忌见阳脉。久病忌见数脉，新暴之病而见形脱脉脱者死。又如元气虚败之症，脉极迟微，若或用八味回阳救本等汤，脉气徐徐渐出渐顺者，乃佳兆也。若陡然暴出，忽又仍如前脉者，此非佳兆，是必不治之证也已。

矫世①惑脉辨

夫脉者，本乎营与卫也。而营行脉之中，卫行脉之外。或如六淫外袭，七情内伤，则脏腑不知，营卫乖谬，而二十四脉之名状层出而叠见矣。是故风、寒、暑、湿、燥、火，此六淫也。外伤六淫之脉，则浮为风，紧为寒，虚为暑，细为湿，数为燥，洪为火，此皆可以脉而别其外感之邪也。喜、怒、忧、思、悲、恐、惊，此七情也。内伤七情之脉，喜则伤心而脉缓，怒则伤肝而脉急，恐则伤肾而脉沉，悲则气消而脉短，惊则气乱而脉动，皆可以脉而辨其内伤之病也。然此特举其常而以脉病相应者为言也，

① 世：原作“氏”，据《脉诀刊误·附录·矫世惑脉论》改。

若论其变，则有脉不应病、病不应脉者，是又不可不问病也。奈何世人不明，往往有病讳而不言，惟以诊脉而试医之能否。脉之而所言偶中，便视为良医而倾心付托，因循遂至于死，尚亦不悟，良可慨矣。夫医之良，岂在言语哉？而其中之精微，惟在明理精详，潜心默会耳。苟必据脉言症，倘言之稍差，不亦见弃于人乎？而人何知一脉所主，非一病也，安得言之而尽中乎？所以医者诊脉后，病情虽在我心，而言语不妨①虚设笼套，俟病者自言出病之真情，然后凭脉详症用药，庶不致夭人寿，是以古人谓望闻问切四者不可废，不诚然乎？何也？姑以浮脉言之。《脉经》云：浮为风、为虚、为气、为呕、为厥、为痞、为胀满、为不食、为热、为内结等类，所主不仅数病，假使诊得浮脉，则将断其为何症耶？苟不兼之以望闻问，而欲确知其为何病，不诚戛戛②乎难之哉！如不与彼言明，恐狃③于习俗，病之真情不吐，又安能穷究底里而不致误哉。

编辑切要四言脉诀

脉为气血，周身贯通。右寸动脉，大会朝宗。关前为阳，关后为阴。阳寸阴尺，先后推寻。右寸肺胸，左寸心膻。右关脾胃，左肝膈胆。三部三焦，两尺两肾。左小膀胱，右大肠认。命门属肾，生气之源。人无两尺，必死不痊。男左大顺，女右大宜。男尺常虚，女尺常实。五脏本脉，各有所管。心浮大散，肺浮涩短，肝沉弦长，肾沉滑软，从容而和，脾中迟缓。四季之脉，宜缓和匀。春弦夏洪，秋毛冬沉。太过实强，病生于外。不及虚微，病生于内。春得秋脉，死在金日。五脏准此，推之不失。四至五至，平和之脉。三至为迟，六至为数。迟则系冷，数则是热。迟数既明，浮沉当别。浮沉迟数，辨内外因。外因于天，内因于人。天

---

① 妨：原作“防”，据文义改。
② 戛戛（jiá 颊）：艰难貌。
③ 狃（niǔ 扭）：因袭；拘泥。

有阴阳，风雨晦明。人喜忧怒，思悲恐惊。浮沉已辨，滑涩当明。涩为血滞，滑为气壅。浮脉皮脉，沉脉筋骨，肌肉候中，部位统属。浮无力濡，沉无力弱。沉极力牢，浮极力革。三部有力，其名曰实。三部无力，其名曰虚。三部无力，按之且小，似有似无，微脉可考。三部无力，按之且大，涣漫不收，散脉可察。惟中无力，其名曰芤。推筋着骨，伏脉可求。四至为缓，七至为疾。数止曰促，缓止曰结。动而中止，不能自还，方为代脉。形状如珠，滑溜不定。往来涩滞，涩脉可证。弦细端直，且劲曰弦。紧比弦粗，劲左右弹。来盛去衰，洪脉名显。大则宽阔，小则细减。摇摇如豆，动脉可候。长则迢迢，短则缩缩。浮阳主表，风淫六气。有力表实，无力表虚。浮迟表冷，浮缓风湿。浮濡伤暑，浮散虚极。浮洪阳盛，浮大阳实。浮细气少，浮涩血虚。浮数风热，浮紧风寒。浮弦风饮，浮滑风痰。沉阴主里，七情气食。有力痰食，无力气郁。沉大里实，沉小里虚。沉迟里冷，沉缓里湿。沉紧冷痛，沉数热极。沉涩痹气，沉滑痰疾。沉弦饮病，沉伏郁积。濡阳虚病，弱阴虚疾。微主诸虚，散为虚剧。革伤精血，半产带崩。牢疝癥瘕，心腹寒疼。虚主诸虚，实主诸实。芤主失血，随见可知。迟寒主脏，阴冷相干。有力寒痛，无力虚寒。数热主腑，数细阴伤。有力实热，无力虚疮。缓湿脾胃，坚大湿壅。促为阳盛，结则阴凝。代则气乏，无故而见，必主命绝。妇人有此，怀孕三月。滑司痰病，关主食风，寸候吐逆，尺便血脓。涩虚湿痹，尺精血伤，寸汗津竭，关膈液亡。关弦主饮，木侮脾经。寸弦头痛，尺弦腹痛。紧主寒痛，洪是火伤。动主痛热，崩汗惊狂。长则气治，短则气病。细则气衰，大则病进。脉之主病，有宜不宜。阴阳顺逆，吉凶可推。中风之脉，却喜浮迟。坚大急疾，其凶可知。伤寒热病，脉喜洪浮。沉微涩小，证反必凶。汗后脉静，身凉则安。汗后脉躁，热甚必难。阳证见阴见沉、涩、细、微、弱、迟，命必危殆。阳证见阳见浮、大、数、动、洪、滑，虽困无害。劳倦伤脾，脉当虚弱。自汗脉躁，死不可却。疟脉自弦，弦迟者寒，弦数者热，代散必难。泄泻下利，沉小滑弱。实大浮数，发热则恶。呕吐反胃，浮滑者昌。沉数细涩气少津枯，结肠者亡。霍乱之候，脉代勿讶。舌卷囊缩，厥伏可嗟。嗽脉多浮，浮濡易治。沉伏而紧，死期将至。喘息抬肩，浮滑是顺。沉涩肢寒，均为逆证。火热之证，洪数脉宜。微弱无神，根本脱离。骨蒸发热，脉数而虚。热而涩小，必殒其躯。劳极诸虚，浮软微弱。土败双弦两关脉弦为双弦，火炎细数。失血诸证，脉必见芤。缓小可喜，数大堪忧。蓄血在中，牢大却宜。沉涩而微，速愈者稀。三消之脉，数大者生。细微短涩，应手堪惊。小便淋闭，鼻色必黄。实大可疗，涩小知亡。癫乃重阴，狂乃重阳。浮洪吉象，沉急凶殃。痫宜浮缓风痰之症，沉小急实。但弦无胃，必死不失。心腹之痛，其类有九。细迟易治，浮大延久。疝属肝病，脉必弦急。牢急者生，弱急者死。腰痛之脉，多沉而弦。兼浮者风，兼紧者寒。弦滑痰饮，濡细肾著。大乃肾虚，沉实闪错。脚气有四，迟寒数热。浮滑者风，濡细者湿。黄疸湿热，洪数是顺。浮大亦可，微涩者困。肿胀之脉，浮大洪实。细而沉微，岐黄难医。五脏为积，六腑为聚。实强可生，沉细难愈。中恶腹胀，紧细乃生。脉若浮大，邪气已深。痈疽未溃，洪大脉宜。及其已溃，洪大最忌。妇人妊娠，以血为本。血旺易胎，气旺难孕。若系有子，阴搏阳别谓血旺气衰也。少阴动甚，其胎已结。滑疾而散，胎必三月。按之不散，五月可别。左疾为男，右疾为女。欲产①离经②或六七至或二三至，离乎经常之脉也，新产小缓，实弦牢大，其凶不免。小儿之脉，六七至平，更察色证，与虎口纹。凡人有病，在于内者，脉虚为害，在于外者，脉涩为殃。

死脉歌

雀啄连来三五啄，屋漏半日一点落。鱼翔似有又如无，虾游

① 产：原脱，据《医宗金鉴·四诊心法要诀》补。

② 离经：原作“难经”，据下文注解及《医宗金鉴·四诊心法要诀》改。

静中忽一跃。弹石硬来寻①即散，搭指散乱为解索。寄语医家仔细看，六脉一见休下药。

按：脉理虽多，其要在浮沉迟数，其次则滑涩，又其次则洪微虚实，此简法也。虽然，亦当由博返约，否则究莫知其蕴矣。

东阳②柳贯③曰：王叔和撰《脉经》十卷，为医家一经，今《脉诀》熟在人口，直谓叔和所作，不知叔和西晋时尚未有歌括，此乃宋之中世人伪托以便习肄④尔。朱子取其高骨为关之说，不知其正出《脉经》也。嗣陈无择《三因方》言高阳生剽窃作歌诀，刘元宾从而和之。其说似深知《脉经》者，而又自著七表、八里、九道之名，则陈氏亦未尝详读《脉经》矣。

七表八里九道之非

戴起宗⑤曰：脉不可以表里定名也。轩岐、越人、叔和皆不言表里，而《脉诀》窃叔和之名，立七表、八里、九道，为世大惑。脉之变化从阴阳生，但可以阴阳对待而言，各从其类⑥，岂可以一浮二芤为定序而分七、八、九之名乎？大抵因浮而见者，皆为表；因沉而见者，皆为里，何拘于七八九哉？

谢氏曰：《脉经》论脉二十四种，初无表里九道之目，其言芤脉云，中央空，两边实，云芤则为阴。而《脉诀》以芤为七表，属阳，云中间有，两头无。仲景脉法云：浮大数动滑为阳，沉弦

---

① 寻：不久。

② 东阳：原作“东杨”，据李时珍《脉诀考证·脉诀非叔和书》改。地名，又称婺州，今浙江金华。

③ 柳贯：1270—1342，元代文学家。字道传，号乌蜀山人，婺州浦江人。于兵刑、律历、数术、方技、释道之书，无不贯通。官至翰林待制。

④ 习肄（yì 艺）：犹练习。

⑤ 戴起宗：戴同父，元医家，名启宗（一作起宗）。建业（今江苏南京）人。生活于14世纪。撰《脉诀刊误》，在脉学专著中较有影响。

⑥ 类：原作“尤”，据李时珍《脉诀考证·七表八里九道之非》改。

涩弱[①]微为阴。而《脉诀》以[②]动为阴，以弦为阳，似此背误颇多，则《脉诀》非叔和书，可推矣。

草庐吴澄[③]曰：俗误以《脉诀》为《脉经》，而王氏《脉经》知者或鲜，脉书往往混牢、革为一。夫牢为寒实，革为虚寒，安可混乎？脉之浮沉、虚实、紧缓、数迟、滑涩、长短之相反匹配，自不容易，况有难辨，如洪散俱大而洪有力，微细俱小而微无力，芤类浮而边有中无，伏类沉而边无中有，若豆粒而摇摇不定者动也，若鼓皮而如如[④]不动者革也，俱对待也。又有促结代，皆有止之脉，促疾结缓，故可为对，代则无对。总之凡二十七脉，不止于七表、八里、九道二十四脉也。

男女脉位辨

夫男女之脉，古人已辨之详矣，兹又何为言哉？钟亲见吾乡业医者多有谓女人之脉与男子不同、宜倒诊等说，师生相传以为秘诀，不知错乱经常，弗惟悖理于前，抑且遗害于后，钟有不得不再为辨也。究其所误，实由昔齐褚氏之遗书有曰：男子阳顺，自下生上，至命在肾，故右尺为受命之根。万物从土而出，故右关为脾，生右寸肺，肺生左尺肾，肾生左关肝，肝生左寸心。女子阴逆，自上生下，至命在乳，故左寸为受命之根。万物从土而出，故左关为脾，生左尺肺，肺生右寸肾，肾生右关肝，肝生右尺心。继后华谷储泳又从而和之，以致后人见为有理，遂相传授。嗟乎！一言之祸，至于如此。幸有先贤金陵戴起宗、丹溪朱震亨、

---

① 弱：此下原衍“弦”字，据李时珍《脉诀考证·七表八里九道之非》删。

② 以：原作“亦”，据下文改。

③ 吴澄：原作“吴谵”，据李时珍《脉诀考证·七表八里九道之非》改。吴澄（1249—1333），元抚州崇仁人，字幼清。幼颖悟，既长，博通经传。宋咸淳间举进士不第，还居草屋，学者称草庐先生。著有《易纂言》《仪礼逸经传》《吴文正集》等。

④ 如如：原脱，据李时珍《脉诀考证·七表八里九道之非》补。

濒湖李时珍，均已辟之矣。盖男女形气精血虽异，而经脉五脏定位则一，安可以女人脉为反耶？然其所异者，不过男子属阳，寸盛尺弱，肖乎天也；女子属阴，尺盛寸弱，肖乎地也。岂有倒装五脏，颠倒错乱，如褚氏之论也哉？若以褚氏之脉治病，反生病矣，害莫甚矣！因特再表，谨告将来。

十二经络

手少阴心经司离位，丁火也。君主之官，神明出焉。

手太阳小肠丙①火也。受盛之官，化物②出焉。

此二经相为表里。

足厥阴肝经司震位，乙木也。将军之官，谋虑出焉。

足少阳胆经甲木也。中正之官，决断出焉。

此二经相为表里。

手太阴肺经司兑位，辛金也。相傅之官，治节出焉。

手阳明大肠庚金也。传导之官，变化出焉。

此二经相为表里。

足太阴脾经司坤位，己土也。运化转输之官。

足阳明胃经戊土也。司受纳收藏之职。二官相合，输布运化，故曰仓廪之官，五味出焉。

此二经相为表里。

足少阴肾经司坎位，癸水也。作强之官，伎巧出焉。

足太阳膀胱壬水也。州都之官，津液藏焉，气化则能出矣。

此二经相为表里。

手厥阴心包络即膻中也。臣使之官，喜乐出焉。因其贴近君王，故曰臣使之官。

手少阳三焦三焦者，决渎之官，水道出焉。上焦在心下，下膈；中焦在胃中脘；下焦在脐下。经曰：上焦如雾，气之原也；中焦如沤，血之原也；

① 丙：原作“内”，据文义改。

② 化物：原作“物化”，据文义乙转。

下焦如渎，水之原也。

此二经相为表里。

三经传变

人之一身，经络、脏腑、百骸、九窍俱系贯通，足太阳膀胱行身之背，足阳明胃行身之前，足少阳胆行身之侧，外有感伤，内有传变。

奇经八脉总论

凡人一身有经脉、络脉，直者曰经，旁支曰络。经凡十二，手之三阴三阳，足之三阴三阳是也。络凡十五，乃十二经各有一别络，而脾又有一大络，并任、督二络为十五也。共二十七气，相随上下，如泉之流，如日月之行，不得休息。故阴脉营于五脏，阳脉营于六腑。阴阳相贯，如环无端。莫知其纪，终而复始。其流溢之气，入于奇经，转相灌溉，内温脏腑，外濡腠理。奇经凡八脉，不拘制于十二正经，无表里配合，故谓之“奇”。盖正经犹夫沟渠，奇经犹夫湖泽。正经之脉隆盛则溢于奇经，故秦越人比之天雨降下，沟渠溢满，雱霈①妄行，流于湖泽。此发《灵》《素》未发之秘者也。八脉散在群书者，略而不悉，医不知此，罔探病机矣。

八　脉

奇经八脉者，阴维也，阳维也，阴跻也，阳跻也，冲也，任也，督也，带也。阳维起于诸阳之会，由外踝而上行于卫分；阴维起于诸阴之交，由内踝而上行于营分，所以为一身之纲维也。阳跻起于跟中，循外踝上行于身之左右；阴跻起于跟中，循内踝

---

① 雱霈（pāngpèi 乓配）：大雨。

上行于身之左右①，所以使机关之跻捷②也。督脉起于会阴，循背而行于身之后，为阳脉之总督，故曰阳脉之海；任脉起于会阴，循腹而行于身之前，为阴脉之承任，故曰阴脉之海。冲脉起于会阴，夹脐而行，直冲于上，为诸脉之冲要，故曰十二经脉之海。带脉则横围于腰，状如束带，所以总约诸脉者也。是故阳维主一身之表，阴维主一身之里，以乾坤言也。阳跻主一身左右之阳，阴跻主一身左右之阴，以东西言也。督主身后之阳，任主身前之阴，以南北言也。带脉横束诸脉，以六合言也。是故医而知乎八脉，则十二经、十五络之大旨得矣。

五脏色病论

心恶热，开窍于舌，心藏神，主生血。病则色赤，善喜，口干，心烦，健忘，惊悸，怔忡不安。实狂昏冒，虚悲戚然。

凡味之苦者入心，实者热乘心也，虚者神怯也。

肝恶风，开窍于目，肝藏魂，又藏血。病则色青，善怒，胁疼，转筋，诸风掉眩，疝病，耳聋，目视䀮䀮③，如将捕惊。

凡味之酸者入肝。掉者，动摇抽搐也。眩者，昏黑不明也。

肺恶寒，开窍于鼻，肺藏魄，主气。病则色白，善悲，寒热喷嚏，咳唾气促，肤痛，胸痹。虚则气短，不能续息。

凡味之辛者入肺。胸者，肺之腑也。故病则胸痹而痛。

脾恶湿，开窍于口，脾藏意，主肉。病则色黄，忧思食少，倦怠，腹满，痛利。实则身重，胀满便闭。

凡味之甘者入脾。脾主四肢，故病则倦怠乏力。

肾恶燥，开窍于耳，肾藏志，主骨。病则色黑，善恐，腹胀不利，骨痛欠气，心悬如饥，足寒厥逆。

凡味之咸者入肾。肾又开窍于二阴，故病则溲便不利。肾主欠，故病则呵欠。肾邪上乘于心，故心空如饥。诸厥属下，故足寒厥逆。

---

① 阴跻……左右：原脱，据李时珍《奇经八脉考·八脉》补。
② 跻（jiǎo 角）捷：矫健敏捷。
③ 䀮（huāng 荒）䀮：目不明貌。

脏腑十二时流注图

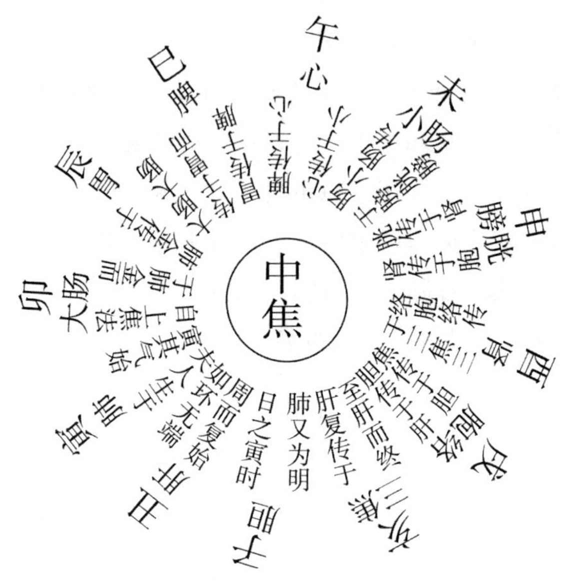

歌曰：

肺寅大卯胃辰宫，脾巳午心小未中，申膀酉肾戌胞络，亥三子胆丑肝通。

脏腑十二时流注者，所以彰天地生长之机。气至而斯应也。气应无差，则生成之理不替，否则失乎宜也。善诊者，当亦知之。知十二时，可知十二月矣。噫，此中玄微，非偏求经义，博观参考，不能究其旨矣。

采摘审病吉凶论

新病脉脱，其色不脱。久病色脱，其脉不脱。新病易已，色脉不脱。久病难治，色脉俱脱。

闭目阴病，开目阳病。厥逆寒常，朦胧热盛。阳绝戴眼，阴脱目盲。气脱眶陷，睛定①神亡。

好言者热，懒言者寒。言壮为实，言轻为虚。言微难复，脱

---

① 定：原脱，据《医宗金鉴·四诊心法要诀》补。

气可知，谵妄无伦[①]，神明已矣[②]。

凡病，昼而增剧烦热，而夜安静者，是阳自旺于阳分，气病而血不病也。若夜则增剧[③]寒厥，而昼安静者，是阴自旺于阴分，血病而[④]气不病也。若昼则增剧寒厥，而夜安静者，是阴上乘于阳分之病也。若夜则增剧烦热，而昼安静者，是阳下陷于阴分之病也。若昼夜俱寒厥，是重阴无阳也。昼夜俱烦热，是重阳无阴也。若昼则寒厥，夜则烦热者，名曰阴阳交错。若饮食不入，其人之死终难却也。

凡人有病不食者，此其常也。须知不喜食者，系肺气逆而与胃两经之病也。若喜冷者，中必有热。喜热者，中必有寒。虚热则饮冷少，实热则饮冷多。故曰：寒热虚实，辨在多少之间也。

大便通闭，关乎虚实。无热阴结，无寒阳利。小便红白，主乎热寒。阴虚红浅，湿热白泔。

发上属火，须下属水。皮毛属金，眉横属木。属土之毫，腋阴脐腹。发直如麻，毛焦乃死。

胃热口糜，悬心善饥。肠热利热，出黄如糜。胃寒清厥，腹胀而疼。肠寒尿白，飧泻肠鸣。

神色已脱，脉调犹死。形气不足，脉调可医。形盛脉小，少气休治。形衰脉大，多气死期。

目上下肿者，主有水气之病也。从面肿起者，名曰风水，阳水也。从足胫肿起者，名曰石水，阴水也。若手肿至腕，足肿至踝，面肿至顶，非水也，乃阳气虚结不还之死证也。

五脏苦欲补泻论

苦欲者，犹言好恶也。违其性故苦，遂其性故欲。欲者，是

---

① 伦：原作“论”，据《医宗金鉴·四诊心法要诀》改。

② 矣：《医宗金鉴·四诊心法要诀》作“失”，可从。

③ 增剧：此下原衍“烦热”二字，据《医宗金鉴·四诊心法要诀》删。

④ 而：原作“症”，据《医宗金鉴·四诊心法要诀》改。

本脏之神之所好也，即补也。苦者，是本脏之神之所恶也，即泻也。

肝苦急，急则有摧折之意焉，故苦而恶之。急食甘以缓之，缓之是使遂其性也。且扶苏①条达，木之象也，升发开展，魂之用也，故其性欲散，急食辛以散之，解其束缚也，是散即补也。

心苦缓，盖心为君主，神明之性，喜收敛而恶散缓。急食酸以收之，收之是使遂其性也。且心君本自和调，若邪热乘之则燥急，急食咸以软之。软者，和调之义。除其邪热，以软其燥急坚劲之气，使复其平，下交于肾，得既济之道，故软即补也。

脾苦湿，宜健而不宜滞，若湿乃滞矣。急食苦以燥之，使复其性之所喜，脾斯健矣。若已过燥，则复欲缓之。稼穑之化，甘先入脾，故急食甘以缓之，以甘补之。

肺为气主，常则气顺，变则气逆，逆则违其性矣，故宜急食苦以泄之。且肺主上焦，其政敛②肃，故其性喜收，宜急食酸以收之。更贼肺者，热也，肺受热邪，急食辛以泻之。不敛则气无所管束，是肺失其职也。故宜收之以酸，使遂其收敛之性，以清肃于上，收之是即补也。

肾苦燥，盖肾藏精与志而主五液，乃属真阴水脏，其性本润而恶涸燥，故宜急食辛以润之。且肾欲坚，盖肾非坚则无以称作强之职，但四气以遇湿热即软、遇寒冷即坚，五味以得咸即软、得苦即坚，故宜急食苦以坚之，以遂其欲坚之性也，是坚即补也。

十　剂

宣可去壅，生姜、橘皮之属是也。时珍曰：壅者，塞也。宣者，布也，散也。郁塞之病，不升不降，传化失常，或郁久生病，或病久生郁，必药以宣布敷散之，如承流宣化之意，不独涌越为

---

① 扶苏：树名。

② 敛：此下原衍“收”字，据《冯氏锦囊秘录·杂证痘疹药性主治合参卷首·总论诸要·五脏苦欲补泻论》删。

宣也。是以气郁有余，则香附、抚芎之属以开之，不足则补中益气以运之。火郁微则山栀、青黛以散之，甚则升阳解肌以发之。湿郁微①则苍术、白芷之属以燥之，甚则风药以胜之。痰郁微则南星、橘皮之属以化之，甚则瓜蒂、黎芦之属以涌之。血郁微则桃仁、红花以行之，甚则或吐或利以逐之。食郁微则山楂、神曲以消之，甚则上涌下利以去之。皆宣剂也。

通可去滞，通草、防己之属是也。时珍曰：滞，留滞也。湿热之邪留于气分而为痛痹癃闭者，宜淡味之药上助肺气，下降通其小便而泄气中之滞，木通、猪苓之类是也。湿热之邪留于血分而为痹痛肿注、二便不通者，宜苦寒之药下引，通其前后而泄血中之滞，防己之类是也。经曰味薄者，故淡味之药谓之通剂。

补可去弱，人参、羊肉之属是也。时珍曰：经云：不足者补之。又云：虚则补其母。生姜之辛补肝，炒盐之咸补心，甘草之甘补脾，五味子之酸补肺，黄柏之苦补肾。又如茯神之补心气，生地黄之补心血，人参之补脾②气，白芍药之补脾血，黄芪之补肺气，阿胶之补肺血，杜仲之补肾气，熟地黄之补肾血，芎劳之补肝气，当归之补肝血之类，皆补剂，不特人参、羊肉为补也。

泄剂③，泄可去闭，葶苈、大黄之属是也。东垣曰：葶苈苦寒，气味俱厚，不减大黄，能泄肺中之闭，又泄大肠。大黄走而不守，能泄血闭、肠胃渣秽之物。一泄气闭，利小便，一泄血闭，利大便。时珍曰：去闭当作去实。经云：实者泻之。实则泻其子是矣。五脏五味皆有泻，不独葶苈、大黄也。肝实泻以芍药之酸，心实泻以甘草之甘，脾实泻以黄连之苦，肺实泻④以石膏之辛，肾实泻以泽泻之咸是矣。

轻可去实，麻黄、葛根之属是也。时珍曰：当作轻可去闭。

① 微：原脱，据文例补。
② 脾：此字原脱，据《本草纲目·序例第一卷·十剂》补。
③ 泄剂：据文例，此二字当删。
④ 泻：原脱，据文例补。

有表闭，里闭，上闭，下闭。表闭者，风寒伤营，腠理闭密，阳气拂郁，不能外出而为发热恶寒、头痛脊强诸病，宜轻扬之剂发其汗而表自解也。里闭者，火热郁抑，津液不行，皮肤干闭而为肌热烦热、头痛目肿、昏瞀疮疡诸病，宜轻扬之剂以解其肌而火自散也。上闭有二：一则外寒内热，上焦气闭，发为咽喉闭痛之证，宜辛凉之剂以扬散之，则闭自开；一则饮食寒冷，抑遏阳气，在下发为胸膈痞满、闭塞之证。宜扬其清而抑其浊，则痞自泰①也。下闭亦有二：有阳气陷下，发为里急后重，数至圊而不行之证，但升其阳而大便自顺，所谓下者举之也；有燥热伤肺，金气逆郁，窍闭于上，而膀胱闭于下，为小便不利之证，以升麻之类探而吐之，上窍通而小便自利矣，所谓病在下取之上也。

重可去怯，磁石、铁粉之属是也。时珍曰：重剂凡四。有惊则气乱而魂气飞扬，如丧神守者；有怒则气逆而肝火激烈，病狂善怒者，并②铁粉、雄黄之类，以平其肝。有神不守舍而多惊健忘、迷惑不宁者，宜朱砂、紫石英之类，以镇其心。有恐则气下，精志失守而畏，如人将捕者，宜磁石、沉香之类，以安其肾。大抵重剂压浮火而坠痰涎，不独治怯也。故诸风掉眩及惊痫、痰喘之病，吐逆不止及反胃之病，皆浮火痰涎为害，俱宜重剂以坠之。

滑可去著③，冬葵子、榆白皮之属是也。完素曰：涩则气著，必滑剂以利之。滑能养窍，故润利也。从正曰：大便燥结，宜麻仁、郁李之类。小便淋沥，宜葵子、滑石之类。前后不通，两阴俱闭也，名曰三焦约。约者，束也。宜先以滑剂润养其燥，然后攻之。时珍曰：著者，有形之邪留著于经络脏腑之间也，便尿、浊带、痰涎、胞胎、痈肿之类是矣，皆宜滑药以引去其留著之物。此与木通、猪苓通以去滞相类而不同。木通、猪苓，淡泄之物，去湿热无形之邪。葵子、榆皮，甘滑之类，去湿热有形之邪。故

① 泰：通畅。
② 并：原作“宜”，据《本草纲目·序例第一卷·十剂》改。
③ 著：滞留。

彼曰滞，此曰著也。大便涩者，波稜[1]、牵牛之属；小便涩者，车前、榆皮之属；精窍涩者，黄柏、葵花之属；胞胎涩者，黄葵子、王不留行之属；引痰涎自小便去者，则半夏、茯苓之属；引疮毒自小便去者，则五叶藤、萱草根之属，皆滑剂也。半夏、南星皆辛而涎滑，能泄湿气、通大便，盖辛能润、能走气、能化液也。或以为燥物，谬矣。湿去则土燥，非二物性燥也。

涩可去脱，牡蛎、龙骨之属是也。完素曰：滑则气脱，如开肠洞泄、便尿遗失之类，必涩剂以收敛之。从正曰：寝汗不禁，涩以麻黄根、防风；滑泄不已，涩以豆蔻、枯矾、木贼、罂粟壳；喘嗽上奔，涩以乌梅、诃子。凡酸味同乎涩者，收敛之义也。然此种皆宜先攻其本，而后收之可也。时珍曰：脱者，气脱也，血脱也，精脱也，神脱也。脱则散而不收，故用酸涩温平之药以敛其耗散。汗出亡阳，精滑不禁，泄痢不止，大便不固，小便自遗，久嗽亡津，皆气脱也；下血不已，崩中暴下，诸大亡血，皆血脱也。牡蛎、龙骨、海螵蛸、五倍子、五味子、乌梅、榴皮、诃黎勒、罂粟壳、莲房、棕灰、赤石脂、麻黄根之类，皆涩药也。气脱兼以气药，血脱兼以血药及兼气药。气者，血之帅也。脱阳者见鬼，脱阴者目盲。此神脱也，非涩药所能收也。

燥可去湿，桑白皮、赤小豆之属是也。从正曰：积寒久冷，吐利腥秽，上下所出水液澄澈清冷，此大寒之病，宜姜、附、胡椒辈以燥之。若病湿气，则白术、陈皮、木香、苍术之属除之，亦燥剂也。而黄连、黄柏、栀子、大黄，其味皆苦。苦属火，皆能燥湿，此《内经》之本旨也，岂独姜、附之俦[2]为燥剂乎？时珍曰：湿有外感，有内伤。外感之湿，雨露、岚雾、地气、水湿袭于皮肉、筋骨、经络之间。内伤之湿，生于水饮、酒食及脾弱肾强，固不可一例言也。故风药可以胜湿，燥药可以除湿，淡药

---

① 波稜：菜名。即菠菜。

② 俦（chóu 愁）：辈，同类。

可以渗湿，泄小便可以引湿，利大便可以逐湿，吐痰涎可以祛湿。湿[①]而有热，苦寒之剂燥之；湿而有寒，辛热之剂燥之。不独桑皮、小豆为燥剂也。湿去则燥，故谓之燥。

润可去枯，白石英、紫石英之属是也。时珍曰：湿剂当作润剂。枯者，燥也。阳明燥金之化，秋令也。风热佛[②]甚，则血液枯涸而为燥病。上燥则渴，下燥则结，筋燥则强，皮燥则揭，肉燥则裂，骨燥则枯，肺燥则痿，肾燥则消。凡麻仁、阿胶膏润之属，皆润剂也。养血则当归、地黄之属，生津则麦门冬、栝楼根之属，益精则苁蓉、枸杞之属，若但以石英为润药则偏矣，古人以服石为滋补故耳。

亢则害承乃制论

亢害承制，医者不明此义，必致害人。如木亢则害土侮金，土受木克则脾病，或证见中满不食等。昧者反以耗散之剂治之，有伤肺气则金愈失权，无以制肝，而肝克脾，是亢则害也。明者不然，一补土以防木，一资肺以平肝，所谓承乃制也。故先哲不治已病治未病，即如见肝有病，恐将来传脾，脾脉时旺，知不传而直治之。若脾脉时衰，知必传而当先治之，则用甘味以益脾，用酸味[③]以补肝，用焦苦以补心，使心火生土，使土制水，水弱则火旺，火旺则制金，金被制则木不受克，而肝病有不自愈者哉？余可类推。此亢则害，承乃制，制则生化，生化则无病矣。昧者不知虚实，虚者反泻之，是为虚虚；实者反补之，是为实实。噫！此中妙理固难言矣。余故曰：无病休服药。

服药法

病在胸膈已上者，先食后服药，不厌频而少。病在心腹已下

---

① 湿：原脱，据文例补。

② 佛：原作“拂”，据《本草纲目·序例第一卷·十剂》改。

③ 味：原作“性”，据上文改。

者，先服药而后食，不厌顿而多。少服则滋荣于上，多服则峻补于下。病在血脉者，宜空腹而在旦。病在骨髓者，宜食后而在夜。并视人之强弱、病之轻重，以为进退增减，此活法也。

补益门

夫人之阴阳和平则无病，若过与不及，病斯生矣。古人之用补药，原以补其不足而使之和平也。余窃见今之人，不论形之厚薄、脏之虚实，不识《脉经》之理，平空猜度，往往妄投方药。是阴阳本和平也，而自使之偏倾焉。后患不觉，殆亦自作而自害之耳。不知人有贵贱、少长，病有新久、虚实，五脏六腑有如面焉，各各不同，千变万化。古人之立方，不过立其规耳，安得以一方而遂可施诸人人而无辨哉？余劝后之人，若不洞达此中玄妙，切勿轻率自误误人，所以古人有戒曰：无病休服药。诚恐药之反病耳。是故草木之为药，犹刑罚也。谷肉之为食，犹德教也。治乱用刑罚，治治用德教，此不易之理也。粗知医学者，其亦可以为鉴。毋得臆度，妄投补剂，必深知脏腑、阴阳，脉色相符，然后用之。或可全用古方者，或有宜加者，或有宜去者，即如用仲景八味丸，若左尺洪数而阴不足者，熟地可重加；右尺微细而阳不足者，桂、附可重加；左关无力，肝气不足，而又不畏酸味者，山茱可重加；右关无力，脾胃不足者，茯苓、山药可重加；胃火骨蒸，阴分有伏热者，丹皮可重加。阳余阴亏之甚者，桂、附可去；胃弱，中气虚寒之甚者，丹皮可去；燥涸，有阳无阴者，泽泻可去。务与五脏虚实针锋相对，和平而无偏胜则善矣。若不深明此中玄理，身无他病，不必妄服补药，只身体力行古语二句，则胜服不老丹矣。广成子曰：无劳汝形，无摇汝精，可以长生。

孙真人云：补脾不如补肾。许学士①云：补肾不如补脾。盖肾

① 许学士：许叔微（1079—约1154），南宋医学家，字知可。真州白沙（今江苏仪征）人。绍兴二年进士，曾任集贤院学士，人称“许学士”。

为先天之本，脾为后天之根。继后名贤，以脾之母为重，而天一之水并焉。其意以生人之左为肾水，右为少火。此火乃真一之火，上生脾土，总宜温养，使与水济而和平焉。夫肾取象于坎。《易》曰：坎中满，一阳居于两肾之中。一阳者，即先天之真阳也，其气自下而生。后天之胃气生生不息，故一水一火有同气相求，有如夫妇之义焉。所以先生示人曰：善补阳者，必于阴中求阳，则阳得阴助而生化无穷。善补阴者，必于阳中求阴，则阴得阳和而泉源不竭。推斯意也，先生之所重，火耶，水耶？则在火中之水，水中之火也。夫水，阴精也。火，阳气也。精无火不生，气无精不化，然则二而一之之奥理无定而实有定者也。知乎此，可以与医矣。

夫虚者宜补，然有不受补者乃补之，不得其当也。必须凭脉用药，不可问病执方。六脉一部，或大或小之间，便有生克胜负之别；一方分两，或加或减之中，便存重此轻彼之殊。脉有真假，药有逆从。假如六脉洪大有力者，此真阴不足也，六味地黄汤。右寸更洪更大者，麦味地黄汤。如洪大而数者，人谓阴虚阳盛而用知柏地黄汤则误矣。如果真阳盛实，则当济其光明之用，资始①资生②，而致脉③有神。宜六味加五味子、肉桂，以逐龙雷之假火。

若至弦数、细数，则更系真阴、真阳亏损，便当重用六味，少加桂、附，以火济火。况脉之微缓中和，胃之气也，不微而洪大，不缓而弦数，近乎无胃，用此补肾中真阴、真阳也。

更有劳心运用太过，以致后天心脾气血亏损，六脉浮大无力，中气不足，荣阴有亏，而失收摄元气之用，宜于温补气血之中，加以敛纳之味，如养荣汤用五味子，更宜减去陈皮是也。

若六脉沉细无力者，此元阳中气大虚，运行不健，故用辛温

---

① 资始：借以发生、开始。《易·乾》：“大哉乾元，万物资始，乃统天。”

② 资生：赖以生长。《易·坤》：“至哉坤元，万物资生。”

③ 脉：此字原脱，据《冯氏锦囊秘录·杂证大小合参·卷一·补药得宜论》补。

鼓舞，使药力自行。药力不劳于脾胃之转输，如归脾汤之用木香、十全汤之用肉桂是也。

如六脉迟缓甚微者，则元阳大虚，纯以挽救阳气为主，轻则人参理中汤，重则附子理中汤，盖阳可生阴耳。

如六脉细数，久按无神，此先天后天之阴阳并亏也。早服八味地黄丸，晚服人参养荣汤去陈皮，或十全大补汤去川芎、生地换熟地可也。

如两寸洪大、两尺无力者，此上热下寒、上盛下虚也。宜八味丸加牛膝、五味，服至尺寸俱平而无力，则照前方，另煎参汤冲服。

如两尺有力、两寸甚弱者，此元气下陷、下实上虚也，宜补中汤升举之，则气行而生气不竭矣。

先天之阳虚，补命门，桂、附、干姜之属是也；先天之阴虚，补肾水，地、茱、枸杞之属是也；后天之阳虚，温胃气，参、术、炙草、干姜之属是也；后天之阴虚，补心肝，归、地、人参、枣仁之属是也。盖心为血之主，而肝为血之藏也。然更重乎太阴。盖脾者，营之本，化源之基，血之统也。且一方之中，与脉有宜有禁。宜者加之，禁者去之。如用十全大补汤，其脉肺部洪大，则当去芎、芪而加麦、味矣。六脉无力，则十全最宜。倘无力服参者，芪、术倍加，止用当归，勿使地、芍，盖重于补气，则归为阴中之阳，地、芍为阴中之阴耳。至于地黄一汤，依脉轻重变化，百病俱见神功，但六脉沉微，亡阳之症，暂所忌之。盖虽有桂、附之热，终属佐使，而地、茱一队阴药乃系君臣，故能消阴翳之火也。其熟地重可加至二三两，山茱只可加至三四钱，盖酸味独厚，能掩诸药之长，况过酸强于吞服，便伤胃气矣。

至若阴虚而精不化气者，可用两仪膏。阳虚而气不化精者，宜以参术膏。又尝考古人补血汤以黄芪一两为君，当归四钱为臣，气药多而血药少，使阳生阴长，盖阳统乎阴，血从乎气也。

他如血少者养血，归、地、芍药之类是也；气虚者益气，参、芪、术、草之类是也；真阴亏者补真阴，地、茱、麦、味之类是也；真阳损者补其阳，桂、附、鹿茸之类是也。

至阳虚多寒者，宜用桂、附、干姜之类以温补之，而寒凉之药在所当忌。阴虚多热者，宜用生地、门冬、芍药之类以清润之，而辛燥之品亦非所宜。知宜知避，用得其当，如饥与食而渴与饮，无不应响，得宜者也。学者熟读类推之而自得其神矣。

诊察虚弱脉法

凡六脉重手沉取损小、轻手浮取实大，谓之阳盛阴虚。轻手浮①取损小、重手沉取实大，谓之阴盛阳虚。

脉大无力为阳虚，沉迟亦为阳虚。

脉数有力为阴虚，弦数亦为阴虚。

缓而无力系气虚，数而无力系血虚。

六脉洪大有力者，阴虚不能敛阳也。

六脉洪大而空者，血虚之候也。

六脉细数无力，真阴真阳均虚也。

两尺②洪大而数，关弱尺微，系上热中虚而下寒也。

大而数者，阳越于外也。细而数者，阴竭于内也。

《病形篇》曰：诸急者多热，缓者多寒。大者多气少血，小者气血皆少。滑者阳气盛，微有热。涩者少血少气，微有寒。

左尺脉洪，肾水亏；右尺脉弱，阳气虚。

脉来软者为虚，缓者、微弱者均为虚。

寸弱而软为上虚，尺弱软涩为下虚，两关沉细为胃虚，弦者为中虚。

内伤，右寸关脉必大，但久按无力。

凡六脉沉微、两尺无根者，元气之元阳将尽，即宜以参、术、附子救之。六脉细数、两尺无根者，元阴之元阳将竭，即宜用地、

---

① 浮：原作“法”，据文例改。

② 尺：据文义，似当作“寸”为是。

茱、桂、附救之。

右关尺微弱无力者，火衰土虚之象也，宜炮姜、白术、熟地、附子以滋土补火。

虚损之脉，凡甚数、甚微、甚涩、甚滑、甚浮、甚沉、甚弦，皆劳伤之脉。然无论浮沉、大小，但渐缓则生。若弦甚者病甚，数甚者病危，若弦细而再加紧数，则百无一生矣。

又脉洪者属阴虚，脉微者属阳虚。

凡用补剂药，务须察明人之脏气偏胜不同。偏于阴者，水亏而火盛，不宜用温药，温则阳亢而阴伤，宜用六味益阴之类。偏于阳者，火亏而水盛，不宜用寒药，寒则阴极而阳亡，宜用八味益阳之类。若气不足者，宜四君。血不足者，宜四物。气血均不足者，宜十全、八珍，阴阳双补。心脾不足者，宜补中、归脾。肾不足，心肺之火宜抑，脾肾之阳宜温，宜全真一气。有宜纯补者，有宜补泻兼用者，兹将古方采列，用者察择之。

六味地黄丸　治六脉洪大有力者，真阴不足也。水不足则火无所制，或小便淋闭，头目眩晕，腰腿痿软，阴虚发热，失血吐痰等症。

熟地黄八两，酒煮，杵膏　山茱萸酒润，去核炒　淮山药炒黄，各四两　牡丹皮酒洗，微炒　白茯苓人乳浸透焙干　泽泻淡盐酒拌炒，各三两

为末，蜜丸如桐子大，空心，淡盐汤下四钱。

用水煎，名六味地黄汤。如人右寸脉洪大者，于本方加麦冬、五味，名麦味地黄汤。如脉洪大而数者，于本方加五味，稍加肉桂，以逐龙雷之假火。若脉弦数、细数，当重用本方，亦少加桂、附，以补肾中真阴真阳。如左尺脉虚弱或细数，是左肾之真阴不足，更宜用本方。

本方加五味二两，名都气丸，治劳嗽。

八味地黄丸仲景方　治男子虚证百病，命门火衰，不能生土，以致脾胃虚寒，饮食少思等症。秋后宜服，久服轻身延年。若老年水火俱亏，更宜服此方。此方即前六味地黄丸加制附片二两、肉桂

二两。若右尺脉迟软或沉细而数欲绝，是命门之相火不足也，即宜服此方。盖桂、附味厚而辛热，故能入阴益火。火欲实，有泽泻、丹皮之咸酸以泻之。水欲实，有茯苓、山药之甘淡以渗之。水火相济，而作强之官司其职矣。今人好奇悦异，妄为加减，所以不效。不知此方之意，无阳则阴无以生，所以有桂、附。无阴则阳无以化，所以有熟地、山茱。先天之真阴真阳既已并补，更入茯苓、山药以助脾胃，使化源有自而后天之生发无穷。牡丹皮以去阴分之伏热，泽泻以泻龙雷之邪火宿水，更同茯苓淡渗，搬运诸药下趋。盖一泻一补则补势得力，倘有君无臣，则独力难行。其中变化，神而明之，难以言尽。继后虽名贤叠出，总不能出其范围。此仲景二千余年之玄秘，补真阴真阳之神方，庸家岂能窥其底里哉。

全真一气汤 此方专补脾肾阴阳两虚，上焦火多，下焦火少，脾阴不足，肾阴虚损。俾火生土，土生金，一气化源，镇纳丹田。功专不泛，补速易臻。滋阴而不滞，补脾而不燥，清肺而不寒，壮火而不热。火降而心宁，荣养而肝润。先生此方，活人甚多。其中妙用，只可意会，实非庸俗者所可知也。

熟地八钱。如大便不实，焙干用；如阴虚甚者，加倍用　制麦门冬去心，恐寒胃气，拌米炒黄色，去米，用三钱。肺虚脾弱者少减之　鸡腿白术炒深黄色，置地上一宿，出火气，不用土炒。如阴虚而脾不甚虚者，人乳拌透，晒干炒黄，三钱。如脾虚甚者，用至四五六钱　牛膝去芦，由二钱加至三钱　五味子由八分至一钱五分　制附子由一钱加至二钱余

水煎，冲参汤服。附子无干姜不热①。人参由二三钱加至四五钱，虚极者一二两，随症任用。另煎，冲入前药。如肺脉洪大，元气未虚者，竟用前药，不必冲参。

此方诚滋阴降火之神剂，然假热一退，真寒便生，切勿过剂，反增虚寒滑泻之症。

以上六味，必先煎好，另煎人参，浓汁冲服，则参药虽和，

① 附子无干姜不热：按《冯氏锦囊秘录·杂证大小合参卷二十·全真一气汤治疗方按》无此句。

而参力自倍，方能驾驱药力，克成大功。若入剂内同煎，则渗入群药，反增他药之长，而减人参自己之力。不独是也，凡药大有力量者，或单服，或二三味同服，则更见其功。若和群药，则彼此拘制，不能独发，功过皆掩。即如紧要之药四五味，杂入平缓者二三味，则紧者俱缓矣。如醇酒加以淡水，愈多愈淡，此理易明。用药者岂可谓多多益善乎？

人参养营汤 治脾肺俱虚，恶寒发热，肢体瘦倦，或汗或泻，口干心悸等症。

人参二钱 黄芪蜜炙，二钱 当归二钱 白术陈土水炒，二钱 甘草蜜炙，一钱 肉桂一钱 广皮一钱 熟地四钱 五味八分 茯苓一钱五分 白芍二钱 志肉一钱

加姜、枣，水煎服。此方治六脉浮大无力，中气不足，营阴有亏而失收摄元气者，用本方去陈皮服之。

薛立斋曰：不问脉病，但服此汤，变症悉退。

归脾汤 治思虑伤脾，或健忘怔忡，盗汗，嗜卧，心脾疼痛，疟痢，郁结等症。

人参二钱 黄芪蜜炙，二钱 白术陈土水炒，二钱 茯苓二钱 枣仁二钱，微炒研细 志肉一钱 归身一钱五分 甘草八分，蜜炙 广香八分 加龙眼肉七枚

煎水服。此方治六脉沉细无力、元阳中气大虚、运行不健，故用木香之辛温鼓舞，使药力自行，如气虚血动而无痛郁者，除去木香以避香燥。又志肉味辛气升而散，多汗而燥热者亦宜去之。

十全大补汤 治气血俱虚，恶寒发热，自汗盗汗，困倦惊悸，晡热作渴，遗精白浊诸症。

人参二钱 白术炒，二钱 茯苓二钱 熟地四钱 炙甘草一钱 归身二钱 川芎一钱 白芍二钱 黄芪二钱，蜜炙 肉桂一钱五分

姜、枣煎服。此方亦治六脉沉细无力、元阳中气大虚、运行不健。故用肉桂辛热纯阳以鼓舞，使药力自行①也。

---

① 自行：此下原衍“药力”二字，据文义删。

人参理中汤① 治足太阴脾病，自利不渴，阴寒腹痛，中气虚损或手足冷等症。

人参三钱 白术三钱 干姜三钱，炒 炙甘草二钱

此方治六脉缓迟甚微，元阳大虚，法当纯以挽救阳气，轻则用本方，重则用附子理中汤。

附子理中汤 治证如前，即前方加制附片三钱。

补中益气汤东垣方 治劳倦内伤，脾胃虚损，中气不足，清阳不升，外感不解，寒热疟痢，气虚不能摄血等证。

人参三钱 黄芪三钱，炒 白术三钱，炒 炙草一钱五分 归身二钱 广皮一钱 升麻八分 柴胡八分

姜、枣煎服。考东垣常用此方治内伤外感，加表药一二味，无不神效。

此治两尺脉有力，两寸脉甚弱，系元气下陷，下实上虚也，宜服本方，则气行而生气不竭矣。

两仪膏 治精气大亏，虚在阴分，精不化气者。

人参八两 熟地一斛

上二味，用好水十余碗浸一宿，以桑柴文武火煎取浓汁。若味有未尽，再用水数碗煎渣取汁，并熬稍浓，乃入瓷罐，重汤熬成膏，加入真蜂蜜八两收之，每用白汤点服。

参术膏 治元气大虚，虚在阳分而气不化精者。

人参四两 白术炒，四两

二味照前法熬膏。

当归补血汤《宝鉴》方 治血气损伤，肌热口干，目赤面红，脉洪大而重按全无，及病因饥饱劳役者。

黄芪蜜炙，一两 当归酒洗，四钱

水煎，食远服，以下诸补方均可随证酌用。

人参固本丸《千金》方 治金水不足，肺气燥热，作渴咳嗽，或小便短少赤色，涩滞如淋，大便燥结，此阴虚有火之圣药也。

---

① 汤：此下原衍“一”字，据文例删。

人参二两　生地四两　熟地四两　天冬去心，四两，炒　麦冬去心，四两，炒

或炼蜜为丸，或熬成膏，加白蜜四两以收之。不宜用温药者服此佳。

心虚白浊歌

白浊皆因心血亏，不应只作肾虚医。四君子汤加远志，一服之间见效奇。

交感丹　凡人中年精耗神衰，盖由心血少，火不下降，肾气惫，水不上升，致心肾隔绝，营卫不和，上则多惊，中则塞痞，饮食不下，下则虚冷遗精。愚医徒知峻补下田，非惟①不能生水滋阴，而反见衰悴，但服此方半年，屏去一切暖药，绝嗜欲，然后习秘固泝流②之术，其效不可殚述③。俞通奉年五十一，遇铁瓮城申先生授此，服之，老犹如少年，至八十五乃终也。因普示群生，同登寿域。

香附子一斛。新水浸一宿，石上擦去毛，炒黄　白茯神去皮木。四两，为末

炼蜜丸弹子大。每服一丸，侵早④细嚼，以降气汤下。

降气汤用香附子（如上法）半两、茯神二两、炙甘草一两半为末，点沸汤，服前药。此李时珍《本草》原方也。而俗云香附子耗气，宜女人，不宜于男子，非也。时珍曰：香附气平不寒，香能窜。其味辛微苦微甘，苦能降，甘能和，辛能散，乃足厥阴肝、手少阳三焦气分主药，而兼通十二经气分，得茯神则交济心肾。余今改用香附子（如前法）半斛、白茯神四两、大粉甘草一两七钱（蜜炙）。香附忌铁器。

四君子汤古方　治气虚以此为主。

人参二钱　白术二钱　茯苓二钱　甘草一钱

---

① 非惟：不仅。

② 泝流：疑作“泝流”。泝流，即“溯流”。

③ 殚（dān 丹）述：详尽叙述。

④ 侵早：天刚亮，拂晓。

本方加陈皮，名异功散。加陈皮、半夏，名六君子汤。如胃中有寒，行气温中，于六君子汤内加木香、砂仁，名香砂六君子汤。

四物汤古方　治血虚以此为主。

当归三钱　白芍二钱　熟地四钱　川芎一钱

察今人多谓四物汤为补血要药，凡血虚之病，并不究其脉理，纯以此汤为主，殊失古人立方之意。不知此方单为血病者而设，若兼气虚胃弱者，又非所宜也。何也？芎、归性味辛窜，耗气动血，不可不知。考仲景治血脱证，谓人参生新血，使阳生阴长，其义可知。盖明明谓气有生血之功，而血无生气之理，补血顾[①]可不益其气乎？

八珍汤古方　治气血俱虚。即前四君、四物两汤。此方治气血双虚，调和阴阳。

熟地八两　山药四两，乳蒸　枣皮[②]四两，酒洗　丹皮三两　北味一两五钱　白茯神去皮膜筋，三两，乳蒸　麦冬去心，二两　益智仁去壳，二两，盐水炒

如小便短少，去益智仁，加泽泻二两（盐水炒）。

柏子养心丸《集验》方　治心劳太过，神不守舍，合眼则梦，遗泄不常[③]。

柏子仁鲜白不油者，研细，火纸包二三层，用裁缝熨斗装火，热，隔纸熨，换纸，捶去油，二两　枣仁二两，炒　白茯神去皮筋膜，二两　归身二两　生地二两　犀角镑，剉细，一两五钱　北味一两　辰砂一两五钱，研细　甘草一两

蜜为丸。

平补镇心丹《局方》　治心血不足，时或怔忡，夜多乱梦。

人参二两五钱　龙齿火煅，二两五钱　白茯神一两二钱五分　白茯苓一两二钱五分　北味一两二钱五分　麦冬去心，一两二钱五分　车前子

---

① 顾：难道。

② 枣皮：山茱萸之异名。

③ 不常：时常。

二两五钱　志肉一两五钱　天冬去心，二两二钱　山药二两五钱　熟地二两五钱　朱砂二两，为衣　枣仁微炒，一两五钱　归身二两　柏子仁捶去油，二两　石菖蒲一两五钱

炼蜜为丸。

天王补心丹　昔志公和尚日夜讲经，邓天王悯其劳，锡[①]此方，因以名焉。此方主心宁保神、固精益血、壮力强志，又治健忘怔忡、口舌生疮等。

生地黄酒洗，四两　人参五钱　京参五钱　丹参五钱　志肉五钱　桔梗五钱　白茯苓五钱　五味一两，炒　当归一两，酒洗　麦冬去心，一两，炒　天冬去心，一两，炒　柏子仁捶去油，一两　枣仁一两，微炒　红枣去核[②]，一两

蜂蜜炼为丸。

金匮肾气丸薛氏方　治脾肾阳虚肿胀。本方即前八味丸加牛膝、车前子是也。

痨嗽膏　心肺脉俱洪大有力者宜之。

熟地十两　生地五两　丹参三两　苡仁六两　骨皮二两　紫菀二两　冬花二两　牛膝三两　麦冬去心，四两　姜炭六钱

以上用清水煎，去头汁，二汁去渣，慢火炼成膏，加蜂蜜六两，又微炼，收入瓷器中贮。

白茯苓三两，乳蒸，隔纸焙燥，研细　川贝母去心，二两四钱，研细

二味并收入前膏，白汤化服五钱，日三服。

古庵心肾丸　此方补精益血，清热润燥，治心肾之圣药。

熟地三两　生地酒浸，竹刀切片　山药各三两　白茯神三两　龟板去裙，酥炙　枣皮酒洗　红杞酒洗　牛膝各二两　丹皮一两　鹿茸火去毛，酥炙，二两　当归酒洗，一两五钱　泽泻盐水炒，一两五钱　辰砂一两五钱，为衣　甘草生用，五钱　黄柏一两五钱，盐酒炒褐色　黄连一两，酒洗

---

① 锡：通“赐”，赐予。《离骚》：“皇览揆余初度兮，肇锡余以嘉名。”
② 核：原作“骨”，据文义改。

蜜丸桐子大。每服五十丸，渐加至一百丸，空心，温酒或淡盐汤下。

是方补血宁神，惊悸怔忡、遗精盗汗、目暗耳鸣、腰痛足痿诸症，无不治也。

孔子大圣枕中汤 常服令人聪明。

龟甲制 龙骨煅 志肉 菖蒲

各等分为末，酒服，七日三服。

状元丸 教子第一方。

菖蒲去毛，一两 志肉一两 白茯神五钱 巴戟天去心，五钱 人参三钱 骨皮三钱

为细末。外用白茯苓二两，糯米二两，共为粉，用石菖蒲三钱，煎浓汤，去渣，打糊为丸。每食后、午时、临睡各服三五十丸。

全补丸 此方养心育脾，和肝清肺，滋肾补荣益卫，膏滋丸。

黄芪四两，蜜水拌炒 归身三两，酒拌炒 枣仁五两，炒，临煎捣碎 熟地六两，铜刀切片 鸡腿白术四两，乳拌透，晒干炒黄 白术二两四钱，蜜酒拌炒 远志肉先用甘草煎取浓汁，去甘草，入志肉在内，煮去辣水，晒干用 明牛膝三两，酒拌蒸，晒干焙 麦冬去心，三两，用老米炒燥，去米 杜仲三两，酒拌炒 续断三两，酒拌炒 莲米二斛，去心

清水煮汁三十余碗，去莲肉，入前药煎取头三汁，滤去渣，熬浓膏，收入后三味，为细丸。

人参五两，研极细 白茯苓 白茯神研极细末，各秤三两

共和为丸。每服四钱，白汤送下。

一治男子生女少男，脉沉弱无力，或两尺沉微更甚，宜服八味去丹皮、泽泻，加补骨脂三两、菟丝子四两、五味子二两，早晚各服五钱。

阳痿不举方

人参三两 熟地八两 黄芪五两，蜜炙 白术八两，乳拌透，晒干，炒黄 肉桂二两 枣仁三两 巴戟五两 麦冬去心，五两 肉苁蓉三两，酒洗 五味一两 覆盆子五两

蜜为丸。

赞育丹 治阳痿精衰、虚寒无子等症。

熟地八两 白术八两 当归六两 红杞六两 杜仲四两，酒炒 仙茅四两，酒蒸一日 巴戟肉四两，甘草汤炒 枣皮四两 淫羊藿羊脂炒，四两 附片二两 肉苁蓉酒洗，去甲 韭子炒黄，各四两 肉桂二两 蛇床子微炒，二两

上炼蜜丸。或加人参、鹿茸亦妙。

补骨脂丸 治下元虚败，脚手沉重，夜多盗汗，纵欲所致。此药壮筋骨，益元气。

补骨脂即破故纸，四两，炒香 菟饼四两，酒洗 胡桃肉即核桃肉，二两，去皮 乳香研细，二钱 没药研细，二钱 上沉香研细，二钱

蜜丸梧子大。每服二三十丸，自夏至起，冬至止，日一服。此乃唐宣宗时张寿太尉知广州得方。南番人有诗云：三年时节向边隅，人信方知药力殊。夺得春光来在手，青娥休笑白髭须。

斑龙丸 壮精神，除百病，养气血，补百损，常服延年益寿。昔蜀中道人醉歌曰：尾闾①不禁沧海竭，九转灵丹都慢说，惟有斑龙顶上珠，能补玉堂关下穴。其方：

鹿角胶 鹿角霜 柏子仁研细，用火纸包，裁缝熨斗熨，捶净油 菟饼酒洗 熟地各八两 白茯苓四两 破故纸四两

将胶先溶化，量入甜酒娘②，打糊，丸梧子大，每服六七十丸。

纲目斑龙丸 治诸虚百损。

鹿茸酥炙，或新鲜好羊油炙，或甜酒娘炙均可 鹿角胶炒成珠 鹿角霜 阳起石火煅红，酒淬，连七次 肉苁蓉酒洗净 嫩黄芪蜜炙，以上各一两 当归八钱 熟地二两，捣细 附片八钱 朱砂一钱 辰砂一钱

各为细末，秤准合匀，甜酒娘打糊，丸桐子大。每服五十丸。

参苓白术散 治脾胃虚弱，饮食不进，呕吐泄泻，或病后调

---

① 尾闾：原作"尾间"，误。此书斑龙丸引自《医学正传》，该书卷三"虚损"中作"尾闾"，《本草纲目》同，据改。

② 酒娘：即酒酿，带糟的甜米酒。

助脾胃。

人参三钱　山药三钱　白扁豆炒去壳，三钱　莲米去心，三钱　白术米泔浸炒，四钱　桔梗炒黄色，一钱　砂仁姜水炒，一钱　薏仁研炒，一钱　白茯苓去皮，一钱　炙草一钱　红枣三枚，擘，去核　煨姜二钱，切

独参汤　治元气大虚，昏厥，脉微欲厥，及妇人崩产脱血，血晕。

人参，分两随人随证。

柯琴曰：先哲于人气几息、血将脱之证，独用人参二两，浓煎顿服，能换回性命于瞬息之间，非他物所可代也。

圣愈汤　治一切失血过多，阴亏气弱，烦热作渴，睡卧不宁等证。即四物汤加人参、黄芪。一方去芍药。

大造丸　治男妇一切虚弱等证。男疾用长女胞衣，女疾用长男胞衣，一名紫河车。总之不宜服。盖大损阴德，唯闺女私胎可用，得时即急用长流水洗净，炭火烘干为细末，不可用专补阳气之药，反无益有损。方用：

黄柏一两五钱，酒炒　杜仲一两五钱，盐水炒　淮夕①一两二钱，酒洗　熟地二两五钱　砂仁六钱，姜汁水炒　天冬去心，一两三钱　人参一两三钱　五味七钱，微炒　制龟板二两　当归洗，二两　麦冬去心，一两三钱

男用龟板不用当归，女用当归不用龟板。米糊为丸。

太上混元丹　治劳损五脏，补真气。

紫河车一具，用少妇首生男子者良。东流水洗断血，入麝香一钱在内，以线缝，用生绢包裹，悬胎于沙瓮内，入无灰酒五升，慢火熬成膏　沉香别研　朱砂别研，飞过，各一两　人参二两　肉苁蓉酒浸　乳香别研　安息香酒煮，去沙　白茯苓各二两

为末，入河车膏子，和药末杵千百下，丸如桐子大。每服七十丸，空心，温酒送下，沉香汤下尤佳，服之可以轻身延年。

① 淮夕：即牛膝。

七宝美髯丹 治气血不足、羸弱周痹、肾虚无子、消渴淋沥、遗精崩带、痈疮痔肿等证。周痹者，周身痿痹也，由气血不足。无子，由肾冷精衰。消渴淋沥，由水不制火。遗精，由心肾不交。崩带疮痔，由营血不调。

何首乌大者，赤白各一斛，去皮，切片，黑豆拌，九蒸九晒 牛膝酒浸，同首乌第七次蒸至第九次 甘州枸杞子酒拌 白茯苓乳拌 当归酒浸，菟丝子酒浸蒸，各八两 破故纸黑芝麻拌炒，四两，净

蜜丸。盐汤调酒下，并忌铁器。

此足少阴、厥阴药也。何首乌涩精固气，补肝坚肾，为君。茯苓交心肾而渗脾湿，牛膝强筋骨而益下焦，当归辛温以养血，枸杞甘寒而补水，菟丝子益三阴而强卫气，补骨脂助命火而暖丹田，此皆固本之药。使荣卫调通，水火相交则气血太和而诸疾自已也。

生脉散 治热伤，肢体倦怠，气短口渴，汗出不止，或金为火制，水失所生，而致咳嗽喘促，肢体痿弱，脚软，眼黑等证。

人参五钱 麦冬去心 五味子各三钱

水煎服。此方以生脉为名，故俗医之治脉脱者，每多用此。是岂知脉脱由阳气，岂麦冬、五味之所宜乎？见亦浅矣。

按：此方凡火灼肺金，上焦有火，而下元肾水亏枯者，或去人参，以二味加入六味地黄汤内，其效如神。冯兆张①先生治虚损等证多用此方。或加入六味、八味，神其变化，活人甚多。

清心滋肾地黄丸

熟地黄八两，清水煮，捣烂入药 牡丹皮三两，焙 山茱肉去核，四两，酒拌蒸，晒干炒 怀山药四两，炒黄 茯苓三两，人乳拌，晒干焙 泽泻二两，淡盐水拌，晒干炒 远志肉二两，甘草浓汁煮透，晒干焙 麦门冬去心，三两，焙 五味子一两，每个铜刀切作二片，蜜酒拌蒸，晒

① 冯兆张：明清间医学家。字楚瞻，浙江海盐人。于内、外、妇、儿诸证均有研究，广搜民间验方，博览前贤论著，撰成著作多种，暮年合其医书八种为《冯氏锦囊秘录》。

干焙

为末，用熟地捣烂入药，加蜜杵好为丸。每早空心，莲子去心衣，煎汤送下四钱。

壮阳固本地黄丸 治元阳衰惫已极。

熟地黄二斤，酒煮去渣，熬浓膏十二两 山茱萸去核，六两，酒拌蒸，晒干炒 白茯苓四两，人乳拌透，晒干焙 山药六两，炒黄 泽泻三两，淡盐酒拌炒 鹿茸去毛骨，酥酒炙黄，三两 补骨脂四两，盐酒浸一宿，炒香 五味子二两，蜜酒拌蒸炒 紫河车一具，用银针挑破血筋，用长流水净，再酒净，酒煨捣烂 鹿角胶四两，用酒熔化 肉桂临磨刮去粗皮，一两五钱，不见火 制附子一两五钱，焙 枸杞八两，另熬膏四两

为末，用熟地、河车、枸杞、鹿角四膏入药，杵好为丸。每早空心，参汤送服四五钱。临晚食前，温酒送服三四钱。

师云：凡人右寸之脉大于左寸者，即内伤之症也。常用补中益气汤，方见前。是方治阳虚下陷。

阴虚散 一①阴虚脾泄久不止，或食而不化，或化而溏泄。

熟地五钱 枣皮五钱 北五味一钱，研 制白术半两 山药三钱 车前子一钱 肉桂一钱 茯苓三钱 升麻三分

是方医阴虚下陷。

开胃健脾补肾益精方

芡实八两 苡仁八两 山药二斤，乳拌炒 糯米八两 陈黏米八两 黑芝麻八两 莲米八两 白茯苓三两 肉桂四钱 白砂糖十二两

各为细末。每白水调服七钱，或作糕，亦可。

金樱膏 治虚劳遗精白浊最效。

金樱子一斤，经霜后采红熟者，撞去刺，切开去核，捣碎煮之，滤渣净汁用，熬成膏二两 桑螵蛸新瓦焙燥，二两 人参二两 山药二两 益智仁② 杜仲姜汁炒，一两 苡仁四两 芡实四两 枣皮四两 红杞四

---

① 一：据文例，似当作“治”为是。

② 益智仁：此后有脱文。考《古今医统大全·卷四十六·痨瘵门》载金樱膏组成中有“益智仁一两”，可参。

两　青盐三钱

用水同熬二次，去渣，熬成膏，将金樱膏对和匀，空心，白滚汤调下。

按：白浊病因心虚，非肾虚也。宜用四君子汤加志肉之类。

养老丸　能生精壮气，开胃健脾。

熟地八两　巴戟四两，甘草汤炒　枣皮四两　五味一两　苡仁三两　芡实四两　淮夕三两　车前子一两　山药四两

共为末，蜜丸。

滋阴坚骨汤　治痿证，属阳明胃火铄肾水，则骨中空虚无滋润，则不能起立矣。服此方自双足有力。

熟地二两　玄参一两　麦冬去心，一两　牛膝二钱

水煎服。

经验秘真丹《正传》方　治肾虚[1]梦遗白浊等证。

菟丝酒洗　故纸盐水炒　杜仲姜炒　白龙骨煅，各一两　牡蛎左扇者，煅　赤石脂煅，醋淬三次，各五钱　覆盆子七钱五分　志肉七钱五分　巴戟肉七钱五分　红杞七钱五分　山药七钱五分　鹿茸二两，酥炙　柏子仁一两，捶去油　黄柏盐水炒，五分　金樱子取黄者去刺核，焙净，肉二两　韭子炒，一两

用蜜炼为丸，桐子大，朱砂为衣。龙眼肉泡汤下。

固精丸《直指》方　治肾虚有火，精滑，心神不安。

黄柏一两，酒炒　知母一两，酒炒　牡蛎左扇，煅，五钱　龙骨煅，五钱　莲须五钱　枣皮五钱　芡实五钱　志肉五钱　茯神五钱　山药二两

打糊为丸。

家韭子丸《三因》方　治少长遗溺[2]，及男子阳气虚败，小便白浊，夜梦遗精。

---

① 肾虚：此下原衍“遗”字，据文义删。

② 溺：原作“弱”，据《三因极一病证方论·卷十二·遗溺失禁证治》改。

家收韭子六两，炒　菟丝四两，酒炒　鹿茸酥炙，四两　肉苁蓉酒洗，二两　牛膝酒炒，二两　当归酒洗，二两　巴戟肉一两五钱　熟地四两　杜仲盐水炒，一两　肉桂一两　干姜炒泡，五钱

蜜为丸。小儿遗尿均宜服。

小菟丝子丸古方　治夜梦遗精。

菟饼五两　石莲肉二两　白苓二两　山药三两

打糊为丸。小便多，加五味八钱，共合为丸。

经验猪肚丸　止梦遗泄精，进饮食，健肢体，此药神应。瘦者服之自肥，莫测其理。

白术面炒，五两　苦参白者，二两　牡蛎左扇者，煅，四两

上为末，用雄猪肚一具，以瓷罐煮极烂，木石臼捣如泥，和药，再加肚汁，捣半日，丸如小豆大。米汤送下，日两三次，每服四五十丸。久服，自觉身肥而梦遗永止。

三补丸　治心脾肾三经亏虚，夜梦遗精。

熟地八两　枣皮净，四两　山药八两，乳蒸　五味三两　志肉一两　麦冬去心，三两，米拌炒　枣仁四两，微炒　车前子三两　白苓三两，乳蒸　芡实八两　白术制，八两　莲米八两

上药共为末，蜜为丸。

封髓丹　治梦遗失精及与鬼交。

黄柏一两，盐水炒　砂仁七钱，姜水炒　甘草五钱

蜜为丸。每服三钱。

《石室》论病愈后虚弱，饮食难消，胸膈不快，或吐酸，或溏泄，或夜卧不宁，或日间潮热，俱宜王道治之，可用六君子汤为主，详证加减。《医宗金鉴》论大病之后虚劳气乏，补血益气，不冷不热，温而调之。盖此方温养血气，故佐芪、草、肉桂以温之。经曰形不足者，温之以气是也。方名**双和饮**。

当归二钱　白芍二钱　熟地四钱　川芎一钱　黄芪三钱，蜜炙　肉桂去皮，八分　甘草蜜炙，八分

煨姜三片，红枣三枚引。

作丸药法：凡丸药不宜用生药，有制者如法制之，无制者或

微炒，或隔纸焙燥，使药性熟和，斯善。

钟常诊视弱证，每重脾肾二经。或疑五脏何独偏重二经耶？不知肾为先天之本，脾为后天之根，二经实为人生死之源头也。钟是以独取仲景八味神方为主，随病虚实加减为用，取其一补先天不足，一助后天发生。不然，彼脾肾病者将欲以甘寒补肾，其人减食，恐不利于脾；将欲以辛温快脾，其人水亏，恐不利于肾。钟寤寐求之，使心得乎仲景立方之意焉，要贵识仲景之活方，不必拘药味之全用，能神其变化，诚济生无穷也。若舍此而嗜奇，则反南辕北辙矣。从古至今，凡名贤著书立论，无一不因识透此方之玄窍而来也。钟今泄漏，有心者其亦会悟乎？如其会悟，而谓钟颇得仲景之心法否乎？夫诸虚百损，皆由阴阳失调，水火偏胜而来。治之者，贵于阴阳水火条分缕析。须知人之禀有不同，偏于阳者不宜热，偏于阴者不宜寒。复有脏气平者，热之可以转阳，寒之可以转阴。故善治水者能使水中生火，善治火者能使火中生水，补偏救弊，登于中和，斯即善医善补者也。况水火乃先天之元气，有名而无形，居于命门，为人生死之根，互相生化，当各分阴阳偏胜而平和之。所以历来名贤，凡治虚损，莫不以肾为主者，实因肾乃阴阳水火之总司也。水火既济则无病，水火偏胜则病生矣。兹将水火各病者、水火兼病者并及心病兼肾者、肝病兼肾者、肺病兼肾者、脾病兼肾者，钟各新列一方，以备择用。或亦可为一助否。

益阴丸　此方专补肾水不足，发热作渴，小便淋秘，气壅痰嗽，头目眩晕，眼花耳聋，或血不归原，或口燥舌干，腰酸腿软，自汗盗汗，或下部疮疡，凡精髓内亏、津液枯涸等证。

熟地八两，如大便不实者，焙干用　山药五两，乳浸蒸透，炒微黄　净枣皮三四两，畏酸者少用之，蜜酒各半，蒸透炒干　白茯苓四两，乳拌炒　红枸杞四两，微炒干，去湿气　麦冬去心，三两，米拌炒黄去米，制炒不寒胃气　川牛膝二两，酒拌炒

上各制度，共为细末，将熟地捣烂入药末，加炼蜜杵好为丸。每早空心，淡盐汤送服六钱。如阴虚火重者，加龟胶三两或

女贞子三两；如血少血滞，腰膝软痛，加当归三两；如夜热骨蒸，加地骨皮三两；如大便不实，加菟丝三两；如气虚，加人参三四两。

益阳丸 此方专补命门真火不足。火衰不能生土，以致脾胃虚寒，饮食少思，大便不实，腹痛泻痢，或小便频多，或呕恶反胃，或畏寒怕冷，或骨节痹痛，或四体不收，或阳衰不举，一切神疲气怯、真阳不足等证。

熟地八两，如前法　山药五两，用如前法　净枣皮三四两，用如前法　红枸杞四两，炒　人参四两　嫩鹿茸燎去毛，羊油炙，捣碎，五两　肉桂刮去皮，忌火，二两　制附子三两

上丸法如前。如阳虚精滑，便溏，加故纸三两，或加五味子二两，蜜酒拌蒸，微炒干。

阴阳双补丸 此方专补真水真火两虚。夫火属阳，阳者气也。水属阴，阴者血也。元阳亏败则阳虚生外寒，真阴亏败则阴虚生内热。嗣必变症百出，宜即早治于未病之先。但阴阳两虚，议补必以元阳为主，盖肾脏本寒，补宜以温，方能发扬肾气，始阴阳和而精生矣。

熟地八两　红枸杞四两，微炒　嫩鹿茄茸如前制，四两　当归三两　人参三两，乳拌，蒸透焙干　肉桂刮去皮，二两，不见火　制附子三两　山药四两，如前制　血余无病少壮长发，用滚水洗净，入沙罐内，用黄泥封极固，将罐火煅红，候冷，取出，秤六两　菟丝子三两　净枣皮三两，蜜酒拌，蒸透炒干　杜仲四两，用青盐五钱捣细，对水炒，另研末

心肾丸 此方专补心肾。夫心恶热，肾恶燥，此药清热润燥，补血生精，宁神降火，并治惊悸怔忡，遗精盗汗，目暗耳鸣，腰痛足痿等证。

熟地六两　白茯神三两，乳拌，蒸透微炒干　山药三两，乳蒸炒　当归三两，酒洗　麦冬去心，三两，米拌炒黄，去米　菟丝子三两　北五味一两，蜜酒拌，蒸透焙干　净枣仁三两，微炒　红枸杞三两，微炒　天冬去心，三两　生甘草五钱

为末，炼蜜为丸。每早，建①莲米去心，用四五钱煎汤，送下七八十丸。如虚火上浮，加泽泻二两，或玄参二两；如心经火重，加黄连二两。

肝肾丸 此方专补肝肾二经虚损，或足膝酸痛、步履无力，或阳痿不举，或小腹疼痛、疝气等证。

熟地六两 肉苁蓉淘米水泡，淡酒洗净，秤三两 菟丝子三两 当归三两，酒洗 红枸杞三两，微炒干 肉桂刮去皮，一两五钱 小茴二两，青盐五钱研细，对水炒 白茯苓三两 故纸三两，黑芝麻拌炒，去芝麻 杜仲三两，酒炒，另研 虎胫骨四两，酥炙 何首乌忌铁器，赤白各去皮，用竹刀切片，黑豆拌蒸一日，秤各二两 巴戟肉酒浸洗，三两

上为末，炼蜜为丸。或淡盐汤，或牛膝酒拌蒸熟。每用三四钱煎汤送下。

金水丸 此方专补肺肾。盖肺为华盖，至清之脏，有火则咳，有痰则嗽。又主气，气逆为咳。肾主水，水泛为痰。肾脉上入肺，循喉咙，其支者，从肺络心，故病则俱病，或气短口渴，汗出不止，咳嗽喘促，肢体痿弱，咯血肺痿等证。

人参二两 熟地四两 生地二两 天冬去心，三两 北味一两半，蜜水拌，蒸透炒干 麦冬去心，三两 白茯神三两，乳拌，蒸透晒干 核桃去壳皮，三两，另研 阿胶三两，炒珠

上将生熟地捣膏，余药为末，炼蜜合捣匀为丸。每早，白水送下六七十丸。

脾肾丸 此方专补脾肾。夫二经为人身之本，若脾阴不足，肾阴亏损，则根蒂先伤，势必百病踵起②，或饮食少思，或发热盗汗，或遗精白浊，或作呕作泻，或肌体瘦弱，或小便无度，或腰重耳聋等证。

---

① 建：原作“健”，据文义改。建莲，指福建省建宁县所产之莲子，为莲中极品。下同。

② 踵起：接踵而起。

熟地黄四两，大便不实者，焙干用[①]　鸡腿术二两，乳拌蒸透晒干，炒黄　制附子一两　怀山药二两，乳拌，蒸透焙干　菟丝子一两五钱　粉甘草一两，蜜水拌透，炒　白茯苓二两，乳拌透，焙干　建莲米去心，二两　白蔻一两，姜汁水拌，蒸透焙干

上为末，用饴糖（即今之清麻糖，但须糯米熬者）为丸。红枣汤送下，或用蜜为丸亦可。

钟按：治阴虚以救阳为主，治伤寒以救阴为主，虽百病不可妄用寒药。古人有戒，人知之，热药亦不宜妄投。今医多犯，人未知之。即如伤寒，始而本寒，继则寒甚热生，寒转而为热者亦多，如面黧舌黑，身似枯柴，邪火内燔者，若再投以热药，则必阴竭而亡。是或寒或热，均当以脉之有力无力为主。有力者属热，无力者属寒。而更以外见之症合参辨之，庶不误人。第念自仲景以来，名贤代起，立言不患不详，患其多而惑也。陶节庵[②]曰：得其要领，易于拾芥，脉证与理而已，求之多岐，则支离繁碎，如涉海问津矣。噫！医虽小道，实难言矣。而谓徒通儒理浮文，不达幽微之义，遂自称为良医者，吾不信矣。而况于无学下愚之辈，是又不言可知矣。

命门阴分不足，是阴中之阴虚，宜前益阴丸主之。命门阳分不足，是阴中之阳虚，宜前益阳丸主之。

窃叹当今之人，多有肾水亏虚，木失所养而肝邪之火因而乘金，金气化燥，于是诸患叠出。或虚热往来，汗出口燥，咳嗽吐痰，气短喘促，或眼黑昏运，或遗淋不禁，或肢体痿弱，腰酸脚软，渐至精髓内亏，津液枯涸。斯时也，欲温补肾肝，适恐助乎上焦心肺之火，欲清凉上焦，复恐伤乎下元肾肝之阳。唯生脉补精一方，上可清心肺之火，下可补肾肝之阳。奈

---

① 用：原作“者”，据文例改。

② 陶节庵：陶华（1369—约1450），明代医学家。字尚文，号节庵、节庵道人。余杭（今属浙江）人。幼读儒书，旁通百家，精医，于伤寒尤有研究，著《伤寒六书》《伤寒全生集》等。

古贤悉未明言，故人多不识。钟特表而出之，聊启后学之觉悟，方列于下：

人参三钱　麦冬去心，三钱　北五味一钱　熟地七钱　当归身三钱　鹿茸羊油炙，捣碎，三钱

本方即生脉饮加熟地、当归、鹿茸是也。

核桃三枚，连壳捣碎

水煎服。此方若变汤为丸，胡桃去壳取仁，三两，炼蜜丸。

回春汤　治元阳大虚，或手足厥冷，或呕恶泄泻，脐腹疼痛，四肢不收，其脉沉微迟缓或乍有乍无，将欲脱去，势甚危剧。钟屡应之方也，故名回春。

人参一两　白术五钱，炒　制附子三钱　干姜三钱，炒黄　粉甘草二钱，蜜炙

水煎温服。

此方若用之得当，能瞬息化气于乌有之乡，顷刻生阳于命门之内，颇为神捷。若表虚自汗，以附子易黄芪；失血阴亡，以附子易生地，干姜易麦冬；若命门阴虚，以干姜易熟地，斯用药转换变化法也。

新方长春酒见十四卷杂方内　此酒饮之去风湿，壮筋骨，添精补髓，益寿延年。

新方开胃健脾糕见十四卷杂方　此糕无论大人小儿，俱宜常服。

删正加味琼玉膏　治阴虚多热，火乘肺金，干咳无痰，或咳嗽唾血，或咽干舌燥，宜服此膏，则客火潜消，元气自复，实为救劳瘵之圣药也。

熟地黄三斤，洗净　天门冬去心，四两　麦门冬去心，四两　红枸杞四两　白茯苓六两，忌铁器，细末　人参四两，忌铁器，细末　白蜂蜜二斤，滤净

上将生地、枸杞、二冬四味入砂锅内，新汲水、桑柴火熬好，用绢罗滤过，将渣挤取汁，净如前，再入水熬，滤取汁三次，去渣不用，将汁再滤入砂锅，文武火慢慢熬成膏，入蜂蜜，又熬浓

膏，收贮瓷器内。即将参、苓二味拌和匀，用箬①与好纸封固，安砂锅中，另入净水，桑柴火煮一日，取起，乘热埋土内三日夜，出火毒。每用白汤或酒点服二三匙。此膏不特治劳瘵咳嗽唾血等证，常服开心益智，发白返黑，齿落更生，辟谷延年。国朝太医院进御②服食，锡名益寿永真膏。

龟鹿二仙胶 此胶大补精髓，益气养神。

鹿角血者，十斤 龟板自败者，五斤 甘枸杞二斤 人参一斤

上用铅墰③如法熬胶，初服，酒化一钱五分，渐加至三钱，空心服。

---

① 箬（ruò 若）：谓可供包物、编织等用的箬竹叶片。

② 进御：犹进呈。

③ 墰（tán 谈）：原作“镡”，据《时方歌括·卷上》改。墰，一种口小肚大的圆形陶制容器，多用来盛酒、醋等。

卷二上

伤寒门

《伤寒》一书，自后汉张机立方，厥后名贤继起，其理其法，虽尽发明，类多大而博奥，杂而不一。乡村之医，浅学者多卒难会悟，反致无益，所以见寒治寒、见热治热。不知其何者为伤寒、伤风，何者为表邪、里邪，并不知其如何谓之三阴三阳。至脉之表里虚实，又如何诊辨，动辄用五积散或柴胡等汤，混猜妄用，茫无定见，多致害人。呜呼！法愈多而旨愈晦矣。溪因采择古法，将方脉证治，悉挨次序，先后不紊，虚实亦明，庶可随病利济①。

《内经》曰：先夏至日为病温，后夏至日为病暑。故凡病温病热而因于外感者，皆本于寒，即今医家皆谓之为伤寒是也。盖寒邪自外而入，先自皮毛起，次入经络，又次入筋骨，而后及于脏腑。故凡病伤寒者，初必发热憎寒无汗，以邪闭皮毛，病在卫也。渐至筋脉拘急，头背骨节疼痛，以邪入经络，病在营也。夫人之卫行脉外，营行脉中。今以寒邪居之，则血气混淆，经络壅滞，故外证若此，此即所谓伤寒证也。

伤寒三证

夫伤寒为病，盖由冬令严寒，以水冰地裂之时最多。杀厉之气，人触犯之，即时病者，是为正伤寒，此即阴寒直中之病也，此其一也。其有冬时感寒不即病者，寒毒藏于营卫之间，至春夏时又遇风寒，则邪气应时而动。故在春则为温病，在夏则为暑病，非正伤寒之属，亦当因其寒热而酌治之，此其二也。若夫时行之气，春时应暖而反寒，夏时应热而反凉，秋时应凉而反热，冬时

---

① 利济：施恩泽。

应寒而反温，此非其时而有其气，是以一岁之中，长幼之病多相似者，是即时行之病，感冒虚风不正之气，随感随发，此其三也。凡此三者，皆伤寒之属。第其病有不同，治有深浅，苟不能辨，则必致误。

仲景论伤寒曰：脉有阴阳者。何谓也？曰：凡脉浮、大、数、动、滑，皆阳也；沉、涩、弱、弦、微，皆阴也。诸脉浮数而发热恶寒身痛不欲饮食者，伤寒也。若洒淅恶寒，饮食如常而痛偏一处者，必血气壅遏不通，成痈脓也。寸口脉浮在表，沉在里，数为在腑，迟为在脏。寸关尺三部，浮沉、大小、迟数同等，此症无害。其脉浮而汗出如流珠者，阳气衰也。脉萦萦[①]如蜘蛛丝者，亦阳气衰也。若脉浮大者，气实血虚也。脉微弱而恶寒者，此阴阳俱虚，不可更发汗、更吐、更下也。阴病见阳脉者生，阳病见阴脉者死。浮为在表，沉为在里，虽古今相传之法，然亦不宜单据浮沉，只当以紧数与否为辨，方为的确。盖寒邪在表，脉皆紧数。紧数浮洪有力者，邪在阳分，即阳证也。紧数无力者，邪在阴分，即阴证也。以紧数之脉而兼见表证者，其为外感无疑也。然内伤之脉亦有紧数者，但其来有渐[②]，外感之紧发于陡然，以此辨之，最为切当。其有似紧非紧，但较之平昔，稍见滑疾而不甚者，亦有外之证，此其邪之轻者也。

陶节庵曰：夫脉浮当汗，脉沉当下，固其然也。然其脉虽浮，亦有可下者，谓邪热入腑，大便难也。设使大便不难，岂敢下乎？其脉虽沉，亦有可汗者，谓少阴病，身有热也，设使身不发热，岂敢汗乎？若此之说，可见沉有表，而浮[③]亦有里也。有初病发热恶寒者，发于阳也，谓之伤风。有初病无热恶寒者，发于阴也，谓之伤寒。

---

① 萦萦：缠绕貌。

② 渐：逐步。

③ 浮：原作“脉”，文义不通，据《景岳全书·卷七·伤寒典（上）·论脉》改。

三阴三阳寒温论

足太阳膀胱表，足阳明胃里，足少阳胆半表半里，此三经谓之三阳。足太阴脾土，足少阴肾水，足厥阴肝木，此三经谓之三阴。伤寒发于外，则太阳为之首，发于内，则少阴为之先。二经均恶寒，太阳脉多浮，少阴脉沉细。至若传证，则又有异矣。《难经》云：阴盛阳虚，汗之则愈，下之则死。斯言是谓风寒初入人皮肤之际，阳气已虚，不能御卫，而阴气益甚，闭塞①腠理②，或恶风恶寒，即宜用桂枝辛温之剂助阳抑阴，以发散之。若不辨明而误用承气苦寒之药下之，则轻者立重，而重者危矣。经又曰：阳盛阴虚，汗之则死，下之则愈。盖谓寒化为热，入于脏腑之内，真阴已虚，不能滋济，而阳亢愈盛，则肠胃燥涩，或狂乱烦渴，即宜用承气苦寒之剂，扶阳抑阴，以泄去之。若不辨明而误投桂枝辛温之品发之，则亦立危矣。此乃伤寒汗之大枢机也，学者宜熟玩之。

订节庵伤寒脉证指法

先生治伤寒，约以浮、中、沉三脉定伤③寒之阴阳表里、寒热虚实。盖谓伤寒者，其寒邪自外入内而伤之也，必先入皮肤肌肉，次入筋骨肠胃。若先入太阳寒水之经，此经本寒而标热，便有恶风恶寒、头痛脊强、发热，寒郁皮毛，是为表证，若在他经，则无此证矣。诊脉用指轻手于皮肤之上，按之便得曰浮。若浮紧无汗为伤寒，用麻黄汤以发之；若浮缓有汗为伤风，用桂枝汤以散之。

若④无头痛、恶寒，脉又不浮，此为表证罢而在中。中者，即半表半里之间也，乃阳明少阳之分。诊脉用指于皮肤之下、肌肉之间，略重按之乃得曰中，但有二焉：若微洪而长，足阳明胃脉

① 塞：原作“寒”，据文义改。
② 理：原作“里”，据医理改。
③ 伤：原作“阳”，据文义改。
④ 若：原作“送”，据文义改。

也，外证则目痛鼻干，不眠，用葛根以解肌；若弦而数，足少阳胆脉也，外证胸胁痛而耳聋，寒热，呕而口苦，用小柴胡以和之。盖二经不从标本，从乎中也。

至邪入里，乃为热实。诊脉用指于肌肉之下、筋骨之间，重按乃得曰沉。亦有二焉，阴阳即在沉脉中分矣：沉而有力为阳、为热，自汗或扬手掷足，揭去衣被，五六日不大便，是热入里而肠胃燥实也，轻则大柴胡汤，重则承气等汤；若沉而无力为阴、为寒，所以外证无头痛身热，初起怕①手足厥冷，或战栗踡卧，不渴，腹痛，呕吐，泄泻，或口出涎沫，面如刀刮，是为阴寒直中阴经，不从阳经传入，故不在传经热证治例，轻则理中汤，重则姜附四逆或六味回阳饮。若夫从阳传入三阴热证，如腹满咽干，传于太阴也；舌干口燥，传于少阴也；烦满囊缩，传于厥阴也。脉沉实有力，急当攻里下之。如其下后利不止，身疼痛，脉反沉细无力，又当救里温之，此权变之法也。三阴传经热证与三阴直中寒证，脉虽沉而有力、无力所别，证有异而治各不同，学者其可忽诸？

三阴三阳表里论

足太阳膀胱为阳证之表，足阳明胃为阳证之里，足少阳胆为三阳三阴之间，半表半里。足太阴脾、足少阴肾、足厥阴肝皆为里，皆属阴。三阴俱是沉脉，总在指下有力、无力分，有力者为阳、为实、为热，无力者为阴、为虚、为寒，以此论定，断无差缪。

察伤寒不可以日数为拘，亦不可以次序为拘，如《内经》之言日者，不过言传经之大概也，非谓凡患伤寒者皆必如此。盖寒邪中人，本无定体，观陶节庵曰：风寒之中人也无常，不可拘泥，但见太阳证便治太阳，见少阴证便治少阴。如其证而治之，活法也。

---

① 怕：疑作“但”。

察十二经脉分手足者，因足经之脉长而且远，自上及下，遍络四体，故可按之以察周身之病。手经之脉短而且近，皆出入于足经之间，所以诊伤寒外感，但言足经，不言手经也。若足太阳膀胱经为阳中之表，以其脉行于背，背为阳也。足阳明胃经为阳中之里，以其脉行于腹，腹为阴也。足少阳胆为半表半里，以其脉行于侧，三阳传遍而渐入三阴也。故凡欲察表证者，则但当分前后左右，而以足三阳经为主，然三阳之中，则又惟太阳膀胱一经包覆肩背，为周身之纲维，内连五脏六腑之肓腧。此诸阳之主气，犹四通八达之衢也。故凡风寒之伤人，必自太阳经始。

伤寒，发热面赤，烦躁不安，喜冷等证，诊其脉迟弱，按至筋骨全无力者，此乃热在皮肤，寒在脏腑，假阳证也，切不可用寒凉之药。

伤寒，手足亦冷，不渴不泄，或时畏寒等证，诊其脉滑实，按至筋骨，极有力者，此乃寒在皮肤，热在脏腑，假阴证也，又不宜用温燥之剂。

论汗

风伤卫，寒伤营，骨节疼烦当发汗。

凡三阳之病日久不解，当发汗。

太阳与阳明合病，喘而胸满者，不可下。邪在表也，宜麻黄汤以发之。

太阳病，外证未解，脉浮弱者，桂枝汤以发之。

下利后身痛，宜桂枝汤以发之。

少阴病，始得之，反发热，脉沉者，乃阴经之表证也。宜麻黄附子细辛汤以发之。

若发热燥烦，身疼无汗，脉浮紧者，可发汗。如汗后脉躁①，热仍不退者，大凶之兆也，所谓阴阳交、魂魄离也。

又有忌发汗者。

---

① 躁：原作“燥”，据文义改。

汗家不可发汗。

尺脉迟弱无力，不可发汗。营气不足，血少故也。

凡脉息微弱濡涩及沉细无力者，皆不可发汗，系元气虚弱，只宜温中以散邪，助主以逐寇，有心者当亦神会矣。

取汗之发，总宜自然，切忌急暴，或服药即盖令温暖，或以火发。但使津津微汗，手足俱周，斯善矣。不可急暴，致令如水淋漓，反为有害矣。

论吐

仲景曰：病人手足厥冷，脉乍紧者，邪气在胸中。心内满而烦，饮食不能入者，病在胸中，当吐之。

病胸上诸实，胸中郁郁而痛，不能食，欲使人按之，而反有涎唾，下利日①十余行，其脉反迟，寸口脉惟滑者，可吐之，吐之利则止。

若寸脉弱而无力，切忌发吐。萝卜子汤景岳方，此方可带②瓜蒂散、三圣散之属。凡邪实上焦，或痰，或食，或气逆，小便不通等证，皆可以此吐之。

萝卜子（生用）一二两，捣细末，以温汤和，徐徐饮之，少顷即吐出。即有吐不尽者，亦必从下行矣。真妙方也。

若宿食在上脘者，痛在胸膈，痛在欲吐，即宜吐之。

论下

师曰：寸口脉浮而大，按之反涩而有力，或关上、尺中脉亦然者，系有宿食也，宜大承气汤以下之。

病腹中满痛者，此为食也，宜下之。

脉浮而大，心下反鞕③，有热，属脏者，攻之，不令发汗。

伤寒不大便六七日，头痛有热者，可下。

---

① 日：原脱，据《伤寒论·辨可吐第十九》补。

② 带：据文义，似作“代”为是。

③ 鞕（yìng 硬）：坚牢。

阳明病发热汗多者，热在里也，宜大承气汤以下之。

伤寒后，脉沉。沉而有力者，内实也。其人必午后小有潮热，下之解，宜大柴胡汤。

伤寒六七日，结胸热实，脉沉而紧，心下痛，按之石鞕者，或心下至少腹鞕满而痛不可近者，六一顺气汤主之。

脉有忌下者，如《伤寒论》曰：脉微而恶寒者，此阴阳俱虚，不可更发汗、更吐、更下也。

若脉不实数，不可下。

尺脉涩弱者，不可下。

脉虚细者，并脉浮者，俱不可下。

脉细数者，非实邪也，不可下。

结胸证，其脉浮大者，邪未入腑也，不可下，下之则死。

阳明病，若微发热恶寒者，表未解也，不可下。

恶寒者，不可下。

小便清利者，火不盛也，不可下。

关脉浮濡沉弱，寸脉微，尺脉涩，阳虚血少之诊也，不可下，亦不可汗。

脉关濡弱为中气虚乏，寸浮无力为阳虚，尺数无力为血虚。阳虚故汗自出而恶寒，血虚故身痛振寒而栗，中气虚乏故胸膈气急，喘汗而不得呼吸，呼吸之中，痛引于胁也，振寒相搏，形如疟状。里邪不实，表邪未解，若误下之，必致狂走、痞满、尿血也。

看目

治伤寒需观两目，若色清白而无昏冒闪烁之意，多非火证。若目亦多结眵，必因有火。又若目睛上视者，谓之戴眼。盖太阳为目之上纲，与少阴为表里。少阴肾气大亏，故其筋脉燥急，牵引而上，直视不转者，凶候，速当培阴养血。

舌色辨

邪气在表，舌则无胎，及其传里，则津干而舌胎生矣，然必自滑而涩，由白而黄而黑，甚至焦干芒刺。若邪未深，其胎白或微黄，小柴胡之属以和之。若舌上胎滑者，不可攻。若胎黄而焦涩者，或清之，或微下之。胎黑而生芒刺，不滑而涩者，乃水刑于火也，必死。若胎色虽黑，滑而不涩者，便非实邪，非惟不可下，且不可清也。盖舌黄舌黑，火盛者固有之，而阴虚者亦有焉，不可不知。

结胸论

考结胸证有因误下而结者，亦有因自病而结者，无论三阴三阳，若发热恶寒，尚有表邪者，均不宜下。必胸腹胀满鞕痛，手不可近，关脉沉紧大，是结胸。若但痞满，是半表半里之症，邪未入腑，非结胸也。只宜以小柴胡加枳壳、陈皮之类。实热甚者，或以小柴胡加小陷胸汤。

小陷[1]胸汤

黄连、半夏、瓜蒌实三味，如无蒌实，用子代之。须研细，捶去油。口渴甚，去半夏。若不因误下而本病，心下鞕满，痛连小腹不可近，或烦渴谵妄，大便鞕，脉来沉实有力，宜用仲景大陷胸汤。

大陷胸汤

大黄六钱　芒硝四钱　苦葶苈子四钱，研　杏仁二钱，去皮尖，研　甘遂一钱

若有疑似，从缓治之。或用大柴胡或六一顺气汤，外用罨法以解之，不必用此。

罨法

葱白头、生姜各三两，大蒜二两，生萝卜（以此为君）加倍用。如无，以子代之，研细。

上药四味共捣一处炒热，用宽手巾包作大饼，罨胸前胀痛处。须分作二包，冷则轮换罨之，但不宜太热，轮罨数次，即散而愈。

① 小陷：原脱，据上下文补。

蓄血

伤寒蓄血者，以热结搏于血分，留瘀下焦而不行也。或其人如狂，少腹鞭满而痛，应当小便不利，问之则曰利而无恙，此定系蓄血之证，宜以承气汤加桃仁、红花以逐之。或其脉涩兼血虚者，以玉烛散下之，本方即四物汤（当归、川芎、芍药、生地）与调胃承气汤（大黄、芒硝、甘草）是也。

阴厥阳厥辨

阳厥者，热厥也。必其先自三阳传入阴分，初起必头痛发热，然后及于三阴，变为四肢逆冷，或时乍温，其证必便结，躁烦，谵语，发渴，不恶寒，反恶热，脉沉有力，此以传经热证所化，外虽手足厥冷，内则因于热邪，乃阳极似阴，其证由热邪内结，或伏阳失下之所致也。轻则四逆散之类（四逆散，柴胡、苍术、甘草、枳壳是也），重则承气汤之类。

阴厥者，寒厥也。初无三阳传经热证，而真寒直入三阴，则畏寒厥冷，腹痛吐泻，战栗不渴，脉沉无力，此阴寒厥逆也。轻则理中汤，重则四逆汤、回阳饮之类。

至有阴证似阳者，发热面赤，烦躁，揭去衣被，其脉洪大，人皆不识，认为阳证，误投寒药，死者多矣。殊不知阴证不分热与不热，脉亦不论浮沉、大小，只指下有力无力，脉虽洪大，按之无力便是伏阴，不可与凉药，服之必死。可与五积散加附片一服，通解表里之寒，此取脉不取证也。

伤寒自利，有阴阳二证。身不热，手足温，属太阴。身冷，四肢逆，属少阴、厥阴。其余身热下利，皆为阳证。但不宜概投补暖药、止泻药，反致杀人，当酌其病而治之，则利自止矣。

温病暑病辨

温病、暑病之作，由冬时寒毒内藏，故至春发为温病，至夏发为暑病，此以寒毒所化，故总谓之伤寒。仲景曰：发热不恶寒而渴者，温病也。暑病亦然，较之温病则热尤甚。如夏月中暑者，亦谓之暑病。仲景名之为中暍。暍者，暑热之气也。又《伤寒论》曰：脉盛身寒，得之伤寒，脉虚身热，得之伤暑。节庵曰：二证治法，多宜从辛凉之剂以散之。可通用羌活冲和汤辛凉之剂，或小柴胡之类，或升麻、葛根、芍药、甘草。口渴加知母、石膏。至受暑热者，或用香薷、厚朴、扁豆。若腹满、便秘、烦热宜下者，或调胃承气、大柴胡汤之类随宜而用。盖春夏温热之际，不宜大发其汗，并不宜妄行攻下。又考《金鉴》言：温病、热病无汗者，宜大青龙汤；或时无汗时有汗者，宜桂枝二越婢一汤即大青龙汤去杏仁加芍药是也；有汗者，宜桂枝合白虎汤；内热者，防风通圣散；表实者，倍麻黄；里实者，倍大黄。量其病之轻重，药之多少而解之。三日之前未有不愈者。其有外感邪重，内早伤阴，已经汗下而不愈者，则当审其表里，随其传变所见之证治之可也。

温病之脉浮而实，暑病之脉浮而虚。

治法不可拘泥论

凡治一切伤寒，脉证与古法相吻合者，自当遵古法以治之。至若证同而脉有异者，脉同而证有异者，以及证脉虽同，而人之脏腑虚实又各有异者，安可概执成法，一体以律之哉？故有宜用全方者，有不宜用全方者，有宜用温散者，有宜用凉散者，又有宜用补中兼散者，更有宜全补以御邪者，学者将后与前补益门所列诸方，随症择用。要不外乎法而亦不囿①乎法，则善矣。

死证

脉浮而洪，身汗如油，喘而不休，水浆不入，形体不仁，乍静乍乱，此命绝也；汗出发润，喘而不休，此肺绝也；形如烟煤，直视摇头，此心绝也；唇吻色青，四肢振动，此肝绝也；环口黧黑，冷汗发黄，此脾绝也；溲便遗失，狂言，反目直视，此肾绝也。

少阴病，身踡而利，恶寒，手足逆冷，不治。少阴病，吐利躁烦，四逆者死。少阴病六七日，息高者死。少阴病，下利，厥

① 囿（yòu 又）：拘泥。

逆无脉，服药后，脉微续者生，脉暴出者死。

阴病见阳脉者生，阳病见阴脉者死。脉弦者死，纯是弦脉。诸证脉平者吉。脉阴阳俱虚，热不止者死。阴阳俱盛，大汗，热不解者死。手足逆冷，脉沉细，谵言妄语者死。

下利发热，死。伤寒六七日，发热而利，汗出不止者死。有阴无阳故也。

舌上黑胎，生芒刺，死。

鼻衄自汗者，死。

伤寒以阳为主，如手冷如冰①，足②冷过膝，自汗无度，是阳已脱也。阳先绝者，色青，阴先绝者，色赤，皆不治也。

伤寒阴盛格阳，其人必躁热而不饮水，脉沉，手足厥逆者，是此证也。

霹雳散

用大附子一枚，烧存性，为末，蜜水调服。逼散寒气，然后热气上行而汗出乃愈。

按：阴盛格阳、阳盛格阴二症，至为难辨，盖阴盛极而格阳于外，外热而内寒；阳盛极而格阴于外，外冷而内热。经所谓重阴必阳、重阳必阴、重寒则热、重热则寒是也。当于小便分之：便清者，外虽躁热而中必寒。便赤者，外虽厥冷而内实热。再看口中燥润及舌胎浅深。盖舌为心苗，应南方火，邪在表则未生胎，邪入里，津液搏结则生胎。而滑胎白者，丹田有热，胸中有寒，邪在半表半里也。热入渐深则燥而涩，热聚于胃矣。宜用承气、白虎。若热病，口干舌黑，乃肾水刑于心火，热益深而病笃矣。然亦有胎黑属寒者，必舌无芒刺，口有津液也。即小便之赤白，口中之润燥，舌胎之滑涩，亦皆因乎津液之荣枯，未足凭以遽断

---

① 如冰：原脱，据《冯氏锦囊秘录·杂证大小合参·卷十·伤寒死证》补。

② 足：原作“手”，据《冯氏锦囊秘录·杂证大小合参·卷十·伤寒死证》改。

寒热也，故尤宜以脉之有力、无力细辨之。总之，医家治病，须随机应变，活泼泼地，不可胶执一方，不可泥滞一药，不必以药治病，惟以药治脉可也。古今气运不同，旧方新病，何能符合？只可读其书，广其义，考其方，得其理，潜心默究，自得其神矣。

伤寒攻补论

治伤寒初起，邪气在经络中，即宜随证早攻，只四五日可愈。若辄行补益，则血气流炽，反致危困。所以古谓伤寒无补法者，此也。至若挟虚伤寒，又不在此禁例。其证亦发热面赤，口渴烦躁，亦与伤寒无异，即宜以六味地黄汤大剂与之，以滋肾中真阴，效虽缓而本则固。奈医见此证发汗不出，或重加其表，愈竭其津液，害立至矣。是仅知汗属于阳，升阳可以解表之理，而未识其汗生于阴，滋水即所以发汗之义也。

伤寒发斑

斑者，毒也，乖戾失常，偏阴偏阳之至也。外因六气相感，胃有热毒熏蒸，胃主肌肉，热甚伤血。里实表虚①，故发斑于外，状如蚊啮，红赤者生，紫黑者死，舌苔、唇裂者不治。治宜解毒清凉，不可表药取汗，汗则更增斑烂矣。其有阴证发斑者，系寒伏于下，逼无根之火上熏肺胃而发，其色淡红隐隐，见于肌表，与阳证发斑色紫赤者不同。若服寒药，立见危殆。吴鹤皋曰：以参、芪、桂、附而治斑，法之变也。医不达权②，安足语此？据溪愚见，此证当去附子不用，不若用东垣补中益气汤之为更稳也。

伤寒阳狂阴躁谵语郑声辨

伤寒初起，头痛发热恶寒，继复弃衣而走，歌骂叫喊，大渴，脉有力者，此邪热传里，阳盛发狂，宜用寒药下之，如大柴胡、白虎之类，此阳狂也。若见舌卷囊缩，不治。

---

① 里实表虚：原作“里主表虚”，不可解，据《冯氏锦囊秘录·杂证大小合参·卷十·伤寒发斑》改。

② 达权：通晓权宜，随机应付。

初起无头痛，身微热，面赤烦躁，脉沉微无力，乃寒极而躁。指甲、面颜青黑，冷汗不止，腹满躁渴，系阴证似阳，当用热药温之。如四逆、理中之类，此阴躁也。

若谵语者，合目自言，属虚也。郑声者，声战无力，造字出于喉中，此更属虚也。脉沉细，即宜以白虎汤加人参、五味、麦冬助其元气。若脉微细无力，大小便自利，手足冷，又非凉药所宜，则当用四逆、理中、六味回阳之类以温之。

若自病起而无热，但狂言、烦躁不安，精采不与人相当者，此为如狂，乃热结膀胱，太阳经之里症也。切不宜下，下之必死。宜五苓散之类以利之。

伤寒循衣摸床

凡循衣摸床，直视谵语，脉弦者生，脉涩者死。小便利者可治，以其肺气犹降，膀胱犹能化气而肾水未枯也。不利者不可治，谓津液枯竭也，此乃肝热乘肺，元气虚衰，不能主持，阴阳二气俱绝，名撮空症也。极虚之候，不论伤寒何病，俱以大剂参、芪，或八珍，或独参汤峻补之，多有活者。若大便秘结、撮空、谵语、燥渴者，此为实热，宜承气汤下之。

一伤寒不思饮食，切不可用温脾、健胃之药，以致反增热毒，为害不浅。但为因邪去病，里和自能思食。

兹录古人传经之论，以便知其伤寒局方之原，立法之所始也。遵列古方先后汗下，以便知其用药立方之体而备于仿也。须知古时人禀强壮，今时气化转薄，后学者当细心揣摩，更神其变化，遵先贤之法，不囿先贤之方，则善矣。

治瘟疫不染法

天行时疫，凡欲病家，用上色①明雄黄为细末，涂入鼻孔，或上色极辛香花椒一二两带在胸前，从容而入。男子病，秽气出于口，女子病，秽气出于阴户。其坐立相对之间，必须间其向背。

① 上色：上等。

一法：入病家，出外，即用物自搅鼻孔，取其喷嚏二三个，则邪秽出外，不致传染，亦妙法也。

论足太阳病脉证治法

凡风寒之中人，必先入表，足太阳膀胱经主表也，其经起于目内眦，上额至顶颠，下项，连风府，挟脊，行腰腘，下外踝后京骨至足小指外侧，此经为一身之外藩①，总六经而统营卫也。所以见证则头项痛、腰脊强、发热恶寒或骨疼，盖伤寒则恶寒，伤风则恶②风，所谓伤于此者必恶此。如风邪伤卫，寒邪伤营，皆表病也。其脉浮缓无力为伤风，有汗者，宜桂枝汤以治之；其脉浮紧有力为伤寒，无汗者，宜麻黄汤以治之。然亦有寒邪之甚，拘束卫气，脉反沉紧难明者，总以头痛恶寒、发热身疼等外证参合酌辨，庶无误矣。

桂枝汤 治冬月正伤风，头痛，发热恶寒，鼻塞，脊强，脉浮缓，自汗，为表证。此足太阳膀胱寒水之经受邪，当实表以散之。

桂枝三两 芍药三两 炙甘草二两 生姜三两 红枣十二枚，去核

按：风伤卫，卫气外泄，不能内护于营。营血虚，津液不固，故有汗发而恶风。桂枝辛甘为君③，芍药酸收为臣，甘草甘平为佐，不令走泄阴气也。生姜辛温能散，大枣甘温能和，二味为使。

经曰：风淫于内，以甘缓之，以辛散之。此发散中寓以行脾之津液而和营卫者也。奈今人气禀薄弱，今医无照胆④之识，原方药味少而分两太重，人弱药猛，反增其害。兹遵照原方，减去分两加用，庶与时宜。

桂枝四钱 芍药三钱 炙甘草一钱 生姜三片 红枣三枚，去核

---

① 藩（fān 番）：篱笆，引申为屏障。

② 恶：原作“伤”，据文义改。

③ 君：原作“汤”，据文义改。

④ 照胆：相传秦咸阳宫中有大方镜，能照见五脏病患。后因以“照胆”为典，极言明镜可鉴。

防风三钱　川芎二钱　羌活三钱　白芷三钱

桂枝解

今人谓桂枝为百药之长，善通血脉，能发汗止汗。不知桂枝非能发汗也，以其调营血则卫气和，因而汗出邪去耳。亦非能止汗也，亦以其调和营卫，邪去而汗自止耳。至太阳伤寒无汗而骨髓无寒，阳盛之证，又大非所宜也。

麻黄汤　治正伤寒，头痛发热，身疼腰痛，骨节疼痛，脉浮紧，恶风，无汗而喘者。此亦太阳受邪，当发汗。

麻黄三两，去节用　桂枝二两　炙甘草二两　杏仁七十枚，捣碎

此方不用姜、枣，专于发汗也。

按：寒伤营，营血内涩，不能外达①于卫，卫气闭，津液不行，故无汗发热而恶寒。用麻黄、甘草同桂枝，引出营分之邪达于肌表，佐以杏仁泻肺而利气，使邪从外散。兹亦遵原方，减去分两加用。

麻黄四钱，去节　桂枝三钱　炙甘草一钱　杏仁一钱五分，捣碎　白芷三钱　火葱头七茎

表汗用麻黄，若无葱白不发，紫苏叶四钱。

伤寒，脉尺寸俱浮紧，无汗者，则当用麻黄汤以发火②汗，但不宜过发。以下概遵古方，酌为增减，以便时用。

大青龙汤　治风寒雨伤，营卫俱病，脉浮紧，发热恶寒，身体疼痛，无汗而烦躁，此汤主之。若脉微弱，汗出恶风，系少阴证，又非此汤所宜也。本汤即前麻黄汤加石膏（捣碎）、生姜、红枣三味是也。陶氏曰：此汤险峻，须风寒俱盛，又加烦躁，方可与之，不如桂枝麻黄各半汤为稳。各半汤者，即麻黄汤、桂枝汤二汤合用是也。

羌活冲和汤陶隐居方　以代桂枝、麻黄、青龙、各半等汤。此太阳经之神药也，又能治非时感冒，头痛，发热恶寒，脊强，无

---

① 外达：原作“达外”，据文义乙转。

② 火：此字疑衍。

汗，脉浮紧。此足太阳膀胱经受邪，是表证，宜发散，不与冬时正伤寒同①治法。此汤非独三时暴寒可治，春可治温，夏可治热，秋可治湿，治杂证亦有神也。

羌活三钱　防风三钱　川芎二钱　白芷二钱　生地二钱　苍术三钱，米泔炒　黄芩二钱　细辛一钱　甘草一钱

胸中饱闷，加枳壳、桔梗；夏月，加知母、石膏；喘嗽，加杏仁；脉浮缓有汗，去苍术加白术，再不止，加黄芪，如再不止，以小柴胡汤加桂枝、白芍如神；如不出汗，加苏叶。

仲景治伤风以桂枝汤，伤寒以麻黄汤，治风寒两伤者以桂枝麻黄各半汤。若无汗去芍药，不欲其收也。若烦躁加石膏，以济其亢也。则知麻黄证之发热，热在表，非同大青龙证之烦躁，热兼肌里矣。

仲景于表剂药中加石膏者，盖以石膏性虽寒而味薄，薄能走表，非若芩、连之辈性寒味苦，厚而不能升达也。

论足阳明病脉证治法

阳明胃经脉起目下，循面鼻外，入上齿，环唇挟口，交承浆，行胸腹，下气冲。故证见目疼鼻干，不眠头疼，眼眶痛，或微恶寒发热，其脉微洪，为经病。若潮热谵语，濈然汗出，腹痛便鞕，其脉②沉数，为腑病。盖此经主里，内候胃中，外候肌肉，所以有经病、腑病之分。治经病或以葛根汤发之，或白虎汤加柴胡清之。治腑病或以承气汤下之，或麻仁丸通之。总贵随病轻重，酌量施治。

葛根汤仲景方　本方即前桂枝汤加葛根三钱、麻黄三钱是也。

中风表实，故汗不得出。古云：轻可去实，葛根、麻黄之属是也。

有汗恶风加葛根，无汗加麻黄。

---

① 同：原作“司”，据《伤寒六书·杀车槌法卷之三》改。

② 脉：原作“腹”，据文例改。

白虎汤仲景方　阳明邪从热化，故不恶寒而恶热，热蒸外越，故汗出，热烁胃中，故渴欲饮水，邪盛而实，故脉浮滑。

石膏四钱　甘草一钱　知母三钱　粳米一撮　柴胡三钱

小承气汤　治微烦，小便数，大便鞕，是邪渐入里，津液下夺，用此汤以和之。

大黄三钱五分　厚朴三钱，姜水炒　枳实三钱，麦面炒

大承气汤　治积热于里而成满痞燥实四者俱全，宜此汤。或发热汗多者，更宜此汤。何也？乃里热炽盛之极，蒸腾胃中津液，尽越于外，亟夺其邪，使热从大肠而出以挽救之。

大黄三钱，酒洗　枳实三钱，炒　芒硝二钱　厚朴三钱五，姜水炒

大承气厚朴为君，小承气大黄为君。大承气内大黄用酒洗者，为芒硝之咸寒而以酒制之也。此汤河间加甘草，名三一承气汤。

麻仁丸　此因胃阳强脾阴弱，小便数，大便鞕，脉浮涩，不可行大承气攻者，宜用此润燥通幽。

麻仁三钱，微炒，研细　赤芍二钱　枳实三钱　大黄三钱　厚朴三钱，姜水炒　杏仁二钱，去皮尖，研细

蜜丸如梧子大。每服十丸，日三服，渐加，以和为度，作水药，用蜜对服亦可。方有执曰：麻子、杏仁能润干燥之坚，枳实、厚朴能导固结之滞，芍药辅大黄推陈致新，又何虑乎脾约？

大柴胡汤　治阳邪入阳明胃经，表证未除，里证又急。表证者，寒热往来，胁痛，口苦。里证者，大便难而燥实。此为两解之剂。

柴胡四钱　黄芩三钱　大黄三钱　枳实三钱，炒　赤芍三钱　半夏三钱　生姜三钱，切　红枣三枚

实热用大黄，无枳实不通利。

人病有宿食，何以别之？曰：寸口脉浮而大，按之反涩，尺中亦大而涩，故知有宿食，当下之，宜大承气汤。

腹中既满且痛，为实结无疑，急须下之。

柴葛解肌汤陶节庵方　治阳明经病，其证目痛，鼻干，不眠，脉微洪。

柴胡三钱　干葛三钱　甘草一钱　芍药三钱　羌活三钱　白芷三钱　桔梗三钱　黄芩三钱

无汗恶寒，去黄芩，加麻黄。

如神白虎汤陶节庵方　治阳明腑病，身热，渴而汗不解，或经汗过渴不解，脉微洪或脉数。

石膏四钱　知母三钱　甘草一钱　人参三钱　麦冬三钱，去心　山栀三钱　五味子一钱，研细

心烦加竹茹。

学者须知：凡谵语，系邪热陷入阳明也。

论足少阳胆病脉证治法

少阳乃半表半里之经，其脉起于两目锐眦边上，抵头角，绕耳前后，由肩缺盆下腋，循胁筋，故证见耳聋，胁痛，寒热，呕而口苦，其脉弦数。盖胆无出入，有三禁焉，不可汗、下、吐，宜小柴胡汤以和解之。

一说邪入本经则脉弦细。

半表者，对太阳之全表言；半里者，对太阴之全里言；半表半里之间，系以经络之界言之耳。

如口渴，去半夏，易瓜蒌实。

小柴胡汤仲景方

柴胡四钱　净夏三钱　人参二钱　黄芩三钱　甘草一钱

生姜、红枣引。

渴而饮水呕者，柴胡汤不中与也。

如呕，加陈皮、竹茹；痰多，加瓜蒌仁（捶去油），白茯苓、贝母研细；渴加知母、石膏；心中饱闷加桔梗、枳壳。

伤寒五六日，头汗出，微恶寒，手足冷，心下满，口不欲食，大便鞕，脉沉细，此为阳微结，非少阴肾病，何也？三阴无汗，今头汗出，脉虽沉细，故亦不得疑为少阴也。可与小柴胡汤。伤寒表后稍减，犹发热恶寒，肢节烦疼，太阳证未去也。微呕，心下支结，少阳证也。是太阳未尽之邪传于少阳，法当以小柴胡汤

和解少阳，加入桂枝汤发散太阳，名曰**柴胡桂枝汤**，即小柴胡汤与桂枝汤也。

柴胡四钱　净夏三钱　人参二钱　黄芩三钱　甘草一钱　桂枝三钱　生姜三钱，切　芍药二钱　红枣①三枚

如寒热往来用小柴胡不愈，呕不止，心下急，郁郁微烦者，与大柴胡汤下之。是仲景亦有汗下之法，惟在临证详察，因病施治，不可执一也。

大柴胡汤方见前

论足太阴脾病脉证治法

足太阴脾脉起于足大指，循指内侧上膝股内，由前入腹，属②脾络胃，上膈，挟咽，连舌本，散舌下。其支者，复从胃交心，故证见腹满自利，津不到咽，手足温，是本病。或身目黄，是标病。但有寒热之分：如腹满，咽干，发黄，腑热也；口利不渴，呕吐，脏寒也。若腹满下利，身体疼痛，宜先救其里，用四逆汤；继散其邪，用桂枝汤。又有身痛之甚，其脉不沉而浮，宜先用桂枝汤者。又沉而有力，可下者；沉而无力，宜温者。

桂枝大黄汤　治足太阴脾经，腹满而痛，咽干而手足温，脉沉而有力，此因邪热从阳经传入阴经也。

桂枝三钱　赤芍三钱　甘草一钱　大黄三钱　枳实三钱　柴胡三钱

本经腹满，不恶寒而喘者，去甘草，加大腹皮，或加槟榔（磨），对服。

加味理中汤　治阴邪直中太阴经，初起病，无热，无头疼，只腹痛，畏寒，厥冷，或下利呕吐，不渴，脉沉迟而无力。此治脏寒。

粉甘草一钱，蜜炙　人参三钱　干姜三钱，炒黄　肉桂二钱　白术

① 枣：原作“花”，据医理改。
② 属：原作“胃”，据医理改。

二钱，陈壁土水炒　白茯苓二钱　陈皮二钱

或加广香（磨），对服。

茵陈将军汤　治足太阴脾经，腹满，身目①发黄，小便不利，大便实，发渴，或头汗至颈而还，脉沉②重者。治腑热。

茵陈三钱　大黄三钱　栀子三钱，炒　黄芩三钱　枳实三钱，炒　甘草③七分　滑石三钱，末　厚朴三钱，姜水炒

加灯心。

导赤散　治小水不利，小腹满，或下焦蓄热，或饮水过多，或小水短赤而渴，脉④沉数者，以利小便为先。惟汗后亡津液与阳明汗多者，则以利小便为戒。

茯苓三钱　猪苓三钱　泽泻三钱，盐水炒　白术三钱，土水炒　桂枝二钱　甘草七分　山栀三钱　滑石末，三钱

如水结胸，加木通、灯心；如中湿，身目黄，加茵陈。小水不利而见头汗出者，阳脱也。

四逆汤　治太阴脾经脉沉无力，四肢厥冷，不渴，自利。

干姜四钱，炒　附片二钱　甘草一钱，蜜炒

温经用附子，无干姜不热。

桂枝汤方见前

论足少阴肾病脉证治法

足少阴脉起于足小指之下，斜趋足心涌泉穴，循内踝入跟，上腨⑤腘内，上股后，贯脊属肾，络膀胱。其直贯肝膈，入肺，循喉，挟舌本，其支从肺络心胸。故证见舌干口燥者，本病。谵语，大便实者，标病。本经左水右火，直中者，寒证，传经者，热证。脉沉细而微，兼口中和者，确属阴邪。沉细而数，兼口中燥者，

---

① 目：原作“自”，据《伤寒六书·杀车槌法卷之三》改。
② 沉：原作“冗”，据《伤寒六书·杀车槌法卷之三》改。
③ 甘草：此下原衍“利”字，据《伤寒六书·杀车槌法卷之三》删。
④ 脉：原脱，据《伤寒六书·杀车槌法卷之三》补。
⑤ 腨（shuàn 涮）：小腿肚子。

的是阳邪。沉实而有力①者可下，沉实而无力者当温。

六一顺气汤 治邪热传里，大便结实，口燥咽干，畏热谵语，揭衣狂妄，扬手掷足，斑黄阳厥，潮热自汗，胸腹满硬，绕脐疼痛等证。此方可代大小承气、调胃承气、三一承气、大柴胡、大陷胸等汤之神药也。

柴胡三钱 黄芩三钱 芍药三钱 枳实三钱，炒 厚朴三钱，姜水炒 大黄二钱 芒硝二钱 甘草八分

加铁锈三钱。引取铁锈性沉重，能坠热开结。

麻附细辛汤 少阴之为病，但欲寐也。今始得之，反发热，脉沉，是少阴之里寒兼太阳之表热也。

麻黄四钱 细辛二钱 附片四钱

方中用麻黄以表外，附片以②温内，细辛辛温，通少阴也。

附术参苓芍药汤 治少阴病手足寒，身体痛，骨节疼。须知太阳虽亦身痛骨疼，必发热恶寒，手足温，脉浮，此则无热恶寒，手足冷，脉沉，不可不辨。

附片四钱 人参二钱 白芍三钱，酒炒 白术四钱，陈壁土水炒 白茯苓三钱

白通汤 治少阴病，脉微细，欲寐，下利，用此方温里散寒。

火葱白头一两 干姜五钱，炒黄 附片五钱

大承气汤方见前 治少阴病六七日，腹胀，不大便。又治自利清水，色纯青，心下必痛，口燥咽干，系阳邪热结，均宜用此汤。所以然者，因少阴邪热转归胃腑，少阴属水，胃腑属土，泻土以救水也。

论足厥阴肝病脉证治法

论足厥阴之脉起于足大指，循股内入毛中，绕阴器，抵少腹，由季胁上行乳下二筋端，循喉之后上入颃颡③，连目系，出额，与

---

① 力：原作“方”，据下文改。
② 以：原作“四”，据文例改。
③ 颃颡（hángsǎng 杭嗓）：咽喉。

督脉会于顶巅。一支从目系下颊里，环唇。一支复从肝别贯膈，上注于肺。本经为阴尽阳生之脏，邪至其经，从阴化寒者，手足厥冷，脉为[①]欲绝，肤冷，脏厥，下利等阴证见矣。从阳化热者，消渴，气上撞心，心疼热，蛔厥，口烂咽痛，喉痹，便脓血等阳证见矣。脉沉迟者宜温，脉沉实者可下。

成无己曰：邪自太阳传至太阴，则腹满而嗌干，未成渴也；至少阴，则口燥舌干而渴，未成消也；至厥阴，则成消渴者，以热甚能消水故也。

手之三阴三阳，相接于手之十指。足之三阴三阳，接于足之十指。阳气内陷，不与阴相顺接，故手足之为厥冷也。

当归四逆汤　治手足厥冷，脉细欲绝。

当归四钱　桂枝三钱　芍药三钱　细辛二钱　通草二钱　红枣三枚　炙甘草二钱

若其人久寒，于本方内加吴茱萸、生姜。

犀角地黄汤《局方》　治伤寒血热血燥热不解，或吐血，或衄血，并发斑。

生地五钱　芍药三钱　丹皮三钱　犀角镑，三钱，剉

血热加黄连、黄芩，便秘加大黄。

白头翁汤　治下利欲饮水者。热利下夺津液，求水以济干也。热利下重者，热伤气滞，里急后[②]重，便脓血也。二者皆宜用此方。

白头翁三钱五分　黄连三钱　黄柏三钱　秦皮三钱

六一顺气汤[③]方见前　治消渴烦满，舌卷囊缩，大便实，手足乍冷乍温者，宜用此汤下之。

凡治伤寒，若见吐蛔者，虽有大热，忌用凉药，犯之必死。盖胃中有寒，阳气弱极，则蛔逆而上，此大凶之兆也，急用**炮姜**

① 为：据文义，似当作“微”为是。
② 后：此下原衍“后”字，据文义删。
③ 汤：原脱，据上文补。

理中汤加吊①

炮姜三钱，炒黄　白术三钱，灶心土水炒　人参二钱　乌梅二个，去核　甘草一钱　花椒二十粒

服后待蛔定，然后以小柴胡或补中益气等剂渐治其余，盖蛔闻酸则静，见苦则安也。

用方须知变通法

前篇以伤寒六经逐经立方者，不过略举大概，言其常耳，安能逐类以穷其变哉！何也？如麻黄汤，本治足太阳膀胱经发热头痛、无汗脉浮之证，又可治足阳明胃经，亦脉浮、无汗而中之证。若桂枝汤，本治足太阳发热汗出、脉浮缓之证，又可治足太阴，亦脉浮之证，并足厥阴下利、腹满、身痛，宜攻之证。是本方固不止治一病也，惟善用者变而通之耳。又有合病、并病之证，如两经三经同病者，谓之合病。如一经先病未罢，即复传一经者，谓之并病。若三阳与三阴合病，谓之两感。今将合病、并病②、两感以及前贤统治伤寒诸方逐一列后，以备择用。

三阳合病

葛根汤此方即桂枝汤加麻黄、葛根是也。　治足太阳膀胱经与足阳明胃经合病。如发热恶寒、无汗头痛者，此太阳证也。如目痛、鼻干、不眠、烦热，此阳明证也。或自下利，两证不拘，相兼一二即为合病，但三阳互相合者，皆自下利。

葛根四钱　麻黄三钱，去节　桂枝二钱　甘草二钱，炙　芍药二钱　生姜切片，三钱　红枣三枚，去核

如不下利，但呕者，于本方内加半夏以降之，则呕自可除。其意以呕利多属阳明，故以葛根为君。盖葛根、桂枝俱是解肌和里之剂，故有汗、无汗、下利、不下利，皆可用，与麻黄之专于发表者不同。

---

① 吊：疑作“味”。

② 病：此下原衍“并病”二字，据文义删。

太阳与阳明合病，喘而胸满者，不可下，宜麻黄汤，其意以邪攻肺而喘，取方内麻黄、杏仁，治肺气喘逆之专药也。

黄芩汤 治太阳与足少阳①胆经合病。如发热恶寒等，太阳证也。如耳聋，胁痛，寒热，呕而口苦，此少阳证也。若表邪甚盛，肢节烦痛，则宜与柴胡桂枝汤，两解其表矣。今里热盛而自下利，则宜用此汤以清之。

黄芩四钱 芍药三钱 甘草一钱 红枣三枚

若呕者，邪上逆也，于本方内加半夏、生姜以散逆气。

大承气汤方见前 治足阳明胃（目痛、鼻干、不眠、发热）与足少阳胆（耳聋、胁痛、寒热、呕恶、口苦）合病，但不必悉具，只各见一二证，即为合病。二经合病，亦必下利。阳明脉大，少阳脉弦。脉得大弦，是为本脉，亦宜用黄芩汤清热和土，兼泻木邪。若脉单大而不弦，则土不受邪，易愈。或以小柴胡加葛根、白芍治之，节庵云：取效如拾芥。若单弦不大则为木来克土，难②治。今脉不大，弦而滑数，则知非木③土为害，乃宿食为病之热利也，故不用黄芩汤，而用此汤下之。

凡合病皆下利，各从外证以别焉。夫太阳头项痛、腰脊强，阳明目痛、鼻干、不得卧，少阳胸胁痛、耳聋，若三者各见一二证，便是三阳合病矣，其病必甚。其脉浮大弦，三阳合病之脉也。若皆见于关上，知三阳之热邪皆聚于阳明也。其人或昏睡目合，热蒸汗出，可用柴胡、桂枝、白虎三汤，酌其所宜，合而用之。

柴胡汤，柴胡、半夏、人参、黄芩、甘草、生姜、红枣是也。

桂枝汤，桂枝、芍药、甘草是也。

白虎汤，石膏、知母、糯米、人参、甘草是也。

① 阳：原作“阴”，据文义改。

② 难：原作“雖”，据《医宗金鉴·卷九·辨合病并病脉证并治篇》改。

③ 木：原作“本”，据《医宗金鉴·卷九·辨合病并病脉证并治篇》改。

并病

一经未罢，又传一经同病，而后归并一经自病者，名曰并病。如太阳初得病时发汗，汗出不彻，未尽之邪因而转属阳明，若续自微微汗出，不恶寒反发热，始为阳明可下之证。若不微微汗出而恶寒者，则是太阳之表犹未罢，切不可下。如已经发汗，尚有未尽之表，宜仍与麻桂各半汤（即麻黄汤、桂枝汤二方合用是也）或桂枝二越婢一汤（即大青龙汤以芍药易杏仁是也去杏仁，恶其从阳而辛散；用芍药，以其走阴而酸收）。用此二汤小小发汗以和其表，自可解也。若太阳证罢，尽归并于阳明，但发潮热，手足漐漐①汗出，大便难而谵语，是并归阳明胃实之证，下之则愈，宜大承气汤。如太阳与少阳并病，头项强痛，目眩，胸满，不可发汗，发则两阳之邪乘燥入胃，必发谵语，不可攻下，下则太阳之邪乘虚入胃，必作结胸。盖因少阳一经，三法有禁也。或以小柴胡汤，宜加，宜减，酌其病而和解之则善矣。若并病在三阳者，或宜表，宜和，理无二致；并病在三阴者，宜清，宜温，道有一定。至表重而里轻者，固当仍解其表，盖解表即所以和中也；里重而表轻者，又当先救其里，是治里正所以解表也。此并病之大略也。

两感

伤寒两感者，阴阳双传也。如太阳与少阴病，头痛，发热，恶寒，邪入表；口干而渴，邪入里。阳明与太阳病，身热，目痛，鼻干，不眠，邪在表；腹满不欲食，邪在里。少阳与厥阴病，耳聋，胁痛，寒热而呕，邪在表；烦满，囊缩，邪在里。凡两感五六日，脏腑不通，昏不知人，必死。盖两感虽系死证，若先后不乱，治得其法，亦有可救者。若三阳之头痛、身热、耳聋、胁痛、恶寒而呕，此在外之邪也，三阴之腹满、口渴、囊缩、谵语，此在内之邪也，总宜细察。邪自外来而甚于内者，必当以外为主治，而兼调其内。若因内虚被邪相袭，而元气不能外支者，速宜救本

① 漐（zhí 直）漐：汗浸出不止貌。

培元。又《活人书》引用四逆汤以治腹满、囊缩。节庵言其害人，盖腹满、囊缩，热食之证也。四逆，热药也，用之如火上加油，未有不立化者矣。然亦有厥逆、囊缩属阴证者，若不声明，诚恐学者一见囊缩，便执定为热证。总在临证细察脉证，或阴或阳自不难于真知矣。要之，此证有可表可里者，有可清可温者，亦有可补者，变态多端，未便鉴言方治。

柴胡饮 凡感四时不正之气，或为发热，或为寒热，或因劳、因怒，或妇人邪入血室，或产后、经后因冒风寒，以致寒热如疟等证，但外有邪而兼内有火者，须从凉散，宜此主之。

柴胡三钱 黄芩一钱半 芍药二钱 生地三钱 陈皮一钱半 当归二钱 甘草八分，无火炙，溏泄者去之，或易以熟地

无火去生地、黄芩，加生姜；如微寒、咳呕者加半夏；如外邪甚者，加防风；如邪结在胸，痞满者，去地黄加枳实；如内热甚者，加连翘；如热在阳明而兼渴者，加天花粉或葛根。热甚加知母、石膏亦可。

又柴胡饮 凡遇四时外感，并时逢寒胜之令，若无内热等证，皆不宜妄用寒凉之药，以致寒邪滞而不散，则为害非浅，宜此主之。

陈皮钱半 半夏二钱 细辛钱半 生姜七片 厚朴一钱半，姜水炒 柴胡二钱 甘草一钱，炙

若六脉紧数微细，正不胜邪等证，于本方内去细辛、半夏，加当归、人参；如邪盛者，照本方药七味外加羌活、白芷、防风、紫苏之类，择而用之；如头痛不止加川芎；如多湿者加苍术；如阴寒气胜，必加麻黄或兼桂枝，不必疑也。

五柴胡饮景岳方 治脾土虚弱，中气不足，以致外邪不散者，又兼能培血气以逐寒邪，尤切于时用者也，神效不可尽述。凡伤寒疟疾、痘疮，皆所宜用。

柴胡三钱 当归三钱 熟地五钱 白术三钱，炒 芍药钱半，酒炒 炙甘一钱 人参二钱

如胸膈滞，去白术，加陈皮；寒胜无火，减白芍，加泡姜，或加桂枝，或肉桂，随宜；腰痛加杜仲，青盐水炒；头痛加川芎；

劳倦伤脾阳虚者，加升麻，蜜炒。

六味回阳饮景岳方　治元阳虚脱，纯阴之证。

人参一二两，或数钱　附片三钱　干姜三钱，炒黄　炙草一钱　熟地八钱　当归身三钱。或泄泻，或血动者，以白术易之

如肉振汗多者，加炙黄芪四钱，或白术三钱；如泄泻者，加乌梅二枚，或北五味二十粒；如阳虚上浮，加茯苓二钱；如肝经郁滞者，加肉桂二三钱。

麻桂饮　治伤寒、瘟疫、阴暑、疟疾，凡阴寒气胜而邪不散。

官桂二钱　当归四钱　炙草一钱　陈皮一钱　麻黄三钱　姜七片

若阴气不足，加熟地五钱；若三阳并病，加柴胡三钱；若元气大虚，阴邪难解，当以大温中饮更迭为用。

大温中饮　凡患阳虚伤寒及一切四时劳倦、寒疫、阴暑之气，身虽炽热，时犹畏寒，即在夏月亦欲衣被覆盖，或喜热汤，或兼泄泻，六脉无力。温中自可散寒，即此方也。但于初感时，即宜连进三剂，无不神效。

熟地五钱　白术三钱，炒　柴胡三钱　甘草一钱，炙　人参三钱，或不用亦可　麻黄三钱　肉桂一钱　当归三钱。如泄泻者以山药代之　干姜二钱，炒，或用生姜七片亦可

如气虚，加黄芪三钱；如寒甚阳虚，加附片二钱；头痛，加川芎或白芷、细辛；阳虚气陷，加升麻；如泄泻，宜少减柴胡，加防风、细辛。

理阴煎　治真阴虚弱，感寒邪不解而脉无力、假热等证。

熟地七钱　当归五钱　炙草二钱　干姜二钱，炒黄

或加肉桂二钱，或附片、人参，随症详加；若外感风寒，邪未入深而内无火症者，但用此汤加柴胡二钱，连进二剂；若寒凝阴甚而邪难解者，加麻黄二钱；若脉细、恶寒或背畏寒者，乃太阳少阴症也，加细辛二钱，甚者加附片二钱；若有火，去姜、桂，单以三味加减与之；有痰，加茯苓或白芥子；若泄泻，去当归，加山药、扁豆、吴茱萸、故纸、肉豆蔻、附片之属；若腰腹有痛，加杜仲、红杞；若腹有胀滞，加陈皮、广香之属。

先生此三方，均可相参用之，其妙无穷。

先生自谓此三方超出仲景，非自诩也。细绎自识其妙，惜无用者。

小青龙汤 治伤寒表证不解，心下有水气，干呕，发热，咳嗽微喘。

半夏三钱 干姜三钱，炒黄 细辛一钱 五味一钱，研 麻黄三钱 桂枝二钱 白芍二钱 甘草八分

五苓散 治伤寒中暑，大汗后，胃中干燥，不得眠，脉浮，小便不利，微热，烦渴；及表里俱热，饮水反吐，名曰水逆；或攻表不解，当汗而反下之，利不止，脉浮，表不解，自利；或一切留饮，水停心下，两感中湿，昏躁，霍乱，吐泻，惊风。

猪苓五钱 茯苓五钱 泽泻一两 白术五钱 桂枝去皮，一钱五分

为末，每服三钱，热汤下。夏月大暑，新水调服立愈，加滑石二两尤佳。

逍遥汤 治有汗，伤寒瘥后血气未平，劳动助热，复还于经络。有因与人交接而复发，如不易而有病者，谓之劳复。若因交接，而无病之人反得病者，谓之阴阳易，曾见舌出数寸而死者多矣。此证最难治，必宜此汤。

人参 知母 竹青 黄连卵缩腹痛，倍加 甘草 滑石 生地 韭根 柴胡 犀角

姜、枣水煎，临服入。烧裩裆末一钱半，调服，有黏汗出为效，不黏汗出，再服。以小水利，阴头肿则愈。

再造饮 治有患头疼发热，项脊恶寒，无汗，用发汗药二三剂，汗不出者。如不识此裩，遂以麻黄重药，及火劫取汗，误人多矣。此因阳虚，不能作汗，名曰无阳证。

黄芪 人参 桂枝 甘草 细辛 附子制 羌活 防风 川芎 生姜煨

水二盅，枣二枚，煎一盅，加炒芍药一撮，煎三沸，温服。

人参养胃汤 治外感风寒，内伤生冷，憎①寒壮热，头目昏疼，不问风寒、夹食、停痰，俱能治之。

半夏一两 厚朴一两，姜制 苍术一两 人参五钱 橘红七钱五分 藿香叶五钱 草果五钱，去壳 茯苓五钱 炙甘草二钱五分

每用五钱，姜三片，乌梅一个，煎六分，热服。兼治饮食伤脾并疟症。若寒多者加附子，名十味不换金散。

温金益元汤 治汗后大虚，头眩肉瞤，自汗、自利不止。

熟地 人参 白术 黄芪 甘草 芍药 当归 生地 茯苓 陈皮 肉桂 大附子 姜三片 枣一枚 糯米一撮

水煎，温服。

坏证夺命散 治伤寒汗下后不解，或投药错误，致困重将死，昏沉，或阴阳二症不明，七日以后皆可服。

人参一两，为片，水二盅，于银石器内熬至一盅，温服。病人喜冷，以新水沉冷服之。渣再煎服，连进数服，至鼻尖上润，汗出是其应也。

加味温胆汤 治心胆虚怯，触事易惊，梦寐不祥，异象感惑，气郁生涎，短气悸乏，自汗浮肿，饮食无味。

枳实 半夏 竹茹 茯苓 香附子 甘草 人参 柴胡 桔梗 橘红 麦门冬

姜、枣、水煎服。

古方逍遥散

柴胡三钱 薄荷一钱五分 当归三钱 芍药三钱 甘草一钱 白术三钱 茯苓三钱

姜、水煎服。加味者，加山栀子、丹皮。

冯兆张先生谓此方治木郁而诸郁皆因而愈，何也？方中惟柴胡、薄荷二味最妙，盖人身之胆木，乃甲木少阳之气，气尚柔嫩，象草穿地始出而未伸，此时如被寒风一郁，即萎软抑遏而不能上伸，不上伸则下克脾土，而金水并病矣。虽得温风一吹，郁气即

---

① 憎：原作“增”，据文义改。

畅达，盖木喜风，风摇则舒畅，若寒风则畏矣。温风者，所谓吹面不寒杨柳风也，木之所喜也。柴胡、薄荷，辛而温者，惟辛也，故能发散，温也，故入少阳。古人立方之妙如此。其甚者，方中加左金丸。左金丸止黄连、吴茱萸二味，黄连但治心火，而吴茱萸则气臊，肝气亦臊，同气相求，故入肝以平木，木平不生火，火平不刑金，金平能制木。不直伐木，而佐金以制木，此佐金之所以得名也。犹未也，继用六味加柴、芍以滋肾水，俾水能生木。逍遥散者，风以散之。地黄饮者，雨以润之。木有不得其天者乎？此法一立，木火之郁既舒，自不下克，土亦滋润，无燥熇之病，金水自得相生。予谓一法可通五法者，如此岂惟是哉？推之大之，其益无穷。凡寒热往来，似疟非疟，恶寒恶热，呕吐吞酸，嘈杂，胸痛胁痛，小腹胀闷，头晕，盗汗，黄疸，温疫，疝气，飧泄等症，皆对症之方。推而伤风、伤寒、伤湿，除直中外，凡外感者，俱作郁看，以逍遥散加减出入，无不获效。如小柴胡汤、四逆散、羌活汤，大同小异，然不若此方之响应也。神而明之，变通之妙，存乎人耳。倘二服即愈，少顷复发，或频发而愈甚，此必属下寒上热之假症也，则此方不可复投，当改用温补之剂。如阳虚以四君子汤加温热药，阴虚者则以六味汤中加温热药。其甚者，必须用热药冷饮之法，使不拒格而不入也。是经所谓病有微甚，治有逆从。先贤殚心竭虑，阐明至理，以创于前，但相传既久，气化转薄，后可不细心揣摩，更神化之，以继于后。

化斑汤 治斑毒。

人参六分 石膏一钱 玄参一钱 知母一钱 甘草一钱 糯米一撮

水煎服。

起斑汤

升麻二钱 当归五钱 玄参八钱 荆芥二钱 黄连二钱 天花粉三钱 茯神二钱 甘草一钱

防风通圣散 治诸风潮，手足瘛疭，小儿急惊，便结，邪热暴甚，肌肉蠕动，一切风热疥痢等疾。

防风二钱　川芎二钱　当归二钱　芍药　麻黄二钱　连翘二钱　大黄二钱　石膏二钱　薄荷叶二钱　黄芩二钱　桔梗二钱　滑石二钱　甘草一钱　白术土水炒，二钱　荆芥二钱　栀子二钱　芒硝一钱

香薷饮　治伏天中暑，病热饮水，口燥咽干。

香薷四钱　厚朴三钱，姜水炒　扁豆三钱，炒，去壳

如火热甚者加黄连，名黄连香薷饮。

六和汤　治伤暑霍乱，吐泻，两脚转筋，四肢厥冷。

半夏三钱　砂仁二钱多，水炒　杏仁一钱半，去皮尖，研细　人参一钱　炙草一钱　扁豆炒，去壳，二钱　木瓜钱半　藿香二钱　香薷二钱　厚朴二钱　白茯苓二钱

柴胡白虎汤景岳方　治阳明温热表不解等症。

柴胡三钱　石膏三钱　黄芩二钱　麦冬去心，二钱　细甘草七分　水竹叶二十七片，煎服①

小建中汤仲景方　邪气与正气搏则腹痛，太阳膀胱腹不痛，少阳胆有胸胁痛而无腹痛，阳明胃腹痛满痛。但腹满便闭，按之痛者，实也，宜下之；泄利而痛者，虚也，宜用之。

白芍六钱　桂枝三钱　炙草一钱　生姜　红枣三枚

饴糖（即米熬之清麻糖，成块者不用，要用清糖）五钱许。

参苏饮《元戎》方　治四时感冒，风寒头痛，发热，及伤寒咳嗽等症。

人参　陈皮　桔梗　前胡　半夏　干葛　白苓　枳壳　甘草八分　广香一钱，磨汁服

生姜、紫苏②引。

十神汤　治感冒风寒，发热憎寒，咳嗽，无汗，头痛。此药不拘阴阳两感，一切发散，宜此主之。

紫苏二钱　干葛二钱　升麻二钱　芍药二钱　麻黄一钱五分　川

---

① 水竹叶二十七片煎服：考本方即《景岳全书·五十一卷·新方八阵·散阵》之柴胡白虎煎，原方作“水一盅半，加竹叶二十片，煎服”，可参。

② 苏：原作“禾”，据《医垒元戎·少阳证》所载“易简参苏饮”改。

芎一钱五分　甘草一钱五分　白芷一钱　陈皮一钱　香附打碎，一钱

生姜引。

人参败毒散　治四时伤寒，头痛，壮热，身痛。不问老少，皆可服。喻嘉言曰：暑湿热三气门中，此方为第一。

人参　茯苓　枳壳　桔梗　柴胡　前胡　羌活　独活　川芎各二钱　甘草

生姜、薄荷引。

五积散《局方》　治头疼身痛，项强拘急，寒邪呕吐、肚痛及寒湿客于经络、腰脚痛等症。

当归二钱　川芎二钱　白芍二钱　茯苓二钱　桔梗二钱　苍术一钱六分　白芷一钱六分　厚朴一钱六分　陈皮一钱六分　枳壳一钱八分　麻黄一钱　半夏一钱　肉桂八分　干姜八分　甘草八分

重表者去肉桂，用桂枝一钱。

陶节庵曰：凡阴症伤寒脉浮沉无力者，均当服之。

汪讱庵曰：一方统治多病，惟善用者变而通之。

冲和灵宝饮　治伤寒头痛，发热恶寒，舌干口燥，六脉洪数有力。

羌活三钱　防①风三钱　黄芩三钱　生地三钱　柴胡②三钱　白芷三钱　川芎三钱　粉葛三钱　北辛二钱　甘草一钱

寒重加麻黄，火重加化石膏。姜、薄荷引。

羌活③冲和汤　治伤寒无汗，脉浮紧，用之。此方四时发散通用，即前冲和灵宝饮去干葛、柴胡二味，加苍术、枳壳、桔梗三味是也。生姜、火葱头引。

桂柴加减汤　治伤寒汗多者用之。

柴胡三钱　半夏三钱　黄芩二钱　甘草一钱　桂枝三钱　羌活三钱　白芷三钱　防风三钱　白芍三钱。收汗

① 防：原作“云”，据《伤寒六书·杀车槌法卷之三》改。
② 胡：原作“首”，据《伤寒六书·杀车槌法卷之三》改。
③ 活：原作“和”，据《伤寒六书·杀车槌法卷之三》改。

如寒轻汗多，加黄芪三钱（炙）。煨姜、灯心、浮小麦引。

圣散子①

苏东坡传圣散子，专治一切瘟寒风。厚朴藿苍泽猪草，草豆石菖良姜芎。羌独麻辛藁升柴，附片吴萸苓防风。更有赤芍壳白芷，二十四味奏奇功。

厚朴　藿香叶　苍术　泽泻　猪苓　甘草　草豆蔻　石菖蒲　良姜　川芎　羌活　独活　麻黄　北辛　藁本　升麻　柴胡　附片　吴萸　白苓　防风　赤芍　枳壳　白芷

共为细末，每服二钱五分。

甘桔汤　治少阴咽痛。

桔梗　甘草

香苏散　治四时伤寒。

紫苏　陈皮　甘草　香附研

如头痛加川芎、白芷，名芎芷和解散。姜、葱头引。

竹叶石膏汤　治伤寒已经汗下，津渴烦热。

人参　半夏　甘草　石膏　麦冬去心

姜、糯米引。

升麻葛根汤　治伤寒阳明经证，无汗，恶寒发热，及小儿痘疹、疫疠初起等证。又治阳明表热下利。

升麻　葛根　芍药　甘草

菩提丸②

菩提丸内紫苏藿，半壳曲草楂陈朴。香砂茯苓扁麦芽，苍术黄芩与薄荷。新鲜藕叶熬浓汁，对炼蜂蜜和药末。一粒药重二钱五，随症用引疾安乐。

紫苏叶　藿香　半夏　枳壳　吴曲　甘草　广楂　广皮　油朴　香附　砂仁　茯苓　扁豆　麦芽　苍术　黄芩　薄荷

桃仁承气汤仲景方　治伤寒蓄血，小腹急，大便黑而不通。

---

① 圣散子：原脱，据下文方剂内容补。
② 菩提丸：原脱，据下文方剂内容补。

官桂一钱　甘草一钱　桃仁十二枚，去皮尖，研　芒硝二钱　大黄五钱

温服。

调胃承气汤　治太阳阳明，不恶寒反恶热，大便秘结，日晡潮热。凡阳明有一症在经者，当解肌。

大黄四钱　芒硝四钱　甘草二钱

大陷胸汤　治大结胸，手不可按。

大黄四钱　芒硝三钱　甘遂末二分

小陷胸汤　治小结胸，正在心下，按之则痛，脉浮滑。

半夏三钱　黄连二钱　瓜蒌仁二钱，捶去油

玉烛散　治血虚有滞，或妇人经候不通，腹胀作痛，即四物汤与调胃承气汤。

当归　川芎　芍药　地黄　大黄　芒硝　甘草

人参白虎汤　治赤斑，口燥，烦躁，并治中暑、脉浮而虚等证。

人参二钱　石膏五钱　知母三钱　甘草一钱　粳米一撮

藿香正气散　治外感风寒，头痛发热，或霍乱泄泻，痞满呕逆，及四时不正之气、疟痢、伤寒等证。

藿香叶三钱　紫苏叶三钱　桔梗三钱　白芷三钱　大腹皮三钱，姜水洗　半夏三钱　茯苓三钱　陈皮二钱　厚朴二钱，姜水炒　白术二钱，灶心土水炒　甘草一钱

姜、枣煎服。

不换金正气散陈氏　治感冒风寒，或伤生冷，或瘴疟，或痰厉①。

苍术三钱，米泔浸炒　厚朴三钱，姜水炒　橘红二钱　炙草一钱　半夏二钱　藿香二钱　人参二钱　白苓二钱　广香二钱，剉细末，对服

姜、枣、水煎服。

---

① 痰厉：《外科精要·卷下》作“疫厉”，可参。

四时伤寒方

夫四时伤寒，非冬月正伤寒也。节庵曰：冬月严寒杀厉之气，感而即病，故治宜从重。其春夏秋三月，虽亦有头痛、发热、恶寒等证，均可作感冒暴寒，治宜从轻。今将诸方开列，临证者量病择宜而用。

参苏饮治肺伤风寒咳嗽

十神汤治感冒风寒无汗

人参败毒散治风邪伤卫

羌活中和汤即九味羌活汤，治寒邪伤营

五积散治阴症头痛身疼

香苏散治感冒胸怀不开

升麻葛根汤治阳明表热下利

补中益气汤治内伤外感，神倦气乏

柴胡饮治微感冒有火者

又柴胡饮治微感冒无火者

五柴胡饮治虚寒

大温中饮治感冒畏寒

理阴煎治脉弱畏寒

麻桂饮治属阴症者

藿香正气散治霍乱吐泄

不换金正气散治不服水土吐泻

保正驱邪汤治挟虚伤寒

辅阳散邪汤治阳虚伤寒

辅阴散邪汤治阴虚伤寒

保正汤治阴阳两虚伤寒

若邪入里，用**大柴胡汤**。

节庵谓四时伤寒不同者，不过言表宜从轻，至于热邪入里，亦当用大柴胡汤、小承气汤之类。溪尝窃叹：读伤寒书而不读东垣书，则内伤不明。经曰：邪之所凑，其正必虚。不治其虚，安

问其余。又曰：精神内守，病安从来。可见外来之邪，皆由于内虚所致耳。故东垣论内伤外感、发热恶寒等症，有类乎伤寒，切忌汗下之戒，特立补中益气一方出入加减。如内伤兼伤寒者，于本方加麻黄。兼伤风者，本方加桂枝。兼伤暑者，本方加黄连。兼伤湿者，本方加羌活。此东垣发明阳虚内伤寒者之深义也。至阴虚内伤寒者，则有丹溪、薛氏、景岳、冯氏诸贤阐明至理，又奚俟区区饶舌哉？第念上古之人，天禀既厚，性成淳朴。今时之人，气化转衰，禀受器薄，内实而偶感外邪者，十中一二，内虚而致感外邪者，十居八九。群书所立之方虽多，未免图工于词，散见蔓衍，悉未明明指出挟虚伤寒之方。乡村之医，浅学者多，是以卒难取效。溪不揣管见，兹将挟虚伤寒新列数方，以备采用。

保正驱邪汤　此方专治挟虚伤寒，不问阴阳两感，凡头痛身疼，憎寒壮热，甚至口疮、眼赤、喉痛等证，宜从中治，阳明、少阳之药。

人参四钱，用此者非补养虚弱之意也，用以保助元气，邪气得药易出耳　羌活三钱　柴胡三钱　川芎二钱　枳壳二钱，炒　桔梗三钱　茯苓三钱　甘草一钱　薄荷二钱　生姜三钱，切片

水煎服。

辅阳散邪汤　此方专治阳虚伤寒，劳倦内伤，头痛身疼，气怯畏寒，或喜热汤，或见呕恶，脉弱无力，禀受薄弱之人不堪攻表者，宜用此方。连服数剂，无有不愈。

人参三钱　白术三钱，炒　炙甘草一钱　当归三钱　白芷三钱　防风三钱　干姜三钱，炒黄　节羌活三钱　紫苏三钱

水二盅，煎七分，温服，取微汗。

如寒气甚者，加麻黄三钱；如咳呕者，加半夏三钱；如脉微细，背畏寒者，是太阳、少阴病也，加细辛二钱。

辅阴散邪汤　此方专治阴虚伤寒，劳倦内伤，发热恶寒，头疼身痛，或痎疟初起，或水亏津涸，不能作汗，六脉浮虚，或两尺更弱。凡阴气不足，外邪难解者，连进数服，无有不愈。

熟地五钱　柴胡三钱　炙甘草一钱　陈皮一钱半　当归三钱　升

麻一钱　生姜三片

水二盅，煎温服，取微汗。如寒甚者，加桂枝二钱；如咳呕者，加半夏二钱；如火浮于上者，去升麻。

保正汤　此方专治阴阳两虚，伤寒瘟疫，正不胜邪，脉弱无力，或头痛骨疼，神倦气怯，畏寒，呕恶，言语轻微，颜色青白，或背寒手冷，一切形证不足等候，速宜补正。照方连服数剂，则邪自解矣。此方急稳，无论男妇均宜用之。

人参三钱　熟地五钱　白术三钱，炒　甘草一钱，炙　当归三钱　川芎二钱　防风三钱　羌活三钱　白芷三钱　生姜四钱，切片　紫苏三钱

如寒凝阴盛、无汗，加麻黄二三钱；有汗，加桂枝二三钱；寒甚，加干姜三钱炒黄。如有火，加柴胡二三钱；如咳嗽，加杏仁二钱捣碎，半夏三钱，痰多亦加。如胸腹胀滞，加陈皮二钱。如泄泻不止，去当归，加山药三钱。如手足冷，加附子二三钱。

附：时医用河间双解散治伤寒

溪尝治伤寒，遵仲景遗法次第治之，而病家见其不能速愈，辄更医治，每多神效。溪窃自忖：天下高溪者固多，若此辈溪实素知者也，兹何应手取效，神捷如此，亦或别有神技乎？溪甚滋疑，不得不敬请教焉。爰叩其方，始知用河间之双解法也。惜乎药味加减，每多不当，溪今详定，将方录列于下。

双解散　以其能发表攻里，故名双解，此方即防风通圣，故内滑石稍重用是也。治伤寒并四时温热，凡邪在三阳，表里不解，气血郁凝，发热头痛，肤疹斑黄，抽搐，烦渴，不眠，便秘，一切风热、谵妄、惊狂，并皆治之。

白滑石水飞，五钱　粉甘草三钱　防风二钱　当归二钱　川芎二钱　芍药二钱　连翘二钱　麻黄二钱　桔梗二钱　黄芩二钱　石膏二钱，捣碎　苏薄荷二钱　白术二钱，炒　栀子二钱　大黄二钱　荆芥二钱　芒硝二钱

生姜、火葱头煎服。

自利，去硝黄或去石膏；有汗，去麻黄；无汗，加桂枝二钱；

呕，加半夏二钱。

本方除去大黄、芒硝二味，方名双解散。如麻黄、防风、荆芥、薄荷、川芎以升表；黄芩、栀子、连翘、石膏、滑石以解里①；当归、白芍以和血；桔梗、白术、甘草以调气，故曰双解。复加大黄、芒硝以破结通幽，言其神效，故名防风通圣散。重用滑石、甘草者，取其利水泻火之意也。

按：此方阳症宜用，若阴症又当忌之。

① 麻黄……滑石以解里："解里"二字原缺，考《医方考·卷二·斑疹门第九》中"防风通圣散"方后注云："全方除芒硝、大黄，名曰双解散。解表有防风、麻黄、薄荷、荆芥、川芎；解里有石膏、滑石、黄芩、栀子、连翘；复有当归、芍药以和血；桔梗、白术、甘草以调气。营卫皆和，表里俱畅，故曰双解。"据补。

卷二中

订正仲景伤寒六经论注上

尝思医之有仲景，犹儒之有孔圣也。所著《伤寒》一书，为医家指南，亦犹之《论语》为学者准绳也。历来名贤，无一不以此书为根本，奈今医学陵夷①，而仲景之心法久已废弛，故以学者罔识六经，学无根底，不得真诠，勿惑乎误人也，即有欲精其术者，不得其门而入，钟因将仲景伤寒六经挹②诸家解释之精义，摘录其要，普渡群迷，俾后学知有所宗，庶医学归于正道也。盖天下医书虽多，总推此书为第一，凡欲精通医学者，必先以此书熟读玩味，然后博观群书，则本实枝茂，医学昌明，自可寿世矣。钟非敢曰医学一道，胸有特见，然参酌权宜，或亦铅刀之一割也乎。

太阳病

足太阳之为病，脉浮，头项强痛而恶寒，若发热汗出，恶风脉缓者，名为中风。人之皮毛，内合于肺，皮毛不固，风邪侵肺则气壅鼻鸣。风邪干气，则气上逆而为干呕，皆宜桂枝汤主之。此方为仲景群方之冠，乃解肌发汗、调和营卫之第一方也。凡中风伤寒，脉浮弱，汗自出而表不解者，皆得而主之。粗工妄谓桂枝汤“专治中风，不治伤寒”，又谓“专走肌表，不治他病”，不知此汤倍芍药、生姜加人参名桂枝新加汤，用以治荣表虚寒，肢体疼痛；倍芍药加饴糖名小建中汤，以治里虚心悸，腹中急痛；再加黄芪名黄芪建中汤，用以治虚损虚热，自汗盗汗。

桂枝汤

桂枝五钱　芍药五钱　生姜五钱，切　红枣五枚，擘　炙甘草四钱

---

① 陵夷：由盛到衰。

② 挹（yì义）：称引。

桂枝新加汤即桂枝汤内倍芍药、生姜加人参是也，治荣表虚寒，肢体疼痛。

小建中汤即桂枝汤内倍芍药加饴糖是也，治里虚心悸，腹中急痛。

黄芪建中汤即小建中汤内加黄芪是也，治虚损虚热，自汗盗汗。

初病发热恶寒者，谓之中风之病，发于卫阳也；初病不发热恶寒者，谓之伤寒之病，发于营阴也。发于阳者七日愈，发于阴者六日愈，以阳合七数、阴合六数也。

夫桂枝汤为解肌中风表虚之药也，若其人脉浮紧，发热，汗不出者，乃寒伤表实之病，不可与也，常须识此为麻黄汤证，勿令误与桂枝汤也。

太阳病，发汗，遂漏不止，其人恶风，小便难，四肢微急，难以屈伸者，桂枝加附子汤主之。

程知曰：此阳气与阴液两亡，复加外风袭入，与真武证脉微细有别，真武汤是救里寒亡阳之失，急于回阳者；桂枝加附子汤是救表寒漏风之失，急于温经者。

桂枝加附子汤即桂枝汤内加附子是也

柯琴曰：是方以附子加桂枝汤中，大补表阳也。表阳密则漏汗自止，恶风自罢矣。汗止津回则小便自利，四肢自柔矣。汗漏不止与大汗出同而从化，变病则异，服桂枝麻黄汤大汗出后而大烦渴，是阳陷于里，急当救阴，故用白虎加人参汤。

服桂枝麻黄①汤发汗，遂漏不止，而不烦渴，是亡阳于外，急当救阳，故用桂枝加附子汤。要之发汗之剂用桂枝不当则阳陷于里者多，用麻黄不当则阳亡于外者多，因桂枝汤有芍药而无麻黄，故虽汗大出，而元府尚能自闭，多不致亡阳于外耳。

服桂枝汤，大汗出后，大烦渴不解，脉洪大者，白虎加人参汤主之。

大烦渴，阳明证也，洪大，阳明脉也。中风之邪，服桂枝汤，大汗出后不解，大烦渴，脉洪大者，是邪已入阳明，津液为大汗

---

① 黄：此下原衍“麻”字，据文义删。

所伤，胃中干燥故也，宜与白虎加人参汤清热生津而烦渴自除矣。

白虎加人参汤

石膏五钱　知母三钱　粳米一合　人参二钱　炙甘草二钱

太阳病三日，发汗不解，蒸蒸发热者，属胃也，调胃承气汤主之。

太阳病三日，发汗后热不解，若仍阵阵发热，有汗而不解者，是太阳表证未罢也，则当以桂枝汤和之，令蒸蒸发热有汗而连绵不解者，则知其热自内腾外，非表邪不解，乃太阳之邪转属于胃病，热不能解也。

调胃承气汤

大黄四钱，酒浸　炙甘草二钱　芒硝三钱

太阳病，发汗后，大汗出，胃中干燥，烦躁不得眠，欲得饮水者，少少与饮之，令胃气和则愈。若脉浮，小便不利，微热消渴者，五苓散主之。

张兼善曰：白虎治表证已解，邪传里而烦渴者，今脉浮，身有微热而渴，乃表邪未得全解，故用五苓，藉桂枝之辛散，和肌表以解微热也，术、泽、二苓之淡渗化水，生津以止烦渴也。

喻昌曰：脉浮当用桂枝，何以变用五苓耶？盖热邪得水，虽不全解，势必衰其大半，所以热微兼小便不利，证成消渴，则蓄饮证具，故不从单解而从两解也。凡饮水多而小便少，谓之消渴，里热饮盛，不可单用桂枝解肌，故兼以利水，惟五苓有全功耳。

中风发热，六七日不解而烦，有表里证，渴欲饮水，水入则吐者，名曰水逆，五苓散主之。

五苓散

猪苓五钱　茯苓五钱　白术五钱　泽泻一两　桂枝二钱，去皮

共为末，每服三钱，热汤下。

是方也，乃太阳邪热入腑，水气不化，膀胱表里药也，一治水逆，水入则吐，一治消渴，水入则消。夫膀胱者，津液之腑，气化则能出矣。邪热入之，与水合化为病，若水盛于热，则水壅不化而蓄于上，故水入则吐，乃膀胱之气化不行，致小便不行也；

若热盛于水，则水为热灼而耗于上，故水入则消，乃膀胱之津液告竭，致小便不出也。二证皆小便不利，故均得而主之，若小便自利者，不可用，恐重伤津液，以其属阳明之里，故不可用也，由此可知五苓散非治水热之专剂，乃治水热小便不利之主方也。君泽泻之咸寒，咸走水腑，寒胜热邪。佐二苓之淡渗通调水道，下输膀胱，则水热并泻也。用白术之燥湿健脾，助土为之堤防以制水也。用桂之辛温，宣通阳气，蒸化三焦以行水也。泽泻得二苓，下降利水之功倍，则小便利而水不蓄矣。白术藉桂上升，通阳之效捷，则气腾津化，渴自止也。若发热不解，宜用桂枝，勿用肉桂。服后多服暖水，令汗出愈。是知此方不止治停水小便不利之里，而犹解停水发热之表也。加人参名春泽汤，其意专在助气化以生津。加茵陈名茵陈五苓散，治湿热发黄，表里不实，小便不利者，无不效也。仲景用五苓散，多服暖水，令汗出愈，其意在利水发汗，故知必有无汗、小便不利之证也。

发汗后，不可更行桂枝汤，汗出而喘，无大热者，可与麻黄杏仁甘草石膏汤。

太阳病，下之后，微喘者，表未解也，当以桂枝加厚朴杏仁汤解太阳肌表而治其喘也。太阳病，桂枝证，医反下之，下利脉促，汗出而喘，表未解者，当以葛根黄连黄芩汤解阳明之肌热而治其喘也。今太阳病发汗后，汗出而喘，身无大热而不恶寒者，知邪已不在太阳之表，且汗出而不恶热，知邪亦不在阳明之里。其所以汗出而喘，既无大热，又不恶寒，是邪独在太阴肺经，故不可更行桂枝汤，可与麻黄杏仁甘草石膏汤发散肺邪，而汗喘自止矣。

麻黄杏仁甘草石膏汤

麻黄四钱　炙甘草二钱　石膏四钱，捣　杏仁三钱，去皮尖，捣

太阳中风，不利，呕逆，表解者乃可攻之，其人漐漐汗出，发热有时，头痛，心下痞，鞕满，引胁下痛，干呕短气，汗出不恶寒者，此表解里未和也，十枣汤主之。其大便不利、痞鞕满痛属里病，小便不利、呕逆、短气属饮病，故可攻也。若无热汗出，

乃少阴阴邪寒饮，真武汤证也。

按：伤寒表未解，水停心下，呕逆者，是寒束于外，水气不得宣越也，宜小青龙汤汗而散之。中风表未解，水停心下而吐者，是饮格于中，水气不得输泄也，宜五苓散散而利之，此皆表未解不可攻里之饮证也，至如十枣汤与后之桂枝去芍药加白术茯苓汤，二方皆治饮家有表里证者，十枣汤治头痛发热，汗出不恶寒之表已解，而有痞鞕满痛之里未和，故专主攻里也；桂枝去芍药加白术茯苓汤治头痛发热无汗之表未解，而兼有心下满微痛之里不和，故不主攻里，当先解表也。

十枣汤

芫花　甘遂　大戟　大枣十枚，擘

上三味，等分为末，以大枣十枚煎汤调服，强者服一钱，羸者服半钱，平旦温服。但此汤峻险，不宜轻用。服之快利后，宜糜粥自养，使谷气自充。

太阳病，外证未除而数下之，遂协热而利，利下不止，心下痞鞕，表里不解者，桂枝人参汤主之。

外证未除，谓太阳病未除而数下之，是下非一次也。里因数下而虚，遂协表热而利。利下不止，里虚不固也。心下痞鞕，里虚而邪结也。外证既未除，是表不解也，故用桂枝以解表。利下痞鞕，里因下虚而从寒化也。其脉必微弱，故用参、术、姜、草以温里，此温补中两解表里法也。若其脉有力者，又当从甘草泻心汤之法矣。

程知曰：表证误下，下利不止，喘而汗出者，治以葛根芩连；心下痞鞕者，治以桂枝参术。一救其表邪入里之实热，一救其表邪入里之虚寒，皆表里两解法也。

桂枝人参汤即理中汤加桂枝

桂枝四钱　炙甘草　白术　人参　干姜炒黄，各三钱

太阳病，桂枝证，医反下之，利遂不止，脉促者，表未解也，喘而汗出者，葛根黄芩黄连汤主之。

此承上条，又言协热利之脉促者，以别其法也。太阳病，桂

枝证，宜以桂枝解肌，而医反下之，利遂不止者，是误下，遂协表热陷入而利不止也。若表未解而脉缓无力，即有下利而喘之里证，法当从桂枝人参汤以治利，或从桂枝加杏仁厚朴汤以治喘矣。今下利不止，脉促有力，汗出而喘，表虽未解而不恶寒，是热已陷阳明，即有桂枝之表，亦当从葛根黄芩黄连汤主治也。方中倍用葛根为君，黄连、甘草为之佐，其意专解阳明①之肌表，兼清胃中之里热，此清解中兼解表里法也。若脉沉迟或微弱，则为里寒且虚，又当用理中汤加桂枝矣。

按：协热利以脉之阴阳分虚实主治固当矣，然不可不辨其下利之黏②秽鸭溏，小便或白或赤，脉之有力无力也。

成无己曰：病有汗出而喘者，谓自汗出而喘也，是邪气外甚所致。若喘而汗出者，谓因喘而汗出也，是里热气逆所致，故与葛根芩连汤散表邪除里热也。

方有执曰：利与上条同，而上条用理中者，以痞鞕脉弱属寒也。此用芩连者，以喘汗脉促属热也。

葛根黄芩黄连汤

葛根七钱　黄芩三钱　黄连三钱　炙甘草二钱

太阳病，下之后，脉促胸满者，桂枝去芍药汤主之。若汗出微恶寒者，去芍药方中加附子汤主之。

太阳病，表未解而下之，胸实邪陷，则为胸满，气上冲咽喉不得息，瓜蒂散证也；胸虚邪陷，则为气上冲，桂枝汤证也。今下之后，邪陷胸中，胸满脉促，似乎胸实，而无冲喉不得息之证，似乎胸虚，又见胸满之证，故不用瓜蒂散以治实，亦不用桂枝汤以治虚，惟用桂枝之甘辛以和太阳之表，去芍药之酸收以避胸中之满。若汗出，微恶寒，去芍药方中加附子主之者，以防亡阳之变也。

按：上条脉促，喘而汗出，不恶寒，下利不止，云属实热，

---

① 阳明：原作“明阳”，据文义乙转。
② 黏（hú 胡）：黏。

此条脉促胸满，汗出微恶寒，不喘，不下利，反属虚寒者，何也？上条是里热蒸越之汗，故汗出不恶寒，阳实也，喘而下利，皆为热也。此条乃表阳不固之汗，故汗出微恶寒，阳虚也，即不喘利，亦为寒也。要知仲景立法，每在急微处设辨，恐人微处易忽也。今以微恶寒发其义，却不在汗出上辨寒热，而在汗出恶寒不恶寒上辨寒热；不在脉促上辨寒热，而在脉促之有力无力辨寒热。于此又可知，不惟在胸满上辨虚实，而当在胸满之时满时不满、常常满而不减上辨虚实矣。

桂枝去芍药汤即桂枝汤内去芍药是也

桂枝去芍药加附子汤即桂枝汤内去芍药加附子是也

太阳病，下之微喘者，表未解故也，桂枝加厚朴杏仁汤主之。喘家作，桂枝汤加厚朴杏仁佳。

太阳病，当汗而反下之，下利脉促，喘而汗出，不恶寒者，乃邪陷于里，热在阳明，葛根黄芩黄连汤证也。今太阳病当汗而反下之，不下利而微喘，是邪陷于胸，未入于胃，表仍未解也，故仍用桂枝汤以解肌表，加厚朴、杏仁以降逆定喘也。喘家，谓素有喘病之人，遇中风而喘者，桂枝汤皆宜用之，加厚朴、杏仁为佳也。

喻昌曰：此风邪误下作喘治法之大要，其寒邪误下作喘，当用麻黄杏仁石膏甘草，即此可推。又曰：微喘表未解，则是邪因误下上逆，与虚证不同。

桂枝加厚朴杏仁汤即桂枝汤内加厚朴、杏仁是也

戴原礼曰：太阳病，有喘咳，无汗喘者，宜麻杏石甘汤；有汗喘者，宜桂枝加厚朴杏仁汤。无汗咳者，宜小青龙汤。少阳病，无喘有咳，咳者，宜小柴胡汤加五味、干姜；阳明病，无咳有喘，内实喘者，宜大承气汤；下利者，宜葛根黄芩黄连汤。三阴惟少阴有喘咳，喘者宜四逆汤加五味、干姜。咳者，阴邪下利，宜真武汤加五味、干姜；阳邪下利，宜猪苓汤。然喘皆危候也。

太阳病，下之后，其气上冲者，可与前桂枝加厚朴杏仁汤，若不上冲者，不可与之。

太阳病，表未解而下之，里实者，邪陷则为结胸，大陷胸汤证也；里虚者，邪陷则为下利，桂枝人参汤证也。胸实者，邪陷则为胸中痞鞕，气上冲咽喉不得息，瓜蒂散证也。今胸虚邪陷于胸，故但为气上冲，是表尚未罢，然无壅满不得息、痞鞕之证，故不可吐下，仍当解表，可与桂枝汤，如法汗之，使陷胸之邪不受外束，胸中之气得以四达，自不致内壅而上冲矣。若不上冲者，不可与也。

病如桂枝证，头不痛，项不强，寸脉微浮，胸中痞鞕，气上冲咽喉不得息者，此为胸有寒也，当吐之，宜瓜蒂散。

病如桂枝证，乃头项强痛，发热汗出，恶风，脉浮缓也，今头不痛，项不强，是桂枝证不悉具也。寸脉微浮，是邪去表未远，已离其表也。胸中痞鞕、气上冲喉不得息，是邪入里未深而在胸中，必胸中素有寒饮之所致也。寒饮在胸不在肌腠，解肌之法无可用也，痞鞕在胸而不在心下，攻里之法亦无所施，惟有高者越之一法，使胸中寒饮一涌而出，故宜吐之，以瓜蒂散也。

瓜蒂散

瓜蒂　赤小豆

上二味，捣细。每用三钱，以香豉一合，用热汤和，徐徐饮之，不吐，少少加服，得快吐乃止。诸亡血、虚家不可与瓜蒂散。

萝卜子汤此方可代瓜蒂散。凡邪实上焦，或痰，或食，或气逆、小便不通等症，皆可以此吐之。

萝卜子（生用）一两余捣细，以热汤和服，不吐少少加服，少顷自吐。

太阳病，脉浮而动数，浮则为风，数则为热，动则为痛，头痛发热，微盗汗出，而反恶寒者，表未解也，医反下之，动数变迟，膈内拒痛，胃中空虚，客气动膈，短气躁烦，心中懊憹，阳气内陷心下，因鞕，则为结胸，大陷胸汤主之。若不结胸，但头汗出，余处无汗，至颈而还，小便不利，身必发黄。

太阳病，脉浮而动数，浮则为风邪脉也，数则为热邪脉也，动则为诸痛脉也。头痛发热，太阳证也，热蒸于阳，阳虚则自汗出，热蒸于阴，阴虚则盗汗出，阴虚当恶热，今反恶寒，故知此非阴虚之盗汗，乃表未解之盗汗微微而出也。表未解当解表，医反下之，遂使动数之热脉变为寒迟，盖动数乃表邪欲传，因下而逆于膈中，故不传而脉变也。表客阳邪，乘胃空虚，陷入胸膈而拒痛，短气不能布息，烦躁，心中懊侬，心下因鞕，径从实化而为结胸矣，法当以大陷胸汤主之。若不从实化，不成结胸，但头汗出，至颈，余处无汗，则热不得越也，小便不利，则湿不得泻也，热湿合化，故身必发黄也。

大陷胸汤

大黄六钱　芒硝四钱　甘遂五分

按：此方大实者可用，如挟虚或脉浮者不可轻用。

太阳病，重发汗而复下之，不大便五六日，舌上燥而渴，日晡所小有潮热，从心下至少腹鞕满而痛，不可近①者，大陷胸汤主之。

重发汗而复下之，津液伤矣。不大便五六日，胃腑燥矣。舌上燥渴，胃中干也。日晡所潮热，胃热盛也。从心下至少腹鞕满而痛，不可近者，谓胸腹之中，上下俱鞕满结实，大痛，手不可近，故以大陷胸汤主之，无疑也。

程知曰：太阳结胸兼阳明内实，故用大陷胸汤，由胸胁以及肠胃皆可荡涤无余。若但下肠胃结热而遗胸上痰饮，则非法矣。

小结胸，正在心下，按之则痛，脉浮滑者，小陷胸汤主之。

大结胸，邪重热深，病从心下至少腹鞕满痛不可近，脉沉实，故宜大陷胸汤以攻其结，泻其热也。小结胸，邪浅热轻，病正在心下，鞕满，按之则痛，不按不痛，脉浮滑，故用小陷胸汤以开其结，涤其热也。

程应旄曰：按结胸条曰心下痛，按之石鞕。又曰心下满而鞕痛。此曰病正在心下，则知结胸不拘在心下与胸上，只在痛不痛上分别，故痞证亦有心下鞕者，但不痛耳。

---

①　近：原作“进”，据文义改。

小陷胸汤

黄连五分　半夏七分　瓜蒌仁捶去油，五钱

寒实结胸，无热证者，与三物白散。

结胸证，身无大热，口不烦渴，则为无热实证，乃寒实也，与三物白散，然此证脉必当沉紧，若脉沉迟，或证见三阴，则又非寒实结胸可比，当以枳实理中汤治之矣。

王肯堂曰：热实结胸及寒实结胸，《活人书》不拘寒热，但用陷胸汤不瘥者，用枳实理中丸即应手而愈。

理中丸

人参三分　制白术三钱　炙甘草一钱半　干姜炒黄，三分

原方各三两，捣筛，蜜和为丸，然不及汤，故更为钱，数煎服。

三物白散

桔梗四钱　贝母四钱　巴豆滚水泡，去皮心，一钱，研如脂

上桔梗、贝母为末，与巴豆霜和匀，以白水服，强人一钱，羸者减之。病在膈上，必吐；在膈下，必利。不利，进热粥一杯；利过不止，进冷粥一杯。巴豆极辛极烈，攻寒逐水，斩关夺门，所致之处，无不破也，佐以贝母，开胸之结，以桔梗为之舟楫，载巴豆搜逐胸邪，悉尽无余。不利，进热粥；利过，进冷粥。盖巴豆辛热，得热更行，得冷则止矣。

伤寒十余日，热结在里，复往来寒热者，与大柴胡汤。但结胸，无大热者，此为水结在胸胁也。但头微汗出者，大陷胸汤主之。

程应旄曰：大柴胡与大陷胸皆能破结，大柴胡之破结，使表分无留邪；大陷胸之破结，使里分无留邪。

林澜曰：此言水结胸之与热结在里不同也。十余日邪深入腑之时，然热结在里而犹有半表半里之邪作往来寒热者，必以大柴胡两解之。若但胸胁结满，初无大热收敛入内者，此亦不得为大柴胡证，必水结胸胁也，何以知之？水结胸者，头汗出，今但头微汗，为水结胸明矣，与大陷胸汤。

结胸者，项亦强，如柔痉状，下之则和，宜大陷胸丸。

结胸，从心下[①]至少腹鞕满，痛不可近，则其势甚于下者，治下宜急攻之以大陷胸汤。结胸，从胸上鞕满，项强如柔痉状，则其热甚于上者，治上宜缓攻之以大陷胸丸，攻胸肺之邪，煮服倍蜜，峻治缓行，下而和之。以其病势缓急之行既殊，汤丸之制亦异也。故知此项强乃结胸之项强，下之则和，非柔痉之项强也。痉病，身手俱张，此但项强耳。

大陷胸丸

大黄四两　葶苈子　芒硝　杏仁去皮尖，各三两

上四味，捣筛二味，内杏仁、芒硝合研如脂，和散，取如弹丸一枚，别捣甘遂末七分、白蜜二合，水煮，温顿服之，一宿乃下。如不下，更服，取小为效。

结胸证，其脉浮大者，不可下，下之则死。

结胸证，若脉大，是为胃实，知结热已实，乃可下，下之则愈。今其脉浮大，是尚在表，知热结未实，故不可下，若误下之，未尽之表邪复乘虚入里，病热弥深，正气愈虚，则死矣。

程知曰：结胸为邪结上焦之分，得寸脉浮、关脉沉或沉紧，则为在里，可下也。若脉浮大，则邪犹在表，下之是令。其结而又结也，故死。

结胸证悉具，烦躁者，亦死。

悉具者，谓胸之下，少腹之上，左右两胁无不鞕满而痛也。若其脉浮大，加以烦躁，虽急下亦死矣。

问曰：病有结胸，有脏结，其状何如？答曰：按之痛，寸脉浮，关脉沉，名结胸也。何谓脏结？答曰：如结胸状，饮食如故，时时下利，寸脉浮，关脉小细沉紧，名曰脏结。舌上白苔滑者，难治。

邪结三阳，名曰结胸。邪结三阴，名曰脏结。二者皆下后，邪气乘虚入里所致，而其脉与证之状则不同，其鞕满而按之痛，

---

① 下：原作“上”，据医理改。

结胸证也。寸脉浮，关脉沉，结胸脉也。寸脉主胸主表，关沉主胃主里，是知其邪由胸表陷入胃里而结也。如结胸状，饮食如故，时时下利，脏结证也。寸脉浮，关脉细小沉紧，脏结脉也。细小沉紧主脏结寒痛，是知其邪由胸表陷入脏里在结也。脏结虽鞕满而痛，如结胸状，然结胸病属里壅塞，必不能饮食；脏结病属里空虚，故饮食如故。结胸属实热，故鞕痛不大便而脉沉石；脏结属虚寒，故鞕痛下利而脉细紧也。舌上白苔滑者，胸中无热可知。脏结阴邪得之为顺，尚可以理中辈温之；结胸阳邪得之为逆，不堪攻下，故难治也。

按：此条舌上白苔滑者难治句，前人旧注皆单指脏结而言，未注明晰，误人不少。盖舌苔白滑，即结胸证具，亦是假实；舌苔干黄，虽脏结证具，每伏真热。脏结阴邪，白滑为顺，尚可温散；结胸阳邪，见此为逆，不堪攻下，故为难治。

病胁下素有痞，连在脐旁，痛引少腹，入阴筋者，此名脏结，死。

程知曰：宿结之邪，与新结之邪交结而不解，痞连脐旁，脾脏结也，痛引少腹，肾脏结也，自胁入阴筋，肝脏结也，三阴之脏俱结矣，故主死。

太阳病，或已发热，或未发热，必恶寒，体痛，呕逆，脉阴阳俱紧者，名曰伤寒。

太阳病，即上篇首条脉浮、头项强痛、恶寒之谓也。营，表阴也，寒，阴邪也。寒邪伤人则营受之，从其类也。已发热者，寒邪束于皮毛，元府①闭密，阳气郁而为热也。未发热者，寒邪初入，尚未郁而为热，顷之即发热也。恶寒者，为寒所伤，故恶之也。必恶寒者，谓不论已热未热，而必恶寒也。寒入其经，故体痛也。胃中之气被寒外束，不能发越，故呕逆也。寒性劲②急，故

① 元府：即玄府，毛孔之谓。

② 劲：原作“功”，据《医宗金鉴·订正仲景全书伤寒论注·卷二·辨太阳病脉证并治中篇》改。

脉阴阳俱紧也。

太阳病，头痛发热，身疼腰痛，骨节疼痛，恶风，无汗而喘者，麻黄汤主之。

营病恶寒，卫病恶风，今营病而言恶风者，盖以风动则寒生，恶则皆恶，所以仲景中风伤寒证中每互言之，以是知中风伤寒不在恶风恶寒上辨，而在微甚中别之也。

程应旄曰：头痛发热，太阳病皆然，而身疼腰痛、骨节疼痛是寒伤营血，若风伤卫气则无是也。恶风，太阳病皆然，而无汗而喘，是阳被壅遏，若风伤卫则无是也。得其所同，因以别其所异也。

沈明宗曰：太阳之邪，从皮毛而入，郁逆肺气，以故作喘，且寒主收敛，伤营则腠理闭密，故用麻黄汤发之。

麻黄汤

麻黄三钱　桂枝二钱　炙甘草一钱　杏霜二钱

此方为仲景开表逐邪发汗第一峻药也，庸工不知其制在温覆取汗，若不温覆取汗则不峻也，遂谓麻黄专能发表，不治他病，孰知此汤合桂枝汤名“各半汤”，用以和太阳留连未尽之寒热，去杏仁加石膏合桂枝汤名桂枝二越婢一汤，用以解太阳热多寒少之寒热。若阳盛于内，无汗而喘者，又有麻黄杏仁甘草石膏汤以解散太阴肺家之邪。若阴盛于内而无汗者，又有麻黄附子细辛甘草汤以温散少阴肾家之邪①，《金匮要略》以此方去桂枝，《千金方》以此方桂枝易桂，皆名还魂汤，用以治邪在太阴，卒中暴厥，口噤气绝，下咽奏效，而皆不温覆取汗，因是而知麻黄汤之峻与不峻，在温覆与不温覆也。斯仲景用方之心法，岂常人之所得而窥耶？

伤寒一日，太阳受之，脉若静者，为不传。颇欲吐，若躁烦，脉数急者，为传也。

伤寒一日，太阳受之，当脉浮紧，或汗或未汗，若脉静如常，此人病脉不病，为不传也。初病或呕未止，颇若吐，若躁烦，脉

① 邪：原作“之”，据上文改。

数急者，此外邪不解，内热已成，病热欲传也，宜以大青龙汤发表解热以杀其势，或表里有热证者，则当以双解汤两解之也。

伤寒二三日，阳明少阳证不见者，为不传也。

伤寒二日，阳明受之，三日，少阳受之，此其常也。若二三日，阳明证之不恶寒反恶热、身热心烦、口渴不眠等证与少阳证之寒热往来、胸胁满、喜呕、口苦、耳聋等证不见者，此为太阳邪轻热微，不传阳明少阳也。

程知曰：伤寒一二日，太阳膀胱，二三日，阳明胃，三四日，少阳胆，四五日，太阴脾，五六日，少阴肾，六七日，厥阴肝，此弟①言其常耳。其中变证不一，大抵热邪乘虚而传，阳邪胜则传，阴邪胜多不传，故经谓"脉静为不传，脉数急为欲传"也，又曰：足经自足上行胸腹头背，主一身之大纲，故寒邪入之，即见于其经。若手经弟行于胸、手，不能主一身之大纲也。邪既入足经，必传入手经，故感风寒之重者，头项痛，肩背肘节亦痛也。圣人言足不言手，足可该②手，非谓不传手也。夫五脏六腑十二经，气相输，络相通，岂有传足不传手者哉？虞天民谓：热先手、寒先足义亦可互通也。

伤寒发热已解，半日许复烦，脉浮数者，可更发汗，宜桂枝汤。

伤寒，服麻黄汤发汗，汗出已，热退身凉解，半日许复烦热，而脉浮数者，是汗后不谨风寒，或发汗不如法，可更发汗，其不得麻黄汤者，以其津液前已为发汗所伤，不堪再任麻黄，故宜桂枝更汗可也。

发汗病解，反恶寒者，虚故也。芍药甘草附子汤主之。

方中用附子以扶阳，芍药以补阴，甘草佐附、芍补阴阳而调营卫也。

方有执曰：未汗而恶寒，邪盛而表实；已汗而恶寒，邪退而

---

① 弟：同"第"，副词。只是。

② 该：通"赅"，概括，包括。

表虚。汗出之后大邪退散，营气衰微，卫气疏慢，而但恶寒，故曰虚。

芍药甘草附子汤

芍药四钱　附子制，四钱　炙甘草一钱半

程应旄曰：伤寒发汗一法原为去寒而设，若表已解较前反恶寒者，非复表邪可知，缘汗外泄而表虚，故主之以芍药甘草附子汤。芍药得桂枝则发表，得附子则补表，甘草和中，从阴分敛戢其阳，阳回而虚者不虚矣。

发汗后恶寒者，虚故也。不恶寒，但热者，实也，当和胃气，与调胃承气汤。

程知曰：汗后恶寒，则为营卫俱虚，汗后不恶寒但发热，则为津干胃实，故有调胃通津之法，然曰“当”曰“与”，则似深有酌量而不肯妄下，以重虚①其津者。

调胃承气汤

大黄四钱，酒浸　炙甘草二钱　芒硝二钱

脉浮紧者，法当身疼痛，宜以汗解之。假令尺中迟者，不可发汗。何以知之然，以荣气不足，血少故也。

张璐曰：尺中脉迟，不可用麻黄发汗，当频与小建中汤和之，和之而邪解，不须发汗。设不解，不妨多与之，覆而汗之可也。

发汗后，身疼痛，脉沉迟者，桂枝汤倍芍药生姜加人参新加汤主之。

成无己曰：表邪盛则身疼，血虚亦身疼，其脉浮紧者，邪盛也，脉沉迟者，血虚也。盛者损之则安，虚者益之则愈。

汪琥曰：身疼痛，脉沉迟，焉知非中寒证？要之此证乃太阳伤寒发热后，身疼，脉变沉迟，非中寒比也。

桂枝新加汤

桂枝三钱　芍药五钱　炙甘草一钱半　生姜五钱，切　红枣三枚，

---

① 虚：原脱，据《医宗金鉴·订正仲景全书伤寒论注·卷二·辨太阳病脉证并治中篇》补。

擘　人参三钱

病发热头痛，脉反沉，若不差，身体疼痛，下利清谷，当温其里，宜四逆汤。

病发热头痛，太阳表证也，脉当浮，今反沉，是太阳表证而得少阴里脉。凡太阳少阴表里皆寒无汗之病，均宜以麻黄附子细辛汤发之。若不差，不下利者，更以麻黄附子甘草汤和之；若下利清谷，即有身体疼痛之表未解，不可更汗，当温其里，宜四逆汤，防其阳从阴化，不可谓“病在太阳，无可温之理”也。

四逆汤

炙甘草二钱　干姜三钱，炒黄　附子三钱

伤寒若汗、若吐、若下后，七八日不解，热结在里，表里俱热，时汗，恶风，大渴，舌上干燥而烦，欲饮水数升者，白虎加人参汤主之。

大青龙汤治太阳表里俱热，表多里少，故不渴也；白虎汤治阳明表里俱热，里多表少，故大渴也。今大渴燥烦，时汗恶风，是热在阳明又兼太阳也，而用白虎汤，以阳明里热证多，太阳表热证少也。若无汗微渴，则为太阳表证多，即表里大热，又当用大青龙汤矣。

程知曰：表热者身热也，里热者内热也，以汗吐下后不解，故邪气乘虚结为里热，惟结热在里，所以表热不除有恶风证也，大渴引饮，里热炽盛，安得不以白虎急解之？石膏辛寒，能清里热，兼散表热也，惟其在汗吐下后，故加人参以顾其正气也。

白虎加人参汤

石膏五钱，碎　知母三钱　炙甘草二钱　粳米一合　人参二钱

发汗已，脉浮数，小便不利，烦渴者，五苓散主之。

脉浮数，知邪仍在表也，若小便利而烦渴者，是初入阳明，胃热，白虎汤证也。今小便不利而烦渴，是太阳腑病，膀胱水蓄，五苓散证也。故用此外疏内利，表里均得解矣。

伤寒汗出而渴者，五苓散主之；不渴者，茯苓甘草汤主之。

此申上条或渴而不烦，或烦而不渴者，以别其治也，伤寒发

汗后，脉浮数，汗出烦渴，小便不利者，五苓散主之，今惟曰汗出者，省文也。渴而不烦，是饮盛于热，故亦以五苓散主之，利水以化津也。若不烦且不渴者，是里无热也，惟脉浮数、汗出、小便不利，是营卫不和也，故主以茯苓甘草汤和表以利水也。

茯苓甘草汤

茯苓四钱　桂枝四钱　生姜六钱，切　炙甘草二钱

是方乃仿桂枝、五苓二方之义，有脉浮数、汗出之表，故主以桂枝，去大枣、芍药者，因小便不利之里，恐滞敛而有碍于癃闭也，五苓去术、泽、猪苓者，因不渴不烦，里饮无多，惟小便一利可愈，恐过于燥渗伤阴也。

汪琥曰：五苓散、茯苓甘草汤二方，皆太阳标本齐病、表里兼主之剂。何谓标？太阳之经是也。何谓本？膀胱之腑是也。经在表，本在里，五苓散邪已入腑，表证已微，故方中只用桂枝一味以主表，其余四味皆主里之药也。茯苓甘草证，邪犹在经，里证尚少，故方中只用茯苓一味以主里，其余三味皆主表之药也。

伤寒二三日，心中悸而烦者，小建中汤主之。

王肯堂曰：伤寒脉弦细，属少阳，不可汗，汗之则谵语。胃不和则烦而悸，大抵先烦而后悸者是热，先悸而后烦者是虚，治病必求其本者，此也。

程应旄曰：善治者，急宜杜之于未萌，心中悸而烦则里气虚而阳为阴袭，建中汤补虚和里，保定中州以资气血为主，虽悸与烦皆小柴胡汤中兼见之证，而得之二三日，里证未必即具，小柴胡汤非所宜也。

小建中汤

桂枝三钱　芍药六钱　炙甘草二钱　生姜三钱，切　大枣三枚　胶饴即清麻糖，一酒盅

此方呕家不可用者，恐甜助呕也。

伤寒脉结代，心动悸，炙甘草汤主之。

心动悸者，谓心下筑筑惕惕然，动而不自安也，若因汗下者多虚，不因汗下者多热，欲饮水、小便不利者属饮，厥而下利者

属寒。今病伤寒，不因汗下而心动悸，又无饮、热、寒、虚之证，但据结代不足之阴脉即主以炙甘草汤者，以其人平日血气衰微，不在寒邪，故脉不能续行也，此时虽有伤寒之表未罢，亦在所不顾，总以补中生血复脉为急，通行营卫为主也。

成无已曰：脉之动而中止、能自还者名曰结，不能自还者名曰代，由血气虚衰不能相续也。

程应旄曰：此又以脉论，邪气留结曰结，正气虚衰曰代，伤寒见此而加以心动悸，乃真气内虚，故用炙甘草汤益阴宁血、和营卫以为主。又曰：太阳变证多属亡阳，少阳变证兼属亡阴，以少阳与厥阴为表里，营阴被伤故也，用炙甘草汤和营，以养阴气为治也。

炙甘草汤

炙甘草四钱　生姜三钱　桂枝三钱　麻仁四钱　大枣三枚　麦冬去心，三钱半　人参二钱　生地七钱　阿胶二钱，如无真者，以龟胶代之

加酒一盅为引，水煎服。

此证当用枣仁，若肺痿，用麻仁可也。

发汗吐下后，虚烦不得眠，若剧者，必反覆颠倒，心中懊侬，栀子豉汤主之。若少气者，栀子甘草豉汤主之；若呕者，栀子生姜豉汤主之。

未经汗①吐下之烦多属热，谓之热烦；已经汗吐下之烦多属虚，谓之虚烦。不得眠者，烦不能卧也。若剧者，较烦尤甚，必反覆颠倒，心中懊侬也。烦，心烦也。躁，身躁也。身之反覆颠倒则谓之躁无宁时，三阴死证也；心之反覆颠倒则谓之懊侬，三阳热证也。懊侬者，即心中欲吐不吐、烦扰不宁之象也。因汗吐下后邪热乘虚客于胸中所致，既无可汗之表，又无可下之里，故用栀子豉汤顺其势以涌其热，自可愈也。有前证，更加少气者，是热伤其气也，加甘草以扶之。若呕者，是热迫其饮也，加生姜以散之。

栀子豉汤

栀子七枚，擘　香豉二合

① 汗：原作“下”，据下文改。

上二味，以水四升，先煮栀子，得二升半，纳豉，煮取一升半，去滓，分为二服，温进一服。得吐者，止后服。

栀子甘草豉汤即前栀子豉汤加甘草五钱，得吐，止后服。

栀子生姜豉汤即前栀子豉汤加生姜一两，得吐，止后服。

伤寒下后，心烦腹满，卧起不安者，栀子厚朴汤主之。

论中下后满而不烦者有二：一热气入胃之实满，以承气汤下之；一寒气上逆之虚满，以厚朴生姜甘草半夏人参汤温之。其烦而不满者亦有二：一热邪入胸之虚烦，以竹叶石膏汤清之；一懊侬欲吐之心烦，以栀子豉汤吐之。今既烦且满，满甚则不能坐，烦甚则不能卧，故起卧不安也。然既无三阳之实证，又非三阴之虚证，惟热与气结壅于胸腹之间，故宜栀子枳朴涌其热气，则胸腹和而烦自去，满自消矣，此亦吐中寓和之意也。

栀子厚朴汤

栀子七枚，擘　厚朴七钱，姜汁[①]　枳实七钱，去穰炒

伤寒五六日，大下之后，身热不去，心中结痛者，未欲解也，栀子干姜汤主之。

程应旄曰：痛而云结，殊类结胸，但结胸身无大热，知热已尽归于里为实邪。此则身热不去，则所结者，因下而结，客邪仍在于表，故云未欲解也。

栀子干姜汤

栀子七枚，擘　干姜七钱

伤寒不大便六七日，头痛有热者，与承气汤。其小便清者，知不在里，仍在表也，当须发汗。若头痛者，必衄，宜桂枝汤。

伤寒不大便六七日，里已实，似可下也。头痛，热未已，表未罢，可汗也，然欲下则有头痛发热之表，欲汗则有不大便之里，值此两难之时，惟当以小便辨之。其小便浑赤，是热已在里，即有头痛发热之表，亦系里热，与承气汤下之可也。若小便清白，是热尚在表也，即有不大便之里，仍系表邪，宜以桂枝汤解之。

---

① 姜汁：此下疑脱一“炙”字。

然伤寒头痛，不论表里，若苦头痛者，是热剧于营，故必作衄，衄则营热解矣。方其未衄之时，无汗宜麻黄汤，有汗宜桂枝汤，汗之则不衄而解矣。

太阳病不解，热结膀胱，其人如狂，血自下，下者愈。其外不解者，尚未可攻，当先解其外；外解已，但少腹急结者，乃可攻之，宜桃仁承气汤。

太阳病不解，当传阳明，若不传阳明，而邪热随经瘀于膀胱营分，则其人必如狂，如狂者，瘀热内结，心为所扰，有似于狂也。当此之时，血若自下，下者自愈。若不自下，或下而未尽，则热与瘀血下蓄膀胱，必少腹急结也。设外证不解者，尚未可攻，当先以麻黄汤解外，外解已，但少腹急结痛者，乃可攻之，宜桃仁承气汤，即调胃承气加桃仁，所以攻热逐血也，盖邪随太阳经来，故又加桂枝以解外而通营也。

桃仁承气汤

桃仁九个，去皮尖，捣　桂枝三钱　大黄四钱　芒硝二钱　炙甘草二钱

太阳病六七日，表证仍在，脉微而沉，反不结胸，其人发狂者，以热在下焦，少腹当鞕满，而小便自利者，下血乃愈，所以然者，以太阳随经，瘀热在里故也，宜下之以抵当汤。

太阳病六七日，表证仍在者，脉当浮大，若脉微而沉，则是外有太阳之表而内见少阴之脉，乃麻黄附子细辛汤证也。或邪入里，则为结胸、脏结之证。今既无太阳少阴兼病之证而又不作结胸、脏结之病，但其人发狂，是知太阳随经，瘀热不结于上焦之卫分，而结于下焦之营分也，故少腹当鞕满。而小便自利者，是血蓄于下焦也。下血乃愈者，言不自下者，须当下之，非抵当汤不足以逐血下瘀也。

张璐曰：邪结于胸，则用陷胸以涤饮。邪结少腹，则用抵当以逐血。

抵当汤

水蛭十个，熬　虻虫十个，去头足，熬　大黄一两　桃仁七个，去

皮尖，擣

太阳病身黄，脉沉结，少腹鞕满，小便不利者，为无血也；小便自利，其人如狂者，血证谛，属抵当汤。

太阳病，无论中风伤寒，但身黄脉大腹满小便不利兼头汗出者，乃湿热之黄，非瘀血也，今身黄，脉沉结，少①腹鞕，小便自利，其人如狂者，则是血证，非湿热也。故宜抵当汤以攻其血。此当以小便辨之，其小腹满而小便不利者，则为无形之气病，属茵陈五苓散证也。其小腹鞕而小便自利者，则为有形之血证，属抵当汤无可疑矣。

伤寒大下后，复发汗，心下痞，恶寒者，表未解也，不可攻痞，当先解表，表解乃可攻痞。解表宜桂枝汤，攻痞宜大黄黄连泻心汤。

张璐曰：大下之后复发汗，先里后表，治失其序，邪热陷入心下痞结，法当攻里。若恶寒者，为表未尽也，当先解表，解表宜桂枝汤者，以其为已汗之表也，攻痞以大黄黄连泻心汤者，以其为表解里热之痞也。

大黄黄连泻心汤

大黄一两　黄连五钱

心下痞，按之不濡，其脉关上浮，用大黄黄连泻心汤主之。

此承上条以互明之也。按之濡者，但气痞耳，若心下痞，按之不濡，此为可攻之热痞也。然其脉关上不沉紧而浮，则是所结之热亦浅，未可峻攻也，故以大黄黄连泻心汤主之。

心下痞而复恶寒汗出者，附子泻心汤主之。

心下鞕痛，结胸也。鞕而不痛，心下痞也。心下痞而复恶寒汗出者，非表不解，乃表阳虚也，合外寒内热而兼治之，其妙在以麻沸汤渍三黄，须臾绞去滓，内附子别煮汁，义在泻痞之意轻，扶阳之意重也。

程应旄曰：此条宜与“伤寒大下后，复发汗，心下痞，恶寒

---

① 少：原作“小”，据上文改。

者，表未解也，不可攻痞，当先解表，表解乃可攻痞，解表宜桂枝汤，攻痞宜大黄黄连泻心汤”合看，彼条用桂枝者，缘发汗汗未出而初时之恶寒不罢，故属表未和；此条加附子者，缘汗已出，恶寒已罢，而复恶寒汗出，故属之表阳虚，于异同处细细参看。

附子泻心汤

大黄一两　黄连五钱　黄芩五钱　附子一枚，炮去皮，破，别煮取汁

上四味，切三味，以麻沸汤渍之，须臾，绞去滓，内附子汁和，温服之。

伤寒中风，医反下之，其人下利日数十行，谷不化，腹中雷鸣，心中痞鞕而满，干呕，心烦不得安。医见心下痞，谓病不尽，复下之，其痞益甚。此非结热，但以胃中虚，客气上逆，故使鞕也。甘草泻心汤主之。

毋论伤寒中风，表未解总不当下，医反下之，或成痞，或作利。今其人以误下之故，下利日数十行，水谷不化，腹中雷鸣，是邪乘里虚而利也。心下痞鞕而满，干呕，心烦不得安，是邪陷胸虚而上逆也，似此痞利，表里兼病，法当用桂枝加人参汤两解之。医惟以心下痞，谓病不尽，复下之，其痞益甚，可见此痞非热结亦非寒结，乃乘误下中虚而邪气上逆，阳陷阴凝之痞也，故以甘草泻心汤以缓其急而和其中也。

汪琥曰：医复下之而痞益甚，可知非实证矣，若是实证，当必曰鞕而痛，不曰鞕而满矣，只此满字而虚实之证然。

魏荔彤曰：前条因恶寒汗出，阳随汗而在表，恐亡阳于外，故用附子以回阳。此条重在胃虚阳微于中，故用甘草干姜以益阳，亦表里分治之急务也，而其固阳以为泻邪之本则一意耳。

甘草泻心汤

炙甘草四钱　黄芩三钱　黄连一钱　半夏三钱　干姜三钱，炒黄　大枣三枚，擘

伤寒汗出，解之后，胃中不和，心下痞鞕，干噫食臭，胁下有水气，腹中雷鸣，下利者，生姜泻心汤主之。

程知曰：此为汗后谓经误下心中痞鞕、水饮搏聚者立治法也。外邪虽解，然必胃气通和，始得脱然[①]无恙，汗出解后，胃中不和，饮食搏结，故心中痞鞕。中焦不能消谷，故干噫食臭。土弱不能制水，故胁下有水气旁流。腹中雷鸣者，搏击有声，下利而清浊不分也。故以生姜泻心汤散水气之痞也。

生姜泻心汤

炙甘草　人参　半夏　黄芩各三钱　黄连一钱　干姜一钱，炒黄　生姜四钱，切　大枣三枚，擘

伤寒五六日，呕而发热者，柴胡汤证具，而以他药下之，柴胡证仍在者，复与柴胡汤。此虽已下之，不为逆，必蒸蒸而振，却发热汗出而解。若心下满而鞕痛者，此为结胸也，大陷胸汤主之。但满而不痛者，此为痞，柴胡不中与之，宜半夏泻心汤。

注：结胸兼阳明里实者，大陷胸汤证也。兼阳明不成实者，小陷胸汤证也。痞鞕兼少阳里实证者，大柴胡汤证也。兼少阳里不成实者，半夏泻心汤证也。今伤寒五六日，呕而发热者，是邪搏少阳之病也。既柴胡证具，乃不以柴胡和之，而以他药下之，误矣。若柴胡证仍在者，此虽已下，尚未成逆，则当复与柴胡汤，必蒸蒸而振战，然后发热汗出而解矣。盖以下后虚中作解之状，皆如是也。若下后心下满而鞕痛者，此为结胸，大陷胸汤固所宜也。若但满而不痛，此为虚热气逆之痞，即有呕而发热之少阳证，柴胡汤亦不中与之，当治痞法也，宜半夏泻心汤主之。

半夏泻心汤

半夏三钱　黄芩三钱　干姜三钱，炒黄　人参三钱　黄连一钱　大枣三枚，擘　炙甘草二钱

伤寒服汤[②]药，下利不止，心下痞鞕。服泻心汤已，复以他药下之，利不止。医以理中与之，利益甚。理中者，理中焦，此利

① 脱然：舒适貌，多指疾病脱体。

② 汤：原作“阳”，据《伤寒论·辨太阳病脉证并治下第七》改。

在下焦，赤石脂禹余粮汤主之。复利不止者，当利其小便。

下利痞鞕，乃虚痞也，服泻心汤已，合法矣。而痞不愈，复以他药下之，痞虽去而利不止，医与理中汤温之，其利益甚，不知理中者，理中焦也，此利在下焦，属滑脱也，故用赤石脂禹余粮汤涩滑固脱，利可止也。若止而复利，则当审其小便：若利，当佐以温补之药以收全功；若不利，是水无去路，固涩日久，所以复利不止，则又当利其小便，使水道通而利自止。

赤石脂禹余粮汤

赤石脂四两，碎　禹余粮四两，碎

伤寒发汗，若吐，若下，解后，心下痞鞕，噫气不除者，旋覆代赭石汤主之。

因汗吐下，邪虽解而心下痞鞕，胃虚结也。噫气不除，胃气逆也。然治痞之法，无出诸泻心汤，故于生姜泻心汤方中去芩、连、干姜，以病解，无寒热之邪也，佐旋覆、代赭石者，所以补虚宣气、涤饮镇逆也。

旋覆代赭石汤

旋覆花三钱　人参二钱　生姜五钱，切　大枣三枚，擘　代赭石火煅，一钱，碎　半夏三钱　甘草炙，一钱半

罗天益曰：方中以人参、甘草养正补虚，生姜、大枣和脾养胃，所以安定中州者至矣。更以代赭石之重，使之敛浮镇逆，旋覆花之辛，用以宣气涤饮。佐人参以归气于下，佐半夏以蠲饮于上。浊降则痞鞕可消，清升则气噫可除矣。观仲景治少阴水气上凌，用真武汤镇之，治下焦滑脱不守，用赤石脂禹余粮汤固之，此胃虚气失升降，复用此法理之，则胸中转否为泰，其为归元固下之法，各极其妙如此。

太阳中风，脉浮紧，发热恶寒，身疼痛，不汗出而烦躁者，大青龙汤主之；若脉微弱，汗出恶风者，不可服，服之则厥逆，筋惕肉瞤，此为逆也。

太阳中风，脉当浮缓，今脉浮紧，是中风之病而兼伤寒之脉也。中风当身不痛，汗自出，今身疼痛，不汗出，是中风之病而

兼伤寒之证也。不汗出而烦躁者，太阳郁蒸之所致也。风，阳邪也，寒，阴邪也。阴寒郁于外，则无汗，阳邪蒸于内，则烦躁。风寒两伤，营卫同病，故合麻桂二汤加石膏，制为大青龙汤，用以解营卫两病之实邪也。若脉微弱、汗出恶风者，即有烦躁，乃少阴之烦躁，非太阳之烦躁也，禁不可服，服之则厥逆，筋惕肉瞤之患生而速其亡阳之变矣，故曰此为逆也。

喻昌曰：大青龙汤为太阳无汗而设，与麻黄汤证何异？因有烦躁一证兼见，则非此法不解。

程应旄曰：此汤非为烦躁设，为不出汗之烦躁设。若脉微弱、汗出恶风者，虽有烦躁证乃少阴亡阳之象，全非汗不出而郁蒸者比也。

伤寒脉浮缓，身不疼，但重，乍有轻时，无少阴证者，大青龙汤发之。

伤寒脉当浮紧，今脉浮缓，是伤寒之病而兼中风之脉也。伤寒当身疼，今身不疼，是伤寒之病而兼中风之证也。身轻，邪在阳也，身重，邪在阴也，乍有轻时，谓身重而有时轻也。若但欲寐，身重无轻时，是少阴证也。今无但欲寐，身虽重，乍有轻时，则非少阴证，乃营卫兼病之太阳证也。脉虽浮缓，证则无汗，属实邪也，故亦以大青龙汤发之。

大青龙汤

麻黄四钱，去节　桂枝二钱　炙甘草一钱　大枣三枚，擘　杏仁九枚，去皮尖，捣　石膏三钱，碎　生姜三钱，切

吴绶曰：大青龙汤治伤寒发热恶寒，不得汗出，烦躁不安，脉浮紧或浮数者，急用此汤发汗则愈，乃仲景之妙法也，譬若亢热已极，一雨而凉，其理可见也。若不晓此理，见其燥热，投以寒凉之药，其害可胜言哉？若脉微弱，汗出恶风者，不可用也。如误用之，其害亦不浅，所以脉证不明者，多不敢用也。

太阳病，发汗，汗出不解，其人仍发热，心下悸，头眩，身瞤动，振振欲擗地者，真武汤主之。

此申首条，示人以救逆之法也。首条言误汗，此条言过汗，互

文以明其义也。盖二证皆属亡阳，故均当以真武汤主之，扶阳抑阴以救其逆也。大汗出仍热不解者，阳亡于外也。心下悸，筑筑然动，阳虚不能内守也，头眩者，头晕眼黑，阳微，气不能升也。身瞤动者，蠕蠕然瞤动，阳虚液涸，失养于经也。振，耸动也。振振欲擗地者，耸动不已，不能兴起，欲堕于地，阳虚气力不能支也。

真武汤

茯苓三钱　芍药三分　生姜三钱，切　白术二钱，炒　附子二钱

太阳病，发热恶寒，热多寒少，脉微弱者，此无阳也，不可发汗，宜桂枝二越婢一汤。

太阳病，发热恶寒，热多寒少，此为营卫兼病，风邪多而寒邪少也。若脉浮紧或浮数，是表有阳邪，郁蒸则为无汗热多之实邪，以大青龙汤汗之可也。今脉阳微阴弱，乃为虚邪之诊，即有无汗热多之实邪，亦不可用大青龙汤更汗也，盖以脉微弱是无太阳表脉也，故不可更大汗也，然既有无汗、热多寒少之表证，麻黄、桂枝、石膏之药终不可无，故只宜桂枝二越婢一汤之轻剂，令微微似汗以解肌表而和营卫也。

桂枝二越婢一汤

桂枝三钱　芍药三钱　炙甘草二钱　石膏四钱，碎　麻黄三钱，去节　生姜二钱　大枣二枚，擘

吴人驹曰：发散表邪，以石膏同用者，盖石膏性寒，寒能胜热，其味薄，薄能走表，非若芩连之辈，性寒，味苦而厚，不能升达也。

伤寒无大热，口燥渴，心烦背微恶寒者，白虎加人参汤主之。

伤寒身无大热，不烦不渴，口中和，背恶寒，附子汤主之者，属少阴病也。今伤寒身无大热，知热渐去表入里也。口燥渴，心烦，知热已入阳明也。虽有背微恶寒一证，似乎少阴，但少阴证，口中和，今口燥渴，是口中不和也，背恶寒非阳虚恶寒，乃阳明内热熏蒸于背，汗出肌疏，故微恶之也，主白虎汤以直走阳明，大清其热，加人参者，盖有意以顾肌疏也。

喻昌曰：此条辨证最细，脉必滑而带浮，浑身无大热，又不恶寒，

但背间微觉恶寒，是表邪已将罢。其人口燥渴，心烦，是里热已大炽，更不可姑待，而当急为清解，恐迟则热深津竭，无济于事矣。

伤寒表不解，心下有水气，干呕，发热而咳，或渴，或利，或噎，或小便不利、少腹满，或喘者，小青龙汤主之。

伤寒表不解，谓脉浮紧，头痛身痛，发热，无汗恶寒之证仍在也。心下有水气，谓干呕而咳也，然水之为病不一，故曰或渴，或利，或噎，或小便不利、少腹满，或喘者，皆有水气之证，故均以小青龙汤如法加减主之也。经曰：三焦者，决渎之官，水道出焉。膀胱者，州都之官，津液藏焉，气化则能出矣。太阳受邪，若无水气，病自在经。若有水气，病必犯腑。病腑则膀胱之气化不行，三焦之水气失道，停上焦则或咳或喘或噎，停中焦则或渴或干呕或满，停下焦则或小便不利、少腹满或下利。凡水所行之处，皆得而病之也。小青龙汤外发太阳之表实，内散三焦之寒饮，亦汗发中之峻剂，与大青龙汤并得其名，一以治太阳表实之热燥，一以治太阳表实之寒饮也。

小青龙汤

麻黄三钱，去节　芍药三钱　桂枝二钱　五味子一钱　干姜三钱，炒黄　半夏三钱　细辛二钱　炙甘草一钱

加减法：若口渴，减去半夏，加花粉三钱；若噎者，减去麻黄，加附子三钱；若小便不利、少腹满，减去麻黄，加茯苓四钱；若喘，去麻黄，加杏仁（去皮尖）二钱；若微利，去麻黄，加茯苓四钱。

下之后，复发汗，昼日烦躁不得眠，夜而安静，不呕，不渴，无表证，脉沉微，身无大热者，干姜附子汤主之。

既下之以虚其里，复发汗以虚其表，阴阳两虚，阳无所附。夜而安静，不呕，不渴，是内无阳证也。无表证，身无大热，脉沉微，是外无阳证也。表里无阳，内外俱阴，惟有昼日烦躁不得眠，一假阳证，则是独阴自治于阴分，孤阳自扰于阳分，非相胜，乃相离也。故以干姜附子汤助阳以配阴，盖以阴虽盛而未相格，阳气微而自不依附也。

干姜附子汤

干姜五钱，炒黄　附子去皮，生用，五钱

水煎服。

发汗，若下之，病仍不解，烦躁者，茯苓四逆汤主之。

言先汗后下，于法不逆，病应解而仍不解，反烦躁者，以别其治也。盖汗下俱过，表里两虚，阴盛格阳，故昼夜见此扰乱之象也，当以四逆汤壮阳胜阴，更加茯苓以抑阴邪，佐人参以扶正气，庶阳长阴消，正回邪退，病自解而烦躁安矣。大青龙证不汗出之烦躁，乃未经汗下之烦躁，属实。此条病不解之烦躁，乃汗下后之烦躁，属虚。然脉之浮紧沉微，亦自可别也。

茯苓四逆汤

茯苓六钱　人参一钱　炙甘草一钱半　干姜一钱半，炒黄　附子去皮，生用，二钱

表里之病，治不如法，先过汗，后复过下，或下后复汗，误而又误，变成坏病①。若其人阳盛而从热化，则转属三阳；阳衰而从寒化，则系在三阴。此二条烦躁，皆坏病也。烦躁虽六经俱有，而多见于太阳少阴者，太阳为真阴之标，少阴为真阳之本也，未经汗下而烦躁，多属阳，其脉实大，其证热渴，是烦为阳盛，躁为阴虚。已经汗下而烦躁，多属阴，其脉沉微，其证汗厥，是烦为阳虚，躁为阴盛也。宜细别之，庶不致误。

伤寒腹满，谵语，寸口脉浮而紧，此肝乘脾也，名曰纵。

伤寒脉浮紧，太阳表寒证也。腹满，谵语，太阴、阳明里热也，表里俱病，主治诚为两难也，虽然，太阴论中，太阳表不解、太阴腹满痛而用桂枝加大黄汤，亦可法也。

伤寒发热，啬啬恶寒，大渴欲饮水，其腹必满，自汗出，小便利，其病欲解，此肝乘肺也，名曰横。

伤寒发热，啬啬恶寒，无汗之表也。大渴欲饮水，其腹必满，

---

① 误而又误，变成坏病：原作“误而又证”，据《医宗金鉴·订正仲景全书伤寒论注·卷三·辨太阳病脉证并治下篇》改。

停饮之满也。若自汗出，表可自解，小便利，满可自除，故曰其病欲解也。若不汗出，小便闭，以小青龙汤先解其外，外解已，其满不除，十枣汤下之亦可愈也。

太阳病欲解时，从巳至未上。

凡病欲解时，必余其经气之旺。太阳，盛阳也，日中阳气盛，故从巳午未之旺时而病解。

阳明病

阳明主里，内候胃中，外候肌肉，故有病经病腑之分。如论中身热烦渴、目痛鼻干、不得眠、不恶寒反恶热者，此阳明经病也。潮热谵语，手足、腋下濈然汗出，腹满痛，大便鞕者，此阳明腑病也。而其候各有三：经病则有邪已传阳明而太阳之表未罢，兼见头痛、恶寒无汗之太阳证者；有太阳之邪已罢，悉传阳明，但见壮热有汗、心烦不眠、口渴引饮之阳明证者；有阳明之邪未已，复转少阳，兼见胸胁痛、寒热往来、口苦而呕、目眩耳聋之少阳证者。腑病则有太阳阳明，谓太阳病，或发汗，或吐，或下，或利小便，亡其津液，胃中干燥，太阳之邪乘胃燥而转属阳明①，致小便反数、大便鞕者，所谓脾约是也；有正阳阳②明，谓阳气素盛，或有宿食，太阳之邪一传阳明，遂入胃腑，致大便不通者，所谓胃家实是也；有少阳阳明，谓病已到少阳，法当和解，而反发汗、利小便，亡其津液，胃中燥热复转属阳明，致大便结燥者，所谓③大便难者是也。其治阳明经病，则以葛根汤或桂枝加葛根汤发之，或以白虎汤清之，或以柴胡白虎汤和之，随其证而施之可也。其治阳明腑病，虽均为可下，然不无轻重之分，故或以三承气汤下之，或麻仁丸通之，或蜜煎胆汁导之，量其病而治之可也。此阳明病之大略也。

伤寒三日，阳明脉大。

---

① 阳明：原作“明阳”，据文义乙转。

② 阳：原脱，据文义补。

③ 谓：原作“为”，据文例改。

伤寒，一日太阳，二日阳明，三日少阳，乃《内经》言传经之次第，虽然，亦不必以日数拘也。此云“三日阳明脉大”者，谓不兼太阳阳明之浮大，亦不兼少阳阳明之弦大，而正见正阳阳明之大脉也。盖由去表传里，邪热入胃，而成内实之诊，故其脉象有如此者。

沈明宗曰：此正阳明之正脉也，仲景谓三日阳明脉大，因阳明乃多气多血之腑，风寒传入，邪盛于中，故脉显大，是为阳明邪实之正脉。但病阳明，务具此脉，方可下夺，或兼太阳之浮紧、少阳之弦细，或迟疾滑涩虚弱，乃属气血阴阳之虚，虽见大实大满，亦当详审顾虑，或以小承气汤试之，或用蜜煎导法，不得直施攻下也。

阳明病，若能食，名中风，不能食，名中寒。

方有执曰：此以食之能否，验风寒之辨。盖阳明主水谷，风能食，阳能化谷也；寒不能食，阴不杀谷也。大意推原[①]风寒自太阳传来，其辨验有如此者，非谓阳明自中而然也。

问曰：阳明病外证云何？答曰：身热，汗自出，不恶寒，反恶热也。

注：阳明病有外证有内证，潮热，自汗，不大便，内证也；身热，汗自出，不恶寒，反恶热，外证也。今汗自出，是从中风传来，故与中风之外证同。而身热，不恶寒，反恶热，则知为阳明外证，故不与中风外证同也。然阳明之热发于肌肉，必蒸蒸而热，又不似太阳之阵阵发热可知矣。

问曰：病有得之一日，不发热而恶寒者，何也？答曰：虽得之一日，恶寒将自罢，即自汗出而恶热也。

太阳病当恶寒，阳明病当恶热。今阳明病有初得之一日，不发热而恶寒者，是太阳去表之邪未尽，故仍恶寒也，然去表未尽之邪欲传阳明，不能久持，故恶寒必将自罢，即当自汗出而恶热矣。

---

① 推原：从本原上推究。

问曰：何缘得阳明病？答曰：太阳病，若发汗，若下，若利小便，此亡津液，胃中干燥，因转属阳明，不更衣，内实，大便难者，此名阳明也。

言不更衣，即太阳阳明，脾约是也。言内实，即正阳阳明，胃家实是也。言大便难，即少阳阳明，大便难是也。三者虽均为可下之证，然不无轻重之别：脾约自轻于大便难，大便难自轻于胃家实。盖病脾约大便难者，每因其人津液素亏，或因汗、下、利小便，施治失宜所致。若胃实者，则其人阳气素盛，胃有宿食，即未经汗、下，而亦入胃成实也。故已经汗、下者，为夺血致燥之阳明，以滋燥为主；未经汗、下者，为热盛致燥之阳明，以攻热为急，此三承气汤、脾约丸及蜜煎猪胆汁导法之所由分也。

方有执曰：古人大便必更衣，不更衣言不大便也。

程知曰：三阳皆有入胃腑之证也。阳明为水谷之海，中土为万物所归，故三阳经皆能入其腑，邪自太阳传入胃腑者，谓之太阳阳明，即经所谓太阳病，若吐、若下、若发汗后，微烦，小便数，大便因鞕者是也，因脾之敛约，故用小承气微下以和之。邪自阳明经传入胃腑者，谓之正阳阳明，即经所谓发热汗出，胃中燥鞕，谵语者是也，乃胃中邪实，故用大承气以攻下之。邪自少阳转属胃腑者，谓之少阳阳明，即经所谓少阳不可发汗，发汗则谵语，此属胃者是也，系津液内竭，故用麻仁丸润下以和其津液也。若三阳外证未除，则阳明正治之法又不可用矣。

阳明病，脉浮而紧者，必潮热，发作有时。但浮者，必自汗出。

自汗是阳明证，盗汗是少阳证。

阳明病在经，脉当浮长。入腑，脉当实大。今脉浮而紧，潮热有时者，是阳明病而见太阳伤寒脉也，则知是从伤寒传来。太阳伤寒之邪未罢，必无汗，故虽见阳明潮热发作有时之证，仍当从太阳阳明伤寒治之，宜麻黄加葛根汤汗之。若见潮热发作有时之证，而脉但浮不紧，是阳明病而见太阳中风脉也，则知是从中风传来。太阳中风之邪未罢，必自汗出，当从太阳阳明中风治之，宜桂枝加葛根汤解之。

沈明宗曰：此阳明证而见太阳脉也，脉浮而紧，太阳表寒未罢之脉。潮热，发作有时，则阳明里证已具。但浮者，太阳风伤卫脉，故必汗出也。

阳明病，脉迟，汗出多，发热，微恶寒者，表未解也，可发汗，宜桂枝汤。

汪琥曰：此太阳病初传阳明经，中有风邪也，脉迟者，太阳中风缓脉之所变，传至阳明，邪将入里，故脉变迟。汗出多者，阳明热而肌腠疏也。微恶寒者，在表风邪未尽也，故仍从太阳中风例治。但既云阳明病，仲景法还宜用桂枝加葛根汤为是。

阳明病，法多汗，反无汗，其身如虫行皮中状者，此以久虚故也。

注：阳明病，法当汗多，反无汗，其身如虫行皮中状者，以其人胃气久虚，邪郁于太阳之表，阳明肌腠不能宣发作汗故也，宜葛根汤小剂微汗，和其肌表，自可愈也。

伤寒发热无汗，呕不能食，而反汗出濈濈然者，是转属阳明也。

注：伤寒发热无汗，呕不能食，为太阳之邪欲传也。若无汗，为太阳阳明之表尚在，汗之可也，今反汗出濈濈然者，是邪已转属阳明之腑，可下，不可汗也。

濈濈，连绵之意，即俗云汗一身不了，又一身是也。

伤寒脉浮，发热无汗，其表不解，不可与白虎汤。渴欲饮水，无表证者，白虎加人参汤主之。

伤寒之邪，传入阳明，脉浮，发热无汗，其表不解者，虽有燥渴，乃大青龙汤证，不可与白虎汤。即有阳明渴欲饮水热证，应与白虎者，亦必审其无太阳表证，始可与也。加人参者，以其脉浮不滑，非有余也，且欲于大解热中速生其津液也。

郑重光曰：此申明用白虎汤之法，以白虎但能解热而不解表，若稍带外感，有无汗恶寒、身痛头疼之表证，慎不可用也。

白虎加人参汤

知母三钱　石膏四钱，碎　甘草一钱，炙　粳米一合　人参三钱

伤寒脉浮滑，此以表有热，里有热，白虎汤主之。

此言伤寒太阳证罢，邪传阳明，表里俱热而未成胃实之病也。脉浮滑者，浮为表有热之脉，阳明表有热，当发热汗出。滑为里有热之脉，阳明里有热，当烦渴引饮，故曰表有热、里有热也。此为阳明表里俱热之病，白虎乃解阳明表里俱热之药，故主之也。不加人参者，以其未经汗、吐、下，不虚故也。

魏荔彤曰：此里尚为经络之里，非脏腑之里，亦如卫为表、营为里，非指脏腑而言也。

病人烦热，汗出则解，又如疟状，日晡所发热者，属阳明也，脉实者，宜下之；脉浮虚，宜发汗。下之，与大承气汤，发汗，宜桂枝汤。

注：太阳病，烦热汗出，则应解矣。今又寒热如疟，每至日晡所即发潮热，日晡者，乃申酉阳明王时，故曰属阳明也。证虽如此，当审其果尽归阳明耶，抑或尚兼太阳也，故又当以脉辨之。若脉实者，邪已入里，则汗出潮热为阳明下证，宜与大承气汤下之；若脉浮虚者，邪上①在表，则寒热如疟乃属太阳，当汗之证也，宜与桂枝汤汗之。

太阳病，若吐、若下、若发汗后，微烦，小便数，大便因鞕者，与小承气汤和之愈。

太阳病，吐、下、汗后不解，入里，微烦者，栀子豉汤证也。今小便数，大便因鞕，是津液下夺也，当与小承气汤和之，以其结热未甚，入里未深也。

小承气汤

大黄四钱　厚朴二钱　枳实三钱，炒

趺阳脉浮而涩，浮则胃气强，涩则小便数，浮涩相搏，大便则鞕，其脾为约，麻仁丸主之。

---

① 上：据上下文，应作“尚”为是。

程知曰：言胃脉浮涩，不可大攻，宜用麻仁丸润法也。趺阳，胃脉也，在足跗上，动脉应手，浮则阳热盛而胃强，涩则阴津少而小便数。脾，主为胃行其津液者也，胃阳强则脾阴弱，不能为胃行其津液，故约其食物如一二弹丸也，此不当下，而当润之。

麻仁丸

麻仁三钱，微炒，研　赤芍二钱　枳实二钱，炒　杏仁二钱，去皮尖，研　大黄三钱　厚朴三钱，姜水炒

若作丸，分两倍，倍用蜜合为丸，如桐子大。每服二十余丸，日三服，以和为度。作水药，煎浓，蜜对服。

方有执曰：麻子、杏仁能润干燥之坚，枳实、厚朴能导固结之滞，芍药敛液以辅润，大黄推陈以致新，又何虑乎脾约。

伤寒吐后，腹胀满者，与调胃承气汤。

伤寒吐后，胸不胀满而腹胀满，是表邪已尽，胃中壅热故也。宜与调胃承气汤，下其热而和之。以无鞕痛，故不用大小承气也。

调胃承气汤

大黄四钱，酒浸　炙甘草一钱半　芒硝三钱

阳明病，不吐不下，心烦者，可与调胃承气汤。

阳明病，谓已传阳明，不吐不下、心烦者，谓未经吐下而心烦也，其为热实可知，故与调胃承气汤，泻热而烦自除也。

阳明之热，汗多者，急下之，宜大承气汤。

沈明宗曰：阳明里实，以潮热微汗为正，兹见发热汗多，乃里热炽盛之极，蒸腾胃中津液尽越于外，非亟夺其邪以救津液不可，故宜大承气汤急下也。

大承气汤

大黄四钱，酒洗　厚朴五钱　枳实三钱，炒　芒硝三钱

阳明病，下之，心中懊憹而烦，胃中有燥屎者，可攻。腹微满，初头鞕，后必溏，不可攻之。若有燥屎者，宜大承气汤。

阳明病，下之后，心中懊憹而烦者，若腹大满，不大便，小便数，知胃中未尽之燥屎复鞕也，乃可攻之。若腹微满，不可攻也。

程知曰：便鞕与燥屎不同。便鞕者，大便实满而鞕；燥屎者，胃中宿食因热而结为燥丸之屎也，故便鞕犹有用小承气者，若燥屎则无有不用芒硝之咸寒也。

芒硝能润燥软坚。

阳明病，潮热，大便微鞕者，可与大承气汤。不鞕者，不可与之。若不大便六七日，恐有燥屎，欲知之法，少与小承气汤，汤入腹中，转失气者，此有燥屎也，乃可攻之。若不转失[①]气者，此但初[②]头鞕，后必溏，不可攻之，攻之必胀满不能食也；欲饮水者，与水则哕。其后发热者，必大便复鞕而少也，以小承气汤和之。不转失气者，慎不可攻也。

不大便六七日，恐有燥屎，欲知之法，少与小承气汤，服之转失秽气，则为有燥屎，乃可攻之。若不转失秽气，此但初头鞕，后必溏，是尚未成鞕也，不可攻之，攻之必寒气乘虚，胀满不能食也；与水则哕，亦由虚寒之气上逆，不能化水而下输也。若其后所发潮热不退，必是大便再鞕，但已经下后，所鞕者无多，只以小承气汤和之可也。故凡服承气汤不转失气者，慎不可攻也。此盖仲景戒人不可轻下之意。

阳明病，谵语，发潮热，脉滑而疾者，小承气汤主之。因与承气汤一升，腹中转失气者，更服一升；若不转失气者，勿更与之。明日又不大便，脉反微涩者，里虚也，为难治，不可更与承气汤也。

阳明病，谵语，潮热，脉滑而疾者，是可攻之证脉也，然无濈濈然之汗出与小便数、大便鞕燥实等证，则不可骤然攻之，宜先与小承气汤一升试之，若腹中转失秽气，则知肠中燥屎已鞕，以药少未能遽下，所转下者，但屎之气耳，可更服一升促之，自可下也。若不转失秽气，则勿更与服之，俟明日仍不大便，诊其脉仍滑疾，则更服之。今脉反见微涩，则是里虚无气不能润送，

① 失：原作“实”，据文例改。
② 初：原作“利”，据《伤寒论·辨阳明病脉证并治第八》改。

故为难治，所以不可更与承气汤也。

伤寒若吐若下后不解，不大便五六日，上至①十余日，日晡所发潮热，不恶寒，独语如见鬼状。若剧者，发则不识人，循衣摸床，惕而不安，微喘直视，脉滑②者生，涩者死。微者，但发热谵语者，大承气汤主之。若一服利，则止后服。

循衣摸床，危恶之候也，大抵此证多生于汗吐下后阳气大虚，精神失守。经曰：四肢者，诸阳之本也。阳虚故四肢扰乱失所倚也，以独参救之。汗多者以参芪汤、厥冷者以参附汤治之愈者不少，不可概未③阳极阴竭也。

楼全善治循衣摸床，每以补益得愈，亦因其脉证之不足也。刘守真每以承气治热法祖仲景，因见其潮热汗出、谵语便结、脉滑而疾之实证也。若夫脉涩，里虚不堪攻也，故曰死。

阳明病，自汗出，若发汗，小便自利者，此为津液内竭，虽鞕不可攻之；当须自欲大便，宜蜜煎导而通之，若猪胆汁④，皆可为导。

张璐曰：凡系多汗伤津，及屡经汗下不解，或尺中脉迟弱、元气素虚之人，当攻而不堪攻者，并宜导法。

程应旄曰：小便自利者，津液未还入胃中，津液内竭而鞕，故自欲大便，但苦不能出耳，须有此光景时，方可从外导法。

蜜煎导

蜜七合一味，纳铜器中微火煎之，稍凝似饴状，搅之勿令焦著，欲可丸，并手捻作挺子，令头锐，大如指，长二寸许。当热时急作，冷则硬。以纳谷道中，以手急抱，欲大便时乃去之。

《内台方》用蜜五合煎，凝时加皂角末五钱蘸，捻作挺，以猪胆汁或菜油润谷道纳之。

---

① 至：原脱，据《伤寒论·辨阳明病脉证并治第八》补。

② 滑：《伤寒论·辨阳明病脉证并治第八》作“弦”。

③ 未：疑作“为”。

④ 猪胆汁：据《伤寒论·辨阳明病脉证并治第八》，此3字之前原有“土瓜根及大”5字。

猪胆汁方①

大猪胆一枚，微泻汁，和醋少许，纳入谷道，如一食顷，当大便出。《内台方》不用醋，以小竹管插入胆口，留一头，先磨光，用油润，纳入谷道中，以手将胆捻之，其汁自入内。此方用之甚便。

伤寒六七日，目中不了了，睛不和，无表里证，大便难，身微热者，此为实也。急下之，宜大承气汤。

少阴病二三日，口燥咽干，急下之，宜大承气汤者，乃因热势甚速，消灼肾水，津液不能到咽，故不必待其有可下之证而急下之，是下其热以救将绝之水，缓则肾水干竭，阳必无依，躁冒自焚而死也。目中不了了而睛和者，阴证也。睛不和者，阳证也。今伤寒六七日，目中不了了，睛不和者，是肾水为胃阳所竭，水既不能制火，则火上熏于目，而眸子②朦胧，为之不了了也。此热竭神昏之渐，危恶之候也。虽外无阳证，惟身微热，内无满痛，只大便难，亦为热实，故曰此为实也。急以大承气汤下之，泻阳救阴，以全未竭之水可也。睛不和者，谓睛不活动也。

病人小便不利，大便乍难乍易，时有微热，喘冒不能卧者，有燥屎也，宜大承气汤。

汪琥云：此条病未经下而有燥屎，乃医人不易识之证。

成无己云：小便利则大便鞕，此有燥屎乃理之常，今病人小便不利，大便乍难乍易，何以知其有燥屎耶？盖大实大满之证，则前后便皆不通，大便为燥屎壅塞，其未坚结者，或有时而并出，故乍易；其极坚结者，终著于大肠之中，故乍难。燥屎结积于下，浊气攻冲于上，以故时有微热，微热者，热伏于内，不得发泄也。《后条辨》云：浊气乘于心肺，故既冒且喘也。不得卧者，胃有燥屎所扰，即胃不和则卧不安也。凡此者，皆是有燥屎之征，故云

---

① 方：原脱，据《医宗金鉴·订正仲景全书伤寒论注·卷四·辨阳明病脉证并治全篇》补。

② 眸（móu谋）子：瞳仁。亦泛指眼睛。

"宜大承气汤"。

病人不大便五六日，绕脐痛，烦躁，发作有时者，此有燥屎①，故使不大便也。

病人不大便五六日，绕脐痛者，是肠胃中燥屎结无去路，故绕脐痛也。烦躁，发作有时者，是燥屎秽热上攻则烦躁，不攻则不烦躁，故发作有时也。不须以小承气汤试之，直以大承气汤下其燥屎，大便利，自可愈也。

阳明病，下之，其外有热，手足温，不结胸，心中懊侬，饥不能食，但头汗出者，栀子豉汤主之。

魏荔彤曰：表邪未全入里，乃即以为胃实而遽下之，则其外仍有热，究不能随下药而荡涤也。于是虽热而不潮手足，虽温而无濈然之汗出，则是在表者仍在表，而下之徒伤其里耳。即不至于全在太阳者，误下成结胸而心下懊侬，饥不能食，但头汗出，其阳明蒸蒸之热为阴寒之药所郁，俱凝塞于胸膈之上，其证已昭然矣，故宜主以栀子豉汤，仍从太阳治也。

伤寒呕多，虽有阳明证，不可攻之。

伤寒三阳多有呕证，以其风寒之表未除，胸中阳气为寒所郁，故皆不可攻下也。其干呕而恶寒发热者，属太阳也；喜呕而寒热往来者，属少阳也；今恶热不恶寒而呕者，属阳明也。虽大便鞕，亦不可攻，盖其气逆在上而未敛为实也。

阳明中风，口苦咽干，腹满微喘，发热恶寒，脉浮而紧。若下之，则腹满，小便难也。

阳明谓阳明里证，中风谓太阳表证也。口苦咽干，少阳热证也。腹满，阳明热证也。微喘，发热恶寒，太阳伤寒证也。脉浮而紧，伤寒脉也，此为风寒兼伤，表里同病之证，当审表里施治。太阳阳明病多，则以桂枝加大黄汤两解之。少阳阳明病多，则以大柴胡汤和而下之。若惟从里治而遽以腹满一证为热入阳明而下之，则表邪乘虚复陷，故腹更满也，里热愈竭其液，故小便难也。

---

① 屎：原作"尿"，据文义改。

阳明病，脉浮而紧，咽燥口苦，腹满而喘，发热汗出，不恶寒反恶热，身重。若发汗则躁，心愦愦，反谵语；若加温针，必怵惕烦躁不得眠；若下之，则胃中空虚，客气动膈，心中懊憹。舌上苔者，栀子豉汤主之。若渴欲饮水，口干舌燥者，白虎加人参汤主之。若脉浮发热，渴欲饮水，小便不利者，猪苓汤主之。阳明病，汗出多而渴者，不可与猪苓汤，以汗多，胃中燥，猪苓汤复利其小便故也。

喻昌曰：发热以上与前条同，而汗出、不恶寒、反恶热、身重四者皆阳明之见证，所以汗、下、烧针俱不可用。舌上苔，则膈热甚，故涌以栀子豉而撤去其膈热，斯治太阳而无碍阳明也。若前证更加口干舌燥，则宜用白虎汤以解热生津。更加小便不利，则宜以猪苓汤导热滋干也。其汗多而渴，不与猪苓汤者，以热邪传入阳明，必先耗其津液，加以汗多，复寒之于外，又利小便，更夺之于下，则津液有立亡之患，故示戒也。

程应旄曰：热在上焦，故用栀子豉汤；热在中焦，故用白虎加人参汤；热在下焦，故用猪苓汤。

猪苓汤

猪苓去皮　茯苓　阿胶　泽泻　滑石碎，各五钱

方中用阿胶，质膏，养阴而滋燥；滑石，性滑，去热而利水；佐以二苓之渗泻，既疏浊热而不留其壅瘀，亦润真阴而不苦其枯燥，是利水而不伤阴之善剂也。故利水之法，于太阳用五苓者，以太阳职司寒水，故加桂以温之，是暖肾以行水也；于阳明、少阴用猪苓者，以二经关乎津液，特用阿胶、滑石以润之，是滋养无形以行有形也。利水虽同，寒温迥别，惟明者知之。

阳明病，脉迟，食难用饱，饱则发烦头眩，必小便难，此欲作谷疸①。虽下之，腹满如故。所以然者，脉迟故也。

---

① 谷疸：病名，出《金匮要略·黄疸病脉证并治第十七》，为五疸之一。多因饮食不节，胃中满塞，食积不化，湿热熏蒸所致。症见心下懊闷，头眩心慌，怫郁心烦，小便不利，身黄如橘等。

阳明病，不更衣，已食如饥，食辄腹满，脉数者则为胃热，可下证也。今脉迟，迟为中寒，中寒不能化谷，所以虽饥欲食，食难用饱，饱则烦闷，是健运失度也，清者阻于上升，故头眩；浊者阻于下降，故小便难，食郁湿瘀，此欲作谷疸之征，非阳明热湿腹满发黄者比。虽下之，腹满暂减，顷复如故。所以然者，脉迟中寒故也。此脉迟胃虚，不但下之不宜，即发汗、利小便之法亦不可用，惟当用和法，如甘草干姜汤，先温其中，然后少与调胃微和胃气可也。

阳明病，若中寒者，不能食，小便不利，手足濈然汗出，此欲作固瘕①，必大便初鞕后溏。所以然者，以胃中冷，水谷不别故也。

阳明病，内热则不大便，能食，小便利，手足濈然汗出，是可下之证也。今中寒，不能食，小便不利，虽手足濈然汗出，不可下也，此为中寒，欲作固瘕，何以知之？以大便必初鞕而后溏也。所以然者，胃中虚冷，水谷不分，故小便不利而大便必溏也。

固瘕者，大瘕泻也，俗谓之溏泻。固者，久而不止之谓也。

若脉大，其汗蒸蒸而热，则为阳盛可下之证也，若脉迟，其汗漐漐而寒，则为阴盛可温之证也。

阳明病，心下鞕满者，不可攻之。攻之利遂不止者，死，利止者，愈。

汪琥曰：或问：结胸证，同是心下鞕满，又属可下，何也？盖结胸证，心下鞕满而痛者，为胃中实，故可下。此证不痛，当是虚鞕虚满，与半夏泻心汤之心下痞鞕略同，故云不可攻也。

诸虚者，不可下，下之则大渴求水者，易愈，恶水者，剧。

虚者下之，是为重虚，阴津消亡，自然大渴，其求水者，阳气犹存，故易愈。若恶水者，阳气已灭，则难愈矣。

阳明病，口燥，但欲漱水不欲咽者，此必衄。

---

① 固瘕：病名。指脾肾虚寒所致大便先硬后溏的病证。出《伤寒论·辨阳明病脉证并治第八》。

阳明属胃，开窍于口，阳明有热，故口燥也。但欲漱水不欲咽者，虽燥而不渴，知热在经而不在腑，在血而不在气也。然在经血，迫血妄行，必致衄也。

阳明脉起于鼻，故血由鼻而出也。

脉浮发热，口干鼻燥，能食者则衄。

此承上条，详出脉证，以互发其义也。阳明病，脉浮发热，口鼻干燥，热在经也。若其人能食，则为胃和，胃和则邪当还表作解也。然还表作解，不解于卫，则解于营，汗出而解者，从卫解也，衄血而解者，从营解也。今既能食、衄血，则知欲从营解也。

病人无表里证，发热七八日，虽脉浮数者，可下之。假令已下，脉数不解，合热则消谷善饥，至六七日不大便者，有瘀血，宜抵当汤下之。若脉数不解，而下不止，必协热便脓[①]血也。

病人无表里证，是无太阳表、阳明里证也，但发热而无恶寒七八日，虽脉浮数，不可汗也，若屎鞕[②]可下之。假令已下，脉不浮而数不解，是表热去里热未去也，至六七日又不大便，若不能消谷善饥，是实热也，以大承气汤下之。今既能消谷善饥，是胃和合热，非胃邪合热，故屎虽鞕，色必黑，乃有瘀血热结之不大便也，宜用抵当汤下之。若脉数不解，不大便，鞕而下利不止，必有久瘀，协热腐化而便脓血也，则不宜用抵当汤下之矣。

按：至六七日不大便且不烦渴，可知其证非热结在胃，乃热结在血也。

伤寒发汗已，身目为黄，所以然者，以寒湿在里不解故也，以为不可下也，于寒湿中求之。

伤寒发汗已，身目为黄，所以然者，以表有寒、里有湿未解也，夫表寒里湿，郁而发黄，自非热湿内瘀郁而成黄者比，故不可下，惟当于表寒里湿中求，其治法宜发其表寒，利其里湿可也。

---

① 脓：原作“浓”，据《伤寒论·辨阳明病脉证并治第八》改。

② 鞕：原作“便”，据下文及《医宗金鉴·订正仲景全书伤寒论注·卷四·辨阳明病脉证并治全篇》改。

此里非脏腑之里，乃躯壳之里也。

伤寒瘀热在里，身必发黄，麻黄连轺赤小豆汤主之。

伤寒表邪未解，适遇其人阳明素有湿邪，热入里而与湿合，湿热蒸瘀，外搏肌表，身必发黄也。若其人头有汗，小便不利，大便鞕，则或清、或下、或利小便，自可愈也。今乃无汗，小便利，是里之瘀热未深，表之郁遏尤甚，故用麻黄连轺赤小豆汤外发其表、内逐其湿也。

麻黄连轺赤小豆汤

麻黄四分，去节　赤小豆三钱，捣碎　杏仁二钱，去皮尖　生姜四分，切　连轺三分　炙甘草二分　大枣三枚，擘　生梓白皮三分

湿热发黄，无表里证，热盛者清之，小便不利者利之，里实者下之，表实者汗之，皆无非为病求去路也。用麻黄汤以开其表，使黄从外而散。去桂枝者，避其热也。佐姜、枣者，和其营卫也。加连轺、梓皮以泻其热，赤小豆以利其湿，共成治表实、发黄之效也。连轺即连翘根。若无梓皮，以茵陈代之。

伤寒七八日，身黄如橘子色，小便不利，腹微满者，茵陈蒿汤主之。

身黄，湿热之为病也，湿盛于热则黄色晦，热盛于湿则黄色明。如橘子色者，谓黄色明也。

伤寒七八日，身黄色明，小便不利，其腹微满，此里热深也，故以茵陈蒿治疸病者为君，佐以大黄，使以栀子，令湿热从大小二便泻出，则身黄腹满自可除矣。

茵陈蒿汤

茵陈蒿六分　大黄四分，去皮　栀子三分

伤寒身黄发热，栀子柏皮汤主之。

伤寒身黄发热者，设有无汗之表，宜用麻黄连轺赤小豆汤汗之可也。若有成实之里，宜用茵陈蒿汤下之亦可也。今外无可汗之表证，内无可下之里证，故惟宜以栀子柏皮汤清之。

栀子柏皮汤

栀子三分　茵陈蒿四分　黄柏三分

阳明病，被火，额上微汗出，而小便不利者，必发黄。

阳明病，无汗，不以葛根汤发其汗，而以火劫取汗，致热盛津干引饮，水停为热上蒸，故额上微汗出，而周身皮不得汗也。若小便利，则从燥化，必烦渴，宜白虎汤。小便不利，则从湿化，必发黄，宜茵陈蒿汤。

程知曰：太阳发黄，由寒郁湿，湿不得解。阳明发黄，由湿瘀热，热不得越，故宜分经论治。

阳明病，无汗，小便不利，心中懊侬者，身必发黄。

注：阳明病无汗，以热无从外越也。小便不利，湿不能下泄也。心中懊侬，湿瘀热郁于里也，故身必发黄，宜麻黄连轺赤小豆汤，外发内利可也。若经汗、吐、下后，或小便利而心中懊侬者，乃热郁也，非湿瘀也。便鞕者，宜调胃承气汤下之，便软者，宜栀子豉汤涌之可也。

阳明病，发热汗出，此为热①越，不能发黄也。但头汗出，身无汗，剂颈而还，小便不利，渴引水浆者，此为瘀热在里，身必发黄，茵陈蒿汤主之。

阳明病，发热汗出者，此为热越，小便若利，大便因鞕，不能发黄也。但头汗出，身无汗，是阳明之热不得外越而上蒸头也。小便不利，湿蓄膀胱也。渴引水浆，热灼胃腑也，此为湿热瘀蓄在里，外薄肌肤，故身必黄也。茵陈蒿汤主之者，通利大小二便，使湿热从下窍而出也。

伤寒转系阳明者，其人濈然微汗出也。

凡伤寒，无论三阴三阳，若转系阳明，其人必有濈濈然微汗出之证，始为转属阳明也。

太阳病，吐之，但太阳病当恶寒，今反不恶寒，不欲近衣，此为吐之内烦也。

注：太阳病，吐之表解者，当不恶寒；里解者，亦不恶热。今反不恶寒，不欲近衣者，是恶热也。此由吐之后，表解里不解，

① 热：原脱，据《伤寒论·辨阳明病脉证并治第八》补。

内生烦热也。盖无汗烦热，热在表，大青龙汤证也；有汗烦热，热在里，白虎汤证也；吐下后心中懊侬，无汗烦热，大便虽未鞕，热犹在内，栀子豉汤证也；有汗烦热，大便已鞕，热悉入腑，调胃承气汤证也。今因吐后，内生烦热，是为气液已伤之虚烦，非未经汗下之实烦也，以上之法皆不可施，惟宜用竹叶石膏汤于益气生津中清热宁烦可也。

张璐曰：此以吐而伤胃中之液，故内烦，不欲近衣，虽显虚烦之证，较关上脉细数而成虚热脾胃两伤者稍轻，虽不致逆，亦误吐之过也。

太阳病，当恶寒发热，今自汗出，反不恶寒发热，关上脉细数者，以医吐之过也。一二日吐之者，腹中饥，口不能食；三四日吐之者，不喜糜粥，欲食冷食；五六日吐之者①，朝食暮吐。以医吐之所致也，此为小逆。

太阳病不解，当恶寒发热，今自汗出，不恶寒发热，是表已解也。关上脉细数，胃不和也，细者胃气虚，数者胃气热，证脉不和，询其故，知以医吐之过也。一二日，病在太阳，正气未衰，吐之者，伤胃未深，故腹中知饥，口不能食也；三四日，病在阳明，胃中已热，吐之者，复伤津液，故不喜糜粥，欲食冷食也；五六日，病将转入阴经，正气已衰，吐之者，胃中虚冷，故朝食暮吐也。此皆医吐之所致，尚在可治，故曰此为小逆也。

食谷欲呕，属阳明也，吴茱萸汤主之。得汤反剧者，属上焦也。

注：食谷欲呕属阳明者，以胃主受纳也。今胃中寒，不能纳谷，故欲呕也，以吴茱萸汤温中降逆而止其呕可也。若得汤反剧者，此必非中焦阳明之里寒，乃上焦太阳之表热也，吴茱萸气味俱热，药病不合，故反剧也。法当从太阳阳明合病不下利、但呕之例治之，宜葛根加半夏汤。

阳明病，不能食，攻其热必哕。所以然者，胃中虚冷故也。

① 五六日吐之者：此六字今本《伤寒论》中无。

以其人本虚，攻其热必哕。

阳明病，不能食者，为中寒，即有脉数客热，亦不可汗不可攻，若攻其热，则寒其胃阳，亦必作哕矣。所以然者，客热虽除，胃亦虚冷故也。以其人本来胃虚，故攻其热必哕。哕，即干呕也。

林澜曰：阳明谵语潮热、不能食者，可攻，由燥屎在内也。乃亦有胃中虚冷不能食者，须详别之，未可便以不能食为实证也。若误攻之，热去哕作矣。然则安得以阳明概为宜下哉！

若胃中虚冷，不能食者，饮水则哕。

此承上条不攻亦哕之义也。若其人胃中虚冷，不能食者，虽不攻其热，饮水则哕。盖以胃既虚冷，复得水寒，故哕也，宜理中汤加丁香、吴茱萸，温而降之可也。

喻昌曰：表热里寒，法当先救其里，太阳经中亦用四逆汤，其在阳明更可知矣。此条比前条虚寒更甚，故不但攻其热必哕，即饮水亦哕也。

趺阳脉浮，浮则为虚，浮虚相抟，故令气噎，言胃气虚竭也。脉滑则为哕，此为医咎，责虚取实，守空迫血。脉浮，鼻中燥者，必衄血也。

误攻饮冷，皆可致噎，固矣。今趺阳胃脉浮而不大，无力而虚，则是胃虚与邪相抟，即不误下饮冷，亦令噎也。若趺阳胃脉滑则为哕者，乃热气拥郁之噎，非胃气虚竭之噎，医何可取实责虚，以自取其咎耶！若趺阳胃脉浮而鼻中燥者，此热据营分，营热迫血妄行，必作衄也。世有以哕为呃逆者，不知哕即干呕也，以其有哕哕之声，故又名哕也。观今病呃逆之人，与饮冷水则气自脐下冲上，出口而作格儿格儿之声，声长时止者为实，可治；声短不已者为虚，难治。

方有执曰：此又出趺阳脉，而以哕与衄言，皆逼汗而不得汗之所致也。咎，过愆①也。责虚，言求病于虚；取实，言反以虚为实而攻取之也。血属阴而为内守，故曰守空。迫血，言劫汗也。

① 过愆（qiān 千）：错误。

伤①寒哕而腹满，视其前后，知何部不利，利之则愈。

伤寒哕而不腹满者，为正气虚，吴茱萸汤证也。哕而腹满者，为邪气实，视其二便，何部不利，利之则愈也。

程知曰：前部小便不利，后人治以五苓；后部大便不利，后人治以承气是也。

张锡驹曰：伤寒至哕，非胃气败即胃中寒，然亦有里实不通，气不得下泄反上逆而为哕者，当详辨之。

夫实则谵语，虚则郑声，郑声者，重语也。

谵语一证，有虚有实，实则谵语，阳明热甚，上乘于心，乱言无次，其声高朗，邪气实也。虚则郑声，精神衰乏，不能自主，语言重复，其声微短，正气虚也。

戴元礼曰：谵语属阳，郑声属阴，经曰：实则谵语，虚则郑声。谵语者，颠倒错乱，言出无伦，常对空独语，如见鬼状；郑声者，郑重频烦，语虽谬而谆谆不已。老年人遇事则谇语不休，以阳气虚不精明也。此谵语、郑声虚实之所以不同也。二者本不难辨，但阳盛里实与阴盛格阳皆能错语，须以他证别之，随证施治可也。

楼全善曰：余用参、芪、归、术等剂治郑声得愈者甚多，岂可不②。

阳明病，谵语，有潮热，反不能食者，胃中必有燥屎五六枚也，宜大承气汤下之；若能食者，但鞕耳。

张璐曰：此以能食、不能食辨燥结之微甚也，潮热谵语，皆胃中热甚所致，胃热则能消谷，今反不能食，此必热伤胃中津液，气化不能下行，燥屎逆攻于胃之故，宜大承气汤下之。若能食者，胃中气化自行，热邪不盛，津液不致大伤，大便虽鞕，不久自和，不可下也。

---

① 伤：原作“阳”，据《伤寒论·辨厥阴病脉证并治第十二》改。

② 岂可不：此下当有脱文，考《医宗金鉴·订正仲景全书伤寒论注·卷四·辨阳明病脉证并治全篇》中此3字后云“分虚实，一概用黄连解毒、大小承气等汤治之乎”，可参。

下利谵语者，有燥屎也，宜小承气汤。

下利，里虚，谵语，里实。若脉滑大，证兼里急，知其中必有宿食也，其下利之物又必稠黏臭秽，知热与宿食合而为之也。此可决其有燥屎也，宜以小承气汤下之。于此推之，可知燥屎不在大便鞕与不鞕，而在里之急与不急、便之臭与不臭也。

汪琥曰：下利者，肠胃之疾也。若谵语，则胃家实，与厥阴无与①，乃肠中有燥屎不得下也，治宜小承气汤者，此半利半结，只须缓以攻之也。又曰：或问，既下利矣，则热气得以下泄，何由而致谵语、有燥屎也？答曰：此系阳明腑实大热之证，胃中糟粕为邪所壅，留著于内，其未成鞕者，或时得下，其已成鞕者，终不得出，则燥屎为下利之根，燥屎不得出，则邪热上乘于心，所以谵语。要之，此证须以手按脐腹当必坚痛，方为有燥屎之征。

直视谵语，喘满者死，下利者亦死。

上条下利谵语为可治，此条下利谵语者死。要知谵语不死于下利，而死于直视也。直视者，精不注乎目也；谵语者，神不守乎心也，已属恶候。加之喘满，阳上脱也，故曰死。下利，阴下脱也，故曰亦死也。

发汗多，若重发汗者，亡其阳，谵语。脉短者死，脉自和者不死。

注：太阳病，发汗过多，不解，又复重发其汗，以致气液两亡，热邪乘燥传入阳明而生谵语。谵语者，胃热，阳也。脉短者，气衰，阴也。阳病见阴脉，为阴盛于阳，故死也。若脉不短，为阴阳自和，故不死也。

汪琥曰：谵语者，脉当大实或洪滑，病虽甚，不死。若谵语脉短，为邪盛正衰，乃阳证见阴脉，无法可施。

喻昌曰：太阳经无谵语之例，必日久而兼阳明、少阳方有谵语，故此言太阳经得病时，发汗过多，及传阳明时，重发其汗，因有亡阳而谵语之一证也。亡阳之人，所存者，阴气耳，故神魂

① 无与：不相干。

不定而妄见妄闻，与热邪乘心之候不同。

发汗多，亡阳谵语者，不可下。与柴胡桂枝汤，和其营卫以通津液，后自愈。

发汗过多，大亡气液而发谵语者，乃津枯致燥之谵语，非热甚内实之谵语，不可下也。里有热，宜白虎汤加人参。表不解，与柴胡桂枝汤，和其营卫以通津液，后自愈也。

按：发汗过多，亡阳谵语，以无大便鞕满痛，故不可下；以无身寒、汗出、恶寒，故不可温。于此可知发太阳汗出过多致谵语者，必无发热、汗出、恶寒也。发阳明汗出过多致谵语者，必有潮热、恶热、不大便也。此则发少阳汗多故谵语者，即论中少阳不可发汗，发汗则谵语是也。然舍小柴胡汤别无治法，若只用柴胡又恐升散，非亡阳所宜，故合桂枝，和其营卫，通其津液，自可愈也。

阳明中风，脉弦浮大而短气，腹都满，胁下及心痛，久按之，气不通，鼻干，不得汗，嗜卧，一身及面目悉黄，小便难，有潮热，时时哕，耳前后肿，刺之小瘥，外不解。病过十日，脉续弦者，与小柴胡汤。脉但浮，无余证者，与麻黄汤。若不尿，腹满加哕者，不治。

注：中风传阳明，病太阳未罢，当浮缓。今脉弦浮大，弦，少阳脉也；浮，太阳脉也；大①，阳明脉也，脉既兼见，证亦如之。腹满，太阳阳明证也；胁下及心痛，久按之气不通快，少阳证也；鼻干，阳明证也；不得汗，太阳证也；嗜卧，少阴证也；面目悉黄，太阴证也；小便难，太阳腑证也；潮热，阳明里证也；哕逆，胃败证也；耳前后肿，少阳证也；短气，气衰证也，凡仲景立②法无方之条，皆是此等阴阳错杂、表里混淆之证，但教人俟其病势所向，乘机而施治也。故用刺法，待其小瘥。若外病不解，已成危候。如过十日，脉续弦不浮者，则邪机已向少阳，可与小③

---

① 大：原作“太”，据上文改。
② 立：原作“力”，据文义改。
③ 小：原作“可”，据上文改。

柴胡汤和之，使阳明之邪从少阳而解。若脉但浮不大，而无余证者，则邪机已向太阳，当与麻黄汤汗之，使阳明之邪从太阳而解。若已过十余日，病势不减，又不归于胃成实，更加不尿、腹满、哕甚等逆，即有一二可下之证，胃气已败，不可治也。

程知曰：此条全是表证未解，而无汗出燥渴之证，故不可用白虎。虽有潮热，而无鞕满、谵语、濈濈汗出之证，故不可用承气。不如俟气之自回，犹可渐引其邪从外出也。

脉浮而芤，浮为阳，芤为阴，浮芤相搏，胃气生热，其阳则绝。

浮脉为阳盛，芤脉为阴虚。阳盛则发热，阴虚则汗出，二者相搏，则胃气生热愈盛，胃中津液立亡。其阳则绝者，言阳亡津液绝也。若见此脉，当养津液，不可更攻也。

病人有寒，复发汗，胃中冷，必吐蛔。

病人有寒，是胃中寒也。复发汗，谓汗而复汗也。胃寒复汗，阳气愈微，胃中冷甚，蛔不能安，故必吐蛔也，宜理中汤送乌梅丸可也。

程应旄曰：汗生于谷精，胃中阳气所酿也。有寒复发汗，知胃阳不复存于内矣，蛔何能安？

汗后，水药不得入口为逆。若更发汗，必吐不止。

此承上条，误而又误，必变而成逆也。胃中虚冷，本因误汗，水药不得入口，入口即吐而为逆也。若更发其汗，则胃逆益甚，不能司纳，不特水药入口方吐，且必无时而不吐逆也。

程应旄曰：发汗后见此者，由未汗之先，其人已是中虚而寒，故一误不堪再误也。

脉浮而迟，表热里寒，下利清谷者，四逆汤主之。

阳明病，脉浮而迟，浮主表热，迟主里寒，今其证下利清谷，则为里寒太甚，法当温之，宜四逆汤主之。

汪琥曰：阳明经病，脉当从长，今脉但浮，此在表之热凝也。腑病脉当从数，今脉过迟，此在里之寒甚也，故见下利清谷。其所利之谷食，色不变，气不臭，即完谷不化也。此里寒已极，故与四逆汤也。

阳明病，欲解时，从申至戌上。

凡阳明病，无论在经在腑，必乘其旺时而解。申、酉、戌[①]，阳明旺时也。经气旺，则邪[②]气自退，故解也。

张志聪曰：经云：日西[③]而阳气衰，阳明之所主也。从申至戌上，乃阳明主[④]气之时，表里之邪欲出，必随旺时而解。

① 戌：原作“时”，据文义改。

② 邪：原作“血”，据《医宗金鉴·订正仲景全书伤寒论注·卷四·辨阳明病脉证并治全篇》改。

③ 西：原作“酉”，据《伤寒论集注·卷第三·辨阳明少阳病脉证篇第三》改。

④ 主：原作“生”，据《伤寒论集注·卷第三·辨阳明少阳病脉证篇第三》改。

卷二下

订正仲景伤寒六经论注下

少阳病

少阳主春，其气半出地外，半在地中。人身之气亦如之，故主半表半里也。半表者，谓在外之太阳也；半里者，谓在内之太阴也。邪入其间，阴阳相移，寒热交作，邪正相持，进退互拒。此际，汗吐下三法俱在所禁，故立小柴胡汤和解法加减施治。然小柴胡加减法中，又有口不渴，身有微热者，加桂枝以取汗，及下后胸胁满，微结，小便不利，渴而不[1]呕，头汗出，往来寒热[2]者，用柴胡桂枝干姜汤汗之，又有柴胡证具，而反下之，心下满而鞕痛者，此为结胸也，大陷胸汤主之，及柴胡证仍在者，先与小柴胡汤，呕不止，心下急，郁郁微烦者，为未解也，与大柴胡汤下之，更有本柴胡，更医以丸药下之，微利，胸胁满而呕，日晡潮热者，小柴胡加芒硝汤下之等法。是仲景亦有汗下之法，惟在临证详察，因病施治，不可执一也。

少阳之为病，口苦，咽干，目眩也。

少阳者，胆经也。其脉起于目锐眦，从耳后入耳中，挟咽出颐颔中。邪伤其经，故口苦、咽干、目眩也。口苦者，热蒸胆气上溢也；咽干者，热耗其津液也；目眩者，热熏眼发黑也。此揭中风、伤寒，邪传少阳之总纲。凡篇中称少阳中风、伤寒者，即具此证之谓也。

林澜曰：论中言少阳病，胸胁痛，耳聋，往来寒热，心烦喜呕，胸胁痞鞕，半表半里之证详矣。此何以曰口苦、咽干、目眩

---

① 不：原脱，据《伤寒论·辨太阳病脉证并治下第七》补。

② 热：原作“暑”，据《伤寒论·辨太阳病脉证并治下第七》改。

也？大抵病于经络者，此篇诸条已悉之矣。若胆热腑自病，则又必有此证也。

少阳中风，两耳无所闻，目赤，胸中满而烦者，不可吐下，吐下则悸而惊。

少阳即首条口苦、咽干、目眩之谓也。中风谓此少阳病是从中风之邪传来也。少阳之脉，起目锐眦，从耳后入耳中。其支者，会缺盆，下胸中，循胁。表邪传其经，故目赤，耳聋，胸中满而烦也。然此乃少阳半表半里之胸满而烦，非太阳证具之邪陷胸满而烦者比，故不可吐下。若吐下则虚其中，神志虚怯则悸而惊也。此揭中邪传少阳之大纲也。

沈明宗曰：胸中烦满，似乎可吐。但在少阳，其邪已下胸循胁，吐之徒伤胸中之气，使邪内并，逼迫神明则悸而惊也。

魏荔彤曰：此条论仲景不出方，小柴胡条中有心烦、心下悸之证，想可无事他求也。汗吐下三法既不可行，则当和解之，小柴胡为少阳对证之药，斯用之宜决耳。

伤寒，脉弦细，头痛发热者，属少阳。少阳不可发汗，发汗则谵语，此属胃，胃和则愈；胃不和，则烦而悸。

脉弦细，少阳之脉也。上条不言脉，此言脉者，补言之也。头痛，发热，无汗，伤寒之证也，又兼见口苦、咽干、目眩，少阳之证，故曰属少阳也。盖少阳之病已属半里，故不可发汗，若发汗则益伤其津而助其热，必发谵语。既发谵语，则是转属胃矣。若其人津液素充，胃能自和，则或可愈。否则津干热结，胃不能和，不但谵语，且更烦而悸矣。此揭伤寒邪传少阳之大纲也。

王肯堂曰：凡头痛发热俱为在表，惟此头痛发热为少阳者，何也？以其脉弦细，故知邪入少阳之界也。

伤寒五六日，中风，往来寒热，胸胁苦满，默默不欲饮食，心烦喜呕。或胸中烦而不呕，或渴，或腹中痛，或胁下痞鞕，或心下悸、小便不利，或不渴、身有微热，或咳者，小柴胡汤主之。

此承上三条，互详其证以明其治也。伤寒中风三四日，见口苦、咽干、目眩之证与弦细之脉，知邪已传少阳矣。若兼见耳聋、目赤、胸满而烦者，则知是从中风传来也。若兼见头痛、发热、无汗者，即知是从伤寒传来也。今五六日，更见往来寒热，胸胁苦满，默默不欲饮食，心烦喜呕，则知是中风、伤寒兼见俱有之证也。少阳之邪，进可传太阴之里，退可还太阳之表，中处于半表半里之间。其邪外兼于表，半表不解则作寒；内并于里，半里不和则作热。或表或里无常，故往来寒热不定也。少阳之脉，下循胸胁，邪凑其经，故胸胁苦满也。少阳邪近乎阴，故默默也。少阳木邪，病则妨土，故不欲饮食也。邪在胸胁，火无从泄，上逼于心，故心烦也。邪欲入里，里气外拒，故呕，呕则木气舒，故喜之也。此皆柴胡应有之证也。其余诸证，时或有之，总宜以小柴胡汤主之，各随见证以加减治之可耳。然既分伤寒、中风之传，而不分其治者，何也？盖以太阳有营卫之分，故风寒之辨宜严，即传阳明、少阳，则无营卫之分，具其邪皆化热，故同归一致也。

小柴胡汤

柴胡五钱　黄芩三钱　人参三钱　半夏四钱　炙甘草二钱　生姜三钱　大枣三枚，擘

若胸中烦而不呕，去半夏、人参，加瓜蒌子（去壳，捣去油）；若渴，去半夏，加人参、天花粉；若腹中痛，去黄芩，加芍药；若胁下痞鞕，去大枣，加牡蛎；若心下悸，小便不利，去黄芩，加茯苓；若不渴，外有微热，去人参，加桂枝，温服，微汗愈；若咳者，去人参、大枣、生姜，加五味子、干姜（炒黄）。

方中以柴胡疏木，使半表之邪得从外宣；黄芩清火，使半里之邪得从内彻。半夏豁痰饮，降里气之逆；人参补内虚，助生发之气。甘草佐柴、芩，调和内外；姜、枣佐参、夏，通达营卫，相须相济，使邪不致内向而外解也。

伤寒中风，有柴胡证，但见一证便是，不必悉具。

郑重光曰：有柴胡证，但见一证便是，不必悉具者，言往来寒热是柴胡证，此外兼见胸胁满鞕，心烦喜呕，及诸证中凡有一证者，即是半表半里。故曰呕而发热者，小柴胡汤主之。因柴胡

为枢机之剂，风寒不全在表，未全入里者，皆可用。故证不必悉具，而方有加减法也。至若柴胡有疑似证，不可不审者，如胁下满痛、本渴、而饮水呕者，柴胡不中与也。及但欲呕、胸中痛、微溏者，亦非柴胡证。此等又当细为详辨也。

伤寒三日，少阳脉小者，欲已也。

伤寒，皆中风而言也，其邪三日，少阳受之。脉若大者，为邪盛欲传；今脉小，为邪衰，欲自已也。

伤寒四五日，身热恶风，颈项强，胁下满，手足温而渴者，小柴胡汤主之。

伤寒四五日，邪在三阳之时。身热恶风，太阳证也；颈项强，太阳阳明证也；胁下满，手足温而渴，阳明少阳证也。此为三阳合病之始，故当权其孰缓孰急以施其治。然其人胁下满，手足温而渴，是已露去表入里、归并少阳之机，故独从少阳以为治也。主以小柴胡汤者，和解其表里也。此三阳合病，不必悉具柴胡症而当用柴胡之一法也。

喻昌曰：本当从三阳合并病之例而用表法，但手足温而加渴，是外邪逼凑于少阳，向里之机已著，若更用辛甘发散，则重增其热而大耗其津矣。故从小柴胡之和法，使阳邪罢而阴津不伤，一举而两得也。小柴胡汤当从加减法不呕而渴者，去半夏加天花粉为是。

汪琥曰：此条系三阳经齐病，而少阳之邪居多也。太阳伤寒已至四五日之时，不曰发热、恶风，只曰身热者，此太阳之邪渐衰也；其兼阳明证，不曰鼻干、不得卧，而只曰颈项强者，此阳明之邪亦将衰也；惟胁下满为少阳经之专证，况兼手足温而又渴，此为邪将传里之机已著也。

阳明病，发潮热，大便溏，小便自可，胸胁满不去者，与小柴胡汤。

阳明病，发潮热，当大便鞕，小便数也。今大便溏，小便如常，非阳明入腑之潮热可知矣。况有胸胁满不去之少阳证乎？故不从阳明治而从少阳，与小柴胡汤主之也。

阳明病，胁下鞕满，不大便而呕，舌上白苔者，可与小柴胡汤。上焦得通，津液得下，胃气因和，身濈然汗出而解。

阳明病，不大便，胁下鞕满而呕，是阳明传少阳病也。若舌上黄苔涩者，为阳明之热未尽，则当与大柴胡汤两解之。今舌上白苔滑者，是已传少阳，故可与小柴胡汤和解之。俾上焦得通则呕可止，津液得下则便可通，胃气因和而鞕满除，则身必濈然汗出而解矣。

程知曰：此言阳明兼少阳，宜用小柴胡也。不但大便溏为胃未实，即使不大便而呕，亦为邪未入里。鞕满在胁而不在腹，舌苔白而不黄，犹带表寒，皆少阳之见证多。故当从小柴胡分解阴阳，则上下通和，濈然汗出，而表里之邪为之一撤矣。

上条阳明病从潮热上见，此条阳明病从不大便上见。

凡柴胡汤病证而下之，若柴胡证不罢者，复与柴胡汤，必蒸蒸然而振，却发热汗出而解。

凡柴胡汤病证，不与柴胡汤而反下之，不变他病，柴胡证仍在者，可复与柴胡汤则解。但已误下，其证必虚，故解必蒸蒸而热，振振而寒，邪正交争，然后汗出而解也。

得病六七日，脉迟浮弱，恶风寒，手足温。医二三下之，不能食，而胁下满痛，面目及身黄，颈项强，小便难者，与柴胡汤，后必下重。本渴而饮水呕者，柴胡汤不中与也。

得病六七日，少阳入太阴之时也。脉迟，太阴脉也；浮弱，太阳脉也。恶风寒，太阳证也；手足温，太阴证也。医不以柴胡桂枝汤解而和之，反二三下之，表里两失矣。今不能食，胁下满痛，虽似少阳之证而实非少阳也。面目及身黄，太阳之证已具也；颈项强，则阳明之邪未已也；小便难者，数下夺津之候也。此皆由医之误下，以致表里之杂，阴阳同病。若更以有少阳胁下满痛之一证不必悉具，而又误与柴胡汤，则后必下重，是使邪更进于太阴也。虽有渴证，乃系数下夺津之渴。其饮水即呕，亦非少阳本证之呕，缘误下所致，故柴胡①汤不中与也。

① 胡：原脱，据文义补。

伤寒六七日，发热，微恶寒，肢节烦疼，微呕，心下支结，外证未去者，柴胡桂枝汤主之。

伤寒六七日，发热，微恶寒，肢节烦疼，微呕，心下支结者，是太阳之邪传少阳也。故取桂枝之半以散太阳未尽之邪，取柴胡之半以散少阳呕结之病。而不名桂枝柴胡汤①者，以太阳外证虽未去，而病机已见于少阳里也。故以柴胡冠桂枝之上，意在解少阳为主，而散太阳为兼也。支者，侧也，小也。支结者，侧之小结也。

程知曰：此邪入少阳而太阳证未去者也。发热恶寒，肢节烦疼，太阳证也，乃恶寒而微，但肢节烦痛而不头项强痛，则太阳证亦稍减矣。呕而支结，少阳证也，乃呕逆而微，但结于心下之偏旁，而不结于两胁之间，则少阳亦尚浅也。若此者，惟当以柴胡汤和解少阳，而加以桂枝汤发散太阳，此不易之法也。

柴胡桂枝汤

柴胡五钱　桂枝二钱　人参二钱　炙甘草一钱　半夏二钱　黄芩二钱　芍药二钱　大枣二枚，擘　生姜二钱，切

伤寒五六日，已发汗而复下之，胸胁满微结，小便不利，渴而不呕，但头汗出，往来寒热，心烦者，此为未解也。柴胡桂枝干姜汤主之。

伤寒五六日，已发其汗，表未解而复下之。若邪陷于阳明之里，则必作结胸痞鞕、协热下利等证。今邪陷入少阳之里，故令胸胁满微结也。小便不利，渴而不呕者，非停水之故，乃汗下损其津液也。论中有身无汗，独头汗出，发热不恶寒，心烦者，乃阳明表热，郁而不得外越之头汗也。今但头汗出，往来寒热，心烦者，无阳明证，知为少阳表热，郁而不和上蒸之头汗也。此为少阳表里未解之证，故主柴胡桂枝干姜汤以专解半表之邪，兼散半里之结也。

柴胡桂枝干姜汤

柴胡五钱　桂枝二钱　干姜二钱，炒　瓜蒌根三钱　黄芩二钱　牡蛎二钱　炙甘草一钱半

① 桂枝柴胡汤：原作“柴胡桂枝汤”，据下文乙转。

服柴胡汤已，渴者，属阳明，以法治之。

风寒之邪从阳明而转少阳，起初不渴，今服柴胡汤已，反渴者，是少阳转属阳明也。以法治之，谓当分①其经腑见证而治之也。葛根、白虎、调胃间，各从其宜而用之可耳。

沈明宗曰：服柴胡汤已，渴者，乃少阳之邪不传三阴而转入阳明矣。即当随阳明现症而治，故谓以法治之。

郑重光曰：少阳、阳明之病机在呕、渴中分，渴则转属阳明，呕则仍在少阳。如呕多，虽有阳明证不可攻之，因病未离少阳也，服柴胡汤当止。若服柴胡汤已，加渴者，是热入胃腑，耗津消水，此属阳明胃病也。

伤寒五六日，头汗出，微恶寒，手足冷，心下满，口不欲食，大便鞕，脉沉细者，此为阳微结，必有表，复有里也。脉沉，亦在里也。汗出，为阳微。假令纯阴结，不得复有外证，悉入在里，此为半在里半在外也。脉虽沉细，不得为少阴病。所以然者，阴不得有汗，今头汗出，故知非少阴也。可与小柴胡汤。设不了了者，得屎而解。

伤寒五六日，虽表有头汗出、微恶寒之阳邪未罢，里有心下满、口不欲食、大便鞕之阳结已形，但手足冷、脉沉细，则阳邪所结殊微也。故曰此为阳微结，必有表，复有里也。然脉沉细，似乎里阴盛，而头汗出，则为表阳郁也。假令纯阴结，则不得复有头汗出之外证，始合悉入在里之纯阴结也。夫既非悉入在里之纯阴结，此必为半在里、半在表之阳微结也。故脉虽沉细，不得为少阴病。所以然者，三阴不得有汗，今头汗出，故知非少阴也。可与小柴胡汤者，和其不通，身汗出，微恶寒也。设不了了者，必大便之鞕未除，自宜利其大便，使得屎而解也。

---

① 当分：原作"分当"，据《医宗金鉴·订正仲景全书伤寒论注·辨少阳病脉证并治全篇》乙转。

沈明宗曰：得屎而解，当用大柴胡之法①也。

程应旄曰：凡脉细、脉沉，皆阴脉也。今与阳证同见，则为阳热郁结之诊，无关少阴也。可见阳气一经郁结，不但阳证似阴，并阳脉亦似阴矣。

周扬俊曰：此条恶寒、肢冷、不欲食、脉细或沉，有似乎阴，最难辨晰。仲景特出阳微结三字，昭示千古。以头汗出为阳，阴不得有汗也。至五六日，头痛发热，证原属阳也，故纵见少阴之脉，不得为少阴之病。然独未见少阳一证，何遽得为少阳病耶？此仲景所以又明言半在表半在里也。尔时里证既多，不得纯以表药汗之；外证似阴，不得复以里药温之。故取小柴胡提出其邪于表里之半，而大便鞕、不了了者，则当下之，得屎无疑也。仲景恐人未明，自为详辨，然后知手足冷、微恶寒者，正因阳邪郁结，不外通于肢体，故独头汗出也。

伤寒，阳脉涩，阴脉弦，法当腹中急痛者，先与小建中汤；不瘥者，与小柴胡汤主之。

伤寒，脉得浮涩，营卫不足也。脉得沉弦，木入土中也。营卫不足则表虚，木入土中则里急。惟表虚里急，腹中急痛，所以先用小建中汤，以其补营卫兼缓中急，则痛可瘥也。或不瘥，必邪尚滞于表。知涩为营卫不通，弦为少阳本脉，故与小柴胡汤，按法施治也。成无几去黄芩加芍药，疏外调中，其说亦是。

伤寒，胸中有热，胃中有邪气，腹中痛，欲呕吐者，黄连汤主之。

伤寒未解，欲呕吐者，胸中有热邪上逆也；腹中痛者，胃中有寒邪内攻也。此热邪在胸，寒邪在胃，阴阳之气不和，失其升降之常，故用黄连汤，寒温互用，甘辛②并③施，以调理阴阳而和

---

① 法：原作“解”，据《医宗金鉴·订正仲景全书伤寒论注·辨少阳病脉证并治全篇》改。

② 辛：《医宗金鉴·订正仲景全书伤寒论注·辨少阳病脉证并治全篇》作“苦”。

③ 并：原作“病”，据文义改。

解之也。然此属外因[1]上下寒热之邪，故有如是之证；若内因杂病[2]，呕吐而腹痛者，多因宿食。由此推之，外因内因，证同而情异，概可知[3]也。

黄连汤

黄连三钱　炙甘草三钱　干姜三钱，炒　人参二钱　桂枝三钱　半夏三钱　大枣二枚，擘

太阳病十日以上[4]，脉浮细而嗜卧者，外已解也。设胸满胁痛者，与小柴胡汤；脉但浮者，与麻黄汤。

太阳病十日以上，无他证，脉浮细而嗜卧者，外邪已解，不须药也。设有胸满胁痛等证，则知少阳之外邪未解，故与小柴胡汤和之。若脉但浮不细，而有头痛发热，恶寒无汗等证，则仍是太阳之外邪未解，当与麻黄汤汗之。

按：论中脉浮细，太阳、少阴脉也；脉弦细，少阳脉也；脉沉细，少阴脉也。脉浮细，身热嗜卧者，阳也；脉沉细，身无热嗜卧者，阴也；脉缓细，身和嗜卧者，已解也。是皆不可不察也。

伤寒发热，汗出不解，心中痞鞕，呕吐而不利者，大柴胡汤主之。

伤寒发热，汗出不解，表尚未已也。心中痞鞕，大便不利，里病又急矣。呕吐，少阳、阳明兼有之证也。少阳、阳明两急，心中热结成痞，故以大柴胡汤外解少阳发热未尽之表，内攻阳明成实痞结之里也。

按：太阳病，发热，汗出不解，心下痞鞕，下利，不呕吐者，此表里俱虚，桂枝人参汤证也。若呕吐不利者，此表里俱实，大柴胡汤证也。彼则脉微弱，此则脉必有力也。

---

① 因：原作“阴”，据文义改。

② 病：原作“痛”，据《医宗金鉴·订正仲景全书伤寒论注·辨少阳病脉证并治全篇》改。

③ 知：原作“之”，据《医宗金鉴·订正仲景全书伤寒论注·辨少阳病脉证并治全篇》改。

④ 上：《伤寒论·辨太阳病脉证并治中第六》作“去”。

太阳病，过经十余日，反二三下之，后四五日，柴胡证仍在者，先与小柴胡汤。呕不止，心下急，郁郁微烦者，为未解也，与大柴胡汤下之则愈。

太阳病，传过三阳之经十余日，医不随经施治，反二三下之，未致变逆。后四五日，惟见少阳寒热往来之柴胡证仍在者，宜先与小柴胡汤解表和里。如或不愈，其呕不止，心下满急，郁郁微烦，此为少阳表里均未解也，与大柴胡汤下之，攻里和表，自可愈也。

程应旄曰：此条与阳明经呕多，虽①有阳明证，不可下之条细细酌量。阳明证呕在上，而邪亦在膈之上，未入腑，故不可下；此条呕不止，心下急，乃邪在膈之下，已属胃，乃可下也。可下不可下，此等处最不容误也。

大柴胡汤

柴胡六钱　黄芩三钱　半夏三钱　芍药三钱　枳实三钱，炒　大黄三钱　生姜四钱，切片　大枣二枚，擘

柴胡证在，又复有里，故立少阳两解之法。以小柴胡汤加枳实、芍药者，解其外以和其内也；去参、草者，以里不虚也；少加大黄，所以泻结热也；倍生姜者，因呕不止也。

太阳病，过经②十余日，心中嗢嗢③欲吐，而胸中痛，大便反溏，腹微满，郁郁微烦，先此时自极吐下者，与调胃承气汤。若不尔者，不可与。但欲呕，胸中痛，微溏者，此非柴胡证，以呕，故知极吐下也。王肯堂曰：以呕之下，当有阙文。

太阳病，过经十余日，曾经吐下不解者，以极吐则虚其胸，邪热乘虚入胸，故心下嗢嗢欲吐，而胸中痛也；极下则虚其里，邪热乘虚入里，故大便反溏，腹微满，郁郁微烦也。询知先时若

---

① 虽：原作“惟”，据《医宗金鉴·订正仲景全书伤寒论注·辨少阳病脉证并治全篇》改。

② 过经：原作“经过”，据《伤寒论·辨发汗吐下后病脉证并治第二十二》乙转。

③ 嗢（wà袜）嗢：象声词。反胃欲呕的声音。

果经极吐下，则为在表之邪热悉陷胸腹，而所见者皆是里证未和，故宜与调胃承气汤下而和之。若不尔者，谓不因极吐极下而有斯证，则又不可与是汤也。夫但欲呕者，少阳也；胸中痛者，太阳也；微溏者，太阳少阳合病之利也。并无心中嗢嗢郁郁、腹满烦热等证，固不可与承气汤矣。然此亦非柴胡证，故柴胡汤亦不可与也。须从太阳、少阳合病，下利若呕者，与黄芩加半夏生姜汤可也。

黄芩加半夏生姜汤

黄芩三钱　芍药三钱　半夏三钱　甘草二钱半　生姜三钱，切　大枣二枚，擘

伤寒十三日不解，胸胁满而呕，日晡所发潮热，已而微利。此本柴胡证，下之而不得利，今反利者，知医以丸药下之，非其治也。潮热者，实也。先宜小柴胡①汤以解外，后以柴胡加芒硝汤主之。

凡伤寒过经不解，热邪转属胃腑者多，皆当下之。今伤寒十三日不解，过经，胸胁满而呕，日晡所发潮热，已而微利，此本大柴胡证也。下之而不通利，今反利者，询知为医以丸药迅下之，非其治也。迅下则水虽去而燥者仍存，恐医以下之后之利为虚，故复指曰潮热者，实也，是可再下者也。但胸胁之邪未已，故先宜小柴胡汤以解少阳之外，复以小柴胡汤加芒硝以下少阳之里。不用大黄而加芒硝者，因里不急，且经迅下，惟欲其软坚润燥耳，是又下中兼和之意也。

《内台方议》曰：潮热者，实也，何不用大柴胡汤、大小承气下之，却用芒硝，何也？盖潮热虽属实，然已先用丸药伤动脏腑，若再用大黄下之，则脾气伤而成坏证矣，只用芒硝润燥以取利也。

伤寒十三日不解，过经谵语者，以有热也，当以汤下之。若小便利者，大便当鞕，而反下利，脉调和者，知医以丸药下之，非其治也。若自下利者，脉当微厥，今反和者，此为内实也，调

① 胡：原作“服”，据医理改。

胃承气汤主之。

此承上条，互发其意以详其治也。伤寒十三日不解，过经谵语者，以有热也，当以汤药下其热。但上条潮热之热，热在表里，当大便不鞕；此条谵语之热，热归胃腑，法当大便鞕。若小便利者，大便当鞕，今大便不鞕而反下利，脉调和者，知为医以丸药下之之利，非其治也。如未经丸药下之，自下利者，则为内虚。内虚之利，脉当微弱而厥。今反和而不微厥，此为内实有热，非内虚有寒也，虽下利，乃热利也。仍当下其热，故以调胃承气汤主之。

伤寒三日，三阳为尽，三阴当受邪。其人反能食而不呕，此为三阴不受邪也。

伤寒之邪，一日太阳受之，二日阳明受之，三日少阳受之，四日太阴受之，五日少阴受之，六日厥阴受之，此传经之次第也。今伤寒三日，三阳表邪为尽，三阴当受邪。其人当不能食而呕，今反能食而不呕者，此为里和，三阴不受邪也。然此乃《内经》以其大概而言，究不可以日数拘也。

汪琥曰：邪在少阳，原呕不能食，今反能食而不呕，可征里气之和，而少阳之邪自解也。里既和而少阳之邪解，则其不传三阴断断可必，故云三阴不受邪也。

伤寒六七日，无大热，其人躁烦者，此为阳去入阴故也。

伤寒六七日，邪欲入里之时也；无大热，表热微也；躁烦者，里热盛也。此为阳去入阴也。阳去入阴者，谓阳邪去表入里，传于三阴也。

成无已曰：内热为烦，谓心中郁烦也；外热为躁，谓身外热躁也。内热为有根之火，故但烦不躁及先烦后燥者，皆可治；外热无根之火，故但躁不烦及先躁后烦者，皆不可治。

妇人中风，发热恶寒，经水适来，得之七八日，热除而脉迟身凉，胸胁下满，如结胸状，谵语者，此为热入血室也。当刺期门，随其实而泻[1]之。

---

① 泻：《伤寒论·辨太阳病脉证并治下第七》作“取”。

妇人中风，发热恶寒，表病也。若经水不来，热必无由传于血室。今经水适来，得之七八日后，脉迟热除身凉，似乎表欲解矣。若复①见胸胁下满，如结胸状，谵语之证，则知非表解入里，乃表邪之热因经水适来，乘虚而入于血室也，法当刺期门。期门为肝之穴，肝为藏血之所，今邪入血室，故刺期门，随其血分实热而泻之也。

方有执曰：血室为营血停留②之所，经血集会之处，即冲脉，所谓血海是也。其脉起于气冲，并少阴之经，夹脐上行，至胸中而散。故热入而病作，其证则如是也。期门二穴，在不容两旁，各去同身寸之一寸五分，肝之募也③。肝纳血，故刺期门，所以泻血分之实热也。

期门穴在乳下第二肋端，章门之上。

阳明病下血谵语者，为热入血室，是兼男女而言也。

汪琥曰：邪传少阳，热入血室，故作谵语等证。仲景恐人误认为阳明腑实证，轻用三承气以伐胃气，故特出一刺期门法以疗之。

妇人中风，七八日续得寒热，发作有时，经水适断者，此为热入血室。其血必结，故使如疟状，发作有时，小柴胡汤主之。

寒热如疟，乃为邪在少阳，半表半里也。故用小柴胡汤以和表里，热自解也。

程知曰：前证经水来而胸胁满结、谵语，是邪实于脏也，故用刺以泻之；此证因血结而寒热如疟，是邪发于经也，故用小柴胡汤和之。

妇人伤寒，发热，经水适来，昼日明了，暮则谵语，如见鬼状者，此为热入血室，无犯胃气及上二焦，必自愈。

---

① 复：原作“腹”，据文义改。

② 留：原作“流”，据《医宗金鉴·订正仲景全书伤寒论注·辨少阳病脉证并治全篇》改。

③ 也：原作“之”，据《医宗金鉴·订正仲景全书伤寒论注·辨少阳病脉证并治全篇》改。

上二条发明风邪热入血室之证，此条发明寒邪热入血室之证。妇人伤寒发热，无汗，经水适来，则必热入血室。故昼则明了，邪不在阳也；暮则谵语，如见鬼状者，是为邪在阴也。无犯胃气及上二焦者，通谓三焦也。盖禁人汗吐下三法皆不可轻用，当俟其经行，必热随血去而愈也。

林澜曰：伤寒发热者，寒已成热也。经水适来，则血室空虚，邪热乘虚入于血室。若昼日谵语，为邪客于腑，与阳争也。此昼日明了，暮则谵语，如见鬼状者，是邪不入腑而入于血室，与阴争也。阳盛谵语宜下，此不可下者，犯胃气也。彼热入血结寒热者，与小柴胡汤散邪发汗；此虽热入血室，而不留结，不可与发汗药，犯其上焦也。若热入胸胁，满如结胸者，可刺期门；此虽热入血室，而无满结，不可刺期门，以犯其中焦也。必自愈者，以经行则热随血去，血下则邪热悉除而愈矣。

血弱气尽，腠理开，邪气因入，与正气相搏，结于胁下。正邪分争，往来寒热，休作有时，默默不欲饮食，脏腑相连，其痛必下，邪高痛下，故使呕也。一云脏腑相连，其病必下，胁膈中痛。小柴胡汤主之。

少阳之脉，下胸中，循胁表；厥阴之脉，抵少腹，循胁里，故其痛必及于胁下也。少阳之邪，从胸而下胁，因胸而病及于胁，故曰邪高痛下也。邪从胸循胁入里，里气上拒，故使呕也。仲景重①出此条，仍主之以小柴胡汤者，使知法不外少阳，不必另从厥阴血室中求治也。

少阳病，欲解时，从寅至辰上。

寅卯辰，木旺之时也。经云：阳中之少阳，通于春气。故少阳之病，每乘气旺之时而解。经气之复，理固然也。

魏荔彤曰：病在少阳，乘其正旺，如法治之，何病不已。

---

① 重：原作“从”，据《医宗金鉴·订正仲景全书伤寒论注·辨少阳病脉证并治全篇》改。

太阴病

六气之邪，感人虽同，人受之而生病各异者，何也？盖以人之形有厚薄，气有盛衰，脏有寒热，所受之邪每从其人之脏气而化，故生病各异也。是以或从虚化，或从实化，或从寒化，或从热化。譬诸水火，水盛则火灭，火盛则水耗，物盛从化，理固然也。诚知乎此，又何疑乎？阳邪传阴，变寒化热，而遂以为奇邪；自后汉迄今，千载以来，皆谓三阴寒邪不传，且以伤寒传经阴邪谓为直中，抑知直中乃中寒之证，非传经之邪耶？是皆未曾熟读仲景之书，故有此误耳。如论中下利，腹胀满，身体疼痛者，先温其里，乃攻其表，温里宜四逆汤，攻表宜桂枝汤，此三阳阳邪传入太阴，邪从阴化之寒证也；如少阴病，下利，白通汤主之，此太阴寒邪传少阴之寒证也；如下利清谷，里寒外热，汗出而厥者，通脉四逆汤主之，此少阴寒邪传厥阴之寒证也。皆历历可据，岂得谓伤寒阴不相传，无阳从阴化之理乎？夫太阴湿土，纯阴之脏也，故病一入太阴，则邪从阴化者多，从阳化者少。从阴化者，如论中腹满吐食，自利不渴，手足自温，时腹自痛，宜服理中四逆辈者是也；从阳化者，如论中发汗后不解，腹满痛者，急下之，宜大承气汤。腹满大实痛者，宜桂枝加大黄汤主之者是也。盖脾与胃同处腹中，故腹满、腹痛两皆有之。然腹满为太阴主病，心下满为阳明主病，其阳明亦有腹满者，以阳明腹满与热同化，故必有潮热、自汗、不大便之证，而不似太阴与时同化，有发黄、暴烦、下利秽腐之证也。诚能更于腹之时痛、大实痛、腹满痛处详审①虚实，斟酌温下，则了无余义矣。故以此括之，自知太阴之要法②也。

太阴之为病，腹满而吐，食不下，时腹自痛。若下，必胸下

---

① 审：原脱，据《医宗金鉴·订正仲景全书伤寒论注·辨太阴病脉证并治全篇》补。

② 法：原作“发”，据《医宗金鉴·订正仲景全书伤寒论注·辨太阴病脉证并治全篇》改。

结鞕，自利益甚。

太阴，脾经也，其脉布胃中，络于嗌。寒邪传于太阴，故腹满，时腹自痛。寒邪循脉犯胃，故吐，食不下。此太阴里虚，邪从寒化之证也，当以理中、四逆辈温之。若腹满嗌干，不大便，大实痛，始为太阴里实，邪从热化之证，当以桂枝加大黄汤下之矣。若以太阴虚寒之满痛，而误认为太阴实热之满痛而下之，则寒虚相搏，必变为脏结痞鞕，反自利益甚矣。

程应旄曰：阳邪亦有腹满，得吐则满去，而食可下者；今腹满而吐，食不下，则满为寒胀，吐为寒格也。阳邪亦有下利腹痛，得利则痛随利减者；今下利而时腹自痛，则利为寒利，痛为寒痛也。曰胸下，阴邪结于胸下之阴分，异于阳邪结胸之在胸，且按之而痛也。曰结鞕，无阳以化气，则为坚阴，异于痞之濡而软也。彼皆阳从上陷而阻留，此则阴从下逆而不归，寒热大别也。

吴人驹曰：自利有时，而腹自痛，非若积蓄而常痛者。若以诸痛为实，从而下之，其满益甚，必令胸下皆为结鞕，而自利益甚矣。

伤寒四五日，腹中痛，若转气下趋少腹者，此欲自利也。

伤寒四五日，邪入太阴之时也。腹中痛，若不转气下趋者，属阳明也；今腹中痛，转气下趋少腹者，乃太阴欲作自利之候也。此仲景示人不可以诸痛为实，而妄议下之意也。

张璐曰：腹痛亦有属火者，其痛必自下而上攻；若痛自上而下趋者，定属寒痛无疑矣。

魏荔彤曰：此重在预防下利，而非辨寒热也。玩若字、欲字，可见其辨寒邪者，自有别法。

自利不渴者，属太阴，以其脏有寒故也。当温之，宜服四逆辈。

凡自利而渴者，里有热，属阳也；若自利不渴，则为里有寒，属阴也。今自利不渴，知为太阴本脏有寒也，故当温之。四逆辈者，指四逆、理中、附子等汤而言也。

程知曰：言太阴自利为寒，宜温者也。少阴属肾水，热入而耗其肾，故自利而渴；太阴属脾土，寒入而从其湿，则不渴而利。故太阴自利，当温也。

程应旄曰：三阴同属脏寒。少阴、厥阴有渴证，太阴独无渴证者，以其寒在中焦，总与龙雷之火无涉。少阴中有龙火，底寒甚则龙升，故自利而渴；厥阴中有雷火，故有消渴。太阳一照，雷雨收声，故发热则利止，见厥而复利也。

理中汤

人参　白术炒　炙甘草　干姜炒黄。各四钱

若脐上筑者，肾气动也，去白术加桂。若吐多者，去白术加生姜。若下多者，仍用白术，悸者，加茯苓。若渴欲得水者，加术。腹满者，去术加附子。

伤寒本自寒格①，医复吐下之，寒格更逆吐下，若食入口即吐，干姜黄连黄芩人参汤主之。

经曰：格则吐逆。格者，吐逆之病名也。朝食暮吐，脾寒格也；食入即吐，胃热格也。本自寒格，谓其人本即有朝食暮吐寒格之病也。今病伤寒，医见可吐可下之证，遂执成法，复行吐下，是寒格更逆②于吐下也。当以理中汤温其太阴，加丁香降其寒逆可也。若食入口即吐，则非寒格，乃热格也。当用干姜、人参安胃，黄连、黄芩降胃火也。

干姜黄连黄芩人参汤

干姜炒黄　黄连　黄芩　人参各三钱

伤寒，医下之，续得下利清谷不止，身疼痛者，急当救里；后身疼痛，清便自调者，急当救表。救里宜四逆汤，救表宜桂枝汤。

---

① 格：考《伤寒论》原作“下”，此为作者据《医宗金鉴·订正仲景全书伤寒论注·辨太阴病脉证并治全篇》按语而改。

② 逆：原作“宜”，据《医宗金鉴·订正仲景全书伤寒论注·辨太阴病脉证并治全篇》改。

伤寒，医不分表里寒热虚实而误下之，续得下利清谷不止者，寒其里也。虽有通身疼痛之表未除，但下利清谷不止，里寒已盛，法当急救其里。俟便利自调，仍身疼痛不止，再救其表可也。救里宜四逆汤，温中胜寒；救表宜桂枝汤，调营和卫也。

王三阳曰：此证当照顾协热利，须审其利之色何如，与势之缓急，不可轻投四逆、桂枝也。

喻昌曰：攻里必须先表后里，始无倒行逆施之患。惟在里之阴寒极盛，不得不急救其里。俟里证稍定，仍救其表可也。

下利清谷，不可攻表，汗出必胀满。

此详上条，不先救里而发其表，以明太阴、少阴同病之证也。下利清谷，太阴寒邪已传少阴。即有身痛，不可攻表，若误攻其表，即使汗出太阳表解，而太阴寒凝，必胀满矣。

发汗后，腹胀满者，厚朴生姜半夏甘草人参汤主之。

发汗后，表已解而腹满者，太阴里虚之胀满也，故以厚朴生姜甘草半夏人参汤主之，消胀散满，补①中降逆也。

汪琥曰：此条乃汗后，气虚腹胀满，其人虽作胀满而内无实形，所以用人参、炙甘草等甘温补药。

厚朴生姜半夏甘草人参汤

厚朴四钱，去皮　生姜四钱，切片　半夏四钱　人参三钱　炙甘草二钱

发汗不解，腹满痛者，急下之，宜大承气汤。腹满不减，减不足言，当下之，宜大承气汤。

发汗后，表已解，腹满不痛者，乃腹满时减，减复如故之虚满也，当温之，厚朴生姜半夏甘草人参汤证也。今发汗后，表不解，腹满大痛者，乃腹满不减，减不足言之实满也，当下之，宜大承气汤。盖以里急，先攻里后和表也。

喻昌曰：减不足言四字，形容腹满如绘。见满至十分，即减

① 补：原脱，据《医宗金鉴·订正仲景全书伤寒论注·辨太阴病脉证并治全篇》补。

去一二分，不足杀其势也。此所以纵有外邪未解，而当下无疑矣。

刘宏璧曰：太阴无可下之法也。设在经，则各经已无可下之理；在脏，则太阴尤无受下之处。桂枝加大黄汤安能无疑乎？不知脾与胃相表里也，太阳[①]误下，太阴受邪，适胃有宿食，则脾因胃之实而实，亦即因太阳之邪而痛矣。既大满大痛，已成胃实，又非此汤之所能治，故宜大承气汤也。

太阴[②]病，脉浮者，可发汗，宜桂枝汤。

太阳经病，脉当浮缓；太阴脏病，脉当沉缓。今邪至太阴，脉浮不缓者，知太阳表邪尤未全罢也。故即有吐利不食、腹满时痛一二证，其脉不沉而浮，便可以桂枝发汗，先解其外，俟外解已，再调其内可也。于此又可知论中身痛腹满下利，急先救里者，脉必不浮矣。

王肯堂曰：病在太阳，脉浮无汗，宜麻黄汤。此脉浮当亦无汗，而不言者，谓阴不得有汗，不必言也。不用麻黄汤而用桂枝汤，盖以三阴兼表病者，俱不当大发汗也。须识无汗亦有用桂枝者。

程知曰：此言太阴宜散者也。太阴病，谓有腹痛下利证也。太阳脉尺寸俱浮，今脉浮则邪还于表可知矣，故宜桂枝解散。不用麻黄者，阴病不得大发其汗也。桂枝汤有和里之意焉。

本太阳病，医反下之，因而腹满时痛者，属太阴也，桂枝加芍药汤主之。大实痛者，桂枝加大黄汤主之。

本太阳中风，医不以桂枝汤发之，而反下之，因而邪陷入里。余无他证，惟腹满时痛者，此属太阴，里虚痛也。故宜桂枝加芍药汤，以外解太阳之表，而内调太阴之里虚也。大满时痛，则属太阴热化，胃实痛也。故宜桂枝加大黄汤，以外解太阳之表，而内攻太阴之里实也。

---

① 阳：原作“阴”，据《医宗金鉴·订正仲景全书伤寒论注·辨太阴病脉证并治全篇》改。

② 阴：原作“阳”，据《伤寒论·辨太阴病脉证并治第十》改。

桂枝加芍药汤即桂枝汤内倍用芍药是也。

芍药六钱　桂枝三钱　炙甘草二钱　生姜三钱，切片　红枣二枚，擘

桂枝加大黄汤

芍药六钱　桂枝三钱　大黄三钱　炙甘草二钱　生姜三钱　红枣二枚，擘

柯琴曰：腹满为太阴、阳明俱有之证，然位同而职异。太阴主出，太阴病则腐秽气凝不利，故满而实痛；阳明主内，阳明病则腐秽燥结不行，故大实而痛。是知大实痛是阳明病而非太阴病矣。仲景因表证未解，阳邪已陷入太阴，故倍芍药以益脾调中，而除腹满之时痛，此用阴和阳法也；若表邪未解，而阳邪陷入阳明，则加大黄以润胃通结，而除其大实之痛，此双解表里法也。凡妄下必伤胃之气液，胃气虚则阳邪袭阴，故转属太阴；胃液涸则两阳相搏，故转属阳明。属太阴则腹满时痛而不实，阴道虚也；属阳明则腹满大实而痛，阳道实也。满①而时痛，是下利之兆；大实而痛，是燥屎之征。故倍用芍药，小变建中之剂，少加大黄，微示调胃之方也。

太阴为病，脉弱，其人续自便利，设当行大黄、芍药者，宜减之，以其人胃气弱，易动故也。

太阴为病，必腹满而痛。治之之法，当以脉消息之。若其人脉弱，则其中不实，虽不转气下趋少腹，然必续自便利。设当行大黄、芍药者，宜减之，以胃气弱，难堪峻攻，其便易动故也。由此推之，可知大便鞕者，不论在阳在阴，凡脉弱者，皆不可轻下也。

喻昌曰：此段叮咛，与阳明篇中互相发明。阳明曰不转失气、曰先鞕后溏、曰未定成鞕，皆是恐伤太阴脾气。此太阴证而脉弱，恐续自利，虽有腹痛，减用大黄、芍药，又是恐伤阳明胃气也。

---

① 满：原作“薄”，据《医宗金鉴·订正仲景全书伤寒论注·辨太阴病脉证并治全篇》改。

伤寒脉浮而缓，手足自温者，系在太阴。太阴当发身[1]黄，若小便自利者，不能发黄，至七八日，虽暴烦，下利日十余行，必自止。以脾家实[2]，腐秽当去故也。

伤寒脉浮而缓，手足热者，为系在太阳；今手足温，故知系在太阴也。太阴属湿，湿与热瘀，当发身黄。小便自利者，则湿不蓄，热不瘀，故不能发黄也。若至七八日，大便鞕则为转属阳明；今既不鞕，虽暴烦下利日十余行，必当自止，何也？以脉浮缓，手足温，知太阴脾家素实，邪不自容，腐秽当去故也。

程知曰：言自利之证，脉浮缓，手足温，则为脾实也。太阴脉本缓，故浮缓虽类太阳中风，而手足自温则不似太阳之发热，更不似少阴、厥阴之厥逆，所以为系在太阴也。太阴湿热相蒸，势必发黄，然小便热则湿热下泄，而不发黄矣。此虽暴烦频利，有似少阴之证，然其利当自止。所以然者，以脉浮缓，手足温，知其人脾气实，而非虚寒之比，其湿热所积之腐秽，自当逐之而下也。若不辨晰而以四逆法治之，则误矣。

汪琥曰：下利烦躁者，死。此为先利而后烦，是正气脱而邪[3]气扰也。兹则先烦后利，是脾家之正气实，故不受邪而与之争，因暴发烦热也。

太阴中风，四肢烦痛，阳微阴涩而长者，为欲愈。

太阴中风者，谓此太阴病是从太阳中风传来者，故有四肢烦疼之证也。阴阳以浮沉言，夫以浮微沉涩之太阴脉，而兼见阳明之长脉，则为阴病阳脉，脏邪传腑，故为欲愈也。

太阴病，欲解时，从亥至丑上。

邪之解也，必于所旺之时。亥子丑，乃太阴所旺之时也。当此旺时，故邪不能生而自解矣。

---

① 身：原脱，据《伤寒论·辨太阴病脉证并治第十》补。

② 实：原作“黄”，据《伤寒论·辨太阴病脉证并治第十》改。

③ 邪：原作“血”，据《医宗金鉴·订正仲景全书伤寒论注·辨太阴病脉证并治全篇》改。

少阴病

少阴肾经，水火之脏。邪伤其经，随人虚实，或从水化以为寒，或从火化以为热。水化为阴寒之邪，是其本也；火化为阳热之邪，是其标也。阴邪，其脉沉细而微；阳邪，其脉沉细而数。至其见证，亦各有别：阴邪但欲寐，身无热；阳邪虽欲寐，则多心烦。阴邪背恶寒，口①中和；阳邪背恶寒，口中燥。阴邪咽痛不肿；阳邪咽痛则肿。阴邪腹痛下利清②谷；阳邪腹痛下利清水，或便脓血也。阴邪外热面色赤，里寒大便利，小便白；阳邪外寒手足厥，里热大便秘，小便赤。此少阴标本寒热之脉证也。凡从本之治，均宜温寒回阳；从标之治，均宜攻热救阴。回阳救阴，其机甚微，总在临证详究，辨别标本寒热以急施其治，庶克有济，稍缓则不及矣。

少阴之为病，脉微细，但欲寐也。

少阴肾经，阴盛之脏也。少阴受邪，则阳气微，故脉微细也。卫气行阳则寤，行阴则寐。少阴受邪，则阴盛而行阴者多，故但欲寐也。

方有执曰：少阴肾经也，居于极下，其脉起于小趾之下。《灵枢》曰：是主所生病者，嗜卧但欲寐。盖人肖天地，天地之气行于阳则辟而晓，行于阴则阖而夜。故人之气行于阳则动而寤，行于阴则静而寐。凡病人但欲寐者，邪客于阴故也。

张璐曰：此言少阴之总脉、总证也。盖少阴属水，主静。即使热邪传至其经，在先之脉虽浮大，此时亦必变为沉细；在先之证虽烦热不宁，此时亦必变为昏沉嗜卧。但须③辨出脉细沉数、口中燥为热证，脉沉微细、口中和为寒证。以此明辨，万无差误矣。

---

① 口：原作“日”，据《医宗金鉴·订正仲景全书伤寒论注·辨少阴病脉证并治全篇》改，下同。

② 清：原作“消”，据《医宗金鉴·订正仲景全书伤寒论注·辨少阴病脉证并治全篇》改，下同。

③ 须：原作“虽”，据《医宗金鉴·订正仲景全书伤寒论注·辨少阴病脉证并治全篇》改。

少阴病，始得之，反发热，脉沉者，麻黄附子细辛汤主之。

少阴病，谓但欲寐也；脉沉者，谓脉不微细而沉也。今始得之，当不发热，而反发热者，是为少阴之里寒，兼有太阳之表热也。故宜用麻黄附子细辛汤，温中发汗，顾及其阳，则两感之寒邪均得而解之矣。

方有执曰：发热，邪在表也；脉沉，少阴位北而居里也。以其居里，邪在表而发热，故曰反也。以邪在表不在里，故用麻黄汤以发之；以其本阴而标寒，故用附子以温之。细辛辛温，通于少阴，用之以佐主治者，以其专经而为向导也。

程知曰：三阴表法与三阳不同，三阴必以温经之药为表，而少阴尤为紧关，故用散邪温经之剂，俾外邪之深入者可出，而内阳亦不因之外越也。

程应旄曰：一起病便发热，兼以阴经无汗。世有计日按证者，类能用麻黄而忌在附子。不知脉沉者，由其人肾经素寒，里阳不能协应，故沉而不能浮也。沉属少阴，不可发汗。而始得病时即发热，则兼太阳，又不得不发汗。须以附子温经助阳，托住其里，使阳不至随汗而越，其麻黄始可合细辛用耳。

麻黄附子细辛汤

麻黄四两，去节　附子炮，去皮，四钱　细辛三钱

少阴病，得之二三日，麻黄附子甘草汤微发汗。以二三日无里证，故微发汗也。

此详上条少阴病得之二三日，仍脉沉发热不解者，宜麻黄附子甘草汤微发其汗也。盖谓二三日，不见吐利里寒之证，知邪已衰。然热仍在外，尚当汗之，但不可过耳。故不用细辛而用甘草，盖于温散之中有和意也。此二证皆未言无汗，非仲景略之也，以阴不得有汗，不须言也。

张璐曰：少阴无发汗之法，汗之必致亡阳。惟此一证，其外有太阳发热无汗，其内不吐利、燥烦、呕渴，乃可温经散寒，取其微似之汗也。

汪琥曰：上条反发热、脉沉，此亦反发热、脉沉。但上言始

得之，为急；此言得之二三日，为缓。病势稍缓，治法亦缓。

麻黄附子甘草汤

麻黄三钱，去节　附子炮，去皮，三钱　炙甘草二钱

柯琴曰：彼太阳病而脉反沉，便用四逆以急救其里，是里寒阴盛也；此少阴脉而表反热，便于表剂中加附子，以预固其阳，是表热阳衰也。夫以发热无汗，太阳之表；脉沉但欲寐，少阴之里。设用麻黄汤开腠理，细辛散浮热，而无附子以固元阳，则太阳之微阳外亡。惟附子与麻黄并用，则寒邪散而阳不亡。此里病及表，脉沉而当发汗者，与病在表，脉浮而发汗者，径庭[①]也。若表微热，则受寒亦轻，故以甘草易细辛，而微发其汗。甘以缓之与辛以散之者，又少间矣。

少阴病，脉微，不可发汗，亡阳故也。阳已虚，尺脉弱涩者，复不可下之。

少阴病，脉微，虽有发热，亦为少阴里寒外热，非太阳发热者可比，故不可发汗，发汗则亡阳。然阳已虚，津液已涸，即见少阴口燥咽干、可下之证。若尺脉弱涩者，复不可下，恐亡阴也。

方有执曰：微者，阳气不充，故曰无阳。无阳则化不行，故汗不发也。尺以候阴，弱涩者，阴血不足也。故谓复不可下。其当急行温补，又可知矣。

程应旄曰：少阴多自利证，人固无肯轻下者。但拈出尺脉弱涩字，则少阴之有大承气汤证，其尺脉必强而滑，已伏见此处矣。

病人脉阴阳俱紧，反汗出者，亡阳也。此属少阴，法当咽痛而复吐利。

病人脉阴阳俱紧，发热无汗者，太阳伤寒证也；发热汗出不止者，太阳亡阳证也。今脉紧无热，而反汗出，此属少阴。然少阴证法当咽痛而复吐利也。上条脉微无汗，不可发汗，是以脉为主也；此条有汗脉紧，不可发汗者，是以证为主也。从脉从证，不可不察。

程知曰：阴阳俱紧，伤寒之脉也。法当无汗，而反汗出者，

---

① 径庭：喻相距甚远或有差距。

太阳之阳外亡也。若以少阴亡阳之证，而认为太阳中风之证，则误矣。少阴之寒上逼，则咽痛而吐；下逼则下利也。

少阴病，脉紧，至七八日，自下利，脉暴微，手足反温，脉紧反去者，为欲解也，虽烦，下利必自愈。

此承上条，互发①其义②，以别阴阳寒热也。少阴病，脉沉微细，寒邪脉也；脉沉数细，热邪脉也。若脉紧汗出，是少阴寒虚证也；今脉紧无汗，乃少阴寒实证也。因循至七八日之久而自下利，若寒实解，则脉必紧去而暴微，其证必手足由冷而反温，是知邪随利去，为欲解也。故此时虽烦、下利，乃阴退阳回，故知其必自愈也。

方有执曰：紧，寒邪也。自下利，脉暴微者，阴寒内泻也。故谓手足为反温，言阳回也。阳回则阴退，故谓紧反去，为欲解也。夫寒邪在阴而脉紧，得自利脉暴微、手足温、紧去，为欲解者，犹之邪在阳，脉数而热，得汗出脉和身凉数去，为欲愈之意，同阴阳胜复之机也。

少阴病，得之一二日，口中和，其背恶寒者，当灸之。附子汤主之。

背恶寒，为阴阳俱有之证。如阳明病，无大热，口燥渴，心烦，背微恶寒者，乃白虎加人参汤证也。今少阴病，但欲寐，得之二三日，口中不燥而和，其背恶寒者，乃少阴阳虚之背恶寒，非阳明热蒸之背恶寒也。故当灸之，更主以附子汤以助阳消阴也。口燥、口和，诚二者之确征矣。

汪琥曰：此条论仲景不言当灸何穴。常器之云：当灸膈俞、关元穴，背俞第三行。郭雍云：此有错字，当是灸膈俞、关元穴也。膈俞是背俞第二行穴。按：膈俞实系背俞部第二行穴，然常器之所云第三行穴者，当是膈关，非膈俞也。《图经》云：膈关二

---

① 发：原脱，据《医宗金鉴·订正仲景全书伤寒论注·辨少阴病脉证并治全篇》补。

② 义：此下原衍“以”字，据文义删。

穴在第七椎下，两傍相去各三寸陷中，正坐取之，足太阳气脉所发，专治背恶寒、脊强、俯仰难，可灸五壮。盖少阴中寒，必由太阳而入，故宜灸其穴。又关元一穴，在腹部中行，脐下三寸，足①三阴、任脉之会，可灸百壮。常器之所谓灸膈关者，是温其表以散其外邪；灸关元者，是温其里以助其元气也。

少阴病，身体痛，手足寒，骨节痛，脉沉者，附子汤主之。

此承上条，详举其证，互发其义，以出其治也。身体痛，表里俱有之证也。如太阳病，脉浮，发热恶寒，身痛，手足热，骨节痛，是为表寒，当主麻黄汤发表以散其寒；今少阴病，脉沉，无热恶寒，身痛，手足寒，骨节痛，乃是里寒，故主附子汤温里以散寒也。

方有执曰：少阴，肾也，肾主骨，寒淫则痛。

附子汤

附子去皮，生用，四钱　茯苓三钱　人参二钱　白术炒，四钱　芍药三钱，酒炒

少阴为寒水之脏，故伤寒之重者，多入少阴。所以少阴一经，最多死证。方中君以附子者，取其力之锐，且以重其任也。生用者，一以壮少火之阳，一以散中外之寒，则身痛自止，恶寒自除②，手足自温矣。以人参为臣者，所以固生气之原，令③五脏六腑有本，十二经脉有根，脉自不沉，骨节可和矣。更佐白术以培土，芍药以平木，茯苓以伐水。水伐火自旺，旺则阴翳消；木平土益安，安则水有制，制则生化，此诚万全之术也。其有畏而不敢用，以致因循有误者，不诚可惜哉？

少阴病，脉沉者，急温之，宜四逆汤。

---

① 足：原脱，据《医宗金鉴·订正仲景全书伤寒论注·辨少阴病脉证并治全篇》补。

② 除：原作“出”，据《医宗金鉴·订正仲景全书伤寒论注·辨少阴病脉证并治全篇》改。

③ 令：原作“合”，据《医宗金鉴·订正仲景全书伤寒论注·辨少阴病脉证并治全篇》改。

少阴病，但欲寐，脉沉者，若无发汗口燥之证，则寒邪已入其脏，不须迟疑，急温之，以四逆汤消阴助阳可也。

吴人驹曰：脉沉，须别虚实，及得病新久。若得之多日，及沉而实者，须从别论。

四逆汤

附子去皮切，生用，三钱　干姜炒黄，三钱　炙甘草四钱

方名四逆者，主治少阴中外皆寒，四肢厥逆也。君以甘草之甘温，温养阳气；臣以姜、附之辛温，助阳胜寒。甘草得姜、附，鼓肾阳，温中寒，有水中暖土之功；姜、附得甘草，通关节，走四肢，有逐阴回阳之力。肾阳鼓，寒阴消，则阳气外达，而脉自升，手足自温矣。

汪琥曰：少阴病，本脉微细，但欲寐。今轻取之，微脉不见；重取之，细脉①几亡，伏匿而至于沉。此寒邪深入于里，殆将入脏，温之不容以不急也。稍迟则恶寒身蜷，吐利烦躁，不得卧寐，手足逆冷，脉不至，诸死证立至矣，四逆汤之用可稍缓乎？

少阴病，下利，白通汤主之。

少阴病，但欲寐，脉微细，已属阳为阴困矣。更加下利，恐阴降极，阳下脱也。故君以葱白，大通其阳而上升；佐以姜、附，急胜其阴而缓降。则未脱之阳可复矣。

方有执曰：少阴病而加下利者，不独在经，而亦在脏，寒甚而阴盛也。治之以干姜、附子者，胜其阴则寒自散也；用葱白而曰白通者，通其阳则阴自消也。

程知曰：此言下利宜通其阳也。少阴病，谓有脉微细、欲寐证也。少阴下利，阴盛之极，恐致格阳，故用姜、附以消阴，葱白以升阳。通云者，一以温之而令阳气得入，一以②发之而令阴气易散也。

---

① 脉：原作“微”，据《医宗金鉴·订正仲景全书伤寒论注·辨少阴病脉证并治全篇》改。

② 一以：原作“以一”，据文例乙转。

白通汤

葱白五茎　干姜五钱，炒黄　附子去皮切，生用，五钱

汪琥曰：此方与四逆汤相类，独去甘草，盖驱寒欲其速，辛烈之性，取其骤发，直达下焦，故不欲甘以缓之也。而犹重在葱白。少阴之阴，天之寒气亦为阴，两阴相合，而偏于下利，则与阳气隔绝不通。姜、附之力，虽能益阳，不能使真阳之气必入于阴中。惟葱白味辛，能通阳气，令阴得阳，而利庶可愈矣。

少阴病，下利，脉微者，与白通汤。利不止，厥逆无脉，干呕，烦者，白通加猪胆汁汤主之。服汤，脉暴出者死，微续者生。

此承上条，详申其脉，以明病进之义也。少阴病，下利脉微者，与白通汤，下利当止。今利不止而转见厥逆无脉，更增干呕而烦者，此阴寒盛极，格阳欲脱之候也。若专以热药治寒，寒既甚，必反格拒而不入。故于前方中加人尿、猪胆之阴，以引阳药入阴。经曰：逆者从之。此之谓也。无脉者，言诊之而欲绝也。服汤后更诊其脉，若暴出者，如烛烬焰高，故主死；若其脉徐徐微续而出，则是真阳渐回，故可生也。故上条所以才见下利，即用白通以治于未形，诚善法也。

白通加猪胆汁汤

葱白五茎　干姜五钱，炒黄　附子去皮切，生用，五钱　童便三合　猪胆汁一合

以童便、猪胆汁兑药，温服。若无胆，只兑童便亦可。

少阴病，欲吐不吐，心烦，但欲寐，五六日自利而渴者，属少阴也。虚故引水自救，若小便色白者，少阴病形悉具，小便白者，以下焦虚有寒，不能制水，故令色白也。

少阴病，欲吐不吐，心中烦，但欲寐，五六日自利而渴者，此属少阴传邪，寒热俱有之证也。若是少阴热而燥干引水之渴，小便必色赤，乃少阴燥不能生津，下焦有热也；今为少阴虚而引水自救之渴，故小便则色白，是少阴虚冷不能化液，下焦有寒也。于此可知，少阴病形悉具而渴者，有寒热二端之别也。

成无己曰：欲吐不吐，心烦者，表邪传里也。若腹满痛，则

属太阴；此但欲寐，则知属少阴。五六日，邪传少阴之时，若自利不渴，寒在中焦，属太阴也；此自利而渴，为寒在①下焦，属少阴也。肾虚水燥，故渴欲引水自救；下焦虚寒，故小便色白。下利而渴，小便色白，非里热可知矣。

程应旄曰：烦证不尽属少阴，故指出但欲寐来；渴证不尽属少阴，故指出小便白来。结以下焦虚有寒，教人上病治在下也。盖上虚而无阴以济，总由下虚而无阳以温也。二虚字皆由寒字得来。又曰吐利而渴，与猪苓汤证同，其别在但欲寐。且猪苓证，小便必不利而色赤。饮水与白头翁证同，彼曰以有热故也，小便亦不必白。

沈明宗曰：此少阴虚寒，似乎热证之辨也。世但知四肢厥逆为虚寒证，讵知小便色白，乃为的验乎？

少阴病，饮食入口则吐，心中嗢嗢欲吐，复不能吐。始得之，手足寒，脉弦迟者，此胸中实，不可下也，当吐之。若膈上有寒饮，干呕者，不可吐也，当温之，宜四逆汤。

此承上条，欲吐不吐，详别脉证，以明其治也。饮食入口即吐，且心中嗢嗢欲吐，复不能吐，恶心不已，非少阴寒虚吐也，乃胸中寒实吐也。故始得之，脉弦迟，弦者饮也，迟者寒也。而手足寒者，乃胸中阳气为寒饮所阻，不能通于四肢也。寒实在胸，当因而越之，故不可下也。若膈上有寒饮，但干呕有声而无物出，此为少阴虚寒之饮，非胸中寒实之饮也，故不可吐。惟急温之，宜四逆汤，或理中汤加丁香、吴茱萸亦可也。

程知曰：此言少阴饮吐，为肾邪上逆，当温不当吐也。欲吐不吐，阴邪上逆之证也。若始得病时，邪未深入，其手足但寒而不厥，脉但弦迟而不沉细，则为邪实胸中，寒尚在表，属于阳分，当吐而不当下。吐者有物，呕则无物，两者须辨。若膈上有寒饮，但见干呕而不能吐出，则是阴寒上逆，当温而不当吐也。曰急温

① 在：原作“则”，据《医宗金鉴·订正仲景全书伤寒论注·辨少阴病脉证并治全篇》改。

者，明不温则见厥逆、无脉诸变证也。

少阴病，脉微细沉，但欲卧，汗出不烦，自欲吐，至五六日，自利，复烦躁不得卧寐者，死。

此发明上条，互详脉证。失于急温，致变之义也。脉微细沉，但欲卧，少阴寒也。当无汗，今反汗出不烦，乃少阴亡阳也。且自欲吐，阴寒之邪上逆，正当急温。失此不治，因循至五六日，加之自利、复烦躁不得卧寐者，此少阴肾中真阳扰乱，外越欲绝之死证。此时即温之，亦无及矣。

程应旄曰：今时论治者，不至于恶寒踡卧、四肢逆冷等证叠见，则不敢温。不知证已到此，温之何及？况诸证有至死不一见者，则盍于本论中之要旨，一一申详之。少阴病，脉必沉而微细，论中首揭此，盖已示人以可温之脉矣；少阴病，但欲卧，论中又示人以①可温之证矣。汗出，在阳经不可温，在少阴宜急温，论中又切示人以亡阳之故矣。况复有不烦、自欲吐，阴邪上逆之证乎？则真武、四逆诚不啻三年之艾矣。乃不知预为绸缪，延缓至五六日，前欲吐，今且利矣；前不烦，今烦且躁矣；前欲卧，今不得卧矣。阳虚扰乱，阴盛转加，焉有不死者乎？

少阴病，二三日不已，至四五日，腹痛，小便不利，四肢沉重疼痛，自下利者，此为有水气。其人或咳，或小便不利，或下利，或呕者，真武汤主之。

论中心下有水气，发热有汗，烦渴引饮，小便不利者，属太阳中风，五苓散证也。发热无汗，干呕不渴，小便不利者，属太阳伤寒，小青龙汤证也。今少阴病，二三日不已，至四五日，腹痛下利，阴寒深矣。设小便利，是纯寒而无水，乃附子汤证也；今小便不利，或咳或呕，此为阴寒兼有水气之证。故水寒之气外攻于表，则四肢沉重疼痛；内盛于里，则腹痛自利也。水气停于上焦胸肺，则咳喘而不能卧；停于中焦胃腑，则呕而或下利；停于下焦膀胱，则小便不利而或少腹满。种种诸证，总不外乎阴寒

① 以：原作“已”，据文义改。

之水。而不用五苓者，以非表热之饮也；不用小青龙者，以非表寒之饮也。故惟主以真武汤，温寒以制水也。

喻昌曰：太阳篇中，厥逆、筋惕肉瞤而亡阳，用真武矣。兹少阴之水湿上逆，仍用真武以镇摄之，可见太阳膀胱与少阴肾，一脏一腑，同为寒水。腑邪为阳邪，借用麻黄为青龙；脏邪为阴邪，借用附子为真武。

真武汤

茯苓三钱　芍药三钱　生姜三钱，切　白术二钱，炒　制附子二钱

若咳者，加五味子、细辛、干姜（炒黄）；若小便利者，去茯苓；若下利者，去芍药，加干姜（炒黄）；若呕者，去附子，加生姜（切）。

小青龙汤治表不解，有水气，中外皆寒实之病也；真武汤治表已解，有水气，中外皆寒实之病也。真武者，北方司水之神也。以之名汤者，赖以镇水之义也。夫人一身，制水者脾也，主水者肾也。肾为胃关，聚水而从其类者。倘肾中无阳，则脾之枢机虽运，而肾之关门不开，水虽欲行，孰为之主？故水无主制，泛滥妄行，而有是证也。用附子之辛热，壮肾之元阳，而水有所主矣；白术之苦燥，建立中土，而水有所制矣。生姜之辛散，佐附子以补阳，温中有散水之意；茯苓之淡渗，佐白术以健土，制水之中有利水之道①焉。而尤妙在芍药之酸敛，加于治水主水药中，一以泻木②，使子盗母虚，得免妄行之患；一以敛阳，使归根于阴，更无飞越之虞。孰谓阴寒之品无益于阳乎？

程知曰：白通、通脉、真武，皆为少阴下利而设。白通四证，附子皆生用，惟真武一证熟用者，盖附子生用则温经散寒，炮熟则温中去饮。白通诸汤以通阳为重，真武以益阳为先，故用药有

---

① 道：原作“盗”，据《医宗金鉴·订正仲景全书伤寒论注·辨少阴病脉证并治全篇》改。

② 木：《医宗金鉴·订正仲景全书伤寒论注·辨少阴病脉证并治全篇》作“水”。

轻重之殊。干姜能佐生附以温经，生姜能资熟附以散饮也。

张璐曰：按真武汤方，本治少阴病水饮内结，所以首推术、附，兼茯苓、生姜之运脾渗水为务，此人所易明也。至用芍药之微旨，非仲景不能。盖此证虽曰少阴本病，而实缘水饮内蓄，所以腹痛自利、四肢疼重而小便反不利也。若极虚极寒，则小便必清白无禁矣，安有反不利之理哉？此证不但真阳不足，真阴亦必素亏，或阴中伏有阳邪所致，若不用芍药固护其阴，岂能胜附子之雄烈乎？

病人身大热，反欲得衣者，热在皮肤，寒在骨髓也；身大寒，反不欲近衣者，寒在皮肤，热在骨髓也。

身体为表，脏腑为里，此以内外分表里也。皮肤为表，骨髓为里；六腑为表，五脏为里，此以身体之浅深、脏腑之阴阳分表里也。病人，已病之人也。身大热，谓通①身内外皆热，三阳证也。反欲得近衣者，乃是假热，虽在皮肤之浅，而真寒实在骨髓之深，阴极似阳证也。身大寒，谓通身内外皆寒②，三阴证也。反不欲近衣者，乃是假寒，虽在皮肤之浅，而真热实在骨髓之深，阳极似阴证也。

按：表热里寒，脉必沉迟；里热表寒，脉必滑数。

少阴病，下利清谷，里寒外热，手足厥逆，脉微欲绝，身反不恶寒，其人面色赤，或腹痛，或干呕，或咽痛，或利止脉不出者，通脉四逆汤主之。

少阴肾也，肾象乎坎，一阳陷于二阴之中。二阴若盛，则一阳必衰，阴邪始得内侵，孤阳因之而外越也。下利清谷，手足厥冷，脉微欲绝，里阴盛极也。身反不恶寒，面色反赤，其外反热，格阳于外也。故虽有腹痛、干呕、咽痛等证，亦当仿白通汤之法，加葱于四逆汤中，以消其阴而复其阳可也。

通脉四逆汤

炙甘草三钱　干姜三钱，炒黄　附子去皮生用，切，三钱

---

① 通：原作“迎”，据文例改。

② 寒：原脱，据文义补。

面色赤者，加葱五茎；腹中痛，去葱加芍药；呕者，加生姜；咽痛，去芍药加桔梗；利止脉不出者，去桔梗加人参。

论中扶阳抑阴之剂，中寒阳微，不能外达，主以四逆；中外俱寒，阳气虚甚，主以附子；阴盛于下，格阳于上，主以白通；阴盛于内，格阳于外，主以通脉。是则可知四逆，运行阳气者也；附子，温补阳气者也；白通，宣通上下之阳者也；通脉，通达内外之阳者也。今脉微欲绝，里寒外热，是肾中阴盛格阳于外，故主之也。倍干姜，加甘草，佐附子，易名通脉四逆汤者，以其能大壮元阳，主持中外，共招外热返之于内。盖此时生气已离，亡在俄顷，若以柔缓之甘草为君，何能疾呼外阳？故易以干姜，然必加甘草与干姜等分者，恐涣漫之余，姜、附之猛，不能安养元气，所谓有制之师也。若面赤者，加葱以通格上之阳；腹痛者，加芍药以和在里之阴；呕逆者，加生姜以止呕；咽痛者，加桔梗以利咽；利止脉不出、气少者，俱倍人参以生元气而复脉也。

少阴病，吐利，手足不逆冷，反发热者，不死。脉不至者，灸少阴七壮。

少阴吐利，法当逆冷。今不逆冷，反发热者，是阳未衰，故曰不死。若脉不至，虽有外热，恐是假热，须防阳脱，宜急灸少①阴，速通其阳，则脉可复也。

程知曰：前条通脉四逆汤，是里寒外热，手足逆冷，而脉不至者也；此条用灸法，是里寒外热，手足不逆冷，而脉不至者也。少阴脉动在足内踝。

汪琥曰：经云：肾之原出于太溪，灸少阴七壮，当灸太溪二穴。在内踝后，跟②骨动脉陷中。

少阴病，吐利，手足逆冷，烦躁欲死者，吴茱萸汤主之。

名曰少阴病，主厥阴药者，以少阴、厥阴多合病，证同情异

---

① 少：原脱，据《医宗金鉴·订正仲景全书伤寒论注·辨少阴病脉证并治全篇》补。

② 跟：原作“根”，据医理改。

而治别也。少阴有吐利，厥阴亦有吐利；少阴有厥逆，厥阴亦有厥逆；少阴有烦躁，厥阴亦有烦躁，此合病而证同也。少阴之厥有微甚，厥阴之厥有寒热；少阴之烦躁则多躁，厥阴之烦躁则多烦。盖少阴之病多阴盛格阳，故主以四逆之姜、附，逐阴以回阳也；厥阴之病多阴盛郁阳，故主以吴茱萸之辛烈，迅散以通阳也，此情异而治别者也。今吐而不吐蛔，手足厥冷，故以少阴病名之也。盖厥冷不过肘膝，多烦而躁欲死，故属厥阴病主治也。所以不用四逆汤，而用吴茱萸汤也。

吴茱萸汤

吴茱萸四钱，热汤洗　人参三钱　生姜三钱，切片　大枣二枚

方有执曰：吐则伤阳，利则损阴。厥冷者，阴损而逆也；烦躁者，阳伤而乱也。吴茱萸辛温散寒，暖胃而止呕；人参甘温益阳，固本而补中；大枣助胃益脾；生姜呕家圣药。故四物者，为温中降逆之所须也。

少阴病，吐利，躁烦，四逆者，死。

此承上条，互明其义，以别可治、不可治也。此条吐利烦躁厥逆，皆与上条同。一用吴茱萸汤治之，一曰死不治者，何也？盖以少阴烦躁，多躁少烦，躁者阴也；厥阴烦躁，多烦少躁，烦者阳也。厥阴手足逆冷不过肘膝，微阳未绝，故可治也；少阴四肢逆冷不能回温，独阴不化，故曰死也。

张璐曰：此条与上条不殊，何彼可治，而此不可治耶？必是已用温中不愈，转加躁烦，故主死也。

少阴病，恶寒，身踡而利，手足逆[①]冷者，不治。

此互详上条手足逆冷不治之义也。恶寒，身踡而卧，虽系少阴证，而不至于死；若下利不止，手足逆冷不回，是有阴无阳，即不吐利躁烦，亦不可治也。

少阴病，四逆，恶寒而身踡，脉不至，不烦而躁者，死。

此总承上三条，以明不治之死证也。四逆，谓四肢逆冷过肘

---

① 逆：原作“厥”，据《伤寒论·辨少阴病脉证并治第十一》改。

膝而不回也；表阳虚，故恶寒也；阴主屈，故踡卧不伸也；脉不至，则生气已绝。若有烦无躁，是尚有可回之阳；今不烦而躁，则是有阴无阳，故曰死也。

程应旄曰：诸阴邪俱见而脉又不至，阳先绝矣。不烦而躁，孤阴无附，将自尽也。经曰：阴气者，静则神藏，躁则消亡。盖躁则阴藏之神外亡也，亡则死矣。使早知复脉以通阳，宁有此乎？

少阴病，下利，脉微涩，呕而汗出，必数更衣。反少者，当温其上，灸之。

脉微，阳虚也；涩，血少也。必数更衣者，下利勤也；反少者，欲下而反少也。即今之阳虚血少，里急后重，下利病也。呕而汗出者，阴盛于内，上逆而作呕也；阳虚失护，故汗出也。当温其上，宜灸之。

程应旄曰：少阴病，下利，阳微可知。乃其脉微①而且涩，则不但阳微而阴且竭矣。阳微，故阴邪逆上而呕；阴竭，故汗出而勤努责。一法之中，既欲助阳，兼欲护阴，则四逆、附子辈俱难用矣。惟灸项上百会穴以温之，既可代姜、附辈之助阳而行上，更可避姜、附辈之辛窜而燥下，故下利可止，究于阴血无伤。可见病在少阴，不可以难用温者，遂弃乎温也。

汪琥曰：按此条论仲景不言当灸何穴，《脉经》云：灸厥阴俞。常器之曰：灸太冲。皆误。郭雍曰：灸太溪。虽系少阴经穴，亦误。仲景曰宜温其上，方有执曰：上谓头，百会穴是也。《图经》云：一名三阳五会，在前顶后一寸五分，顶中央。原治小儿脱肛，久不瘥，可灸七壮。此条亦灸之者，升举其阳以调夫阴也。

少阴病，下利止而头眩，时时自冒者，死。

少阴病，利止，若胃和能食，神清气爽，是为欲愈也。今利止头眩，时时昏冒不省，是气脱神去，故下利虽止，仍主死也。

少阴病，六七日，息高者，死。

---

① 微：原作“行”，据《医宗金鉴·订正仲景全书伤寒论注·辨少阴病脉证并治全篇》改。

少阴病但欲寐，息平气和，顺也；今息高气促，逆也。凡病卧而息高气促者，多死。

喻昌曰：六七日字，辨证最细。盖经传少阴而息高，与二三日太阳作喘之表证迥殊也。

程应旄曰：夫肺主气，而肾为生气之源，盖呼吸之门也，关系人之死生者最巨。息高者，生气已绝于下而不复纳，故游息仅呼于上，而无所吸也。死虽成于六七日之后，而机自兆于六七日之前。既值少阴受病，何不预为固护，预为堤防①，致令真阳涣散而无可复返乎？凡条中首既谆谆禁汗，继即急急重温，无非见及此耳。

少阴病，脉细沉数，病为在里，不可发汗。

少阴病，但欲寐，若脉沉微，是邪从寒化也；今脉细沉数，乃邪从热化也。即有发热，亦是将转属阳明，非若前所言少阴病，始得之，反发热，脉沉不数，宜麻黄附子细辛汤发汗者可比也。故曰：病在里，不可发汗。

程知曰：言热邪在里，有发汗之禁也。少阴之脉微细，其常也，乃沉而加之以数，其为热邪在里之征，发汗则动经而增燥热，有夺血之变矣。

郑重光曰：脉细沉而数，里有伏阳矣，故曰病为在里。乃热邪传里之证，断不可发汗，发汗则动经气，而有亡血之变。少阴发热脉沉，是证为在表，以无里证，故可发汗；若脉浮而迟，表热里寒，下利清谷，是迟为无阳，病为在里，又不得以浮为在表而发汗也。要知阴中有阳，沉亦可汗；阳中有阴，浮亦当温。此条脉细沉数，数则为热，沉为在里，此阳邪入里，故以发汗而示戒也。

少阴病，但厥，无汗，而强发之，必动其血。未知从何道出，或从口鼻，或从目出者，是名下厥上竭，为难治。

此条申明强发少阴热邪之汗，则有动血之变也。少阴病，脉

① 堤防：防备。

细沉数，加之以厥，亦为热厥。阴本无汗，即使无汗，亦不宜发汗。若发其汗，是为强发少阴热邪之汗也。不当发而强发之，益助少阴之热，炎炎沸腾，必动其本经之血，或从口鼻，或从目出，是名下厥上竭。下厥者，少阴热厥于下也；上竭者，少阴血竭于上也，故为难治。

沈明宗曰：少阴病，但厥，无汗，其病在里。当以四逆散和阴散邪，其病自退，而厥自愈矣。岂可强发其汗耶！

魏荔彤曰：厥而有汗，乃内寒迫阳外亡之象，故为寒化阴邪。无汗而厥，则热邪伏于里而不外越，邪热内耗也，斯可议为热化阳邪无疑矣。

少阴病，咳而下利，谵语者，被火气劫故也。小便必难，以强责少阴汗也。

少阴属肾，主水者也。少阴受邪，不能主水，上攻则咳，下攻则利。邪从寒化，真武汤证也；邪从热化，猪苓汤证也。今被火气劫汗，则从热化而转属于胃，故发谵语；津液内竭，故小便难，是皆由强发少阴之汗故也。欲①救其阴，白虎、猪苓二汤，择而用之可耳。

少阴病，下利六七日，咳而呕渴，心烦不得眠者，猪苓汤主之。

凡少阴下利清谷，咳呕不渴，属寒饮也；今少阴病六七日，下利粘秽，咳而呕渴，烦不得眠，是少阴热饮为病也。饮热相抟，上攻则咳，中攻则呕，下攻则利。热耗津液故渴，热扰于心故烦不得眠，宜猪苓汤利水滋燥，热饮之证皆可愈矣。

赵嗣真曰：少阴咳而下利呕渴，心烦不眠，及厥阴下利，欲饮水者，是皆传邪之热，脉必沉细数，故以黄连、滑石等清利之。其少阴自利而渴，欲吐不吐，心中烦，但欲寐，小便色白者，是本经阴邪之寒也，脉必沉微，故以附子、干姜温之。

---

① 欲：原作“饮”，据《医宗金鉴·订正仲景全书伤寒论注·辨少阴病脉证并治全篇》改。

汪琥曰：下利，咳而呕渴，心烦不得眠，焉知非少阳阳明之病？然少阳阳明若见此证，为里实，脉必弦大而长，此病脉必微细，故知其为少阴之病无疑也。

沈明宗曰：黄连阿胶汤之心烦不得眠，较此条颇同而治异，何也？盖此条乃少阴风热转入阳明而致下利，故以猪苓汤驱导水邪，还从膀胱而去，急救胃中津液为主。彼条之心烦不得眠而无下利，乃肾水枯少，故用黄连阿胶汤滋阴清火，急救肾阴为主也。

少阴病，四逆，其人或咳，或悸，或小便不利，或腹中痛，或泄利下重者，四逆散主之。

凡少阴四逆，虽属阴盛不能外温，然亦有阳为阴郁，不得宣达而令四肢逆冷者，故有或咳，或悸，或小便不利，或腹中痛，泄利下重诸证也。今但四逆而无诸寒热证，是既无可温之寒，又无可下之热，惟宜疏畅其阳，故用四逆散主之。

李中梓曰：按少阴用药，有阴阳之分。如阴寒而四逆者，非姜、附不能疗。此证虽云四逆，必不甚冷，或指头微温，或脉不沉微，乃阴中涵阳之证，惟气不宣通，是以逆冷。故以柴胡凉表，芍药清中，此本肝胆之剂，而少阴用之者，为水木同源也。以枳实利七冲之门，以甘草和三焦之气，气机宣通而四逆可痊矣。

程知曰：盖伤寒以阳为主，四逆有阴进之象，下之则阳益亏，陷而不出，故经谓诸热邪传经至于手足逆冷，最难辨认，谓为寒深于里，则无脉微欲绝之象；谓为热深于里，则无烦渴之证。盖只是热邪入结于里，而阳气不得顺行于四肢也。此证当用和解，疏通气血而里热自除，仲景之四逆散所由设也。

四逆散

炙甘草二钱　枳实二钱半　柴胡四钱　芍药三钱

咳加五味子、干姜，下利亦加；若悸，加桂枝；若小便不利，加茯苓；若腹中痛，加制附子；若泻利下重者，加薤白三五茎为引。薤白即鹅腿蒜也，去头尾，用中白。

方名四逆散，与四逆汤均治手足逆冷。但四逆汤治阴邪寒厥，此则治阳邪热厥。热厥者，三阳传厥阴合病也。太阳厥阴，麻黄升麻汤、甘草干姜汤证也；阳明厥阴，白虎汤、大承气汤证也；此则少阳厥阴，故君柴胡以疏肝之阳，臣芍药以泻肝之阴，佐甘草以缓肝之气，使枳实以破肝之逆。三物得柴胡，能外走少阳之阳，内走厥阴之阴，则肝胆疏泄之性遂，而厥可通也。或咳、或下利者，邪饮上下为病，加五味子、干姜温中以散饮也；或悸者，饮停侮心，加桂枝通阳以益心也；或小便不利者，饮蓄膀胱，加茯苓利水以导饮也；或腹中痛者，寒凝于里，加附子温中以定痛也；或泻利下重者，寒热郁结，加薤白开结以疏寒热也。

方有执曰：人之四肢温和为顺，不温和为逆。但不温和而未至于厥冷，则热犹未深入也，故用此以和解之。

少阴病，下利。若利自止，恶寒而踡卧，手足温者，可治。

程应旄曰：少阴病，下利而利自止，则阴寒亦得下祛，而又不至于脱。虽有恶寒踡卧不善之证，但使手足温者，阳气有挽回之机，故可温而救之也。

沈明宗曰：手足温者，乃真阳未离，急用白通、四逆汤之类温经散寒，则邪退而真阳复矣，故曰可治。

少阴病，恶寒而踡，时自烦，欲去衣被者，可治。

少阴病，恶寒而踡，阴寒证也。若时自烦，欲去衣被者，此阳回阴退之征，故曰可治。

少阴病，得之二三日以上，心中烦，不得卧，黄连阿胶汤主之。

此承上条，以出其治也。少阴病，得之二三日以上，谓或四五日也。言以二三日之少阴但欲寐，至四五日反变为心中烦、不得卧，且无下利清谷、咳而呕之证，知非寒也。是以不用白通汤，非饮也；亦不用猪苓汤，乃热也。故主以黄连阿胶汤，使少阴不受燔灼，自可愈也。

程知曰：二三日，邪在少阴；四五日，已转属阳明，故无呕利厥逆诸证。而心烦不得卧者，是阳明之热内扰少阴，故不欲寐也。当以解热滋阴为主治也。

黄连阿胶汤

黄连四钱　黄芩二钱　芍药二钱　阿胶三钱

水煎好，用鸡子黄一枚搅令消，得温服。

柯琴曰：此少阴之泻心汤也。凡泻心必借连、芩，而导引有阴阳之别。病在三阳，胃中不和而心下痞鞕者，虚则加参、甘补之，实则加大黄下之。病在少阴，而心下烦，不得卧者，既不得用参、甘以助阳，亦不得用大黄以伤胃也。故用芩、连以折心火，用阿胶以补肾阴①。鸡子黄佐芩、连，于泻心中补心血；芍药佐阿胶，于补阴中敛阴气。斯则心肾交合，水升火降，是以扶阴泻阳之方，而变为滋阴和阳之剂也。是以少阴之火各归其部，心中之烦、不得眠可除矣。经曰：阴平阳秘，精神乃治。斯方之谓欤！

少阴病，下利，咽痛，胸满，心烦，猪肤汤主之。

身温，腹满，下利，太阴证也；身寒，欲寐，下利，少阴证也。身热，不眠，咽痛，热邪也；身寒，欲寐，咽痛，寒邪也。今身寒欲寐，下利咽痛，与胸满心烦之证并见，是少阴热邪也。少阴之脉，循喉咙，其支者，从肺出络心，注②胸中，是以少阴之热邪上逆，则所过之处无不病也。以猪肤汤主之，解少阴上焦之热，兼止下焦之利也。

喻昌曰：下利咽痛，胸痛心烦，此少阴热邪充斥上下中间，无所不到。寒下之药不可用矣，故立猪肤汤一法也。盖阳微者，用附子温经；阴竭③者，用猪肤润燥。温经润燥中，同具散邪之义也。

猪肤汤

猪肤一斤

上一味，以水一斗，煮取五升，去滓，加白蜜一升，白粉五

---

① 肾阴：原作“阴肾”，据医理乙转。

② 注：原作“住”，据《医宗金鉴·订正仲景全书伤寒论注·辨少阴病脉证并治全篇》改。

③ 竭：原作“结”，据《医宗金鉴·订正仲景全书伤寒论注·辨少阴病脉证并治全篇》改。

合，熬香，和令相得。温分六服。

猪肤者，乃华外之肤皮也。其体轻，其味咸，轻则能散，咸则入肾，故治少阴咽痛，是于解热中寓散之意也。

成无已曰：猪，水畜也。其气先入肾，解少阴之客热。加蜜以润燥除烦，白粉以益气断利也。

少阴病，二三日，咽痛者，可与甘桔汤①。

用甘草以和缓其势，用桔梗以开其郁②热。不用苦寒者，恐其热郁于阴经也。此在二三日，他证未具，故可用之；若五六日，则少阴之下利、呕逆诸证皆起，此法又未可用矣。

甘桔汤

甘草五钱　桔梗五钱

少阴病，咽中痛，半夏散及汤主之。

少阴病，咽痛者，谓或左或右，一处痛也；咽中痛者，谓咽中皆痛也，较之咽痛而有甚焉。甚则涎缠于咽中，故主以半夏散，散风邪以逐涎也。

方有执曰：此以风邪热甚，痰上壅而痹痛者言也。故主之以桂枝，祛风也；佐之以半夏，消痰也；和之以甘草，除热也。三物者，是又为咽痛之一治法也。

半夏散及汤

半夏　桂枝　甘草各四五钱

水煎服。

少阴病，咽中痛③，生疮，不能语言，声不出者，苦酒汤主之。

少阴病，咽痛不愈，若剧者，咽中为痛所伤，渐乃生疮，不能言语，声音不出，所必然也。以苦酒汤主之，用半夏涤涎，蛋

① 可与甘桔汤：《伤寒论·辨少阴病脉证并治第十一》作“可与甘草汤。不瘥，与桔梗汤”。可参。

② 其郁：原作“郁其”，据文义乙转。

③ 痛：《伤寒论·辨少阴病脉证并治第十一》作“伤”。

清敛疮，苦酒消肿，则咽清而声出也。

程知曰：咽痛忌汗、忌寒下，故甘草、桔梗、苦酒方，皆用和解之法。惟半夏散及汤在前条，为辛散温解之法也。

苦酒汤

半夏洗，破如枣核大，十四枚　鸡子一枚，去黄，内上苦酒，著鸡子壳中

上二味，内半夏，著苦酒中，以鸡子壳置刀环中，安火上，令①三沸，去滓，少少含咽之，不瘥，更作三剂。

李杲曰：大抵少阴多咽伤、咽痛之证。古方用醋煮鸡子，主咽痛失音，取其酸收，故所宜也。半夏辛燥，何为用之？盖少阴多寒证，取其辛能发散，一发一敛，遂有理咽之功也。

程知曰：按，卵白象天，卵黄象地。前黄连阿胶汤用鸡子黄，义取入肾滋阴；此苦酒汤用鸡子白，义取入肺润疮也。

苦酒，即醋也。

少阴病，二三日至四五日，腹痛，小便不利，下利不止，便脓血者，桃花汤主之。

少阴病二三日，无阴邪之证。至四五日，始腹痛，小便不利，乃少阴阳邪攻里也。若腹痛、口燥、咽干而从燥化，则为可②下之证矣。今腹痛、小便不利，是热瘀于里，水无出路，势必下迫大肠而作利也。倘利久热伤其营，营为火化，血腐为脓，则为可清之证也。今下利昼夜不止而便脓血，则其热已随利减，而下焦滑脱可知矣。故以桃花汤主之，益中以固脱也。

成无己曰：《要略》云：阳证③内热，则溢出鲜血；阴证内寒，则下紫黑如豚肝也。

---

① 令：原作“会”，据《医宗金鉴·订正仲景全书伤寒论注·辨少阴病脉证并治全篇》改。

② 为可：原作“可为”，据《医宗金鉴·订正仲景全书伤寒论注·辨少阴病脉证并治全篇》乙转。

③ 证：原作“註”，据《医宗金鉴·订正仲景全书伤寒论注·辨少阴病脉证并治全篇》改。

喻昌曰：治下必先固中，中气不下坠，则滑脱无源而自止。注家见用干姜，谓是寒邪伤胃，不知热邪挟少阴之气，填塞胃中，故少佐干姜之辛以散之也。

桃花汤

赤石脂半斤，一半全用，一半筛末　干姜五钱，炒黄　糯米半升

上三味，以水七升，煮米令熟，去滓，温服七合，内赤石脂末方寸匕，日三服。若一服愈，余勿服。

少阴寒邪，多利清谷；少阴热邪，多便脓血。日久不止，关门不固，下焦滑脱矣。此方君以体膏性涩之石脂，养肠以固脱；佐以味甘多液之糯米，益气以滋中。则虽下利日久，中虚液枯，未有不愈者也。其妙尤在用干姜少许，其意不在温而在散，火郁借此以开，脓血无由而化也。若一服愈，余勿服，以其粘涩之性甚也。

少阴病，得之二三日，口燥咽干者，急下之，宜大承气汤。

邪至少阴二三日，即口燥咽干者，必其人胃火素盛，肾水素亏，当以大承气汤急泻胃火以救肾水。若复迁延时日，肾水告竭，其阴必亡，虽下无及矣。

成无己曰：与大承气汤急下之以全肾，何也？经云：三阴经受病已，入于腑者，可下而已。则是上条少阴病乃入腑证也。少阴邪热已转属于腑，胃腑实热，消灼肾水，故口燥咽干。用大承气以泻腑而实热自除，且少阴之脏，本肾属水，胃腑属土，泻土所以救水也。

张璐曰：按少阴急下三证，一属传经热邪亢极，一属热邪转入胃腑，一属温热发自少阴，皆刻不容缓之证。故当急救欲绝之肾水，与阳明急下三法，同源异派①。

少阴病，自利清水，色纯青，心下必痛，口干燥者，急下之，宜大承气汤。

自利清水，谓下利无糟粕也；色青，谓所下者皆污水也。此

---

① 同源异派：谓起始、发端相同而趋向、终结不同。同“同源异流”。

属少阴实热，所以心下必痛，口燥咽干，其为少阴急下之证，故宜大承气汤。

程知曰：阳邪热结，口必干燥；设系阴邪，口中和而不燥矣。故宜急下之，以救阴也。

沈明宗曰：邪传阳明，必俟大便坚鞕而攻下者，乃未伤胃中津液之谓。此利清水，因少阴邪热炽盛，乘逼胃中津液，顷刻势危，不得不以通因通用，急夺而救胃肾将绝之阴也。

少阴中风，脉阳微阴浮者，为欲愈。

少阴中风，脉若见阳浮阴弱，乃风邪传入少阴，则是其势方盛，未易言愈；今阳脉反微，阴脉反浮，阳微则外邪散而表气和，阴浮则里气盛而邪外出，故为欲愈也。

少阴病，欲解时，从子至寅上。

子丑寅，阳生渐长之候也。病在少阴，而解于阳生之际，所谓阳进则阴退，阴得阳而邪自解也。少阴所重在真阳，从可见矣。

厥阴病

厥阴者，阴尽阳生之脏，与少阳为表里也。故其为病，阴阳错杂，寒热混淆，邪至其经，从化各异。若其人素偏于热，则邪从阳化，故消渴、气上撞心、心中疼热、蛔厥口烂、咽痛喉痹、痈脓便血等阳证见矣；若其人素偏于寒，则邪从阴化，故手足厥冷、脉微欲绝、肤冷脏厥、下利除中等阴证见矣。所以少阳不解，传变厥阴而病危；厥阴病衰，转属少阳为欲愈。阴阳消长，大伏危机。兹以阴阳从化、厥热胜复之微旨，详发于篇中，俾临证者诊治有要道焉。

厥阴之为病，消渴，气上撞心，心中疼热，饥而不欲食，食则吐蛔。下之利不止。

消渴者，饮水多而小便少，乃厥阴热化而耗水。厥阴之脉，起足大指，循股内，入阴中，环阴器，抵少腹，贯心膈，其注之肺。热邪循经上逆膈中，故气上撞心，心中疼热也。饥而不欲食者，非不食也，因食则动蛔而吐，故虽饥而不欲食，食则吐蛔也。

夫消渴多饮，饥不能食，则胃中所有者，但水与热耳。若更以厥阴热气挟蛔撞疼，误认为转属阳明之实痛而下之，则胃愈虚，必下利不止矣。

成无己曰：邪自太阳传至太阴，则腹满而嗌干，未成渴也；至少阴，则口燥舌干而渴，未成消也；至厥阴则成消渴者，以热甚，能消水故也。又张卿子云：尝见厥阴消渴数证，舌尽红赤，厥冷，脉微，渴甚，服白虎、黄连等汤皆不能救。盖厥阴消渴，皆寒热错杂之邪，非纯阳亢热之证可比也。

魏荔彤曰：此申解厥阴传经热邪为患，历举其证，以禁误下也。伤寒之邪传入少阴，为里中之里；及自少阴传厥阴，又为三阴之极尽处矣。阴尽处受邪，无所复传，却同少阳为升降之出路。少阳无下法，厥阴阴邪亦无下法，下之为误可知矣。首标消渴二字，凡热必渴，而寒湿隔阻正气，亦有渴者，然其渴虽欲饮水，必不能多。未有渴而饮，饮而仍渴，随饮随消随渴，若是者，则消渴为传经之热邪，传入厥阴无疑也。

厥阴病，渴欲饮水者①，少少与之愈。

厥阴病，渴欲饮水者，乃阳回欲和，求水自滋，作解之兆。当少少与之，以和其胃，胃和汗出，自可愈也。若多与之，则水反停渍入胃，必致厥利矣。

按：此条之渴欲饮水，与之愈者，盖其热非消渴之比，乃邪气向外欲解之机也。两者自是不同。

伤寒，厥而心下悸，以饮水多，宜先治水，当服茯苓甘草汤，却治其厥。不尔，水渍入胃，必作利也。

伤寒，厥而心下悸者，不渴引饮，乃阴盛之厥悸也；若以饮水多，乃停水之厥悸也。故宜先治水，却治其厥。当以茯苓甘草汤，即桂枝甘草汤加茯苓、生姜也。桂枝甘草汤，补阳虚也。佐生姜外散寒邪，则厥可回矣；君茯苓内输水道，则悸可安矣。此先水后厥之治也。盖停水者，必小便不利，若不如是治之，则所

① 者：原脱，据下文补。

停之水渍入胃中，必作利也。

按：伤寒太阳篇，汗出表未和，小便不利，此条伤寒表未解，厥而心下悸，二证皆用茯苓甘草汤者，盖因二者见证虽不同，而里无热、表未和、停水则同也。故一用之谐和营卫以利水，一用之解表通阳以利水，无不可也。此证虽未曰小便不利，而小便不利之意自在。若小便利，则水不停而厥悸，属阴寒矣，岂宜发表利水耶?

方有执曰：《金匮》云：水停心下，甚则悸者，是悸为水甚，而厥则寒甚也。寒无象而水有形，水去则寒消，而厥亦愈。入胃者，水能渗土也。

伤寒，脉微而厥，至七八日肤冷，其人躁无暂安时者，此为脏厥，非蛔厥也。蛔厥者，其人当吐蛔。今病者静而复时烦者，非为脏寒，蛔上入其膈，故烦，须臾复止。得食而呕，又烦者，蛔闻食臭出，其人当自吐蛔。蛔厥者，乌梅丸主之。又主久利。

首条总论厥阴阳邪化热，此条详辨厥阴阴邪化寒，以明脏厥、蛔厥之不同，而出其治也。伤寒，脉微而厥，厥阴脉证也。至七八日不回，手足厥冷，而更通身肤冷，躁无暂安之时者，此为厥阴阳虚阴盛之脏厥，非阴阳错杂之蛔厥也。若蛔厥者，此方括之也。

林澜曰：阳烦阴躁，烦轻躁重。于脏厥言躁，于蛔厥言烦，已具安危之异矣。脏厥者，阳气将脱，脏气欲绝而争，故脏厥为死证；若蛔厥者，脏气虚寒，而未至于绝。脏气寒，则蛔不安其宫而动，脏气虚，则蛔求食而出，是以其证必吐蛔。

乌梅丸　改用汤药。

乌梅肉三钱　黄连三钱　干姜三钱，炒黄　细辛　制附子　桂枝　人参　黄柏各一钱半　当归　蜀椒炒出汗，各一钱

此方酸辛苦味兼用，盖蛔得酸则静，得辛则伏，得苦则下，可谓治虫佳剂矣。其方中寒热之药互用者，因蛔虫系生冷之物与湿热之气而生故也。

手足厥寒，脉细欲绝者，当归四逆汤主之。若其人内有久寒者，宜当归四逆加吴茱萸生姜汤。

此详申厥阴脏厥之轻证也。手足厥寒，脉细欲绝者，厥阴阴邪寒化之脉证也。然不通身肤冷，亦不躁无暂安时者，则非阳虚阴盛之比，故不用姜、附等辈而用当归四逆汤，和厥阴以散寒邪，调营卫以通阳气也。若其人内有久寒者，宜当归四逆汤加吴茱萸、生姜以直走厥阴，温而散之也。

程知曰：不用姜、附者，以证无下利，不属纯阴也。盖脉细欲绝之人，姜、附亦足以劫其阴，故不惟不轻用下，且亦不轻用温也。

郑重光曰：手足厥冷，脉细欲绝，是厥阴伤寒之外证，当归四逆是厥阴伤寒之表药也。

当归四逆汤

当归三钱　桂枝二钱　芍药三钱　细辛二钱　通草二钱　甘草炙，二钱　大枣三枚，擘

通草即木通。

当归四逆加吴茱萸生姜汤

即前方加吴茱萸、生姜是也，酒水各半，煎。

凡厥阴病，必脉细而厥。以厥阴①为三阴之尽，阴尽阳生，若受邪则阴阳之气不相顺接，故脉细而厥也。然相火寄居于厥阴之脏，经虽寒而脏不寒，故先厥者，后必发热也。故伤寒初起，见手足厥冷，脉细欲绝者，皆不得遽认为虚寒而用姜、附也。此方取桂枝汤，君以当归者，厥阴主肝，为血室也；佐细辛，味极辛，能达三阴，外温经而内温脏；通草性极通，能利关节，内通窍而外通营；倍加大枣，即建中加饴用甘之法；减去生姜，恐辛过甚而迅散也。肝之志苦急，肝之神欲散，甘辛并举，则志遂而神悦。未有厥阴神志遂悦而脉细不出、手足不温者也。不须参、苓之补，

① 阴：原脱，据《医宗金鉴·订正仲景全书伤寒论注·辨厥阴病脉证并治全篇》补。

不用姜、附之峻者，厥阴厥逆与太阴、少阴不同治也。若其人内有久寒，非辛温甘缓之品所能兼治，则加吴茱萸、生姜之辛热，更用酒煎，佐细辛直通厥阴之脏，迅散内外之寒，是又救厥阴内外两伤于寒之法也。

病者手足厥冷，言我不结胸，小腹满，按之痛者，此冷结在膀胱关元也。

此申上条，详出其证也。经曰：六日，厥阴受之。厥阴循阴器络于肝，故烦满而囊缩。邪传厥[①]阴，其人本自有热，必从阳化，则烦渴，少腹满而[②]囊缩[③]，四逆散、承气汤证也。若其人本自有寒，必从阴化，则手足厥冷，少腹满而囊缩，乃当归四逆加吴茱萸汤证也。今病者手足厥冷，言我不结胸，是谓大腹不满，而惟小腹满，按之痛也。论中有少[④]腹满，按之痛，小便自利者，是血结膀胱证；小便不利者，是水结膀胱证；手足热，小便赤涩者，是热结膀胱证。此则手足冷，小便数而白，知是冷结膀胱证也。

程知曰：阳邪结于上，阴邪结于下。手足厥冷，小腹满，按之痛，其为阴邪下结可知。此当用温用灸。关元穴，穴在脐下三寸，为极阴之位，足三阴、任脉之会，膀胱所居也。

程应旄曰：发厥，虽不结胸，而小腹满实作痛，结则似乎可下，然下焦之结多冷，不比上焦之结多热也。况手足厥，上焦不结，惟结膀胱关元之处，故曰冷结也。

凡厥者，阴阳气不相顺接，便为厥。厥者，手足逆冷者是也。诸四逆厥者，不可下之，虚家亦然。

---

① 厥：原作“少”，据《医宗金鉴·订正仲景全书伤寒论注·辨厥阴病脉证并治全篇》改。

② 而：此下原衍“烦”字，据《医宗金鉴·订正仲景全书伤寒论注·辨厥阴病脉证并治全篇》删。

③ 囊缩：原作“缩囊”，据文例乙转。

④ 少：原作“小”，据《医宗金鉴·订正仲景全书伤寒论注·辨厥阴病脉证并治全篇》改。

此详诸条致厥之由，慎不可下也。盖厥虽阴经俱有，然所属者厥阴也。故厥阴一病，不问寒热皆有厥，若无厥则非厥阴也。太阴寒微，故手足温而无厥冷；少阴寒甚，故有寒厥而无热厥；厥阴阴极生阳，故寒厥、热厥均有之也。凡厥者，谓阴阳寒热之厥也。阴阳不相顺接者，谓阴阳之气不相顺接交通也。不相顺接交通，则阳自阳而为热，阴自阴而为寒，即为厥病也。厥者之证，手足逆冷是也。诸四逆者，谓诸病四逆厥冷者也。然厥病阴阳已不相顺接交通，慎不可下。虚家见厥，尤不可下，故曰虚家亦然也。

成无己曰：手之三阴三阳，相接于手之十指；足之三阴三阳，相接于足之十指。阳气内陷不与阴相顺接，故手足之为厥冷也。

喻昌曰：厥阴证，仲景总不欲下，无非欲邪还于表，使阴从阳解也。此但举最不可下之二端，以严其戒。

伤寒五六日，不大便，腹濡，脉虚复厥者，不可下。此亡血，下之死。

此承上条，详申不可下之义也。伤寒五六日，邪至厥阴之时，不大便，似可下也。若腹濡，脉虚复厥者，此为亡血虚躁，更不可下也。下之则陷虚虚之戒而死矣。大病、汗后、产妇、亡血之家，多有此证。

张璐曰：伤寒五六日，邪入厥阴，其热深矣。今脉虚而复厥，则非热深当下之可比。以其亡血①伤津，大便枯涩，恐人误认五六日热入阳明之燥结，故有不可下之之戒。盖脉虚腹濡，知内外无热，厥则阴气用事，即当同亡血例治。若其人阴血更亏于阳，或阴中稍挟阳邪，不能胜辛热者，又属当归四逆证矣。

伤寒热少厥微，指头寒，默默不欲食，烦躁数日，小便利，色白者，此热除也。欲得食，其病为愈。若厥而呕，胸胁烦满者，其后必便血。

---

① 血：原作“邪”，据《医宗金鉴·订正仲景全书伤寒论注·辨厥阴病脉证并治全篇》改。

王肯堂曰：设未欲食，宜干姜甘草汤。呕而胸胁烦满者，少阳证也。少阳与厥阴为表里，邪干其腑，故呕而胸胁烦满。肝主血，故后必便血。

方有执曰：热少厥微，邪浅也，所以手足不冷而但指头寒；默默，谓无言也；不欲食，厥阴之脉挟胃也；烦躁则内热，故以小便辨之；欲食，邪退而胃回也；厥而呕，胸胁烦满者，厥阴脉挟胃贯膈布胁肋也；便血，阴邪必走下窍也。

林澜曰：于热厥，言指头寒；于寒厥，微者言手足寒，甚者言四逆。厥逆轻重浅深，当细玩之。

汪琥曰：按此条仲景无治法。郭雍云：热不出而便血，可用犀角地黄汤。

伤寒，一二日至四五日而厥者，必发热。前热者后必厥，厥深者热亦深，厥微者热亦微。厥应下之，而反发汗者，必口伤烂赤。

伤寒一二日即厥，四五日仍厥不已者，是阴盛阳衰之寒厥也。寒厥者，即脏厥也。若一二日厥，至四五日而热；或一二日热，至四五日而厥，前厥后热，前热后厥，是阴阳互为胜复之热厥也。热厥者，即阳厥也，厥深者热亦深，厥微者热亦微。此厥乃应下之热厥，非当温散之寒厥也。若误为寒厥而反温散之，则助其热上攻，必口伤烂赤也。

成无己曰：经云：诸四逆者，不可下之。至此又云应下，最宜详审。先贤谓热厥，手足虽厥冷而或有温时，手足虽逆冷而手足掌心必暖。戴元礼又以指甲之暖冷红青别厥证之寒热，皆慎之至也。

汪琥曰：此条乃传经邪热，阳极似阴之证。伤寒一二日至四五日而厥者，言伤寒在一二日之时本发热，至四五日后而厥者，乃邪传厥阴之候也。必发热者，言病人四肢及肌表虽厥，而躯壳以内必发热也。前热者后必厥，乃申明一二日为前，四五日为后，以见热极必发厥也。阳邪深伏，应须以苦寒之药下去其热，使阴气得伸则阴阳平，四肢和顺而不厥矣。粗工见厥，认以为寒，而反用辛温之药，辛温皆升，引热上行，必口伤烂赤。以厥阴之脉，循颊里，环唇内故也。

病人手足厥冷，脉乍紧者，邪结在胸中。心下满而烦，饥不能食者，病在胸中，当须吐之，宜瓜蒂散。

病人手足厥冷，若脉微而细，是寒虚也，寒虚者，可温可补；今脉乍紧动，是寒实也，寒实者，宜温宜吐也。时烦吐蛔，饥不能食，乃病在胃中也；今心中烦满，饥不能食，是病在胸中也。寒饮实邪壅塞胸中，则胸中阳气为邪所遏，不能外达①四肢，是以手足厥冷，胸满而烦，饥不能食也。当吐之，宜瓜蒂散涌其在上之邪，则满可消，而厥可回矣。

喻昌曰：此与太阳之结胸迥殊，其脉乍紧，其邪亦必乍结，故用瓜蒂散涌载其邪而出，斯阳邪仍从阳解耳。

程应旄曰：手足厥冷，邪气内阻；脉乍紧，紧而不常，往来中倏忽②一见也。

伤寒，脉滑而厥者，里有热，白虎汤主之。

伤寒，脉微细，身无热，小便清白而厥者，是寒虚厥也，当温之；脉乍紧，身无热，胸满而烦厥者，是寒实厥也，当吐之；脉实大，小便闭，腹满鞕痛而厥者，热实厥也，当下之。今脉滑而厥，滑为阳脉，里热可知，是热厥也。然内无腹满痛、不大便之证，是虽有热而里未实，不可下而可清，故以白虎汤主之。

林澜曰：热厥亦有不同，如传邪入腑，秘结不通，燥屎在内，非下不可者，以承气治之之证是也。若火极似水，里有大热，而大便不闭，无燥粪可除者，滑则里热已深，厥则邪陷已极，非以白虎涤其极热，则亢甚之阳，何以清耶？

吴人驹曰：厥因阳气不相顺接，其脉当见阴象。脉滑为气有余，是阳盛于内，格阴于外，内则实热，外而假寒者也。白虎以清解实热则厥自解矣。辨之之法，冷必不甚，浮而近之则冷，按

① 外达：原作“达外”，据文义乙转。
② 倏（shū 书）忽：顷刻。指极短的时间。

之肌骨之下则反热矣。

伤寒发热四日，厥反三日，复热四日，厥少热多者，其病当愈。四日至七日热不除者，必便脓血。伤寒厥四日，热反三日，复厥五日，其病为进。寒多热少，阳气退，故为进也。

伤寒邪在厥阴，阳邪则发热，阴邪则厥寒，阴阳错杂，互相胜负，故或厥或热也。伤寒发热四日，厥亦四日，是相胜也。今厥反三日，复热四日，是热多厥少，阳胜阴退，故其病当愈也。当愈不愈，热仍不止，则热郁于阴，其后必便脓血也。若厥九日，热反三日，则厥多热少，阴胜阳退，故为病进也。

张璐曰：太阳以恶寒发热为病进，恐其邪气传里也；厥阴以厥少热多为病退，喜其阴尽阳复也。

程应旄曰：厥阴、少阳，一脏一腑。少阳在三阳为尽，阳尽则阴生，故有寒热之往来；厥阴在三阴为尽，阴尽则阳生，故有厥热之胜复。凡遇此证，不必论其来自三阳，起自三阴，只论厥与热之多少。热多厥少，知为阳胜，阳胜病当愈；厥多热少，知为阴胜，阴胜病日进。热在后而不退，则为阳过胜，过胜而阴不能复，遂有便血诸热证；厥在后而不退，则为阴过胜，过胜而阳不能复，遂有亡阳诸死证。所以调停二者，治法须合乎阴阳进退之机，阳胜宜下，阴胜宜温。若不图之于早，坐令阴竭阳亡，其死必矣。

伤寒，始发热六日，厥反九日而利。凡厥利者，当不能食，今反能食者，恐为除中。食以索饼，若发热者，知胃气尚在，必愈。恐暴热来出而复去也。后三日脉之，其热续在者，期之旦日夜半愈。所以然者，本发热六日，厥反九日，复发热三日，并前六日，亦为九日，与厥相应，故期之旦日夜半愈。后三日脉之而脉数，其热不罢者，此为热气有余，必发痈脓也。

热而不厥为阳，厥而不热为阴。伤①寒始发热六日，厥亦六

① 伤：原作“阳”，据《医宗金鉴·订正仲景全书伤寒论注·辨厥阴病脉证并治全篇》改。

日，至七日仍发热而不厥者，是阳来复，当自愈也。今厥九日，较热多三日，是阴胜阳，故下利。凡厥利者，中必寒，当不能食。今反能食，恐是阴邪除去胃中阳气，而为除中之病也。恐者，是疑而未定之辞也。故以索饼试之，食后不发热则为除中。若发热，知胃气尚在，则非除中，可必愈也。若食后虽暴发热，恐暂出而复去，仍是除中。故必俟之三日，其热续在不去，亦与厥相应，始可期之旦日夜半愈也。若俟之三日后，虽热不罢而亦不愈，且脉犹数者，此为热气有余，留连营卫，必发痈脓也。

方有执曰：食，饲也；索，常也。谓之素常所食之饼饲之也。一说无肉曰索，谓不令犯食禁也。旦日，明日。平旦，朝而阳长之时也；夜半，阴尽阳生之时也。数以候热。痈脓者，厥阴主血，血热持久则壅瘀，壅瘀则腐化，故可必也。

伤寒脉迟，六七日，厥而下利①，而反与黄芩汤彻其热。脉迟为寒，今与黄芩汤复除其热，腹中应冷，当不能食，今反能食，此名除中，必死。

伤寒脉数，六七日，厥而下利，热厥下利也，当与黄芩汤彻其热。今伤寒脉迟，六七日，厥而下利，寒厥下利也，当与理中汤温其寒。而反与黄芩汤复除其热，腹中应冷，当不能食，今反能食，此名除中，乃胃气将绝，求食以救，终无补于胃也，故曰必死。

伤寒，先厥后发热，下利必自止。而反汗出，咽中痛者，其喉为痹。发热无汗，而利必自止；若不止，必便脓血。便脓血者，其喉不痹。

先厥后发热，下利必自止，厥回利止，其热若退，为欲愈也。若厥回利止，其热不退，而反汗出者，是厥阴病从阳化热，其邪上循本经之脉，故咽喉痛痹也。若厥回，发热无汗，利不止者，是厥阴邪热因利下迫，伤及脉中之血，故必便脓血也。便脓血者，其喉不痹，谓热邪下利，而不复上病咽痛也。可知下利止，其喉

---

① 厥而下利：《伤寒论》无此4字。

为痹者，谓热邪已上，病咽痛，即不复病下利也。

汪琥曰：咽中痛者，此热伤上焦气分也。痹者，闭也。咽中痛甚，其喉必闭而不通，以厥阴经循喉咙之后，上入颃颡故也。无汗，利不止，便脓血者，此热伤下焦血分也。热邪注下，则不干上，故曰其喉不痹。

下利脉数，有微热，汗出，令自愈。设复紧，为未解。

厥阴下利脉数，热利也。若热微汗出，知邪微欲解，下利必自止，故令自愈也。设脉复紧，为表邪犹盛，未能解也。

成无己曰：下利，阴病也；脉数，阳脉也。阴病见阳脉者生。微热汗出，阳气得通也，利必自愈。诸紧为寒，设复脉紧，寒邪犹盛，故云未解。

下利，有微热而渴，脉弱者，令自愈。

厥阴下利，有大热而渴，脉强者，乃邪热俱盛也；今下利有微热而渴，脉弱者，是邪热衰也。邪热既衰，故可令自愈也。

下利，脉数而渴者，令自愈。设不瘥，必圊[①]脓血，以有热故也。

此承上条，互言以详其变也。下利脉数而渴者，是内有热也。若身无热，其邪已衰，亦可令自愈也。设下利脉数而渴，日久不瘥，虽无身热，必圊脓血，以内热伤阴故也。

程应旄曰：脉数而渴，阳胜阴矣，故亦令自愈。若不瘥，则阴虚热入。经所云脉数不解而下利不止，必协热而便脓血是也。

下利，寸脉反浮数，尺中自涩者，必圊脓血。

厥阴热利，寸脉当沉数，今寸脉反浮数，是热在外而不在内也。尺中自涩者，是在外之热不解，乘下利入里，伤及其阴，热与血瘀，必圊脓血也。

喻昌[②]曰：脉见浮数，若是邪还于表，则尺脉自和。今尺中自

---

① 圊（qīng 清）：排除。

② 喻昌：原作“程知”，据《医宗金鉴·订正仲景全书伤寒论注·辨厥阴病脉证并治全篇》改。

涩，乃热邪搏结于阴分，虽寸口得阳脉，究竟阴血必走下窍，而便脓血也。

汪琥曰：此条乃下利变脓血之候也。热利而得数脉，非反也；得浮脉，则为反矣。此条论无治法，宜以仲景黄芩汤治之。

下利，脉沉弦者，下重也；脉大者，为未止；脉微弱数者，为欲自止，虽发热，不死。

此详申上条下利圊脓血之证脉也。脉沉主里，脉弦主急。下重，后重也。下利，脉沉弦，故里急后重也。凡下利之证，发热脉大者，是邪盛，为未止也。脉微弱数者，是邪衰，为欲自止，虽发热不死也。由此可知，滞下，脉大身热者必死也。

喻昌曰：下利而脉沉弦，主里急后重，成滞下之证，即今所称痢证也。脉大者，即沉弦中之大脉。微弱数者，即沉弦中之微弱数也。

下利，欲饮水者，以有热故也，白头翁汤主之。热利下重者，白头翁汤主之。

此承上条，以出其治也。下利欲饮水者，热利下夺津液，求水以济干也。热利下重者，热伤气滞，里急后重，便脓血也。二者皆以白头翁汤主之者，以其大苦大寒，寒能胜热，苦能燥湿也。

程知曰：按少阴自利而渴，亦有虚而引水自救者，犹当以小便之赤白、脉之迟数辨之。此言热邪内结者也，热邪内结而致下重，故纯用苦寒，以胜热而厚肠也。

白头翁汤

白头翁四钱半　黄连去须，三钱　黄柏去皮，二钱　秦皮四钱

三阴俱有下利证，自利不渴者，属太阴也；自利而渴者，属少阴也。惟厥阴下利，属于寒者，厥而不渴，下利清谷；属于热者，消渴下利，下重便脓血也。此热利下重，乃火郁湿蒸，秽气奔逼广肠，魄门重滞而难出，即《内经》所云暴注下迫者是也。君白头翁，寒而苦辛；臣秦皮，寒而苦涩。寒能胜热，苦能燥湿，辛以散火之郁，涩以收下重之利也。佐黄连清上焦之火，则渴可

止；使黄柏泻下焦之热，则利自除也。治厥阴热利有二：初利用此方之苦以泻火，以苦燥之，以辛散之，以涩固之，是谓以寒治热之法；久利则用乌梅丸之酸以收火，佐以苦寒，杂以温补，是谓逆之从之，随所利而行之，调其气使之平也。

伤寒，下利，日十余行，脉反实者，死。

伤寒下利，日十余行，正气虚也，其脉当虚。今反实者，邪气盛也。正虚邪盛，故主死也。

伤寒六七日不利，便发热而利，其人汗出不止者，死，有阴无阳故也。

伤寒六七日，邪传厥阴之时也。厥而不利，是阴邪未盛。若便发热，尚在不死。今六七日不利，忽而下利，发热汗出不止者，是阴盛于中，而阳亡于外，故为有阴无阳也，其死可知矣。

方有执曰：发热而利，里阴内盛也，故曰有阴。汗出不止，表阳外绝也，故曰无阳。

程知曰：言暴下利汗出，为亡阳死证也。六七日不利，忽发热而利下，至于汗出不止，浑是外阳内阴，真阳顷刻无存矣。

汪琥曰：寒中厥阴至六七日，当亦厥六七日矣。不言厥者，省文也。厥则当利不利者，阳气未败，犹能与邪相支吾也。若至发热，即利者亦当止。今则发热与利骤然并至，加之汗出不止，则知其热非阳回①而热，乃阳脱而热，故兼下利而汗出不止也。

张令韶曰：厥阴病发热不死，发热亦死者有三证：一在躁不得卧；一在厥不止，一在汗出不止。

发热而厥，七日下利者，为难治。

此详申上条发热而厥之义也。发热而厥，至七日，若厥回利止，则可以自解矣。今发热而厥至七日，下利不止者，为难治也。盖上条有阴无阳，故主死；此条阴盛而阳不复，故为难治也。虽未见烦躁，如治其热，则愈厥愈利；治其厥利，则愈热。不至阴

① 回：原作“亡”，据《医宗金鉴·订正仲景全书伤寒论注·辨厥阴病脉证并治全篇》改。

阳两绝[1]不止耳。

下利，脉沉而迟，其人面少赤，身有微热，下利清谷者，必郁冒汗出而解。病人必微厥。所以然者，其面戴阳，下虚故也。

脉沉而迟，下利清谷，是里有阴寒也。若其人面有少赤色，身有微热，又属表有阳热也。夫内有里阴之寒，外有表阳之热，则阴得阳化而解者有之。但其未解之先，病人必郁冒汗出而后解。所以然者，面戴之虚阳，与下利之虚阴，两相和顺，故作解也。此非在下之阴格在上之阳，所以病人虽[2]冒而厥必微，必不似不解之冒，厥而甚也。

喻昌曰：下利，脉沉迟，里寒也。面少赤，有微热，是仍兼外邪，必从汗解。但戴阳之证，必见微厥，此中大伏危机，其用法当迥异常法矣。六经皆有下利之证，惟少阴、厥阴为难治。盖邪气入里，利深则必致厥，厥深亦致利。故下利一证，终[3]于[4]少阴、厥阴，皆详言之矣。

下利清谷，里寒外热，汗出而厥者，通脉四逆汤主之。

上条有无汗怫郁面赤之表，尚可期其冒汗而解。此条汗出而厥，则已露亡阳之变矣。故主以通脉四逆汤，救阳以胜阴也。

方有执曰：下利，故曰里寒，阴不守也；外热，故汗出，阳不固也。通脉四逆，救表里、通血气而复阴阳者也。

大汗出，热不去，内拘急，四肢痛，又下利厥逆而恶寒者，四逆汤主之。

通身大汗出，热当去矣。今不去，而更见拘急肢痛，且下利

---

① 绝：原作“厥”，据《医宗金鉴·订正仲景全书伤寒论注·辨厥阴病脉证并治全篇》改。

② 虽：原作“虚”，据《医宗金鉴·订正仲景全书伤寒论注·辨厥阴病脉证并治全篇》改。

③ 终：原作“经”，据《医宗金鉴·订正仲景全书伤寒论注·辨厥阴病脉证并治全篇》改。

④ 于：此下原衍“此”字，据《医宗金鉴·订正仲景全书伤寒论注·辨厥阴病脉证并治全篇》删。

厥逆而恶寒，是阳亡于表，寒盛于里也。故主四逆汤，温经以胜寒，回阳以敛汗也。

程应旄曰：此证大汗出，热不去，何为不在亡阳死证之列？不知亡阳由于汗不止而阳亡，此证内拘急、四肢疼，是汗已止，阳未亡而恶寒，故可行温法也。

大汗，若大下利而厥冷者，四逆汤主之。

大汗出，汗不收者，桂枝加附子汤证也。大下利，利不止者，理中加附子汤证也。今大汗出，又大下利不止，而更见厥冷，乃阳亡于外，寒盛于中，非桂枝、理中之所能治矣。当与四逆汤急回其阳以胜其阴，使汗利止而厥冷还，则犹可生也。以上三条皆厥阴、少阴同病，因少阴寒甚，故俱从少阴主治也。

下利，手足厥冷，无脉者，灸之不温，若脉不还，反微喘者，死。下利后脉绝，手足厥冷，晬①时脉还，手足温者，生；脉不还者，死。

下利，手足厥冷，无脉者，有阴无阳也。虽用附子、四逆辈，恐阳不能急回，宜急灸厥阴，以通其阳。若脉还，手足温者，生；脉不还，手足不温，反微喘者，乃无气以续之，喘是阳气上脱也，故主死。

厥阴太冲穴，在足大指甲后二寸陷中。

方有执曰：其喘必息短而声不续，乃阳气衰绝也。

伤寒发热，下利，厥逆，躁不得卧者，死。伤寒发热，下利至甚，厥不止者，死。

伤寒发热，下利而厥，反烦躁不得卧者，乃寒盛于中，孤阳扰乱也。或发热，下利至甚，厥逆不止，即不烦躁，亦为表阳外散，里阳内脱，故均死也。

张璐曰：躁不得卧，肾中阳气越绝之象也。大抵下利而手足厥冷者，皆为危候。以四肢为诸阳之本故也。加以发热，躁不得卧，不但虚阳发露，而真阴亦已消尽无余矣，安得不死乎？

---

① 晬（zuì 最）时：一整天。

呕而脉弱，小便复利，身有微热，见厥者，难治，四逆汤主之。

厥阴呕而脉弱，大便多利；今小便复利，虽身有微热，而又见厥冷，是邪既上逆，而下焦虚寒不固，为阴进阳退之象，故为难治。以四逆汤主之者，急壮其阳也，阳回则可望生矣。

方有执曰：脉弱虽似邪衰，而小便复利，则是里属虚寒也。故曰见厥者难治。以身之有微热，故虽厥，犹可以四逆汤救其阳，使之复也。

程知曰：言呕而厥者，宜温其下也。呕者，邪气上逆也。脉弱小便利，虚寒见于下也。身有微热，当以阳邪在表。然见厥逆，则为阴盛于里，而微阳有不能自存之忧也。

汪琥曰：按诸条厥利证，皆大便利。此条以呕为主病，独小便利而见厥，前后不能关锁。用四逆汤，以附子散寒，下逆气，助命门之火，上以除呕，下以止小便，外以回厥逆也。

干呕，吐涎沫，头痛者，吴茱萸汤主之。

太阴有吐食而无呕也；少阴有欲吐不吐，咳而呕也；厥阴之厥而呕，呕而吐蛔也。今干呕者，有声无物之谓也；吐涎沫者，清涎冷沫随吐而出也。此由厥阴之寒上干于胃也。三阳有头痛，必兼身热。至于太阴、少阴二经，皆无头痛。惟厥阴与督脉会于巅，故有头痛而无身热也。此少阳不解，传入厥阴，阴邪上逆，故呕而头痛也。以吴茱萸汤主之，从厥阴本治也。

程知曰：此言呕而头痛者，必温中而降逆也。

呕家有痈脓者，不可治呕，脓尽自愈。

心烦而呕者，内热之呕也；渴而饮水呕者，停水之呕也；今呕而有脓者，此必内有痈脓，故曰不可治。但俟呕脓尽自愈也。盖痈脓腐秽欲去而呕，故不当治。若治其呕，反逆其机，热邪内壅，阻其出路，使无所泄，必致他变，故不可治呕。脓尽则热随脓去，而呕自止矣。

汪琥曰：肺胃成痈，由风寒蕴于经络，邪郁于肺，或入胃腑，变而为热，热甚则气瘀血积而为痈。痈者，壅也，言热毒壅聚而成脓也。

厥阴中风，脉微浮，为欲[1]愈，不浮，为未愈。

厥阴中风，该伤寒而言也。脉微，厥阴脉也；浮，表阳脉也。厥阴之病，既得阳浮之脉，是其邪已还于表，故为欲愈也。不浮则沉，沉，里阴脉也。是其邪仍在于里，故为未愈也。

方有执曰：风脉当浮，以厥阴本微缓不浮，故微浮则邪见还表，为欲愈也。

厥阴病，欲解时，从丑至卯上。

丑寅卯三时，厥阴风木乘王之时也。正气得其王则邪自退，故病解。

方有执曰：厥阴之解，自寅卯而终；少阳之解，自寅卯而始。盖寅为阳初动，阴尚强；卯为天地辟，阴阳分。所以二经同旺，其病之解，由此而终始也。

① 欲：原脱，据《伤寒论·辨厥阴病脉证并治第十二》补。

卷　三

中风门

《内经》所载风之伤人也，或为寒热，或为疠风，或为偏枯，皆指外邪而言。其卒暴僵仆、神魂昏愦、言蹇口噤、吐沫痰壅、瘫痪拘挛，并未言及。所以张景岳辨明非中风，乃属风也。何为属风？属风者，因风而致也。奈今人一见有卒倒昏迷之类，并不察其有无表邪，或寒或热，率皆谓之中风，肆行消散，全不顾及元气，所以患此症而毙者居多。不思外感之风，岂能顷刻遂使人卒倒耶？实由内伤以致之耳。但其中有兼表邪者，并或兼寒、兼热、兼痰、兼湿者，诸方诚亦不可废也。复考《至真要大论》曰：厥阴司天，其化以风气。风气大来，木之胜也，土湿受邪，脾病生焉。诸暴强直，皆属于风。诸风掉眩，皆属于肝。所以景岳谓之属风。刘河间曰：此症由于将息失宜，心火暴盛，肾水虚衰，不能制之，则阴虚阳实，而热气拂郁，心神昏冒，筋骨不用，而卒倒无所知也。李东垣曰：此症非外来风邪，乃本气病也。凡人年逾四旬，气衰之际，或因忧喜愤怒伤其气者，多有此疾，壮岁之时无有也，若肥盛者则间而有之，亦是形盛气衰而如此耳。朱彦修曰：西北气寒，间亦有真为风所中者；东南气温而地多湿，有疾病者非风也，因湿土生痰，痰生热，热生风也。东垣又曰：中血脉则口眼歪，中腑则肢节废，中脏则性命危，有三者之分焉。夫中腑者为在表，宜微汗之；中血脉者为在中，宜调营焉；中脏者为在里，宜滋润之。至《内经》谓三阴三阳发病，为偏枯痿弱，四肢不举，亦未尝必因于风而后致也。况风火气湿之殊，望闻问切之间岂无所辨乎？不得以内伤偏枯、气脱、卒倒、厥逆等症悉认为中风而散之攻之，庶析理明，而治不误矣。

丹溪曰：半身不遂，大率多痰。在左属死血与无血，宜四物汤加桃仁、红花、竹沥、姜汁；在右属痰、属气虚，宜二陈汤、四君子汤加竹沥、姜汁。据此说似乎近理，而其实非也。夫人身血气本不相离，不可以左右分血气，但当以左右分轻重耳。男子不宜病左，女子不宜病右，而再参以脉理，则在气在血自不致误矣。

肝无补法辨

肝无补法一语，因前贤未能明明指出所以然之理，以故从古至今相传，俱以伐肝平肝为事。殊不知厥阴肝为风木之脏，木能生火，体阴用阳，其性刚，主动主升，必借肾水以滋之，肺金以肃之，脾土以培之。庶刚劲之体转为中和之象，而条达畅茂之机遂，则自无病矣。况肝①藏血，人卧则血归于肝，是肝之所赖以养者，血也。不观陈临川有云：医风先医血，血旺风自灭。盖谓肝邪之来，由于肝血之虚，血虚则燥气乘之，而木从金化，风即生矣。且中风一症，多有肝肾二经亏损，何也？夫肝主筋，肝藏血；肾主骨，肾藏精。人之精血亏损，不能滋养百骸，故手足拘挛、痿痹不仁等症作矣。兹若不辨明，仅以伐肝为事，愈疏愈虚，害有不可胜言者。又不观经曰：目得血而能视，手得血而能握，足得血而能履。而谓肝不可补乎？究其所谓，因经有曰：无胃气则死。木克土，是肝能犯胃，为胃之贼也，故有此论。试思五脏乃金、木、水、火、土生成之理，岂肝木无故而克脾土乎？实因肝血虚则肝火旺，肝火旺则肝气逆，风劲之气起而为患耳。然肝之虚，诚又由脾肾之虚而来，肾水虚不能生肝木，脾土虚不能自卫，所以肝邪得能犯胃也。假使脾肾不虚，肝邪又岂能乘患乎？或疑古人言无补，尔言不宜伐，不亦与古人大相径庭乎？谁其信之。不知溪非固言其定不宜伐也，如果肝气有余，不可以补，暂宜伐也。然此不多见，即如此症，或筋挛角弓抽搐，非血虚乎？或目眩爪枯头痛，非血虚乎？或胁肋少腹疝病，非血虚乎？又如半身不遂，非血虚气枯槁乎？由此思之，肝血可不补乎？然补肝血又

① 肝：原脱，据文义补。

莫如滋肾水。水者，木之母也，母旺则子强。经曰：虚则补其母，是滋化源之深义矣。溪思古人并未言肝血之不宜补，不过未明明言出肝之邪气不宜助，宜伐宜平耳。后人须默知之，溪今特为拈出，有心者其亦谓是否？

中络者，邪方入卫，尚在经络之外，故但肌肤不仁；中经则入荣脉之中，骨肉皆失所养，故身体重着；至中腑、中脏，则邪入深矣。中腑必归于胃者，胃为六腑之总司也；中脏必归于心者，心为神明之主也。风入胃中，胃热必盛，蒸其精液，结为痰涎，谓之大络入心，痰涎壅盛，堵其出入之窍，故中腑则不识人也。诸脏受邪，并入于心，则神明无主，故中脏者，舌纵难言，廉泉开而流涎沫也。廉泉穴，在舌下，窍通于肾，津液之所出也。

中风之症，有因外感，有因内伤。言风者，外感也。言气、言火、言痰者，内伤也。然外感者亦因内有郁热，腠理疏豁，中气不固，暴风得而中之；内伤者，气上逆而为火，火亢极而生风，风行水动，水涌为痰，故气也、火也、痰也，其实一源流也。为治之法，外感者分中血脉、中腑、中脏之异而治之；内伤而缓者，先用开关利窍，次用固本调元；急则只为取本，毋容次第。盖命在须臾，缓则援生不及也。严用和曰：人之元气强壮，外邪焉得为害。必真气先①虚，营卫空疏，邪能乘虚而入。若内因七情者，法当调气，不当治风。即外因六淫者，亦当先救本气，后依所感六气治之。

用药之法，寒因热用，热因寒用，乃正治也。今中风瘫痪之症，本风火阳邪，而用乌、附等热药治之，何哉？盖中风瘫痪，乃湿痰死血结滞于脏腑经络之间，非乌、附等热药，焉能开启流通，此非正治，从治也。经曰：从少从多，各观其事。则从治之药，只可为引经而已。况风本于热而生，岂可概谓虚寒？用附子取效者，必中寒阴毒之症，及肥白人多湿者，丹溪所谓肥白人多

---

① 先：原作“元”，据《冯氏锦囊秘录·杂证大小合参·卷八·方脉中风合参》改。

湿，少用乌、附行经是也。若中风阳毒之症忌之。但至瘫痪既久，则痰火拂郁，若于辛凉药中而无香热之药为之向导，则将扞格①而不能入也。况此时阳症多系假象，盖真火既已上升而为病矣，有何真阳仍存坎宫而不动耶？所以乌、附为对症之宜，但必兼滋补，便可制其僭热矣。惟中脏阴寒之症，又宜纯阳，忌同阴药。盖略兼阴药则阳药便难小效，甚有益令阳亡。试思无阴则阳无以化，此以希之阳能经阴药一化乎？所以参、术、芪、附等汤有时不入地黄、当归者，此耳。

凡饮食如常，但失音不语者，名曰哑风。只宜小续命汤去附子加石膏、菖蒲各一钱。

凡初中昏倒，急宜掐人中，俟其苏醒，方用痰药或用吐法。若脱势急迫，不能姑待者，急为补精、补神、补气以为性命之需，慎勿降火、降痰、降气益促丧生之速。河间、东垣专治本而不治风，可谓至当不易之论。气血之根者何？火为阳气之根，水为阴血之根，而火与水之总根，两肾间动气是也。此五脏六腑之本，十二经之源，呼吸之门，三焦之根，又名守邪之神。经曰：根于中者，命曰神机，神去则机息；根于外者，名曰气立，气止则化绝。今人纵情嗜欲，肾气虚衰，根先绝矣。一或内伤劳役，六淫七情，少触皆能卒中，此阴虚阳暴绝，即内夺暴厥之症也。须以参、附大剂峻补其阳，继以地黄丸、十补丸之类填实真阴。又有心火暴甚，肾水虚衰，兼之五志过极，以致心神昏闷，卒倒无知，其手足牵掣，口眼㖞斜，乃水不能荣筋，筋急而纵也。俗云：风者乃风淫末疾之假象，风自火出也。须以河间地黄饮子峻补其阴，继以人参、麦冬、五味子之类滋其化源，此根阴根阳之至论。若夫所谓痰者，何独中风为然？要知痰从何处来：痰者水也，其原出乎肾。仲景曰：气虚痰泛，以肾气丸补而逐之。观此凡治中风者，既以前法治其根本，则痰不治而自化矣。惟初时痰涎壅盛，汤药不入，暂用稀涎散之类使咽喉疏通，能进汤液即止。若欲尽

① 扞（hàn 汉）格：抵触，格格不入。

攻其痰，顷刻立毙矣。

遗尿系元阳真气亏极，必须大用参、术、芪、附、益智、五味以保元阳脱势，时时服之补接，诚活命之第一关也。盖人之所赖以生者，此阳气也。此气一亏，时时可脱，故服补药亦宜时时接之，不可不慎，不可不知。

东垣之论，专以气虚为主，纵有风邪，亦是乘虚而袭。经曰：邪之所凑，其气必虚。当此之时，岂寻常药饵能通达上下哉？急以人参、乌、附大剂煎服即苏，此诚有通经达络之能，斩关夺旗之力。然每服必用人参两许，辅助真气驾驱其邪，否则不惟无益，适足以取败。观先哲芪附、参附等汤，其义可见。若遗尿手撒、口开鼻鼾，虽为不治，然服前药多有生者。喻嘉言曰：脏为阴，可胜纯阳之药；腑为阳，必加阴药一二味制其僭热；经络之浅，又当加和营卫并宣导之药。刘氏之论则以风为末，而以火为本。然火之有余，缘水之不足也。刘氏原以补肾为本，观其地黄饮子可见矣。但治中风之症，凡势在危迫之际，当纯以补阳为要。阳者，生之本也。阳升而阴自长，盖补阴力缓，恐不及矣。况阳气大虚，虽有假火，若略兼阴药，则阴翳之火骤消，亡阳之势益露，挽回何及？迨至危势渐平，又当兼以填补真阴，其阴虚有二：有阴中之水虚，有阴中之火虚。火虚者专以河间地黄饮子，水虚者当以六味地黄丸。故至当之治法，总以固阳为保生之首重，继以滋补精血为去病之根基。风自火出，火自阴亏，阴血一得，风火自息，不知此而以风燥致毙者，多矣。

凡精神短少，运用太过，一时接续不来，便有无故卒倒之患。若天真未竭，尺脉有根者，须臾自醒。倘天真已竭，尺脉无根者，则元阳溃散，口开鼾声，遗尿汗涌，脱势具备，难望其有生矣。故平时能于根本用力，善保水火，则气血自然和平，断无是病。既病而未至根本大伤、水火偏绝，则调理得当，水火犹可和平，气血何难渐复？倘不知此，正当气血亏极发露之时，元阳走散依稀之际，见其搐搦治风，见其涎涌治痰，驱逐克削，标病纵减，正气益伤，重则暴亡，轻则痼疾。故能于水火立命之处看明，气血生长之源参透，则外假之象虽变现百出，亦有主见于胸中不为所感矣。况翫①《灵枢经》曰：虚邪偏客于身半，其入深者，内居营卫，营卫衰则真气去，邪气独留，发为偏枯；其邪气浅者，脉偏痛。又曰：痱之为病也，身无痛者，四肢不收，志乱不甚，其言微，知可治。甚则不能言，不可治也。可见必由真气去而邪气独留，及志不乱，言微，知为可治。志乱，不能言，为不可治。则知全以正虚为本，外邪为标者，十之一二，何必拘以中风局中风方纷纷立论乎！况人受水火之真以成，而后脏腑具备，渐有筋骨形骸，故脏腑之根系于真水真火，阴阳氤氲，酿成气血，流行脏腑，灌溉百骸，故水火为本，气血为标也。凡真阴真阳亏极，则邪气乘虚直中于脏，内脏受伤，害人性命。若气血不足，未至根本亏极，则邪不能直达于里，或中腑，或中血脉，则形骸受伤，乃有偏枯、痿痹。要知真阳亏极，我身之阴寒可以聚而乘之，非谓必有外寒也。真阴亏极，我身之风火可以动而乘之，非谓必外有风火也。所谓内起之风，由于内起之火耳。识得标，只取本，乃治法万全之要领。何况当此大虚顷刻存亡之症，以风火痰气之假象，而失其生人精气神之根本，岂能奏功万一乎？祛风适足以走泄元神，清火无非以消灭阳气，治痰则不足之真阴欲加销烁，理气则丹田之浮泛益令无根。虚阳变至亡阳，闭症变成脱症。凡中风，牙关紧闭，两手固握，为闭症，可治；若口开手撒，眼合、遗尿、鼾声为脱症，难治。此皆治标者之罪也。

中风稍瘥，有多食倍常者，因风木盛则克脾，脾受克求助于食，当泻肝理风以安脾，脾安则食自如常也。虽然亦因脏腑之脂膏耗竭，有阳无阴，所以孤阳用事，如中消者，然虽多食，未必长其精华，然借食尚堪抵其消耗，惟为补养精血，俾脂膏足而自复如常，何必泻肝②理风为事哉？

---

① 翫（wàn 万）：研习，练习。

② 肝：原脱，据《冯氏锦囊秘录·杂证大小合参·卷八·方脉中风合参》补。

阳气衰乏者，阴必凑之，令人五指至膝上皆寒，名曰寒厥，宜六物附子汤。阴气衰于下则阳凑之，令人足下热，热甚则循三阴而上逆，谓之热厥，宜六味地黄丸。气为人身之阳，一有拂郁，则阳气不能四达，故令手足厥冷，与中风相似。但中风身温，中气身冷，名曰气厥，宜八味顺气散。

中风脉候吉凶

凡脉浮弦无力为风，浮滑不清为痰，浮数有力为火，沉弦有力为气，沉实有力为便结，沉涩而数为血凝。凡下元无根，则两肾脉不应，或沉滑微细；若尺浮而无力，肾气不足；尺洪而弦数，肾阴大亏。若痰塞气满，并逆[1]于上，有升无降，则虚弦搏急，一如沸釜；或精神元气一时暴绝，则虚散而欲绝。脉来缓滑或浮滑或滑数，有神者，易治；或弦滑或浮数或洪大者，难治。若两尺绝无，下元已绝；寸关虚豁而空大，真气已散；或举之搏大，按之绝无，孤阳无依者，死。

口开手撒遗尿者，属气虚，为阳暴绝也，速宜大料参、附补救之。如因无血而不能滋养其筋，是以举动则痛者，为筋枯也，不治。诸中，或未苏，或已苏，或初病，或久病，忽吐出紫红色者，死。

凡中风，口开为心绝，手撒为脾绝，眼合为肝绝，遗尿为肾绝，气喘面黑鼻鼾为肺绝。及吐沫直视，喉如鼾睡，肉脱筋痛，面赤如妆，发直摇头上窜，或头面青黑，汗如缀珠，痰声漉漉，并脉急数，弦大无伦者，死。

此证《金匮》书中分为四证：一口眼㖞斜，肌肤不仁，邪在络也；一左右不遂，筋骨不用，邪在经也；一昏不识人，便尿阻隔，邪在腑也；一神昏不语，唇缓涎流，邪在脏也。其脉浮迟者，吉；若坚大无伦，急小如织者，凶。浮主昼死，沉主夜亡，不可治也。正胜邪者可直攻，正不胜邪者即宜固本。

---

① 逆：原作“宜”，据《冯氏锦囊秘录·杂证大小合参·卷八·中风脉候吉凶》改。

仲景曰：风之为病，当半身不遂，即经所谓偏枯也。或但两臂不遂者，非中风也，即痹病也。盖痹为阴病，脉多沉涩；风为阳病，脉多浮缓。不得混视，须各分别。如脉微而数，中风使然。其脉微者，正气虚也；数者，邪气胜也。故病风中之人，因虚而召风者，未有不见微弱之脉者也；因热而生风者，未有不见数急之脉者也。

通关散 治初病厥倒，不省人事，牙关紧急，药不得下。

猪牙皂角去皮弦，炙为末，一钱 好北细辛为末，一钱 苏薄荷叶为末，一钱 明雄黄为末，一钱 白矾为末，五分

上合匀，每遇厥证不省人事者，用少许吹鼻，切不可吹多，候有喷嚏，可治。无嚏，不可治。

开关散 治口噤不开，用此药末擦牙，其噤可开。

乌梅肉焙干研末，三钱 冰片三分 生南星三分，为末

上合匀，以指蘸药擦牙龈。

若口噤不开，汤药不能下咽者，则将应服之药衔包在不病人口内，用笔管插入病人鼻孔，使气连药吹之，其药自能入咽，不可用金器撬之，恐伤齿也。

萝卜子汤 治痰涎壅盛，填塞胸膈，汤液俱不能入，用此吐法涌之。

萝卜子二两，生用，捣细末。以温汤和，徐徐饮之。少顷即吐出。即有吐不尽者，亦必从下行矣

参附汤 治真阳不足，风邪乘虚而入，一时卒倒，手足厥冷，值此危剧之际，岂寻常药饵所能挽回哉？速宜用此。

人参一两 附子六钱，生用。或用甘草汤浸软，火纸厚包，仍用甘草汤浸湿，纸包灰火煨熟用亦可

水煎温服。

稀涎散 治中风口噤，并治单蛾、双蛾。

江子仁①二粒，一粒分作三四片 猪牙皂角炙为末，一钱 明矾

---

① 江子仁：即巴豆仁。

五钱

先将矾化开，次入二味搅匀，待矾枯为细末，每用五分。痰涎壅盛者，灯心汤下，在喉即吐，在膈即下。

乌药顺气散《局方》 治初中风，手足瘫痪，语言蹇涩，脚气等证。宜先服此以疏气道，然后随症用药。

乌药三钱 陈皮二钱 麻黄三钱 白芷三钱 川芎三钱 桔梗三钱 枳壳三钱，炒 干姜二钱，炒 甘草一钱 直僵蚕三钱

或加当归、天麻；皮肤燥痒加虫退、苏薄荷。

八味顺气散 治中风。先服此药顺气，次进治风药。此方又可治气厥身冷似中风者。

人参三钱 白术三钱 茯苓三钱 青皮二钱 陈皮二钱 白芷二钱 台乌二钱 甘草一钱

水煎服。

摄生饮 治初中风，并一切痰厥气厥，不省人事。先用此以疏导之，然后随症用药。

半夏三钱 苍术二钱，米汁炒 细辛一钱 石菖蒲二钱 甘草一钱 南星用纸包，水浸湿煨熟，三钱 广香剉细末，一钱

对服。

大秦艽汤《机要方》 治中风。血弱不能养筋，故手足不能运动，舌强不能言语。

当归 芍药 白术土炒 生地 熟地 川芎 甘草 茯苓 防风 白芷 独活 羌活 黄芩 秦艽 石膏各二钱 北细辛一钱，此药蔽气，不宜重用 如春夏加知母一钱五分

涤①痰汤古方 治中风痰迷心窍，舌强不能言。

南星三钱，制 半夏三钱 枳实一钱，炒 茯苓一钱 橘红一钱五分 石菖蒲一钱 人参一钱 甘草五分 竹茹姜汁炒，八分

姜、水同煎。

黄芪五物汤 治因虚致风中经络，半身不遂。须审其人，舌

① 涤：原脱，据医理补。

强难言，神气不清，是痰火为病，不宜此方；若心清，只难言，是营卫不足之病，宜用此方。

黄芪一两，蜜炙　桂枝四钱　白芍四钱，酒炒　生姜四钱，切片　红枣三五枚，擘，去核

君黄芪，补卫以起不用，臣桂、芍，益营以治不仁，佐姜、枣，以和营卫。若血虚者加当归四钱；病在下者加牛膝、木瓜；脉沉迟属寒者，加附片、炮姜。此方专于补外，故不用参、草。屡试屡效，神方也。

三化汤洁古　治中风。外有六经之形证，先以续命汤主之，内有便尿之阻隔，以此方主之。便闭胀满可用。

厚朴姜制，三钱　枳实三钱　大黄三钱　羌活三钱

本方即小承气汤加羌活。

续命汤《金匮》　治中风肢体不收，口不能言，冒昧不知痛处，拘急不能转侧。

麻黄三钱　人参三钱　当归三钱　石膏三钱　桂枝三钱　川芎三钱　干姜三钱，炒黄　甘草一钱　杏仁去皮尖，一钱半，炒微黄，捣碎

无汗恶寒，用本方去石膏；有汗身热，不恶寒，去麻黄、干姜，加知母、防风、羌活；有汗无热，恶风，去麻黄、石膏；有汗身热，不恶风，加葛根，去干姜；汗多，去麻黄，加白芍；无汗身凉，去石膏，加附片。

小续命汤《千金方》　通治八风五痹。

麻黄三钱，去节　人参三钱　芍药二钱，酒炒　甘草一钱　川芎二钱　官桂二钱　防己二钱，酒炒　防风三钱　附片二钱　黄芩二钱　生姜①三片　红枣三枚，擘，去核　杏仁去皮尖，钱半，炒微黄，捣碎

精神恍惚，加白芍、志肉；骨冷痛或寒，官桂易桂枝；烦躁，小便涩，去附片，加竹沥；脏寒下利，去防己、黄芩，加白术，倍附片；脚弱加牛膝、石斛；身痛加秦艽、羌活；腰痛加桃仁、杜仲；自汗去麻黄、杏仁，加白术；血虚加当归。

---

① 生姜：原作“生黄”，据《备急千金要方·卷第八·诸风》改。

按：此方去黄芩不用，张景岳已斥之，但未力去。不特①此也，奈历来明贤，每以干姜、黄连并用，称曰病之寒热相杂，故药亦寒热杂用，以相监制之，义在古人之意固如此也。若据溪愚见，寒者终寒，热者终热，或因寒极而热生，热极而寒生，毕竟寒热有分，冰炭不同，似不宜杂用，以启后人寒热妄用误人之渐，并尚希高贤再为正之。

千金还魂汤　治风邪中经络，气粗神昏，无汗拘急，身体偏痛，乃属表邪，此为闭证，宜用此方。

肉桂三钱　麻黄四钱　甘草一钱　杏仁二钱，去皮尖，炒微黄，捣碎

夺命散　治风邪中脏腑。神昏口噤，痰结喉间，腹满便闭，汤药不下，宜用此方。

巴豆用纸捶去油，七分　白芷三钱　半夏三钱　葶苈三钱，捣碎　生南星二钱，姜汁水炒

祛风至宝汤　治风邪中腑属热者，六脉浮数，身热心烦，面赤不语等症。

滑石　防风　当归　川芎　薄荷　大黄　芍药　麻黄　连翘　石膏　黄芩　桔梗　荆芥　山栀　白术　甘草　芒硝

以上防风通圣散，加全虫、天麻、细辛、白附、羌活、独活、黄柏、黄连、僵虫。此系《医宗金鉴》方。

三生饮　治卒中风，昏不知人，手足厥冷，口眼歪斜，咽喉作声，痰气上壅，或六脉沉伏。兼治痰厥、气厥。

生川乌去皮脐，纸包浸湿，火煨，三钱　生南星如上法，三钱　生附子如上法，三钱　人参三五钱，虚极将脱者倍用之，始无倒戈之患　生姜四钱，切片

水煎服。

清热化痰汤　治中风痰涎壅盛，面赤身热，脉亦紧盛。此病之来必有先兆，如神短忽忽，言语失常，上盛下虚，头眩脚软，皆痰火内发之先兆也，宜用此汤。

---

① 不特：不仅。

人参三钱　白术制，三钱　茯苓三钱　甘草一钱　橘红三钱，去白　半夏三钱　枳实面炒，二钱　黄芩三钱　黄连三钱　麦冬三钱，去心　南星三钱　石菖蒲三钱　广香二钱，剉末，对服

水、竹沥、姜汁，同对服。

方内用芩、连者，治痰以清火为主也。

换骨丹　治口眼㖞斜，半身不遂，一切风痫，暗风瘫痪。

歌曰：我有换骨丹，传之极幽秘。疏开病者心，扶起衰翁臂。气壮即延年，神清日不睡。南山张仙翁，三百八十岁。槐皮芎术芷，仙人防首蔓。十件各停匀，苦味香减半。龙麝即少许，朱砂作衣缠。麻黄煎膏丸，大小如指弹。修合在深房，勿令阴人见。夜卧服一粒，遍身汗津满。万病自消除，神仙为侣伴。

槐角子取子一两　桑白皮另研末，一两　川芎一两　威灵仙一两　思仙术即杜仲。另研末，·两　白芷一两　人参一两　何首乌一两，黑豆蒸晒　蔓荆子一两　防风一两　苦参五钱　五味五钱　广香五钱　龙脑少许，研　麝香少许，研　朱砂研，为衣，不拘多少　麻黄一两，熬膏

上为末，以麻黄膏和，或少加蜂蜜亦可，共杵一万五千下，每两分作十丸。每服一丸，以温酒，食后，临卧，一呷咽之。重衣盖覆，当出汗即瘥，方加调补，及避风寒。

活络丹　治中风。手足不用，日久不愈，经络中有湿痰死血者。

草乌炮，去皮　川乌炮，去皮脐　胆星各六两　地龙去土，焙干　乳香去油　没药各三两二钱

蜜丸桐子大，每服二三十丸，温酒、茶清任下。

天仙丹　治卒暴中风，口眼㖞斜。

天南星一个　大白芨二钱　大草乌头一个　僵蚕七个

为末，用生鳝血调成膏，敷㖞处，觉正洗去。

又方，用鳝鱼血入麝香少许，涂之即正。

豨莶丸　治中风口眼㖞斜，时吐涎沫，语言蹇涩，手足缓弱。

豨莶草　生于沃壤间，带猪气者是。

五月五日或六月六日采叶洗净，不拘多少，九蒸九晒，每蒸用酒蜜洒之，蒸一饭顷。九蒸毕，日干为末，炼蜜丸桐子大。每服百丸，空心温酒、米饮任下。

一方 每豨莶草一斤，四物料各半两，川乌、羌活、防风各二钱，丸服。

搜风顺气丸

锦纹大黄酒浸九晒，要黑色，五两，为主 火麻仁微炒，去壳，二两 郁李仁泡去皮，二两 菟丝子水沉净，酒煨烂，捣成饼，焙干，二两 山茱萸酒蒸，去核，二两 干山药酒蒸，二两 枳壳面炒，二两 车前子二两五钱，炒 独活二两 槟榔二两 怀牛膝去芦，酒洗，二两

上为细末，炼蜜为丸，如梧桐子大，每服七八十丸，茶酒任下，百无所忌。久患肠风便血，服之除根。瘫痪语涩，服之平安。酒后能进一服，宿酒尽消。中年以后之人，过用厚味酒肉，多有痰火，且不能远房事，往往致阴虚火动，动则生风，所谓一水不能胜五火也，故以此方疏风降火。孕妇勿服。

加减天麻丸 治诸风肢节麻木，手足不随等证。

天麻六两，酒浸透，焙干研细 牛膝六两，酒浸透，焙干研细 附子甘草汤浸软，灰火烧熟，四两半 萆薢六两，研细 当归二十两 节羌活十两 熟地黄一斤 独活五两 杜仲姜汁炒，八两，另研细

炼蜜丸桐子大，每服六七十丸。

凡人忽然卒倒，若无痰气阻塞，必系正气虚而邪气乘之。急宜固其正气，先用参、附峻补元气，随用熟地、甘杞、当归身为以填补真阴，或少佐以祛痰除邪之品，此为上策。若单行攻消，必致无救矣。

地黄饮子河间方 治阴中之火虚者。考风痱、偏枯、喑痱三病，皆属外中，微甚不同。风痱者，四肢不收，身无痛处也。偏枯者，半身不遂，身有痛处也，其言不变，志不乱，乃邪为浅，病在外腠营卫之间，宜前黄芪五物汤以治之。若甚，不能言，志乱神昏，则为喑痱者，乃肾虚内夺，少阴不至，而厥病已入脏也，难治。速宜用此饮。

熟地五钱 枣皮二钱，酒洗 巴戟肉三钱 石斛二钱 肉苁蓉三

钱，酒洗　五味一钱，研　茯苓二钱　志肉二钱　麦冬二钱　石菖蒲二钱，酒炒　肉桂二钱　薄荷二钱　附片二钱

姜、枣煎。

史国公药酒　治中风语言蹇涩，手足拘挛，半身不遂，痿痹不仁。

羌活二两　防风二两　白术二两，土炒　当归二两，酒洗　川牛膝二两，酒浸　川萆薢二两　杜仲姜汁炒，二两　松节二两，杵烂　秦艽四两　虎胫骨二两，酥炙　鳖甲二两，醋炙　晚蚕砂炒，二两　红杞五两　苍耳子炒，捶碎，四两　白茄根八两，饭上蒸

泡酒三十斤，先将药为粗末，绢袋盛，入酒煮熟，埋土内一日，退去火毒，取服。

熏蒸方　治肾气衰弱，或肝脾肾三经受风寒湿气，停于腿膝经络，致成脚痹疼痛，宜用此法。

花椒一撮　火葱三大茎，切　麦面约四五升　盐一把　酒一盏　醋不拘多少，以拌前药，至润为度　或加姜、肉桂亦妙。

上放铜器内，炒令极热，摊卧褥下，将患脚熏蒸其上，盖以衣被，稳卧一时，要汗出为度，忌见风。

类中风

类中风者，忽然昏倒，人事不省，类乎中风，实非中风也。如诸书有云中虚、中气、中食、中寒、中火、中湿、中暑、中恶等证似之，有云气厥、血厥、痰厥、酒厥、脏厥、蛔厥等证似之，纷纷名目，实足乱人心目，何也？如风寒暑湿气血痰食等类，既各有专治之门，又何必多论，反滋后人之疑。此症既曰非中风，则必系元气虚损，营卫失调，偶感外邪，卒倒昏愦，即当以顾扶元气为主。若邪重者，不得不用逐邪之品为佐；若无邪者，则救本不暇，何敢攻散乎？但先贤立论太繁，溪今约之，曰阴虚阳虚而已。阳①虚者，脉多沉微无力，手足厥冷，或畏寒喜热，二便清

① 阳：原作“阴”，据医理改。

利是也，治法专宜用阳药，如寒甚者，当先益其火，宜理中汤、四逆汤，继以六味回阳饮、十补丸之类主之，至若生地、芍药、麦冬、黄芩等清凉之药皆当忌之。阴[1]虚者，脉多滑数有力，手足俱温，或畏热喜寒，二便秘赤等证是也，治法专宜用阴药，如火甚者，当先制以寒，宜白虎汤、抽薪饮，续以六味地黄丸、益阴丸之类主之，至若人参、白术、肉桂、干姜之品，亦不宜轻用。如此说来，庶乎简当，俾后人一目了然，岂不甚善。

附：辨制用附子法

夫人病至于危，手足厥冷，六脉[2]沉细无神，附子乃必用之药也，实有起死回生之功，阴症上紧之需。奈今之市卖附子，皆用水泡水煮，气味全失，是有附子之名而无附子之实，虽用犹未用也。若阴症势迫，可用麦面以水调和，不干不稀为度，将附子包裹面中，灰火煨热，去皮脐不用，余酌用之，自然有功无害；若缓用补剂者，先酌量附子之多少[3]，宜用甘草一味熬浓汤，将附子泡浸数日，刮去皮脐，切为四块，又添浓甘草汤再浸二三日，捻之软透为度，再切片入锅，文火炒至将干，口嚼尚有辣味是其度也，晒干收贮听用。

独参汤　治元气大虚，卒然昏倒，不论阴脱、阳脱，均可服之。

人参一二两，铜刀切片，放入茶盅，酌量添白开水泡定，将盅盖稳，不通气，置饭甑上蒸熟，顿服，大能回生

理中汤　治中虚生痰，中气虚损，脉沉微无力，手足厥冷，畏寒喜热；或太阴病，自利不渴，阴寒腹痛，霍乱呕吐，或疟疾瘴气，瘟疫等证。

人参三钱　白术三钱，炒　干姜三钱，炒黄　炙草一钱半　附子二钱，寒甚者用三钱

---

① 阴：原作“阳”，据医理改。

② 脉：原作“呢”，据文义改。

③ 少：原脱，据文义补。

水煎服。

四逆汤 治阴症自利，里寒外热，脉沉，身痛而厥等症。

干姜四钱，炒黄 附子二钱 炙甘草一钱半

水煎温服。

六味回阳饮 治阴阳将脱等证。

人参一二两或数钱 制附子一二钱 干姜二三钱，炒黄 熟地五钱或一两 炙甘草一钱半 当归身二钱。如泄泻者或血动者，以白术易之

水煎温服。如肉振汗多者，加炙黄芩四钱；如泄泻者，加北五味二十粒；如虚阳上浮者，加茯苓三钱；如肝经郁滞者，加肉桂二三钱。

十补丸 治真水真火虚极，神疲气怯危剧等证，难以名状。

熟地八钱 枣皮四钱，酒浸洗 山药五钱，炒 茯苓三钱，乳蒸 牛膝三钱，淡盐酒炒 杜仲三钱，姜汁炒 北味一钱二分 制附子一钱半 鹿茸羊油炙，四钱，捣碎

水煎服。

白虎汤 治一切中暑烦热，热结斑黄，狂躁大渴。并治伤寒脉浮滑，表有热，里有邪，用此以解内外之热。名人参白虎汤。

石膏五钱，捣碎 知母三钱 甘草一钱 糯米一撮 加人参三钱

水煎温服。

抽薪饮 治诸凡火炽盛而不宜补者。

黄芩三钱 石斛三钱 木通三钱 栀子三钱 黄柏三钱 枳壳二钱，炒 泽泻二钱 细甘草一钱

水煎服。

六味地黄汤 治水亏火旺。

熟地八钱 山药四钱 枣皮四钱 泽泻二钱 丹皮二钱 白茯苓二钱

水煎服。

益阴丸 治肾水不足，火浮口燥等证。

熟地八钱 山药五钱 枣皮四钱 白茯苓四钱 红枸杞四钱 麦冬去心，三钱 牛膝二钱

如火甚者，加龟胶四钱。

水煎服。

痹证

痹病者，风寒湿三气杂而合为患也。夫痹，闭也。谓血气为邪所闭，不得流通也。其风气盛者为行痹，以风善行走，走注历节无有定所，是为行痹，乃阳邪也；寒气盛者为痛痹，以血气受寒，寒则凝聚，是为痛痹，乃阴邪也；湿气盛者为著痹，以血气受湿则濡滞，滞则肢体沉重而顽木疼痛，是为著痹，亦阴邪也。此三痹也。又有五痹，谓皮、脉、肌、筋、骨是也。病入脏腑者，谓内舍五脏之痹也。以皮痹不已，复感于邪，内舍于肺，成肺痹也；脉痹不已，复感于邪，内舍于心，成心痹也；肌痹不已，复感于邪，内舍于脾，成脾痹也；筋痹不已，复感于邪，内舍于肝，成肝痹也；骨痹不已，复感于邪，内舍于肾，成肾痹也。又，周痹亦在血脉之中，但患有定处，痛无歇止，不似众痹痛有歇止，周痹或手足偏废不仁而似中风，但口眼不㖞斜耳。

经曰：以冬遇此者为骨痹，以春遇此者为筋痹，以夏遇此者为脉痹，以至阴遇此者为肌痹，以秋遇此者为皮痹。此以所遇之时、所客之处命名，以时令配五脏所合而言也。至阴者，六月也。又曰：其入脏者，死；其留连筋骨间者，疼；其留皮肤间者，易已。又曰：痛者，寒气多也，有寒故痛也。其不痛不仁者，病①久入深，营卫之行涩②，经络时疏，故不痛，皮肤不营故为不仁。盖痹在于骨则重，在于脉则血凝而不流，在于筋则屈不伸，在于肉则不仁，在皮则寒，故此五者则不痛也。凡痹之类，逢寒则急，逢热则纵，皆由内虚为本，可以风名，不可以作风治也。

风寒湿三气客于经络，为病不一，或为痛，或为痒，或为麻痹不仁，或为手足缓弱，所以然者，有新久轻重之分，有湿痰死

---

① 病：原作“痛”，据《素问·痹论》改。

② 涩：原脱，据《素问·痹论》补。

血之异耳。治以攻补兼施，而标本兼顾也。薄桂味薄，能横行手臂，领南星、苍术等药至痛处成功。威灵仙治上体痛风，汉防已治下体痛风。然虚弱人，并当以气血药兼之，方能有力运行药势。终以滋养肝肾，以壮筋骨坚强，此其治也。又治外者散邪为亟，治脏者养正为先。治行痹者，散风为主，御寒利湿仍不可废，大抵必参以补血之剂，盖治风先治血，血行风自灭也；治痛痹者，散寒为主，疏风燥湿仍不可缺，大抵必参以补火之剂，非大辛大温不能释其凝寒之害也；治著痹者，利湿为主，祛风解寒亦不可缺，大抵必参以补脾补气之剂，盖土强可以胜湿，而气足自无顽麻也。病退之后，内节欲以保筋髓，慎寒冷以却外邪，戒酒面以杜湿热，服补养以生气血，则病不复发矣。

《灵枢》曰：卫气不行则为麻木。丹溪曰：麻是气虚，木是湿痰死血。然则曰麻、曰木者，以不仁中分而为二也。虽然亦有气血俱虚，但麻而不木者；亦有虚而感湿，麻木兼作者；又有阴虚而感，风寒湿三气乘之，故周身掣痛，麻木并作者，古方谓之周痹，治法宜先汗而后补也，当以类而推治。然麻木者，不仁之渐也，麻为木之微，木为麻之甚，古方名为麻痹。《原病式》曰：麻者，亦犹涩也，由水液衰少而燥涩，气血壅滞而不得滑泽通行，气强攻冲而为麻也。俗方治麻多用乌、附者，令气行之暴甚，冲开道路得以通利，则中气行而麻自愈也。然乌、附止能温行，更必须①兼以补益，盖麻木未有不由于气血两虚也。或谓麻木为风，虽三尺之童皆以为然，然如久坐而起，亦有麻木，假如以绳缚紧，释之亦觉麻木，久则自已者，此非因风邪，乃气不行也。故不须治风，当补其肺中之气，则麻木自去。亦有因阴火乘其阳分，火动于中为麻木者，当兼治阴火则愈，不必去火，补阴而火自熄也。大抵诸脉有余，痹在表；诸脉不足，痹在里。

十指麻木，丹溪云：是乃胃中有湿痰死血，宜二陈汤加苍术、

① 须：原作“虚”，据文义改。

白术、桃仁、红花、附子。

有或腿足，或肩背，一块肌肉木者，此阳气不足，不能周及，以致阴寒凝泣[①]也。

治此证者，须察其表里寒热，若寒胜者，宜五积散之类；风胜者，宜乌药顺气汤之类；风胜而兼微火者，大秦艽汤之类；湿胜者，羌活胜湿汤之类，兼小便不利，五苓散；痰用二陈汤之类；脉滑数，热甚者，加味升阳散火汤之类；脉细缓，寒甚者，蠲痹汤之类；风胜行痹，小续命汤倍防风；寒胜痛痹，小续命汤倍附子，去黄芩；湿胜著痹，小续命汤倍防己。以下通用小续命汤加减法：皮痹加黄芪、桂枝；脉痹加红花、桂枝；肌痹加葛根、白芷；筋痹加羚羊角、续断；骨痹加虎骨、甘杞。有汗减麻黄；寒胜减黄芩，加干姜；热胜减附子，加石膏。如其病而加减治之。或五痹不已，乘虚入脏，留连日久，宜用独活寄生，依三痹汤加桑寄生，除去黄芪、续断为主。盖此证总由真阴衰弱，精血亏损，故风寒湿三气得以乘之，或用三气饮、大防风汤为主亦妙。其有宜酒者，即以三气饮浸酒，或易老天麻丸亦可。须知痹证属寒者居多，治痹之法，毋期速效，切忌过用风寒湿痰之药以再伤阴气，最宜峻补真阴，或于纯补中少佐祛邪之品，使气血流通，久之而寒邪自去矣。

五积散见伤寒门

大秦艽汤见中风门

五苓散见伤寒门

小续命汤见中风门

易老天麻丸 治诸风热。

天麻姜汁炒 牛膝酒炒 萆薢各六两 玄参六两 当归十两，酒洗 羌活十两 生地一斤 附片二两 独活五两 杜仲七两，姜汁炒

用蜜为丸，或泡酒服亦可。

羌活胜湿汤 治外伤湿气，一身尽痛。

① 泣：通“涩”，涩滞不畅。

羌活三钱　独活三钱　藁本二钱　防风二钱　川芎一钱　蔓荆子一钱，打碎　炙甘草一钱

如身重腰痛沉沉然，经有寒也，加防己一钱，酒炒附片一钱。

乌药顺气汤方见前中风门

二陈汤《局方》　治痰饮呕恶，恶风咳嗽，或头眩心悸，或中脘不快等证。

陈皮三钱　半夏三钱　白茯苓二钱　炙甘草一钱

姜、枣煎。

加味升阳散火汤　治痹病而肌热如火，名曰热痹。

羌活三钱　独活三钱　芍药三钱　防风三钱　羚羊角剉末，三钱　柴胡三钱　干葛三钱　升麻二钱　甘草八分　犀角剉末，三钱

蠲痹汤　治周痹，及手足冷痹，脚腿沉重，身体烦疼，背项拘急。

当归三钱　赤芍三钱　黄芪三钱　姜黄三钱　羌活三钱　甘草一钱

姜、枣煎。

三痹汤　治血气凝滞，手足拘挛，风痹等疾。久痹宜用。

人参三钱　白茯苓三钱　炙草三钱　当归三钱　川芎三钱　熟地三钱　白芍三钱，酒炒　黄芪三钱，蜜炒　肉桂三钱　杜仲三钱，姜汁炒　续断二钱　防风二钱　秦艽二钱　独活二钱　细辛一钱半　牛膝二钱，酒炒

姜、枣煎。

依本方，减去黄芪、续断，加桑寄生。

独活寄生汤《宝鉴》　治肾虚卧冷，寒湿当风，腰脚疼痛。

人参三钱　白苓三钱　炙草三钱　当归三钱　川芎三钱　熟地三钱　白芍三钱，酒炒　肉桂三钱　杜仲三钱，姜汁炒　防风二钱　秦艽二钱　独活二钱　细辛钱半　牛膝二钱，酒炒　桑寄生三钱，酒炒

姜煎。

三气饮景岳方　治血气亏损，风寒湿三气乘虚内侵，筋骨历节痹痛之极，及痢后、鹤膝风痛等症。

当归三钱　甘杞三钱　熟地五钱　牛膝二钱，酒炒　杜仲三钱，姜汁炒　白苓二钱　白芍二钱，酒炒　肉桂二钱　细辛或用独活　白芷各钱半

姜三片煎。

气虚加人参、白术；风寒胜加麻黄。此饮亦可浸酒服。

大防风汤《局方》　治足三阴亏损，寒湿外邪乘虚内侵，患鹤膝、附骨等疽，不问已溃未溃，宜先用此。及治痢后脚膝软痛，不能动履，名曰痢后风。此药祛风顺气，活血，壮筋骨，行履如故。

人参三钱　白术制，三钱　熟地三钱　防风二钱　杜仲三钱，姜汁炒　羌活二钱　黄芪二钱，蜜炙　官桂钱半　炙草钱半　川芎钱半　白芍钱半，酒炒　牛膝钱半，酒炒　附片二钱

一方有当归，无官桂，加姜七片。

五痹汤　治风寒湿之气客留肢体，手足缓弱，麻顽不仁。

片子姜黄一两　羌活一两　白术二两　防己二两　甘草微炙，五钱

每服五钱，姜水煎。病在上，食后服；在下，食前服。

羌活汤　治白虎历节，风毒攻注，骨节疼痛，发作不定。

羌活二两　附子五钱　秦艽五钱　桂心五钱　木香五钱　川芎五钱　当归五钱　牛膝五钱，酒浸　甘草炙，五钱　桃仁去皮尖，面炒　防风各一两　骨碎补一两

每服四钱①，水煎温服。

续断丸　治风湿流注，四肢浮肿，肌肉麻痹。

当归一两，炒　川续断一两　萆薢一两　川芎七钱五分　天麻一两　防风一两　附子一两　乳香五钱　没药五钱

为末，蜜丸如桐子大。每服四十丸，温酒米饮任下。

活血丹　治遍身骨节疼痛如神。

熟地黄三两　当归一两　白术一两　白芍一两　续断一两　人参

① 钱：此下原衍“煎”字，据文义删。

一两

为末，酒糊丸桐子大，或作五剂煎服更效。

治酒湿痰痛风

黄柏酒炒，五钱　苍术三钱　羌活三钱　甘草三钱　威灵仙五钱，酒炒　陈皮一钱　芍药一钱

为末。每服一二钱，沸汤入姜汁调服。

溪老母今年七旬有八矣，得痹证十余载未愈。溪自惭术浅，思请高明或者治愈，岂不深幸。母亦欣然，嘱溪无与其事，另命孙制药，孰知不数剂而愈不堪矣。嗟乎！当今之世，类皆虚誉，中工亦难得矣，能不令人深叹哉？如老母之证，方书云风气胜者为行痹，寒气胜者为痛痹，此证正合痛痹。夫肝主筋，肾主骨，肝病则血虚，肾病则水亏，亏则不能生肝，而肝木愈虚，虚则不能养筋，而筋挛骨疼作矣。肝肾皆属阴，被寒凝滞，不通所以疼痛。寒亦属阴，是阴中，阴中不宜用阴药。阴主静，静则宜用辛温之药以鼓动之。今论其病则日久，论其脉则沉微，论其年则老衰，虽有对证之药亦难期其速效。然用之当，虽未必即愈，亦属无害，用之不当，则害立至矣。何以见之？溪思戚友处与老母同时病此证者五六人，不三年间而俱亡矣。如老母虽未痊愈，兹幸犹存。据溪愚见，斯证斯脉，无论邪之轻重，均当用辛甘温补之剂，不宜用滞润消散之品以残伤生机。至有时不用熟地者，因六脉沉微，熟地为阴中之阴，故暂为停忌。先用阳药，俟脉稍起乃可用耳，何况他药乎？第念此证，先哲虽立有治法，而人之脏腑各异，年衰病久，变态不一，未可以成法拘也。人但知三阴亏损，而不知三阴中之阳气亏损也，所以寒邪入而与阴相合，留滞不散。奈无有参，故用芪、术、炙草以温后天阳①气，桂、附、干姜以补先天之阳虚，当归、甘杞，阴中之阳，以补肝肾，杜仲以化精中之气，鹿角以温气中之精，君熟地专补天一之水，少佐以羌活、

---

① 阳：原作“附”，据医理改。

防风之类以祛风①。老母服之亦颇平安，姑录此以告后之得此证者，务与补剂中少兼散邪，断无有误。若求速效，纯用驱痰散风逐邪之品，是自速其危也。方名：

固本汤新方

熟地五钱　嫩黄芪三钱，炙　粉甘草一钱，蜜炙　肉桂钱半　白术灶心土水炒，三钱　附片二钱，打碎　干姜钱半，炒黄　红杞二钱　归身二钱，酒炒　鹿茸羊油制，研霜，二钱　杜仲姜汁炒，二钱

或加羌活、防风各一钱，下部患者加牛膝（酒炒）一钱。

溪老母得痛痹之证，复拟此新方，奈乡地无有参、虎、鹿，其方名：

人参虎鹿汤新方

人参三钱　白术三钱　熟地五钱，焙干　归身三钱，酒炒　炙甘草一钱　红杞三钱　附片三钱　肉桂三钱　杜仲三钱，姜汁水炒　虎胫骨敲细，生用，五钱　鹿茸火燎去毛，敲细，生用，三钱

此方有回天夺化之功，惜乎无药未用，若将汤变为丸，凡真阴衰败者，服之自觉神奇。

熏蒸外方见中风门

痉证

太阳病，发热，无汗恶寒者，名曰刚痉。

此因于风寒，所以发热恶寒无汗，其脉浮紧，其状身强直而口噤，其势劲急，故曰刚。

太阳病，发热，汗出而不恶寒者，名曰柔痉。

此因于风湿，所以发热汗出不恶寒，其脉浮缓，其状项强而身不强直，其势濡弱，故曰柔。

程知曰：太阳病，发热无汗恶寒，为伤寒；发热汗出恶风，为伤风；发热汗出不恶寒，为温热。以证有颈项强急，甚则反张，故不谓之风寒温热病，而谓之痉也。

病身热足寒，颈项强急，恶寒，时头热面赤，目脉赤，独头

① 风：原作“血”，据医理改。

面摇，卒口噤，背反张者，痉病也。

病人身热恶寒，太阳证也；颈项强急，面赤，目脉赤，阳明证也。头热，阳郁于上也；足寒，阴凝于下也。太阳之脉，循背上头；阳明之筋，上挟于口。风寒客于二经，则有头摇，口噤，反张，拘强之证，故名痉病也。

太阳病，发热，脉沉而细者，名曰痉。

太阳病，发热，脉当浮大；脉若沉细，兼少阴也。今发热，脉沉细，而名曰痉者，何也？以其已病痉证而得沉细脉，不可名太阳少阴伤寒之脉，当名太阳风湿痉病之脉也。因风邪郁于阳，故病发热也；湿邪凝于阴，故脉沉细也，此承上痉病得沉细脉之意，非谓太阳病发热脉沉细即名之曰痉病也。

方有执曰：发热，太阳未除也；沉，寒也；细，湿也。

张璐曰：发热脉当浮数，而反沉细，知邪风为湿气所著，所以身虽发热而脉不能浮数，是阳证见阴脉，故《金匮》指为难治。

太阳病，发汗太多，因致痉。

程应旄曰：即此一端推之，凡病出汗过多，新产亡血过多，而因虚致寒、因虚致燥者不少。盖阳气者，柔则养筋，发汗太多，则亡其阳而损其经脉之血液故也。

《经筋篇》曰：足少阴之筋，循脊内，挟膂上至头，结于枕骨，与足太阳之筋相合。由此观之，则痉之为病，乃太阳、少阴之病也。盖肾与膀胱为表里，膀胱为津液之腑，而肾为藏精之脏，病在二经，真阴亏虚可知。

陈无择曰：夫人为风寒湿热所中而成痉者，非无因而然也。实由亡血过多，筋无所营，故邪得以干之。所以伤寒汗下过多，与夫病疮人及产后致斯疾者，概可见矣。诊其脉皆沉伏弦紧，但阳缓阴急，则久久拘挛，阴缓阳急，则反张强直。二证各异，不可不别。

凡见此证，当审察风寒湿燥内外虚实之因，分别施治，庶不致误，慎勿概指为风也。

若刚痉，发热恶寒无汗，系实邪也，宜用葛根汤；柔痉，发热汗出不恶寒，系虚邪也，宜用桂枝葛根汤；若兼风寒湿杂因者，宜用小续命汤随风寒湿轻重治之；若过汗表虚，汗出不止，因而成痉者，宜桂枝汤加附子以固表祛风；若妇人产后，或金疮犬伤，亡血过多，筋无所营，因而成痉者，宜用桂枝汤合补血汤；若腹胀满，大小便不通，里实者，宜用大承气汤之类；若妇人产后恶露不尽，少腹鞕急，宜用桃仁承气汤；或疮毒溃后，去脓血过多，为风所袭者，宜用十全大补汤加祛风之药治之。王海藏治刚痉兼湿者，用神术汤加羌活、独活、麻黄；治柔痉兼湿者，用白术汤加桂心、黄芪。若阴虚者，宜大营煎、十全大补汤之类；若阳虚，自汗倦怠者，宜参附芪汤；若多火热燥出汗者，宜当归六黄汤；若泄泻者，宜胃关煎；若阴虚火盛者，宜清凉饮；若有痰者，宜二陈汤之类；若阳气大虚，阴极畏寒，邪不解而痉者，宜大温中饮主之。

葛根汤见伤寒门

桂枝葛根汤即桂枝汤加葛根、升麻、防风是也

小续命汤见中风门

桂枝汤加附子即桂枝汤加附子一味是也

桂枝汤合补血汤即桂枝汤（全用）、补血汤（黄芪、当归二味是也）二汤合用

大承气汤见伤寒门

十全大补汤见补益门

桃仁承气汤　治瘀血，小腹痛，大便结，或谵语口干，漱水不咽，通身黄色，小便自利。或血结胸中，胸腹胀痛，手不可近。或寒热昏迷，其人如狂。

桃仁二钱半，去皮尖，捣碎　大黄四钱　甘草一钱　肉桂六分

水煎服。

神术汤　治风湿恶寒，脉紧无汗。

苍术三钱，米汁炒　防风三钱　甘草一钱　羌活三钱　独活三钱　麻黄三钱

白术汤　治风湿，恶寒脉缓。

白术三钱　防风三钱　甘草一钱　肉桂刮去皮，一钱半　黄芪三钱

大营煎

当归　熟地　红杞　杜仲　白芍　山药　牛膝　肉桂　炙

甘草

参附芪汤 治阳气虚弱，自汗倦怠。

人参三钱 附子二钱 黄芪三钱，蜜炙 红枣三枚，劈破 姜三片

水煎服。

当归六黄汤 此方又能治盗汗。

当归三钱 黄芪三钱，蜜炙 生地二钱 熟地三钱 黄连一钱半 黄芩一钱半 黄柏一钱半

胃关煎 治脾胃虚寒作泻，或甚至久泻腹痛不止，冷痢等症神方。

熟地五钱 山药三钱 白扁豆三钱，炒，捣碎去壳 炙草一钱半 干姜二钱半，炒黄 白术三钱，炒 吴茱萸一钱，热水泡洗四五次

新方清凉散 治六脉浮洪，滑大有力，阴虚水亏，不能济火，烦热干燥，一切诸火，用此极妙。

熟地四钱 生地三钱 麦冬去心，三钱 知母二钱 白芍生用，三钱 玄参二钱 牛膝二钱

水、竹沥对服。

二陈汤 治一切痰饮呕恶，风寒咳嗽等症。

广皮三钱 半夏三钱 白苓二钱 炙草一钱 姜三片 红枣三枚，劈破

水煎服。

大温中饮方见伤寒门

湿证

《痹论①》曰：风寒湿三气杂至，合而为痹也。湿气胜者为著痹。又《长刺节论》曰：肌肤尽痛，名曰肌痹，因伤于寒湿也。盖湿之为病，或因天气雨露，地气泥水，饮食生冷，久着汗衣等类，皆能致之，使人不自觉也。若夫肌表经络之病，湿由外而入也；饮食血气之病，湿由内而生也。然悉由乎脾肾亏损，邪气始

① 论：原作“病”，据《素问·痹论》篇名改。

能乘入。其为证也，在肌表则为发热、为恶寒、为自汗；在经络则为痹、为重、为筋骨疼痛、为身痛不能转侧；在肌肉则为麻木、为胕肿①、为黄疸、为按肉如泥不起；在脏腑则为呕恶、为胀满、为小水不利、为大便泄泻、为腹痛、为后重脱肛癞疝等证。凡治此者，必当辨表里，察虚实，而必求其本。但湿证虽多，其要惟二：一湿热，一寒湿而已。病热者谓之湿热，病寒者谓之寒湿。湿热者宜清宜利；寒湿者宜温宜燥，知斯二者，而湿无余义矣。考古人治此证，莫不以理脾、清热、利小便为主。故曰：治湿不利小便，非其治也。然其中亦有不宜利者，如虚损寒湿便清之辈，是又未可执一以概论也，明慧者察之。

苍术乃治湿之要药，上下部湿皆可用。若脾胃受湿，沉困无力，怠惰好卧，宜去湿痰，燥湿健脾，须用苍白二术、半夏、茯苓之类。凡治上部湿，宜苍术功烈，下部湿，宜升麻提之。外湿宜表散，内湿宜淡渗。下焦湿肿及痛，并膀胱有火邪者，必须酒洗防已、黄柏、知母、草龙胆、苍术之类。

有湿热发黄，一身尽疼，发热者，当从郁治。凡湿热之物，不郁则不黄，当用逍遥散。切禁茵陈五苓散，用之者十不一生。

湿家外证，身疼痛，脉浮细者，宜用羌活胜湿汤之类。内证发黄，小便不利，脉沉细者，宜用茵陈五苓散之类。若惟身烦疼而不发黄，脉浮涩者，则为外感寒湿，宜用麻黄加术汤以发其汗，切不宜用火以发汗，恐憎②热至变也。湿家一身尽痛，风湿亦一③身尽痛，然湿家痛则重著不能转侧；风湿痛则轻掣不可屈伸，此痛之有别者也。至发热，湿家之热，早暮不分为甚；风湿之热，则日晡必剧。盖以湿无来去而风有休作，故名风湿。原其由来，或为汗出当风，或久伤湿气，复受风冷所致，宜用麻黄杏仁薏苡甘草汤发散风湿。日晡，申时也。至申阳衰阴盛，湿为阴邪，故至旺时而

① 胕（fú服）肿：浮肿。
② 憎：疑作“增”。
③ 亦一：原作“一亦”，据文义乙转。

甚也。

风湿，脉浮身重，汗出恶风者，防己黄芪汤主之。伤寒八九日，风湿相搏，身体疼烦，不能自转侧，不呕不渴，脉浮虚而涩者，桂枝附子汤主之。若大便坚，小便自利者，去桂枝加白术附子汤主之。若寒湿之气中于外者，宜温而兼散，如五积散、平胃散、加味五苓散、不换金正气散之类主之。

湿热证，必其证多烦渴，小水赤涩，大便秘结，脉见洪滑实数者，治宜清利。如热甚者，以清火为主，而佐以分利；热微者，以分利为主，而佐以清火。如四苓散、小分清饮，或大分清饮、茵陈饮之类，皆可择而用之。

寒湿证，凡病内湿等证者，多属气虚之人。气属阳，阳虚则寒从中生，寒生则湿气留之，此阴阳之性，理出自然，有不必外中于湿而后为之湿也。此之变病，惟肿胀泄泻，痰饮呕吐等证多有之。病之微者，宜温、宜利、宜燥，如五苓散、渗湿汤、六味地黄丸、理中汤、圣术煎，或佐关煎、胃关煎、薛氏加减金匮肾气汤之类，临证加减用之。

五积散见伤寒门

不换金正气散见伤寒门

五苓散见伤寒门

六味地黄丸见补益门

八味地黄丸见补益门

胃关煎见痉证

四苓散即前伤寒门五苓散去肉桂

加味五苓散即五苓散加羌活　治湿胜身痛，小便不利，发渴，此太阳经解表渗利之剂，治风湿、寒湿药也。

理中汤即补益门人参理中汤

茵陈饮　治协热泄泻，热痢，口渴喜冷，小水不利，黄症，湿热闭涩等证。

茵陈三钱　栀子三钱，炒　泽泻三钱　青皮三钱　甘草一钱　菊花一钱水煎，陆续饮。热泻一服愈。

小分清饮 治小水不利，湿滞肿胀，不受补等证。

茯苓三钱 泽泻三钱 薏苡三钱 猪苓三钱 枳壳一钱半 厚朴一钱半，姜汁水炒

如阴虚水不能达者，加生地、牛膝；如黄疸，加茵陈；如无内热而寒滞不行者，加肉桂。

大分清饮 治积热闭结，小水不利，或致腰腹下部极痛，或湿热下利，黄疸尿血，邪热蓄血①，腹痛淋闭等证。

茯苓三钱 泽泻三钱 猪苓三钱 木通三钱 栀子或倍之 枳壳二钱 车前子二钱

如内热甚者，加黄芩、黄柏、草龙胆；如大便坚，胀满，加大黄；如黄疸，小水不利，热甚者，加茵陈；如邪热蓄血，腹痛者，加红花、青皮。

佐关煎 治生冷伤脾，泻痢未久，肾气未损者，宜用此以去寒湿，安脾胃。

厚朴钱半，炒 陈皮钱半 山药三钱，炒 扁豆炒，去壳，三钱 炙草一钱 猪苓 泽泻 干姜炒黄 肉桂各一二钱

如腹痛甚者，加广香或吴茱萸；泻甚不止者，加故纸或肉豆蔻。

渗湿汤 治寒湿所伤，身体重著，如坐水中，小便或赤涩，大便溏泄，因坐卧湿地或为阴雨之所袭也。

苍术 白术 炙草 茯苓 丁香 干姜 橘红

圣术煎 治饮食偶伤，或吐或泻，胸膈痞闷，或胁肋疼痛，或过用克伐药，致伤脏气，脉息无力，气怯神倦，速宜用此，不得因其虚痞、虚胀而畏用白术，此中虚实之机贵乎神悟也。若痛胀觉甚者，即以此煎送神香散最妙。若用治寒湿泻痢呕吐，尤为圣药。

白术用冬术味甘佳者七八钱或一二两，炒 干姜二钱，炒黄 肉桂二

① 血：原作“邪”，据《景岳全书·新方八阵·寒阵》改。

钱　陈皮酌用或不用

水煎温服。若治虚寒泻痢呕吐等证，则人参、炙草之类任意加用；若治中虚感寒，则麻黄、柴胡任意加用。

神香散：丁香、白蔻二味等分为末。

加减金匮肾气丸薛氏　治脾肾阳虚不能行，小便不利，腰重脚肿，或肚腹肿胀，四肢浮肿，或喘急痰盛以成膨证。若非速救肾中之火，则阳气不充于下，何以生土，土虚又何以制水，此必用之剂也。苟不知此，必不能救。若病急，变丸为汤主之。

熟地　淮山　枣皮　白苓　泽泻　丹皮　肉桂　附片　牛膝　车前子即八味加车前、牛膝

甘草附子汤　治风湿相搏，身体疼烦，不能自转侧，宜用此。

炙草　附片　白术　桂枝

盖以甘草益气和中，附子温经散湿，白术能胜湿燥脾，桂枝祛风固卫故也。若脉浮实，加麻黄。若大便被风燥而鞕，小便自利者，去桂枝，此证须发汗，贵微微似欲汗出者，风湿俱去也，切忌大发其汗。

麻黄杏仁薏苡甘草汤　治一身尽痛，发热，风湿在表也。

麻黄五钱，去节　炙草一两　苡仁五钱　杏仁十二粒，去皮尖，研

温服，微汗，避风。凡汗均宜忌风。

防己黄芪汤　治脉浮，风湿身重，汗出恶风。

防己五钱，酒炒　黄芪五钱　白术四钱　炙草二钱　生姜四片　大枣三枚

水煎温服。

脉浮，风也；身重，湿也。寒湿则脉沉，风湿则脉浮。若浮而汗不出，恶风者，为实邪，可与麻黄杏仁薏苡甘草汤汗之；浮而汗出，恶风者，为虚邪，故以防己、白术以去湿，黄芪、甘草以固表，生姜、红枣以和营卫也。

羌活胜湿汤见前痹证

麻黄加术汤　治寒与湿合，一身烦痛，宜用此微汗之。

麻黄二钱，去节　桂枝二钱　炙草二钱　杏仁二钱，捣碎　白术

四钱

此方即麻黄汤加白术是也。盖以麻黄得白术，则汗不致于骤发，白术得麻黄，则湿滞得以宣通。

桂枝附子汤 治伤寒八九日，风湿相搏，身体疼烦，不能自转侧，不呕不渴，脉浮虚而涩者，桂枝附子汤主之。若其人大便鞕，小便自利者，去桂枝用白术附子汤主之。

桂枝五钱 附子去皮脐，火煨，四钱 炙草二钱 生姜三钱，切片 红枣四枚，擘

水煎温服。

按：不呕不渴，是无伤寒里病之证也；脉浮虚，是在表虚风也；涩者，是在经寒湿也。然后知风湿之邪在肌肉，故以桂枝表之。不发热，为阳气素虚，故以附子逐湿①。两相结合，自不能留矣。

白术附子汤 治大便鞕，小便自利。今不议下者，以其非邪热入里之鞕，乃风燥湿气之鞕。去桂枝者，不欲其发汗再夺津②液也。用白术者，以身重著，湿在肉分，用以佐附子逐湿于肌也。此用方之义也。

附子去皮脐，火煨，四钱 白术四钱 炙草二钱 生姜三钱，切片 红枣四枚，擘

水煎温服。

茵陈五苓散

猪苓三钱 泽泻四钱 白术三钱 茯苓三钱 肉桂刮去皮，一钱 茵陈五钱

水煎温服。

二妙散 主湿热为患，腰膝疼痛，不能行动。

黄柏乳润一宿 苍术米泔浸七宿

二味等分为末。空心酒服三钱。

---

① 湿：原作“温”，据医理改。
② 津：原作“建”，据文义改。

湿性就下，故病在中半以下。湿则生热，湿热相搏，其痛乃作。黄柏味苦，苦胜热，且能下行，故以为君；苍术性燥，燥胜湿，且能辛散，故以为臣。黄柏可去热中之湿，苍术可去湿中之热。两者相绾①，各有妙用，故曰二妙。

术附汤 治风湿相搏，腰膝疼痛，中气不足，四肢重著。

白术四两 附子炮，去皮脐，一两五钱

每服三钱，姜、枣水煎，热服。

加味平胃散秘方 治脾胃不和，伏暑水泻，不进饮食。

苍术米泔浸，五斤 厚朴姜汁炒 广皮各三斤二两 甘草三十两，炒 加扁豆三斤，炒 木通一斤。加此二味尤得醒脾分利之功，其效更捷

上为末。每服五钱，姜、枣、水煎服，或用姜汤调服。

御院平胃散 调气暖胃，化宿食，消痰饮，辟风寒冷湿。

厚朴制 橘皮 苍术米泔水浸 甘草 茯苓 人参

姜、枣、水煎服。一方，枣肉小丸，空心姜汤下五十丸。

黑虎散 神治寒湿筋骨疼痛。

川乌一两 草乌两半，去皮 苍术两半 生姜一斤，取汁 葱八两，五②味捣和一处晒干③，入后药④ 乳香去油，五钱 五灵脂五钱 没药去油，五钱 川甲片⑤土炒 自然铜火煅，醋淬

共为细末，醋丸。好酒空心服，壮者一钱二分，弱者七八分。

一切寒湿脚气，风气，肩臂腿痛，及偏正头风，于大伏天以新瓦数块晒极热，轮流熨于患处，如此数日，无不愈者。盖寒湿

---

① 绾（wǎn 晚）：牵。

② 五：原作“去”，据《冯氏锦囊秘录·杂证大小合参·卷九·方脉湿门合参》改。

③ 干：原脱，据《冯氏锦囊秘录·杂证大小合参·卷九·方脉湿门合参》补。

④ 葱八两……入后药：此14字原在“自然铜火煅，醋淬”后，据《冯氏锦囊秘录·杂证大小合参·卷九·方脉湿门合参》移至此。

⑤ 片：原作“井”，据《冯氏锦囊秘录·杂证大小合参·卷九·方脉湿门合参》改。

侵入皮肤筋骨之间，得太阳之真气，则阴寒顿解，且借瓦性燥烈①之土，而湿气赖以收之，故其效如神。

黄疸

黄，土色也，土病则见之。脾胃属土，脾为阴土主湿，胃为阳土主热。若趺阳脉数，是热胜于湿，则从胃阳热化矣，热则消谷，故能食，谓之阳黄；若趺阳脉紧，是湿胜于热，则从脾阴寒化矣，寒则不食，故食②即满，谓之阴黄。阳黄则为热疸、酒疸，阴黄则为谷疸、女劳疸。若尺脉不沉而浮，则为伤肾，亦女劳疸。胃脉不缓而紧，则为伤脾，亦谷疸。又古人名其有五疸：曰黄汗，黄疸，酒疸，谷疸，女劳疸。虽名目如此，然总不外乎阴阳，阳证多实，阴证多虚也。黄疸一证，乃湿热郁久，外发肌肤而然也。其候偏身③面目皆黄，甚则深黄，面如烟熏之状。其中又有阴阳之别，如面红口渴，尿赤色亮，身热者，乃脾家湿热，此阳黄也；口不渴而色暗黄，身冷如冰者，乃脾肾寒湿，此阴黄也。治者宜分别施治。

阳黄一证，原因湿热而成，治者当详审之。如表实无汗，宜外发其汗，茵陈麻黄汤主之，使黄从表解也。里实二便秘涩，腹满者，宜茵陈蒿汤④下之，使黄从里⑤解也。若表有汗，里不便秘腹满，是表里无证，不可汗下，惟利小便，宜用茵陈五苓散，使黄从水道利之则愈。

阴黄者，乃脾湿肾寒两虚而成，此最为危候。温脾去黄，以理中汤加茵陈主之；温肾去黄，以茵陈四逆汤主之。

阴黄系内伤，不可以黄为意，专用清利，宜即培补心脾，如

---

① 烈：原作“裂”，据《冯氏锦囊秘录·杂证大小合参·卷九·方脉湿门合参》改。

② 食：原作“湿”，据《医宗金鉴·订正仲景全书金匮要略注·黄疸病脉证并治第十六》改。

③ 偏：疑作“徧”。徧身，即遍身。

④ 汤：原脱，据文义补。

⑤ 里：原作“表”，据医理改。

归脾汤之类，或真水真火，六味地黄汤、八味地黄汤之类。

伤寒发黄，表热未清而湿热又盛者，宜柴苓汤或茵陈五苓散。

若内热甚而表邪仍在者，宜柴芩煎。

若劳役饮食内伤，中州变寒之病生黄者，非伤寒坏之而得，只用大小建中汤，不必用茵陈也。

桂枝汤加黄芪　治黄病，脉浮宜汗者。

桂枝四钱　芍药三钱　炙甘草一钱　黄芪三钱

方中用桂枝汤以解肌，肌解则汗自出；加黄芪以助表，表和则营卫亦通矣。

大黄硝石汤　治黄病，脉沉腹满，便闭自汗，里湿者。

大黄四钱　芒硝四钱　黄柏四钱　栀子三钱

方中用栀子清上焦湿热，大黄泻中焦湿热，黄柏清下焦湿热，芒硝于苦寒之中而有燥烈发散之意，使药力无所不至，而湿热悉消散矣。

茵陈麻黄汤　治阳黄，身无汗。

茵陈蒿五钱　麻黄五钱

水煎，加黄酒少许服之。

茵陈四逆汤　治肾阳①虚寒而黄者，脉必沉迟。

附子去皮脐，火煨，二钱　干姜三钱，炒黄　茵陈四钱　炙甘草二钱

茵陈理中汤　治脾虚致湿而黄者。

干姜三钱，炒黄　白术三钱，土炒　炙甘草二钱　人参三钱　茵陈三钱

茵陈五苓散　治黄疸病，小便不利。

茵陈五钱　猪苓二钱　赤茯苓三钱　白术三钱，土水炒　泽泻四钱　肉桂二钱

引用灯心，水煎服。

此方治湿热成疸之法，盖以茵陈散热郁，五苓利湿瘀也。

---

① 阳：原作“阴”，据医理改。

小半夏汤 治胃寒，虚气上逆而哕者。用此散逆止哕，又治呕吐，谷不得下，即心下有饮者。

半夏六钱 生姜四钱，切片

水煎服。

茵陈蒿汤 治湿瘀热郁，内蒸闭结，食后即头晕目眩，心烦不安，是为谷疸。

茵陈六钱 栀子四钱 大黄三钱

引用灯心，水煎服。

小建中汤 治虚劳面黄，小便自利。

白芍六钱 炙草三钱 桂枝三钱 生姜三钱，切片 饴糖一两

乘热药对服。呕家不宜建中汤，以甜故也。

栀子大黄汤 治酒黄疸，心中懊侬成热痛。此症必小便不利，心中热，足下热，何也？胃脉贯膈下足跗①，湿热上熏胃脘则心中热，下注足跗则足下热也。

栀子三钱 大黄三钱 枳实三钱 豉一撮

水煎温服。

猪膏发煎 治一切黄病。

新鲜猪油上者十两，煎去渣，净 乱长发用热水多洗数次，洗净如鸡子大三枚，入油，文武火煎至发化完，入上蜂蜜四两，熬成膏，入瓷罐内封固，乘热埋土内一日夜，出火毒，取出。每服二三匙，白汤点服

此方黄轻者，服之即愈。

茵陈饮见湿证

大分清饮见湿门

栀子柏皮汤 治伤寒身黄发热。

栀子四钱 甘草二钱 黄柏五钱

柴芩煎 治伤寒脉滑数，阳证热渴喜冷，及疟痢并行，又兼治表邪发黄等证②。

---

① 跗：原作“胕”，据医理改。下同。

② 证：原作“因”，据《景岳全书·新方八阵·散阵》改。

柴胡　黄芩　栀子　泽泻　木通　枳壳

如动血者，加白芍、甘草；如湿胜气陷者，加防风。

柴苓汤

白术　茯苓　猪苓　泽泻　柴胡　黄芩

十四味大建中汤　治阳虚气血不足，腰脚筋骨疼痛，及营卫失调，积劳虚损，形体羸瘠，短气嗜卧，渐成劳瘵，或生黄者。

人参　白术　白苓　炙草　熟地　当归　川芎　白芍　肉桂　附片　麦冬去心　黄芪蜜炙　半夏　肉苁蓉酒浸洗

姜、枣服。

锄黄丸　专治黄肿不甚虚者，此治标之圣药也，奇效如神，百发百中。

青矾，一名绿矾，捡鲜明上色者四两五钱，入小砂罐内，用合式碗底搪①罐口，黄泥封固，刚炭火煅红罐，点一支香久取起，研极细。当归三两酒浸炒，焙干，亦研极细。百草霜二两亦研极细。照分各秤准，共合研匀，用米汤加极细米面打糊，丸如梧子大，即时烘干。或热酒，或白水，每次吞四五十丸。

此以矾能胜湿破痼，当归能引矾气入血，草霜黑能束红，当亦锄黄转红矣。

茵陈橘皮汤　治身黄，脉沉细数，热而手足寒，喘，烦躁不渴者。

茵陈　橘皮　生姜　白术　半夏　茯苓

柴胡茵陈五苓散　治伤寒、温湿、热病发黄，小便赤黑，烦渴发热。此以汗下太早，湿未除以至遍身发黄。

猪苓二钱　白术二钱，土炒　茯苓二钱　泽泻二钱　官桂二钱　茵陈五钱　车前子一钱　木通一钱　柴胡一钱

灯草引。

因酒后者，加干葛二钱。

小茵陈汤　治发黄，脉沉细，四肢及遍身冷汗。

---

① 搪：接触。

茵陈五钱　附片五钱　黑姜五钱　炙草三钱

痿证

岐伯曰：肺主身之皮毛，心主身之血脉，肝主身之筋膜，脾主身之肌肉，肾主身之骨髓。故肺热叶焦，阳明虚弱，津液不化，筋骨失养，皮毛瘁痿，发为痿躄，不能行也。因而心气热，为脉痿，则胫节纵而不任地，肺兼心病也；因而肾气热，为骨痿，则腰脊不能兴举，肺兼肾病也；因而肝气热，为筋痿，则筋失所养，拘挛不伸，肺兼肝病也；因而脾气热，为肉痿，则胃燥而渴，肌肉不仁，肺兼脾病也。今人多以痿痹为一病，不知痿病多系两足痿软不痛，不似痹病通身肢节疼痛。观前贤治痿不用风药，则可知痿病多虚，不同痹病之多实也。又丹溪曰：诸痿起于肺热，而治痿独取阳明。盖肺金体燥居上，主司气而畏火；脾土性温居中，主四肢而畏木。火惟炎上，因嗜欲无节，则水失所养，火无有制，而遂侮所胜，肺得火邪而热矣。木性刚急，肺受热则不能管摄一身，脾伤则四肢不能为用，而诸痿作矣。泻南方则肺金清而东方不实，何脾伤之有；补北方则心火降而西方不虚，何肺热之有。故阳明实则宗筋润，能束骨而利机关矣，此治痿最妙之法也。痿证若草木失其培植，枝叶枯槁，根本尚未大伤，以其不咳嗽、不吐血、不发寒热为异于虚劳耳。故久沾床褥而形色绝无病状，亦并无痛楚麻木若痹证也。盖痹①证由于三气外伤，病在经络②血脉之中，气血闭涩者也，尚可作有余论；痿证由于气血不足，受病在五脏六腑之中，不能充固者也，当纯从不足治。

夫痿，热症也。本于内脏不足，而其原则由于肺，论治则独取阳明。盖真气受于天，与谷气并而充身，谷始入于胃，以溉五脏。真气者，天之道，谷气者，地之道。真气与谷气并，而后形气之道立。阳明虚则五脏无所禀，不能行气血，而奉生身者弱矣。

① 痹：原作“脾”，据文义改。
② 络：原作“终”，据文义改。

阳明主润宗筋，宗筋，足之强弱所系，故曰偏枯痿易，四肢不用者，脾病也。经曰：四肢皆禀气于胃，必因于脾乃得禀也。今脾病不能为胃行于津液，水谷日虚，气日以衰，脉道不利，筋骨肌肉皆无气以生，而四肢不举。经又曰：岁土太过，中满食减，四肢不举。是四脏之痿，又独重于阳明者明矣。及后世诸贤立论，有主乎虚损成患者，有主于实邪为病者，当兼以脉候辨之。有曰精虚血耗，内脏不足而成痿者；有曰燥金气郁，血液衰少，不能荣养百骸而成痿者；有曰阳明湿热，熏蒸于肺，困水之上①源而成痿者；有曰使内太过，水少不能胜心火，火烁肺金而六叶焦以成痿者；有曰肾主骨而藏精，肝主筋而藏血，嗜欲无度，则肝肾虚而成痿者。凡此皆论内伤不足为病，而总归于热。故曰痿病无寒，不可作寒治。又曰痿属湿热，不可作风治，当以清热补精养血为主。观此则知痿病之无外感也明矣。但始因气热而成，不可骤用辛②热峻补之剂耳。其以实邪为病立论者，有曰劳心太过，心气热则火独光，肾脉随火上行而痿者；有曰燥金受邪，寒水生化之源绝，而湿热下流肾肝而痿者；有曰醇酒膏粱③，命门相火过盛，逼阴于外而痿者；有曰长夏服热药太过，阳明火邪内伏而痿者；有曰肺气不舒，郁遏成火而痿者；有④曰湿痰聚于中焦，手足软而痿者；有曰肾肝气虚，风邪袭虚而痿者，即经文“治痿独取阳明”，亦非谓阳明之本虚立见，否则，何以病痿之人，饮食日盛，形体日肥，而足终痿易不用？岂水谷入海，阳明气旺，独不能运化精微以强筋骨乎？此乃火邪伏于胃中，但能杀谷而不能长养血气，以生津液，灌溉百骸，是以饮食倍于平人，而足反为之不用。此所谓壮火食气，胃热消谷善饥是也。阳明之热邪原是肺热中传来，故治痿独取阳明⑤者，非补阳明也，治阳明火邪，勿使干于气血之

① 上：原作“工”，据《冯氏锦囊秘录·卷七·方脉痿证合参》改。
② 辛：原作“幸”，据文义改。
③ 粱：原作“梁”，据文义改。
④ 有：原作“又”，据文例改。
⑤ 明：原作“而”，据文义改。

中，则湿热清①，筋骨强，足痿自起。此经不言补而言取者。取，去阳明之热邪耳。凡此皆以实邪为病立论也。然名病虽一，而脉候自殊，虚实之间，岂无辨乎？要知虚者乃正气虚，实者乃邪气实，岂有气血精髓充足，而筋骨为之受病者乎？

东垣治此证，取黄柏为君，黄芪等为辅佐，以治诸痿，无一定之法。有兼痰积者，有湿多热多者，有湿热相半者，有挟气者，临病量其宜而加减，其亦治痿之良法也。

凡痿由湿热，脉洪滑而证多烦热者，必当先去其火，宜二妙散随证加减用之。

如两足疼痛兼湿痹，似火燎之状，从足渐至腰胯，或麻痹痿软，皆系湿热为患，宜加味二妙汤主之。

若时令所感，湿热胜者，宜东垣清燥汤。

若阴虚兼热者，宜加味四物汤、虎胫骨丸，或丹溪补阴丸、滋阴八味丸之类。

若绝无火证，而只因肾肝亏损者，不宜兼用凉药以伐生气，惟鹿角胶丸为最妙，或加味四斤丸、八味地黄丸、金刚丸之类，皆可择用。

《纂要》云：湿热者，宜用东垣健步丸加苍术、黄柏、黄芩以燥湿降火。湿痰宜用二陈汤加苍术、白术、黄柏、黄芩，入竹沥、姜汁。血虚用四物汤加苍术、黄柏，下补阴丸。气虚用四君子汤加苍术、黄柏。

薛立斋曰：痿证多因足三阴虚损，若脾肾不足而无力者，用还少丹；若肝肾虚热而足无立者，用六味地黄丸；如不应，急用八味地黄丸。

若胃虚减食，宜芳香辛温之剂以治之，如藿香养胃汤之类。

二妙散 见湿证

加味二妙汤 治感湿热之邪，两足痿软而热者。

---

① 清：此下原衍“明”字，据《冯氏锦囊秘录·卷七·方脉痿证合参》删。

防己三钱　当归三钱　秦艽三钱　黄柏三钱，酒炒　川萆薢三钱　龟板炙酥，三钱　牛膝三钱，酒炒　苍术三钱，米汁水炒

东垣清燥汤　治六七月间，湿令大行，子能令母实而热，湿热相合，刑庚大肠，故用寒凉以救之。燥金受湿热之邪，绝寒水生化之源，则肾亏，痿躄之病作，腰以下痿软瘫痪，不能步履。

黄芪二钱，蜜炙　生地二钱　人参一钱　苍术米汁水炒　白术土水炒　麦冬去心　白茯苓　猪苓　泽泻　神曲　黄柏酒炒　黄连　柴胡　橘红各一钱　升麻　北味研　炙草各八分

加味四物汤　治血热阴虚诸痿，四肢软弱不能举动。

熟地三钱　当归一钱半　川芎　白芍　人参　黄连　杜仲各八分　五味九粒　麦冬去心　苍术米汁水炒　黄柏各一钱　知母五分　牛膝足不软者不用

水煎服，酒糊丸亦可。

虎胫骨丸　治两足痿弱软痛，或如火燎，从足踝下上冲腿膝等证，因内热所成者。经验。

牛膝二两　归尾二两　龟板炙酥，一两　防己一两　虎胫骨酥炙，一两　苍术米汁浸一宿，四两　黄柏米浸日晒，四两

为细末，面糊为丸梧子大，每服百余丸，空心姜汤或盐汤送下。

一方，加炮附子五钱。

丹溪补阴丸　一名虎潜丸，降阴火，滋肾水。

黄柏酒炒或青盐水炒　知母青盐水炒　熟地各三两　龟板酥炙，四两　白芍酒炒，二两　当归二两　牛膝二两，酒炒　虎胫骨酥炙　锁阳酥炙　陈皮各一两五钱

上为细末，酒煮，羯羊①肉为丸，桐子大，冬加干姜半两。每服六十丸，姜盐或酒下。

滋阴八味丸　治阴虚火盛，下焦湿热等证。又可变丸为汤服。

山药四两　丹皮三两　白茯苓三两　枣皮四两，酒浸洗　泽泻三

① 羯（jié节）羊：已阉割的公羊。

两，青盐水炒　熟地八两　黄柏青盐水炒，三两　知母盐水炒，三两

鹿角胶丸　治血虚亏损，两足痿弱，不能行动，久卧床褥者，神效。

鹿角胶一斤　鹿角霜八两　熟地八两　当归四两　人参三两　牛膝三两　菟饼三两　白茯苓三两　白术土水炒，二两　虎胫骨酥炙　龟板酥炙，各一两半　杜仲二两

上为末，先将鹿角胶用无灰酒溶化①，加炼蜜捣丸桐子大。每服百丸，空心盐姜汤下。

加味四斤丸　治肝肾二经气血不足，足膝酸痛，步履不随。如受风寒湿毒以致脚气者，最宜服之。

虎胫骨一斤，酥炙　乳香另研，五钱　没药另研，五钱　川乌炮，去皮，一两　牛膝酒炒，一两半　肉苁蓉酒洗，一两半　天麻一两，姜汁水炒　木瓜十两，去穰蒸

上为细末，先将苁蓉、木瓜捣膏，加酒糊和杵，丸桐子大。空心温酒或盐汤任下。

八味地黄丸见补益门

六味地黄丸见补益门

金刚丸　治肾损骨痿，不能起床，宜此益精。

萆薢　杜仲姜汁炒　肉苁蓉酒洗　菟饼

本方加木瓜、牛膝，名加味金刚丸。用酒煮猪腰子，捣丸桐子大。每服七十丸，空心温酒送下。

东垣健步丸　治脚膝无力，屈伸不得，腰背脚腿沉重，行步艰难。

防己一两，酒炒　羌活　柴胡　滑石　花粉酒洗，各五钱　炙草五钱　防风三钱　泽泻三钱　苦参酒洗　川乌炮，各一钱　肉桂五分

为细末，酒糊丸桐子大。空心服。如湿热，加苍术、黄柏、黄芩。

二陈汤　治湿痰者。

① 化：原作“花”，据文义改。

陈皮三钱　半夏三钱　白茯苓二钱　炙草一钱

本汤①即陈、半、苓、草四味加苍术、白术、黄芩、黄柏、竹沥、姜汁。

四物汤见补益门　治血虚者，于本方内加苍术、黄柏，下补阴丸。苍术、黄柏，治痿要药也。

四君子汤见补益门　治气虚者，于本方加苍术、黄芩、黄柏。

还少丹　治脾肾虚寒，饮食少思，发热盗汗，遗精白浊，真气亏损，肌体瘦弱等证。

熟地三两　山药　枣皮　杜仲姜汁炒　甘杞各二两　牛膝酒洗　远志姜汁浸炒　肉苁蓉酒洗　北味　川续断　楮实子　小茴　菟饼　巴戟各一两

炼蜜为丸。

藿香养胃汤　治胃虚不食，筋无所养而成痿。

藿香　白术土水炒　人参　白苓　苡仁　半夏　神曲各三钱　乌药二钱半　缩砂姜水炒，二钱　毕澄茄二钱　炙甘草②一钱　生姜五片　红枣三枚，擘

水煎温服。

滋阴坚骨汤　治痿证，属阳明胃火铄肾水，则骨中空虚无滋润，不能起立，服此方自双足有力，其方见补益门。

五加皮酒　治筋痿，拘挛疼痛，不便屈伸。

五加皮半斤　苍耳子六两　枸杞子四两　薏苡仁四两　生地黄二两　木香五钱

以好酒一大埕③，将药用囊盛，悬埕中，浸七日取出，焙干为末，炼蜜丸如桐子大，空心酒吞八九十丸。其酒听饮，但常使酒气相接为妙。

十全散　治气血俱虚，四肢不用，男妇诸虚不足，五劳七伤，

① 本汤：即上文《纂要》所指者。

② 草：原脱，据文义补。

③ 埕（chéng成）：坛子。

拘急疼痛，面色痿黄，脚膝无力，脾肾气弱等症。

人参　黄芪　白术　茯苓　甘草　肉桂　当归　川芎　熟地　白芍各等分

为粗末。每服四、五钱，姜、枣、水煎服。

桂、芍药、甘草，小建中汤也。加黄芪即黄芪建中汤也。人参、白术、茯苓、甘草，四君子汤也。当归、川芎、地黄、芍药，四物汤也。以其气血俱虚，阴阳并弱，法天地之成数，故名曰十全散。

滋肾舒筋健步丸　治痰湿手足不便，血虚筋骨软弱。

当归酒洗　白芍酒洗　牛膝酒洗　杜仲酒洗，各一两　防风　羌活　独活酒浸一宿，焙　木瓜酒浸，焙　川芎　防己酒浸，焙，各七钱　茅山苍术米泔浸，二两　肉桂四钱，去皮　白术二两　熟地酒洗，一两二钱　桑寄生酒炒，六钱

共为细末，酒丸桐子大。每服百丸，空心淡盐汤下，天阴姜汤下，酒服亦可。

一方，加虎胫骨（酥炙）一两。

溪向年治张戚之母，得痿废已年余矣，诸医不效，招溪诊之，六脉洪大有力，色苍体壮，虽年将六旬，气元充旺，询之善饮酒醴，知系酿成湿火，蕴结下焦，所以二便常常滞涩，两足不能伸缩，此为脉痿证也。溪量拟一方，用大黄六两，甜酒九蒸九晒；生地六两，铜刀片，焙干；牛膝三两，酒蒸焙干；黄柏三两，黄芩、黄连各三两，共为细末，将大黄捣膏，各药末又合捣匀，酌加炼蜜为丸。每空心白水服三四钱，服至一月，积滞去尽，后服滋阴八味丸痊愈。

卷　四

脚气

夫脚气者，壅疾也。其证自膝至足，或见痿弱挛急，麻痹冷痛，或肿不肿，或蒸蒸恶热，或洒洒恶寒，或日渐枯细，或气自踹肠而上冲，是皆脚气之正病也。其有为头痛发热恶寒，或腹疼呕吐，或精神昏乱，是皆脚气之兼证也。自内而致者，因饮食过度，酒醴无节，湿热等物也；自外而感者，因地水阴寒，雨雾之气，湿邪等类也。有痛而肿者，为湿脚气；痛而不肿者，为干脚气。自汗走注者，为风胜；无汗挛急掣痛者，为寒胜；肿满重者，为湿胜；烦渴燥热者，为热胜。种种变态，须各分别施治，因于表者，以发散为主，因于里者，以疏利①为主。外因者，多寒湿，宜用温热之剂；内因者，多湿热，宜用清凉之方。若病久元气虚弱者，不得“热忌补”之说为拘，又当培补下元也。至若脉急，少腹顽木，不知痛痒，当即治之，否则邪气冲心，呕吐喘满，目额色黑，恍惚谵妄，名曰水来克火，必无救矣。

脚气初起，表实无汗者，用攒风散。

若寒湿兼风者，宜五积散或小续命汤之类。

若脉弦细，恶寒疼痛拘挛等证，系寒湿外侵，宜用温湿散邪汤。

脚膝中湿，或腰腿酸疼，重著肿痛，宜除湿汤。不问久近干湿，均可用。

若脚气浮肿而兼泄泻者，宜五苓散或胃苓汤。

凡感寒湿雨水，或四气流注，致成脚气肿痛不可忍者，宜鸡鸣散，如神。

若寒邪入腹，喘急疼痛，闷乱危急，宜茱萸丸或茱萸木瓜汤。

---

① 施治……以疏利：原脱，据重订本补。

若里实热盛，或便不利，用羌活导滞汤下之。

若湿热下壅，足胫肿痛不消，防己饮加减治，或苍术黄柏丸，或加味二妙丸，或二妙散，俱妙。

若湿热气壅，上冲胸腹，烦喘闷乱，头痛口干，活人犀角散。

若湿热流注经络，肢节烦疼，肩背沉重，手足偏身疼痛热肿者，当归拈痛汤。

凡脚气上冲心腹，喘急不得眠者，紫苏散、槟榔汤或四磨饮之类。

若喘急腹满脚肿者，桑白皮散之类。

若浮肿心腹痞闷，小水不利，大腹皮散。

若感四时不正之气，脚气疼痛，或寒热往来者，宜败毒散之属。

《千金》云：脚气，脉大而缓，宜服小续命汤二剂，立瘥。《活人》云：脚气属冷者，小续命汤煎成，临服入生姜自然汁服之，最快。

若湿热脚气，而形质实者，宜用加味苍柏散。

若因肝肾阴虚，感四气瘫痪顽木，半身不遂等证，宜神应养真丹，或三因四斤丸，或虎骨酒、八味地黄汤。

若精血不足，阴虚于下，气不归精而脚气上逆冲心者，地黄汤。

若两膝肿大疼痛，膝上下渐枯细，其膝状若鹤膝，故名鹤膝风，宜大防风汤主之。此病若得之于痢疾后者，名曰痢风，亦用此方。

杨大受曰：脚气是壅疾，当用宣通之药，如羌活导滞汤之类所宜通用。又如苍白术、防己、南星以去湿；羌独活、木瓜、槟榔行气利关节以去壅。佐木通、牛膝以引经，当归、生地以和血，此必加之药也。又如东垣拈痛汤之类，亦甚切。

薛立斋治患腿痛，诸药不效，用活络丹一丸顿愈。

攒风散

麻黄三钱　桂枝三钱　杏仁一钱五分，去皮尖，研细　甘草一钱

萆薢三钱　炮川乌二钱

五积散见伤寒门

胃苓散　治脾湿太过，泻泄不止。

陈皮二钱　厚朴三钱，姜汁炒　炙草一钱　苍术三钱，米汁水炒　白术三钱，土水炒　茯苓三钱　泽泻二钱　猪苓二钱　肉桂二钱

姜、枣煎。

茱萸丸　治脚气入腹，喘急欲死。

吴茱萸泡洗　木瓜二味等分

酒服，丸梧子大。每服七八十丸。

茱萸木瓜汤　治脚气冲心，闷乱不识人，手足脉欲绝。

吴茱萸五钱　木瓜一两　槟榔二两

姜引。

温湿散邪汤　治寒湿外侵，致成脚气。急宜用此，无有不愈。

麻黄三钱　炮川乌三钱　附片三钱　干姜炒黄，三钱　官桂三钱

经曰：湿淫于内，治以苦热。以附子、麻黄走而不守，能通经络；姜、桂辛热，能助阳退阴。而寒湿有不去乎？

羌活导滞汤　治风湿实滞脚气①。

羌活五钱　独活五钱　防己三钱　当归三钱　枳实麸炒，二钱　大黄酒炒，二钱

大黄量虚实加减，微利则已。

鸡鸣散《良方》　治脚气第一品药，不问男女皆可服。如感风湿流注，脚痛不可忍，经脉浮肿者，并宜服之，其效如神。

槟榔七钱　橘红一两　木瓜一两　吴茱萸三钱　苏叶三钱　桔梗五钱　生姜连皮，五钱

水熬浓，安置床头②，俟五更冷服之，冬月略温亦可。服下用干物压下，如下黑粪水，即是肾家所感寒湿之毒气也，至早饭宜

① 羌活导滞汤……脚气：原脱，据重订本补。实滞，原作“实带”，据《景岳全书·古方八阵·攻阵》改。

② 头：原脱，据重订本补。

迟食。

防己饮

白术炒　木通　防己　槟榔　抚芎　甘草梢　犀角剉细　苍术盐水炒　生地　黄柏酒炒，各等分

大便实加桃仁；小便涩加牛膝；有热，加黄芩、黄连，或加石膏；有痰，加竹沥、姜汁。

苍术黄柏丸　治湿热食积，痰饮流注脚气。

苍术盐水炒　黄柏盐水炒　防己　南星　川芎　白芷　犀角剉末　槟榔

各等分，酒糊丸。血虚加牛膝、龟板，肥人加痰药。

济世方　治一切脚气。神效。

穿山甲用前①两足者，烧存性，研细，入麝香少许，多少量人用。服此药者，须忌他事，晚间忌进饮食至鸡鸣之时，然后方可调服。

治脚气方　屡试神效，绝胜诸方。

麻黄三两，炒黄　僵虫二两，炒为末　制乳香另研，五钱　丁香一钱，研　制没药另研五钱

各研为末，和匀。每服一两，调酒下。取醉，用桃、柳、梅、槐、桑嫩枝煎汤，乘热发脚汗，洗脚忌风，自愈。

丹溪二妙散　治湿热在经，筋骨疼痛，如有气加气药，血虚加补血药，如痛甚加姜汁，热辣服之。

黄柏炒　苍术炒

等分，或各用三四钱，姜煎。以本方为君，加甘草、羌活、陈皮、白芍、威灵仙，酒炒服之亦佳。

加味二妙丸　治两足湿痹，疼痛如火燎，从两足跗热起，渐至腰胯。或麻痹痿软，皆湿热为病，此方主之。

归尾　川牛膝　萆薢　防己　龟板酥炙，各一两　苍术米泔浸炒，二两　黄柏酒浸炒，一两半

酒煮，面糊为丸。

① 前：原作“钱”，据重订本改。

活人犀角散

犀角屑剉　枳壳麸炒　沉香剉，各七钱半　槟榔　紫苏茎叶　麦冬去心　赤茯苓各一两　广木香　防风各五钱　石膏生用，研，一两

当归拈痛汤　治湿热为病，肢节烦疼，肩背沉重，胸膈不利，手足遍身流注疼痛热肿等证。

羌活　黄芩　炙草　茵陈各五钱　人参　苦参　升麻　干葛　苍术各三钱　防风　当归　白术　知母　猪苓　泽泻各二钱

紫苏散

紫苏　桑皮　赤茯苓　槟榔　木瓜　炙草　紫菀　前胡　杏仁　百合

姜引。

槟榔汤

槟榔　香附研碎　陈皮　苏叶　木瓜　五加皮酒炒　炙草各三钱

四磨饮　治诸逆气。

沉香　乌药　枳实　槟榔

用锉末细，或酒或白汤任调服，或磨服亦可。本方加木香名五磨饮。

桑白皮散　治脚气盛发，上气喘促，两脚浮肿，小便赤涩，腹胁胀满，坐卧不安。

桑皮　郁李仁　赤苓　木香　防己　腹皮　苏子研　木通　槟榔　青皮

生姜引。

大腹皮散

大腹皮　木瓜　苏子研　槟榔　荆芥穗　乌药　橘红　苏叶　萝卜子研　沉香剉　枳壳　桑皮各三钱

《御医》加木通、白茯苓、炒茴香、炙草，名沉香大腹皮散。

败毒散即人参败毒散，见伤寒门

加味苍柏散

羌活　独活　苍术　生地　知母　黄柏　赤芍　当归　牛膝　甘草　木通　防己　木瓜　槟榔　白术

或各二三钱，或一钱，量证加用。

神应养真丹

当归酒浸片时，捣　熟地捣　川芎　白芍酒炒　羌活　菟饼　天麻姜汁炒　木瓜

等分为末，入地黄、当归二膏，炼蜜合捣为丸。

虎骨酒　去风，补血益气，壮筋骨，强脚力。

虎胫骨真者，打碎细　萆薢　仙灵脾　薏苡仁打碎　牛膝　熟地各二三两

剉细，绢袋盛，浸酒饮。

三因四斤丸　治肾虚肺热，热淫于内，致筋骨痿弱不能收持。

肉苁蓉酒洗　牛膝酒洗　天麻姜汁炒　木瓜　鹿茸酥炙　熟地　菟饼各二两　五味酒浸，一两

炼蜜为丸。

八味地黄丸见前补益门

地黄汤　治穿心脚气。

熟地五钱　当归三钱　白芍二钱，酒炒　川芎二钱　牛膝酒炒，二钱　三奈一钱半　杜仲二钱，姜汁炒

大防风汤见痹证

活络丹　治中风手足不用，日久不愈，经络中有湿痰死血。

草乌炮，去皮　川乌炮，去皮脐　胆星各六两　地龙焙干　乳香　没药各去油净，二两五钱

蜜丸梧子大，每服二三十丸。

外方，治脚被石硬将脚底垫肿，痛不能履，用砖一块烧红，先用旧棉絮一大块，如无，或旧布亦可，用针线缝叠一二寸厚，浸入尿缸内一宿，或大半日久，取来放在红砖上，将痛脚立在尿浸棉絮上，使热蒸尿气入患处即愈。

麻木

丹溪曰：麻属气虚，木属湿痰死血。又考古先哲曰：气虚则麻，血虚则木。然气血俱虚而麻木者，亦有因虚而感外邪麻木者，外邪

者，风寒湿三气也。其脉浮缓，系湿邪，为麻痹；脉浮紧，系寒邪，为痛痹；脉涩而芤，系死血，为木。不知痛痒，气虚者，脉多细小无神；血虚者，脉多洪大无神。又方书云：邪在经络，则为筋骨等患；邪在肌肉，则为麻木等患。凡治此者，当辨明表里，察其虚实，而必固其本，则善矣。今将诸方录列于后，用者择之。

删加味八仙汤 治气血两虚，遍身麻木，或手足麻木者。

当归酒洗，二钱 川芎钱半 熟地三钱 白芍酒炒，二钱 人参二钱 白术三钱 白茯苓二钱 炙草八分 防风钱半 羌活钱半 秦艽钱半 桂枝一钱

补中益气汤见补益门 依本方加羌活、防风、乌药、广香，磨对服，治气虚，面目并十指麻。

双合汤 治有湿痰死血而木者。

当归酒洗，三钱 川芎二钱 生地酒洗，三钱 白芍酒炒，三钱 陈皮钱半 半夏二钱，姜汁炒 白茯苓二钱 甘草五分 白芥子一钱，炒，研 红花五分 桃仁去皮尖，五分，研

水煎，入竹沥、姜汁同服。

乌药顺气散方见中风门 治遍体顽麻，瘫痪等证。宜先服此以疏气道，然后随证用药。

薏苡仁汤 治中风流注，手足疼痛，麻痹不仁，难以伸屈。

薏苡仁四钱 当归四钱 白芍酒炒，三钱 麻黄三钱，自汗者去之 官桂三钱，有火者去之 苍术三钱，米泔浸炒 甘草一钱

生姜七片、水煎服。

愈风丹 治足三阴亏损，风邪所伤，肢体麻木，手足不随等证。

羌活十四两 当归 熟地 生地各一斤 杜仲七两 天麻 萆薢 牛膝 玄参 独活各六两 肉桂三两

炼蜜为丸。

删补易老天麻丸 治诸风肢节麻木，手足不随等证。

天麻酒浸半日，焙干 牛膝制同天麻，六两 萆薢六两，另研末 当归二十两，酒洗 附片四两 羌活十两 熟地一斤

炼蜜丸桐子大，每服七八十丸。

活络丹方见脚气　治经络中有湿痰死血，手足日久不用。

删①史国公药酒　治诸风五痹，左瘫右痪，四肢顽麻，口眼歪斜，骨节痿疼，诸般寒湿风气。效难尽述。

当归　鳖甲酥炙，敲细　羌活　独活　秦艽　防风　牛膝　晚蚕砂　松节各二两　红杞五两　干茄梗八两，饭上蒸熟　虎胫骨五两，酥炙，敲细

用绢袋盛药入酒内，封十四日可服。开坛时不可面向坛口，恐药气冲人头面。饮酒不可间断，饮尽将药渣晒干为末，米糊丸梧子大。空心吞五六十丸，忌发风动气等物。

神效黄芪汤东垣　治浑身或头面手足麻木不仁，目紧缩小，及羞明畏日，视物不明。

黄芪三钱　人参一钱　炙草一钱　白芍二钱　蔓荆子二钱　陈皮一钱

水煎，临卧热服。如麻木不仁，虽有热症，不得用黄柏。

开结疏经汤　治妇人七情六郁，气滞经络，手足麻痹。

当归三钱　川芎二钱　香附三钱，捣碎，酒炒　乌药三钱　羌活二钱　苍术二钱，米泔浸炒　南星　半夏　陈皮各二钱　桂枝一钱　甘草八分　紫苏三钱

加姜汁、竹沥，对服。

清凉润澡汤　治风热血燥，皮肤瘙痒，头面手足麻木。

当归酒洗　生地各三钱　黄连　黄芩　赤芍　天麻酒炒　防风　羌活　荆芥各二钱　细辛　川乌炮　甘草各八分

此证属气血亏虚，若麻木稍愈，即当大加培补之剂，则气血充满而邪自无所容矣。若气虚者，用四君加黄芪；若血虚者，用四物重加黄芪；若气血两虚，用十全大补汤。四君、四物、十全三方均见补益门。

---

①　删：此下疑有脱文。

痰饮

夫人之五脏，虽皆能生痰，而其本则在乎肾与脾也。肾主水，肾虚则水泛为痰；脾主湿，脾虚则湿即生痰。如世谓风痰、湿痰、寒痰、热痰、郁痰、老痰，虽种种名目不一，而究其根源，总不外乎脾肾二经虚损以致之也，何以见之？如强壮之人，随食随化，未见生痰。惟虚损之人，食饮不多，反致生痰。正见非痰之自生而实由虚损以生之也。此谓治病必求其本，方不误人。业此者，岂可以攻痰为事哉？客曰：据此说则古人所立滚痰丸之类俱无用矣。余曰：何不可用？如果系实痰，其人元气强壮，乃可暂用以解之，特不可用以专攻，致令反伤元气耳。客又曰：痰与饮作何分别？余曰：若脾肾既虚，而饮食不能输化，或停于肠膈之间，阳气煎熬则为痰，阴气凝合则为饮。痰稠浊，饮清稀。如有痰无饮，治宜从凉；有饮无痰，治宜从热；痰而兼饮，治宜从温。至若形气虚弱之人，不必治痰，惟宜调补气血。故善治痰者，治其所以致生之源，斯不治痰而痰自除矣。

治痰之法，若果痰涎壅塞，汤液俱不能入，不得不先用吐法以开通药食之路，宜萝卜子汤，或用牛黄丸、抱龙丸之类，但使咽喉气通，能进汤药即止。然后察其虚实，酌其宜而治之。

若死证已具，而痰声漉漉于咽喉间者，吐亦无益，不必吐也。

若痰气盛极而不能吐者，不治。

凡形气大虚者，忌吐法，并不可攻。

若别无虚证而生痰者，乃脾家本病，但去其湿滞而痰自清，宜二陈汤为主，或六安煎、橘皮半夏汤、平胃散、润下丸、滚痰丸之类，皆可择而用之。

又，二陈汤能治诸经之痰，性味平和，不大伤元气。如风痰，依本方加南星、白附子；如因郁生痰，依本方加香附子；如气虚有痰，依本方加人参、白术，名六君子汤。如要下行，加引下药；在上，加引上药。若脾气微虚，不能制湿而为痰者，其证必食减神倦，或兼痞闷，宜六君子汤，或五味异功散、金水六君煎之类；

若脾气大虚，或兼胃寒，呕恶多痰者，宜六味异功煎、温胃饮、理中汤、圣术煎之类主之；若劳倦伤脾，则饮食减少，而疲极又伤肝肾，则水液妄行，或痰饮起自脐下，直冲而上，此脾肾俱伤，命门土母之病也，宜理阴煎加白术或陈皮，其效如神，或八味地黄丸亦妙；若因火盛而生痰者，宜清膈煎、抽薪饮之类；若脾气虚弱，不能消湿，宜补中益气汤加白茯苓、半夏；若肾虚阴火炎上，宜六味地黄丸；若脾气虚弱，湿痰所致，宜东垣清燥汤；若肺经郁火，宜知母茯苓汤。诸家治痰之法，痰在胁下，非白芥子不能除；痰在皮里膜外，非竹沥、姜汁不能达；热痰宜青黛、黄芩、天花粉、连翘、石膏；如火炎上者，宜流金膏；老痰宜海石、瓜蒌、贝母，兼火盛胶固者，节斋化痰丸；食积痰用神曲、山楂、麦芽；酒痰用天花粉、黄连、神曲，或五苓、四苓散分利之。痰结核在咽喉，咯唾不出，化痰药中加咸药以软坚，瓜蒌仁、杏仁、海石，少佐朴硝、姜汁；痰中带血者，宜加韭汁。枳实治痰有冲墙倒壁之功。五倍子能治老痰，佐以他药，大治顽痰，人鲜知也。天花粉治热痰、酒痰最效。玄明粉治热痰、老痰，能降火软坚故也。润下丸降痰最妙，可常服。小胃丹，治实痰积饮必用之药，不过一二服而已，虚者不可用之。

陈无择曰：病人百药不效，关上脉伏而大者，痰也。眼胞及眼下如炭烟黑者，痰也。

庞安常云：有阴水不足，火上升而肺受邪，不得清肃下行，由是津液凝浊，生痰不生血者，此当以润剂如麦冬、地黄、甘杞之属，滋其阴使上逆之火得返其宅，则痰自清矣。投以二陈汤，立见其殆。

经曰：沉潜水蓄，是言饮脉当沉。先哲谓脉浮而细滑者伤饮，是水在肺也。脉双弦者寒也。脉偏弦者饮也。脉沉者有留饮。脉沉而弦者，悬饮内痛。

凡病人食少饮多，小便利者，为消渴病；小便不利者，为留饮病。留饮者，即水停病也。若先无呕病，因渴饮水，水多而反上逆呕者，此属饮家，当治其饮，不可以为渴家，治其渴也。治饮宜辛燥之剂，治渴宜寒润之品，大相径庭，可不明其属于何家而妄治之耶?

若先渴后呕者，属饮家，宜小半夏加茯苓汤主之。又卒呕吐，心下痞塞，膈间有水而眩悸者，亦用此方。

眩者，是水阻阳气不升也；悸者，是水气上干于心也。

如呕家本渴，因呕吐，胃干燥，伤津液。而反不渴者，系心下素有支饮故也，宜小半夏汤主之。

若病人脐下有悸，吐涎沫而头眩，宜五苓散主之。

吐涎沫，水逆胃也；头眩，水阻阳也，为水停之病。悸者，筑筑然跳动病也。

心下有痰饮，胸胁支满，目眩，苓桂术甘汤主之。

痰重者，先宜逐痰；痰轻者，先宜理气。要法也。

隐君滚痰丸 治一切湿热食积等痰，窠囊老痰。

一方礞石只用五钱，外加百药煎五钱，乃能收敛周身痰涎聚于一处，然后利下，所以甚效。

礞石一两，捶碎。焰硝一两，同入小砂罐内，用合式碗底盖之，黄泥封固，晒干，火煅红，候冷取出 大黄酒蒸，四两 黄芩四两 沉香五钱

共为细末，滴水为丸梧子大。每服三四十丸，量人强弱加减。

凡服滚痰丸之法，必须临卧就床，用热水一口许，只送过咽，即便仰卧，令药徐徐而下，服后须多半日勿饮食起坐，必使药气除逐上焦痰滞恶物过膈入腹，然后动作，方能中病。或病甚者，须连进二三次。

医统牛黄丸 治癫狂风痫心风，神不守舍，时发无常，仆地吐涎，不自知觉。

牛黄 珍珠 麝香各五分 朱砂 龙齿各另研 犀角 琥珀各二钱 天冬去心 麦冬去心 人参 茯苓各四钱 水银五分 防风 黄芩 知母 龙胆草 石菖蒲 白芍 全蝎 甘草各五钱 蜂房三钱 金箔 银箔各七十张

上为细末，共和匀，炼蜜和，捣千杵，丸如梧子大。每服十五丸，临卧新竹叶汤送下。

陈氏抱龙丸 治风痰壅盛，或发热咳嗽，或发惊搐等证。

胆星九制者，四两 天竺黄一两 雄黄 朱砂各五钱 麝香五分，另研

上为细末，用大甘草一斤煮极浓汁，捣丸，每两作二十丸，阴干。用薄荷汤或灯芯汤下一二丸。

此方加牛黄四钱，名牛黄抱龙丸。加琥珀，名琥珀抱龙丸。

二陈汤方见痹证

六安煎 治风寒咳嗽，及非风初感，痰滞气逆等证。

陈皮钱半 半夏三钱 茯苓二钱 甘草一钱 杏仁二钱，去皮尖，研 白芥子七分，研 姜三片

橘皮半夏汤 治痰涎壅嗽。

陈皮五钱 半夏二钱半 生姜三五片

平胃散方见湿证

润下丸 降热痰甚妙。

半夏二两 南星 炙草 黄芩 黄连各一两 橘红八两，用盐五钱，以水化，煮焙干

上为末，蒸饼丸绿豆大。每服六十丸。

六君子汤 即补益门四君子汤加陈皮、半夏是也。

金水六君煎 治肺肾虚寒，水泛为痰，或年迈阴虚，血气不足，外受风寒，咳嗽呕恶，多痰喘急等证。神效。

当归二钱 熟地四钱 陈皮钱半 半夏二钱 白苓二钱 炙草一钱

本方即二陈加熟地、当归是也。生姜三五片煎。如大便不实而多湿者，去当归，加淮山；如痰盛气滞，胸膈不快，加白芥子，研；如阴寒盛而嗽不愈，加细辛；如兼表邪寒热者，加柴胡。

六味异功煎 治脾胃虚寒，呕吐泄泻而兼微滞者。

人参三钱 白术 白茯苓各二钱 炙草一钱 陈皮一钱 干姜二钱，炒黄

参、术、苓、草四味名四君子汤，加陈皮名五味异功散，有干姜即本方，去干姜加木香、砂仁名香砂六君子汤。

温胃饮方见痉证

理中汤方见湿证

圣术煎方见湿证

理阴煎方见伤寒，于本方内加白术

八味地黄丸方见补益门

六味地黄丸方见补益门

清膈煎 治痰因火动，气壅喘满，内热烦渴等证。

陈皮一钱半 贝母三钱，微敲破碎 胆星二钱 海石 木通各二钱 白芥子七分，打碎

如火盛痰不降者，加童便一小盅，对服；如渴甚，加天花[1]粉；如热及下焦，小水不利，加栀子；如热在上焦，头面红赤，烦渴喜冷，加生石膏；如痰火上壅，小水不利，加泽泻；如痰火闭结，大便不通而兼胀满者，加大黄或朴硝，酌宜用之。

抽薪饮 治诸火盛而不宜补者。

黄芩 黄柏 栀子炒 木通 石斛各二钱 枳壳 泽泻各一钱半 小甘草三分

热盛者，冷服更佳。如热在经络肌肤者，加连翘、天花粉以解之；热在血分大小肠者，加槐花、黄连以清之；热在阳明头面，或燥烦便实者，加生石膏以降之；热在下焦，小便痛滞者，加龙胆草、车前子以利之；热在阴分，津液不足者，加麦冬、生地、白芍之类以滋之；热在肠胃实结者，加大黄、芒硝以通之。

补中益气汤方见补益门，依本方加茯苓、半夏

东垣清燥汤方见痿证

知母茯苓汤 治肺痰喘嗽不已，往来寒热自汗。

知母 茯苓 人参 白术 麦冬 半夏 薄荷 桔梗 柴胡 款冬花 黄芩 阿胶蛤粉炒珠，各二钱 炙草 北味打碎 川芎各一钱 生姜

流金膏 治一切风火痰咳逆等证。

---

① 花：原脱，据医理补。

白石膏微煅，研末　大黄锦纹者。切片酒浸半日，蒸晒九次，各二两　黄芩　连翘　橘红各一两五钱　贝母①一两　胆星　苏州薄荷　香附米各五钱

上为细末，蜜丸弹子大。临卧细嚼一丸，忌酒并诸湿热之物。

节斋化痰丸　润燥开郁，降火消痰。治老痰郁痰，结成粘块，凝滞喉间，肺气不清，或吐咯难出。皆因火邪炎上，凝滞于心肺之分，俱宜开郁降火消痰，缓而治之，庶可效耳。

天冬去心　黄芩酒炒　海石另研　瓜蒌仁另研　橘红各一两　连翘　香附淡盐水浸炒　桔梗各五钱　青黛另研　芒硝另研，各三钱

上为细末，炼蜜，入姜汁少许，捣丸如绿豆大。淡姜汤送下五六十丸。

此等老痰，大约饮酒人多有之，酒气上蒸，肺与胃脘皆受之，邪故结而成痰。此方天门冬、黄芩泻肺火，海石、芒硝咸以软坚，瓜蒌润肺消痰，香附、连翘开郁降火，青黛去郁火，故不用辛燥等药。

四苓散

泽泻　白术炒　茯苓　猪苓各二钱

本方加肉桂一钱，名五苓散。

小胃丹　上可去胸膈之痰，下可利肠胃之痰。不宜多用，若弱人不可用②。

芫花　大戟俱用醋炒　甘遂面裹煨，各一两　黄柏炒褐色，二两　大黄酒拌蒸，一两半

上为细末，以极细米末糊丸麻子大，每服十丸，温水下。

金匮小半夏汤　治呕吐，谷不得下，及心下有饮者。

半夏六钱　生姜三钱半

盖以半夏、生姜辛能散逆气，温能和胃气，故为呕家圣药。

小半夏加茯苓汤　治卒呕吐，心下痞塞，膈间有水，眩悸者。

① 母：此下原衍“各”字，据文义删。

② 知母茯苓汤……不可用：原脱，据重订本补。

即前方加茯苓三钱半是也。

苓桂术甘汤

茯苓四钱　桂枝三钱　白术三钱　甘草一钱

若水停心肺，呼之气短，是阳有碍也，用此方以通其阳气，则膀胱之窍利矣。

括痰丸　治一切停痰积饮，吞酸呕酸，胸胁胀闷疼痛等证。

半夏　白芥子各二两　干姜炒黄，一两　猪苓二两　陈皮四两，切，用盐三钱化入水中，浸一宿，晒干①　炙甘草五钱

上为末，汤浸蒸饼为丸绿豆大。每服一钱许，滚白汤送下。如胸胁疼痛，加台乌药二两。

二子消痰丸

白芥子七分　萝卜子三钱五分

上二味研细，新鲜猪肺四五两切片，将药末掺入肺，上用碗盛，蒸熟，少入开水为汤再蒸，空心服。

咳嗽

察咳嗽证，立论太繁，反致乱人心目，临证莫知所从。惟张景岳以二证定之，实属简当明白：一曰外感咳嗽，一曰内伤咳嗽。外感，寒邪自外而入，治宜辛温以散之；内伤，阴气受损于内，治宜甘平以润之。盖外感之脉多浮；内伤之脉多②数。复考仲景言痰饮在内，逆气上冲而咳嗽者，其脉必弦，治属饮家，又宜利水。是则咳嗽同，而其中之变患诚大有不同也。医者最宜于病因脉色之中细加详察，切不可率尔以误人也。

若外感风寒，必由皮毛而入于肺，或鼻塞头痛、咳嗽吐痰等证。重则用苏陈九宝汤、参苏饮，轻则六安煎，均宜加生姜，盖外感之嗽宜辛温以散之。

若寒盛气闭，兼喘咳短气，肺有饮也。前言脉弦虽为诸饮之

---

① 切……晒干：此14字原在“炙甘草五钱”之后，据《景岳全书·新方八阵·和阵·括痰丸》移至此处。

② 脉多：原脱，据文义补。

诊，然弦又专主水在肝部，今水在肺部，则脉亦必或浮、或涩、或短，本脉而不弦也，宜小青龙主之。盖以水气兼寒，身体重痛而无汗出，故用小青龙之辛温耳。

若寒热往来咳嗽者，宜用柴陈煎。

若肾气不足，水泛为痰而咳嗽者，最宜金水六君煎加减主之。

若但以脾胃土虚不能生金而咳嗽者，宜六君子汤以补脾肺。或脾虚不能制水而为痰者，宜理中汤或理阴煎、八味丸之类以补土母。

若咳嗽而兼火者，必有内热、喜冷、脉滑等因，宜用二陈汤、六安煎之类，佐以凉药如黄芩、知母、麦冬、栀子之属，如火在阳明而兼头痛热渴，惟宜加石膏。

若肺金燥热而咳嗽者，宜清肺汤主之。

若内伤之咳嗽，与外感不同，系阴分受损，肾水枯涸，子令母虚，治贵壮水滋阴，宜一阴煎、左归饮、琼玉膏、左归丸、六味地黄丸之类择而用之。

若脉见细弱，或为喘促痞满，痰涎呕恶，泄泻畏寒，此脾肺大亏，不必治嗽，速宜培补元阳，如右归丸、八味地黄丸、大补元煎、劫劳散之类，皆可挽救。

若肺气虚损，久嗽不已，或自觉血腥之气者，宜人参养肺汤主之。

若脉尺寸滑数，火烁肺金而为干渴烦热，喉痛喜冷，便结等证，如四阴煎、麦冬汤、人参固本丸之类随宜用之。

若咳嗽声哑者，以肺为金，金空则鸣，金实无声，金损亦无声。金实者，寒邪、火邪也；金损者，气虚、精虚也。有寒者，宜参苏饮加杏仁之属以散之；有火者，宜麦冬汤加金竹沥之属以清之；气虚者，宜补阳，如理阴煎、六君子汤之类；精虚者，宜补气，如五福饮、四君子汤之类；如内热有火者，又当壮水以制火也，宜四阴煎、加减一阴煎、人参固本丸兼贝母丸之类主之。

若干咳嗽者，系肺肾亏损，津液枯涸而然也。脏平无火者，宜先补气以生精，五福饮、大补元煎之类主之；脏气微寒者，宜先补阳以生阴，理阴煎、六君子汤之类主之；如内热有火，治同前；咳嗽声哑，亦宜四阴煎丸等类主之。

立斋曰：午后嗽者，肾气亏损也，须用六味地黄丸壮肾水、滋化源为主，以补中益气汤养脾土、生肺肾为佐，设用清气化痰则误矣。

凡治咳嗽，务须先除去邪实之气，然后可用止嗽之品，如乌梅、诃子、五味、粟壳、五倍子、款冬花之类。

苏陈九宝汤 治老人小儿素有喘急，遇寒暄不当，发则连绵不已，咳嗽哮吼，夜不得卧。

麻黄 紫苏 苏薄荷 桂枝 桑白皮 大腹皮姜水洗 陈皮 杏仁去皮尖，研，各三钱 甘草一钱

参苏饮见伤寒门

理阴煎见伤寒门

小青龙汤见伤寒门

柴陈煎 治伤风兼寒，咳嗽发热，痞满多痰等证。

柴胡三钱 陈皮一钱半 半夏二钱 白茯苓二钱 甘草一钱 生姜五七片

如寒盛者，加细辛八分；如风胜气滞者，加紫苏叶；如冬月寒甚者，加麻黄；气逆多嗽，加杏仁；痞满气滞，加白芥子。

六安煎方见痉证

金水六君煎方见痰饮

六君子汤方见痰饮

八味地黄丸方见痰饮

清肺汤 治肺金燥热，咳嗽吐痰。

麦冬去心，二钱 天冬去心，三钱 知母三钱，蜜炒 橘红二钱 贝母三钱，打碎 甘草一钱 黄芩三钱 桑皮三钱，蜜炒

如痰燥难出，加瓜蒌子，去壳捶去油；痰多加半夏；气喘，加杏仁（去皮尖，研）、紫苏子（研）；胸膈气不快，加枳壳、桔梗；如嗽久宜敛，加五味子（研）。

一阴煎

生地　熟地　白芍　麦冬　牛膝　丹参　知母　地骨皮　甘草

左归丸

熟地　山药　川牛膝　红枸杞　枣皮　菟丝子　龟胶　鹿胶

右归丸

熟地　山药　红枸杞　菟丝子　鹿胶　枣皮　肉桂　杜仲　附片　当归

六味地黄丸方见补益门

大补元煎

人参　熟地　山药　当归　杜仲　红杞　枣皮　炙草

四阴煎

生地　麦冬　白芍　百合　沙参　茯苓　甘草

人参固本丸方见补益门

补中益气汤方见补益门

左归饮　此壮水之剂也，凡命门之阴衰阳胜者，宜用此方加减主之。

熟地三五钱或一二两　山药三钱　甘杞三钱　炙草一钱　白茯苓二钱　枣皮二钱，畏酸者少用

如肺热而烦者，加麦冬，血滞加丹皮；心热而燥，加玄参；脾热易肌①加白芍；肾热骨蒸多汗，加地骨皮；血热妄动，加生地；阴虚不宁，加女贞子，打碎；上实下虚，加牛膝以导之；血虚而燥滞，加当归。

琼玉膏　治虚劳干咳嗽，或好酒者，久嗽尤妙。

人参十二两　白茯苓十五两，乳蒸，焙干　白蜂蜜五斤，熬，去沫　琥珀　沉香各五钱　大生地十斤，以石器杵取自然汁

上先以地黄汁同蜜熬沸，搅匀，用密绢滤过。将人参等为极细末，和蜜汁入银瓶或瓷瓶内，用绵纸十余层，层层封扎瓶口，

① 肌：疑作“饥”。

入砂锅或铜锅，以桑柴火、长流水没瓶煮三昼夜，取出乘热土内埋一日，出火气。每晨取三匙调服。若恐水浸，或加上油纸数层，紧扎瓶口。制须净室，忌鸡犬妇人。

劫劳散 治劳嗽，发热盗汗，体瘦唾中有①血，或成肺痿，此救本也，非劫劳也。能用此者，庶可望②生，此外恐非佳剂矣。

熟地五钱 当归 人参 白芍 阿胶炒，各三钱 白茯苓 半夏 黄芪蜜炒，各二钱 炙草一钱 五味一钱，炒，研

姜、枣水煎。

人参养肺汤 治久嗽虚劳。不寒不热，养肺平剂。

人参 阿胶炒，各三钱 知母 桑皮蜜炒，各三钱 罂粟壳去筋，蜜炒 地骨皮各三钱 炙草一钱 乌梅二枚 杏仁去皮尖，研，钱半 红枣三枚

麦门冬汤 治火乘肺，咳嗽有血，胸膈胀满，上气喘急，五心烦热而渴。

天冬去心 麦冬去心 桑皮蜜炒，各三钱 紫菀蜜炒 桔梗 贝母打碎，各二钱 淡竹叶 生地各一钱 甘草七分 五味十二粒

参苏饮见伤寒门，依本方加杏仁，去皮尖，打碎

麦门冬汤见前，依本方加金竹沥，兑服

五福饮方见黄疸

四君子汤见补益门

加减一阴煎

生地 白芍 麦冬去心，各三钱 熟地三钱 炙草五分 知母 地骨皮各二钱

贝母丸 消痰润肺止嗽，或肺痈肺痿，乃治标之妙剂。

贝母二两，为末，用蜜丸龙眼大。或噙化，或嚼服之。若欲劫止久嗽，每贝母一两，加百药煎、硼砂、天竺黄各一钱佐之。如无百药煎，即醋炒文蛤一钱亦可，或粟壳亦可。

---

① 有：原脱，据重订本补。

② 望：原脱，据重订本补。

前注六君子系阳虚咳嗽用，金水六君系阴虚咳嗽用，此二方乃固本之妙剂也，宜多服。

宁肺散 治新久咳嗽，肺气不通，咳唾脓血，自汗饮嗽，常年不愈。

乌梅净肉七分 粟壳去筋，三钱，蜜炙

共为细末，用白汤下。

九仙散 治一切咳嗽不已。

人参 冬花蜜炙 桔梗 桑皮蜜炙 五味研 贝母研 乌梅 麦冬去心 粟壳去筋，蜜炒

姜、枣煎。

百合固金丸 治劳嗽。喘咳痰血，肺金有伤。

生地二钱 熟地三钱 麦冬去心，一钱五分 贝母研 白芍 当归 广百合蜜炙 玄参 甘草各一钱 桔梗八分

润肺丸 治咳嗽不已。

诃子肉 五味 粟壳蜜炒 甘草 五倍子醋炒，各七钱

共为细末，蜜为丸弹子大，噙化。

又方 治久嗽不愈用。

紫菀蜜炙 冬花蜜炙，各一两 百部五钱

上为末，姜乌梅煎汤下，每服三钱。

六味地黄丸方见补益门

依本方加麦冬三两五钱（去心）、北味一两五钱（微炒）、桑叶（瓦器焙干）三两，蜜丸。治久嗽有神妙莫测之功，久服自知。

紫菀汤海藏方 治肺伤，劳嗽吐痰，发热吐血。

紫菀蜜炙 知母 贝母研 阿胶各三钱，补肺 人参 茯苓 甘草 桔梗各一钱 五味八分，研 或天冬、马兜铃、杏霜，皆可随症详加。

痨嗽膏冯氏方，见补益门① 此方专治痨伤咳嗽，心肺脉洪大有力者宜之，真妙方也。

① 门：原脱，据文义补。

冯兆张曰：余常治此症，其候壮热憎寒，咳嗽频甚，痰唾稠粘，精神困倦，肌肤日瘦，六脉弦洪而数，久按无神。当此之际，若欲消痰适以助其燥槁之势，此痰乃水泛所化，非痰药所能消也；若欲清火适以伤胃气，此火乃无形之火，非凉药所能折也；若欲理气适以耗散真元，此气乃丹田元气，因无阴相济不得已而上逆，非桑皮、橘红所能理也。津滋销烁，阴愈亏而火愈盛，营行脉中，故脉洪数无伦，亦迫于势也。苟非重用火中补水之方，奚堪涸澈燎原之势。每用七味，倍熟地，加牛膝、麦冬、五味。日二大剂，俾真火藏源，龙雷自熄。然此中神妙，实非庸俗所能知也。方列于下：

加减七味地黄汤 此方不论春夏秋冬，凡咳嗽不止，痰唾稠粘，身热骨痛，头眩目胀，或时畏寒，六脉弦数，肌肉日瘦，夜不能寐，甚有两颐之间肿硬者，俱投服而愈。是所谓火中求水，其源不绝也。

怀熟地一两 丹皮三钱 净枣皮三钱 茯苓二钱 山药三钱 泽泻一钱五分 牛膝三钱 麦冬去心，三钱 五味子八分 肉桂刮去皮，一钱

如尺脉无神者，加附子一钱，水三大碗，煎一碗，食前温服，日二剂。服后随进食压之，或冲参汤服，兼用后方培养荣卫之膏滋一大丸，白汤化服更妙。

怀熟地十二两 生地六两，洗净，铜刀切 麦冬去心，五两 天冬去心，三两 生米仁六两 丹皮四两，胃脉不甚大者减一两 生白芍二两，肝脉大极者加一两 地骨皮二两，清水洗净 牛膝三两，寸强尺弱者加一两

以上清水煎取头汁、二汁，去渣，熬成极浓膏滋，入后药收成大丸。

人参三两二钱，微火焙燥，研极细末 白茯苓三两，微火焙燥，研极细末 白茯神二两四钱，微火焙燥，研细 阿胶蛤粉拌炒成珠，研细末，三两 炼老白蜜三两

上入前膏滋内，丸成大丸，每丸重四五钱。每空心白汤化服一丸。

一治尺脉弦数，咽干口燥，水不济火者。

熟地三两　麦冬去心，五钱

二味煎浓汁。每日用二剂，浩饮[①]代茶，数日即愈。

麻黄附子细辛汤　治肾脏发咳，腰背引痛。

麻黄三钱　细辛　附子各一钱半

水煎服。

喘吼

人之呼吸气急促者，谓之喘急；若喉中有声响者，谓之哮吼。欲识此证，提纲惟虚实二者而已。何以辨之？在肺为实，在肾为虚。在肺者，气粗胸满，不能布息，或见痰稠便鞕，属实邪，宜清宜消；在肾者，气之息微不能续息，或见痰饮清冷，属虚邪，宜温宜补。盖实邪气盛，脉亦滑数有力；虚邪气衰，脉亦微弱无神，是诊脉亦可察辨也。其有浮洪芤大而稍按即无者，此无根之脉也；或弦强数大而全无和缓者，此胃败之脉也。又浮大弦芤，按之空虚者，定系阳中之阴虚；微弱细涩，按之不鼓者，必属阴中之阳虚。凡此之脉，俱属危候。若妄用苦寒克伐之剂，断无有不死者矣。但脉之微弱者，其真虚易知；而脉之浮空弦搏者，其假实难辨。凡证皆然，医者最宜留心详察。微弱者，犹顺而可治；浮空者，极险而多变。若弦强之甚，则为真脏脉见，不可治矣。至若喘急不休，汗出发润，不可治。脉涩肢寒，不可治。形衰脉大，出气多而入气少者，均为不可治也。

若外感风寒，闭塞肺窍，气逆不降，呼吸作喘，表热无汗者，宜华盖散。

若肺气本虚，外复被风寒所伤而喘者，宜紫苏饮子。

若外无风寒所伤，内无痰涎壅塞，惟肺虚气逆喘急者，宜加减苏子降气汤。

若因痰饮作喘，壅塞气逆，音如潮响，声若拽锯者，须急攻

① 浩饮：犹豪饮。

痰，宜苏葶滚痰丸、六安煎、抱龙丸之类。

若外无风寒而惟火邪刑金，舌燥口渴，面赤唇红者，宜凉膈散；胃热口渴，宜白虎凉膈散；心火刑金，小水不利者，宜导赤散；因肾虚火来烁金者，宜知柏地黄汤。

若上焦气实作喘，或郁结胀满，而人壮脉实者，宜廓清饮、四磨饮、四七汤、萝卜子汤、苏子降气汤之类；或阳明秘不通而气胀满者，微利之。

若其人无外感等证，因虚损而见气短似喘，或但经微劳即见喘促，或大小便之后，或于精泄之后，或妇人月期之后，或患病之后，而喘促愈甚，呼吸上下若不相续，势剧垂危，脉息亦微弱无力者，悉宜贞元饮主之，其效如神。此外如大营煎、小营煎、大补元煎之类，俱可择用。

若色欲过度，肾水大亏，子病及母而喘促者，宜人参救肾汤。

若但气虚，无热而喘者，宜独参汤。

若脾肺气虚，微渴而喘者，宜生脉散。

若肺金虚损气乏，声音短涩而喘，宜洁古黄芪汤；若喘促夹痰者，宜百合固金汤；夹热者，宜本事黄芪汤。

若喘吼有夙根，或遇寒遇劳即发者，既发时以攻邪气为主，未发时须当辨明阳虚者补其阳，阴虚者补其阴，宜于温补之中稍佐以对证消散治标之品，或纯用大补，俾元气渐充，自可痊愈矣。

华盖散 治风寒伤肺，喘吼咳嗽等证。

麻黄 前胡 桔梗各三钱 杏仁二钱，去皮尖，炒，打碎 甘草八分 苏子三钱，微炒，研 橘红 桑皮 赤茯苓各二钱

紫苏子饮

苏叶 桑皮 陈皮 人参各三钱 杏仁二钱，去皮尖，炒，研 半夏三钱，姜汁炒 五味一钱，研 甘草一钱 麻黄二钱 青皮三钱，醋炒

姜引。

加减苏子降气汤

苏子三钱，微炒，研细 当归三钱 半夏三钱，姜水炒 陈皮二钱

甘草一钱　前胡三钱　厚朴三钱，姜汁炒　沉香三钱，剉末，对服　桂心一钱半

姜、枣引。

苏葶滚痰丸

苏子一两，炒　苦葶苈一两，微炒　大黄四两，酒蒸一次　沉香五钱　黄芩四两　青礞石五钱，火煅如金为度

上为末，水为丸。量人服之，姜汤下。

六安煎方见痉证

抱龙丸方见痰饮

凉膈散

连翘君，三钱五分　黄芩　栀子　苏薄荷叶　桔梗各二钱　甘草八分　水竹叶十余片①，扯碎

白虎凉膈散

连翘三钱，去心　栀子　黄芩　薄荷叶各二钱　甘草八分　生石膏三钱　知母三钱

糯米水、竹叶引。

导赤散

生地　木通各四钱　小甘草一钱　水竹叶二十七片，扯碎

一方加人参、麦冬。

知柏地黄汤　即六味加黄柏、知母。

生地四钱　山药三钱　枣皮　茯苓　泽泻　丹皮　知母各二钱　黄柏二钱，盐炒

廓清饮　治三焦壅滞，胸膈胀满，气道不清，小水不利；年力未衰，通身肿胀；或肚腹单胀，气实非水等证。

枳壳二钱　厚朴　大腹皮各一钱半　白芥子一钱，研　茯苓连皮用，三钱　萝卜子生捣一钱，如中不甚胀，不必用　泽泻二钱　陈皮二钱

如内热多火，小水热数者，加栀子、木通；身黄，小水不利，加茵陈；如小腹胀满，大便坚实不通，加生大黄；如肝滞胁痛，

① 片：原作“疋”，据下文导赤散中水竹叶用量改。

加青皮；如气滞胸腹疼痛，加乌药、香附；如食滞，加山楂、麦芽。

四七汤 治七情之气结成痰涎，状如破絮，或如梅核，在咽之间，咯不出，咽不下，此七情所为也。或中脘痞满，气不舒快，痰饮呕恶，皆治之。

半夏 茯苓各三钱 厚朴姜汁炒，二钱 苏叶二钱 生姜七片 红枣三枚。

四磨饮 治诸逆气。

沉香 乌药 枳实 槟榔

上四味，用白汤共磨服，或用白酒磨。

《济生方》用人参，无枳实。本方加木香，即名五磨饮。

萝卜子汤 治积年上气喘促，唾脓血不止，而气实者宜之。

萝卜子一合，研碎

水熬服。

苏子降气汤 即前加减苏子降气汤无沉香，大便不通者于本方加大黄。

贞元饮

熟地一两半 当归五钱 炙甘草三钱

大营煎

熟地 当归 红枸杞 炙甘草 杜仲 牛膝 山药 肉桂 白芍

小营煎 治血少阴虚。此性味平和之方。

当归三钱 熟地四钱 白芍酒炒，二钱 淮山 红杞各二钱 炙草一钱半

如营虚于上，而为惊恐怔忡，不眠多汗者，加枣仁、茯神。如气滞有痛者，加香附，捣碎。

大补元煎见前咳嗽

人参救肾汤

人参一两 熟地七钱 枣皮四钱，酒洗 红杞 牛膝 白芍 北味各三钱 麦冬五钱，去心 胡桃三枚，连壳捣碎 生姜五片

或加沉香以镇摄肾气。

独参汤见补益门

生脉散 治热伤元气，肢体困倦，气短口渴，汗出不止；或金为火制，水失所生，而致咳嗽喘促，肢体痿弱，脚软眼黑等证。

人参五钱 麦冬去心 北味各三钱

此方以生脉为名，故俗医之治脉脱者每多用此，不知脉脱由阳气衰败，方中惟人参可治，而麦冬、五味岂亦所宜乎？见亦浅矣。

洁古黄芪汤

人参三钱 黄芪三钱，蜜炙 甘草一钱，蜜炙 地骨皮二钱 桑皮二钱，蜜炙

百合固金汤

百合三钱，蜜炒 天冬去心 麦冬去心 熟地 当归 白芍各三钱 生地 玄参 桔梗各二钱 生甘草一钱 贝母去心，三钱

本事黄芪汤

北五味二钱 白芍 天冬 麦冬去心 熟地黄各三钱 人参三钱 黄芪三钱，蜜炒 白茯苓二钱

乌梅、姜、枣引。

白果定喘汤 专治肺气哮喘痰嗽。

白果二十一枚，去壳，炒黄，研 麻黄三钱 苏子三钱，研 半夏二钱 款冬花二钱，蜜水炒 桑皮二钱，蜜水炒 甘草一钱 杏霜 黄芩各一钱

白果，一名银杏。其气薄味厚，性涩而收，色白属金，故能入肺。益肺气，定喘嗽，缩小便，有去痰浊之功，但不宜多用，多则令人壅胀昏顿。又，《三元延寿书》言：白果食满千个者，死。

溪常治病后，不拘男妇大小，虚气上冲，似喘似哮，喉有痰声，其脉寸强尺弱，悉用八味汤加牛膝、五味，连服数剂而安。此救本培元之至理，所以屡臻神效。

呃逆

此证《内经》谓之哕，今人因其呃呃连声，故谓之呃逆。如

古有以干呕为哕者，有以咳逆为哕者，又有以咳逆为噫者，皆误矣。惟明·张景岳分辨最详，谓哕即呃逆也，非咳逆；干呕者，无物之吐，即呕也，非哕；噫者，饱食之息，即嗳气也，非咳逆。是则哕即呃逆为铁案矣。然呃逆有三证：曰寒呃、热呃、虚呃。寒呃者，温散寒而气自舒；热呃者，清降火而气自平；惟虚脱之呃，因元气败竭，危殆之候，最难治也。人观《内经》治哕之法，以草刺鼻，嚏嚏而已；无息而疾迎，引之立已；大惊之亦可已。然历考呃逆之证，其因不一，虽立有治法，须知有宜于此而不宜于彼者，各宜随证施治，勿以古方为不易之法，执而不知变通，则得矣。

戴复庵曰：热呃惟伤寒有之，他病暴起，多属寒也，半夏生姜汤最妙。呃在中焦，谷气不运，其声短小，得食则发；呃在下焦，真气不足，其声长大，不食亦然。寒热虚实，治法不一。古人治阴呃，每用桂、附、干姜、吴茱、丁香、茴香诸辛热药；治阳呃，用橘皮竹茹汤之类。

若寒滞为呃，或生冷所伤，或胃中虚冷，阴凝阳滞而呃逆者，宜生姜半夏汤、三因丁香散、佐关煎、橘皮干姜汤之类，皆可酌用。

若寒之甚者，浆水散主之。

若胃虚，虚阳上逆，病深声哕者，宜仲景橘皮竹茹汤之类。

若中焦脾胃虚寒，气逆为呃者，宜理中汤或温胃饮，悉宜加丁香。

若胃火为呃者，不似寒呃脉微弱声小息微，此证极多脉滑实声强气盛，系胃火上冲而然，惟安胃饮为最妙。

若气逆为呃而兼胀闷者，宜加减二陈汤加乌药，或宝鉴丁香柿蒂散，或羌活附子汤，或神香散，皆可择用。

若食滞而呃者，宜加减二陈汤加山楂肉、白芥子、乌药，或用大和中饮加干姜、木香。

若下焦虚寒，阳气竭而为呃者，正以元阳无力，易为抑遏，不能袒达而然，宜用景岳归气[①]饮主之，或理阴煎加丁香亦妙。

若脾胃虚损，脉见微涩，阳气虚而浊阴上逆者，宜理阳驱阴汤。

若大病之后，或虚羸之极，或虚损误攻而致呃逆者，察其中虚者，速宜补脾；阴虚者，速宜补肾，惟八味地黄加牛膝最妙。

若似喘不喘，似呕不呕，似哕不哕，彻心中愦愦然无奈者，生姜半夏汤主之。彻，通也，犹通心中愦愦然无奈，即泛泛恶心之义也。

若邪在上，气实而郁，胸前胀满，亦令人呃逆，用张子和涌剂以吐之，宜萝卜子汤。

病人欲吐，其病在上，因而越之。

简易方

一方　治呃逆连连四五十声者，用生姜汁一合，加蜂蜜一匙，炖温服，如此三服，瘥。

一方　治呃逆，用大刀豆壳，烧存性，为细末，加生姜汁一匙，开水调服，连三服，瘥。

嗅法　治呃逆服药无效者，用硫黄、生乳香各等分为末，以酒煎，急令患者以鼻嗅之，效。

一方　用雄黄一味，为末，煎嗅。

一方　治呃逆，用柿蒂七个，焙干为末，好明雄黄七分，亦为末，二味合，共擂极细。热酒调服，立止。

伤寒呃逆

伤寒邪在表者，无哕证，惟少阳证，邪在半表半里之间而哕逆者，宜柴陈煎[②]主之，或小柴胡汤亦可。

伤寒失下，邪入正阳明，内热之极而呃者，宜白虎汤，或竹叶石膏汤之类。

伤寒表证未解，心中有水气，干呕呃逆，宜小青龙汤，其余

---

① 气：原脱，据重订本补。
② 煎：原脱，据重订本补。

治法与本条内同例。

仲景橘皮汤 治干呕哕，若手足厥者。

橘皮五钱 生姜八钱

生姜半夏汤 治胸中似喘不喘，似呕不呕，似哕不哕，彻心中愦愦然无奈者。

生姜七钱 半夏四钱

半夏降逆气，生姜安胃气。

三因丁香汤 治呃逆。

丁香二钱 柿蒂二钱 炙草一钱 良姜一钱

佐关煎 治生冷伤脾，泻痢未久者，宜用此以去寒湿，安脾胃。

山药炒，三钱 扁豆炒，去壳，三钱 厚朴姜炒，二钱 陈皮 猪苓 泽泻盐水炒 干姜炒黄 肉桂各二钱 炙草一钱

如腹痛，加木香或吴茱萸；如泻不止，或故纸，或肉豆蔻，皆可加用。

橘皮干姜汤 治恶心呕哕。

人参 肉桂各二钱 干姜炒黄，二钱 陈皮 通草各钱半 甘草七分

洁古浆水散 治暴泻如水，周身汗出，一身尽冷，脉微而弱，气少不能语者，甚者加吐，即为急证。

半夏三钱 附片二钱 炮姜二钱 肉桂二钱 良姜一钱 甘草炙，一钱

橘皮竹茹汤 治哕逆。

麦冬去心，三钱 半夏 橘皮 赤茯苓 人参各三钱 竹茹三钱，姜水炒 炙草一钱 大枣五七枚 生姜五七片

若因于寒者，以丁香易竹茹，去麦冬，勿守株而不变也。

理中汤

人参 炮姜 白术土水炒，各三钱 炙草一钱 加丁香一二钱

生姜挖空，将丁香入内，用纸数层包定，水浸湿，火煨用。

温胃饮见痉证 依本方加丁香，如前制。

安胃饮 治胃火上冲，呃逆不止。

陈皮 山楂 麦芽 木通 泽泻 黄芩 石斛各三钱

如胃火热，脉滑实，加石膏。

加减二陈汤 治呕吐吞酸，胃脘痛，呃逆。本方即前痹症内二陈汤加丁香一味是也，于此内又加乌药。

宝鉴丁香柿蒂散 治呃逆呕吐。

丁香 柿蒂 青皮 陈皮各三钱 生姜五片

羌活附子汤 治呃逆。

羌活 附片 炮姜 小茴各三钱 木香一钱 红枣三枚

煎服。

《三因方》木香作丁香。

神香散 治胸腹胃脘逆气难解，疼痛呕哕，胀满痰饮膈噎，诸药不效者，惟此最妙。

丁香、白蔻（或砂仁亦可）二味等分为末。清汤调下七八分，日数服。

若寒气作痛者，姜汤送下。

加减二陈汤

陈皮 白茯苓 炙草 半夏 丁香 加山楂肉 白芥子炒，研 乌药

此方治食滞而呃。

大和中饮 治饮食留滞，积聚等证。

陈皮二钱 枳实钱半，炒 砂仁七分，姜水炒 山楂肉 麦芽各二钱 厚朴钱半，姜水炒 泽泻一钱半

胀甚者，加白芥子（研）；胃寒无火[①]，或恶心者，加炮姜；疼痛者，加木香、乌药、香附之类；多痰，加半夏。

归气饮 治气逆不顺，呃逆呕吐，或寒中脾肾等证。

熟地三五钱 茯苓二钱 扁豆连壳研，二钱 炮姜一钱 丁香一钱 陈皮一钱 藿香一钱 炙甘草八分

---

① 火：此下原衍“加”字，据文义删。

中气寒甚者，加附片。肝肾寒者，加吴茱萸、肉桂或当归。

理阴煎见伤寒门　依本方加丁香。

理阳驱阴汤

人参三钱　茯苓　丁香　柿蒂　附片　炮姜　吴萸各三钱

八味地黄汤见补益门

生姜半夏汤见前

柴陈煎见咳嗽

萝卜子汤见伤寒门吐法

小柴胡汤见伤寒门

小青龙汤见伤寒门

白虎汤见伤寒门

竹叶石膏汤见伤寒门

郁证

经有五郁之治：木郁达之，火郁发之，土郁夺之，金郁泄之，水郁折之。木应肝胆，木主风邪，畏其滞抑，或表或里，但使经络通行，是即谓之达也；火应心与小肠，火主热邪，畏其陷伏，或虚或实，但使气得升阳，是即谓之发也；土应脾胃，土主湿邪，畏其壅瘀，或上或下，但使浊秽得净，是即谓之夺也；金应肺与大肠，金主燥邪，畏其秘塞，或清或浊，但使气液得行，是即谓之泄也；水应肾与膀胱，水主寒邪，畏其凝溢，或阴或阳，但使精随气化，是即谓之折也。丹溪有六郁之病，谓气郁者，胸胁疼痛，脉沉而涩；湿郁者，周身走痛，或关节痛，遇阴则发，脉沉而细；热郁者，瞀闷烦心尿赤，脉沉数；痰郁者，动则喘息，脉沉滑；血郁者，四肢无力，能食便血，脉沉而芤；食郁者，嗳酸腹饱，不喜饮食，或气口脉紧盛。景岳有情志三郁之论：曰怒郁、思郁、忧郁。怒郁者，实邪在肝，多见气满腹胀，所当平也。及怒后中气受伤，或为倦怠食少，此以木邪克土，损在脾矣，治宜培养，不可仍加消伐。思郁者，若旷女嫠[①]妇，及灯窗困厄，积疑任[②]怨者皆有之。思则气结于心而伤脾，及其既甚，则上连肺胃而咳喘失血，膈噎呕吐，下连肝肾则为带浊崩淋，不月劳损。若初病，气结滞者，宜顺宜开。而损及中气者，宜养宜补。然以情病者，非情不解。其在女子，必得愿遂而后可释；其在男子，使非有能屈能伸、达观上智者终不易除。而谓可再行消伐耶？若忧郁病者，则全属大虚，本无邪实。此多以衣食之累，利害之牵，及悲忧惊恐，悲则气消，忧则气沉，惊则气乱，恐则气下，戚戚悠悠，精气消索，神志不振，此阳气大虚之候，倘不知即为培养真元，则断无济于事矣。

凡郁证之脉，不必拘定结促止节始为郁脉。但见气血不顺，而脉无和平者，其中皆有郁也。若必以结促为郁，则气血内亏者脉多间断，设使认为郁之气逆痰滞，则无有不误人矣。但当审其脉之有力无力，有力者犹可以郁论之，无力者定系元气亏损，治宜温补，学者鉴之。

丹溪治一室女，因事忤意，郁结在脾。半年不食，但日食熟菱枣数枚，遇喜食馒头弹子大，深恶粥饭。丹溪曰：此脾气实也，非枳实不能散，以温胆汤去竹茹与之，数十贴而愈。

治诸郁实邪药

气郁者，宜木香、沉香、丁香、藿香、香附、乌药、青皮、枳壳、茴香、厚朴、抚芎、槟榔、砂仁、皂角之类。

血郁者，宜桃仁、红花、苏木、肉桂、延胡索、五灵脂、牡丹皮、当归、川芎、大黄、朴硝之类。

食郁者，宜楂肉、麦芽、神曲、枳实、三棱、蓬术、萝卜子，或生韭饮之类。

---

① 嫠（lí离）：原作“婺”，据《景岳全书·卷十九·杂证谟·郁证》改。嫠，寡妇。

② 任：原作“在”，据《景岳全书·卷十九·杂证谟·郁证》改。任怨，能忍受别人的怨言，而自不抱怨。

痰郁者，宜半夏、南星、海石、瓜蒌仁、前胡、贝母、陈皮、白芥子、玄明粉、皂角、牛黄、天竺黄、竹沥之类。

风郁者，宜麻黄、桂枝、柴胡、升麻、干葛、紫苏、细辛、防风、荆芥、薄荷、生姜之类。

寒郁者，宜干姜、肉桂、附子、吴萸、荜茇、胡椒、花椒之类。

热郁者，宜黄连、黄柏、黄芩、栀子、知母、石膏、龙胆草、地骨皮、石斛、连翘、天花粉、玄参、犀角、绿豆之类。

若暴怒伤肝，逆气未解，而为胀满或疼痛，并一切郁证邪实者，宜六郁汤，或越鞠丸，或解肝煎，择而用之。

若怒气伤肝，因而动火，以致烦热，胁痛胀满，或动血者，宜化肝煎。

若怒郁生痰，宜温胆汤。

若怒后逆气既散，肝脾受伤，倦怠食少者，宜五味异功散，或大营煎、归脾汤之类调养之。

若思郁气逆不开者，宜和胃饮加减主之，或沉香降气散、启脾丸，皆可择用。

若妇人思郁不解，致伤冲任，渐至经脉不调，宜逍遥散或大营煎。

若思境不遂，以致遗精带浊，病在心脾不摄者，宜秘元煎主之。

若思虑太过，以致遗精滑泄，经脉错乱，病在肝肾不固者，宜固阴煎。

若思郁动火，内热失血，宜保阴煎。

若阴虚烦热，见血咳嗽，宜四阴煎，或一阴煎酌宜用之。

若生儒①心脾受伤，怔忡健忘，倦怠食少，或膈噎呕吐，宜寿脾煎，或七福饮。若气有不顺，宜归脾汤加白蔻或丁香、砂仁之类。

---

① 生儒：书生。

若忧郁初伤，而胸膈痞闷者，宜二陈汤或和胃饮调气，平胃散、神香散、六君子汤之类择用。

若忧思伤脾而吞酸呕恶者，宜温胃饮、神香散。

若忧思伤心脾，以致饮食日减，肌肉日削者，宜七福饮，甚者大补元煎。

温胆汤 治气郁生涎，梦寐不宁，怔忡惊悸，心虚胆怯，变生诸症。

半夏 枳实 竹茹姜水炒，各三钱 陈皮三钱半 茯苓二钱 炙甘草一钱

姜、枣煎。

本方即二陈汤加枳实、竹茹。一方有志肉二钱。

丹溪生韭饮 治食郁，久则胃脘有瘀血。大能开提气血。

生韭捣取自然汁一盏，加温酒一二杯同服。

上先以桃仁数十枚连皮细嚼，后以韭汁送下。

丹溪六郁汤 此方能解诸郁。

香附敲碎，三钱 橘红 苍术 抚芎 半夏各二钱 赤茯苓 栀子炒，各一钱 砂仁 炙甘草各八分 生姜三片

痰郁加南星、枳壳；气郁加木香、槟榔、乌药；湿郁加白术；热郁加黄芩；血郁加桃仁、红花、丹皮；食郁加山楂、神曲、麦芽。

越鞠丸 治气血痰湿热食六郁，胸膈痞满，或吞酸呕吐，饮食不和，疥疮等症。

香附 楂肉 神曲 麦芽 抚芎 苍术 栀子各等分

上为末，水调神曲糊丸桐子大。每服五七十丸。

解肝煎 治暴怒伤肝，气逆胀①满阴滞等证。如兼肝火②者，宜化肝煎。

陈皮 半夏 厚朴 茯苓各三钱 苏叶 芍药各二钱 砂仁钱

① 胀：原作“肠”，据重订本改。
② 火：原脱，据《景岳全书·新方八阵·和阵·解肝煎》补。

半，姜汁炒　生姜三五片

如胁肋胀痛，加白芥子（炒）；如胸膈气滞，加枳壳、香附、藿香之类。

化肝煎　治怒气伤肝，因而动火气逆，致为烦热胁痛，胀满动血等症。

青皮　陈皮　芍药各三钱　丹皮　栀子炒，各二钱　泽泻二钱

如血见下部者，以甘草代之，土贝母三钱；如大便下血，加地榆；小便下血，加木通；如兼寒热，加柴胡；如火盛，加黄芩；如胁腹胀，加白芥子；胀滞多者，勿用芍药。

五味异功散　治脾胃虚寒，饮食少思，呕吐，或久患咳嗽，虚浮气逆，腹满等症。

人参　白术炒　白苓　炙草　陈皮各二钱

此即四君子汤加陈皮也。

大营煎见前喘吼

归脾汤见补益门

和胃饮　治寒湿伤脾，霍乱吐泻，及痰饮水气，胃脘不清，呕恶胀满，腹痛等症。此即平胃散之变方也，凡呕吐，胃气虚者，闻苍术之气亦能动呕，故以干姜代之。

陈皮　厚朴姜汁炒　干姜炒黄，各二钱　炙草一钱

此方凡藿香、木香、丁香、茯苓、半夏、扁豆、砂仁之类，皆可随宜增用之。若胸腹有滞而兼时气寒热者，加柴胡。

沉香降气散　治阴阳壅滞，气不升降，胸膈痞塞，或留饮吞酸，胁下妨闷。

沉香三钱八分　砂仁七钱半　炙草五钱半　香附去毛，盐水炒，六两二钱半

上为极细末。每服二钱，入盐少许，沸汤调，不拘时服，或淡姜汤亦可。

杨氏启脾丸　治脾胃不和，气不升降，中满痞塞，心腹膨胀，肠鸣泄泻，不思饮食。

人参　白术炒　陈皮　青皮　神曲炒　麦芽炒　砂仁　厚朴二

味姜汁炒　干姜炒黄，各一两五钱　粉甘草一两，蜜炙

炼蜜为丸弹子大。每服一丸，细嚼，米汤下。

逍遥散　治妇人思郁过度，致伤心脾冲任之源，血气日枯，渐至经脉不调者。

当归三钱　白芍一钱半　熟地三五钱　枣仁二钱，炒　白茯神一钱半　志肉五分　陈皮八分　炙甘草一钱

如气虚，加人参一二钱；如经水过期兼痛滞者，加酒炒香附二钱。

秘元煎　治遗精带浊等症。此方专主心脾。

志肉一钱　山药三钱　芡实三钱，炒　枣仁三钱，炒，捣碎　白术炒，二钱　白茯苓二钱　炙草一钱　人参三钱　五味十五粒，畏酸者去之　金樱子去核，二钱半

此治久遗无火，不痛而滑者用之；如尚有火，觉热者，加苦参二钱；如气大虚者，加黄芪（蜜炒）二三钱。

固阴煎　治阴虚滑泄，带浊淋遗，及经水因虚不固等症。此方专主肝肾。

人参随宜　熟地三五钱　山药二钱，炒　枣皮钱半　志肉八分　炙草一钱　五味十四粒　菟饼三钱

如虚滑遗甚者，加金樱子肉二三钱，或醋炒文蛤一钱，或乌梅二个；如阴虚微热而经血不固者，加川续断二钱；如下焦阳气不足，而兼腹痛溏泄者，加补骨脂、吴茱萸之类，随宜用之；如肝肾血虚，小腹痛而血不归经者，加当归二三钱；如脾虚多湿，或兼呕恶者，加白术二钱；如气陷不固者，加炒升麻一钱；如兼心虚不眠，或多汗者，加枣仁二钱，炒用。

保阴煎见痉证

四阴煎见前咳嗽

一阴煎见前咳嗽

寿脾煎见黄疸

七福饮

人参　白术　熟地　当归　枣仁　志肉　炙草

二陈汤见痹证

和胃饮见前

调气平胃散　治胃气不和，胀满腹痛。

厚朴姜汁炒　陈皮　乌药　白蔻姜汁炒　砂仁姜汁炒　白檀香　藿香各三钱　苍术二钱　甘草八分　广香二钱，剉末，对服

神香散见呃逆

六君子汤即前补益门四君子汤加半夏、陈皮是也

大补元煎见前咳嗽

芎术丸　即前越鞠丸无楂肉、麦芽是也。此方能解诸郁。

苍术米泔浸炒　抚芎　上神曲　栀子炒　香附此味能横行胸臆，必须用童便浸过焙干用，否则燥热

各等分为末，水丸绿豆大。每服五十丸。

吴鹤皋曰：香附开气郁，苍术燥湿郁，抚芎调血郁，栀子解火郁，神曲消食郁。陈来章曰：皆理气也，气畅而郁舒矣。

逍遥散　此方专治木郁，而诸郁皆因而愈，加减出入，无不获效。

当归　白芍　茯苓　柴胡　薄荷　白术土水炒，各三钱　甘草八分

方中用柴胡、薄荷，辛而温也，辛能发散，入少阳。若甚者，方中加左金丸。左金丸即黄连、吴茱萸二味是也。继后宜用六味地黄丸加柴胡、白芍。用逍遥散者，风以散之也；地黄汤者，雨以润之也。学者可不细心揣摩，更神其变化哉？

霍乱

霍乱者，因风寒暑热并饮食生冷杂扰于中，正不能堪，一任邪之挥霍撩乱，故令三焦混淆，清浊相干，乱于肠胃也。表甚则有头痛、身疼、发热、恶寒之证；里甚则有呕吐、泻利、腹痛之证；寒甚则转筋、厥逆、冷汗；暑甚则热多、渴欲饮水。又，成无己曰：三焦者，水谷之道路，邪在上则吐，邪在下则利，邪在中则吐利齐作。但霍乱有吐利，而伤寒亦有吐利，不可不辨。若

伤寒之吐利，脉多浮紧，必先发热恶寒，头痛身疼，却在四五日后邪传阴，方行吐利。不似霍乱之吐利，脉多微涩，虽亦发热恶寒，头痛身疼，然①初病必即吐泻。余思此证，若吐泻之甚，津液顿亡，有伤阳明，不能②润养宗筋，必至转筋入腹，卵缩舌卷，不可治者有之。然治法首宜定吐安胃，次宜随证止泻。又有干霍乱证，最为危候，其证心腹胀满绞痛，上不得吐，下不得利，躁乱昏愦，因邪深而阴阳关格，升降不通，手足厥冷，俗名搅肠痧，或即用磁针刺十指头出血，或刺两手、腘中青筋出血，或刮手足以行气血，俱能散病。然出气血又不若行气血之为妙，虽寒从血去，为红汗之义，然血伤阴虚，不可不虑。惟宜以热童便入烧盐少许，三饮而三吐之，宣提其气，盐涌于上，尿泄于下，则中通矣。或单用淡盐汤探吐之，宣通发越，去其③痞塞，然后用药调理。《脉诀》曰：滑数为呕，代者霍乱，微滑者生，涩数凶断。又曰：滑而不匀，必是吐泻，霍乱之候，代脉无讶。故凡吐泻，脉见结促代，或隐伏，或洪大，皆不可断以为死。果脉来微细欲绝，少气不语，舌卷④囊缩者，方为不治。

霍乱初起，阴阳扰乱，或用淡盐姜汤徐徐饮之，或用二陈汤探吐之，则吐中自有发散之意，必俟滞浊大出，胃气稍定，然后随证施治。但于吐泻之后，邪气未尽，凡一切食饮之类，切忌即与，虽粥汤亦忌入口，恐致邪滞复聚，则为害莫解。宁使饥时，方与稀粥，慢慢调理可也。

治转筋法：男子以手挽其阴茎，女子以手揪其两乳。此《千金》法也。

治霍乱危急将死，用盐炒微热，填脐中，外艾安于盐上，灸二七壮，立愈。

---

① 然：原作“热”，据重订本改。
② 不能：原作“必能”，据重订本改。
③ 其：此下原衍“其”字，据文义删。
④ 卷：原作“括”，据重订本改。

治转筋，十指拘挛，不能屈伸，灸足外踝骨顶尖上七壮。

若外感风寒，内伤生冷，或发热恶寒，或头痛腹痛，霍乱呕吐等证，宜藿香正气散主之。

霍乱，头痛发热，身疼痛，热多欲饮水者，宜五苓散主之；若寒多不欲饮水者，宜理中汤主之。

若吐利，脉浮自汗者，宜四君子汤加桂枝主之。

若吐利止而身痛不休者，当消息和解其外，宜桂枝汤小和之消息，犹言斟酌也。身痛，表未解也，用桂枝汤固卫以和表。小和，言少少与服，不令过度也。

既吐且利，小便复利而大汗出，下利清谷，内寒外热，脉微欲绝者，四逆汤主之吐利则津液亡，小便当少而无汗，今小便利而汗出，脉微欲绝，一线之微阳挽回不易，故不用理中，而用四逆汤主之也。

霍乱初起，或胀或痛，而呕不止，当细察之。邪甚于上者，宜和胃饮、神香散、平胃散，择而用之；邪甚于下者，宜五①苓散、胃苓散、苓术二陈煎之类。

若吐利，四肢拘急，脉沉而迟，此脾肾证也。宜四君子汤加姜、附、厚朴，或理阴煎主之。

若吐利因过食瓜果生冷，以致留滞霍乱者，宜大小和中饮，或六和汤主之；若寒甚者，宜加炮姜、肉桂、吴茱萸之类。

若霍乱转筋，宜藿香正气散加木瓜、吴茱萸，或和胃饮加肉桂、木瓜之肉②。

若暑热甚者，宜辰砂六一散，或五苓散加石膏、滑石之类。

若干霍乱，吐泻不得，必内有饮食停阻，外有寒邪闭遏，气道格拒，此证死者多。宜先用盐汤探吐，去滞通气，然后以温中散滞破气③等剂。宜藿香正气散加枳壳、茯苓、官桂，或排气饮加减主之，或局方七气汤亦可酌用。

---

① 五：原脱，据重订本补。

② 肉：疑作“类”。

③ 破气：原作“气破”，据重订本乙转。

治干霍乱神方 用明矾、食盐各六七分，其研极细，用热水、凉水合半碗许调和，令患人顿饮，即探吐之，如此一二次，无不愈者。

治干霍乱，用盐三钱，生姜五钱，捣极细，二味同炒，炒令色变，熬浓，热服，但令少少服之。

二陈汤方见痹证

五苓散见伤寒门

藿香正气散方见伤寒

理中汤

人参三钱 白术灶心土水炒，三钱 炙甘草一钱 干姜三钱，炒黄色

参术味甘能温里，炙甘草甘平能和中，干姜辛热能散寒。

四君子汤见补益门，依本方加桂枝

桂枝汤见伤寒门

四逆汤见伤寒门

和胃饮见郁证

神香散见呃逆

大和中饮见呃逆

平胃散见湿症

胃苓散见脚气

苓术二陈煎 治痰饮水气停蓄心下，吐呕吞酸等证。

猪苓 泽泻 陈皮 白苓各一钱半 白术炒 半夏各二钱 干姜炒黄，二钱 炙草八分

如肝肾兼寒者，加肉桂。

四君子汤依本方加炮姜、附片、厚朴（姜汁炒）

理阴煎见伤寒门

小和中饮 治胸膈胀闷，或妇人胎气滞满等证。

陈皮 山楂 茯苓 扁豆炒，捣碎 厚朴姜汁炒，各二钱 甘草五分 生姜三片

如呕，加半夏；如胀满气不顺，加砂仁；如火郁于上，加炒

栀子；如妇人气逆血滞，加紫苏梗、香附之属；如寒滞不行，加干姜、肉桂之属。

六和汤见伤寒门　若寒甚者，依本方加炮姜、肉桂、吴茱萸之类。

辰砂六一散一名天水散，一名益元散　治中暑身热烦渴，小水不利。河间曰：此方治痢之圣药，里急微重，最宜分利阴阳，去湿热，其功大矣。

桂府滑石水飞，六两　粉甘草一两　辰砂三钱

上为细末。每服三钱，新汲水调下。

一方，加牛黄，治烦而不得眠。

排气饮　治气逆食滞胀痛等证。

香附三钱，捣碎　泽泻　乌药　厚朴各三钱　藿香　枳壳炒　陈皮各二钱半　广香剉末，二钱，对服

如食滞，加山楂、麦芽；寒滞，加干姜（炒黄）、吴茱萸、肉桂之属；如气逆之甚，加白芥子、沉香、青皮、槟榔之属；如呕而兼痛者，加半夏、丁香之属；如痛在小腹，加小茴，兼疝者，加荔枝核（煨熟，捣碎用）三四钱。

局方七气汤　治七情郁结，脏气互相刑克，阴阳不和，挥霍撩乱，吐泻交作。

半夏　厚朴　白芍　白茯苓各三钱　人参　肉桂　橘红　紫苏各二钱

姜、枣煎服。

藿香正气散与香薷饮二方合用，即名**二香汤**，治伤暑霍乱，泻少吐多者。

藿香正气散与五苓散二方合用，即名**藿苓汤**，治霍乱吐泻，小便赤少，心神恍惚。

香薷饮见伤寒门　本方药即香薷、厚朴、扁豆是也，盖以香薷芳香辛温，能发越阳气，用以治暑，上可解表，下可利小便，佐厚朴除湿，扁豆和中。若心烦口渴，去扁豆，加黄连，名黄连香薷饮。若本方加茯苓、甘草，名五物香薷饮，能治暑毒腹痛，霍

乱吐泻等证。

木瓜汤 治吐泻不已，转筋扰乱。

木瓜五钱 茴香二钱，炒 吴茱萸三钱 炙甘草一钱 生姜五片 紫苏叶三钱

诃子散 治老幼霍乱。

诃子火炮去核 炙草 厚朴姜汁炒 干姜炒 良姜炒 白茯苓 麦芽炒 陈皮 神曲炒 草豆蔻等分

水煎。临服，入盐少许。

治霍乱泻利不止，转筋入腹欲死者，入生姜三两，捣烂，入酒煎服。

治霍乱吐泻，不能服药，急用胡椒四十粒微捣粗碎，以淡姜汤吞之。

治霍乱吐泻不止，用艾、藿香（均连叶梗）二味，合一二两许，陈皮四五钱，生姜六七钱，切细，水煎服①。

① 辰砂六一散……水煎服：原脱，据重订本补。

卷 五

呕吐

呕者，有声有物也。吐者，有物无声也。呕吐者，阳明之气下行则顺，今上行，故作呕也。然须辨明实虚两因：虚者，初无邪犯而常为呕吐，或遇微寒，或饮食少有不调，或因肝气微逆，略有所触而遂呕吐者，此皆脾胃虚损故也。实者，或因感①风寒，或内伤生冷饮食，或气逆火郁，或胸滞痰饮，或表邪传里，有干阳明少阳而暴作呕吐，此皆实邪所致也。实邪者，宜去邪，胃虚者，宜温胃。但此证属寒者十居八九，属热者十只一二，所以孙真人曰：呕家圣药是生姜。此理可悟。是寒凉之药不宜妄用。如果烦热燥渴，呕吐声势猛涌，脉见洪数而滑，方是火郁之证，始宜清降。至头身发热，脉浮数而紧者，外感也。总之，若无实证实脉，必属胃虚，悉宜温胃补脾，业此者须各察其因而施治，庶无误矣。

若外感寒邪，内伤饮食，或气逆呕吐等证，俱宜藿香正气散或不换金正气散之类主之。

若表邪在少阳，渐次入里，外为寒热，内为发呕，此半表半里证也，宜柴陈煎、小柴胡汤、正柴胡饮之类主之。

若饮食生冷伤胃，因而作呕，留滞未消，兼胀痛者，宜大小和中饮、神香散或二陈汤加姜桂排气饮、启脾丸、和胃饮均可择用。

若水土寒湿之邪犯胃，因而作呕，或兼胀痛，或泄者，宜平胃神香散、加减二陈汤、除湿汤、局方四七汤、大七香丸之类，均可酌用。

若暑热伤胃呕吐者，五物香薷饮；火甚燥渴者，竹叶石膏汤。

若火在阳明，呕吐兼头痛者，白虎汤或大清饮或六一散。

若痰饮停于胸中而作呕吐者，宜和胃二陈煎、苓术二陈煎或

---

① 感：此下原衍“风”字，据文义删。

小半夏加茯苓汤、橘皮半夏汤之类，皆可酌用。

若呕而吐涎沫或头痛胸满者，茱萸汤主之。

若脾胃虚寒，病呕吐，食入而反出者，宜六君子汤加木香、炮姜温中补脾。又先贤温胃补脾每以人参理中汤为正治，黄芽丸宜常服，或温胃饮、圣术煎、参姜饮之类，皆可酌用。

若虚寒呕吐者，宜理阴煎、六味回阳饮之类主之。

徐东皋治胃虚呕吐，或食久还吐，脉迟而微涩，用藿香安胃散、理中汤、丁香煮散之类温补之。若胃中郁热，烦渴喜冷，脉洪大而数，用竹茹汤、石膏麦冬汤之类以清之。若饮食积滞，或右关脉沉而滑，用二陈汤加神曲、麦芽、山楂，或以保和丸之类消导之。

古方治呕吐，通以半夏生姜为正剂，二味即名小半夏汤。

若反胃呕吐者，大半夏汤主之。

若吐酸者，必用吴茱萸（去梗，汤浸用）为君，佐二陈汤，气郁者，加香附；热结者，加姜炒黄连、栀子之类。

呕吐药忌瓜蒌仁、桃仁、莱菔子、山栀、苏子，一切有油之药，皆能作吐。

脉弱而呕，小便复利，身有微热，见厥者，不治。

呕吐大痛，色如青菜叶者，死。

吐蛔

吐蛔者，因病而吐，非因蛔而致吐也。有因胃火而吐蛔者，以内热，蛔无所容而出，宜清其火而蛔自静，如抽薪饮、万应丸之类；有因胃寒而吐者，宜温胃而蛔自安，用乌梅丸之类；有因胃虚而吐者，宜补胃温中，如温胃饮、理中汤、圣术煎之类。但蛔有死者，有活者。若吐死蛔，不必治蛔，只如前治呕自愈。若系活蛔上出不已，是又不得不治蛔也。盖蛔性畏酸畏苦，或加乌梅、川椒以伏之。若火盛者，可加苦楝树根或黄连，酌其宜而用之。

藿香正气散　**不换金正气散**　**小柴胡汤**三方均见伤寒门

柴陈煎见咳嗽

正柴胡饮　凡外感风寒，发热恶寒，头疼身痛，痎疟初起等证，从平散者。

柴胡三钱　防风二钱　白芍二钱　陈皮钱半　甘草一钱　生姜五片

如头痛，加川芎；如热而兼渴者，加葛根；如呕恶者，加半夏；如湿盛者，加苍术；如胸腹微滞，加厚朴；如寒气胜而邪不解者，加麻黄、苏叶亦可。

大和中①饮见霍乱

小和中②饮见霍乱

神香散见呃逆

二陈汤见痹证，依本方加肉桂、干姜（炒黄）

排气饮见霍乱

启脾丸见郁证

和胃③饮见郁证

平胃散见湿证

加减二陈汤见呃逆

除湿汤见脚气

局方四七汤见喘吼

大七香丸　治脾胃虚冷，心膈噎塞，渐成膈气及脾泄，泻痢反胃呕吐。

香附二两　麦芽一两，炒　砂仁二两半　藿香　官桂　甘草　陈皮　丁香各二两半　甘松　乌药各六钱半

蜜丸弹子大。每服一丸，嚼碎，酒、盐汤任下，忌生冷。

五物香薷饮见霍乱

竹叶石膏汤见伤寒门

白虎汤见伤寒门

大清饮　治胃火烦热，狂斑呕吐等证。

知母三钱　石斛三钱　木通三钱　石膏五七钱，生用

---

① 和中：原作"中和"，据本书卷四"霍乱"乙转。

② 和中：原作"中和"，据本书卷四"霍乱"乙转。

③ 和胃：原作"胃和"，据本书卷五"呕吐"乙转。

或加麦门冬三钱。

六一散 即前“霍乱”内辰砂六一散去辰砂是也。

和胃二陈煎 治胃寒生痰，恶心呕吐，胸膈满闷，嗳气。

干姜三钱，炒黄 砂仁七分 甘草八分，炙 白茯苓 陈皮 半夏各二钱

苍术二陈煎见霍乱

小半夏汤见痰饮，依本方加茯苓即名小半夏茯苓汤

橘皮半夏汤 治痰涎壅嗽久不已者。

陈皮五钱 半夏三钱 生姜五片

茱萸汤 治呕而胸满，干呕，吐涎沫，头痛及食谷欲呕者，此方主之。

吴茱萸五钱，热汤泡洗 人参三钱 生姜五钱 红枣五枚，擘碎

六君子汤见痰饮，依本方加木香、炮姜

人参理中汤见补益门

黄芽丸 治脾胃虚寒，或饮食不化，或食多腹满泄泻，吞酸呕吐等证者，药随身常用，甚妙。

人参二两 焦干姜三钱

炼白蜜为丸芡实大，常嚼服之。

参姜饮 治脾肺胃气虚寒，呕吐，咳嗽气短，小儿吐乳等证。

人参五钱 炙甘草三钱 干姜一钱，炒黄 或用煨生姜三五片

此方或陈皮或荜茇或茯苓，皆可酌而佐之。

理阴煎见伤寒门

六味回阳饮见伤寒门

藿香安胃散 治脾胃虚弱，不能进食，呕吐吞酸，腹痛不能腐熟。

藿香三钱 人参三钱 陈皮三钱 丁香七分 生姜十片

理中汤见湿证

丁香散即三因①，见呃逆

---

① 三因：此下疑脱“丁香汤”三字。

竹茹汤 治胃热呕吐，或因饮酒过度。

半夏三钱，姜汁炒 干葛三钱 甘草二钱，蜜炙

上为末。每服二钱，水一盅，姜三片，竹茹一弹许，红枣一枚，同煎七分，去渣温服。

石膏麦冬汤 治胃火上冲而呕吐，声势涌猛，脉见洪数，证多烦热者。

石膏三钱，生用 生地三钱 麦冬三钱，去心 黄芩 知母 石斛 木通各二钱

二陈汤见痹证，依本方加神曲、麦芽、楂肉

丹溪保和丸 治饮食酒积，停滞胸膈，痞满腹胀。

神曲一两，炒 陈皮一两 半夏一两 茯苓一两 楂肉三两 连翘五钱 萝卜子五钱，炒

上为末，粥丸绿豆大。一方有炒麦芽一两、黄芪五钱。

小半夏汤见痰饮

大半夏汤 治胃反不受食，食入即吐。

《外台》云：治呕而心下痞鞕者。

半夏五钱 人参三钱 白蜜三钱

呕家不宜甘味，此汤用白蜜者，盖因脾虚，经所谓“甘味入脾，归其所喜”是也。况君半夏味辛止呕，佐人参温气补中。

抽薪饮见痰饮

万应丸 下诸虫。

槟榔五钱 大黄半斤 黑丑头末，四两 牙皂角不蛀者，十条 苦楝树根皮一升

上先将苦楝皮、牙皂角二味用水一大碗熬成膏，和煎二味为丸梧子大，以沉香、雷丸、木香各一两为衣，先用沉香衣，后用木香、雷丸衣。每服三钱，四更时用砂糖水送下。

乌梅散 治胃寒吐蛔，蛔厥等证。

乌梅三个 人参二钱 细辛二钱 附片二钱 桂枝二钱 干姜三钱，炒黄 当归一钱半 川椒去目及闭口者，钱半 苦楝根皮二钱

温胃饮见痉证

圣术煎见湿证

一方　治呕吐，用丁香十五粒，生姜挖空，丁香装入姜内，火煨，取丁香焙干为末。藿香生姜汤调服。

一妇人病吐逆，大小便不通，烦乱，四肢冷，渐无脉，凡一日半。与大承气汤二剂，至夜半，大便渐通，脉渐生，翌日乃安。此关格之病，即难治，经曰：关则吐逆，格则不得小便，亦有不得大便者。

一方　治呕吐之极，或反胃，及久病呕吐，饮食难入，用人参一二两，银刀切片，装入茶盅内，酌量加开水，盖定，饭上蒸熟，热服。

仲景曰：病人欲吐者，不可下之。欲吐者，上越之势方盛，不可强之使下。

呕吐诸药，汤水到咽即吐，百药不效者，宜用重坠之品，以石硫黄二钱、水银一钱，同研如煤色，极细，用老酒、姜汁调服，稍点白滚汤亦可。顿服之其药，即不能吐出。次日大便出黑色秽物，诸汤水药服之则不吐也。如不大便黑色，再服，以大便利为度，而痛者乃积也，宜另酌治。

恶心

《内经》无恶心之说，凡呕吐证即其类也。夫恶心者，胃口泛逆，兀兀不宁，欲吐，口必流涎，咽之不能，恶心呕吐，亦有不呕吐而恶心者，此皆胃口之病也。然有虚实两端，虚寒恶心者，多实邪，恶心者少，治此者不宜妄行攻击，当以温补脾胃为主。

若痰饮为患而恶心者，宜二陈汤、六君子汤，必重用生姜，盖能开胃下气豁痰也。甚者，理中汤、温胃饮、圣术煎皆可酌用。

若寒湿伤脾，胀满腹痛，恶心者，调气平胃散之类。

若生冷伤胃者，和胃二陈煎之类。若感冒暑热火盛，烦躁恶心者，仲景竹叶石膏汤之类。若胃虚寒，常常恶心者，宜香砂白蔻丸。

二陈汤见痰饮

六君子汤见痰饮

理中汤见痰饮

温胃饮见痰饮

圣术煎见痰饮

调气平胃散见郁证

和胃二陈煎见呕吐

竹叶石膏汤 治阳明汗多而渴，鼻衄喜水，水入即吐，及暑热烦躁等证。

石膏五钱 竹叶十四片 半夏二钱 甘草一钱 麦冬三钱 人参二钱 粳米一撮

香砂白蔻丸 治胃脘虚寒，气逆胀痛，恶心哕呕，痰饮膈噎等证。

丁香五钱，生姜切破，二面挖空，丁香装入姜内，将姜仍合定，纸重包数层，水浸，温灰火烧熟，取出焙干 白蔻四钱，亦如丁香制法 砂仁三钱，亦如前制

上为细末，用热饭少许捣极细，入药末，和捣为丸如绿豆大。每服一钱，姜汤白水任下。如药少，照方倍加分两。

嗳气

嗳气者，即《内经》之所谓“噫”也。其证多由气逆，凡人之饮食太饱者，多有此证，及饮食不易消化者，亦有此证。实者，宜行气化食，虚者，宜温补脾胃。若有痰火者，宜先清之，而后补脾胃。但不宜过用寒凉，损伤胃气，学者须知。

若胃虚兼滞而作嗳者，宜十味保和汤或枳壳散、和胃二陈煎皆可择用。饮食难化，虚饱嗳气者，宜温胃饮、养中煎、理中汤、理阴煎悉可酌用。若有痰火嗳气者，宜导痰汤。若因气逆而嗳者，宜破郁丹。若因脾胃虚弱而嗳者，宜参苓白术散主之。

十味保和汤 治胃虚气滞作嗳。

人参 白术 茯苓 半夏各三钱 炙甘草 木香各一钱 陈皮 藿香 香附 砂仁各二钱

姜、枣煎服。

枳壳散　治心下痞闷，气痛作嗳。

枳壳炒　白术炒，各五钱　香附一两，姜汁炒　槟榔三钱

上为细末。每服二钱，米饮调下，日二三服。

和胃二陈煎见呕吐

温胃饮见痰饮

养中煎　治中气虚寒，为呕为泄者。

人参　山药各三钱　扁豆三钱，炒捣碎　炙草一钱　白苓二钱　干姜炒黄，二钱

如嗳腐气滞者，加陈皮或砂仁；如胃中空虚觉馁者，加熟地。

理中汤见痰饮

理阴煎见伤寒门

导痰汤　治嗳气声闻于外，胸膈闷，舌黑，乃痰也。

陈皮　半夏　白苓　香附　青皮　黄连姜汁水炒　瓜蒌仁各三钱，捶去油　甘草一钱　砂仁一钱，姜汁水炒

破郁丹　治嗳气胸紧，连嗳十余声，嗳出气，心头略宽，不嗳即紧。

香附三钱，醋炒　栀子仁姜汁炒，一钱半　黄连姜汁炒，一钱半　枳实炒　槟榔一钱半　莪术　青皮　瓜蒌仁　苏子

参苓白术散见补益门

东垣曰：脾胃虚则百病生。调理中州，其首务也，故用此以补之。

嗳气新按

嗳气一证，系胃中有郁火，膈上有稠痰，气逆上冲而然，人多谓其无害而忽之。余周戚者，因感冒得嗳气之症，俗医谓之唤狗证，其证连嗳十余声，声闻于外，余诊六脉滑数而浮，用小柴胡汤加白茯苓、南星、香附、生姜、紫苏之类，彼欲速效，旋即更医。余思此证系属脾失健运，犹幸刻下脾土之脉尚未至绝，只六脉洪数，火气腾冲，须防木旺，恐不利于甲寅日，复恐后医不识此证，再加以温燥之剂以助木火，真阴焚灼，土愈燥裂，直如火添油，岂不焚化，断难生矣。迨后不出余料，果绝于是日。噫！

余非不救，实难言矣。

又，周戚有堂弟者，系余之姻戚也。后一月，亦得此证，其脉证亦与周戚无异。幸彼不疑，切恳相救，后得痊愈。举此以见任医之不可苟，亦见人之有幸不幸也，其方列下：

治周戚嗳气兼咳嗽第一方

柴胡三钱　白茯苓三钱　法半夏三钱　广皮钱半　栀子三钱　黄连二钱，陈壁土炒，去土　黄芩三钱，如上土炒　枳实二钱，麦面炒，去面紫苏子二钱，捣碎　郁金二钱　香附三钱，捣碎

生姜、藿香、紫苏引。

二方

生地四钱　当归　白茯苓　半夏　赤芍　旋覆花　柴胡　黄芩各三钱　广皮二钱　川芎二钱　代赭石三钱，打碎　栀子三钱，姜水炒杏仁二钱，去皮尖，微炒捣碎　白菜子三钱，捣碎　萝卜子三钱，捣碎

煨姜三片，牛膝三钱（酒炒）引。

第三方　服此方须兼服后朱连香神丸。

白茯苓　半夏　全归各三钱　广皮二钱　生地四钱　川芎二钱香附三钱，捣碎，姜水炒　栀子三钱，姜水炒　麦冬去心，三钱　旋覆花三钱　代赭石三钱，捣碎　生石膏三钱，捣碎　白菜子三钱，生研萝卜子三钱，生研

第四方

泡参三钱，蜜炒　白茯苓三钱　炙草一钱　半夏三钱　广皮二钱藿梗二钱　广香三钱，磨，对服　砂仁二钱，姜水炒　苡仁三钱　桔梗三钱　香附三钱，打碎　麦门冬三钱，去心

煨姜三片引。

第五方

熟地一两　麦冬八钱，去心　生白芍三钱　全归　玄参各三钱苡仁四钱　拣白苓三钱　苏红二钱　制腿术三钱　炙草一钱　红枣三枚，擘破

朱连香神丸

上黄连五钱　朱砂四钱　白茯苓五钱　香附子五钱

共为末，丸如绿豆大，百草霜穿衣。从第三方起兼服此丸，至第四、第五方均要兼服。后服八味地黄丸，稍加牛膝而精神强壮如初。

吞酸

察吞酸一证，刘河间谓：如饮食热则易酸。戴原礼谓：如谷肉在器，温则易酸。又有一说，如造酒浆然，热则易酸。种种诸说，虽宛然可信，其实似是而非，何也？若饮食在釜，火力强旺，刻即熔化，岂能酸乎？即造酒浆，亦必因火停止而后能酸。人之饮食入胃，亦犹是耳。假使脾胃强健，随食随化，何酸之有。今停积而吞酸吐酸，实由脾气不强，胃脘阳虚所致耳，安得悉为之热耶？张景岳曰：此证由火衰不能生土，脾虚而肝邪相侮，故为酸耳。此诚万世之定论也。故此病宜从治，不宜妄用寒凉，在东垣则全用温药，在丹溪虽用黄连之寒，亦必兼苍术、吴茱萸之温以监制之，学者以此为鉴，则异说之疑可尽释矣。

治酸宜用吴茱萸为君（去更热汤泡浸洗用），佐以二陈汤或平胃散。气郁者，加香附；热结者，加姜炒黄连、炒栀子或和胃饮、温胃饮、藿香安胃散之类，皆可酌用。

若脾胃气虚，饮食减少，时见吞酸吐酸者，惟宜温补脾胃，宜理中汤、温胃饮、圣术煎、六君子汤之类主之。若虚在阴分，水和上泛为酸者，宜理阴煎主之。

二陈汤见痰饮

平胃散见湿证

和胃饮见郁证

温胃饮见痉证

藿香安胃散见呕吐

理中汤见呃逆

圣术煎见湿证

六君子汤见痰饮

加味平胃散　治吞酸或宿食不化，即平胃散加神曲、炒麦芽、炒白苓、生姜、红枣。

反胃

戴原礼曰：反胃证，血虚者，脉必数而无力；气虚者，脉必缓而无力。血虚者，宜地黄、当归、白芍之类。气虚者，宜人参、白术、炙草之类。有热者，脉数而有力，有痰者，脉滑而兼数，二者可治。若气血俱虚，或脾绝而吐如蟹沫，或脉紧而涩，皆难治也。又王太仆曰：内格呕逆，食不得入，是有火也。病呕而吐，食入反出，是无火也。命门火衰，釜底无薪，不能蒸腐胃中水谷，或朝食暮吐，或暮食朝吐，自胃之下脘而出，故名翻胃。其干枯在幽门，幽门者，太仓之下口也。虽系胃病，而实由命门火衰，肾经虚寒所致，如徒以四物、牛羊乳之类加①竹沥、韭汁化痰化瘀治标之法，病即暂解，不久复作。所以然者，阳虚不能运化而生痰，阴虚不能滋润而生火，苟非直探乎肾中先天之原，补命门，扶脾土，又须患者绝嗜欲，远房帏，薄滋味，不克②救也。但此证最难取效，切毋欲速。其有粪如羊屎，或年高气血衰者，皆不治也。

反胃证，初起之时，宜以逍遥散加姜炒黄连，服之可止。有痰者，宜二陈汤、橘皮半夏汤、大半夏汤之类。

若反胃初起，有湿滞者，不换金正气散之类；有寒者，宜半夏干姜散、仲景吴茱萸汤之类。

若脉数而有力，水亏火胜者，宜地茱麦玄汤主之。

若反胃至久而肾经虚寒者，宜加减八味丸或人参附子理中汤、理阴煎、六味回阳饮、右归饮之类。此益火之源，直探病根，最妙法也。

逍遥散

当归　白芍　白术炒　茯苓各二钱　甘草八分　柴胡　陈皮

---

① 加：原作“如”，据文义改。

② 不克：不能。

薄荷各二钱　黄连二钱，姜汁炒

姜、枣、水煎服。

二陈汤见痹证

橘皮半夏汤见吐蛔

大半夏汤见吐蛔

不换金正气散见伤寒门

半夏干姜散　即半夏、干姜二味等分。

仲景吴茱萸汤　治呕而胸满，干呕吐涎沫，头痛，及食谷欲呕者，此方主之。

吴茱萸三钱，热汤洗去苦水　人参二钱　生姜三钱　红枣三枚，擘

地茱麦玄汤

熟地五钱　枣皮二钱　麦冬去心，一钱半　北味五分　玄参五分　当归一钱半　牛膝一钱　白芥子五分，捣碎

加减八味丸

熟地一两　附片　肉桂　北味　丹皮　泽泻　牛膝各一钱　枣皮三钱　白苓　山药

人参附子理中汤　即补益门人参理中汤加附子是也。

理阴煎见伤寒门

六味回阳饮见呕吐

右归饮见呃逆

若反胃阴虚兼寒者，于补阳药内加当归、肉苁蓉、韭菜汁、生姜汁之类。阴虚兼热者，于补阴药内加乳汁、蜂蜜、猪膏之类。

再附方列下，用者酌择之。

甘露汤　治反胃呕吐不止，饮食减少，常服快利胸膈，调养脾胃，进饮食。徐东皋曰：常州一人病反胃，往京口甘露寺，僧与此方。合数十服后，疾愈。干饧糖[①]糟（即今人之熬麻糖米糟，用头榨者）六分，生姜四分。共捣烂和匀作饼，或晒干，或焙干，每十两入蜜炙粉甘草二两，同饼研为末。每服二钱，用沸汤入盐

---

① 饧糖：麦芽糖。

少许调，不拘时服。

西洋药酒 神治膈食翻胃，并一切痢疾水泻等证，立效。

红豆蔻去壳 肉豆蔻面裹煨，用火纸包数层，热熨斗压去油 白豆蔻去壳 高良姜切片焙 甜肉桂去尽粗皮 公丁香各一两五钱，各研净细末

先用上白糖霜四两、水一饭碗入铜锅内煎化，再入鸡子清二个，煎十余沸，入上火酒①一斤，离火，置稳便②处。将药末入锅内打匀，以火点着烧酒片刻，随即盖锅，火灭，用纱罗去渣，入瓷瓶内，用冷水冰去火气，随量少少饮之。

代赭旋覆汤 治伤寒发汗，若吐若下，解后，但胃气弱而不和，虚气上逆，故心下痞鞕，噫气不除。噫气，即嗳气也。周扬俊曰：予每借用此方以治翻胃噎食，气逆不降者，神效。

旋覆花即金沸草，三钱 代赭石 甘草各一钱 人参 半夏各二钱 生姜五钱 红枣三枚

此足阳明药也。鞕则气坚，旋覆之咸以软痞鞕；怯则气浮，代赭之重以镇虚逆，代赭色赤体重，又能养阴血、止反胃；辛者散也，生姜之辛以散虚痞；甘者缓也，人参、甘草、大枣之甘以补虚胃。

一方 治翻胃。用韭菜汁二两、牛乳一盏、生姜汁五钱，和匀，饭上蒸热服。

一方 润燥止吐，用芦根汁、荸荠汁、甘蔗汁、竹沥、生姜汁各等分，饭上蒸热服，谓之五汁饮。

反胃本属血液枯槁，宜养血，然养血又不如滋水，水旺而津液自生，肠胃之传道得其职矣。呕吐属于胃脘虚寒，宜辛温，然辛温又不如补火，命门气暖而太仓之水谷可腐熟矣。故八味、六味诚治反胃之本药，惟赵献可能独窥其秘。

---

① 火酒：即烧酒。

② 稳便：稳妥。

噎膈

噎膈一证，多因喜怒不常，忧思劳役，惊恐等情，或纵情嗜欲，或恣意酒食，以致阴阳虚损，气结不行，精血枯涸而成也。《内经》曰：三阳结谓之膈。三阳者，大肠、小肠、膀胱也，大肠为传道之官，小肠属火，膀胱为州都之官，津液藏焉，若热结则津液枯竭，然而三阳何以遽致热结耶？夫有因之者也，所因者何？肾水也。盖肾主五液，肾主二便，与膀胱为一脏一腑，肾水既枯，阳火偏盛。熬煎津液，致前后闭塞，下既不行，必反于上，直犯清道，上冲吸门喉咽，所以噎食不下也，而惟饮水可入者，水，阴类也，同气相投，故可入。王太仆曰：食久反出，是无火也。食入即出，是无水也。褚侍中曰：外病宜治内，上病宜疗下。即以六味地黄汤之类，大剂煎饮久服，可挽十中一二。此所谓欲灭焰光火，需滋坎中水。但此证最难疗治，何也？将欲健脾理痰，而燥剂有妨于津液；将欲养血生精，而润品有碍于中州。若泥于舒郁快膈，则辛香又足以助火，全在医者以补肾健脾为主，曲为加减以治。若服补药平安无事，便是药病相投，即宜多服。不可性急，纯用芒硝、大黄、三棱、莪术、瓜蒌、桃仁之类，适以速其亡也。又察此证，本于肾虚任脉为病，气弱则运化不开，血枯则道路闭塞，人之任脉，上循咽噎，自胃脘直下，肾虚则任脉不润丹田元阳之气，而无既济则成噎矣。故其治宜滋阴为主，继以补脾为要。景岳曰：治噎膈，大法当以脾肾为主。溪思此证，毕竟先宜补肾为主，此不待言而明者，会悟自知之矣。

凡人初觉饮食微有不行者，即宜早服八味地黄丸或右归丸，午晚服归脾汤或大健脾丸，以预防反胃噎膈。

若噎膈初起，下焦胀闭不通者，用大黄一味切片，生姜汁炒变黑黄色。量人强弱，每服二三钱，加陈米一撮、葱白三茎煎，去滓服，能治热结。或玉烛散、人参利膈丸、滋血润肠汤皆可择用。

若真气虚弱，胃脘液干，噎食不下者，宜人参三乳膏常服最妙。

若噎膈便结，察其无火无滞，而只因阴虚血燥者，宜大营煎加酒洗肉苁蓉三钱，同煎服，或脂归润肠膏。

诸家治噎法，用人参、黄芪以补元气，用陈米以实胃，竹沥以清痰散结，干姜以温中，生姜以去秽，牛羊乳以养血润液，蜜汁、当归以润燥，用此数者为主，治其余，因证增减，俱是良法。

若噎膈阴虚者，宜六味地黄丸、左归饮、大营煎之类；阴中之阳虚者，宜八味地黄丸、左归丸之类；气血俱虚者，宜十全大补汤、五福饮之类。

若气虚而寒者，宜四君子汤加丁香、沉香；兼痰者，六君子汤加丁香、沉香之类。

年高患此者，不可治，气血虚败也。大便涩者，难治。粪如羊屎者，不可治，大肠无血也。吐痰如蟹沫者，不可治，脾气败也。胸腹嘈痛如刀割者，不可治，血竭于内也。痰多者，不必治痰，宜补以化之，其余治法与呕吐、反胃同。此证由气血俱虚，真阴大败，而得善治者，十救一二，否则，不过尽人事以待天命也。

六味地黄汤见补益门

八味地黄丸见补益门

右归丸见咳嗽

归脾汤见补益门

大健脾丸　一名百谷丸

徐东皋曰：此方健脾养胃，滋谷气，除湿热，宽胸膈，去痞满，久服强中益气，百病不生。

人参　白茯苓饭上蒸　广皮各二钱　枳实饭上蒸　青皮米醋洗　楂肉饭上蒸，一两　半夏面炒，一两　白术三两，土炒　麦芽一两六钱，炒　白蔻姜汁炒　广香各五钱　川黄连一两六钱，同吴茱萸五钱浸炒赤色，去茱萸

上为末，用长流水煮荷叶、老米粥，捣丸绿豆大。每服百丸，食前白汤下。

愚按：此方虽佳，但脾多畏寒，无火者，当去黄连，加干姜一二两炒黄为妙。

玉烛散见伤寒门

人参利膈丸 治膈中不利，痰逆喘满，利脾胃壅滞，治膈噎圣药。此方必噎膈而大便秘结者乃可用。

人参 当归 藿香各一两 广香 槟榔各七钱 枳实炒，八钱 炙草八钱 厚朴姜汁炒 大黄酒浸炒，各一两五钱

上为末，滴水丸桐子大。温水下三五十丸。

滋血润肠汤 治血枯，及死血在膈，大便结燥。

当归三钱，酒洗 芍药火煨 生地各一钱半 红花酒洗 桃仁去皮尖，研

人参三乳膏 此膏润脏腑，补元气，妙不可言。

牛乳 羊乳 人乳各二两五钱 生姜汁三两 白蜜二两五钱 人参细末，一两

共盛入瓷器内，调匀，重汤煮熬成膏。时进半匙，津下。常服滋五脏，润六腑，除百病，返老还童，益寿延年。

大营煎见痉证 依本方加肉苁蓉（酒洗）。

脂归润肠膏 此膏不特治噎膈大便闭结，又可治老人便秘。

当归六两，酒洗，切片 肉苁蓉酒洗净，三两 杏仁去皮尖，捣细，一两 生姜切片，三两

上药四味，用水浓煎取汁，要滤去渣净。新鲜猪脂炼去滓净，化油十二两。饧糖（即清麻糖）八两、白蜜八两同熬成膏。不时白水调服一匙。宜酒者，酒服亦可。

十全大补汤见补益门

左归饮见黄疸

五福饮见咳嗽

四君子汤见补益门 依本方加丁香、沉香。

六君子汤 即四君子汤加半夏、陈皮是也。依本方加丁香、沉香。

嘈杂

经曰：饮入于胃，游溢经气，上输于脾，脾气散精，上归于肺，由肺而布于脏腑。脾属阴，主血，胃属阳，主气。胃易燥，得脾阴以和之；脾易湿，得胃阳以运之。故一阴一阳，合为中和之德，乃后天生化之源也。或忧思过度，或生冷食物不节，或误用克伐之药，有伤脾胃而为病，则腹中空空，若无一物，似饥非饥，似痛非痛，而有懊侬不宁之状。大抵食已即饥，或虽食不饱者，火嘈也，宜兼清火；痰多气滞，似饥非饥，不喜食者，痰嘈也，宜兼化痰；酸水侵心而嘈者，戚戚膨膨，食少无味，此以脾气虚寒，食谷不化也，宜温胃健脾。察此证，古人多谓之痰火而用寒凉之剂，不知亦有胃气虚寒嘈杂者，是不可不辨也。又世人多谓心内嘈杂，不知心有烦而无嘈，胃有嘈而无烦，亦不可不辨也。今将诸方列下，临证者宜审择用。

化痰清火汤 治嘈杂痰因火动者。

南星姜汁炒 半夏 陈皮 黄连姜汁炒 黄芩 栀子 知母各二钱半 甘草八分

三圣丸 治嘈杂神效。

白术三两，灶心土水炒 橘红一两，炒 黄连五钱，姜汁炒

上为细末，上神曲糊丸绿豆大。每服六十丸，姜汤送下。

软石膏丸 治火盛兼痰，嘈杂嗳气。

软石膏火煅 半夏 南星姜汁炒 香附子姜汁炒 栀子仁炒

各等分，共为细末，米糊丸梧子大。每服五六十丸，姜汤送下。

和中汤 治脾胃虚弱，有火有痰而嘈杂者。

人参 白术炒 茯苓 半夏各三钱 陈皮 黄连姜汁炒，各二钱 甘草一钱 红枣三枚，擘

粳米一撮，煎八分温服。

温胃饮见痉证 此方治脾胃虚寒，停饮作酸，嘈杂者宜之。

加味三补丸 治湿痰气滞火郁嘈杂。

黄连姜汁炒　黄芩酒炒　黄柏盐水炒　香附醋浸炒　苍术米汁浸透炒　半夏

上各等分为细末，米糊丸如绿豆大，每服六七十丸。

大健脾丸见噎膈　此方治脾胃虚弱，不思饮食，或吞酸胀满而嘈杂者宜之。

诸气

夫气为一身之主，生死之关也。一气流行则无病，逆则诸病生焉。男子宜养气以全其神，妇人宜平气以调其经。若内伤七情者，喜怒忧思悲恐惊是也。喜则气缓，怒则气逆，忧则气陷，思则气结，悲则气消，恐则气却，惊则气乱也。外感六淫者，风寒暑湿燥火也。风伤气者，为疼痛；寒伤气者，为战栗；暑伤气者，为热闷；湿伤气者，为肿闷；燥伤气者，为闭结；火伤气者，为[1]瞀瘛。有虚气，有实气。虚者正气虚，实者邪气实。丹溪有云：气实不宜补气，虚宜补之。若痞满壅塞实胀，似难于补。若正气虚而不补，则气何由而行？经云：壮者气行而愈，怯者著而成病。此气之确论也。他如喜能胜忧，恐能胜怒，怒能胜思，思能胜恐，恐能胜喜，可以调情志之气。又如谷肉菜果之类，可以调化育之气。又如春夏养阳，秋冬养阴，避风寒，节饮食，慎起居，和喜怒，可以调卫生之气。要知气乃氤氲清虚之象，无形者也，不得作有形之治，妄为峻削。即或凝滞胀结，只可暂行消导，不宜久行克伐，何也？虽滞结等疾亦皆由气虚而不克健运，究竟[2]亦非实也，以故青皮、陈皮、三棱、莪术、槟榔、枳壳、乌药、官桂之类，只可治标，冲快于一时而不堪久用者也。经曰：气虚者，即宜补之。人参、黄芪之类是也。又如气短似不能接续者，不足之证也。或在经络，或在脏腑，走注疼痛者，谓之邪气。或名利失志，公私怫情者，谓之郁气。气之清者原夫上，气之浊者原于下，

---

① 为：原作“瞀”，据文义改。

② 究竟：毕竟。

若清气下陷，下气不甚臭秽，惟伤食下气，其臭甚秽，乃肠胃郁结，谷气内发而不宣通于肠胃之外，郁在胃上者，噫气也，郁在肠下者，失气也。若不审虚实，悉以破气行气之药与之，以致天真元气耗绝者，诚医杀之也。兹将诸方胪列，用者当随机应变，触类引申，则善矣。

木香流气饮 调治一切诸气为病，其功能快利三焦，通行营卫，外达表气，内通里气，中开胸膈之气，其水肿胀满，气壅喘嗽，气痛走注，内外疼痛，并皆治之。

人参 白术 茯苓 炙草 半夏 橘皮 丁香 沉香 木香 白芷 香附 草果 青皮 大黄 枳壳 厚朴 槟榔 蓬术 麦冬 大腹皮 木瓜 木通 紫苏 肉桂

越鞠汤 治六郁，食郁，气郁，血郁，痰郁，湿郁，热郁。

苍术 山栀 神曲 抚芎 香附子捣碎

若气郁之病久，则必与血痰湿热饮食相合，故治郁之方可治气郁也。其气实者，加木香；气虚者，加人参；血实者，加红花；血虚者，加当归；痰多者，加半夏；湿多者，加白术；热多者，加黄连；饮多者，加茯苓；食多者，加麦芽，在临证者消息耳。

镇心丹 治心气实，病惊者。

朱砂五钱 龙齿火煅，七钱

上二味共为末，猪心血为丸芡实大。每服三丸，麦冬汤送下。

妙香散 治心气虚，病惊者。

人参五钱 白茯神五钱 黄芪五钱，蜜炙 甘草一钱，蜜炙 桔梗五钱 志肉二钱 石菖蒲 怀山药 白茯苓各五钱 广香不见火，另研末，二钱 真麝香二钱，不见火，另研细 朱砂五钱，另研，穿衣

用蜜为丸，芡实大。每服七丸。

大分心气饮 治七情气滞停于胸腹，饱闷胀痛等证。

藿香 紫苏 桔梗 大腹皮各三钱 陈皮 半夏 茯苓 白术炒 木通 香附捣碎 麦冬去心 官桂各二钱 青皮 桑皮 槟榔 枳壳炒 蓬术各一钱半 甘草一钱 广香一钱半，剉末，对服

生姜、红枣、水煎服。

苏子降气汤 治下虚上盛，气壅上攻，喘咳涎嗽，胸膈满闷，气秘便难等证。

苏子炒，捣碎 半夏 前胡 当归 陈皮 厚朴姜水炒，各二钱五分 肉桂 甘草各一钱 沉香剉末，二钱，对服 生姜三片

四七汤 治七情之气结成痰涎，状如破絮，或如梅核，在咽喉之间，咯不出，咽不下，或中脘痞满，气不舒快，痰饮呕恶等证，宜用此平和之剂。

半夏五钱 白茯苓四钱 紫苏二钱 厚朴三钱，姜汁炒

生姜、红枣、水煎服。

若胸腹中气不快，加橘皮、甘草、香附。又治妇人一切气病，有孕喜吐，名恶阻，更加当归、川芎、白芍。

排气饮 治气逆食滞胀痛等证。

陈皮 藿香 枳壳各二钱 香附捣碎 泽泻 乌药各二钱五分 厚朴二钱半，姜汁炒 广香剉末，一钱，对服 沉香剉末，一钱，对服

祛痛散 治诸般心气痛，或气滞不行，攻刺心腹，痛连胸胁，小肠吊疝及妇人血气刺痛，此方屡用，无不神效。

青皮 五灵脂 川楝子 川甲 大茴各三钱 良姜香油炒 延胡索捣 没药 槟榔各二钱 砂仁八分 沉香一钱半，另剉末 广香一钱半，另细□

上切片，用木鳖子仁一钱五分同前药炒令焦燥，去净木鳖不用，共为细末，但沉香、广香二味另剉细末，不入炒药内，俟群药研细，方入二香和研匀。每服一钱许，加盐一星，用酒或滚水送下。

乌药散 治血气壅滞，心腹作痛。

乌药 莪术醋浸炒 肉桂 桃仁去皮尖 当归 青皮各三钱 广香一钱半，另剉细末

上为细末，加广香末研匀。每服二钱，热酒调下。此方加延胡索三钱亦妙。

利气散 治一切气滞，胀满疼痛，或食积酒毒，风壅积热，二便结燥。此药能利湿润燥，推陈致新，散郁破结，治气分热闭

之圣药也。

大黄二钱　黑丑二钱，捣碎　青皮　陈皮　莪术煨　枳壳炒　香附捣碎　槟榔　黄连姜汁水炒　黄柏盐水炒　当归各二钱

水煎服，以利为度。

补中益气汤见补益门　此治清气下陷。

保元汤　治气短而不能续息，或气少而不足言，此治男妇气虚之总方也，婴儿惊怯、痘家虚者亦最宜。

黄芪三钱，蜜炒　人参二钱　甘草一钱，蜜炙　肉桂春夏二三分，秋冬六七分

此汤即四君去白术，恐其燥也，去茯苓，避其渗也，用桂而不用四物者，以芎之辛散、芍之酸寒、地黄之泥滞故耳。如宜升则加升、柴，宜燥加苓、术，宜润加当归，宜利气加陈皮，宜收加白芍，宜散加川芎。又，表实去黄芪，里实去人参，中满忌甘草，内热去肉桂，斯又当理会矣。

然此汤补后天水谷之气则有余，若生先天命门之气则不足。昔东垣用此汤只参、芪、术三味，后加肉桂以鼓肾间动气，所为备耳。

四君子汤见补益门　治脉来虚弱，面色痿白，言语轻微，四肢无力，宜服此补气。盖脉弱者，切而知为气虚；色白者，望而知为气虚；言微者，闻而知为气虚；无力者，问而知为气虚也。察短气与少气不同，少气者，气少不足于言，《内经》云：言而微，终日乃复言者，此夺气是也。短气者，气短不能相续，似喘非喘，若气上冲，故似喘而不摇肩，似呻吟而无痛是也。若无病之人，忽短气不足以息，责其实也，必或痰或食或饮，碍其升降之气而然耳。

《内经》云：平人脉不可太过不及，如寸脉为阳，若脉微，是阳得阴脉，为阳不及，上焦阳虚也。如尺脉为阴，若脉弦，是阴得阳脉，为阴太过，下焦阴实也。凡阴实之邪，皆得以上乘阳虚之胸，轻则令人胸满，重则令人胸痛。盖胸背者，心肺之宫城也，或喘息咳唾短气，甚至心痛彻背，皆宜以瓜蒌薤白半夏汤。若心痛彻背，背痛彻心，宜后乌头赤石脂丸主之。

瓜蒌薤白半夏汤

瓜蒌实一枚，捣用五钱　薤白五钱　半夏四钱

白酒引，日三服。

赤石脂丸

胡椒五钱　乌头炮，三钱　附子炮，五钱　赤石脂煅捣，三钱　干姜炒黄，五钱

上五味为末，蜜丸如梧子大。每服七丸，日三服。不愈，稍加服。

胸痹缓急者，薏苡附子散主之。

缓急者，谓胸痹痛而时缓时急也。若缓而不急者，用瓜蒌薤白半夏汤。今时缓时急，故用薏苡附子散心通痹气，以迅扫阴邪也。

薏苡附子散　治邪盛阳微。

薏苡仁一两　附子炮，五钱

连服数剂。苡仁下气宽胸，附子温中散邪。

胸痹，胸中气塞，短气，茯苓杏仁甘草汤主之，橘枳姜汤亦主之。

胸痹，胸中急痛，胸痹之重者也。胸中气塞，胸痹之轻者也。胸为气海，一有其隙，若阳邪干之则化火，火性气开，不病痹也。若阴邪干之则化水，水性气阖，故令胸中气塞，短气不足以息而为胸痹也。水盛气者则息促，主以茯苓杏仁甘草汤以利其水，水利则气顺矣。气盛水者则痞塞，主以橘皮枳实生姜汤以开其气，气开则痹通矣。

茯苓杏仁甘草汤

茯苓八钱　杏仁去皮尖，捣碎，三钱　甘草二钱

日三服，不愈再服。

橘皮枳实生姜汤

橘皮一两　枳实三钱　生姜五钱

日三服。

心中痞，诸逆心悬痛，桂枝生姜枳实汤主之。

心中痞，气结在胸也。诸逆，诸气上逆也。心悬痛，谓如悬物，动摇而痛，逆气使然也。逆气，赅痰饮客气而言。

桂枝生姜枳实汤

桂枝五钱　生姜五钱，切　枳实三钱

枳实、生姜原以治气塞也。

芍药枳术丸　治食积痞满，及小儿腹大胀满，时常疼痛，脾胃不和等证。

白术三两，面①炒去面　赤芍二两，酒炒　枳实一两，面炒　陈皮一两

荷叶汤煮老米粥为丸桐子大，米汤服八九十丸。

肿胀

帝曰：脉之应于寸口，如何而胀？伯曰：其脉大坚以涩者，胀也。邪盛则大，邪实则坚，涩者，气血虚而不流利也。洪大之脉，阴气必衰，坚强之脉，胃气必损，故大坚以涩，病当为胀。是以脾具坤静之德而有乾健之运，故能使心肺之阳降，肝肾之阴升②，而成天地之泰，是为平人。今也七情内伤，六淫外感，饮食失③节，房劳致虚，脾阴受伤，转运之官失职，胃虽④谷不能运化，于是心肺之阳气不降，肝肾之阴气不升，清浊相混，隧道壅塞，郁而为热，热留为湿，湿热相生，遂成胀满。本无形之气为病，不可作有形之证施治。若先头足肿后腹大者，水也；先腹大后四肢肿者，气也。先肿腹而后传于四肢者，可治；先肿四肢而后归于腹者，难疗。治水肿则为补脾导水，治鼓胀则补脾导水兼以消谷，视所挟而兼用。挟气则顺气，挟血则破血，挟寒则温，挟热则清。又考东垣曰：从腰以上肿者，当开鬼门是发汗也；从腰以下肿者，宜洁净府谓利小便是也。此以论治有余之证也，不可以治不足之证。不足之证宜温补，若温补而无效者，虚中必有实邪也。欲投诸攻下之药，而

---

① 面：原作“米”，据《景岳全书·新方八阵·和阵》改。

② 卷五……肝肾之阴升：卷五自卷首至“肝肾之阴升”均脱，据重订本补。

③ 失：原作“大”，据重订本改。

④ 虽：此下疑脱“受”字。

又难堪；然不攻之，终无法也。须行九补一攻之法，是用补养之药九日，俟其有可攻之机，而一日用泻下之药攻之。然必审其药与元气相当，逐邪而不伤正，始为得法，其后或补七日攻一日，补五日攻一日，补三日攻一日，缓缓求之，以愈为度。又须戒房事，忌盐酱，淡食调养，百日亦自可愈。若男从身下肿上，女从身上肿下，难治之证也。若大便滑泄，水肿不消者，泻后腹胀而有青筋者，腹胀身热者，唇黑肿齿焦者，掌肿无纹者，脐肿突出者，盆肿平者，阴囊及茎俱肿者，足心肿平者，皆不治之证也。唇黑肿伤肝，缺盆平伤心，脐突平伤脾，足心平伤肾，又背肿平伤肺。辨水肿气肿，诸书多有谓水肿如囊盛水之状，以手按之，随手而起。景岳谓水肿，水在肉中，如糟如泥，按而散之，猝不能聚，安得随起如随按？随起者，气也，非水也；如按之成窟而难起者，水也，非气也，当从此辨为是。然水气同体，治气者当兼以利水，治水者犹宜以理气。脉浮大滑实者可治，以其在表而未大虚也；沉细虚微者难疗，以其在里而虚极，兼之阳虚，则不能化阴也。然无不由于肺脾肾三经之病，盖脾①主运行，肺主化气，肾主五液。凡五气所化之液，悉属于肾；五液所行之气，悉属于肺；转输二脏以制水生金者，悉属于脾。夫肺出气也，肾纳气也，治此者无徒事于肺，当以补肾为本。补肾之要，尤在纳气为主，纳气之法，导火归之而已，所以薛立斋加减金匮肾气汤，前人谓为水肿对证之神剂，又治脾虚、单腹胀之妙药，但宜大剂多服久服，乃《内经》塞因塞用之法，此中②玄妙非庸俗所能知也。此方补而不滞，利而不伐。如所用桂、附以化阴中之气，熟地、山药以滋阴③中之水，茯苓、泽泻、车前、牛膝以利阴中之滞。能使气化于精，即所以治肺也。补火生土，即所以治脾也。壮④水通窍，即所以治肾

---

① 脾：原脱，据文义补。
② 中：原脱，据重订本补。
③ 阴：原脱，据重订本补。。
④ 壮：原作“状”，据文义改。

也。但能随证加减用之，无不神应，诚诸方之第一也。如舟车丸、禹功散之类，必真知为水湿之气客于中焦，侵于皮肤，如水晶之光亮，其皮薄不似气肿，其色苍方可服之。若久病大病后，或伤寒疟痢后，女人产后，小儿痘后，与夫元气素弱者，概以前法施之，脾气愈泄愈虚[①]，不可复救矣。故治肿者，先以脾土为主，须补中益气，或六君子汤、归脾汤温补之，再以金匮肾气丸补土之母，裨脾强土旺则能散精于肺，通调水道，下输膀胱，水精四布，五经并行矣。但忌求速效，无有不安。若医者急于取效，病者苦于胀满，喜行利药以求通快，无有不败者矣。此证系伤损有渐，然后至此，病者若只恃药力，不自扫尽尘务，加意调养，亦未有不败者矣。

孙一奎曰：余仕[②]吴下时，有吴生讳震者，博雅士也。一日偶谈及鼓胀，乃诘余曰：鼓有虫否？余卒不敢应，俯思久之，对曰：或有之。《本事方》云：脐腹四肢悉肿者，为水；只腹胀而四肢不肿者，为蛊。注曰：蛊即鼓胀也。由是参之，古人曾以蛊、鼓同名矣。且蛊以三虫为首，岂无旨哉？愚谓鼓胀即今云气虚中满是也，以其外坚中空，有似如鼓，故以名之。彼蛊证者，中实有物，积聚既久，理或有之。吴生曰：子诚敏也。余堂嫂病鼓三载，腹大如箕，时或胀痛，四肢瘦削。吴俗死者多用火葬，烧至腹，响声如炮，虫从腹中爆出，俄而坠地，细视之，皆蛔也，不下千数，大者长尺余，虫腹中复生小虫，多者十余条，或五六条。虫在人腹中蕃息[③]如此，曷不令人胀而死哉？惜乎诸书未有言及者。余闻之恍然如梦，犹未亲见其异也。万历癸巳，至淮阴，有王乡官者，其子年十六，新娶，后腹胀大，按之有块，形如稍瓜[④]，四肢瘦削，发热昼夜不退，已年半矣。医惟以退热消胀之剂投之，其胀

① 愈虚：原作“然则亦愈”，据重订本改。

② 仕：原作“下”，据重订本改。

③ 蕃息：繁衍。

④ 稍瓜：越瓜的别名。又称菜瓜。

愈甚，其热愈炽，喉中两耳俱疮。余诊视之，脉滑数，望其唇则红，其腹则疼，又多嗜肥甘。余思诸凡腹痛者，唇色必淡，不嗜饮食，今其若此，得非虫乎？遂投以阿魏积块丸，服之果下虫数十，大者一红一黑，长尺余，虫身红线自首贯尾，虫腹中复有虫，大者数条，小者一三四条，虫下则热胀渐减消，三下而愈。益信前言之不虚也。按：水肿一证，治法不可不知，部位亦不可不晓。如水停胸中则喘，水停膈下则胀，若头面肩臂至腰间上身肿者，为风水肿，宜发汗，用越婢汤；腰脐至两足下身肿者，为湿水肿，宜利水，内服沉香琥珀丸，外用贴脐法；有通身上下皆肿者，系风湿两伤，宜汗利皆施，重者用疏凿饮峻攻之，轻者用茯苓导水汤和解之。若水停上攻于肺，喘急不得卧者，以苏葶丸泻之；水停中州，胀满便秘者，以舟车神祐丸攻之。然更有阳水、阴水之分：阳水者，身热，脉沉而数，外肿内胀，口渴心烦，小便短赤，大便秘结，属实，宜以大圣浚川散攻之。湿盛胀满者，舟车神祐丸攻之。阴水者，脾肾虚弱，脾不能制水，肾不能主水，以致①内逆作胀，外泛作肿，二便不实，身不热，心不烦，属虚，宜用实脾散、金匮肾气丸。以上诸法，大略如此，然运用之权，贵在因机通变。

越婢汤　治风水肿。

麻黄三钱　石膏煅，三钱　甘草一钱　苍术米泔水浸炒，三钱

水煎服。

沉香琥珀丸　治湿水肿，病因脾②经湿热，服此利水。

苦葶苈子　沉香各一两五钱　郁李仁一两半，去皮　防己七钱五分　陈皮去白，七钱五分　杏仁去皮尖，炒，五钱　琥珀　赤苓　苏子　泽泻各五钱

共为细末，炼蜜为丸如梧桐子大，以麝香二三钱为衣。每服一二钱，用滚白水下。

---

①　致：原作“治”，据文义改。

②　脾：原作“肿”，据重订本改。

贴脐饼

巴豆四钱，去油　水银粉二钱　硫黄一钱

共研匀成饼。先用新棉一片包药，放在肚脐上，外用帛缚定。缚时许，自然泻下恶水，待下三五次，去药，以粥补住。

又一法，用田螺四个，大蒜五个，车前子研细四钱，新鲜茜草根五钱，合捣成饼，贴脐中，以帛缚定，使恶水由小便出。

茯苓导水汤

紫苏　陈皮　白术土炒　木香磨，对服　桑皮　泽泻　麦冬去心　赤茯苓　木瓜　大腹皮　砂仁　槟榔

引用灯心。

苏葶丸　治饮停上焦攻肺，喘满不得卧，面赤水肿，小便不利。

苦葶苈子研泥　南苏子研泥

各等分，用枣肉捣合为小丸，阴干，瓷罐盛之，恐渗去油性，减去药力。每服三钱，三更时白汤下。

肿病须忌盐酱、一切咸物。

舟车神佑丸　治水肿水胀，形气俱实。

黑牵牛四两，炒　大黄二两，酒浸　槟榔五钱　青皮一两，炒　甘遂五钱，面裹煨　大戟一两，面裹煨　芫花一两，醋炒　橘红一两　木香五钱　轻粉一钱

上为细末，水丸如椒目大。每服五七丸，以大便利三次为度。若不利，次日又加服二三丸。

按：甘遂药性峻烈，不可轻用，恐致误人。

大圣浚川散　治阳水，湿热内郁，便秘烦渴等。

川大黄　牵牛取头末　郁李①仁去皮，各一两　木香　芒硝各三钱　甘遂五分

上为细末。生姜皮汤调下，每服三钱。

金匮肾气丸　治虚损水肿第一方也。宜久服方效。

---

①　郁李：原作“李郁”，据医理乙转。

熟地二两　山药一两五钱　山茱萸一两五钱，酒浸洗　丹皮　肉桂　附片　车前子各一两　泽泻一两，不制　牛膝一两五钱　茯苓二两

上为细末，炼蜜为丸如梧子大。每服一二钱，白滚水下。

二军散　治水肿如神，以手按足而如泥者，始①可用之。若随按随起，是气肿肾虚，切不可用。

黑牵牛一钱半　甘遂一钱

水煎服。

此方药性峻烈②，不宜过用，中病即止。但服后忌盐，切不可食盐，若一食盐，则病复反不可救矣。

木香流气饮　治通身四肢肿胀等症，宜先用此。

紫苏　陈皮　青皮　厚朴姜水炒　炙草　香附碎，各四钱　木通二钱　腹皮　丁皮　槟榔　肉桂　木香剉细，对服　草果打碎　莪术　藿香各一钱半　麦冬去心　人参　白术土水炒　赤茯苓　石菖蒲　木瓜　白芷　半夏各一钱

姜、枣引。

头面肿，加③葱头；腹胀，加枳实。

丹溪曰：水肿病阳证，脉必沉数，或烦渴，小便赤涩，大便闭结，宜用五皮散、疏凿饮之类；若阴证，脉必沉迟，或不烦渴，大便溏，小便少，不涩赤，宜用实脾散、流气饮之类。

五皮散　治脾肺不能运行，气满皮肤，水停不利，以致面目虚浮，四肢肿满，心腹膨胀，上气促急。此药平和无损。

桑白皮　生姜皮　大腹皮　茯苓皮　陈皮各三钱

若腹胀不宽，加生枳壳三钱，水煎，日三服。切忌生冷、油腻、坚硬等物。

疏凿饮　治通身水肿，喘呼气急，烦躁多渴，大小便不通，服热药不得者。

---

① 始：原作“如”，据重订本改。
② 烈：原作“裂”，据文义改。
③ 加：原作“赤”，据重订本改。

泽泻　商陆　羌活　椒目　赤小豆炒，捣碎　大腹皮　木通　秦艽　茯苓皮　槟榔各三钱

引用生姜皮，水煎服。

实脾[1]散　治阴水发肿，宜先实脾土。

附片　炮姜　厚朴姜水炒　木香剉细末，对服　大腹皮姜水洗　草果打碎　木瓜各三钱　炙草一钱　白术土水炒　茯苓各三钱　红枣三枚

水煎，不拘时服。

按：金匮肾气丸，前人谓治虚肿之神方。若其人因大病之后，脾气大虚而病水肿者，服此虽无所碍，终不见效。每熟计之，脾气大伤，诚非肾药之所能治。专用理中汤一两，加茯苓一两，命门火衰者加附子，双足冷者加肉桂，腹胀甚者加厚朴。三大剂而足胫渐消，十余剂而腹胀退。凡治中年之后脾肾虚寒者，悉用此法，盖气虚者不可复行气，肾虚者不可专利水，温补即所以化气，塞因塞用之妙，顾在用之者何如耳。

积聚

五积六聚之名，本乎《难经》。五积者：肥气、伏梁、痞气、息贲、奔豚也；六聚者：积之着于孙络、缓筋、募原、膂筋、肠后、输脉也。七癥八瘕之名，载《千金方》。七癥者：蛟、蛇、鳖、肉、发、虱、米也；八瘕者，青、黄、燥、血、脂、狐、蛇、鳖也。肠覃者，积在肠外，状如怀子，月事以时[2]而下；石瘕者，积在胞中，状如怀子，月事不以时下。是辨之以月事。痃者，外结募原肌肉之间；癖者，内结隐僻膂脊肠胃之后。是别之以深浅。然积属脏，阴也，故发有常处，不离其部；聚属腑，阳也，故发无根本，忽聚忽散。癥不动而可见，故类积类痃也；瘕能移[3]有时隐，故类聚类癖也。积聚、癥瘕、肠覃、石瘕、痃癖之疾，皆得

---

① 实脾：原脱，据重订本补。
② 时：原作“石”，据重订本改。
③ 移：原作“亦”，据重订本改。

之于喜怒不节则伤脏，饮食过饱则伤腑，肠胃填满，汁液外溢，为外寒所袭，与类气血食物凝结相成也。考《内经》有五脏之积而无六聚，盖以积为血病而聚为气病也。巢氏《病源》但有八瘕名证而无七癥病形，其他方书亦不概见，大抵又以癥为气病而瘕为血病也。夫病皆起于气，必气聚而后血凝，不必过疑于黄青燥血脂狐蛇鳖等名目，但以牢固不移有定处者为癥为积；推移转动忽聚忽散者为瘕为聚可也。盖癥者，征也，言有形可征；瘕者，假也，言假物成形。若夫痞者，痞闷不通，气道壅塞之谓也。瘀血者，血瘀腹中，未成坚块也，蓄之既久，必成血蛊矣。凡此诸症，惟妇人多得之，或新产之后，经行之时，不知谨避，以致风寒外袭，邪正相搏，结于腹中而成也。至于治积之法，要在知机。凡积聚未久，其人元气未虚，治不宜缓，盖缓则成其势，反以难制，此其所当治标，宜速攻也；若积聚已久，其人元气渐虚，积气本远，攻不易及，胃气切近，先受其伤，愈攻愈虚，则不死于积而反死于攻，此其所当治本，宜速补也。溪思壮人无积，虚则有之，况积聚之证，其来有渐，匪朝伊夕，岂旦夕所能去哉？故善治积者，不必问其何经何脏，必先调其中气，使能饮食，气血既旺，积聚即消。即壮实而易消者，亦当以补气血之药兼服，经曰：大积大聚，其可犯乎，衰其半而已。故消积及半，纯与甘温调养，使脾土健运，则余积不攻自退，所谓养正则邪自除也。斯万全之策，不独治积，万病亦然耳。

积聚之脉，脉来附骨者，积也。在寸口，积在胸中；在①关上，积在脐旁；在尺部，积在气海。脉在左，积在左；脉在右，积在右；脉两出，积在中。脉来小，沉而实者，脾胃中有积聚。脉沉紧而疾者，积也。脉微急、小急者，积也。

新按：十八年，余治邓姓小儿，年十四五，得瘕癖之疾，在左胁下，大如鹅卵，将一载矣。群医不效，嗣延余治，此儿已尫羸骨立，有难堪之状，却喜神气犹存，脉洪强有力，知其阳亢阴

① 在：原作“则”，据重订本改。

亏。伊父随将诸医所立药单付阅，悉用参、芪、桂、附之类，余曰：令郎系阴亏之证，诸医以为寒凝痼积，恣投热药，以致真气被蚀，阴血枯干，无怪乎其如是矣。余立一方，用熟地一两，山药五钱，枣皮四钱，麦冬（去心）五钱，全归三钱，牛膝一钱半。照方连服十余日，每日需二剂，当茶浩饮。外用广石灰炒赤色，火葱头、独蒜各一两许，将葱、蒜捣如泥，加入炒赤石灰末内，又酒淬炒合宜，不冷不热，遍铺封癖块上，用艾即于封药上灸之，须灸微痛方止。可用此法连灸七日，接服滋阴补脾之剂。未一月而块果消，精神如旧，所谓养正邪自除也。又全不与古治法相符，语云药不执方，合宜而用，信然。举此聊资后学意见。

积聚一证，必脾胃强者始可用攻；若夫虚弱之人，须兼补药，或一攻三补，或五补一攻，攻邪而不伤正，方不致戕人天年。

凡攻气食积癖，宜用秘方化滞丸；攻积聚癥瘕，宜用温白丸；攻血积血瘕，宜用桃仁煎；攻痰积，宜用控涎丹。

五积六聚，乃痰饮食积气血搏结而成，通用开郁正元散。

其有妇人癥瘕、瘀血、血蛊等，详妇科。

秘方化滞丸　此方理诸气诸积，夺造化，有通塞之功，调阴阳，有补泻之妙。久坚成痼者，磨之自消；暴滞积留者，导之自去。此方出《丹溪心法》。

又，邓山房感应丸，与此方略同。但彼方多沉香、檀香、砂仁、香附四味。

南木香　丁香　青皮　橘红皮　黄连各三钱　莪术火煨　三棱各五钱　半夏三钱半

以上八味共为细末。巴豆去壳，滚汤泡去心膜，用好醋浸少顷，慢火熬至醋干，秤用六钱，研细入前药末。又研匀，再入后乌梅膏。巴豆若干，只用梅四钱五分。乌梅肉焙干为末五钱，以米醋调略清，慢火熬成膏，和入前药，共和匀。用细米面八钱，调厚糊为丸萝卜子大。每服五七丸，壮人十二三丸，五更空心用陈皮汤下。凡服下丸，须先一晚勿食夜食，方能去积。

不欲通者，以津下；知所积物，取本汁下；停食饱闷，枳壳汤下；因食吐不止，以津咽下即止；妇人血气痛，当归汤下；赤冷痢，甘草汤下①，白冷痢②，干姜汤下；心痛，石菖蒲汤下；诸气痛，生姜陈皮汤下；肠气，茴香汤下；若欲推荡积滞，热姜汤下。未利，加数丸再服，利多不止，饮冷水一二口即止，此药得热即行，得冷即止。小儿疳积，量大小，饮汤下。妊娠忌服。

温白丸　治心腹积聚，癥瘕癖块大如杯碗，胸胁胀满呕吐，心下坚结，旁攻两胁，如有所碍。及一切诸风，身体顽麻。三十六种遁尸注忤，十种水病，痞塞心痛，腹中一切诸疾。但服此药，无不除愈。

川乌面裹火煨，去皮脐，姜汁水炒，二两。以此药为君。　皂角炙，去皮弦　吴茱萸汤泡半日，炒　石菖蒲　柴胡　桔梗　厚朴姜汁水炒　紫菀　人参　黄连去须　茯苓　干姜炒黄　川椒去目，炒　巴豆去壳，滚汤泡去心膜，另研。以上各五钱。

上为细末，加巴豆研匀，蜜丸桐子大。每服三丸，姜汤下。

洁古治法：

肝积为肥气，在左胁下，形如覆杯，或有头足如龟鳖状，温白丸加柴胡、川芎；心积为伏梁，起于脐上，大如手臂，上至心下，温白丸加菖蒲、黄连、桃仁；脾积为痞气，在于胃脘，覆大如盘，温白丸加吴茱萸、干姜；肺积为息贲，在右胁下，覆如大杯，温白丸加人参、紫菀；肾积为奔豚，发于少腹，上至心下，如豚奔走之状，或上或下，亦无定时，温白丸加丁香、茯苓、远志。

桃仁煎　治血瘕。

桃仁　大黄各一两　虻虫五钱，炒黑色　朴硝一两

上为末，以醇醋一盅，瓷器中煎三分，下前③三味药，不住手

---

① 下：原脱，据文义补。

② 冷痢：原作"痢冷"，据文义乙转。

③ 前：原作"煎"，据文义改。

搅。煎至可丸①，乃下朴硝，丸桐子大。勿吃晚食，五更温酒下五丸，必下秽物。如未下，再服。仍以调补气血药补之。

控涎丹 凡人忽患胸背手足腰胯疼痛，牵引勾动，时时走易不定，不可忍者。或手足冷痹，气脉不通，是皆痰涎在心膈上下，故为此证。

真白芥子 紫大戟去皮 甘遂面裹煨，各等分

上为末，糊丸桐子大。临卧服八九丸，姜汤下。

开郁正气散 此方能健脾消食，化痰渗饮，理气和血，故能散积聚。

白术 陈皮 青皮 香附 楂肉 海粉 桔梗 茯苓 砂仁 延胡索 麦芽炒 甘草炙 神曲炒

各等分，生姜三片引。

痞满

痞满者，非痞块之痞，痞与否同，乃胸腹饱闷而不舒畅也。丹溪曰：痞满与胀满不同，胀满内胀而外亦有形，痞则内觉痞闷而外无形。盖由阴伏阳蓄，气血不运而成，位于心下，填满痞塞耳。有因误下以致里气虚，邪乘虚而入于心之分野者；有因食饮痰滞不能运行而作痞者；有因湿热太甚，上乘心下而为痞者。古法用芩、连、枳实之苦以泄之，厚朴、半夏、生姜之辛以散之，人参、白术之甘温以补之，茯苓、泽泻之咸淡以渗之。至若有邪有滞而痞者，实痞也；有胀有痛而满者，实满也，实则即宜消散。无物无滞而痞者，虚痞也；无胀无痛而满者，虚满也，虚则即当温补。又，东垣曰：痞满，血症也。下多亡阴，谓脾胃之阴亡也；心主血，心虚而邪陷于血之分，故致心下痞。宜理脾胃，以血药治之。若全用气药，则痞益甚；而复下之，气愈下降，必变中满鼓胀矣。用气药治痞而不效者，未明此理也。

橘连枳术丸 补脾和胃，泻火消痰。

① 丸：原作“九”，据文义改。

白术三两　枳实一两，去穰，面炒　陈皮一两　黄连一两，酒浸炒

为末，荷叶煮汤，打米糊为丸。食后白汤下五六十丸。

按：易老枳术丸，方用白术二两补脾，枳实一两消痞，取其补多消少。至东垣加橘皮一两以和胃，名橘皮枳术丸，则补消相半也。今更用白术三两，枳实、陈皮、黄连各一两，名橘连枳术丸，仍补多消少，又兼清热，丹溪云：心下痞，须用枳实、黄连是也。

本方加赤芍药一两五钱（酒炒）、人参、木香各五钱，亦炒，名平补枳术丸。

加味二陈汤　治因痰气郁结，或饮食停滞而痞满者。

陈皮　青皮各二钱　白茯苓　半夏　楂肉各三钱　炙草一钱　木香二钱，剉末，对服　砂仁二钱，姜汁水炒　黄连二钱，姜汁水炒　枳实二钱，面炒

东垣平胃散　治脾胃不和，不思饮食，心腹胁肋胀痛呕恶，体重湿胜，气滞作痞等症。

苍术米泔浸炒，四钱　陈皮三钱　厚朴三钱，姜汁炒　甘草一钱五分，蜜炒

姜、枣煎。

如小便不利，加茯苓、泽泻；如饮食不化，加神曲、麦芽、枳实；如胃中气痛，加木香、枳壳、香附；脾胃困倦，加人参、黄芪；如有痰，加半夏、茯苓；如便结不通而痞满，加大黄微利之；如脉大内热，加黄连、黄芩。

实滞之痞，当察其所因而治之。或有食滞未消者，宜用前方去黄连，加香附、厚朴、神曲、麦芽之类；若因湿气而痞者，宜平胃散之类；若因生冷寒滞而痞，宜平胃散加炒干姜、木香之类；若外感风寒，内停饮食而痞满者，宜藿香正气散之类，择其相宜而用之。

虚滞之痞，或过于忧思，过于劳倦，或饥饱失时，或脾胃素弱，误服寒凉克伐之药，以致重伤脾气，不知饥饿，不思饮食。诊其脉则反弱无神，察其形则色衰气怯，是皆脾虚不运而为痞也，

通宜四君子汤加山药、扁豆、炒干姜、当归之类。若命门真火虚而不能生土者，通宜六味回阳饮加白术、八味地黄丸之类，此塞因塞用之神法也。

藿香正气散见伤寒门

四君子汤见补益门

六味回阳饮见中风门，依本方加白术

八味地黄丸见补益门

泻痢症

察《内经》有言飧泄者、濡泄者，皆泄泻也。有言肠澼者，即下痢也。然痢之初作，必由于泻，此泻之与痢本为同类，但泻浅而痢深，泻由水谷不分，出于中焦；痢以脂血伤败，病在下焦。在中焦者，湿出脾胃而分于小肠，故可澄其源，所以治宜分利。在下焦者，病及肝肾大肠，分利不及，故宜调理真阴。其阴阳虚实最当详察，若实热之症，脉必滑实有力，形气亦强，此属阳也。腹痛后重，小便短少，口渴喜冷，大肠口燥结，是为挟热下痢，宜香、连、大黄、芩、芍、枳壳、槟榔清利荡涤之剂，趁其初起，人强积重而行之。若虚寒之症，脉必细弱无神，形气亦微，此属阴也。腹痛，口不大渴，喜热饮，小便清长，身不热，腹喜热手熨者，是为挟寒下痢，须理中、姜、桂温之。至于初起受病，古人谓多由夏秋之际暑湿伤脾所致。或兼饮食复伤，原系热痢，迁延日久，各症不减，或反加重，理当别治，须用补中益气一升一补，倍加参、芪温补。如小腹重坠，切痛奔豚，此兼属少阴症，急加吴茱萸、肉桂、破故纸、肉豆蔻，甚则加附子。如有纯血者，加干姜（炒黑），虚回而痢自止。若必待血清痢止而后补，补亦晚矣。

经曰：痢因于湿，湿生于土，诚是也。人谓赤为热，白为寒，非确论也。果则赤白相兼者，岂寒热同病乎？必以见症与色脉辨之，而后寒热不淆也。须知寒者必虚，热者必实，更以虚实细详之，而寒热愈明耳。胀满恶食，急痛惧按者，实也；烦渴喜冷饮，畏热者，热也；脉强而实者，实也；脉数而滑者，热也，外此则

属寒矣。然相似之际，尤当审察。如以口渴为实热，似矣；不知凡系泻痢，必少津液，液亡于下，则津涸于上，安得不渴？更当以喜热喜冷分虚实也。以腹痛为实热，似矣；不知痢出于脏，肠胃必伤，脓血剥肤，安得不痛？更当以痛之缓急、按之可否、腹之胀与不胀、脉之有力无力分虚实也。以小便之黄赤短少为实热，似矣；不知水从痢去，溲必不长，液以阴耗，尿因色变，安得不小便赤少？更当以色之泽与不泽、液之涸与不涸分虚实也。以里急后重为实热，似矣；不知气陷则传运不健，阴亡则肠润乃枯，安得不里急后重？更当以病之新久、质之厚薄、脉之强弱分虚实也。细辨候之虚实，更察脉之盛衰，则病无遁情矣。至痢之红白色者，果何谓也？盖五行之理，热因火化，寒因水化，惟湿土寄于四季，从乎火则阳土有余而湿热为病，从乎水则阴土不足而寒湿生灾，可见湿为内主，而寒热为之外因。白者，寒滞肠胃之气道，即湿热中之冷化也；红者，热伤肠胃之血络，即湿热中之热化也。治痢大法，始宜推荡，如初起小腹胀满，实热闭涩之类；久当温补，而尤宜以顾胃气为主。盖百病以胃气为本，而于痢为尤切，故能食者轻，不能食者重，绝不食者死。是痢之赖于胃气者如此其重矣，而尤莫要于补肾阴。盖痢属脾肾二经，夫肾为胃关，开窍于二阴，未有久痢而阴不亡者，未有阴亡而肾不虚者。故欲治痢而不治肾阴者，非其治也。溪尝治脾肾虚弱之人，无论泄泻，经月弗止，又不论或红或白痢疾，一切真火衰败，阴寒等症，悉以此方投之，无不捷效。方名归元饮。

丹溪曰：世人每用涩药治泻，不知虚者、久者或可用之。若初得之者，必变他症，为祸不小。盖泻多因湿，惟分利小水最为上策。李时珍曰：血痢已通而痛不止者，乃阴亏气郁，药中加川芎，气行血调，其病立止。

丹溪曰：里急者，腹中不宽快也。亦有虚坐而大便不行者，皆为血虚也。虽当补血，亦必兼以补气，盖气有生血之功也。

里急者，腹痛积滞也。后重者，下坠气滞也。

薛立斋曰：凡久泻脾胃虚弱，或作呕，或饮食少思，属脾胃虚弱，用四君子加半夏、木香。或腹痛，属脾胃虚寒，用六君加炮姜、木香。又，立斋曰：若久泻，肠胃滑泄不禁，用补中益气合四神丸。

若久泻，大肠虚滑不禁者，须于补剂中加乌梅、五味、粟壳之类以收之。

凡水泻，脉实大，或皮寒气少，水浆不入，大孔直出无禁止，下泻而上咳嗽，皆难治也。

湿泻，宜胃苓汤之类以分清浊；寒泻，宜理中、附子之类；飧泄，系完谷不化，土衰木盛，清气下陷，宜升阳益胃汤加白芍去黄连不用，或补中益气汤；脾泻，系脾虚腹满，食后即泻，宜参苓白术散；肾泻，或每至早晨行泻数次，宜四神丸、八味丸；食泻，形气实者，宜保安丸或大承、化滞等药下之；形气虚者，宜枳术、平胃等消导之。

书载大瘕者，即今之痢疾也。岐伯曰：肠澼便血，身热则死，寒则生；肠澼下白沫，沉则生，浮则死。《脉经》曰：肠澼下脓血，脉沉小，流连者生；数急且大，有热者死。及手足厥冷无脉，脉去不还，唇如朱红者，下如鱼脑者，下纯血者，下如屋漏水者，肠疼渴喘，体肿如吹者，久痢舌黑者，五脏伤也。久痢舌黄者，脾气败也。并皆不治。此因外受风暑湿蒸之气，内伤生冷饮食过度而生也。白痢伤气，红痢伤血。白痢自大肠来，大肠与肺为表里，肺主气，故伤气；红痢自小肠来，小肠与心为表里，心主血，故伤血。虚者少气，气无壅滞故痛亦微；热者多实，性急不得舒通故窘痛之甚。至后坠下迫肛门，有虚有实，若粪出坠止，为粪前坠，乃滞也，系实坠；粪出更坠，为粪后坠，非滞也，系虚坠。初痢多属湿热，久痢多属虚寒也。

有一等阴虚似痢者，即五泄中大瘕泻是也。其症红白相杂，里急后重，悉似痢疾。必小便短涩而痛，或欲小便而大便先脱，或欲大便而小便自遗，两便牵引而痛，此肾虚之危症，急以八味地黄加补骨脂、肉豆蔻、阿胶，兼理中汤加升麻、桂、附，相继间服，庶可换回，世以痢药致毙者，不可枚举。

有一等噤口痢者，汤药入口随出，多因实热逆冲胃口，胃气伏而不宣。形气实而可下者，以大黄黄连汤下之；不堪下者，用黄连以吴茱萸炒过，拣去茱萸，人参、石莲子肉等分，糯米一撮，煎浓，加生姜汁徐徐服之，下咽即好。外用王瓜藤茎叶（经霜者）烧灰，香油调纳脐中，即有效也。

有一等寒气逆上者，无积无火，因脾肾两虚，不能饮食者，宜速用附子理中汤加熟地、肉桂、吴茱萸，以温救之。

有一等五色痢者，湿热蒸腐，脏腑五液俱下，故其色皆见于外，极危症也。须用金银花、酒炒黄连、归、芍、木香、乳香之类，清热解毒和血主之。

有一等休息痢者，时发作，时停止也，经年屡月不愈。此系寒积在大肠底，诸药所不到。用巴豆五钱，滚水泡去心膜，捶去油，黄蜡五钱，以火酒少许炖化，合巴霜为丸如大黄豆大。空服，白滚水吞二丸，微泻一次。不泻，加服一二丸，再不复发。此亦通因通用之法也。

按：五色、休息二痢，或因用止涩药太早，或因滞热下之未尽，蕴于肠胃，伤脏气也。诊其脉若有力，虽日久仍当攻也。其余治法与诸痢同。

凡痢疾多痛，痛之甚者，当于药中稍加木香，剉细末对服，以顺气；或加当归以和血，俟痛稍减，去之。盖恐木香耗气，当归滑肠也。若寒在下焦而痛者，宜加吴茱萸。其或不甚痛者，勿庸治痛，但治其痢，痢止则痛自解也。

一孕妇，疟痢两病，医治两月余，疟止而痢愈甚，又加腹痛，饮食少进。养葵视之，曰虚寒也，以补中益气汤加姜、桂，一服痢止大半，再一服而反疟病大作，主人惊恐，赵养葵曰：此吉兆也，向者疟之止，乃阴盛之极，阳不敢与之争。今服补阳之剂，阳气有权，敢与阴战，再能助阳之力，阴自退。听方中加附子五分，疟痢齐愈。大服补剂，越三月产一子，产后甚健。故应犯而犯，似乎无犯。

胃苓汤 治泻痢阴阳不分。

茯苓　猪苓　陈皮各三钱　白术三钱，土水炒　泽泻三钱，盐水炒　苍术三钱，米汁水炒　肉桂　甘草各一钱　厚朴三钱，姜汁水炒

生姜红枣煎。

感应丸　治新旧冷积并妙。虽有巴豆，不令人泻，服之积消痢止。

南木香　肉豆蔻　丁香去盖，各一两五钱　干姜炒黄，一两　百草霜取常烧草人家者，研细，一两　巴豆七十粒，滚水泡去皮心膜，研去油　杏仁一百四十粒，去皮尖，研细

前四味为末，外入百草霜、巴霜、杏仁霜同研匀，用好黄蜡六两溶化成汁，以重绢滤去渣，更以好酒一碗，于砂锅内煮，蜡数沸倾出，酒冷，其蜡自浮于上。取蜡四两，用好香油一两，铫内熬令香熟，次下蜡，同化成汁，就铫内乘热和煎药为丸如豆大。每服三十丸，姜汤空心送下。

赵养葵、李时珍并言其神效。

保安丸　治食过度，损伤脾胃，胀满疼痛，口渴恶食，小便赤涩。无论大人小儿，均可服之，以消积滞，则水泻自愈。

香附醋炒，一两　缩砂仁姜水炒，一两　干姜五钱，炒黄　青皮醋炒，五钱　陈皮　三棱　莪术　炙甘草各五钱

共为末，面糊丸。白汤化下。

四神丸　治久泻肠滑。

补骨脂四两，炒香　五味子二两，炒　肉豆蔻二两，面裹煨　吴茱萸一两，水泡洗，炒

上为细末，生姜、枣肉为丸，米饮下。

香连丸　治下痢赤白，腹痛，里急后重。

黄连二十两，吴茱萸十两同炒，去茱萸用黄连　木香四两八钱，不见火

为末，醋糊丸如椒目大，米汤下。

参连开噤散　治噤口痢，不能饮食，舌赤唇红，为喜饮冷。急宜此方救之。

人参　川黄连　石莲子肉各等分

上为细末，米饮调下。

新方归元饮 治泻经月不愈，真火衰败，脉色少神。无论红白痢疾，服凉药愈至危者，服此无不立效。

熟地一两 山药四钱 白术四钱，米汤炒黄色 附片三钱 干姜三钱，炒黄色 枣皮三钱，酒浸洗 肉豆蔻面煨，二钱 故纸三钱，青盐一钱，对水炒

如小腹寒痛者，加吴茱萸三钱，水浸洗，炒；如气虚者，加人参三五钱尤妙。

四君子汤见补益门

补中益气汤见补益门

升阳益胃汤 治脾胃虚，怠惰嗜卧，四肢不收。时值秋燥令行，湿热方退，体重节疼，口干舌燥，饮食无味，大便不调，小便频数，食不消。兼见肺病，洒淅恶寒，惨惨不乐，面色不和。

羌活 独活 防风 柴胡 人参 白术 茯苓 甘草 黄芪 白芍 半夏 黄连 泽泻 陈皮

各等分，水煎服。

吴崑曰：脾土虚弱，不能制湿，故体重节痛；不能运化精微，故口干无味。中气既弱，传化失宜，故大便不调，小便频数也。洒淅恶寒，肺弱表虚也。面色不乐，阳气不伸也。是方半夏、白术能燥湿，茯苓、泽泻渗之，二活、防风、柴胡能升举清阳之气，黄连疗湿热，陈皮平胃气，参、芪、甘草以益胃，白芍酸收用以和营，而协羌、柴辛散之性。盖古人用辛散必用酸收，所以防其峻厉，犹兵家之节制也。

此方若用治感寒湿飧泄，于本方去黄连、白芍，倍加①。

八味丸见补益门

理中汤即补益门附子理中汤

大承气汤见伤寒门

大橘皮汤 治湿热内甚，心腹胀满，水泻，小便不利。

① 倍加：此下疑有脱文。

橘皮　槟榔各二钱　滑石　茯苓　猪苓　泽泻　白术制，各三钱　官桂　甘草各八分

生姜引。

柴苓汤　治身热烦渴泄泻。

白术制　茯苓　泽泻　柴胡　猪苓　黄芩

援绝神丹　此方不论红白痢疾，通治。

白芍　当归各五钱　枳壳　槟榔　甘草各二钱　滑石研，三钱　萝卜子一钱，研　广香一钱，剉末，对服

水煎服。一剂减，二剂止，接连三剂痊愈。

一治水泻用

白术一两，陈土水炒　车前子五钱

一治血痢用

白芍　当归各五钱　萝卜子三钱，研细　枳壳　槟榔　甘草各三钱　车前仁三钱　黄连二钱　广香另剉细末，二钱，对服

香连化滞汤　治赤白痢疾初起，积滞不行，里急后重，腹痛等症，宜先用此下之。

归尾　白芍　黄连　黄芩　黄柏　枳壳　槟榔　甘草　大黄酒炒　滑石研　广香剉细末，对服

七德丸　治生冷伤脾，初患泻痢，腹痛。

广乌药　吴萸盐水炒　黑姜　苍术　广香磨　补骨脂　茯苓　吴曲

胃关煎景岳方　治脾肾虚寒作泻，或至久泻，腹痛不止，冷痢等。

熟地五钱　山药三钱　白扁豆炒，三钱　炙甘草　黑姜各二钱　吴萸一钱　白术制，三钱

泻甚者，加肉豆蔻（面制）、故纸；气虚势甚者，加人参；四肢厥冷，小便清利，加附片；腹痛，加木香、厚朴；滞痛不通，加当归；滑脱不禁，加乌梅或五味；若肝邪侮脾者，加肉桂。

斗门方　治赤白痢，或下血片，及噤口恶痢等症。

黑姜四钱　粟壳蜜炙，八钱　地榆头　炙甘草各六钱　白芍三钱

黑豆炒去皮，一两五钱

白术圣散子《良方》　治一切泻痢久不瘥，并妇人产后痢疾。

白术制　砂仁姜炒　当归醋炒　肉豆蔻面制　黑姜　广皮　炙甘草　石榴皮　诃子肉　白芍各等分

补中益气汤　治气虚下白痢，或水泻将愈。

方见前补阵内，照本方去柴胡、当归，加北五味、白茯苓、白芍（酒炒）、吴萸、姜、枣。

清流饮　治阴虚挟热泻痢，或发热，或喜冷，或下纯红鲜血，或小水痛赤等症。

生地　芍药　茯苓　泽泻　当归各二钱　甘草　枳壳各一钱　黄芩　黄连各一钱五分

如热甚者，加黄柏；如小水热痛，加栀子。

一治土败木贼，腹痛泄泻不减，用此方汪讱庵

白术土炒，三两　白芍酒炒，四两　陈皮炒，一两五钱　防风一两

久泻加升麻（蜜炙）五钱。或煎、或丸均可。

真人养脏汤　治大人小儿冷热不调，下痢脓血，里急后重，脐腹痛，脱肛毒①，便毒。

人参　当归　肉桂　木香　白术土炒　粟壳蜜炙　肉豆蔻面制　诃子肉　白芍

脏寒加附片。

参苓白术散　治久痢，脾胃虚弱，不进饮食，呕吐泄泻。此方能开胃助脾。

人参　茯苓　白术土炒　扁豆炒，去壳　山药　莲肉　砂仁姜汁炒　炙甘草　桔梗　苡仁

姜、枣引。

若噤口痢，加石莲肉、石菖蒲。

一方治休息痢经年不愈，百药不效。用鸦胆子敲去壳，取全

---

① 毒：此字疑衍。

仁，碎者不用，用枝元①肉包之，小儿一包三粒，包十包用三十粒；大人一包五粒，包十包用五十粒，紧包，空心白汤吞下。俟大便行时，有白冻如鱼脑者，即冷积也。如白冻未见，过一二日再进一服，或微加数粒，此后不须再服。服时忌荤酒三日，戒鸭肉一月，永不发矣。倘次日肚中虚痛，用白芍一支，甘草一支，俱重三钱，纸包水湿，火内煨熟，捶烂煎汤，服之立止，此秘方也。

① 枝元：即枝圆，四川地区对龙眼肉的称呼。

卷　六

心腹痛

真心痛者，面色黑，指甲青，四肢厥冷至节，死证也。兹云心痛者，以其在心之部位而名也。如横满连胸，名肺心痛；下连胃脘，名胃心痛；连脐，名脾心痛；连腰，名肾心痛；连少腹，名大小肠痛；连胁，名肝心痛；时疼时止，呕吐清水，名虫心痛；中恶腹痛，名疰痛；寒邪外干，名中寒痛。悸心痛，水停心下，属饮也；思虑伤心，属伤也。停食痛、停水痛、停痰痛、胃火痛、气滞痛、血瘀痛，皆不死之证也，当分门施治。但痛因寒者十居八九，因热者十惟一二，何也？寒则凝滞，凝滞则气逆，气逆则痛；而热则流连，虽亦有因燥结热闭作痛，必有烦热焦渴，秘结淋涩等证。可见诸书多以诸痛属实，痛无补法，又谓痛随利减，通则不痛为不易之法，不知形实病实，便闭不通者，乃为相宜；若形虚脉弱，食少便泄者，岂容混治？须知痛而胀闭者多实，不胀不闭者多虚；拒[①]按者为实，可按者为虚；痛不移者为血，痛无[②]定者为气；喜冷者多实，喜热者多虚；饱则甚者多实，饥则甚者多虚[③]；脉实气粗者多实，脉虚气少者多虚；新病年壮者多实，久病年衰者多虚；补而不效者多实，攻而愈剧者多虚。脉之弦大者痛在经，脉之沉微者痛在脏。表虚而痛者，阳不足也，非温经不可；里虚而痛者，阴不足也，非养营不可。上虚而脾伤也，非补中不可；下虚而脾肾败也，非温补命门不可。不得拘泥痛无补

① 拒：原作"拘"，据《冯氏锦囊秘录·杂证大小合参·卷七·方脉心脾病合参》改。

② 无：原作"为"，据《冯氏锦囊秘录·杂证大小合参·卷七·方脉心脾病合参》改。

③ 虚：原作"厥"，据《冯氏锦囊秘录·杂证大小合参·卷七·方脉心脾病合参》改。

法之例，运用之法，总贵因机达变。诸病之虚实辨之于脉者易，惟心腹痛证则有大有小，其脉多有难辨。虽滑实有力者固多实邪，虚弱无神者固多虚邪，此其常也。然暴病之极者，每多沉浮细涩，最似极虚之候：不知气为邪逆，则脉道不行而沉浮异常，此正邪实之脉。然于沉伏之中细审之，必有梗梗然弦紧之意，此必寒邪阻遏阳气者多有是脉，若火邪作痛则不然也。凡见此者，不得因其细极微极，便认为虚脱，妄用补剂，必大误矣。辨此之法，但当察其形气，以见平素之强弱；问其病因，以知新病久病及何所因而起。大都暴病痛急而脉忽细伏者，多实邪，久病痛缓而脉本微弱者，为虚邪。临证者细维察辨，自可得其梗概矣。

丹溪曰：草豆蔻一味，性温能散滞气，利隔上痰。若果因寒而痛者，用之如鼓应桴；若湿郁结痰成痛，服之多效；若因热郁而痛者，宜以凉药兼之，如芩、连、栀子之类，其效尤捷。东垣草豆蔻丸治寒厥心痛，大获奇效，若系久热郁热已甚者，诸香燥药又断不可用也。丹溪曰：心痛即胃脘痛，虽日数多，不吃食，不死；若痛方止，便吃物，还痛，必须三五服药后，方可渐渐吃物。

痛甚者，脉必伏，用温药附子之类，不可骤用参、术。

心痛，用栀子并劫药止之。若又复发，可用玄明粉，一服立止。

脉坚实，不大便者，下之。

景岳治一人，因食面，小腹下至右角间停积坚突，大如鹅卵，其痛至剧，诸药不效。景岳曰：面毒非大蒜不杀，气滞非木香不行。今积在小腹右角，又滞深道远，非精锐之向导不能达。乃用火酒磨木香，令其嚼生蒜瓣，而以香酒送之，一服后觉痛减，三四服后渐愈，乃知饮食下行由少腹下右角间，而后出于广肠也。

巢氏《病源》曰：凡腹中痛，其脉当沉弱。今沉反洪大者，是蛔虫也。

丹溪云：凡治虫病，服药宜上半月，虫头向上易治，下半月，虫头向下难治。

徐东皋云：治虫虽有方，不知其法，亦不效。凡欲下虫，必先一日不食，次早五更用油煎肉嚼之。良久，腹内虫闻肉香，皆头向上而欲食，乃以鸡蛋煎饼和药嚼而食之，须臾服老火葱头根须煎汤以助药力下行。不逾时而虫俱下，然后以白粥补之，随服补剂调理脾胃，而疾可悉愈。

凡虫痛证，时作时止，来去无定，或呕吐青黄绿水，或吐虫，面色或青或黄或白，而唇则红，然痛定则能饮食者，便是虫积之证，速宜逐之。

化滞丸见积聚　此丸内有黄连，能攻热积。

备急丸　此方有干姜，能攻寒积，心腹作痛如锥，及胀满；并卒暴百病，中恶客忤，口噤卒死，皆治之。

巴霜　大黄　干姜

俱为末，各等分和匀，炼蜜为丸，石臼内杵千余下如泥，丸如小豆大。夜卧时温水下一丸，气实者加一二丸。如卒病，不计时服；如卒死，灌之；如急，作散用亦可。

清中汤　治火痛，四肢手足心热，脉来数。

黄连二钱　栀子二钱，姜水炒　陈皮　茯苓各一钱五分　半夏一钱　草豆蔻七分　甘草五分

姜水煎，食前服。

术附汤　治寒厥暴痛，脉微细弱。

甘草炙，一两　白术四两，炒　附子一两五钱

每用五钱，姜、枣、水煎服。

手拈散　治心脾气痛。

延胡索研　真五灵脂　草果　没药制

各等分为末。每服三钱，用热酒调下。

理中汤　治阴寒腹痛，呕吐脉迟，手足厥冷。加附子名附子理中汤。

人参　白术土炒　干姜炒黄　炙甘草　附子制

若中脘停寒，喜辛物，入口即吐即哕，加丁香或广香、胡椒、生姜。

良香槟榔散　治心气痛，不拘男妇小儿，并用。

槟榔　良姜各一钱　香附一钱五分

三味为细末。姜汁水调服，或热酒调服。

治心痛奇方　用烧铁浮起白沫如枯矾样者，研极细末，白汤调服二分，不愈再一服，永不再发。

温脾散　治饮痰生冷果菜停留中焦，心脾冷痛。

干姜炒黄　厚朴姜汁炒　草果煨，去壳　缩砂仁　炙甘草　神曲　麦芽　陈皮　高良姜炒

各等分，为末。每服三钱，淡热盐汤点服。

梅硫丸　治心气痛，服辛剂反甚，改服酸剂。

冰梅即乌梅。去核，一个　生硫黄

为末捣匀，可丸为度，作一丸。白汤下，立愈。盖梅味酸，硫黄性热，以酸热收散寒之气。

愈痛散　治心脾气痛。

五灵脂去沙石　延胡索　蓬莪术　当归　良姜炒　槟榔

各等分，为末。每服三钱，白汤下。

桃灵丹　治气血积滞诸痛。

桃仁一两，半生半炒　青皮　广皮　延胡索　五灵脂各五钱，去沙石沉香　广香二味不见火，各三钱　乳香　没药二味瓦片炒去油，各三钱

共为末。九种心疼，淡醋汤下；绞肠腹痛，淡盐汤下；食积瘀血痛，酒下。

二香荔皂散　治心腹胃脘疼痛，诸药不效；并治小腹疝气痛剧。

荔枝核五钱，炒微焦　广香三钱，不见火，另研细　大茴香五钱，炒　牙皂烧存性，以烟将尽为度，另研细，一钱五分

共为细末。每服一二钱，白汤调下，屡触屡发者，数服除根。屡用奇效。

遇仙丹　追虫逐积，消癖①利痰，小儿多虫者宜服。

① 癖：原作“澼”，据《景岳全书·古方八阵·攻阵》改。

黑丑头末一两　槟榔一两，半生半炒熟　三棱五钱，醋炒　蓬术五钱，醋炒　牙皂烧存性，另研末，二钱　大黄三钱，酒炒　广香另研末，不见火，二钱

共为细末。每服小儿一钱，大人二三钱，砂糖汤送下，空心服。

按：此方若加苦楝根皮一两半以杀虫，更妙。苦楝皮须取东引不出土者，刮去粗皮，取内白皮用，或以苦楝根皮熬水，打米糊将前药末为丸桐子大。每服二三钱，四更砂糖汤下。

兵部手集方　治心痛十年、五年者，随手效。

用蒜以醋煮熟，顿服，再不发。

祛痛散　治诸般心气痛，连及胸胁，或小肠吊疝，及妇人血气刺痛。此方屡用神效。

青皮　五灵脂　川楝　山甲炒，捣碎　槟榔　沉香剉末，对服　大茴　延胡索捣碎　没药瓦炒，去油　广香剉末，对服　良姜　砂仁姜汁水炒

乌药散　治血气壅滞，心腹作痛。

乌药　当归　青皮各三钱　莪术三钱，醋炒　肉桂二钱　桃仁二钱，捣碎　广香二钱，磨对服

或共为细末，热酒调下。

姜桂汤　治腹痛脉沉迟者，属寒痛也。

干姜三钱，炒黄　肉桂　良姜　吴萸各二钱　枳壳二钱，炒　陈皮三钱　砂仁二钱，姜汁炒　香附三钱，捣碎　炙草一钱　广香二钱，磨对服　苍术二钱，米汁炒　延胡索三钱，捣碎，酒炒

芍药丸　治饮食无节，或因生冷致伤脾胃，凡有所触，即为腹痛，或为胀满减食等证。方见诸气。

干漆丸　治九种心痛，腹胁积聚滞气。

干漆二两，捣碎，炒煅烟尽，研细醋煮，面糊丸如桐子大。每服十五丸，热酒送下，日进三服。或加蒲黄、五灵脂各一两各①

① 各：此字疑误。

钱，亦妙。

胁痛

胁痛之病，本属肝胆二经，以二经之脉皆循胁肋故也。若忿怒疲劳①，伤血，伤②气，伤筋，或寒邪在半表半里之间，此本经之病，宜直取本经。若以焦劳忧虑而致胁痛者，此心肺之所传也；以饮食劳倦而致胁痛者，此脾胃之所传也；以色欲内伤，水道壅闭而致胁痛者，此肾与膀胱之所传也。自他经而传至本经者，又当清其源也。至伤风寒者，脉多浮弦而数；有食者，脉多沉弦而伏；有火者，脉多洪滑而数；痰饮者，脉弦滑或结促；死血者，脉沉而涩；虚弱者，脉弦而细数或大而无力，亦当条分明析。经曰：左右者，阴阳之道路，气之所终始也。又曰：肝木气实则胁痛。夫实者，指邪气而言，邪气盛则实是也。如诸书有谓左痛属肝位，为血病，右痛属肺位，为气病，非也。夫人左右皆有气血，不当以此为辨，但当以有形无形辨之。盖气病流行而无迹，或突聚而突散；血病有形而不移，或坚硬而拒按。虽云有形之证，亦皆由气滞而来，故治此证，无论是血是积，皆当以理气为主，气行则血自行矣。

左胁痛则肝经受邪，宜柴胡疏肝散。右胁痛为肝经移殃于肺，宜推气散。食积痛，凡痛有一条扛起者是也，宜大和中饮。胁痛多怒，或脉见沉实而涩，有瘀血，宜桃仁、红花、柴胡、青皮、大黄、滑石。去气滞必用青皮，乃肝胆二经之药。若痰饮停伏，胸胁痛，宜导痰汤加白芥子。若因外感，邪在少阳胆经，身发寒热而胁痛，宜小柴胡汤，或河间葛根汤。若虚寒作痛者，宜用辛温补剂加调气药。

溪治一妇人，患两胁胀痛，不思饮食，知其肝脾血虚，郁怒所致。以逍遥散加川芎、香附、缩砂仁而愈。谚云：香附、砂仁，

---

① 疲劳：原作“脾劳”，据《景岳全书·杂证谟·胁痛》改。
② 伤：原脱，据《景岳全书·杂证谟·胁痛》补。

妇人之至宝；山药、茯蓉，男子之佳珍。其斯之谓欤。

柴胡疏肝散 治胁肋疼痛，寒热往来。

陈皮三钱，醋炒 柴胡三钱 川芎 枳壳炒 芍药各一钱 甘草炙，一钱 香附二钱，捣碎

推气散 治右胁痛。

片姜黄 枳壳面炒 桂心各五钱 炙甘草二钱

为末。每服二钱，姜汤下。

大和中饮见呃逆

导痰汤见嗳气

小柴胡汤见伤寒

河间葛根汤 治寒邪在经，胁下疼痛难忍。

葛根 桂枝 防风各三钱 川芎二钱五分 北细辛 麻黄 芍药 人参各二钱 炙甘草一钱 枳壳二钱，炒

生姜引。

逍遥散古方，见伤寒门

枳壳煮散 治悲哀烦恼伤肝，两胁骨痛，筋脉紧，腰脚重滞，筋急不能举动。此药大治胁痛。

枳壳四钱，炒① 细辛 葛根各二钱 川芎一钱半 桔梗 防风各三钱 甘草一钱

姜、枣煎服。

柴胡泻肝汤 治郁怒伤肝，左胁痛。

柴胡 当归各三钱 青皮 芍药各二钱半 黄连 山栀 龙胆草各二钱 甘草一钱

水煎服。

桃仁化滞汤 去瘀血，治胁痛。

桃仁十八个，捣碎 红花 川芎 柴胡 青皮各一钱六分 芍药二钱 香附二钱，捣碎 归尾三钱

水煎服。

---

① 炒：此下原衍一“地”字，据文义删。

左金丸 治肝经火实，左胁满痛。夫肝木居于左，肺金处于右。左金者，谓金令行于左而平肝木也，盖黄连泻心火而不使乘金，则肺得清肃而肝有所制矣。

黄连六两，炒 吴茱萸一两，盐汤泡洗

为末，水发为丸如椒目大。白滚汤下。

当归龙荟丸 治肝经实火，两胁痛要药。或大便秘结，小便涩滞，胸膈作痛，阴囊肿胀，及一切躁热狂越，惊悸不宁等证。

当归 龙胆草 栀子仁 黄连 黄柏 黄芩 青皮各一两 芦荟 大黄 青黛 柴胡各五钱 广香二钱 麝香五分，另研

上为末，神曲糊丸桐子大。每服三四十丸，姜汤、白汤任下。

六味地黄丸 加柴胡、当归，治色欲损肾，怒气伤肝，两胁胀痛。方见补益门。

枳芎汤 治左胁痛，系有瘀血轻者，宜用此方。

枳壳四钱，炒 抚芎三钱 郁金三钱 甘草一钱

外治法

用白芥子三四两，研细末，醋、滚水各半调敷痛处，取辛散消痰。或吴萸研细，醋、滚水各半调敷，取热能流通。或用韭菜叶捣烂炒熨，取其辛能开郁逐瘀。

大温中饮见伤寒门 治元气虚弱之人，阴寒外闭，邪不能解而胁痛畏寒，宜此方主之。

腰痛

经曰：腰者，肾之府，转摇不能，肾将惫矣。盖肾与膀胱为表里，在外为太阳，在内属少阴，又为冲任督带之要①会，则腰痛一证，实以少阴为主，然有内因、外因、不内外因之别。旧有五辨：一曰阳虚不足，少阴肾衰；二曰风痹风寒，湿著腰痛；三曰劳役伤肾；四曰坠堕损伤；五曰寝卧湿地，其说已详。而景岳更增以表里虚实寒热之论，尤为详悉。夫内因治法：肾脏之阳亏，

① 要：原作“卑”，据《景岳全书·杂证谟·腰痛》改。

则益火以消阴翳；肾脏之阴虚，则壮水以制阳光。外因治法：寒湿伤阳者，用辛温以通阳泄浊；湿郁生热者，用苦辛以胜湿通气。不内外因治法：劳役伤肾者，以先后天同治；坠堕损伤者，辨伤之轻重与瘀之有无，其间有宜补宜散，宜温宜清，要贵因症制方。至于疼痛，不特腰也，大凡诸痛，因于寒者十之七八，因于热者不过十之一二而已。如欲辨其寒热，但审其痛处，或喜寒恶热，或喜热恶寒，斯可得其情矣。诸书谓通则不痛，此通字勿误认为攻下通利讲。所谓通者，用流通气血之药，勿使寒凝收涩之品是也。然必辨其在气分、血分之殊，在气分者，但行其气，不必病轻药重，攻动其血；在血分者，则必兼乎气治，所谓气行则血随是也。若症之实者，气滞血凝，通其气可散其血则愈；症之虚者，气衰不能充运，血虚不能滋荣，治当养气补血，而兼寓通于补，或佐以外治之法，如针灸、熨洗、按摩、导引之类，则尤易奏功。凡患腰痛极甚，而面色忽红忽黑，是为心肾交争，难治之证也。

腰痛脉法大略：脉大无力为虚；弦为阴虚；涩为瘀血；沉滑为痰；濡弱为湿；紧数为风寒。

五积散　治腰痛属寒，脉紧，腰间如冰，得热则减，得寒则增。本方去桔梗，加吴萸、桃仁、杜仲。方见伤寒门。

羌活胜湿汤　治风湿相兼，一身尽痛。

羌活　独活各三钱　藁本　防风各二钱　蔓荆子捣碎　炙甘草　川芎各一钱

如身重腰痛沉沉然，经有寒也，加防风（酒炒）一钱、附子一钱。

加减大分清饮　治邪火蓄结腰间，痛不可忍，六脉洪滑，烦热口渴，二便秘涩。

猪苓　泽泻　茯苓　木通各三钱　栀子四钱　枳壳　车前子各二钱　黄柏　龙胆草各三钱

此湿热利而痛解之义。

人参败毒散　治风热腰痛。凡外感腰痛，属阴者宜五积散，属阳者宜本方。本方见伤寒门。

独活寄生汤 治肾虚寒湿，腰脚疼痛。方见痹证。

当归地黄汤 治真阴亏损，精血衰少，腰膝疼痛等证。

熟地六钱 当归 山药 红枸杞 杜仲各三钱 牛膝二钱 枣皮一钱半，酒炒 炙甘草一钱

新方有情丸 专治肾虚腰疼。

故纸一两，青盐三钱，对水炒 菟饼一两，温补腰肾 鹿茸羊油炙，二两，另为末。取此补精气，去恶血 杜仲一两，青盐三钱，对水炒。能治腰疼 肉苁蓉先用米汁水浸洗淡，再用酒洗，用一两。取其味重性滑而降，兼暖腰膝 硫黄能除冷风顽痹，温补命门真火。须火溶化即投水中去毒，研细，五钱

上各细末，以羊肾子一对，猪腰子一个，酒煮好，去膜，杵如泥，和药末捣匀，丸如桐子大。每服六七十丸，温酒、盐汤任下。用羊肾、猪腰者，羊乃火畜，猪乃水畜，取一水二火血肉有情之品，同气相求相济之义也。

通经丸方出《本草》 治内实腰痛。

黑丑二两，半生半炒，为细末 硫黄火中溶化即投水中去毒，研细末，一两

共和匀，细麦面为丸。每服五十丸。

通气散 治闪挫气滞腰痛。

广香二钱，末，对服 陈皮三钱 小茴三钱 山甲炒，捣碎，三钱 甘草一钱，炒 延胡索三钱，捣碎，酒炒 白牵牛三钱，捣碎

姜、水煎服。

活络丹方见麻木 治血瘀不移，腰痛如锥刺，日轻夜重。依方加五灵脂、麝香为丸，更妙。

新方温养肾肝丸 治肝肾虚损，腰膝疼痛。

鹿茸酥炙，二两，研细 肉苁蓉米汁浸洗，去鳞，再用酒洗，二两 当归酒洗，一两五钱 小茴一两五钱，青盐三钱，对水炒 肉桂刮去皮，一两 杜仲二两，青盐三钱，对水炒，另研末 故纸一两五钱，青盐三钱，对水炒

胡桃肉二两，捣为泥，和前药末，加蜜丸如桐子大。每服六七十丸，温酒、白水任下。

新方如神散 治气血凝滞腰痛。

当归二钱，酒炒 萆薢二钱 延胡索二钱，捣碎，酒炒 威灵仙二钱小茴二钱 广香二钱，剉末，对服 牛膝二钱，酒炒 杜仲三钱，酒炒 生姜三钱

煎水服。

白术实仁汤 治老人湿气，腰痛难伸。

白术三两，米汁水炒黄色 芡实三两，微捣碎 苡仁三两，微捣碎

水煎服。

苍柏散 治湿热腰痛。

苍术米汁炒，三钱 黄柏三钱，淡盐水炒 牛膝三钱 木瓜二钱 抚川芎二钱 杜仲三钱，生用 防己三钱，酒炒

新方熟大黄汤 治坠扑闪挫，瘀血不散，腰痛脉涩。

归须三钱，酒炒 苏木二钱 桃仁去皮尖，一钱，捣碎 牛膝三钱，酒炒 川芎二钱 羌活二钱 大黄三钱

用生姜四钱切碎，同炒焦黄色，水煎。五更空心服，取下恶血如鸡肝者即愈。

术附汤 治寒湿腰痛重冷，小便自利①。

白术炒，一两 制附子一两 杜仲炒，五钱

姜煎服。

新加青娥丸 治肾虚腰痛。益精髓，助元阳，乌须发，壮腰力。

故纸二两，炒香 杜仲二两，姜汤炒，另研 鹿茸二两，酒炙 巴戟肉二两，酒洗 小茴二两，炒 肉苁蓉二两，酒洗 胡桃肉三两，捣如泥膏 红枸杞二两

上为末，同胡桃膏和捣匀，加炼蜜为丸。

治虚寒腰痛奇方，并治胸前漏窍流汁。

---

① 利：原脱，据文义补。

好鹿茸火燎去毛，酥炙微黄，二两　生附子炮去皮脐，二两　青盐二分

共为末，红枣肉捣细和丸梧子大。每服三十丸，空心温酒下，只一料，全愈。

速效散　治腰痛不可忍。

川楝子用肉，一两二钱，以巴豆去壳五个，同炒赤色，去巴豆　小茴盐水炒　故纸炒，各一两

共为末。每服一钱，热酒调服。

新方　治肾虚湿气腰痛。

用杜仲、苡仁、芡实、山药各一两，仙茅一两五钱，米泔水浸洗，合炖猪肚或小雌鸡服，忌铁器。

头痛

头为诸阳之首以象天。六腑清阳之气，五脏精华之血，皆会于头，为至清至高之处，故为天象，谓之元首焉，言其至尊不可犯也。

凡手之三阳，从手走头，足之三阳，从头走足。若外因风寒雾露之触，内因痰火湿热之熏，痛由起矣。如外感头痛，当察三阳、厥阴，盖三阳之脉俱上头，厥阴之脉亦会于巅，诸阴至颈而还，故仲景《伤寒论》则惟三阳有头痛，厥阴亦有头痛，而太阴、少阴则无之。其辨之之法，则头脑额颅虽三阳俱有所会，无不可痛，然太阳在后，阳明在前额，挟鼻与齿，少阳在侧两角，厥阴在顶巅而多吐涎，此又各有所主，亦外感之所当辨也。若内伤头痛，则不得以三阳为拘矣，如本经①所言，下虚上实，过在足少阴、巨阳；若《厥病篇》所论，则足六经及手少阴、少阳皆有之矣。《奇病论》曰：脑者阴也，髓者骨之充也，凡痛在脑者，岂非少阴之病乎？又不观海盐②之用八味地黄加牛膝、五味以补真水真

---

① 本经：指《素问·五脏生成》。

② 海盐：指清代医家冯兆张，字楚瞻，浙江海盐人，撰《冯氏锦囊秘录》。

火，上下肃清。立斋之用六味单滋肾水，不惟头痛可除，而精神亦倍长矣，此内证外证之异，所不可不察也。至若真头痛者，其脑尽痛，手足寒且青至节，旦发夕死，夕发旦死，盖四肢为诸阳之本，痛尽脑而寒至节，则元阳亏败，阴邪直中髓海于泥丸宫中，非药所能愈，盖其根先绝也。书曰脑为髓海，受邪则死，灸百会穴，猛进大剂参附，亦有生者。

百会穴在头巅顶正中，经属督脉。头痛、头风非二证也，浅而近者名头痛，其痛卒然而至，易于解散；深而远者名头风，其痛作止无常，愈后偶触复发也。当以表里虚实辨之，若风寒外袭而痛者，此表邪也，治宜疏散，最忌清降；若三阳邪火内郁而痛者，此里邪也，治宜清降，最忌升散。其有屡发而久不愈者，或以阴亏于下而虚火乘之则发，或以阳虚于上而阴寒胜之则发。无论新病久病，皆当因脉因证而详辨表里虚实，庶不致误。

《活人书》云：头痛者，阳证也。太阳证，头痛发热恶寒，无汗，麻黄汤，有汗，桂枝汤；若已发汗、未发汗，头痛如破者，连须葱白汤；不止者，葛根葱白汤。

东垣曰：《金匮真言论》云：东风生于春，病在肝，俞在颈项，故春气者，病在头。又诸阳会于头面，如足太阳膀胱经之脉，起于目内眦，上额交巅，上入络脑，还出别下项，病冲头痛。又足少阳胆之脉，起于目锐眦，上抵头角，病则头角额痛。夫风从上受之，风寒伤上，邪从外入，客于经络，令人振寒头痛，身重恶寒，治在风池、风府。调其阴阳，有余则泻，不足则补，汗之则愈，此伤寒头痛也。头痛耳鸣，九窍不利者，肠胃之所生，乃湿热头痛也。心烦头痛者，病在耳中，过在手巨阳、少阴，乃湿热头痛也。如气上不下头痛者，下虚上实也，过在足少阴、巨阳，甚则入肾，寒湿头痛也。如头半寒痛者，先取手少阳、阳明，后取足少阳、阳明，此偏头痛也。有厥逆头痛者，寒犯骨髓，髓以脑为主，脑逆故令头痛，齿亦痛。头痛自有多因，古方每以风药治之者，以其高巅之上，惟风可到，味之薄者，阴中之阳，自地升天者也。然亦有三阳三阴之异，三阳者，太阳、阳明、少阳；三阴者，太阴、少阴、厥阴。太阳头痛，恶风，脉浮紧，宜川芎、羌活、独活、麻黄为主；阳明头痛，自汗，发热恶寒，脉浮缓长实者，宜升麻、葛根、白芷、石膏为主；少阳头痛，脉弦细，往来寒热，其痛连耳根，柴胡、黄芩为主；太阴头痛，必有痰疾，体重或腹痛，为痰癖，其脉沉缓，宜苍术、半夏、南星为主；少阴头痛，三阴三阳经不流行而足寒气逆为寒厥，其脉沉细，麻黄细辛附子汤主之；厥阴头痛，项疼或吐痰沫，厥冷，其脉浮缓，吴茱萸汤主之。古谓太阴、少阴二经有身热而无头痛，厥阴有头痛而无身热，兹若身热头痛是属阳经也。又二经虽不上头，然痰与气壅滞膈中，因本经亏损而无清华之气上冲，邪气得以乘攻，故痛也。血虚头痛，当归、川芎为主；气虚头痛，人参、黄芪为主；气血俱虚头痛，调中益气汤少加川芎、蔓荆子、细辛，其效如神；痰厥头痛，所感不一，发时恶心，呕吐痰水，甚则手足厥冷，吐去痰涎，其痛渐减。虽由乎痰，然痰之始也必有所以致之者。故知方者体也，法者用也，徒知体而不知用者弊，若体用不失，可谓上工矣。如风痰头痛，宜以半夏白术天麻汤主之。风湿热头痛，宜清空膏主之。

立斋治谭侍郎，每头痛必吐清水，不拘冬夏，吃姜便止。立斋曰：此中气虚寒也。用六君子汤加当归、黄芪、炮姜而瘥。又治商仪部，劳则头痛。立斋曰：此阳虚不能上升。以补中益气汤加蔓荆子而痊。

久头痛病，略感风寒便发，而至寒月，重绵厚帕包裹者，此属热郁，本热而标寒。世人不识，率用辛温解散之，药暂时得效，误认为寒，殊不知因其本有郁热，毛窍常疏，故风寒易入，外寒束其内热，闭逆而为痛。辛热之药，虽能开通闭逆，散其标之寒邪，然以热剂热，病本益深，恶寒愈甚矣。惟当泻火凉血为主，佐以辛温散表之剂，以从治法治之，则病可愈而根可除也。

东垣曰：头重如山，湿气在头也。红豆散搐鼻取之，犹物在高巅之上，用射而得也。

丹溪治一人，颈项强痛不可回顾，作痰客太阳经治，以二陈汤加酒芩、羌活、红花，服二剂而愈。有挫闪及失枕而项强痛者，皆由肾虚不能荣筋也，六味地黄汤加秦艽。

硝石散 治风邪犯脑，患头痛不可忍，不问年岁。

硝石 人中白等分 冰片少许

上①为末，用一字，吹入鼻中。

一方 用萝卜捣汁，仰卧滴注鼻孔，数年之患一注即愈。

芎芷石膏汤 治头痛。

川芎 白芷 生石膏捣碎 甘菊花 羌活 藁本各三钱

痛甚者，加细辛二钱；风盛目昏，加防风、荆芥穗各三钱；热甚，加栀子、连翘、黄芩、薄荷、甘草；大便秘，小便赤，加大黄，攻之自愈也。

红豆散 治头重。

羌活 连翘 红豆

三味等分为末，搐鼻。

清空膏 治偏正头痛，风湿热气上壅头目，及脑痛不止。

羌活 防风 柴胡 川芎 黄芩 黄连 甘草

若痛甚者，加细辛；热甚便秘者，加大黄。

菊花散 治风热上攻，头痛不止。

甘菊花 石膏捣碎 防风 旋覆花 枳壳 羌活 蔓荆子捣碎 甘草

姜、水煎服。

若连眼痛，加白芷以开之。

芎归汤 治着湿头痛，身重眩晕痛极。

附子 白术 川芎 桂心 甘草

姜、枣、水煎服。

东垣半夏白术天麻汤 治眩晕，及足太阴痰厥头痛。

半夏三钱 白术 神曲炒 麦芽 陈皮各二钱 人参 黄芪

---

① 上：原作“石”，据《景岳全书·古方八阵·因阵》改。

茯苓　苍术米汁水炒　天麻姜水炒　泽泻各一钱　黄柏　干姜炒，各七分

祛风清上丸　治风热上攻，眉棱骨痛。

黄芩酒炒　白芷　川芎各二钱半　防风　柴胡　羌活各二钱　荆芥一钱半　甘草七分

水煎，食后服。

芎辛导痰汤　治痰厥头痛。

川芎　细辛　南星　橘红　茯苓各二钱　半夏二钱半　枳实一钱半　甘草一钱

如挟风热甚者，加石膏三钱，菊花三钱，姜、水煎服。

新加玉壶丸　治风痰头痛，亦治诸痰。

生南星一两，生姜六钱，捣烂同炒微焦，去姜不用　生半夏一两，亦用生姜六钱，捣烂同炒微焦，去姜不用　天麻　白矾各五钱

共为细末，用极细末米面糊为丸如梧子大。每服三十丸，白汤送下。

顺气和中汤　治气虚头痛，此药升阳补气。

黄芪二钱　人参钱半　炙甘草　白术　当归　白芍各一钱　升麻　柴胡各七分　细辛　蔓荆子各五分　川芎一钱

芎归汤　治血虚头痛。

川芎　当归　白芍

一方　加甘菊（去心蒂）。

芎犀丸　治年久偏正头痛①，不闻香臭。

川芎　石膏　薄荷各四两　人参　茯苓　炙甘草　细辛各二两　犀角剉末生用　栀子各一两　阿胶蛤粉炒，一两半　麦冬去心，三两　朱砂四两内用，一两为衣

上为细末，蜜丸弹子大，朱砂为衣。每服二丸，食后茶清化下。

古一妇人患偏头痛，鼻塞不闻香臭，常流清涕，或作臭气，

---

①　痛：原脱，据文义补。

遍服头痛药不效。人无识此，或曰脑痛，服芎犀丸不十数服，忽作嚏涕，突出一铤稠脓，其疾遂愈。

八味地黄丸见补益门，依本方加牛膝、五味

六味地黄丸见补益门

麻黄汤见伤寒门

桂枝汤见伤寒门

连须葱白汤 治伤寒已汗、未汗，头痛如破。

连须葱白四两，捣烂 生姜

水煎服。

葛根葱白汤 治伤寒已汗、未汗头痛。

葛根三钱 芍药 川芎 知母各二钱 生姜三钱 连须葱七茎

水煎服。

吴茱萸汤 治呕而胸满，干呕吐涎沫，头痛，及食谷欲呕者，此方主之。

吴茱萸五钱，滚水浸洗二次 生姜五钱，切片 人参三钱 红枣三枚，擘

水煎服。

调中益气汤 治湿热所伤，体重烦闷，口失滋味，或痰嗽稠黏，寒热不调，体倦少食等证。

黄芪三钱 人参 炙甘草 苍术各二钱 橘红 广香磨，对服 柴胡 升麻各一钱

按：此方有湿者宜用，若血气俱虚者，不若用补中益气汤更妙，依本方加川芎、蔓荆子、细辛。

六君子汤见补益门 依本方加当归、黄芪、炮姜，治中气虚寒。

补中益气汤见补益门

二陈汤见痹证

清震汤 治雷头风，头痛，结核块，头面起疙瘩。痰火上升，壅于气道，兼于风化，或似闻雷之声，或以其发如雷之速，故名。

升麻 苍术 薄荷各三钱 荷叶一个

煎水服。

草本方 治偏正头风，百药不效。天下第一方也。

香白芷二两五钱，炒 川芎一两，炒 甘草一两，炒 川乌头一两，半炒半生

共为末，每服一钱，细茶薄荷汤调下。

面病

帝曰：首面与身形也，属骨连筋，同血合于气耳。天寒则裂地凌冰，其卒寒，或手足懈怠，然而其面不衣，何也？岐伯曰：十二经脉，三百六十五络，其血气皆上于面而走空窍，其精阳气上走于目而为睛，其别气走于耳而为听，其宗气上出于鼻而为嗅，其浊气出于胃走唇口而为味。其气之津液皆上熏于面，而皮又厚，其肉坚，故天气甚寒不能胜之也。帝曰：何为五官？岐伯曰：鼻者，肺之官也；目者，肝之官也；口唇者，脾之官也；舌者，心之官也；耳者，肾之官也。帝曰：以官何候？岐伯曰：以候五脏。故肺病者，喘息鼻张；肝病者，眦青；脾病者，唇黄；心病者，舌卷颧赤；肾病者，颧与颜黑。以五色命脏，青为肝，赤为心，白为肺，黄为脾，黑为肾。肝合筋，心合脉，肺合皮，脾合肉，肾合骨也。

东垣曰：饮食不节则胃病，胃病则气短，精神少而生大热。有时而火上，独燎其面。盖阳明经多气多血，又兼挟风热上行，诸阳皆会于头面，故令面热如醉。治宜先为散其风热，或以调胃承气汤加黄连、犀角，疏下两三行，彻其本热，散风热以升麻汤加黄连主之。

《难经》云：人面独能耐寒者，何也？盖头者，诸阳之会也，诸阴脉皆至颈项中而还，独诸阳脉皆上至头。而惟足阳明胃脉起鼻交頞①中，入上齿中，挟口环唇，循颊车，上耳前，过客主人。故人之面部，阳明之所属也。其或胃中有热，有郁火，则面热，升麻汤加黄连；胃中有寒则面寒，宜先以附子理中汤温其中气，

① 交頞：原作“交额”，据《灵枢·经脉》改。

次以升麻汤加附子主之。若风热内甚而上攻，令人面目浮肿，或面鼻色紫，或风刺瘾疹，随症治之。

凡面浮肿，有虚实两端：实者或热或痛，多由于胃，盖胃主面，肠胃为市，因饮食之热毒聚于中而发于外，或木火炽盛而湿热上浮，其脉必滑数，此邪之有余也；若虚浮肿者，无痛无热，多因于脾，或以劳倦，或以色欲，或以泻痢，或以中寒，其脉必微弱，气必虚馁是也。此其中或宜补宜泻，宜清宜散，均当详辨明白。

古一人登厕，被臭气熏触，隐忍良久，明日满面皆黑色，月余不散。相士断云：不出月余，必死。一良医令以沉香、檀香各一两，剉碎，安炉中烧熏，帐中以被盖定，令病者瞑目端坐，候香尽方可出帐。明日引镜照之，面上黑色渐散矣。盖臭腐属水，香属土，土胜水也。

升麻黄连汤 治面热，此系阳明风热也。

升麻 葛根各三钱 甘草一钱 白芍 白芷 黄连酒炒 黄芩酒炒 生犀角剉末，对服 川芎 荆芥穗 薄荷各二钱

升麻附子汤 治面寒，此系阳明虚寒也。

升麻 葛根 白芷 黄芪 附子各三钱 人参二钱 甘草炙 草豆蔻 益智仁各一钱 连须葱头五茎

水煎服。

清热防风散 治上焦火盛，面上生疮。

防风 连翘 桔梗 白芷各二钱 黄芩 川芎各钱半 荆芥穗 黄连 薄荷 枳壳各一钱 甘草五分 山栀一钱，研细

水竹油对服。

清肺饮 治肺经有火，面生粉刺。

黄芩 连翘 川芎 白芷各三钱 荆芥 苦参 桑皮 贝母 山栀各二钱半 黄连一钱 甘草七分

水煎，临卧服。

廓清饮 治饮食不节，阳明壅塞，二便秘结而头面满胀。小儿多有此证，或通身肿胀，或肚腹单胀，气实非水等因。

枳壳　大腹皮各三钱　厚朴二钱半　白芥子二钱，捣　陈皮各三钱　萝卜子一钱半，生捣，如中不甚胀，能食者，不必用此　茯苓连皮用，三钱　泽泻

水煎服。

如多火，小水热数者，加栀子、木通；如身黄，小水不利者，加茵陈；如小腹肿满，大便坚实不通者，加生大黄；如肝滞胁痛者，加青皮；如气滞胸腹疼痛者，加乌药、香附，捣；如食滞者，加山楂、麦芽。

六味地黄汤见补益门　治肾虚气越，面目浮肿。

参苓白术散见补益门　治脾胃虚弱，饮食不进，呕吐泄泻，或久泻，或火病后，气虚不饮，面目虚浮。

葛花解醒汤　治饮酒太过，痰逆呕吐，心神烦乱，胸膈痞塞，手足颤摇，饮食减少，小便不利；湿热上聚，面目浮肿等证。

人参　白术　茯苓　砂仁　白蔻　葛花各二钱　青皮　陈皮　猪苓　泽泻各一钱半　神曲一钱　木香剉末，七分，对服

生姜三片，水煎稍热服，微汗，酒病去矣。

柏连散　治面生恶疮热毒。

杏仁　胡粉　黄柏炙　黄连各等分

为末，猪油调敷疮上。

治指甲抓破面

用生姜自然汁调真轻粉，敷破伤处，无痕。

治①面鼻雀斑

白芷　甘菊花各三钱　白果二十个　红枣十五个　珠儿粉五钱　猪胰子一个

上将珠粉研细，余俱捣烂拌匀，外以蜜拌酒酿顿化，入前药蒸过，每晚搽面。

治赤红烂脸

水银一钱　柏油蜡一钱

---

① 治：原脱，据文例补。

共捣涂之。

治面上糟鼻酒刺

雄黄一钱　硫黄五分　铅粉一钱

共为末，每晚乳汁调涂之。

点痣去斑

好矿石灰三钱，巴豆仁七个，为末，同研匀，咸水调稀糊，拣好糯米粒全者藏于稀糊中，候米色变如水晶，将痣用针微微拨破，以米膏点之，三日不洗，自然脱落。

口舌

经曰：中央黄色，入通于脾，开窍于口，藏精于脾，故病在舌。又曰：心脉系舌本，脾脉络舌旁，系舌下，故发为病，或生疮，或重舌。重舌者，心脾有热，舌肿，舌下有形如舌，故曰重舌。或木舌，木舌者，乃舌肿硬不和，亦系有火，故曰木舌。或为糜烂生疮之类，皆二经之所致也。然肝脉亦络舌本，故风寒中则舌卷缩。《医统》曰：七情所郁及心经热壅，则舌肿满不得息。心热则舌裂面疮，肝热则舌木而硬，脾热则舌涩而苔，肺热则舌强，热甚则燥如锯。舌卷囊缩者，不治，厥阴绝也。

经曰：脾、胃、大肠、小肠、三焦、膀胱者，仓廪之本，营之居也，其华在唇。且肝脉、督脉、冲脉、任脉皆络于唇，一有受邪，则唇为之病。凡唇白者，主吐涎呕逆，诸失血症也；唇黄者，主脾受积热也；唇红紫者，主虫啮积痛也；唇青者，主血虚脾寒也；又唇红者，主烦躁渴饮也。复有伤寒狐惑，上唇生疮，虫食其脏；下唇有疮，虫食其肛者。然唇者，肌肉之本也，人中平满者，为唇反，唇反者，肉先死也。口舌生疮，固多由上焦之热，治宜清火，然有酒色劳倦，脉虚而中气不足者，又非寒凉可治。当察其所由，或补心脾，或滋肾水，或用理中汤加附子反而治之。

古方书多以口病指为热证，谓肝热则口酸，心热则口苦，脾热则口[1]甘[2]，肺热则口辛，肾热则口咸，胃热则口淡。不知此症有上焦虚热、中焦虚寒、下焦阴火，各经传变所致，当分别治之。如上焦虚热作渴口疮者，宜补中益气汤加麦冬、五味子之类；如中焦虚寒，手足冷，肚腹痛，大便不实，饮食少思，口疮者，宜附子理中汤之类；如下焦阴火，虚热作渴，吐痰，便数，口疮者，宜六味地黄丸之类。如晡热内热、不时而热，血虚也，用八物加丹皮、五味、麦冬；如食少便滑，面黄肢冷，火衰土虚也，用八味丸；若热来复去，昼见[3]夜伏，夜见昼伏，不时而动，或无定处，若从脚起，乃无根之火也，亦用八味丸，及[4]十全大补汤加麦冬、五味，更以附子末唾津调，敷涌泉穴。若概用寒凉，损伤生气，为害匪浅。察口渴与口干不同，渴因火燥有余，干因津液不足。然渴虽云火而亦有辨，如实热之渴，火有余也；亡阴之渴，水不足也。故凡于大泻之后，大病之后，新产失血之后，痈疽大溃之后，皆能作渴，凡此数者，悉由亡阴水阴枯涸而然，不得误认为火。总之，渴而喜冷，脉实便结，固火症也；或口虽作渴，而但喜热饮，及脉弱便溏者，皆非火症也。若口虽干苦而不欲茶汤者，此干也，非渴也，尤属阴虚之候。故治此之法，凡火盛于上者，宜清肺胃；水亏于下者，宜补脾肾。如不知此，徒以寒凉为事，则阴道愈亏，益增其害矣。

舌乃心之苗，本红而泽，若上黄苔而焦涩者，胃有热也，上黑苔而生芒刺者，则热更深矣。但苔均涩而不滑，或兼形气俱实，便燥大渴，脉沉有力，为阳实之症，固宜用寒凉之剂以清之，自可全愈，不必疑也。其有元气大虚而阴邪独见者，其舌亦能黄黑，真水亏涸者，其舌亦干焦，但脉弱无力，形衰气微。舌苔带润滑而不燥涩，为寒水乘心，虚火被迫炎上，火不归元之症，即宜以

① 口：原脱，据文例补。
② 甘：此下原衍“肺”字，据文义删。
③ 见：原作“是”，据下文改。
④ 及：原作“反”，据文义改。

甘温壮水之药大剂进之，以救其本。若而不辨明，而仅以舌黄舌黑悉为实热，则阴虚之证，万无一生矣。

《医统》治一人，舌肿满口，诸药不效，以梅花冰片为末，敷之即消。

《正传》治舌肿大塞口，不通饮食，用真蒲黄一味，频刷舌上，其肿自退。若能咽药，即以黄连一味煎浓汁，细细呷之，以泻心经之火则愈。

一人舌肿，舒出口外，系心脾二经之火，经所谓热胜则肿。用蓖麻子去壳，纸包裹，捶烂出油，使油透纸作捻，烧烟熏之而愈。

有一人上则口疮糜烂，下则泄泻，此证古经未载，以理推之，虽云属热，然其上发口糜，下泻即止；其下泄泻方止，口糜即生。观其上下相移之情状，亦必因虚热之所为也。心脾之热，故上发口舌疮烂，胃主消化水谷，小肠主盛受消化，心脾之热下移小肠，胃府则运化之职失矣，故下注泄泻也。兹酌拟之，上口糜发时可用泻心导赤散，下泄泻时可用参苓白术散。若小便甚少，下利不止，则为水走大肠，宜用茯苓、车前子二味各等分煎汤，时时代饮，利水导热。若服寒凉药，口疮不愈，更为虚火上泛，宜用理中汤加肉桂，倍加茯苓，降阳利水，降阳则口糜自消，利水则泄泻自止，可并愈也。

导赤散 治心热，口糜舌疮，小便黄赤，茎中作痛，热淋不利。

生地五钱 木通三钱 甘草梢一钱半 淡竹叶二十四片

水煎服。

一方加人参、麦冬。

导赤者，导心经之热从小肠而出，以心与小肠相表里也。然所见便赤不利等因，皆心移热于小肠之证，故不用黄连直泻其心，而用生地滋水凉心，木通通利小肠，佐以甘草梢，取其易泻最下之热，茎中之痛可除，心经之热可导也。此则水虚火不实者宜之，以利水而不伤阴，泻火而不伐胃也。若心经实热，须加黄连，甚者更加大黄，亦釜底抽薪之法也。

凉膈散 治心热口疮，及小儿痘疮黑陷等证。

连翘为君，四钱 黄芩酒炒 栀子炒 薄荷 桔梗各三钱 淡竹叶二十片 甘草一钱半

此方治上焦诸热，便不实者宜之。若火盛便秘，减去桔梗，加大黄、芒硝，所谓热淫于内，治以咸寒，佐以甘辛。故以连翘、黄芩、竹叶、薄荷散火于上，而以大黄、芒硝之猛利荡热于中，使上升下行而膈自清矣，再加蜂蜜对服，用甘草、蜂蜜者，病在膈间，以甘缓之也。

清金导赤散 治心肺蕴热，口疮咽痛，小便淋浊。

黄连 黄芩 栀子 木通 泽泻 生地 麦冬 甘草梢

新方玄地二冬丸 治虚火上浮，口疮连年不愈。

天门冬去心 麦门冬去心 玄参 生地黄各二三两

上为末，蜜丸弹子大，石膏末为衣。每服一二丸，噙化下。若日久色淡疮白，时痛不痛，亦属虚热，宜清心莲子饮、知柏四物汤，补中兼清可也。或服凉药久不愈者，以七味地黄汤冷服，引火归原。不效，甚者加附子，名八味地黄汤，可立愈也。

清心莲子饮 治热在气分，口干作渴，小便淋浊，或口舌生疮等证。

石莲肉 人参 黄芪 茯苓 柴胡 黄芩炒 地骨皮 麦冬去心 车前子各三钱 甘草一钱

参、芪、甘草补阳虚而泻火东垣曰：参、芪、甘草，泻火之圣药，助气化而达州都膀胱也，气化则能出，地骨皮退肝肾之虚热，柴胡散肝胆之火邪，黄芩、麦冬清热于心肺上焦，茯苓、车前子利湿于膀胱下焦，中以石莲子清心火而交心肾，则诸症悉退也。

知柏四物汤 即补益门四物汤加黄柏、知母是也。此方治疮色白，属血虚者宜之。

七味地黄汤 即补益门六味地黄汤加肉桂是也。此方能引无根之火降而归元，又于本方内加附子名八味丸。张仲景用此丸治汉武帝消渴，喻嘉言曰：下消之症，饮水一斗，小便亦一斗，故

用此以折其水，使不顺趋。夫肾水下趋则消，肾水不上腾则渴，舍此安从治哉？《金匮》用此方治脚气上入小腹不仁，又治妇人转胞，小便不通，更其名为肾气丸，盖取收摄肾气归元之义。

理中汤见霍乱，依本方加附子

补中益气汤见补益门，依本方加麦冬、五味子

六味地黄丸见补益门

八物汤即八珍汤，见补益门，依本方加丹皮、麦冬、五味子。

八味丸见补益门

十全大补汤见补益门，依本方加麦冬、五味子

新方泻心导赤散

生地五钱　黄连　木通各三钱　甘草梢一钱　麦冬去心，三钱　淡竹叶二十片　人参二钱

参苓白术散见补益门

圣惠方　治口疮糜烂。

用好大黄、枯明矾，等分为末，擦之，吐涎愈。

口疳吹药神方

冰片二分　西牛黄一分　人中白煅，二钱　麝香一分　铜青三钱五分

共研极细。先用冷浓茶洗净口，吹药少许，候痰涎流尽，再吹一二次即愈。

香薷散　治口臭。

香薷煎浓汤含之。丹溪云：香薷能治口臭，如神。

治口疮

用砂仁火煅存性为末，掺上即愈。

又方，用槟榔火煅存性为末，入轻粉，敷之。

内府治口臭方

用连翘为末糊丸，食蒜韭之后，茶吞二三钱，口中浊气化为清气，甚效。

黄连朴硝散　治口疮，绝妙。

黄连　朴硝　白矾各五钱　薄荷叶一两

上为粗末，用腊月黄牛胆，将药入胆内，风前挂两月取下。如遇口疮，旋将药研细敷之，去其热涎即愈。

冰柏丸 治舌疮、口疮。

薄荷叶苏州者佳 黄柏各三钱 硼砂一钱半 冰片一分

上为末，生蜜丸弹子大。每服一丸，噙化。

口角疮烂方

用乱头发煅存性，为极细末，猪油调敷。

玄参散 治满口生疮，并舌连齿断烂痛。

玄参 黄芩 黄柏 栀子仁 大黄 前胡 独活 犀角屑 麦冬 升麻 炙甘草各等分

水煎温服。

一方 治口舌生疮，系心火郁热用。

黄连三钱 菖蒲一钱

水煎服。

眼目

经曰：五脏六腑之精气，皆上注于目而为之精。精之窠为眼，气之精为白眼，筋之精为黑眼，骨之精为瞳子，血之精为络，肌①肉之精为约束，即眼胞也，裹挟筋骨血气之精而与脉系，上属于脑后，出于项中。其瞳子、黑眼法于阴，白眼、赤脉法于阳，故阴阳合德②而为精明也。是以五脏六腑，十二经脉，三百六十五络，其血气皆禀受于脾土，上贯于目而为明。故目者，心之使也；心者，神之舍也。若精神乱而不守，卒然见非常之怪，邪中其精则精散而视岐。且人之有两眼，犹天之有日月也，日月有时晦者，风云雷雨之所致也；眼目有时失明者，四气七情之所害也。凡在腑为表，当除风散热；在脏为里，当养血安神。如暴赤肿痛，昏涩翳膜，眵泪斑疮入眼，皆表也，风热也，宜表散以去之；如昏

① 肌：原作“眦”，据《灵枢·大惑论》改。
② 德：《灵枢·大惑论》作“抟”。

弱不欲视物，内障见黑花，瞳神散大，皆里也，由血少神劳肾虚也，宜养血补水安肾以调之。如古方之多用枳壳、柴胡，是散火抑气之意也；多用归、芎、地黄，是补血滋水之意也。若使血能配气，水能制火，则目疾自无由而作矣。

眼科有五轮，曰肉轮、血轮、气轮、风轮、水轮；属脏有八廓：曰水廓、风廓、天廓、地廓、火廓、雷廓、泽廓、山廓；属腑又有七十二证之辨。种种议论，反致后学无所适从，不若以内障、外障两条辨之，则目证虽繁，自能了然矣。何谓内障？障者，遮蔽也。内障者，从内而蔽也。内障之病，因喜怒忧思悲恐惊七情所伤，脏腑内损，精气不上注于目，但不红肿热痛，惟瞳仁色变，而其光失明，此属不足之证也，当以补精益气为主；若外障者，因风寒暑湿燥火六气也，外障之病，皆因六淫所感，然必因其人内热外蒸，腠理不密，相召外邪乘虚而入，入项属太阳，入面属阳明，入颊属少阳，各随其经之系上头入脑中而为患，于目但赤痛热肿，眵泪翳膜遮睛，此属有余之证也，当以散热除风为主。

眼科有风热之说，今医家无论有风无风，多从散治。景岳谓风本阳邪，然必有外感，方是真风。因风生热者，风去火自熄，此宜散之风也，如防风、羌活、白芷、细辛、川芎、升麻、荆芥、薄荷之类，皆升散之药，固宜用也，此谓宜升者不宜降是也。若夫本无外感，止因内火上炎而为患者，盖木属肝，肝主风，因热极而生风者，热去风自息，系阴火上炽，此只宜降者也，如黄芩、黄连、栀子、黄柏、生地、羚羊角之类，皆清热之药，固宜用也，此所谓宜降者不宜升是也。若用药不精，自相掣肘，多致轻者反重，业此者可不察其阴阳升降之道哉？至于翳障，不论内障外障皆生。凡翳，多由于肺金受热，虽曰翳自热生，然治法必当察其虚实。若果暴赤多眵，痛生翳膜者，此属实也，自当清热，兼以退翳；若不甚赤痛，而有翳膜者，此属虚也，宜先退翳。若亦纯用清凉药，则血为之凝，而翳反难退矣，凡退翳药如木贼、蝉蜕、白蒺藜、密蒙花、青葙子、草决明、石决明、夜明砂之类，皆所宜用。

龙木禅师曰：人有双目，如天之有两曜，乃一身之至宝，聚五脏之精华。凡所患者，或因过食五辛，多啖炙煿，过饮，房室之害，极目远视，频扰心火，夜读细字，抄写雕镂，久被烟火，泣泪过多，刺头出血太甚，若此者，俱散明之本；复有驰驱田猎，冲冒尘沙，亦伤目之由；又有少壮之时，不自保惜，逮至四旬，以渐昏蒙。故善卫养者，每无事时常冥目勿视，非有要事不辄开眼，则虽老而视不衰。大抵荣卫顺则斯疾无由而生，荣卫衰则致病多矣。且伤风冷则泪出，虚烦则昏蒙，劳力则眦赤，白肿则肺家受毒，生疮则风热浸肺，黄乃酒伤于脾，血灌瞳仁及赤色俱是心家有热。羞明则红花为肝邪，黑花为肾虚，青花胆有寒，五色花为肾虚有热，不可一概为治。若虚不补而实不泻，亦难收效。然上虚乃肝，下虚乃肾，肝虚则头晕耳聋目眩，肾虚则虚壅生花，耳作蝉鸣，大宜补肝益肾。其有热泪交流，两睑[①]赤痛，乃肝之热极，迎风有泪，为肾虚客热，凉肝泻肾，必得其宜。至于五脏，各以类推，虚则生寒，实则生热，补泻之用，须则参详，毫厘之差，千里之谬。余则无非有所触动，或大病之后，所患不一。至于暴赤一证，多因泛热冲上，或眠食失时，饱食近火得之，加以劳役，失于调摄，过食毒物，变成恶证。医者不源本始，但知暴赤属阳，或以散血之剂，或以凉心之药，纵使退散，遂至脾经受寒，饮食不进，头目虚烦，五脏既虚，因成内障。亦有见其不进饮食，俾更服热药，遂至暴燥热气上攻，昏涩眵泪。或犯盛怒，辛苦重劳，遂生胬肉；心气不宁，风热交并，变为攀睛。症状不一，是为外障。又如读书博弈等劳过度，名曰肝劳，不可但投以治肝之剂，及作他证治之，终于罔效，惟须闭目珍护，不及远视，庶乎疾瘳。若乎患风疹者，必多眼暗，先攻其风，则暗自去。妇人胎前产后用药，亦[②]须避忌。小儿所患，切宜善治。惟略加淋

① 睑：原作“脸”，据《景岳全书·杂证谟·眼目》改。下同。
② 亦：原作“赤”，据文义改。

洗，若披镰针灸，断不可用。犹戒用手频揉，或因兹睛坏，至于莫救。以上诸证，专是科者宜留意焉。东垣治眼楞紧，用参、芪补气为君，佐以辛味疏散，而忌芍药、五味之酸收；治瞳子散大，用地黄补血为君，佐以五味子酸味收敛，而忌茺蔚子、青葙子之辛散。盖以阳主散，阳虚则眼楞紧急，而为倒睫拳毛；阴主敛，阴虚则瞳子散大，而为目昏眼花。一开一合，大有径庭矣。

如脉缓气弱，阳虚者，亦宜以参、芪、术、草治之。

眼科多用羚羊角者，以其入厥阴肝经最捷，且清肺也。须知惟翳在黑珠，而有热者宜之。

外障目病，张子和曰：目不因火不病，何以言之？五轮变赤①，气轮白睛②，火乘肺也；肉轮目胞③，火乘脾也；风轮黑睛，火乘肝也；水轮瞳仁，火乘肾也；血轮两眦，火自甚也。故能治火者，一句便了也。若夫内障目病，纵或兼热，亦属虚热，故不赤肿疼痛如不病，眼仁但不精彩光明也。心虚则神不足，神者火也，火能外鉴，兹不能而失其明，是真火虚也，明矣；肾虚则精不足，精者水也，水能内照，兹不能而失其明，是真水虚也，明矣。心虚者则养心神，肾虚者则壮肾水，治目者，又岂可专以去火为事哉？

五轮虽分五脏，实肝肾致病居多。非肝荣不足，暴赤肿痛，即肾水有亏，昏花内障。气虚则目无精光，血虚则黑睛散大。除初病风热应用疏散清凉外，其余俱宜滋荣补水为主。若阳不足者，补水之中更宜兼补真阳，庶能济其光明之用矣。

薛立斋治张给事目病昏花，服祛风散热药不效，脉大而虚，此因劳心过度，饮食失节，用补中益气汤加茯神、枣仁、山药、山茱、五味，顿愈。又治一人，酒色过度，两目肿痛，其脉两尺

---

① 五轮变赤：原脱，据《医宗金鉴·杂病心法要诀·内外障治》补。

② 气轮白睛：此下原衍“变赤”二字，据《医宗金鉴·杂病心法要诀·内外障治》删。

③ 肉轮目胞：此下原衍“赤肿”二字，据《医宗金鉴·杂病心法要诀·内外障治》删。

洪大，以六味地黄汤加麦冬、五味，数剂顿明，此皆治本之法也。

丹溪治一人，目忽不见，他无所苦。丹溪曰：此阳气大虚也，可急煎人参膏与之，服二三日果明。

一人好饮热酒，忽目盲脉涩。此因热酒所伤，胃中污浊之血凝滞于内，阻膈清阳之气不能归于目也。朱丹溪以苏木作汤，调人参末与之，服二日，鼻及手掌皆紫黑，此系滞血已行，乃与四物加苏木、桃仁、红花、陈皮，煎调人参末，服数日而愈。此丹溪以血蓄于中，则冲和胃气伤矣，故消瘀药中佐以人参，则胃气得以行，蓄血因之下，滞既去而元气无伤，眼目自著光明之用矣。

东垣治一妇人，目翳绿色，自下而上，知其阳明来也。但绿非五脏正色，殆肺肾相合而为病也，乃就画家以黑调腻粉合成色，谛视之，与翳同，则肺肾为病无疑矣。乃以泻肺肾之邪为君，以阳明药为使，服之甚效。他日复病者三，其所从来之经与翳色各异，因思必经脉不调，以致目病不已，询之果然。遂用养血滋阴药作丸服之，而永不发。观此则辨色分经，讵可忽哉？

薛立斋曰：目病眵多紧涩，赤[①]脉贯睛，或脏腑秘结者，用芍药清肝散；若赤翳布白，畏日羞明，或痛如刺者，上焦风热也，用黄连饮子；若久视生花畏日，远视如雾者，神气伤也，用神效黄芪汤。大凡午前甚而作痛者，东垣助阳和血汤；午后甚而作痛者，黄连天花粉丸；午后甚而不痛者，东垣益阴肾气丸主之。

景岳曰：凡目能近视不能远视者，阳气不足也；能远视不能近视者，阴气不足也。

凡目病，因外感而起者，必头痛寒热，或鼻塞骨疼等症，脉见紧数或浮洪，先宜表散，人皆易知。至若内因之症，其中虚实之殊，人多易忽，兹特表之。如暴赤肿痛，胀闷难开，翳膜眵泪，斑疮入睛，皆实症也，治当消风清热；如久病昏暗，青盲雀目，五色花翳，迎风流泪，皆虚症也，治宜滋阴补阳。盖目之所以能光明远近者，阳之用也；济之以令光明不竭者，阴之力也。至于

① 赤：原作“亦”，据文义改。

有病，阴虚则热，肿胀红赤，眼珠刺痛，夜则尤甚，虽病而视物犹见者，为邪火炽盛，是阴病而阳不病也，宜六味汤以补真阴。阳虚则寒，白翳遮睛，珠不甚痛，或全不痛，仍能开目而视物不见者，为真火不足，是阳病而阴不病也，宜八味汤以补真阳。不特此也，推而论之，万病皆然。第思医学自仲景以后，英贤叠出，其间岂无阐扬幽隐之士？然欲舍仲景之法而更出他奇者，诚不少概见矣。即如张上谷、刘河间、李东垣、朱丹溪及张景岳辈，人咸称为名医，而核其治法要旨，亦莫不皆从仲景八味等汤而扩充者也。今人不识，多拣本草补药，任意加减，不知造化之理皆生于无形，仲景之八味，亦系从无形而生出有形者也。正所谓水中求火，其明不灭；火中求水，其源不竭。平淡神奇，实为天下第一方也。

新方祛风散寒汤　治因风寒，眼目暴发赤肿痛涩，憎[①]寒壮热，鼻塞声重，头痛身疼，脉见紧数或浮洪，宜先以此表散。

菊花　桔梗　赤芍　羌活　防风　白芷　柴胡　黄芩各三钱　薄荷　川芎　枳壳　荆芥各二钱　甘草七分　细辛　升麻各一钱半　石膏二钱，捣烂，生用

如风寒盛者，加麻黄；如火盛者，加黄连；如气滞血凝，眼肿者，加连翘；如大便秘结，加大黄；如小便赤涩，热蓄膀胱，加滑石、山栀（炒黑捣碎）。

新方加减洗刀散　治眼暴发赤痛，翳膜多眵，隐涩难开等症。

归须　防风　桔梗　羌活　木贼　柴胡　青葙子　菊花　黄芩　连翘　草决明　薄荷各三钱　川芎　赤芍　独活各二钱　白蒺藜三钱，炒，去刺　虫退去羽足，二钱　蔓荆子三钱，捣碎　甘草七分

如火盛者，加黄连三钱；如脏腑结涩者，加大黄三钱。

光明散　治眼赤肿痛不可忍者，皆由心所致也。并一切翳障等疾。

生地　白芷　羌活　薄荷　防风　荆芥　木贼　甘菊花　草

① 憎：原作“增”，据文义改。

决明　连翘　黄连　黄芩　桔梗　归须各三钱　川芎　独活各二钱　大黄一钱　甘草七分

四顺清凉饮　治眼内有点，初生如星，色白或黄，渐渐变大者；或有粎无粎，所变不一，为祸则同，即宜服此。

当归　龙胆草　黄芩　桑皮　生地　车前子　防风　黄连　木贼去节　羌活　柴胡各三钱　大黄二钱，酒炒三次熟　枳壳　川芎各二钱　炙甘草一钱

新方三黄清热汤　治内火上炎，两目赤痛，眵多眊燥①，紧涩羞明，赤脉贯睛，脏腑秘结。

黄连　黄芩各三钱　黄柏三钱，酒炒　栀子　生地　家菊花　赤芍　石决明煅，各三钱　羚羊角剉末，三钱　川芎二钱

蝉花散　治肝经风热，青气上攻，眼目赤痛，及一切内外翳障。

蝉蜕去羽足　甘菊花　谷精草　羌活　甘草炒　草决明　白蒺藜炒，去刺　栀子炒　防风　密蒙花　荆芥穗　木贼去节　川芎　蔓荆子　黄芩各等分

上为末，每服二三钱，食后茶清调下。

还睛散　治翳膜遮睛，昏涩泪流，瘀血胬肉攀睛。

川芎　龙胆草　草决明　荆芥穗　甘菊花　茺蔚子　楮实子　白茯苓以上各一两　白蒺藜炒，去刺　木贼去节　甘草以上各七钱　川椒炒出汗，一钱　石决明一两

共为末，每服二三钱，食后茶清调下，日三服，忌一切鸡鱼厚味及莜麦面等热物。

八味还睛散　治肝肺停留风热，翳膜遮睛，痛涩眵泪。

白蒺藜炒，去刺　防风　甘草　木贼去节　山栀仁炒，各七钱　草决明一两　青葙子三钱，炒　蝉蜕去羽足，三钱

上为细末，每服二三钱，食后麦冬汤调下。

滋阴地黄丸东垣方　治足三阴亏损，虚火上炎，致目睛散大，

① 眊（mào 茂）燥：犹干燥。

视物不的，或昏花紧涩，作痛羞明，兼眵多燥热，赤烂者。

熟地一两　归身酒洗　黄芩各五钱　天冬　甘草炙　枳壳　柴胡　五味子各三钱　人参　地骨皮各一钱　黄连三钱　生地酒洗，一两五钱

炼蜜丸桐子大。每服百丸，食前清茶汤下，日三服。

助阳和血汤东垣方　治眼发之后，犹有上热，白睛赤色，隐①涩难开而多眵泪等症。

黄芪蜜炙　当归酒洗　柴胡　炙甘草　防风各一钱五分　升麻　蔓荆子　白芷各一钱

黄连饮子　治眼暴发赤痛。

黄连酒炒　黄芩酒炒　龙胆草　生地　柴胡各二钱　升麻一钱

神效黄芪汤　治浑身或头面手足麻木不仁，目紧缩小，及羞明畏日，视物不明。

黄芪二钱　人参　炙甘草　蔓荆子　白芍各一钱　陈皮五分

水煎，临卧服。如麻木不仁，虽有热证，不得用黄柏。

黄连天花粉丸　治两眼赤痛，眵多眊燥，紧涩羞明，赤脉贯睛，脏腑秘结。

黄连酒炒　天花粉　家菊花　川芎　薄荷叶　连翘各一两　黄芩　栀子各四两　黄柏六两，酒炒

共为细末，滴水丸桐子大，或用蜜丸。每服八九十丸，食后茶清送下。

益阴肾气丸　治阴虚目昏不明等证。

熟地三两　生地二两　山药　山茱萸　茯苓各二两半　五味一两　泽泻　丹皮　当归　柴胡各二两

蜜为丸。

除风汤　治目病不愈，久则变为五风内障之证。五风者，黄绿青乌黑是也，黑眼变成此色，如黑眼黄色，谓之黄风之类。此汤初患五风有余者宜之。

羚羊角剉末，二钱　玄参　车前子　茯苓各二钱　蝉蜕只用尾，

---

①　隐：原作“瘾”，据文义改。

五分　白芍药　黄芩各一钱半　芒硝　大黄各一钱

水煎，食后温服。

通明补肾丸　治初患五风，不足者宜之。

石决明煅　桔梗　车前子　白芍药各一两　人参　生地黄酒洗　茺蔚子各二两　细辛五钱　大黄三钱

细辛汤　治倒睫拳毛。此症由皮松弦紧，故拳毛倒入内，刺睛珠或眼胞，赤烂痒而兼疼，乃脾热肝风合邪上壅所致，宜用此汤清热散风。

细辛　知母　玄参　大黄各一钱　茺蔚子　防风　桔梗　羚羊角剉末，各二钱

生地黄散　治被物撞伤眼目，或因打扑，睛珠胀痛，眼胞青紫，肿闭难开。先用灯草将眼皮翻出刮破，散去瘀血；外用生地黄酒浸捣烂，厚敷眼上，内服此药。

生地黄　川芎　羚羊角剉末　赤芍药　枳壳各二钱　广木香剉细末，一钱，对服

水煎，食后温服。

经效散　治眼目因撞刺日久，瘀血凝积，致生翳膜，赤脉满目，涩痛泪出，宜用此药清热散瘀。

柴胡二钱　归尾　赤芍　犀角剉末，各一钱　大黄一钱　甘草梢五分

加减四物汤　治风赤疮痍，起于两眦，其黑睛端然无恙，惟睑烂红赤，乃脾经风热上攻所致，宜急治之，久则恐生翳膜，遮盖瞳睛。

生地黄　当归　川芎　赤芍药　苦参　牛蒡子捣碎　天花粉　薄荷　防风　荆芥穗　连翘以上各二钱

地芝丸　治能远视不能近视者，因阴精不足，光华散乱，不能收敛于近也，宜久服此丸以养阴。

生地黄焙干　天门冬去心，各四两　菊花三两　枳壳去穣①炒，

---

① 穣：原作“穏”，据文义改。

二两

蜜为丸桐子大。每服百丸，食后茶清下。

定志丸 治能近视不能远视者，因阳气不足，光华不能发越于远也，宜服此丸补心壮神。

菖蒲二两 人参一两 白茯神一两五钱 远志甘草水煮，去心，一两 朱砂三钱，研细另用

上为细末，蜜丸桐子大，朱砂为衣。每服五十丸，食后米汤送下。

十珍汤 治虚损血枯，上攻目痛。滋阴降火，养血清肝。

生地二钱 当归一钱半 白芍 地骨皮 知母 丹皮童便浸炒 天冬去心 麦冬去心，各一钱 人参 甘草梢各五分

明目地黄丸 治肾虚目暗。本方即六味地黄汤加红杞三两、菊花三两、五味一两、当归三两。

黄连羊肝丸 治目中赤脉红甚，眵多，风毒上攻昏暗等证。

川黄连二两，研细

用白雄羊肝（去筋膜）四两，忌铁器，竹刀切片，瓦上焙干，捣细末，炼蜜为丸。或加熟地、生地、红杞、青葙子、楮实子、当归、麦冬（去心）、甘菊花各二两，泽泻一两。

简要夏枯草散 治目珠痛，夜则痛甚，或用苦寒药点上反痛甚者，神效。盖夏枯草夏至阴生则枯，禀纯阳之气以胜浊阴，补养厥阴血脉，故治厥阴郁火目痛如神。

夏枯草 香附子各二两 甘草四钱

共为末。每服一钱五分，茶清调下，顷刻痛减，真神方也。

芍药清肝散 治眵多眊燥，紧涩羞明，赤脉贯睛。

白术 石膏 川芎 防风 桔梗 滑石 前胡 赤芍 甘草 薄荷 柴胡 黄芩 知母 羌活 荆芥穗 山栀仁捣碎

如脏腑结涩者，加大黄。

洗眼神方

真川黄连三钱 杏仁八粒，去皮，生用 粉甘草六分，生用 胆矾一分 铜青三分 大元枣一枚

上药称极准，不得加减分厘，头煎与二煎和匀，用新棉花收之，乘热擦眼，以喉中作苦为度。余者晒干，可藏数年。此料可治十数人，不拘风火时眼，频洗立效；老眼昏花流泪者，洗之如少年。

连柏矾枣汤　此方洗火眼赤肿，痛不可忍。

黄连　黄柏各四钱　生白矾三分　胶红枣一枚

用小罐熬浓，微温洗眼，立效。

洗烂弦风赤眼方　此药其效如神，人家所不可少，无目病则以施人，价廉功倍，济人甚大。

文蛤碎　黄连去毛，净　防风　荆芥穗各五钱　苦参四钱　铜绿五分

上为极细末，外以薄荷叶煎浓汤，丸弹子大。临用时以热水化开，乘热洗眼目，三次立愈，神效。

点眼药方　点治诸眼，用药少许入酒盅内，兑凉水滴擦眼目。

硼砂一两　海螵蛸去壳，一两　朱砂五钱，飞　天竺黄拣辛香，一两　顶上片子炉甘石其色莹白者佳，八两，炭火煅红，童便淬七次，研粉水飞过，晒干。若煅后坚硬，不松不腻者不用

上为极细末，用细绢筛筛过，每药一两加冰片一分、寸香五厘，照算加入，擂匀，瓷瓶收藏。遇一切目疾，如前兑少许凉水，滴擦眼目。

鸡子黄连膏

治火眼暴赤疼痛，热在肤腠，浅而易解者，用此点之，数次可愈。若热由内发，火在阴分者，不宜外用凉药，非惟不能去内热，而且以闭火邪也。用鸡子一枚，开一小窍，单取其清，盛以瓷碗。外用黄连一钱，研细末掺入鸡子清内，用箸①彻底速打数百，使成浮沫，约得半碗许，即其度矣。安放少顷，用箸拨开浮沫，倾出清汁，用点眼眦，勿得紧闭眼胞，挤②出其药，必热泪涌

---

① 箸：原作“筯”，据《景岳全书·新方八阵·因阵》改。
② 挤：原作“脐”，据《景岳全书·新方八阵·因阵》改。

出，数次即愈。若加冰片少许，尤妙。

若鸡蛋小而清少者，加凉水二三匙同打亦可。

蕤仁膏 专去翳障。

蕤仁净仁一两，用纸裹，压去油 白硼砂一钱 麝香三分

共研极细，瓷罐贮之。每用少许点眼。

乌贼骨 去目中浮翳，研极细，和蜜点之。

六味地黄汤 **八味地黄汤**二方均见补益门

烂弦风眼

《卫生简易方》用铜绿一两，研极细粉，以水调，涂大品碗内底上，将碗倒悬，下用干艾燃火，艾烟熏药，须多用艾，熏干刮下，涂烂处。或用麻油少许调涂亦可。

耳证

肾开窍于耳，心亦寄窍于耳，胆络脉附于耳。体虚失聪，治在心肾；邪干窍闭，治在胆经。盖耳为清空之窍，清阳精气上交之所，一受风热火郁之邪，与水衰火实，肾虚气厥，皆能失聪。至于治此之法，不越乎益[1]肾补心、通阳镇阴、清肝等法。但须分别阴阳，若火壅于上者，固宜清降，如兼阴虚，亦当补阴，此阳症之治也。若无火邪，只由虚损气闭，则或补或开，必兼辛温之剂，方能通行，此阴症之治也。

经曰：头痛耳鸣，九窍不利，肠胃之所生也。肠胃不足，故气弱不充，伤寒及大病之后多有此症，宜补中益气汤、归脾汤治之。耳聋多恐者，肝虚也。经云：肝虚则目䀮䀮无所见，耳无所闻，善恐。治法用四物汤加防风、羌活、柴胡、菖蒲、茯神主之，或十全大补汤皆可。凡诸补剂中，或以石菖蒲、远志肉、川芎、柴胡、升麻、细辛等药，皆可随宜加用。

经曰：五脏不和，则九窍不通。其耳鸣、耳痒、耳聋者，皆属肾虚清阳之气不升所致也，宜从补益门详症治之。其壮年及小

---

① 益：原作“盖”，据文义改。

儿耳肿、耳痛、耳聤①，乃三阳风热壅遏所致也，宜升阳散火清凉之药，不可用温暖之剂。所以洁古老人尝曰：目耳之病，不可以用温补者，此也。新聋多热，少阳、阳明火多故也；旧聋多虚，肾家不足故也。一宜散风清热，一宜滋肾通窍。若阴虚火盛者，固宜补阴降火，倘脉大无力，或右手细小沉弱者，阳气大虚也，又宜甘温之剂，助阳生阴长之义，少加血药佐之。若亦纯视为阴虚，而用滋阴降火之剂，则阳气愈弱，非惟耳聋不痊，反增恶心胸满泄泻之患矣。人身有九窍，阳窍七，两耳、两目、双鼻、口是也，阴窍二，前后二阴是也。阳气走上窍，若下入阴位则有尿泄腹鸣之候；阴气走下窍，若上入阳位则有窒塞耳鸣之候。高年之人，肾水已枯，真火易露，故肾气易出难收，浮越上窍，闻如蛙鼓蚊锣而失听斯聪矣，非若少壮之人，偶被外邪所干，可用菖蒲、麝香透气导达者也。故治高年逆上之气，宜用磁石，取其重能坠下，性主下吸；兼用地黄、龟胶群阴之药佐之；更助五味、山茱之酸收之，令阴气自旺于本宫，而不上触于阳窍，由是空旷无碍。耳之于声，犹谷之应响，故耳之妙用，全在虚而能受也。

昔王万里时患耳痛，魏文靖公劝以服青盐、鹿茸，煎雄、附为剂，且言此药非为君虚损服之，曷不观《易》之坎为耳，盖坎之阳居中，耳之聪在内，坎水藏在肾，开窍于耳，在志为恐，恐则伤肾，故耳痛。气阳运动常显，血阴流行常幽，血在形如水在天地之间，故坎为血卦，是经中已著病证矣，竟饵之而愈。

有一等火郁症，耳中忽作大痛，如虫在内奔走，或出血或水或干，痛难忍。用蛇蜕火烧存性为末，鹅管吹入，立止。取蛇之善脱，以解散郁火也。

柴胡清肝散薛立斋方　治肝胆三焦风热，耳内肿痛疮毒等证。

柴胡　黄芩各二钱　山栀　川芎　人参各一钱半　连翘　桔梗各一钱　甘草八分

栀子清肝散　治肝胆三焦风热，耳内作痒，或生疮出水；或

① 聤：原作“停”，据文义改。

胁肋胸乳作痛，寒热往来。

栀子　柴胡　丹皮各二钱　当归　川芎　芍药　牛蒡子炒，捣碎　茯苓各一钱半　甘草八分

桂星散　治风闭耳聋。

官桂　川芎　当归　石菖蒲　细辛　木通　广香剉末，对服　麻黄去节　甘草炙　白芷梢　白蒺藜炒，去刺　天南星煨制，各二钱

葱白、紫苏、生姜、水煎，食后服。

聪明益肾汤　治肾虚耳聋。

黄芪二钱　人参　炙甘草　当归酒洗　白术各一钱　橘红　菖蒲　防风　荆芥各六分　升麻　柴胡各四分

肉苁蓉丸　治肾虚耳聋。

肉苁蓉淘米水洗净，酒浸洗　菟饼　防风　人参　熟地　山茱萸　白茯苓　官桂　芍药　羌活　黄芪各五钱　制附片　泽泻各二钱半　羊肾一对，薄切，去筋膜，炙干

炼蜜丸桐子大。每服三五十丸，空心温酒下。

六味地黄丸见补益门　依本方加知母、黄柏、石菖蒲、志肉，治阴虚火动，耳聋耳鸣，神效。

固本耳聪丸　治心肾不足，耳聋等症。

熟地四两　柏子仁捣烂，用纸数层包定，外用熨斗熨纸，捶去油，一两　人参一两　石菖蒲五钱，蜜酒拌，焙　远志肉甘草水煮，去心，八钱　五味子七钱　白茯神一两，人乳拌炒　山药二两，人乳拌炒

共为末，蜜丸。每服三钱。

犀角饮　治风热上壅，耳门肿痛，脓水流出。

菖蒲　犀角剉末　赤小豆　木通　赤芍　玄参　甘菊花各二钱　甘草七分

姜、水煎服。

新方镇阴丸　治肾水亏虚，不能相济，火气逆上，耳聋目暗。

熟地二两　山药　白茯神　巴戟肉　龟胶各一两　肉苁蓉淘米水洗净，酒洗，一两　五味子五钱　磁石一两，火煅　泽泻一两，用青盐三钱对水炒　牛膝七钱　山茱萸一两，酒浸洗

蜜丸梧子大，空心白水送下。

补中益气汤

归脾汤

四物汤

十全大补汤以上四方均见补益门

当归龙荟丸 治一切肝胆之火，神志不宁，惊悸搐搦，躁扰狂越，头晕目眩，耳鸣耳聋，胸膈痞塞，咽嗌不利，肠胃燥[①]涩，两胁痛引少腹，肝移热于肺而咳嗽，或阴囊肿胀等证。

当归 龙胆草 栀子 黄连 黄芩 黄柏各一两 芦荟 大黄 青黛各五钱 木香二钱 麝香五分，另研

上为末，神曲糊丸桐子大。每服三四十丸。

龙胆泻肝汤 治肝胆经实火湿[②]热，胁痛耳聋，胆溢口苦，筋酸阴汗，阴肿阴痛，白浊溲血。

龙胆草 黄芩 栀子 泽泻 木通 车前子 当归 生地 柴胡 甘草

古方以药塞耳，导通窍闭之法，只可施之于或因病后，或感风邪，或寒火气逆，一时偶闭耳聋者。若系年老虚损而聋者，用之无益。

塞耳聋并痛烂聤耳诸方

一方 治耳聋，用巴豆一粒，去心皮膜，斑蝥一枚，去翅足，二物合捣膏，新绵包定，塞耳中，再易。甚验。

一方 用大蒜一瓣，头剜一孔，以巴豆一粒，去皮膜，灰火慢炮极热，入在蒜孔内，以新绵裹定，塞耳中，三次效。

一方 以养活者磁石[③]（如豆大一块）、穿山甲（灰火炮焦）

---

① 燥：原作“躁”，据文义改。

② 湿：原作“温”，据《医方集解·五卷·泻火之剂·龙胆泻肝汤》改。

③ 养活者磁石：《世医得效方·卷十·大方脉杂医科·耳病》中作“紧磁石”，后世方书多同，《景岳全书·古方八阵·因阵》中引作“磁石用活者”，可参。

二味为末，用新绵裹塞患耳中，口衔包生铁[1]一小块，觉耳内如风雨声，即愈。

一方　以酒浸针砂一日夜，至次日去砂，将酒含包口中，用活磁石一块，绵裹塞耳，此导气通窍法也。

一方　治耳烂，用贝母为末，加轻粉干掺。

一方　治耳聋，用石菖蒲一寸，巴豆一粒去皮膜，全蝎一个去足尾，共为末，用火葱捣涎汁如枣核大，绵裹塞耳，神效。

一方　治耳痛难忍，用磨刀铁浆滴入耳中即愈，神效。

一方　治脓耳，用枯矾、龙骨（煅）各一钱，黄丹二钱（飞），胭脂一钱，海螵蛸五分，麝香少许，为细末。以绵杖子搌[2]去脓水，用一字掺在耳内，日一用之，勿令风入耳，自愈。如无干胭脂，即以济宁油胭脂同枯矾拌擦如粉用之。

一方　治聤耳流脓，用菖蒲根水洗，净干水，捣取自然汁。先以绵杖将耳中脓水搅[3]净，然后将蒲汁灌入荡洗，数次全愈，最妙。

一[4]方　治[5]脓耳火盛者，用蚯蚓五条去土净，放入酒盅内，以盐少许加入，不一时蚯蚓即死，将蚯蚓涎水灌在耳内，候涎水仍出，用绵杖拭干，方以枯矾二钱、麝香少许共为末，每用二三分，以笔管吹耳内，一日二次，不过三四日全愈。

一方　治小儿耳后生疮，名月蚀疮，用黄连、枯矾、胡粉、蛇床子各等分为末，敷之。

一方　治暴耳聋灸法。用小苍术[6]长七八分，一头削尖，一头

---

① 包生铁：《普济方·卷五十三·耳门·耳聋诸疾》中引作“少生铁”。

② 搌（zhǎn 展）：用松软的东西按压湿处，把液体吸去。

③ 搅：原作“然”，据《景岳全书·古方八阵·因阵》改。

④ 一：原脱，据文例补。

⑤ 治：原脱，据文例补。

⑥ 术：原作“蒲”，据《景岳全书·古方八阵·因阵》改。

截平，中微剜坦窝，将尖头插①耳内，平头、窝上用箸②头大艾炷灸之，或七壮，或十余壮，觉耳内有热气止，自效。

又方　用鸡心槟榔一个，剜一窝如黑豆大，微深，贯以麝香，一头坐于患耳内，上以艾炷火之，不过二三次即效。

一方　治诸虫入耳，用猫尿滴耳中即出。取猫尿，以生姜旋切，擦猫鼻，猫即尿。或用生葱汁、生姜汁、生韭汁滴入耳中。或花椒末一钱，醋半盅，浸良久，少少滴入，自出。

一方　治③蜈蚣入耳，用鸡冠血滴入；或之④肉炙香，人侧卧，用香肉置耳旁，虫闻香自出。若夜间暗入者，切勿惊慌响叫，逼虫内攻，宜点灯光向耳窍，其虫见光自出。若对面有人，其虫畏人不出，人皆旁避，自验。

一方　治小虫入耳，用竹管入耳窍，以口吸出。

又方　治小虫入耳，以麻油数点滴入耳窍，虫即死，取出。

---

① 插：原作“揰”，据《景岳全书·古方八阵·因阵》改。
② 箸：原作“筯”，据《景岳全书·古方八阵·因阵》改。
③ 治：原脱，据文例补。
④ 之：疑作“鸡”。

卷　七

鼻病

鼻为肺窍，又为天牝，乃宗气之道。谓宗气者，即胃中生发之气也，而实心肺之门户。经曰：五气入鼻，藏于心肺，心肺有病，鼻为之不利也。然其经络所至，专属阳明，自山根以上，则连太阳、督脉以通于脑，故此数经之病皆能及之。若其为病，因寒邪而窒塞者，谓之鼻鼽；时流浊涕而或多臭气者，谓之鼻渊，又为脑漏；有寒邪未尽，虚热渐炽，脓涕结聚，香臭不闻，或生瘜肉而阻塞气道者，谓之鼻齆；有湿热乘肺，熏蒸面鼻，血热为寒所拂，色红凝滞不散，谓之鼻齇①；及有喷嚏、鼻衄、酒皶、赤鼻之类，皆脏腑不调，邪气郁于鼻而清道壅塞矣，当各辨而治之。总之鼻病无他也，非外感风寒，即内火上炎。外感者，治宜辛散解表；内火者，治宜利膈去热。此治法之大略也。

鼻流浊涕不止者，名曰鼻渊，又为脑漏，乃风热烁脑而液下渗，或黄或白，或带血如脓状，或作臭气。《原病式》曰：如以火烁金，热极则反化为水。然究其原，必肾阴虚而不能纳气归元，故火无所制，上炎肺金，由是津液之气不得下降，并于空窍，转浊为涕，津液为之逆流矣。此症初起易治，久则难愈。虽属热邪，须知内炎之火与外感之火不同，外感之火宜辛散，内炎之火宜清降。至于久病，阴阳两伤，宜详病施治，又不可纯用寒凉矣，如补中益气汤、麦味地黄汤、十全大补汤之类，皆可择用。

阳明胃脉，挟鼻上行。若饥饱劳役，损伤脾胃，则生发之气弱而营运之气不能上升，乃邪塞空窍，故鼻不利而不闻香臭也，治宜先散寒邪，后补胃气，使宗气上升，则鼻利而香臭自闻矣。

---

① 齇（zhā 扎）：鼻子上的红疱。

神愈散 治风热在肺，鼻流浊涕，窒塞不通，并治不闻香臭。

细辛、白芷与防风、羌活、当归、半夏、芎、桔梗、茯苓、陈皮辈，十般等分，剉和，同三钱薄荷、姜煎服。气息调匀，鼻窒通。

辛夷散 治肺虚为四气所干，鼻内壅塞，涕出不已，或气不通，不闻香臭。

辛夷 川芎 细辛 白芷 升麻 防风 羌活 藁本 炙草 木通各一两 苍耳子五钱

共为末。每服二钱，茶清调下。

苍耳散 治鼻流浊涕不止，名曰鼻渊。

苍耳子炒，二钱半 辛夷仁五钱 薄荷叶五钱 香白芷一两

上为细末。每服二钱，葱汤或清茶食后调下。

防风散 治鼻渊，浊涕不止。

防风一两 人参 麦冬去心 炙草 川芎 黄芩各七钱

上为细末。每服二钱，沸汤调，食后日三服。

荆芥散 治肺风，酒皶鼻，赤疱。

荆芥穗四两 防风 杏仁去皮尖，捣烂 白蒺藜炒，去刺 僵蚕炒 炙草各一两

上为末。每服二钱，食后茶清调下。

脑漏秘方 治鼻中时时流臭水，甚者脑亦痛，俗名控脑砂，有虫食脑中。

用丝瓜藤近根三五尺许，烧存性，为细末，酒调服，立愈。

鼻渊神方

茄花阴干 赤小豆各等分

上为细末。吹入鼻内，不过三次，即愈。

新方清热饮 治鼻渊，内火上炎。此即高者抑之之法也。

黄芩三钱 石膏捣碎，三钱 生地三钱 麦冬去心，三钱 川芎二钱 连翘三钱 赤芍二钱 栀子 白蒺藜生捣，各三钱 苍耳子二钱 长灯心三十根，扯碎

水煎，食远服。

菖蒲散　治鼻窒塞不通，不得喘息。

菖蒲　皂角各等分

上为末。每用一钱，绵裹塞鼻中，仰卧片时，不效，另换药再塞。

轻黄散　治鼻中瘜肉。

轻粉一钱　杏仁去皮尖，一钱　明雄五钱　麝香少许

先将杏仁捣成泥，余药研细匀，收瓷盒盖定。夜卧，点米粒许于鼻中，每夜点一次，半月见效。

黄白散　治鼻齆、瘜肉、鼻痔等症。

雄黄　白矾　细辛　附瓜蒂炒，各等分

上为细末，以雄犬胆汁为剂，如枣核塞鼻中。如无胆，或以麻油和丸塞鼻亦可，或雄猪胆亦可。

肺风红鼻方

枇杷叶去毛净，蜜炙，四两　连翘二两　栀子四两，童便炒黑色　玄参酒浸，焙干　桑白皮去粗皮，蜜炙，各一两

上为细末。每服三钱，淡甘草汤下，再用后敷药。

敷红鼻方

雄黄　明矾　硫黄　乳香各等分　麝香少许

上为细末，用蜜水调敷。

二神散　治赤鼻久不愈。

大黄　朴硝等分

共为末，津调涂鼻。

一方　治赤鼻，每日用雄猪胆调酒服，不过半月，如旧。

一方　治鼻中生肉赘，臭不可近，痛不可摇，用白矾末加硇砂少许，吹其上，顷刻化水而消，内服清湿热之药。

茜草散　治衄血不止。

茜草根　黄芩　阿胶炒珠　侧柏叶　生地各三钱　炙草一钱

水煎服。

四生丸　治衄血吐血，阳乘于阴，血热妄行。

生荷叶　生艾叶　生地黄　生侧柏叶各五钱，共捣烂

水煎服。

犀角地黄汤 治劳心动火，热入血室，衄血，发狂，发黄，及小儿痘疮，血热等证。

生地四钱 芍药 丹皮 犀角镑，剉细末。各一钱半，若生磨对服更妙

一方 治火甚者，于本方内加黄连、黄芩各一钱。

治鼻疳烂通鼻孔方

鹿角一两 白矾八钱

上二味俱放在砂罐内，煅红后加人①发五钱，一并煅过，共为细末。先用花椒汤洗净，掺药末于疳上，三四次即愈。如疮不收口，用瓦松烧灰存性，研末，干掺之即收。

一方 治鼻衄，并鼻中流涕不干。

用独蒜四五个捣如泥，随左右贴足心，用纸盖之。

一方 治鼻衄不止。

用乱发烧灰存性，研细，水调服，并吹鼻中。

一方 治鼻衄不止。

用白及末，新汲水调服。

一方 治鼻衄不止。

用纸数十层，凉水浸湿，安顶中，以火熨之，纸干立止。

又法 以线扎中指中节，左孔出血扎左指，右孔扎右，两孔出俱扎。

补中益气汤

十全大补汤

麦味地黄汤即六味地黄汤加麦冬、五味子。三方俱见补益门②

一方 治鼻衄血。

以龙骨为细末，吹入鼻中，少许即止。凡九窍出血，用此皆能治之。

---

① 人：原作“火”，据文义改。
② 门：原脱，据文例补。

止鼻衄血歌

石榴花瓣[1]可以塞，萝卜藕汁可以滴，火煅龙骨可以吹，水煎茅花可以吃。

又，墙头苔藓可以塞，车前草汁可以滴，火煅莲房可以吹，水调锅煤可以吃。

一方　治鼻塞不通。

用火葱一大束去根，约三四两，捣烂炒热，置顶心囟会穴。若不热，乃以熨斗或火从上熨蒸，俟鼻内作葱气方住。未通，再作饼熨之。

其有婴儿伤气，鼻塞不能吮乳者，但用天南星为末，以生姜自然汁和作薄饼，用两掌合暖，或用火烘暖，置囟上，片时即通。

一方　治衄血吐血用。

血藤　茜草根　牛膝根各七钱

上三味，共捣烂，水煎服，神效。

新方四物金韭汤　治鼻衄血，服之即止。

生地黄　当归三钱，醋炒　川芎一钱五分　生白芍三钱　郁金三钱

水煎。临服用新鲜韭菜捣烂，取汁对服。

防风汤　治鼻塞不闻香臭。

防风　麻黄　官桂各二钱半　升麻　栀子三钱半　木通　石膏五钱，捣碎

水煎服。

声喑

声喑者，虽出于肺而根本实在于肾。病有虚实，由咳嗽而起者居多，有木火上炎刑于肺金，咽干喉痹而喑者；有外感寒邪伤肺而喑者；有风热痰涎壅遏肺窍而喑者；有嗔怒叫号致伤会厌而喑者[2]；有龙相之火上烁肺金，久咳不已而喑者。有内夺而厥，则

① 瓣：原作“辦”，据文义改。

② 而喑者：原作“者而”，据文义改。

为喑俳，此肾虚也。盖肺属金，金空则鸣，金实无声，金破亦无声。金实者，肺被邪气所干也；金破者，因虚损伤肺金也。其治法有寒者散之；有火者清之；有风痰则祛风豁痰；若龙相之火上烁肺金者，宜金水同治；若色欲伤阴，宜峻补肾，或稍兼痰火以治。但初病者易治，久病者难治，脉滑缓者易治，细数者难治。其用药总宜甘润，而不宜苦燥，斯得之矣。

一方　治失声不出。

用萝卜捣自然汁，入生姜汁少许，时时细饮之。

一方　治无故失声。

用橘皮三两，杏仁（去皮尖）五钱微炒捣碎，水煎，兑生姜汁少许，金竹油一酒盅，温服。

杏仁煎　治咳嗽暴重，声音不出。

杏仁去皮尖，一两，研细　蜂蜜　生姜汁　砂糖各一小盏　木通　桑白皮　贝母　紫菀茸　北五味各一两　石菖蒲　款冬花各五钱

上将七味，水煎浓去滓，入杏、蜜、姜、糖四味合和，微火煎好。每服七八钱，作两日夜服之。

铁笛丸　治讴歌动火，失音不语者，神效。

苏薄荷叶四两　连翘　桔梗　甘草各二两五钱　川芎　百药煎各一两半　诃子火煨　砂仁各一两　大黄酒蒸，五钱

上为细末，鸡子清和丸弹子大。临卧嚼化一丸。或炼蜜为丸亦妙。

新方金水丸　治水虚火炎，金燥声嘶，失音。

熟地　生地各一两　当归　天冬去心　麦冬去心，各五钱　人参三钱　龟胶七钱，蒸化　阿胶五钱，炒珠　人乳　牛乳　羊乳各一碗　白苓七钱

蜜丸梧子大。每服八九十丸，诃子煎汤下。

竹衣麦门冬汤　治一切劳瘵痰嗽，以致声哑不出者，服之神效。

金竹衣即金竹内白衣膜，二钱　金竹茹二钱　麦冬去心，三钱　橘

红一钱　甘草七分　白茯苓　桔梗各钱①　杏仁十四粒，去皮尖，研

上咀，水一盅半，加淡竹叶二十四片，煎七分，入金竹沥一杯，和匀服。

菖蒲汤　治中风寒，惊搐失声。

石菖蒲　天麻　全蝎　僵蚕　羌活　制附子　炙甘草　人参　志肉　桔梗　荆芥穗各一钱

水煎服。

竹沥膏　治牙关紧急，失音不语。

金竹沥一大茶盅　生地黄三两，扯②碎　蜂蜜一大茶盅　上肉桂去皮另研，五钱，后下　菖蒲一两，为末

上拌匀，慢火熬成膏时，方加肉桂末和匀，取上甜梨汁化下。

吉氏方　治病后失声。

枣仁三钱，微炒　白茯神一钱半　朱砂五钱

上为细末，丸如绿豆大。人参汤下。

三拗③汤　治感冒风寒，鼻塞声重，语音不出，咳嗽喘急，胸满多痰。

麻黄连节用　杏仁连皮尖，捣用　生甘草

上咀，每服五钱，姜三五片，水煎，食远服。若憎寒恶风，欲取汗解，加桔梗、荆芥，名五拗汤，治咽痛。

诃子甘桔汤　治火盛失音。

诃子四枚，半生半煨　桔梗一两半，半生半炒　甘草二寸，半④生半炙

上咀，分二服，每服水一盅、童便一盅，煎八分，食后温服。

若因虚损失音者，宜于补益门内量证择方施治，以救本为务。

---

① 各钱：此处当有脱文。考此方原载于《景岳全书·古方八阵·因阵》，原方白茯苓、桔梗各一钱，可参。

② 扯：疑作“捣”。

③ 拗：原作“拘”，据医理改。下同。

④ 半：原脱，据文义补。

咽喉

经曰：一阴一阳结，谓之喉痹。一阴者，手少阴君火，心之脉气也；一阳者，手少阳相火，三焦之脉气也。夫二经之脉并络于喉，气热则内结，结甚则肿胀，胀甚则痹，痹甚则不通而死矣，即今之所谓喉癣、喉风、喉蛾等类是也。夫推原十二经，惟足太阳则下项，其余皆凑咽喉。然《内经》独言一阴一阳结为喉痹者，何也？盖以君相二火独胜，火动痰上。痰者，火之本；火者，痰之标。火性急速，所以内外肿痛，水浆难入，乃外症之最危者，即宜速治。但风热之邪若盛，则生单双乳蛾，在会厌两傍高肿，有形似乳。蛾乃痈疖之类，张子和曰：宜用磁针砭出其血，最为上策。《内经》火郁发之，发谓发汗，今刺出血，即为发红汗也。若热极更兼痰盛，喉间声响，满片红肿，多不成脓，谓之缠喉风，即宜清热降火，切不可用散风升阳之药。盖外感之火宜散，内起之火宜降，方不致误。若溃后不出脓血，仍然肿闭，汤水不下，则无救矣。

喉痛实热之症，用清降之剂，人所易知。虚热之症，用补阴救阳，人所易忽。如阴虚喉痛，其症亦内热，口渴面赤，痰涎涌上，然尺脉无神，或虽数而浮软无力，盖缘肾水亏损，相火无制而然，须用六味地黄、麦冬、五味，大剂作汤服之，此所谓补阴也。如格阳喉痛，因色欲伤精，无根之火游行无归，客于咽喉，六脉微弱，全无洪滑之脉，须即用镇阴煎、八味地黄汤大剂煎成，冰冷与饮，引火归原，此所谓救阳也。如褚氏所谓上病疗下法，此也。

有等①肺胃之阳虚，以致喉痹，其脉浮散而微涩，其声如鼾，有如痰在喉中响者，此为肺胃垂绝之候。宜速用人参汤调入金竹沥、生姜汁服之，若早服，十全七八，迟则十不救一。

又有杨梅结毒喉间，溃烂作痛，久而不愈者，此非喉痹，乃

---

① 有等：有些，有的。

疮毒也。宜以土茯苓煎汤为主，随症佐以他药。

有诸物鲠[①]于喉中，或刺或骨，必有锋芒之逆，所以不下，若使反而上之则顺矣。故治此宜借饮食之势涌而吐之，则如拔刺之捷。若芒刺既深，必欲推下，非惟[②]理势[③]不能，必且延久致肿，则为害不小矣。

一方　用威灵仙醋浸炒，同砂仁捣碎煎服。如欲吐，以砂糖调铜青末半匙，再滴香油三五点，茶汤调服，即吐出原物。

一法　凡诸骨鲠，上吐不出，欲推下者，以柔软麻糖一大块，满口吞而咽之；或用韭菜煮略熟，勿截断，吞下一束，可裹而下。

甘桔[④]汤钱氏方　治一切风热上壅，咽喉肿痛。

甘草二钱　桔梗四钱

水煎服。此方加荆芥三钱，尤效。

加味甘桔汤　治热肿喉痹。

甘草　桔梗　薄荷　连翘　黄芩各等分

水二盅，加竹叶煎服。一方有栀子。

牛蒡子汤　治喉痹。

牛蒡子捣碎　玄参　升麻　桔梗　犀角剉末　黄芩　木通　甘草各二钱

水煎服。

通天达地散　治诸喉痛，痄腮肿毒，俱效。

连翘　防风　贝母捣碎　荆芥　玄参　枳壳炒　甘草　赤芍　桔梗　大力捣　黄芩　射干　天花粉　白芥子捣

加灯心，水煎服。

消毒凉膈散　治咽喉初起肿痛。

防风　荆芥穗　牛蒡子捣　栀子　连翘　薄荷　黄芩　甘草

---

① 鲠：原作“硬”，据文义改。下同。

② 非惟：不只。

③ 理势：事理的发展趋势。

④ 桔：原作“治”，据本方药物组成改。

大黄　芒硝

加竹叶，水煎服。或服荆防败毒散亦可。

雄黄解毒丸　治痰热上攻，缠喉喉痹，双蛾肿痛，汤水不下，危急等症。

明雄黄水飞，五钱半　郁金细末，五钱半　巴豆仁肥白者十四粒，微去油，以成散为度

上药三味合和匀，醋糊为丸如菜豆大。茶清下七丸或十丸，便利吐痰则愈。若口噤，以物撬开灌之；或噤急，不必强撬伤齿，将药用醋化，少对茶清，包在不病人口内，用竹管插入病人鼻孔，使气连药吹之，其药自能下咽，吐下自愈，其后随症调治，若治缓则死。盖以雄黄能破结气，郁金能散恶血，巴豆能下稠涎，所以下咽即活。

七宝散　治咽喉诸症，如单双乳蛾，喉痹缠喉，肿痛闭塞，均效。

火硝　牙皂去皮弦　全蝎十个，全用　雄黄　硼砂　白矾各一钱　胆矾五分

共为细末。每用一字吹入喉中即愈。此方加僵蚕（直者）十个，亦妙。

龙脑破毒散　治急慢喉痹，咽喉肿塞不通。

盆硝四钱　白僵蚕微炒去嘴为末，八钱　青黛八钱　蒲黄五钱　马勃末，三钱　麝香一钱　龙脑一钱　甘草生末，八钱

上为末，藏贮瓷盒。每用一钱，新汲水调匀，细细呷咽。若是喉痹，即破出血便愈；若非喉痹，自然消散。诸般热肿，用药五分，擦在舌上，咽津即愈。

马勃，一名马光菌，俗名马屁包。虚软如紫絮，弹之紫灰出，状如狗肺，生湿地园中久腐处。主恶疮马疥，敷诸疮良。以蜜揉拌，水调呷，治喉痹咽痛。

一方　治缠喉风。

用白矾细末五分，乌鸡子一个，二味调匀，灌喉中，立效，活人甚多。

三黄丸 治喉痹极佳。

大黄 黄连 黄芩各一两 黄药子 白药子各七钱五分 黄柏 山豆根 苦参各五钱 月石 京墨各二钱半 麝香 冰片各五钱

上为末，猪胆汁调，甑内蒸三次后，方入片、麝、月石三味，为丸豆大。噙化一丸津咽，日夜常噙，勿脱药味方妙。

喉痹症多属痰热，重者用桐油，以鹅翎探吐。

喉痹危急，牙关紧闭，用磁针刺少商穴出血即开。少商穴在手大指内侧，去爪甲角如韭叶许是也。

抽薪饮方见呕吐 治因内火上炎以致喉痹肿痛。依本方加连翘、天花粉、石膏。

新方清凉饮见痉症 治虚火上炎喉痛。

四物汤见补益门 治血虚咽痛，以本方加金竹沥、玄参、麦冬。

滋阴八味煎 即六味地黄加黄柏、知母，又名阴八味。治阴虚火盛，下焦湿热等症，改丸为汤故名煎。

六味地黄汤

八味地黄汤二汤俱见补益门

镇阴煎 治阴虚于下，格阳于上，则真阳失守，血随而溢，以致大吐大衄，六脉细脱，手足厥冷，危在顷刻，而血不能止者。速宜用此，使孤阳有归，则血自安也。若治格阳喉痹上热者，当以此汤用凉水冰冷服之。

熟地二两 牛膝二钱 炙草一钱 泽泻一钱五 肉桂二钱 制附子七八分或一二三钱

如兼呕恶者，加干姜（炒黄）二三钱；如气脱倦言而脉弱极者，宜重加人参，多服数剂。

普济消毒饮东垣方 治疫疠，憎寒壮①热，头面肿盛，目不能开，上喘咽喉不利，口干舌燥，俗云大头瘟病，诸药不效。元泰和二年，东垣制以济人，所活甚众②，时人皆曰天方。用此方治咽

① 壮：原作“状”，据文义改。

② 众：原作“夏”，据《景岳全书·古方八阵·寒阵》改。

喉肿痛亦妙。

黄芩酒炒　黄连酒炒，各五钱　人参三钱　橘红　玄参　生甘草　桔梗　柴胡各二钱　薄荷叶　连翘　鼠黏子捣　板蓝根　马勃各一钱　白僵蚕炒　升麻各七分

上为末，半用汤调，时时服之；半用蜜丸，噙化服尽，良愈。或加防风、当归、川芎、细辛，如大便鞕，加酒蒸大黄以利之。如①热肿甚者，以砭针刺出血。

误吞铁针

活磁石一钱　朴硝二钱

共为细末，以煎熟猪化油一酒盅，蜂蜜大半酒盅，合作一碗蒸化，取起，方下二药末，和调匀，尽服之，其针自从大便下出。

薛立斋治一妇人，咽间作痛，两月后始溃而不敛，遍身筋骨亦痛，诸药不应。先以土茯苓三两，水煎服，连煎数剂而敛，更以四物汤倍加土茯苓、黄芪二十余剂，诸症悉愈。

雪梨浆　此方解烦热，退阴火，生津止渴之妙剂也。

用清香甘美大梨，削去皮，别用大碗盛清冷甘泉，将梨薄切，浸入水中，少顷，水必甘美，但顿饮其水，勿食其梨，退阴火极速也。

有用茜草一两作一服者，以其能降血中之火也。

按：喉痹肿痛或生蛾，属实火者易治，如山豆根、黄芩、黄连、桔梗、甘草、柴胡、半夏、天花粉之类，服之立消。惟虚火难治，宜用熟地一两，玄参七钱，山茱萸四钱，山药四钱，茯苓五钱，北五味二钱，肉桂二钱，白芥子（捣烂）三钱，水煎服。若服之稍平，即连服数剂，此补水引火归原之法也。

烧盐煅矾散　治喉间小舌倒下痛，咽中不利，或悬雍垂长，妨碍咽中。

锅巴盐烧红　明白矾火煅，各等分

上二味和研匀。以箸头蘸少许点患处，不过两三次即消，

---

① 如：原作“加”，据文义改。

全愈。

齿牙

经曰：女子七岁，肾气盛，齿更发长；三七，肾气平均，故真牙生而长极。丈夫八岁，肾气实，齿更发长；三八，肾气平均，筋骨劲强，故真牙生而长极；五八，肾气衰，发堕齿槁；八八，则齿发去。夫肾主骨，齿者骨之余，寄于龈，养于气血，上龈属足阳明胃，下龈属手阳明大肠。然齿者，骨也，本乎乾元以资始；龈者，肉也，本乎坤元以资生。譬之木生于土，藉土以为养也。故齿之为病，手阳明、足阳明、足少阴三经之所致，盖上下龈属阳明金也，齿属少阴水也。故阳明实则荣荫其齿而坚牢，阳明虚则齿失所养而浮豁不坚。故凡动摇脱落、牙脆剥下、齿缝渐稀、畏冷畏热、浮豁不坚、隐隐而痛，乃肾之本虚，以致①标亦虚焉。至于生虫浮肿，牙宣出血，臭秽腐烂者，乃肠胃湿热壅盛，所谓热胜则肉腐也。虚者补之，湿热者泻之，胃火壅者清之，风寒外束者散之，外以末药擦之。其有走马疳者，牙床腐烂，齿牙脱落，犹土崩而木倾也，其症最凶，速宜泻阳明之火，如清胃饮。或兼滋肾阴之水，如玉女煎、六味地黄汤之类，酌而用之。

牙痛之症，有因伤胃而素有湿热，故上浮于牙龈之间，遇风寒或冷饮所郁，则湿热不得外达，故作痛也。其病情有标本之分，用药有温凉之异。当以寒为标，故外擦漱之药宜用荜茇、细辛之类，取辛温以散寒开郁，兼可拨散郁热也；以热为本，故内服之药宜用生地、丹皮、连翘、薄荷之类，辛凉以散热清中也。至若阴虚于下，格阳于上，六脉细微无神，或牙缝出血不止，手足厥冷，必用从治之法，热药冷饮，则火得其源而归之矣。若正治误用寒凉，益增其病，至若痛不可忍，牵引入脑，喜寒恶热，脉洪数有力者，又宜于清凉药中加酒蒸大黄以泻之。

---

① 致：原作“到”，据《冯氏锦囊秘录·杂证大小合参·卷六·方脉齿病合参》改。

景岳曰：齿牙之病有三：一曰火，二曰虫，三曰肾虚。有火者，治宜戒厚味、清火邪为主；有虫者，治宜杀虫，兼清湿热为主；肾虚者，治宜专补肾气为主，但于补肾药中须通加骨碎补为妙。

《金丹全书》云：今人漱齿，每以早晨，是倒置也。凡一日饮食之毒，积于齿缝，当于夜晚刷洗，则垢秽尽去，齿自不坏。故云：晨漱不如夜漱，此善于养齿者。若每于饭后漱洗，亦妙。

固齿法：每于晨昏时，须轻轻将齿咬实，务令渐咬渐齐，每日行之不断，而根自固矣。又，凡于小解时必先咬定牙根，而后小解，大能摄肾气，坚齿牙。

《圣惠方》云：热者怕冷水，宜用牙硝、姜黄、雄黄、荆芥等治之；冷者怕热汤，宜用干姜、荜茇等治之；不怕冷热者乃风牙，以猪牙皂角、僵蚕、蜂房、草乌治之；若有孔者为虫牙，宜雄黄、石灰、砂糖等治之，但用药后宜以温水漱之。

徐用诚先生云：凡齿痛，恶寒热等症，属足、手阳明经；齿动龈脱，属足少阴经；齿蚀肿痛出血，皆胃火所致也，亦有诸经错杂之邪与外因为患者。

定痛羌活汤 治风热攻注，牙根肿痛。

羌活 防风 川芎 生地各二钱 升麻钱半 荆芥 独活 薄荷各八分 细辛七分 石膏二分半 甘草五分

如恶热饮者，加龙胆草，酒洗；湿热甚者，加黄连、山栀。

清胃散 治醇酒厚味、或补胃热药太过，以致牙痛牵引头脑，满面发热，或齿龈溃烂，喜冷恶热，此阳明之火也，宜用此方。

生地三钱 升麻 当归 丹皮各二钱 黄连三钱

此方加犀角、连翘、甘草，名加味清胃散。

若赤肿出血者，为血分，倍用丹皮、生地；肿痛不出血者，为气分，宜加荆芥、防风、细辛散热。

清胃饮 治一切风热湿痰，牙痛床肿，血出动摇。

石膏 栀子 黄连 黄芩 当归 生地 白芍 苍术各二钱 青皮钱半 细辛 藿香 升麻一钱 荆芥一钱二分 丹皮 甘草各

八分

水煎，食后缓缓含饮之，效。

玉女煎 治水亏火盛，六脉浮洪滑大，少阴不足，阳明有余，烦热干渴，头痛牙疼，失血等症，如神①。若大便溏泻者，乃非所宜。

熟地五钱 麦冬去心，三钱 知母三钱 牛膝二钱

水煎服。如火盛极者，加栀子、地骨皮之属；如多汗多渴者，加②北五味十五粒；如小水不利，或火不能降者，加泽泻钱半，或茯苓亦可；如金水俱亏，因精损气者，加人参二三钱，尤妙。

加味凉膈散 治牙龈肿痛烂臭，此由肠胃积热而然，宜用此方。

连翘三钱半 黄芩 栀子 升麻 薄荷 甘草各三钱 石膏三钱，研 桔梗三钱

如湿热重者，去桔梗，加芒硝、大黄（酒炒）各一钱以分利之，使下行。彼连翘、薄荷、升麻等既上升矣，而膈岂有不清者乎？故曰凉膈散。

温风散 治齿牙不甚肿痛，不怕冷热，为风牙。宜用此方。

当归三钱 川芎 细辛 荜茇 藁本各三钱 白芷三钱 露蜂房③火煅存性，三钱

若疼痛不肿，喜饮热汤，为寒牙痛，亦宜此方加羌活、麻黄、附子，温而散之。二者俱宜服一半，含漱一半，连涎吐之，自愈。

安肾丸 治肾虚牙齿豁落隐痛，久服固精补阳。

青盐炒 故纸炒 山药 石斛 白苓 巴戟去心 杜仲姜汁炒，另研，各一两 肉苁蓉酒浸洗 白蒺藜炒，去刺，各二两 菟饼

上为细末，蜜丸桐子大。每服八十丸。若加骨碎补二两，更妙。

① 神：此下原衍“如神”二字，据文义删。
② 加：原作“如”，据文义改。
③ 露蜂房：原作“露房风”，据医理改。

补中益气汤见补益门　治齿病恶寒喜热者，胃气伤也。宜用。

六味地黄汤见补益门　治肾虚齿摇不固，时见肿痛，脉洪有力，水不济火者宜用。

八味地黄丸见补益门　肾中之阳虚，火不归原者宜用。

镇阴煎见咽喉　治阴虚于下，格阳于上，脉微肢寒，火不归原者宜用。

凡齿病用补剂，丸内均宜加骨碎补蜜水炒以佐之，此药性温，走肝肾二经，不特疗折伤，善能驱风固齿。

立效散　治牙痛不可忍，痛连头脑项背，微恶寒饮，大恶热饮。

防风二钱　升麻一钱四分　炙草　细辛叶各六分　胆草酒洗，八分

水煎浓，口噙在痛处。如多恶热饮，更加胆草一钱。此药不定，宜随寒热多少临症加减。若恶风作痛，须去胆草，加草豆蔻、黄连各一钱，神效。

三辛煎　治阳明胃火，牙根口舌肿痛不可当。先用此汤漱之，漱后敷以三香散，或仍清胃等药以治其本。

北辛三钱　生石膏一两

上二味，用水二碗，煎一碗，乘热频漱之。

三香散　治牙根肿痛。

丁香　川椒研，取红，各等分　冰片少许

上为末。敷痛处，如无川椒，以荜茇代之亦可。

冰玉散　治牙疳牙痛，口疮，齿衄，喉痹。

生石膏一两　月石七钱　冰片三分　僵蚕一钱

上为极细末，小瓷瓶盛贮。敷之，吹之。

神应散　治走马牙疳，一时腐烂即死，并治口舌糜烂。

人中白即妇人尿桶中白垢，火煅，二钱　铜绿用醋制，一钱半　冰片少许　麝香一钱　牛黄一分

研细，敷之立效。

青荔散　治牙痛，百药不效。

青盐一味捣碎，用荔枝壳包二层，包定，火煅存性，擦牙痛

处，屡验。

一笑丸 神治诸牙疼痛，并虫牙皆妙，虫牙塞蚀孔。

川椒七粒，为末 巴豆一粒，去皮

上二味研匀，用些须饭捣为丸。绵裹咬放痛处，吐涎即止。若漱用后力①

玉池散 治诸牙疼痛，并虫牙，皆宜此药，煎浓汤漱之。

藁本 白芷 槐花 细辛 当归 川芎 黑豆 升麻 防风 甘草 地骨皮各三钱

水煎浓②，乘热含漱，冷吐，用温热多漱数次。

韭子方 治虫牙疼痛。

用韭菜子一撮，置小炉中烧之，先将小炉搁在大水碗中，上以竹筒抵牙，引烟熏之。做竹筒法：用小竹一筒，将下截劈为四五开，以纸糊如喇叭样，覆在水碗上，烟自上熏，其虫极小，落于水碗之中，累效。或用火葱子亦可。

瑞竹堂方 治虫牙疼痛不已。

用天仙子，不拘多少，烧烟，以竹筒抵向虫牙痛处，引烟熏之，其虫即死。

考牙疳一证，诸书均言杀人最速，虽有专科，然皆未晓累攻之法。累攻者，今日攻之，明日又攻之，以肿硬消、黑色③转、臭气止为度。若不能食，或隔一日，或隔二三日攻之，攻之后渐能食，不必戒口，任其所食，虽大便溏，仍量其轻重攻之，自见其神。若竟不思食，难任攻下，则死证也。攻药方列后：

芜荑消疳汤 专治走马牙疳，此症因毒热攻胃而成，故热毒上发，龈肉赤烂疼痛，口臭血出，牙枯脱落，穿腮蚀唇，病势危急，速用此方。

---

① 力：此下疑有脱文。

② 浓：原作“秾”，据文义改。

③ 色：原作“免”，据《医宗金鉴·杂病心法要诀·牙齿口舌总括》改。

芜荑　芦荟生用　川黄连　胡黄连　黄芩　雄黄

水煎服，须连服数剂攻之。若服后便软，乃不食者，去大黄、芒硝，加石膏、羚羊角再服。

一方　治齿缝出血。

用纸纴子蘸干蟾酥少许于出血处按之，立止。

有一人齿缝出血，以六味地黄汤加骨碎补，大剂一服即瘥；间①有不瘥者，肾中火衰也，再加②五味子、肉桂而愈。

荆芥散　治牙宣出血，疼痛不止。

荆芥穗　槐花

上等分为末，擦牙患处。

沉香白牙散　揩齿莹净令白，及治口臭。

沉香　细辛　升麻　麝香各五分　藁本　甘松　石膏一两　藿香叶　白芷各一钱二分五厘　寒水石一两

为末，早晚擦牙。一方加青盐。

擦牙至宝散　雄鼠骨一副，其鼠要八两以上者，越大越好，连毛用草纸包七层，再用稻草包紧，黄泥封固，用谷粮火煨熟，去肉不用，拣出全骨，酥油炙黄，研为细末，入后药。

北辛一钱五分　破故纸五钱，青盐水炒　香白芷三钱，青盐炒　白石膏五钱，青盐炒　全当归五钱，酒炒　绿升麻二钱　怀生地三钱，酒洗，瓦焙干③　没石子雌雄一对，酒煮火烘　真沉香一钱五分　骨碎补去毛净，五钱，蜜水炒　桑叶晒干，五钱，蜜水蒸，焙干　旱莲草五钱，酒炒

上为细末，同鼠骨末合拌匀，用瓷盒盛之。每早擦牙漱咽，久而不断。牙齿动摇者，仍可坚固，永保不动，妙不可言。

牙痛奇方《医林集要》　治风热牙痛。

用香白芷一钱，朱砂五分，为末，蜜丸芡子大。频用擦牙。

---

① 间：原作“门”，据《医贯·卷五·先天要论（下）·齿论》改。

② 加：原脱，据《医贯·卷五·先天要论（下）·齿论》补。

③ 焙干：原作“培干”，据医理改。

此乃濠州一村妇以医人者，庐州郭医云绝胜他药也。或以白芷、吴茱萸等分，浸水漱，言亦佳。

遗精

五脏皆有精，精者人之本。然肾为藏精之都会，听命于心君，若能养心寡欲，精气内守，阴平阳秘，精元固密矣。或纵欲劳神，则心肾不交，关键不固。经曰：怵惕思虑则伤神，神伤则恐惧流淫而不止。又曰：恐惧不解则伤精，精伤则骨酸痿厥，精时自下。又曰：五脏主藏精，伤则失守。又曰：肾者主水，受五脏六腑之精而藏之。又曰：厥气客于阴器，则梦接内。奈古今方论皆以遗精为肾气衰弱之病，若与他脏不相干涉，不知《内经》言五脏六腑各有精，肾则受而藏之。以不梦而自遗者，心肾之伤居多；梦而后遗者，相火之强为害。若五脏各得其职，则精藏而治，苟一脏不得其正，甚则必移害心肾之主精者焉。治之之法，独因肾病而遗者，治其肾，由他脏而致者，则以他脏与肾两治之，当以六脉参详，昭然可辨矣。

夫人百病皆生于心，百病皆根于肾。天一生水，地二生火，肾水不上升，则气不固而阴虚；心火不下降，则妄动而相火从之。此精之所以泄者，实由乎心气虚，不能入肾以藏也，肾气虚，不能济心以纳也。心失为主之德，肾失闭藏之能，而为不交、不固之患矣。梦与女交为梦遗，不因梦而自遗者为精滑。溪常窥时医，每遇此症，多纯用收涩之药，但此等药虽不可废，亦不可过投。即如龙骨，最能涸津，若过服之，晚年发燥热之所由①。况人身气血贵于流通，岂可久服涩药使之滞耶？且此症所因多端，难作一途而治，有心火盛者，相火炽者，气陷者，滑泄者，湿热相乘者，虚寒冷利者。治疗之法，心火者宜柏子养心丸之类，相火者宜经验猪肚丸之类，气陷者宜补中益气汤之类，滑泄者宜八味地黄丸

① 所由：原作“疼”，据《济阳纲目·卷五十七·赤白浊·论》改。

之类，湿热相乘者宜四苓散之类，虚寒冷利者宜①家韭子丸之类。此特举其大略耳，辛②学者进思之，务求要领，毋事支离，必详虚实，毋拘故套。须知百病之来，莫不乘虚而入，当以内虚为本，外邪为标。又尝读道书有云：人身三宝精气神，若保精气神以治客病，则客病退而正气无伤；若伤精气神以治客病，则病不退而正气徒耗。舍本从末，适足以丧生矣。惟初病正气尚旺，客病牢固者，急为治标，勿致蔓延，若一概瞻顾因循，又非其治矣。

朱震亨先生见阴水亏虚，相火极盛之辈，或潮热盗汗，骨蒸咳嗽，咯血吐血，梦遗滑精等证悉作，时欲以六味补水，水不能遽生，以生脉保金，金不免犹燥，故增以黄柏之苦以坚肾，使制龙相之火，复以知母之清以凉肺，是滋水之化源也。人但知桂、附有引火归原之功，不识知、柏有平阴秘阳之用，且后起诸贤从而诽之，以致后人视为蛇蝎，二药几无用矣。假使年力方刚之人，尺脉独旺，阴虚火盛，发热骨痿，此等症候，舍此二药不用，又将何药以代之？毁之者毋乃太甚乎？盖二药虽有金水相生之义，性本沉寒，知母服多滑肠胃，黄柏服多冷肠胃，均治标之药，不堪久用。溪为二药判曰：暂用之以为清火则可，久用之以为补虚则不可也，又何为而不可用哉？明者鉴诸。

益心止遗丸　治精滑梦遗，此丸心肾两补。

熟地八两　山药四两　净芡实四两　麦冬去心，三两　生枣仁三两　巴戟肉二两　建莲米四两，连心用　北味一两五钱

上药蜜为丸。白滚水送下，每服七八十丸。

龙骨远志丸　治心肾虚弱，不梦而遗精者。

熟地四两　龙骨捣碎，用黑豆蒸熟，晒干用　白茯神　白茯苓　人参各二两　远志甘草汤浸一宿，晒干，炒用　石菖蒲

蜜丸桐子大，朱砂一两为衣。每服七八十丸。

新加坎离既济汤　治梦而后遗精者。

---

① 宜：原脱，据文义补。

② 辛：疑作“幸”。幸，希望，期望。

生地三钱　黄柏酒炒　知母各二钱。此三味本方也。溪增　麦冬去心，三钱　白茯神　北味八分　建莲米各三钱

灯心、水煎服。

小菟丝子丸　治肾气虚损，目眩耳鸣，四肢倦怠，夜梦遗精。

菟饼五两　石莲肉二两　白茯苓二两　山药三两，分一半作糊用

山药糊丸桐子大。每服五六十丸，空心温酒、盐汤任下。

家韭子丸　治男子虚剧，阳气衰败，小便白浊，夜梦遗精，及少长遗尿。此药补养元气，进美饮食。

家韭子六两，炒　菟饼六两　鹿茸酥炙，四两　肉苁蓉酒浸洗，二两五钱　牛膝酒洗，二两　熟地　当归各二两　巴戟肉一两半　杜仲青盐水炒，另研　肉桂去皮　干姜炒黄，各一两

酒糊丸桐子大。每服七八十丸。凡小儿遗尿者，多因胞寒，亦禀受阳气不足也，作小丸服之。

经验猪肚汤　止梦遗泄精，进饮食，健肢体，此药神应。瘦者服之自肥，莫测其理。

白术米面炒，五两，去面　苦参白色者，二两　牡蛎左扇者，煅研，四两

上为末，用雄猪肚一具洗净，以瓷罐煮极烂，木石臼捣如泥，和药再加肚汁捣半日，丸如小豆大。每服四五十丸，日进三服，米饮送下。久服自觉身肥，而梦遗永止，奇方也。

九龙丸丹溪方　治肾气精滑。

金樱子肉　红枸杞　山茱萸　莲蕊　建莲肉　当归　熟地　净芡实　白茯苓各等分

上为末，酒糊丸桐子大。每服五六十丸，或酒、或盐汤下。

金樱膏　治虚劳遗精白浊，最效。

金樱子经霜后采红熟者，撞去刺，切开去子捣碎，铜锅煮之，滤渣，净汁熬成膏　人参　山药各二两　杜仲姜汁炒，一两　益智仁去壳，一两　桑螵蛸新瓦焙燥　山茱萸　芡实各三两　红杞三两　薏苡仁二两　青盐五钱

用水同熬二次，去渣，熬成膏，将金樱膏对半和匀。空心白

滚汤下三四匙。

鹿茸丸 治精滑无度，阴窍漏气

熟地五两 山茱萸去核净，三两，酒拌蒸炒 鹿①茸五两，去毛，酥炙 山药三两，炒 五味二两，蜜酒拌蒸炒

为末，蜜丸。每服五钱。

固真散 治才睡去即泄精。此二药大能涩精，固真气，暖下元。

韭子二两 白龙骨一两，生用

上为细末。每服二钱，空心用酒调服。

黄连清心汤 治心所慕而即梦遗，此君火动而相火随之，其治在心。

黄连酒炒 当归醋炒 生地 人参 志肉 枣仁微炒 白茯神去皮木 石莲肉 甘草 麦冬去心

水煎服。

柏子养心丸 治心劳太过，神不守舍，合眼则梦遗。

柏子仁鲜白不油者，以纸包，捶去油。如油不净，以熨斗隔纸熨捶之 白茯神 净枣仁微炒 生地 辰砂研细 当归身醋炒，各二两 犀角镑 甘草各五钱 五味蜜酒拌蒸，晒干，炒 蜜为丸。

秘元煎 治遗精带浊等症，此方专主心脾二经。

志肉八分 山药 枣仁炒，捣碎 人参 金樱子去核，各二钱 芡实一钱 白术炒 白茯苓各一钱半 炙草一钱 五味十四粒

水煎服。

苓术菟丝丸 治脾肾虚损，不能收摄，以致梦遗精滑，困倦等症。无火者，此方极妙。

白茯苓人乳蒸 白术米汤炒黄 莲肉去心，各四两 菟饼六两 山药三两 五味一两半，酒蒸 杜仲三两，酒炒，另研 炙草五钱 人参三两

上用山药末、甜酒糊为丸桐子大。空心服七八十丸。

---

① 鹿：原作“茄”，据方名改。

若劳则遗精，或齿亦即痛，或两寸脉弱，两尺脉强，元气下陷等因，并宜服补中益气汤兼六味地黄丸以补脾肾；若元阳不固，命门火虚而遗滑者，八味地黄丸加菟饼、鹿茸、五味、故纸；若邪火炽盛，易于遗滑者，滋阴八味煎。

补中益气汤

六味地黄丸

八味地黄丸三方俱见补益门

滋阴八味煎 即六味加黄柏、知母。见咽喉。

淋浊

淋者，小便痛涩，滴沥欲去不去，不去又来。经曰：脾受积湿之气，小便黄赤，甚则淋。又曰：风火郁于上而热，其病淋。此数语，言湿而成热，传于膀胱淋也。《内经》言淋，无非湿与热而已。然有因忿怒者，气动生火也；有因醇酒厚味者，酿成湿热也；有因房劳者，阴虚火动也。盖诸淋皆肾虚为本，而膀胱生热也。肾与膀胱为表里，肾气不足，故热入膀胱而病焉。是淋证之在尿窍，与浊证之在精窍者不同矣。严氏有五淋之辨，曰气、石、血、膏、劳。气淋者，小便涩，常有余沥也；石淋者，茎中痛，尿如砂石，不得卒①出也；膏淋者，小便有脂如膏也；劳淋者，劳倦即发，痛引气冲也；血淋者，遇热即发，甚则尿血而痛也。五淋之外，更有冷淋、虚淋、热淋、肉淋之别，实同候而异名，总不外乎水火不交，心肾气郁，遂使阴阳相乖。自无形而有形，要皆火化，如水煮为盐，岂真有砂石出于水脏之内哉？治法并宜开郁行气，疏利小便，清解邪热，调平心火。然有隔二隔三之治：如膀胱有热不渴，则宜泻膀胱火，乃正治也；如口渴而肺燥不能生水，宜清金，此隔二也；如脾湿不运而清气不升，故肺不能生水，则当燥脾渗湿，宣扬胃气，此隔三也。尤当分在气在血，渴者在上焦气分，宜黄芩、茯苓、泽泻、灯心、瞿麦、萹蓄淡渗之剂，以降肺

① 卒：原作“辛”，据《景岳全书·杂证谟·淋浊·论证》改。

金之火，以清膀胱之源；不渴在下焦血分，宜知母、黄柏、牛膝、茅根行血之剂，以补肾水之源，虚火宜坎离丸之类。察淋之为病，初起皆宜清热，无庸疑矣。但有淋久而不止者，及久服寒凉而不愈者，其间实热虚寒又有不容不辨者焉。如实热者，非与纯阴之剂则阳无以化；虚寒者，非与温补之药则水不能行。为实为虚，病源霄壤不同，治法亦贵揆情处变，讵可概以清热为事乎？学者宜留意焉。若夫白浊者，其原在于脾胃之虚，其标在于膀胱之寒。初浊则属湿热，久浊则为气脱，气脱则下焦无火而水不温，暴病非阴，久病非阳也。至浊与淋，虽皆出于阴，其实内有二窍焉：一窍通精属肾，一窍通尿属膀胱，入房则精窍开而尿窍闭，溲尿则尿窍开而精窍闭。故凡遗精，均从精窍而出，为肾经相火虚热之病。凡五淋，均从尿窍而出，为膀胱湿热下流之病。然翫经曰：思想无穷，所愿不得，意淫于外，入房太甚，宗筋弛纵，发为精痿，及为白淫。此可知浊病即精病，仍在精窍矣。今见时医治浊，多以淋法治之，用五苓、八正散之类，不识经络之理，不亦大误乎？故患浊者，茎中多如刀割火灼而尿自清，惟窍端时有秽物，如疮之脓，如目之眵，淋漓不断，与便尿绝不相混。大抵由精败而腐者十之七八，由湿热流注与虚者十之二三，其伤精耗血，总属一也。然有赤白之分者，精为血所化，浊去太多，精化不及，赤未变白，故成赤尿，此虚之甚也。所以少年天癸未至，强力行房，所泄半精半血；壮年施泄无度，亦多精血杂出。则知以赤属血、白属气者未尽然也。又以赤为心虚有热，由思虑而得，白为肾虚有寒，因嗜欲而得，亦非确论。总之心动于欲，肾伤于色，或强忍房室，或多服淫方，败精流溢，乃为白浊；虚滑者，血不及变，乃为赤浊。挟寒则脉来沉迟无力，小便滑，挟热则脉来滑数有力，小便赤。亦有湿热郁滞而为患者，有胃中湿痰流注者，有属虚痨者，有因伏暑者，有思想太过，心动烦扰而精败塞①窍者，总五脏之伤，六淫之变，难以枚举，临证者慎无轻忽。

① 塞：原作“寒”，据文义改。

八正散　治心经蕴热，脏腑秘结，小便赤涩，淋闭不通，及血淋等证。

车前子　木通　滑石飞　山栀捣碎　大黄煨　瞿麦　萹蓄　甘草

灯心二十茎，煎服。

抽薪饮见类中风　治膀胱蓄热，溲尿热甚，或痛或涩，宜用此方去火。

五淋散　治膀胱有热，水道不利，淋漓不止，脐腹急痛，或尿如豆汁，或如砂石，膏淋尿血等证。

茵陈　淡竹叶　木通　滑石　栀子炒　赤芍　赤茯苓各三钱　甘草一钱

火府丹　治心经积热，小便淋涩，黄疸烦渴。

生地二两，杵膏　黄芩炒　木通各一两

以芩、通二味为末，合地黄膏捣匀，加蜜丸桐子大。每服五七十丸，外①用木通汤下，或以牛膝煎汤下亦可。按：牛膝，亦治淋之圣药也。

新方琥珀散　治五淋，砂石淋，小便涩痛。

滑石　琥珀　木通　当归　郁金　海金沙　生蒲黄　牛膝根各三钱

淡竹叶、灯心煎。一服见效。

萆薢分清饮　治真元不足，下焦虚寒，或服寒凉刮药②过多，小便白浊频数，漩白如膏，名曰膏淋。

萆薢盐水炒　石菖蒲　乌药盐水炒　益智仁去壳，盐水炒　茯苓各等分　甘草梢减半

牛膝汤　治砂石淋涩，小便不通，茎中痛甚。

牛膝二两　麝香少许

---

①　外：此字疑衍。

②　刮药：《景岳全书·古方八阵·热阵》所引同，《古今医统大全·卷七十二·便浊门·药方》作“利药”，义长。

上用水煎牛膝，去滓，入麝香服之。如无麝香，或用牛膝酒炒服之，亦可。

牛膝膏 治死血作淋。

桃仁去皮，捣烂 归须酒洗，各四两 生地黄一两 赤芍一两半 川芎五钱 牛膝根四两，酒浸半日，炒

上药分作三服，水煎。临服，入麝香少许服之。

丹溪治尿血，用夏枯草烧灰存性，研细，空心米饮调服。以此草活血行气，有补养厥阴之功，盖前阴属厥阴也。

萆薢分清饮方见前 治真元不固，赤白二浊。

清心莲子饮方见口舌 治心虚有热，小便赤浊。

苍白二陈汤 治湿痰流注而为白浊。

苍术米汁水炒 白术土炒，各三钱 橘红二钱 法半四钱 白茯苓四钱 甘草八分 升麻一钱 柴胡二钱

姜三片，水煎服。

四苓散 治因受伏暑，小便不利而浊。

赤茯苓 猪苓去皮 白术土炒 泽泻 麦冬去心 香薷

威喜丸 治精气不固，小便白浊，及妇人白浊白带，并臻神效。

白茯苓去皮，四两，切块。用猪苓七钱，瓷器内同煮二十余沸，取出晒干，不用猪苓 黄蜡四两

上以茯苓为末，溶黄蜡搜和为丸如弹子大。每空心细嚼咽服，以小便清利为效，忌醋。或为小丸亦可。

五子丸 治小便频数，时有白浊。

菟①丝子 家韭子炒 益智仁去皮 蛇床子炒 小茴炒

上各等分为末，酒糊丸桐子大。每服七十丸，米饮、盐汤任下。

瑞莲丸 治思虑伤心，赤白二浊。

白茯苓 石莲肉去心，炒 生龙骨 柏子仁微炒，另研，捶去油

---

① 菟：原作“克”，据文义改。

天冬去心　麦冬去心　当归酒洗　紫石英火煅，研细　远志去心，甘草水煮　枣仁微炒　龙齿各一两　乳香五钱，另研

为末，蜜丸桐子大，朱砂为衣。枣汤下。

水陆二仙丹　治赤白浊。

金樱子去子及毛净，捣碎，慢火熬膏　芡实研细，等分

以膏同酒丸桐子大。每服四五十丸。一方用乳汁为丸，盐汤下。

赤脚道人龙骨丸　治白浊。

龙骨　左扇牡蛎煅　白茯苓　远志肉甘草水制过，各五钱

上为末，入鲫鱼腹内纸包浸湿，入火内炮熟取出，去纸，将药同鱼肉丸如梧子大。每服五十丸，空心米饮下。鲫鱼不拘大小，只以着尽上件药为度。

茯菟丸　治思虑太过，心肾虚损，真阳不固，尿有余沥，或小便白浊，梦寐遗精等症。

菟饼五两，酒洗　白茯苓三两　石莲肉二两

为末，酒糊丸梧子大。每服五十丸，空心盐汤下。

水火分清饮　治赤白浊病，乃水火之不分也。

萆薢　石菖蒲酒炒　赤茯苓　益智仁去壳，淡盐水炒　车前仁　猪苓　白术土水炒　陈皮　泽泻盐水炒，各三钱　升麻一钱半　枳壳麸炒，三钱　甘草梢七分

定志丸方见眼目　治心虚白浊。

六味地黄汤

补中益气汤

八味地黄丸

归脾汤四方均见补益门

秘元煎见遗精

滋阴八味丸见痿证

以上诸方，因虚而久不愈者，均可择用。

遗尿

经曰：肾脉生病遗尿。又曰：肝所生病为遗尿。此言肾肝二

脉并循阴器，系廷孔①，病则莫能约束水道之窍，故遗失不禁。又曰：膀胱不约为遗尿。又曰：手太阴之别，名曰列缺，其病虚则欠㰦②，小便遗数。此言不独病在阴器廷孔而已。三焦为决渎之官，失其常则遗尿，三焦之脉，从缺盆布膻中，下膈循属三焦。膀胱之脉，从肩髆内挟脊抵腰中，入循膂，属膀胱。凡三焦虚则膀胱亦虚，故不约也。肺从上焦通调水道，下输膀胱，而肾又上连于肺，两脏为子母也，母虚子亦虚，是上中下三焦气虚，皆可以致遗尿也。然总其大要而言，肺主气，以降金生水以下。膀胱者，津液藏焉，气化则能出。此两经实为总司。若梦寐自遗者，属下元亏虚，此病之轻者也；若不禁而遗者，属气虚不固，此病之重者也；若无所知而遗者，属元气将脱，此病之尤重者也。其于治法，考古名哲有谓此症属寒者，有谓此症属热者。属寒者，其理固然，无足疑也；属热者，如河间谓热甚客于肾部，干于足厥阴之经，廷③孔郁结，甚而气血不能宣通，则痿痹，神无所用，故津液渗入④膀胱而漩尿遗失，不能收禁也。如立斋治一人，因劳发热作渴，小便自遗，或时闭涩，作肝火血虚，阴挺不能约制，午前用补中益气汤加山药、山茱，午后六味丸，月余悉退。云间治一人，六脉举之则软，按之则坚，此肾肝之阴有伏热，用丹皮、白茯苓、黄连、苦参、甘草梢煎成，调黄鸡肠末服，六剂而安。嗣服温补转炽，又以龙胆泻肝汤加黄鸡肠服之，四剂即止，更以四君子加黄连、山栀，一月而愈。溪治一人，服温补药不效，用滋阴八味煎，熟地改生地，加五味而愈。举此以见医学不可执一，然而此症毕竟属虚寒者多，属虚热者少，不可不知。

巩堤丸 治元气将脱，命门火衰，膀胱不藏，小便不禁。此方凡五脏虚损，皆能治之。

---

① 廷孔：即阴户。

② 㰦（qù 去）：原作“缺”，据《灵枢·经脉》改。㰦，张口出气。

③ 廷：原作“挺”，据文义改。

④ 入：此下原衍“入”字，据文义删。

熟地　人参　菟饼酒洗　白术炒，各二两　北味酒洗　故纸酒炒　益智去壳，酒炒　制附片　白茯苓　家韭子

上为末，山药四两、酒糊丸如梧子大。每服七八十丸，空心滚汤下。

八味地黄汤方见补益门　治小便不禁属虚寒者，依本方加白果。

补中益气汤方见补益门　治肺脾亏虚，不能约束，小便不禁者，依本方加白果。

太平丸　治肾虚火衰，小便不禁。

熟地四两　鹿茸酥炙，二两　制附片□两　杜仲青盐水炒，另研　故纸酒炒　白茯苓各二两　北五味一两，酒洗　桑螵蛸一两，酒炒　山茱萸一两，酒洗

上为末，酒煮山药三两末，糊丸梧子大。每服五六十丸，淡盐汤下。

家韭子丸方见遗精　治少长遗尿，及男子阳气虚败，小便白浊，夜梦遗精。

固脬丸　治遗尿不觉，小便不禁。

菟饼三两　小茴一两　桑螵蛸炙　附片各五钱　青盐三钱

上为末，酒煮面糊丸桐子大。每服三十丸，空心米饮下。

牡蛎丸　治小便不禁。

牡蛎三两，左扇者，用砂锅盛，以盐一两铺底盖面，用炭火约五斤烧煅半日，取出研细　赤石脂三两，捣碎，醋拌①匀湿，于铁锅内慢火炒，焙干取出，研粉

上用酒糊丸桐子大。每服五十丸，空心滚汤下。

治遗尿方

益智仁去壳，四两，青盐五钱对水炒　花椒去目，三两

二味研成粗末，用猪脬一个，贯药末七钱在内，用纸将脬包数层，水浸湿，炭火烧熟，空心吃，连吃七次断根。

---

①拌：原作“半”，据《圣济总录·卷九十五·大小便门·小便不禁》改。

四神丸 治禀赋虚弱，小便频数不禁。

五味子 菟饼各四两 熟地黄六两 肉苁蓉一斤，酒洗去甲，再①用酒浸，洗净

酒煮山药末四两，糊丸桐子大。每服七八十丸。

桑螵蛸散 治阳②气虚弱，小便不禁。

鹿茸酥炙 黄芪蜜炒，各三两 牡蛎火煅 赤石脂捣碎，醋浸炒，焙干 人参 桑螵蛸酒炒，各二两

上为末。每服二三钱，粥汤下。

鸡肠散 治遗尿用。

黄色雄鸡肠取三四具，切破洗净，炭火炙令黄，为末 牡蛎捣碎，醋浸炒，焙干 赤石脂捣碎，醋浸炒，焙干，各五钱 白茯苓 桑螵蛸酒炒，各一两 龙骨捣碎，酒炒焙干

共为末。每服一二钱，空心粥饮调服，或温酒服。

水芝丸 治下焦真阳虚弱，小便频数，日夜无度。

建莲米八两，用好酒不多不少，拌匀浸一宿，猪肚一个，将莲酒入在内，水煮炖好，取莲米焙干为末，酒煮山药末三两，糊丸芡实大。每服五六十丸，空心米饮下。

妇人生产，因稳婆损伤尿胞而致小便不禁者，须以大剂参、芪、术、归，少佐熟附、桂、姜之类，以猪羊胞煎汤熬药，空心服之。切不可缓，须令气血骤长，迟则难治。

妊妇尿出不知，用桑螵蛸酒炒，益智仁去壳，青盐炒，为末，每服二钱，米饮下。若脾肺气虚，补中益气汤加益智仁；肝肾阴虚，六味地黄丸。

遗尿一证，在老人多由下元不足，婴儿多由阳气尚微，并宜温补。

二气丹 治虚寒积冷，小便不禁，老人虚人尺脉微弱。

硫黄八钱，用生莱菔一个，切破挖空，将硫黄入内，仍将莱菔合定，用

① 再：原作"在"，据文义改。

② 阳：原作"肠"，据《医宗必读·卷九·小便不禁》改。

十数层纸包，水浸湿，灰火煨，烧熟取硫黄。又用猪大肠尺许，酒三酒盅，同硫黄装入猪大肠内煮熟，取硫黄研细，只①用五钱　肉桂去皮，五钱　干姜炒黄色　朱砂研，为衣，各四钱　附子制，一两

共为末，以面糊丸桐子大。每服二十丸，空心淡盐汤下。

阳痿

夫阳为生人之本，天地造化之机，得而保之，可以长生，得而纵之，足以损命，岂特阳痿而已哉？阳痿者，心欲动而物不为用，根本已伤之病也。原其病之由来，有因幼年斲丧以致精血亏伤，如花果萌芽先损，而欲成实者鲜矣；有因禀气不足，发生之机亦衰；有因病后、劳后不节，以致精血重虚；有因思虑劳心，以致神驰精耗；有因纵酒太过，耗散精血；有因惊恐不释，内伤肾气。凡此皆足以致痿也。速宜以养心补肾为本，填精补血为佐，补阳以为阴之主，补阴以剂阳之用。然必大释怀抱，以舒神气，庶能奏效，否则徒资药力，无益也。

夫阳道为宗筋之所会，肝肾之所钟，元阳之所聚。其有不足者，有肾虚精滑，有精冷精清，或临事不坚，坚即流而不射，有盗汗梦遗，有便浊淋涩，有好色阴虚，有劳热者，有虚寒者，是皆精气不足。而治之者总不外乎肝肾二家，滋补精血元阳，盖乙癸同源也。

王节斋曰：男子阴痿不起，古方多云命门火衰，精气虚冷，固有之矣。然亦有郁火甚而致痿者，经云：壮火蚀②气。譬如人在夏暑而倦怠痿弱，若肝经燥热，宜以六味地黄丸滋肾养肝；若湿热，宜用龙胆泻肝汤加薄荷。

史国信曰：若欲兴阳，先滋筋力。然筋力之强，由于精血之所养。今人不滋补精血，而徒以热药为事者，犹釜中无水而进火也。惟人参能补无形之气，生出有形，实为补气壮阳之妙用，胜于热药多多矣。

---

① 只：原作“尺”，据文义改。
② 蚀：《素问·阴阳应象大论》作“食”。

简易方 治阳事不起，用蛇床子、五味子、菟饼，等分为末，蜜丸桐子大。每服三五十丸，温酒下，日三服。

千金方 治阳痿不起。

雄鸡肝三具 菟饼五两

为末，麻雀卵和丸如小豆大。每服五六十丸，酒下，日三服。

一方 用人参细末，临晚温酒调服二钱。

一方 治阳事不起，用制天雄、菟饼各等分为末，麻雀卵和丸小豆大，服之。

一方 治阳事不起，用雄蚕蛾去头足翅，炒焙干，为末，蜜丸梧子大，每夜酒送下。

一方 用覆盆子四两，酒浸焙干为末，日服三钱。

八味地黄丸见补益门 依本方加鹿茸（酥炙）四两。《精要》云此丸久服多服，令百病不生，岂仅壮阳而已哉？奈今人多喜纯补，任意加减，皆未得生精之至理，而参透药性之精微者也。

补骨脂丸 治下元虚败，脚手沉重，夜多盗汗，纵欲所致。

补骨脂四两，炒香 菟饼四两，酒洗 胡桃肉去皮，一两 沉香二钱五分，研细

蜜丸桐子大。每服三十丸，空心盐汤、温酒任下。气虚者，参汤送下之。夏至日服起，冬至日止，日进一服。唐宣宗时，张寿太尉知广州，得方于南番，诗云：三年时节向边隅，人信方知药力殊。夺得春光来在手，青娥休笑白髭须。

赞育丹 治阳痿精衰，虚寒无子等证。

熟地八两 腿术八两，炒 当归六两，酒洗 杜仲四两，酒炒，另研 巴戟肉四两，甘草汤炒 红杞六两，炒 仙茅酒蒸，二两 肉桂二两 蛇床子二两，微炒 制附子二两

炼蜜为丸。

或加人参、鹿茸，尤妙。

新方壮阳丹 治阳不举，真阴真阳亏虚。

人参三两 鹿茸酥炙，四两 山茱萸三两，酒浸洗 肉苁蓉酒浸

洗，甲①净，四两　熟地八两　黄芪四两，蜜炙　覆盆子四两，酒浸炒　麦冬去心净，四两，拌②炒去米　肉桂二两　白术八两，炒　北味一两，蜜酒拌蒸，晒干　巴戟肉四两　制附子二两　血余热水洗净，砂罐装定封固，火煨过，四两

蜜为丸，每服七八十丸。

六味地黄丸见补益门　治水亏，兼服归脾汤。

归脾汤见补益门　治心脾亏虚阳痿，服此方兼服前八味丸，久服神效。

大造固真膏　填补精血，壮固元阳。

补骨脂六两，盐酒浸，炒香　菟饼四两，酒洗，焙，另研　肉苁蓉酒洗去鳞甲净，二两，焙　胡桃仁三两，酒蒸，去皮，另研　小茴一两半，焙　五味子一两半，蜜酒拌蒸，晒干，焙　山茱萸去核，三两，酒蒸，焙　巴戟肉净二两，酒洗，焙　熟地十二两，酒煮去渣，熬膏四两　人参二两，剉片，隔纸焙　鹿茸去毛，三两，酥炙　红枸杞六两，水煮去渣，熬膏三两　山药四两，炒微黄色　白术米泔水浸半日，剉片晒干，六两，人乳拌蒸，炒黄，水煮去渣，熬膏三两　紫河车一具，酒洗净，酒煨，去筋膜，熬成膏

上前药各制度共为细末，用后四膏和剂。如干，加炼老蜜少许。杵千下，为丸如桐子大。每早晚食前各服三钱，白汤、温③酒任下。

壮阳种子神方

何首乌赤白各一斤，米泔水浸一日，竹刀去皮，切块　红枸杞酒浸，晒干　当归酒浸半日　赤白茯苓赤者牛乳浸一宿，白者人乳浸一宿，各十两，晒干　破故纸酒浸半日，炒香，各六两　川牛膝八两，同何首乌、黑豆五升入砂锅，加水煮三炷香，如此二次，原汁收干，首乌内晒燥为末，其豆拣出随常④吃　菟饼酒浸，晒干，各八两

---

① 甲：此前疑脱“去”字。

② 拌：此前疑脱“米”字。

③ 温：原作“湿”，据文义改。

④ 随常：常常。

上为细末，勿犯铁器，炼蜜为丸桐子大。每日进三服，空心，晨用酒、午用姜汤、临卧盐汤，各服三钱。

方内若加羊肾二付，酒煮好，但酒恰煮干时取出，捣膏入前药，尤妙。

种子药酒

熟地五两　当归三两　胡桃肉四两　淫羊藿半斤，羊油炒　五加皮三两　巴戟肉四两　沉香五钱　红枸杞四两，微炒去湿气　何首乌赤白各一斤，竹刀切块，米泔浸透，入砂锅加米汤煮五炷香，极熟，恰煮干原汁可也，不必拘定要黑豆蒸

上药浸酒三十余斤，重汤蒸透。饮此酒，须忌萝卜并诸血。

《全集》云：沉水真正铁角沉香，其味甘辛者为美，辛辣者性热。

安神散　治阳痿，因心虚胆虚气怯者，宜以此煎汤，吞前八味等丸。

人参三钱　熟地四钱　红杞三钱　五味八分　山茱萸三钱　志肉一钱　白茯神三钱　麦冬去心，三钱　枣仁微炒，三钱　柏子仁三钱，微炒，捶去油

水煎服。

弛纵大补阴丸　治肝肾湿热，宗筋弛纵阳痿，脉洪数，火盛者，宜用此降阴火，补肾水。

黄柏盐酒炒　知母盐酒炒，各三两　熟地酒蒸，捣烂　龟板酥炙黄，各五两

上为细末，用猪脊髓蒸熟，和炼蜜同捣为丸桐子大。每服六七十丸，空心姜盐酒任下。

滋阴八味丸　即六味地黄丸加黄柏、知母是也。治症同前。

龙胆泻肝汤方见耳证

新方三补丸　治思虑惊恐，致伤心脾肾三经而阳痿者。

熟地五两　白术炒黄，三两　人参三两　建莲米三两，去心　粉甘草一两五钱，蜜炙　白茯神三两　枣仁三两，微炒　当归三两，酒洗　龙眼肉三两，捣膏　制附子二两　肉桂二两　远志甘草汤浸半日，取肉

晒干用，一两　红枸杞三两，微炒去湿气

蜜为丸桐子大，空心每服八九十丸。

疝气

经曰：任脉为病，男子内结七疝，女人带下瘕聚，任脉起中极之下，以上毛际，循腹里，上关元，总诸阴。故诸疝由任脉为源，诸经为流。从少腹上冲心痛，不得前后，为冲疝。既上冲心又不得大小便，能上而不能下也。肝生病为狐疝，卧则入腹，立则出腹入囊，似狐之昼出穴而尿，夜入穴不尿，名狐疝。盖环阴器，上抵少腹者，乃肝经之部分，是受疝之处也。一切疝证，非肝木受邪，即肝木自病，此言狐疝，乃肝经自病也。三阳受病发寒热，其传为㿗疝。三阳者，手太阳小肠、足太阳膀胱、足少阳胆也。小肠膀胱皆在下部，胆与肝为夫妇，支脉出气街，绕毛际，故三阳皆能病疝也。㿗者，顽痹不仁，睾丸肿大如升如斗者是也。黄脉之至，大而虚，积气在腹，有厥气，名厥疝。黄，土脉也，肝木乘脾，故大而虚也。厥者，逆也，言厥逆上升也。肝部应春，于象为木，皆主上升，怒则气上，故为厥疝。脾传肾，病名疝瘕，少腹冤①热而痛出白。脾受所不胜之邪，传于所胜，则脾失运化之常，又入寒水之脏，则稽留成有形之瘕。瘕者，即方书所云状如黄瓜者是也。有气不得申，曰冤气，聚而痛，白精自出。经曰：寸口脉沉而弱，疝瘕，少腹痛。又曰：脉急者疝瘕，少腹痛。足阳明筋病，㿉疝，腹筋急。又曰：肝脉滑甚为㿉疝。足阳明病㿉疝，又曰肝脉②滑为㿉疝，则知此正肝木乘胃也。㿉者，裹大脓血，甚则下脓血也。脾脉微大为疝气，滑甚为㿉癃。又肾脉滑甚为㿉癃。内则裹脓血，外则小便闭，名曰㿉癃疝，此亦脾邪传肾也。

《内经》云：七疝者，冲疝、狐疝、㿗疝、厥疝、瘕疝、㿉疝、㿉癃疝是也。学者当以此为正，不得惑③于多歧。大抵寒则收引而痛甚，热则多纵而痛微，湿则肿而坠重，虚亦肿而坠轻。在血分者不移，在气分者多动。盖睾丸有二：左丸属水，水生肝木，

---

① 冤：聚结。通“郁”。
② 脉：原脱，据上文补。
③ 惑：原作“感”，据文义改。

木生心火，三部①皆司血，统纳左之血者，肝也；右丸属火，火生脾土，土生肺金，三部皆司气，统纳右之气者，肺也。故诸寒收引则血泣而归肝，下注于左丸；诸气愤郁则湿聚而归肺，下注于右丸。睾丸所络之处非尽由厥阴，而太阴、阳明之筋亦入络也。故患左丸者，痛多肿少，患②右丸者，痛少肿多。其治此之法，均当以脉证详辨，不可必其为寒为热。但于初病者，须知以温经散寒、行气除湿为主，不得辄用寒凉，致凝邪气，反成癎疾矣。及其久也，则有始终以寒者，有寒郁③热者，有元阳受伤而虚陷者，或虚在阴分者，或虚在阳分者，或阴阳两虚者，必因其所因而治之，自无不愈。至于所论厥、癥、寒、气、盘、胕、狼七疝之名，并寒、水、筋、血、气、狐、癞七肿等论，其中不无错杂④之处，终非可训⑤之定法，前贤已驳辨矣，兹不具赘。

张子和曰：夫遗尿、癃秘、阴痿、浮痹、精滑、白淫，皆男子之疝也。若血涸不月，月罢腰膝上热，足躄⑥嗌干癃闭，少腹有块，或定或移，前阴突出，后阴痔核，皆女子之疝也，但女子不名疝而名瘕。若年少而得之，不计男子、妇人皆无子。此说诚非谬也。然今人但言男子之疝，而全不知妇人之疝，殊失之矣。

凡疝，虽因虚而得，不可骤补⑦，恐留而不行，其病则实。必先除所蓄之邪，然后补益，或补而兼温，则散而不滞矣。

古人用五苓⑧散加行气之药以治疝，屡用屡效，方列于后。

猪苓　泽泻二药分理阴阳以和心与小肠之气　茯苓淡渗而利膀胱之水　小茴治小肠之气　肉桂能代肝邪而温散通行　橘核去膀胱之滞气　白术利

① 部：原作“初”，据文义改。

② 患：原作“心”，据文义改。

③ 郁：此下疑脱一“化”字。

④ 杂：原作“维”，据文义改。错杂，交错混杂。

⑤ 训：准则。

⑥ 躄：原作“为”，据《儒门事亲·卷二·疝本肝经宜通勿塞状》改。躄，足不能行。

⑦ 补：原脱，据下文补。

⑧ 苓：原作“今”，据文义改。

腰膝间湿与死血，又助脾以运行药力　川楝治诸疝气　木通少加以导引小肠之邪　槟榔善行滞气

上药十味，古人原方也。所谓治疝必先疏泄其气者，此也。后学当默会之。

当归温疝汤　治中寒虚冷，滞气不行，寒疝气疝。

当归三钱　白芍二钱，酒炒　延胡索三钱，捣碎酒炒①　川楝肉三钱，酒炒　小茴三钱，盐水炒　附片三钱　肉桂二钱　泽泻三钱，淡盐水炒吴茱萸三钱，滚水洗五七次，洗去苦水用　白茯苓三钱

水煎服。

青木香丸　治气疝，及诸疝走注疼痛，有不可忍者。

青木香五钱，酒醋浸炒　香附子三两，捣百，醋炒　吴茱萸一两，滚水洗五七次　乌药五钱　荜澄茄五钱　小茴五钱，淡盐水炒　川楝肉五钱，用巴豆仁二十一粒，每粒切作四件拌炒，去巴豆不用

上为末和匀，用葱涎为小丸。每服三钱，温酒、淡盐汤任下，立愈。并医一切疝痛，神效。

三层茴香丸　治癞疝寒疝，脐腹疼痛，阴丸偏大，肤囊壅肿，有妨②行步；或瘙痒不止，时出黄水，浸成疮疡，或长怪肉，或外肾肿胀，冷硬如石，日以渐大。须温导阳气，渐退寒邪，凡一应小肠气、寒疝之疾，久新不过三料。

第一料

大茴一两，用盐五钱拌炒黄色　沙参即今之泡参，一两　川楝泡去核，一两　木香一两

上药五味，共重四两五钱，为末，米糊丸桐子大。空心温酒、盐汤任下，日三服。服完便接第二料。

第二料　如前方加荜茇一两　槟榔五钱

上药七味，共重六两，依前糊丸如前。若未愈，再服第三料。

第三料　如前方加白茯苓佳者四两　附子炮去皮脐，一两

---

①　炒：原脱，据文义补，

②　妨：原脱，据《景岳全书·古方八阵·热阵》补。

上药九味，共重十一两，丸服如前丸。小肠气频发，及三十年者，或大如栲栳①者，皆可消散，神效。

荔香散 治疝气痛极，凡在气分者，最宜用之。并治小腹气痛等证，神效。

荔枝核炮微焦 大茴炒，等分

上为末。用好酒调服三钱。如寒甚者，加制过吴茱萸，减半用之。

附：心腹胃脘久痛，屡触屡发者，惟妇人多有之，其方用

荔枝核二钱，炮微焦，末 木香剉细末，一钱五分

清汤调服，数服除根。

又方 治胃脘痛极，诸药不效。

用牙皂角烧存性，以烟将尽为度，研细末。烧酒调服一钱许，即愈。

暖肝煎 治肝肾阴寒，小腹疼痛，疝气等证。

当归 红杞各三钱 白苓 小茴 乌药各二钱 肉桂一二钱 沉香一钱，或木香亦可

生姜五片，水煎服。如寒甚者，加吴茱萸、干姜；再甚者，加附子。

木香金铃丸 治疝气，外肾肿痛，如神。

木香 乳香 没药 附子炮去皮脐 人参 小茴盐酒炒 全蝎 川楝肉 延胡索各等分

上为末，好酒打糊为丸如②梧子大。每服七八十丸，空心温酒送下。

七制金铃丸 治膀胱疝气，外肾偏坠，痛不可忍。

川楝子七两，酒泡去皮，作七分

一分用小茴三钱，慢火同炒，连小茴用；

一分用故纸三钱，同炒，连故纸用；

---

① 栲栳：用柳条编成的盛物器具，亦称笆斗。

② 如：原作“好”，据文义改。

一分用黑牵牛三钱同炒，拣去牵牛不用；

一分用斑蝥五个，去头翅，同炒，去斑蝥不用；

一分用巴豆仁七个，每个切作四件，同炒，去巴豆不用；

一分用萝卜子三钱同炒，去萝卜子亦不用；

一分用青盐二钱同炒，连青盐并用。外加：

大茴香　青木香　南木香　肉桂各二钱五分

上为细末，酒糊为丸如梧子大。每服三十丸，温酒空心下。

丁香楝实丸　治寒疝气血留滞。

当归酒洗　附子制　川楝肉　小茴各一两

用好酒一碗同煮，酒尽焙干为末，每药末一两，入没药、丁香、木香各五分，全蝎十三个，延胡索五钱。

上和为末拌匀，酒糊丸梧子大。每服三五十丸，加至百丸，空心盐酒送下。

道水丸　治少壮暴得疝气，燥热壅闭，阴囊重坠，肿硬赤痛，势不可当。宜此下之。

大黄　黄芩各二两　滑石　黑丑头末各四两

上为末，滴水丸桐子大。每服七八十丸。

十补丸　治小肠寒疝。

制附子　胡芦巴　木香另研　巴戟肉　川楝肉　延胡索　荜澄茄　官桂另研　大茴香　破故纸炒，各一两

上为末，酒煮糯米粉糊为丸桐子大，朱砂为衣。空心酒下五十丸。

胡芦巴丸　治小肠气，奔豚疝气，偏坠阴肿，小腹有形如卵，上下来去，痛不可忍。

胡芦巴炒，一斤　吴茱萸热汤洗七次，十两　川楝肉炒，十八两　小茴炒，十八两　巴戟去心，炒　川乌炮去皮尖，各六两

共为末，酒煮糯米粉糊丸桐子大。每服十七丸，空心温酒下。小儿八九丸。

新加守效丸 治癞疝，火①坠不痛。宜除湿理气，用此丸疗之。

苍术米泔水炒 制南星 白芷 川芎 半夏 山楂肉 枳实炒 橘核 茯苓 小茴 川楝肉 荔枝核炮微焦

上等分为末，姜汁糊丸桐子大。每服七八十丸，淡盐汤下。

加味守效丸 治疝气偏坠，不拘左右睾丸作肿者。此因食滞，湿气下行故也，宜服此丸。

南星 山楂肉酒炒 苍术炒，各二两 白芷 半夏姜制 橘核仁 神曲炒，各一两 海藻 昆布各五分 吴茱萸 青皮醋炒 延胡索醋炒 荔枝核炒，各一两

上共为末，神曲糊为丸如梧桐子大。每服三十丸，空心温酒下。

① 火：疑作“偏”。

卷　八

脱肛

大肠与肺为表里。肛者，大肠之门也，肺热则大肠燥结，肺虚则大肠滑脱。若脱肛一证，其因不一，有因久泻久痢，脾肾气陷而脱者；有因中气虚寒，不能收摄而脱者；有因酒湿伤脾，色欲伤肾而脱者；有因禀赋怯弱，肾关不固而脱者；有因湿热下坠而脱者。但此症属实热者少，属虚寒者多。虚人气血多衰，小儿气血未旺，皆易脱肛。经曰：下者举之。徐之才曰：涩可去脱。皆治脱肛之大法也。故古人之治此者，多用参、芪、归、术、川芎、甘草、升麻之类以升之补之，或兼用北五味、乌梅之类以固之涩之，外用熏洗掺药。苦久出而坚者，先以暖药汤浇软，渐渐纳入。若肠头作痒者，多因大肠湿热生虫而蚀肛门。上唇有疮，虫蚀其脏，下唇有疮，虫蚀其肛。初治宜服化虫丸，外用生艾、川楝根煎汤熏洗。至若蚀肛透内者，不治。

按：古法脱肛之症，不越乎升举、固摄、益气之法，如气虚下陷而脱者，参、芪、归、术、升麻、炙甘草之类；如肾虚不摄而脱者，熟地、山茱萸、五味、菟丝之类；如兼湿热而脱者，阴八味加黄连、槐花之类；如因久痢脾虚而脱者，补中益气汤加醋炒白芍之类；如妇人因产用力太过而脱者，四物汤少用川芎加参、芪之类。虽所患不一，均宜以升举、固摄、益气为法，而更察其所因以治，则自无失矣。谷道痒痛，多因湿热生虫，宜以雄黄末和艾烧烟熏之，或用桃叶一斛，捣烂蒸熟纳入小口瓶中，乘热坐，虫①立死。

补中益气汤见补益门　此治气虚下陷脱肛者，内服本方，外用公母蚯蚓各七条，瓦焙干为末，调麻油搽脱出之肠，即愈。小跳

① 虫：原作“生”，据文义改。

者系公蚯蚓。

参术归芎汤 治泻痢、产育，气虚脱肛，脉濡而弦者。

人参 白术 当归醋炒 黄芪酒炒 山药 白芍 白苓各三钱 炙甘草一钱 川芎一钱 升麻一钱，醋炒

按：此方若治泻痢、虚滑脱肛者，于本方内须加制附子、肉豆蔻（面包煨，捶去油）、红枣。

凉血清肠散 治大肠血热脱肛。

生地 当归醋炒 白芍各三钱 黄芩 黄连 防风 荆芥 香附捣碎，醋炒 川芎 甘草 升麻醋炒各二钱

新方固元散 治肾气虚弱而脱者。

熟地炭五钱 人参 白术 白芍 当归醋炒，各三钱 山药 山茱萸炒 菟饼 北五味 炙甘草各一钱

补阴益气煎 治肝肾不足，阴虚下陷而脱者。

人参三钱 当归三钱，醋炒 山药三钱 熟地七钱 炙甘草 陈皮 柴胡各一钱 升麻七分，醋炒

生姜煎服。

诃子人参汤 治大肠伏热，脱肛红肿。

诃子煨，去核 人参 白茯苓 白术 炙草 石莲肉 升麻 柴胡

水一盅半，加生姜煎服。

真人养脏汤 治大人小儿冷热不调，下痢赤白，或如鱼脑，里急后重，脐腹疼痛，脱肛坠下。

人参一钱 当归醋炒，一钱 白芍三钱 炙草 诃子煨，去核，一钱 广香大者，一钱 白术三钱，炒 粟壳蜜炙，二钱 肉桂五分 肉豆蔻面煨，去油，一钱

脏寒者，加制附子一钱。

龙骨散 治小儿大肠虚，肛门脱出。

龙骨二钱五分 诃子煨，去核 赤石脂 没石子二个 罂粟壳去盖蒂，醋炒，二钱

共为极细末，米饮调化，食前服。

熏洗脱肛法

用赤皮火葱、韭菜二味，各带根者，煎汤入大枫子肉、防风末各数钱，乘热熏洗，立收。

一方　用益母草叶，熬浓洗，再用新鲜叶捣烂取汁，以用雄①末少许调和，鸭毛抹上，即收。

一方　用五倍子末三钱，明矾末二钱，水二碗，煎沸，热洗，立收。

一方　治脱肛三五寸者，先用五倍白矾汤洗过，次用赤石脂为末，四围皆掺之，以油纸揉入。

又方　用鳖头煅存性，入枯矾少许，如上揉入。

一方　治阳证脱肛肿痛，用荆芥、生火葱二味煎浓汤，候温洗之，轻轻拭干，用地龙（晒干）一两、风化硝一两共为末，每用二钱。肛门湿则干掺，燥则清麻油调搽。

一方　治阴证脱肛不肿痛，用紫苏煎浓汤，候温洗之，用伏龙肝一两、鳖头骨（煅末）五钱、百药煎二钱五分，每用二钱药末，以清麻油调敷。

一方　用蓖麻子数粒，捣膏，贴脑顶心，肛收即刻温水洗去，不可少留些须，恐提肠上悬，转成危症。

一方　用木贼（烧存性）为末，搽肛门上，按入即愈。

四物汤见补益门　治血虚脱肛，本方内加人参、黄芪（蜜炙）。

阴八味即六味加黄柏、知母是也　治尺脉甚旺，阴虚火动而脱者。但知柏二味性寒，大伤脾胃，不宜久用。

汗证

经云：阳之汗，以天地之雨名之。又云：阳加于阴谓之汗。由是推之，是阳热加于阴津，散于外而为汗也。夫心为主阳之脏，凡五脏六腑、表里之阳，皆心主之以行其变化，故随其阳气所在之处而气化为精，亦随其火扰所在之处而津泄为汗。经曰：汗者

① 雄：此下疑脱“黄”字。

心之液。又曰：肾主五液。故凡汗症，未有不由心肾虚而得之者。心之阳虚，不能卫外而为固，则外伤而自汗，不分寤寐、不因劳动、不因发散而自出者，治当补气以卫外，用温热之剂。肾之阴虚，不能内营而退藏，则内伤而盗汗，睡热则出，醒则渐收，由阳蒸阴分者，治当补阴以营内，用清滋之品或兼收敛固密。至若肺虚者，固其皮毛；脾虚者，收其中气；心虚者，益其血脉；肝虚者，禁其疏泄；肾虚者，助其封藏。更当观五脏，察阴阳，宜温宜补，或润或燥，不得胶乎一定也。

经曰：阳气有余，身热无汗；阴气有余，多汗身寒。

饮食饱甚，汗出于胃；惊而夺精，汗出于心；持重远行，汗出于肾；惊惶恐惧，汗出于肝；摇体劳苦，汗出于脾。然肥人多自汗，以其多气虚；瘦人多盗汗，以其多阴虚有火也。但脏腑俱有津液，一经劳倦所伤，皆足以致汗出，然血之与汗，虽异而亦同类，故夺血者无汗，夺汗者无血。

经曰：心之液为汗。东垣曰：坤土主湿，在人为脾胃，夫人之汗，犹天地之阴气，为雾为雨也。《内经》独主于心，东垣又指脾胃而言。盖心属火，主热，脾胃为土，主湿，湿热相搏为汗，明矣！如天气下降，地湿上升，乃成霖雨。又如甑中煮酒，非汤火熏淘则不能成涓滴也。然人身清阳之气上行达表，实腠理而固皮毛，谓之卫气。卫气象天，天包地外，一气统摄，犹卫气包摄一身。经云：阳密乃固。阳密者，即腠理密也。此气主于肺而本于胃，故胃充则卫实，且卫气诚由谷气之所由化，肺脏之所分布即天真之阳，必得是而后充大，无是则衰微，变症百出，岂止汗乎？

古贤云：虚损之症，自汗不休者，最宜用补中益气汤少加麻黄根、制附子为佐助，其功甚捷。但升、柴须少用，而必蜜炙以抑其升发暴悍之性，又欲其引参、芪至表，不可缺也。

如左寸心脉浮洪而自汗者，心火炎也，本方倍参、芪，去制附子，加麦冬、五味、黄连。

如左关肝脉浮弦而自汗者，挟有风邪也，本方加桂枝；若阴虚，加白芍，并去附子。

左尺肾脉浮洪无力而无汗者，水亏火盛也，本方加黄柏、知母、熟地，壮水之主以制阳光，亦宜去附子。

右关脾脉浮洪无力而自汗者，只依本方倍用参、芪。

右尺相火之脉洪数无力而自汗者或盗汗者，相火挟心火之势而上灼肺金也，宜当归六黄汤。

补中益气汤见补益门　此方治脾胃内伤，谷气不胜，阳气下陷阴中而发热，或脉洪大、困倦、自汗者，宜之。若尺脉虚微，是肾中之水火并衰也，又当忌用此升捷之药，此秘法也，特为告之。

玉屏风散　治表虚，濈濈然自汗，易感风寒者。

黄芪蜜炙，八钱　白术炒，六钱　防风三钱

黄芪补气，专固肌表，故以为君；白术补脾，脾主肌肉，故以为臣；防风去风，而黄芪畏之，取其相畏而功益大，故以为使；以其益卫固表，故曰玉屏风。夫以防风之善驱风，得黄芪以固表，则外有所卫；得白术以固里，则内有所据，风邪去而不复来，此欲散风邪者，当依如屏，珍如玉也，自汗有不止者乎？若气虚，于本方内加人参；阳虚，本方内加制附子。

黄芪六一汤　治表虚自汗。

黄芪蜜炙，六钱　粉甘草蜜炙，一钱

桂枝加附子汤　治表气虚弱，自汗畏寒。

桂枝三钱　白芍三钱，酒炒　炙甘草二钱　制附子三钱

姜、枣引。

大补黄芪汤　治虚弱自汗。

黄芪蜜炙　人参　白茯苓　肉苁蓉酒洗　熟地　当归　山茱萸去核　白术炒　防风二钱　炙甘草　五味子　肉桂各一钱　白芍酒炒。各三钱

红枣三枚引。

黄芪汤　治喜怒惊恐、房劳致阴阳偏虚，或自汗盗汗不止。

黄芪蜜炙　熟地　白茯苓　麻黄蜜炙　龙骨各三钱　天冬　肉桂　浮小麦炒　防风　当归各一钱半　炙甘草各一钱　五味

红枣五枚，擘破，水煎服。

如冷汗，加制附子；发热自汗，去肉桂，加石斛。

当归六黄汤 治阴虚有火，令人盗汗。

当归 黄芪蜜炙，各三钱 生地 熟地 黄连 黄芩各二钱 黄柏

景岳谓：阳盛阴虚盗汗者，此方为第一。但既曰阴虚则元气有降而无升，肃杀之气方深，而复用肃杀之药，毋乃犯虚虚之戒乎？惟火实气强者不得已而暂用之可，余非所宜。

新方止汗散 治虚弱人自汗盗汗。

人参 麦冬去心 生地 黄芪蜜炙 白术灶心土水炒，各三钱 归身 北味一钱 桑叶七片

红枣三枚擘破，同水煎。

酸枣仁汤 治心虚盗汗，夜眠多惊。

当归 白芍酒炒 人参 黄芪蜜炙 枣仁微炒，捣碎，各三钱 生地 茯苓 知母蜜水炒 黄柏蜜水炒 北味一钱

按：盗汗有二，须分别施治。若心虚者，阴气不敛，睡则多惊，以本方治之。若心热者，火伤于阴，身多烦热，以前方当归六黄汤治之。

加味地黄汤 治阴虚不足，蒸蒸内热，津液妄泄为汗者，此方极妙，胜当归六黄汤多矣，虽多服无害水。方即六味地黄汤加麦冬、五味、地骨皮、生白芍是也。

参芪止汗汤 治盗汗不已。

麻黄根蜜水炒，三钱 牡蛎煅，三钱 人参三钱 黄芪蜜炙，三钱 煅龙骨三钱，打碎 地骨皮三钱 桑叶蜜水蒸

红枣擘破，同水煎。

茯苓补心汤 治当心汗出。

白茯苓 人参 白术炒 当归 枣仁微炒，捣 黄连酒炒，各四钱 生地 麦冬去心 陈皮 炙甘草一钱 辰砂二钱，研末，临服调入六分许

上剉一剂，红枣三枚，乌梅一个，浮小麦一撮，水煎，食

远服。

有一人病后时自汗盗汗，体常怯冷，服止汗药不效，反呕恶不食，溪诊视之，脉微气衰，知其真阳不足，令勿改方，连服十剂，痊愈，方列于下。

人参三钱　制附子三钱　黄芪蜜炙，三钱　当归　白术炒，各三钱　炙甘草一钱

煨姜三片，红枣三枚（去子）引。

归脾汤见补益门　此方专治心脾二经之气亏虚、津液妄泄为汗者。用本方去木香，加五味子。

一人四时出汗，畏风不敢当，虽炎天必须棉衣，子才以荆芥、防风、羌活、桂枝、薄荷、甘草，一剂而痊。

独胜汤　治盗汗自汗。用五倍子末加枯矾，津调填满脐中，以绢缚定，最效。

团参散　治虚汗盗汗，此药能收敛心气。

人参　黄芪蜜炙　当归各三钱半

用雄猪心一枚，切破，四片，入砂锅内煮熟，以煮心汤汁熬药服。其猪心食否不拘。一枚猪心可熬药一二剂。

虚损劳瘵

虚者，五脏六腑气血不足也；损者，外而皮肉，内脏腑经络有亏也；劳者，谓虚损日久不愈而成劳也；瘵者，败也，气血两散之意，谓久病劳疾而为瘵也，总皆为虚证言。其病之来，有渐由轻及重也，故虚弱多病之人即宜坚心定志、绝房室、息妄想、戒恼怒、节饮食，以自培其根，否则虽服良药无用也。此病治之于早则易，若到肌肉消烁、喉痛喑哑、大便泄泻、脉沉细数则难为力矣。葛先生曰：万病莫若劳症最为难治，耽嗜酒色，耗散真元，呕血吐痰，发热倦怠，面白颊红，口燥咽干，遗精白浊，自汗盗汗，重者半载而死，轻则一岁而亡。王节斋曰：人若色欲过度，伤损精血，必生阴虚火动之病，睡中盗汗，午后发热，咯咯咳嗽，倦怠无力，饮食少进，甚则痰涎泄血，或咳血、吐血、衄

血，身热，脉沉数，肌肉消瘦，此名劳瘵，最重，难治。轻者用药数十服，重者期以岁年，然必病者珍性命、识良医，庶可挽救。

天地造化之机，水火而已，宜平不宜偏，宜交不宜分。火性炎上，宜使之下；水性就下，宜使之上，水上火下名曰交，交为既济，不交为未济。交者生之象，不交者死之兆也。故大旱物不生，火偏盛也；大涝亦不生，水偏盛也。昫①之以阳光，濡之以雨露，水火和平，物将蕃滋，自然之理。人身之水火即阴阳，即气血也。若气不足，则血失所荣；血不足，则气无所附，病斯生焉。阳虚者，即气虚也，虚则恶寒；阴虚者，即血虚也，虚则发热。寒热偏因，气血愈伤，百病踵至矣。

心肺属阳在上，思虑、劳倦、外感等因则伤阳，故一损损于肺，则病在声息、肤腠；二损损于心，则病在血脉、颜色；三损损于胃，则病在饮食不调；四损损于肝，则病为瘛疭、疼痛；五损损于肾，则病为骨痿、便利，此先伤于阳而后及乎阴，所谓从上病下者，骨痿不能起床而死。肾用属阴在下，色欲、醉饱、内伤等因则伤阴，故一损损于肾，则病为泉源干涸；二损损于肝，则病为血动筋枯；三损损于脾，则病为痰涎壅盛；四损损于心，则病为神魂失守；五损损于肺，则病为喘急短气，此先伤乎阴而后及乎阳，所谓从下病上者，皮聚毛落气促而死。凡治此症，但当补其不足，不可伐其有余，如水亏者只补水，使水济火，不可用良药清火是也。更宜详辨阴阳，如阳虚者多寒，以其真火不足也；阴虚者多热，以其真水不济也，此易知也。其有似阳非阳、似阴非阴，最易惑人。大抵症②不足凭者，当参之脉理；脉又不足凭者，当取之沉候。彼假③症之发现，皆在表，故浮取脉而脉亦假焉；真病④症之隐伏，皆在里，故沉候脉而脉可辨尔。脉辨已真，

---

① 昫（xù 续）：温暖。
② 症：原作“病”，据《医宗必读·卷一·疑似之症须辨论》改。
③ 假：原作“然”，据《医宗必读·卷一·疑似之症须辨论》改。
④ 病：原作“症”，据《医宗必读·卷一·疑似之症须辨论》改。

犹未敢恃[1]，更察禀之厚薄、症之久新、医之误否，然后济以汤药，方不误人。前哲之治虚症病而每多重乎脾胃者，何也？盖肾系先天元阳，脾生后天气血，水为万物之元，土为万物之母，二脏安和，一身皆治，百疾不生。夫脾具坤柔之土德，实有健运之乾功，土为金母，金乃水源，脾安则土不凌水，水安其位，故脾安则肾安也。肾兼水火，肾安则水不挟肝上泛而凌土湿，火能益土，蒸腐而化精微，故肾安则脾愈安也。至若救肾，必本阴血，血主濡之，血属阴，主下降，虚则上升，当敛而抑，如用六味丸是也。救脾必本阳气，气主煦之，气为阳，主上升，虚则下陷，当升而举，如用补中益气汤是也。若肾大虚而势危者，则于峻补真水之中兼补真火，则不独肾家之水火和平，而补土之功亦寓于中矣。

经曰：劳之成也，男子因精亏，女子因血损。夫男女以精血为本，精亏血闭而劳以成焉。然男女皆有精，不必以男精女血为辨，总不外乎五脏之有伤，治者须当审明伤于何脏，或阴或阳，而调补之，方能有济。忧愁思虑或曲运神机则伤心，心伤则脉极；持重远行或尽力谋虑则伤肝，肝伤则筋极；饮食劳倦或意外过虑则伤脾，脾伤则肉极；形寒饮冷或预事而忧则伤肺，肺伤则气极；醉以入房或矜持志节则伤肾，肾伤则骨极。精极者，即脏腑精气衰竭，齿发枯落，形体皆极也。故有五劳[2]之名，如志劳、心劳、思劳、忧劳、瘦劳是也；六极之谓，如气极、血极、筋极、骨极、肌极、精极是也；七伤[3]之别，如阴寒、阴痿、里急、精枯精少、精清、阴下湿、小便数临事不举是也。原其致病之由，或苦竭心力成劳，抑郁成劳，酷[4]欲成劳，过饮成劳，男女失配，积想成劳，伤风不醒成劳，庸医药伤成劳，久病成劳，产怯成劳，所因

---

① 恃：原作“特”，据《医宗必读·卷一·疑似之症须辨论》改。

② 劳：原作“痨”，据文例改。

③ 七伤：按《诸病源候论·卷三·虚劳候》所载为“阴寒、阴萎、里急、精连连、精少阴下湿、精清、小便苦数临事不卒”，可参。

④ 酷：疑作“嗜”。

虽多，未有不由虚弱劳伤心肾、精血耗损而得。盖心主血，肾主精，心本热，虚则寒，肾本寒，虚则热，故治水虚火实而热者，惟宜重浊补阴为主。但肾阴有水有火，水虚者固多，火衰者亦不少，未有精已竭而元阳不衰，故补阴贵兼以补阳。然有可兼者，有不可兼者，尤贵审其阳虚阴虚，而济之以配水配火，救其偏而使之平，则无弊矣。阳虚者，右尺之脉多迟软或沉细而数欲绝，是命门之相火不足也。曰阳虚多寒者，非外来之寒，系脏腑寒，脾胃散，惟见虚弱，而别无热症，即是阳虚也，当用八味、桂、附温热之剂，而寒凉之药非惟不宜用，亦不可兼用也。阴虚者，左尺之脉多虚弱或细数，是左肾之真阴不足也。曰阴虚多热者，是水不济火，营卫燥，津液涸，或发热面赤、唇干舌燥、咽痛见血、小便痛涩等症，即是阴虚也，当用六味加麦冬、五味或知母、白芍之类，而辛温之药非所宜也。如溪每称八味丸为圣药者，何也？夫八味丸，张仲景方也；六味丸，钱仲阳减去桂、附也。今人每嫌二方平淡不用，是未能参悟先天太极之真体，无形水火之妙用，正不在乎多拣补药为纯补无遗，不知反挟有偏胜之害，而正在乎不热不寒、补泻得宜、久服无害者，正此二方也。历古以来，补方虽多，谁能出其范围哉！是则仲景之八味丸犹诸葛之八阵图也，善用者只此一方，操诸胸中，直可千变万化，治诸虚症而有余矣。至于临症之或加或减，又在乎圆机者之神而明之尔。

钱仲阳加减法：血虚阴亏，熟地为君；头昏精滑，山茱为君；小便或多或少，或白或赤，茯苓为君；小便淋沥，泽泻为君；心虚火盛及有瘀血，丹皮为君；脾胃虚弱，皮肤干涩，山药为君。

补方不啻百种，而大法不出有三：曰阳虚，曰阴虚，曰中气虚。阳虚者，先天禀受之真阳也，即火衰不能蒸腐水谷，以致饮食难化、腿膝无力、小便频白不禁、脉沉缓无力者是也，须益火之源，八味地黄丸；阴虚者，天一真阴亏损也，咳嗽、夜热、盗汗沾衣、脉多弦数者是也，须壮水之主，六味地黄丸；中气虚者，脾胃受伤，手心热、怠惰懒食、气口脉大无力，即东垣内伤不足之症是也，须补中益气汤，如此则析理明而用治当矣。

死症

虚劳不能服参、芪、熟地诸补药者，死。吐血之后，嗽不能止而痰多者，此脾肺虚极，饮食不能化血而转为痰，虽非血而实血之类也。经曰：白血出者，死。人之左右者，阴阳之道路，其一边不能听者，阴阳之气偏竭也，死。有忽谵妄失伦者，此心脏之败、神去之兆也，死。劳嗽声哑或喘急气促者，肺脏之散也，死。肌肉尽脱者，脾脏散也，死。筋骨痛不可忍者，系血竭不能营筋，肝脏败也，死。劳症久而泻者，肾脏败也，死。

脉

阴虚之劳，脉细数则必形消著骨而死者，阴主形也。阳虚之劳，脉微革中空外急名革则不待痿尽，忽然而脱者，阳主气也。五脏之脉无和缓象，为无胃之真脏脉也，其人即形肉虽存，亦必不久于世也。一息二至，损病之脉也，一息一至，行尸之脉也。

凡甚数、甚弱、甚滑、甚涩、甚短、甚长、甚浮、甚沉、甚弦、甚紧、甚洪、甚实者，皆劳伤之脉。然无论浮沉大小，但渐缓则渐有生意，若弦甚者病必甚，数甚者病必危，若以弦细而再加紧数，则百无一生矣。

平人脉大为劳，极虚亦为劳。

寸弱而软为上虚，尺弱软涩为下虚。

尺软滑疾为血虚，两关沉细为胃弱。

大而无力为阳虚，沉迟亦为阳虚。

数而无力为阴虚，弦数亦为阴虚。

脉洪者，阴虚；脉微者，阳虚。

沉迟而小者为脱气，脉大而芤者为脱血。

脉来软者，为虚；缓者、微弱者均为虚；弦者为中虚；细而微少者，气血俱虚。

左尺脉洪，肾水亏；右尺脉弱，阳气虚。

久病脉沉细而数者，死；久病脉虽和缓，其人形肉俱脱，死。经曰：形肉已脱，九候虽调，犹死也。

救阴理痨汤 治阴虚火动，皮寒骨热，食少痰多，咳嗽短气，倦怠焦烦。

生地三钱　当归二钱　麦冬去心，二钱　白芍二钱　建莲米四钱，去心　北味六分　人参一钱　炙草八分　薏仁二钱　女贞子一钱半　苏红八分　丹皮二钱　百合二钱，蜜炙　龟板酥炙或甜酒糊浸炙亦可，二钱，捣碎，或用醋炙

红枣三枚，擘破，引。

如汗多不寐，加枣仁（微炒，捣烂）；咳而嗽痰，加桑皮（蜜炒）、贝母（捣烂）；嗽而湿痰，加茯苓、半夏；咳嗽咯血，加阿胶（切碎，蛤粉拌炒成珠）；骨蒸热深，加地骨皮。

救阳理痨汤　治劳伤气耗，倦怠懒言，动作喘乏，表热自汗，心烦，遍身痛。

嫩黄芪三钱，蜜炙　人参　白术土水炒，各三钱　陈皮去白，一钱　当归一钱半，酒炒　上肉桂去皮，七分　煨姜三片　炙草五分　北味四分　红枣三枚

水煎服。

脉沉迟恶寒，加附子；泄泻，加升麻、柴胡、诃子、肉蔻、木香；夏月咳嗽，减去肉桂加麦冬；冬月咳嗽，不去肉桂，更加干姜。本方即补中益气汤减柴胡、升麻，加肉桂、五味子是也。

保肺宁嗽煎　治肺金虚损，痨而久嗽不愈。

紫菀三钱，蜜炙　阿胶蛤粉炒成珠，三钱　知母三钱，蜜炙　贝母二钱，捣　人参　茯苓各一钱半　炙草一钱　桔梗一钱　北五味八分

此海藏方也。以紫菀、阿胶保肺，为君；知母、贝母清火，为臣；参、芪为佐，扶土生金；甘、桔为使，载药入肺；五味滋肾经不足之水饮、肺家耗散之金，其意以久嗽肺虚，故立是方。

加味救肺饮　治火刑肺金，咳嗽带血。

当归　白芍　麦冬去心　人参　黄芪蜜炒　百合蜜炒　冬花蜜炙　兜铃各三钱　炙甘草一钱　北味一钱

秦艽鳖甲散　治骨蒸发热，脉细数而咳嗽，午后甚者，服之神效。

秦艽　柴胡　鳖甲醋炙　当归　地骨皮　知母　青蒿春夏用叶，

秋冬用子；用子不用叶，用根不用茎，四者混用，反为痼疾；必用童便浸过，方有功验无毒。以上各二钱　乌梅一二个

按：秦艽、柴胡，风药也，热极生风，骨蒸非此不能引邪从毫窍而出；鳖属阴，而用甲者，骨以及骨之义；乌梅味酸，引诸药入骨而收其热；青蒿味苦，能泄热而杀虫；当归味辛，能活血而宣滞；地骨皮为阴，皮为表，自阴至表，以治在外无汗之骨蒸；知母上清肺泻火，下润燥滋阴，治有汗之骨蒸。立方周密工稳极矣。骨蒸初起，血液未至干涸者，宜之。

痨嗽膏见补益门　专治阴虚火盛，咳嗽不已，两寸脉俱洪大有力，服之神效。

竹衣麦门冬汤见声喑　治一切劳瘵痰嗽，声哑不出难治者，服之神效。

琼玉膏　治虚劳干咳嗽，或好酒者久嗽，尤效。

人参十二两　白茯苓十五两　白蜜五斤　真琥珀　真沉香各五钱　大生地十斤，以石器杵取自然汁

上先以地黄汁同蜜熬沸搅匀，用绢滤过，将人参等为极细末，和蜜汁入瓷银瓶内，用棉纸十余层加箬叶、好油纸封扎瓶口，入砂锅或铜锅，以桑柴火长流水没瓶颈，煮三昼夜取出，换纸扎口，以蜡封固，悬浸井中半日以出火气，提起，仍煮半日以去水气，然后收藏。每日清晨及午后取三匙，用温酒一两许调服或白汤亦可。制药须净室，忌鸡犬、妇人，此膏奇效异常。

六味地黄丸见补益门　治肝肾不足①，真阴亏损，精血枯竭，憔悴羸弱，腰痛足酸，自汗盗汗，水泛为痰，发热咳嗽，头晕目眩，耳鸣耳聋，遗精便血，消渴淋沥，失血失音，舌燥喉痛，虚火牙痛，足跟作痛，下部疮疡等症。此方六经备治而功专肾肝，寒燥不偏而补兼气血，苟能常服，其功未易殚述也。本方煎服，名六味地黄汤。

都气汤　专治劳嗽，此王道药也，宜久服，自见神奇，稳胜他方。本方即前六味地黄汤加五味子是也。

---

①　足：原作“所”，据文义改。

生脉地黄汤 治劳病，肾水虚损，火刑肺金，咳嗽气喘，口渴出汗等症。本方即六味地黄汤加生脉散是也。生脉散见补益门。

八味地黄丸见补益门 治劳病，命门火衰不能生土，以致脾胃虚寒，饮食少思，大便不实，脐腹疼痛，夜多漩尿，或阴盛格阳，内真寒而外假热等症。惟脾胃虚寒之甚者，减去丹皮、泽泻，加鹿茸、杜仲、牛膝、五味更佳。

金匮肾气丸见补益门 即八味丸加牛膝、车前子是也。本方治脾胃大虚，腰重脚重，小便不利，肚腹肿胀，四肢浮肿，喘急痰盛，已成虫症，其效如神。本方治水肿病之神药也，系薛立斋方，景岳常以此方治水肿，其应如响，但宜多服始应。

大补阴丸 治劳病，阴虚火旺无水，以此方滋水制火。

黄柏盐酒炒褐色 知母酒炒，各四两 熟地六两 龟板酥炙，六两

为末，猪脊髓蒸熟和蜜，丸桐子大。每服七十丸。

按：此方惟右尺脉洪大有力者宜之。如虚热如火烙手有汗者为骨蒸，亦宜用本方。

滋阴降火汤 治肾水不足，火炎伤金，肺痿咳嗽。本方即前大补阴丸加麦冬、天冬、当归、白芍、炙草、缩砂、百合、五味。如盗汗，加地骨皮；如咯血，加郁金；如痰多，加川贝母；如气虚，加人参、黄芪。

升阳散火汤 治虚热如火烙手无汗者，为火郁，宜本方。有汗者为骨蒸，宜用前大补阴丸。

升麻 葛根 白芍 羌活 独活 人参各二钱 炙草一钱半 柴胡一钱半 防风一钱 生甘草一钱

若气不虚，本方去人参、独活，加葱白，名火郁汤。

四君子汤

四物汤

八珍汤

十全大补汤

人参养荣汤

以上五方均见补益门。治上损者，如人参养荣汤之类；治下

损者，如八味地黄汤之类；古人治气虚，以四君子；治血虚，以四物；气血俱虚者，以八珍加黄芪、肉桂名十全大补，宜乎万举万当也。而用之有不获效者，盖补气而不用行气之品，则气虚之甚者，几无气以运动；补血而仍用行血之物，则血虚之甚者更无血以流行，故养荣汤加陈皮以行气，而补气者悉得效，减去川芎行血之味，而补血者因以奏其功，此善治者只一加一减便能转旋造化之机也。然不求其血脉之主而养之，则营气终归不足，故倍人参为君，而佐以远志肉之苦，先入心以安神定志，使甘温之品始得化而为血以奉生身。又心苦缓，必得五味子之酸以收敛神明，使营行脉中而流于四脏，故名之曰养荣。所以薛立斋曰：不问脉病，但服此汤，诸症悉退。

天王补心汤见补益门　治心虚损，神志不宁，津液枯涸，健忘怔忡，大便不利，口舌生疮等症。

按：此方非补心之阳，乃补心之神尔。果核之有仁，犹心之有神也。

归脾汤见补益门　治思虑伤心脾，或健忘怔忡，惊悸盗汗，寤而不寐，或心脾作痛，嗜卧食少，及妇女月经不调。夫心藏神，其用为思；脾藏智，其出为意。见神智思意，火土合德者也。心以经营之久而伤，脾以意虑之郁而伤，则母病必传之子，子又能令母虚，所必然也。其药一滋心阴，一养脾阳，然恐脾郁难宁，故少佐木香之辛散，以畅气醒脾，俾脾气上行心阴，故曰归脾汤。

保元生脉固本汤　治阴虚，热伤元气，气短倦怠，口渴出汗，咳嗽咯血等症。

按：此方能调脾肺肾三经之虚。

人参二钱　生地　熟地　天冬　黄芪蜜炙，各三钱　麦冬去心　北味各一钱　炙草

红枣三枚，擘破，水煎服。

太上混元丹见补益门　治劳损五脏。

一切虚损之证，凡补益门所载诸方俱可量病酌用。

内伤

古人以脉辨内伤外感，曰：左手人迎脉大于气口为外感，右手气口脉大于人迎为内伤。外感风寒有余之症而见于左手者，以左手主表，行阳二十五度；内伤饮食及劳役不足之症而见于右手者，以右手主里，行阴二十五度。

溪按：古以左手主表者，不特属阳，因左尺足太阳之脉，凡风寒之来，先自此经始也。

张景岳以脉辨内伤外感，以左表右里之说非之，曰六脉俱有表里，左右各有阴阳，外感者两手俱紧数，但当以有力无力分阴证阳证；内伤者左右俱缓大，又必以有神无神辨虚邪实邪。然必察左右之常体，以参久暂之病因，斯可得脉之真尔。

按：古人之意，以左手人迎之脉大于气口者为外感，以右手气口之脉大于人迎者为内伤，固是，但不可分左表右里尔。景岳之意，以脉见紧数者为外感，脉见缓大者为内伤，亦极是。据两说思之，若脉不见紧数只见缓大者，不拘在左在右，皆为内伤；若脉不见缓大只见紧数者，亦不拘在左在右，皆为外感。溪不揣自陋，妄笔于此，尚希高明再为评定。

外感内伤证候相类，治法悬殊，不可不辨，伤于饮食劳役、七情六欲为内伤，伤于风、寒、暑、湿、火、燥为外感。内伤外感皆头痛，但内伤之头痛有时而痛，有时不痛，不似外感之头痛常常而痛不休也。内伤外感皆恶寒，内伤之恶寒得就温衣而即解，不似外感之恶寒虽近烈火而仍恶也。内伤外感皆发热，内伤之发热，热在肌肉，以手扪之，热从内泛，不似外感之发热，热在皮肤，以手扪之，热自内轻也。内伤外感皆自汗，内伤之自汗，气短乏，声怯弱，不似外感之自汗，气壮促，语声高也。内伤外感手皆热，内伤之热，手心热，不似外感之热，手背热也。内伤外感皆鼻不和，内伤之鼻息气短而喘，不似外感之息气促而鸣也。内伤外感皆不食，内伤之不食，口中无味，不似外感之不食，闻食则恶也。内伤外感皆渴，内伤之渴，初病即渴，其饮甚少，不似外感之渴，三日后始渴，其饮甚多也。内伤症属不足，宜温，宜补，宜和；外感症属有余，宜汗，宜吐，宜下。若内伤之症误作外感，妄发其表，重虚元气，则所害不浅，故东垣特制补中益气汤以和解之。有内伤精血，芪、术有不相宜者，景岳复制补阴益气煎以和解之，其方即补中益气汤以山药、熟地易黄芪、白术尔。

若阳气下陷者，用补中益气汤从阳气以散之；肾虚阴火者，用补阴益气煎从阴气以散之。若上焦痰呕、中焦湿热及伤食膈满者，忌之。

凡人易风为病者，表气素虚也；易寒为病者，阳气素弱也；易热为病者，阴气素衰也；易伤食者，脾胃必虚；易劳伤者，中气必损。非邪气之有余，实由正气之不足也。故善治者，于人当受风为病也，辛温卫气以祛之；受寒为病也，辛温荣气以化之；受热为病也，甘苦阴气以胜之；因滞而病也，健中气以翼运之；因劳而病也，培元气以匡复之，使正气宣行以逐邪，邪消正复，邪不胜正而自化，化旧生新，客邪顿释于无事之中，正气复生于受伤之际，再加调养，不惟消弭新病，而旧患藉此亦除矣。

补阴益气煎　即益气汤去黄芪、白术，加熟地、山药。

补中益气汤见补益门　按：脾胃不足，喜甘而恶苦，喜补而不攻，喜温而恶寒，喜通而恶滞，喜升而恶降，喜燥而恶湿，此方得之矣。但左尺虚微者，系肾中水亏；右尺虚微者，系命门火衰，并忌之。

升阳益胃汤　治脾胃虚，怠惰嗜卧，四肢不收，时值秋燥令行，湿热方退，体重节痛，口干舌燥，饮食无味，大便不调，小便频数，食不消；兼见肺病，洒淅恶寒，惨惨不乐，面色不和。

羌活　独活　防风　柴胡　人参　白术　茯苓　甘草　黄芪　白芍　半夏　陈皮　黄连　泽泻

吴崑曰：脾土虚弱，不能制湿，故体重节痛；不能运化精微，故口干无味；中气既弱，传化失宜，故大便不调、小便频数也；洒淅恶寒，肺弱表虚也；面色不乐，阳气不伸也。是方半夏、白术能燥湿；茯苓、泽泻渗之；二活、柴胡、防风能升举清阳之气；黄连疗湿热；陈皮平胃气；参、芪、甘草以益胃；白芍酸收，用以和营，而协羌活、柴胡辛散之性，盖古人用辛散必用酸收，所以防其峻烈，犹兵家之节制也。

补脾胃泻阴火升阳汤 治饮食伤胃，劳倦伤脾，脾胃一虚，阳气下陷，阴火乘之，时值夏令，当从此治。

黄芪蜜炙 苍术米泔水浸炒 甘草蜜炙 羌活各三钱 升麻二钱 柴胡二钱 黄连一钱半，酒炒 黄芩酒炒 人参各一钱 石膏八分

长夏微用，过时去之，姜、枣引。

汪昂曰：李杲云：脾胃一伤，阳气日损。脾胃之清气下①，浊阴之火得以上乘，是有秋冬而无春夏也。惟以气味薄之风药升发阳气，佐以苦寒之品泻阴中火，则阴不病，阳气伸矣。是方参、芪、术、草以补脾胃也；佐羌活、升、柴以助阳升；佐石膏、芩、连以泻阴火。假令不能食而瘦，本病也；右关脉缓弱，本脉也。或本脉兼见弦脉，本症兼见四肢满闭、淋溲便难、转筋一二症，此肝之脾胃病也，当加风药以泻肝木。脉兼见洪大，症兼见肌热、烦热、面赤一二症，此心之脾胃病也，当加泻心火之药。脉兼见浮涩，症兼见短气气上、喘咳痰盛、溲涩一二症，此肺之脾胃病也，当加泻肺及②补气之药。脉兼见沉细，症兼见善欠、善恐一二症，此肾之脾胃病也，当加泻肾水及泻阴火之药。所以言此者，欲人知百病皆从脾胃而生，处方者当从此法加时令药也。

升阳散火汤 治血虚胃弱，或过食凉物，阳郁于土，肌肤筋骨肢体困热，扪之烙手，而反恶寒，脉来沉数，宜用此汤发之。

升麻 葛根 柴胡 独活 羌活 白芍 人参 防风 炙草 生甘草

姜、枣引。

白术附子汤 治寒中，腹胀满，作涎，作清涕；或多尿，足下痛，不能任身履地，骨乏无力，喜睡，两丸多冷，时作阴阴而痛；或妄见鬼状，梦亡人，腰背、胛③眼、腰脊皆④痛。

白术 附子炮，去皮脐 苍术 陈皮 猪苓去皮，各三钱 厚朴姜炒 半夏 茯苓 泽泻 肉桂各三钱

① 下：此下原衍一“阴”字，据文义删。
② 及：原作“即”，据文义改。
③ 胛：原作“脾”，据《医宗金鉴·删补名医方论·卷二》改。
④ 皆：原作“背”，据《医宗金鉴·删补名医方论·卷二》改。

李杲云：脾胃之症，有热中，有寒中。热中者，是乘土位之病，则当上举清阳，下消阴火，故用补中益气、泻阴火升阳等汤。寒中者，水反侮土之病，则当下伐水邪，中燥脾湿，故用二苓、术、泽、苍、陈、朴、夏，更用桂、附助阳胜寒，流通血脉，寒中之病自可愈也。

按：此方施之于脾胃寒湿内盛，胀滞多尿，涎涕外盛，足软腰脊丸痛而气不虚者，宜矣。若其人中气已虚，内外寒湿又盛，水来侮土者，又不若理中汤加附子、苍术、茯苓更妙也。

理中汤 加附子、苍术、白茯苓。

人参三钱 白术炒，三钱 干姜炒黄，三钱 炙草一钱半 制附子三钱 白茯苓三钱 苍术米泔水炒，三钱

凡内伤无外感者，脉必缓大无力，倦怠嗜卧，或微热有汗，或脉见微细软弱，怯寒食少，虽亦寒热往来，头痛身疼，自与外感之头痛、脉紧、筋骨痿痛者不同，治以补养为主。

又：浮无力为卫气虚，迟而弱为营气竭，故浮而无力，按之兼迟，即为虚劳之诊。

四君子汤

回春汤二方俱见补益门，皆治阳虚。

五阴煎

熟地 山药 扁豆 炙草 茯苓 白芍 五味 白术 莲米

大营煎见喘吼 二方治阴虚。

八珍汤

十全大补汤均见补益门 二方治阴阳两虚。

理中汤 治太阴病自利不渴、腹痛呕吐等症。

人参三钱 白术炒，三钱 干姜炒黄，三钱 炙草二钱

养中煎 治中气虚寒，为呕为泄者。

人参三钱 山药三钱 白扁豆炒，捣碎，三钱 茯苓二钱 干姜炒黄，二钱 炙草一钱

如嗳腐气滞者，加陈皮一钱，或砂仁五分；如胃中空虚觉馁者，加熟地四钱。以上二方治脾胃中气受伤，若其人不甚虚而外感不解者，宜保正驱邪汤（见伤寒门）；若其人阳虚而外感不解

者，宜辅阳散邪汤（见伤寒门）；若其人阴虚而外感不解者，宜辅阴散邪汤（见伤寒门）；若其人阴阳两虚而外感不解者，宜保正汤（见伤寒门）。

血证

夫血者生化于脾，总统于心，藏受于肝，宣布于肺，施泄于肾，灌溉一身。饮食日滋，故能阳生阴长，注之于脉，充则实，少则涩，生旺则诸经持此长养，衰竭则百脉由此空虚，血盛则形盛，血弱则形弱。然血化于气而成于阴，阳虚固不能生血，所以血不宜凉，阳亢则最能伤阴，所以血贵于静。至于失血，若九窍一齐出血，名曰大衄，鼻出曰鼻衄，鼻出如泉曰脑衄，耳出曰耳衄，目出曰目衄，皮肤出曰肌衄，齿牙出曰齿衄，又名牙宣，此皆衄血，随所患处而命名也。若从口出则为内衄，内衄出血，涎嗽出于脾，唾出于肾，咯出于心，咳出于肺，呕出于肝，吐出于胃，尿血从精窍而出，淋血从膀胱而出。呕吐之分，呕则有上逆漉漉之声，吐则无声。若乎便血，清者属营虚有热，浊者属热与湿，色鲜者属火，黑者火极，血与泄物并下者属有积或络脉伤也。尿血因阴虚火动。有汗血者，由喜伤心，喜则气散，血随气行。下血先见血后见便为近血，自大肠来；先有便后见血为远血，自肠①胃来，肠胃本无血，由气虚肠薄，血渗入而下出也。东垣曰：除伤寒家衄血外，凡杂病见血多责其热。血上行为逆，其治难；下行为顺，其治易。丹溪曰：口鼻出血，皆是阳盛阴衰，有升无降，血随气上越出上窍，法当补阴抑阳，气降则血自归经矣。有阳气本虚，复为寒凉伤之，以致肃杀之气，色脉并见，沉而不浮，尺小于寸，右弱于左，色夭而血黯者，用生脉散加肉桂一钱、制附子一钱、甘草五分，继以理中、八味相须间服，喘嗽痰血皆为平复。故《三因方》云：理中汤能止伤胃吐血，以其方最理中脘，分别阴阳，安定气血，凡患者果身受寒气，口食冷物，邪入血分，

① 肠：原作“肺”，据医理改。

血得冷而凝，不归经络而妄行者，其血必黑黯，其色必白而夭，其脉必微迟，其身必清凉，不用姜桂而用凉血之剂则大误矣。试思失血一症，先哲虽皆以为热，其间亦有因于寒者，不可不知，总宜于脉症求之。脉微迟而身清凉者，寒也；脉洪数而身躁烦者，热也。寒则宜温，热则宜清，所当酌也。

古人以独参汤用人参一两或二两治吐血、衄血垂危之症，纯用补气不入血药，何也？盖以有形之血不能速生，无形之气所当急固，令无形生出有形也。若有真阴失守，虚阳泛上，脉多细微或浮虚豁大，上热下寒，或吐血衄血，又不宜用人参，即宜用八味地黄汤、镇阴煎固其真阴以引火归原，俟火归原后人参又随用不禁。是病之阴阳不可不辨，而药之先后不可不分也。须知人参一味，若与白术、黄芪同用，能补后天元气之阳；与附子、鹿茸同用，能补先天元气之阳；与当归、地黄同用，能补阳中之阴，所佐一异，功用亦各殊矣。

咽喉为人出纳之门户也，咽乃胃之上窍，总六腑之浊道；喉乃肺之上窍，总五脏之清道。失血之症，不必拘乎咳而出于喉者主五脏，呕而出于咽者主六腑。观《内经》言五脏皆禀气于胃，胃实五脏之本可知也，为多气多血之腑，冲任血海之根，故凡血枯者，当求生血之源，源在胃也；失血者，当求动血之源，源在脏也。所以古人治失血诸症，多以胃药收功，不可纯用寒凉之剂，故曰实火之血顺气为先，虚火之血养正为急，气正自能摄血也。

凡失血诸症，脉大身热者难医，脉静身凉者易治。若喘咳急而上气逆，脉见弦紧细数，有热不得卧者，死。口鼻血如涌泉不止者，死。

凡失血之症，阳盛乘阴，则血为热迫，血不能安于脉中而妄行气分，不能回归经脉也。若血病伤及于腑者，则血渗入肠胃浊道，上从咽出，下从二便而出也。血病伤及于脏者，则血溢出胸中清道，上从喉出，下从精窍而出也。夫血藏于脏内，行于脉中，躯壳之中不可得而见也，非有损伤，不能为病，而损伤有三：一曰热伤，宜以清热为主；一曰劳伤，宜以理损为主；一曰努伤，初宜以破逐为主，久宜以理损为主也。经曰：起居不节，劳力过度，则伤络脉。伤阳络则血外溢，外溢则吐衄；伤阴络则血内溢，内溢则便血。故治诸血，无火无气而血不止者，最不宜妄用寒凉，以伐生气，又不宜妄用辛燥，以动阳气，惟宜以纯甘至静之品培补真阴，则营气自将宁谧，而血自止矣。

阳明实热，内蓄瘀血，大便结燥，吐衄不止者，宜以大黄（醋制）和生地汁及桃仁泥、丹参、丹皮、阿胶（炒）、黑荆芥、玄明粉、赤芍、当归之类，折其锐气，从大便导之，使血下行，转逆为顺，然后区别治之。虽古有云：失血家须用下剂破血，盖宜施之于蓄妄之初也。又云：亡血家不可下，盖切戒之于亡失之后也。

治血之剂，古人多以四物汤为主。然亦有宜与不宜者，盖补血行血无如当归，但当归之性动而滑，凡因火动血者忌之，因火而嗽、因湿而滑者皆忌之。行血散血无如川芎，然川芎之性升而散，凡火载血上者忌之，气虚多汗、火不归源皆忌之。生血凉血无如生地，敛血清血无如白芍，然二物皆凉，凡阳虚者非宜也，脾弱者非宜也，脉弱、身凉、多呕、便溏者皆非宜也，惟血分独虚而气不虚者乃其对证之神剂，宜与也。若胸膈满痛，是内有瘀血者，亦即宜与也。然此汤，伤寒火邪解后，余热留于血分，至夜微热不除，或合柴胡，或加桂枝，靡不应手辄效，可见知方始可用方尔。

犀角地黄汤　治火盛热伤，吐、衄、尿、便一切失血等症，并妇人血崩赤淋。

犀角镑，剉末，三钱　生地三钱　白芍一钱半　丹皮一钱半

水煎，入犀角末服之。

若忿怒致血者，加栀子、柴胡；若胸膈满痛或吐出方好，是有瘀血，加桃仁、大黄；若吐血，火盛加黄芩、黄连；若唾血，加玄参、黄柏、知母；咯血，加天冬、麦冬；嗽血加知母、贝母；若喉中常有血腥，一咯即出，或鲜或紫，或细屑者，谓之咯血[①]。

---

① 血：此下原衍“者”字，据文义删。

鲜血[1]随唾而出者，谓之唾血，二者皆出于肾。

溪按：此方阴虚火炎者宜之。若阳气虚、脾胃弱者，皆非所宜也。

新方清凉饮见痉证　治阴虚水亏，不能济火，脉洪滑有力，或烦热干燥，一切失血等症，服之神效。

加味救肺饮加郁金汤　治劳伤嗽血，火刑肺金，涎壅气促等症。

当归　白芍　人参　黄芪蜜炒　麦冬去心　百合蜜炒　冬花蜜炒　紫菀蜜炒　兜铃各三钱　炙草一钱　北味一钱　郁金三钱

为细末，调对服之。

人参养荣汤见补益门　治劳伤吐血，气血虚弱，无火热之症者，依本方加麦门冬。

归脾汤见补益门　治劳伤失血。此汤能补心肝肾三经，盖以心主血、肝藏血、脾统血，远志、枣仁补肝以生心；茯神、龙眼补心以生脾；参、芪、术、草补脾以固肺；木香馨而入脾，若思虑郁怒伤脾者，尤宜。火旺者加山栀、丹皮；火衰者加丹皮、肉桂。奈今人一见失血，只知纯用寒凉之药，不知寒凉之药只可暂用以遏妄行之热血，不可久用以伤营气，以致血凝而新血不生也，其变通施治之法总在临证者消息之尔。

芎归饮　治饱食努力，或因持重努伤脉络，失血涌吐，宜服此方引血归经，及跌扑堕打，伤其脉络，令人大吐血者，亦宜此方。

当归酒浸洗，七钱　川芎三钱

水煎服。

若有隐痛胀闷，结聚不散，要吐出方好者，或加大黄以下之，或加红花、桃仁以破之，或加郁金、黄酒以行之，量其轻重，酌宜而用。

参地饮　治因热伤，或吐血、衄血，一切失血不已者，则热

---

① 血：原作“红”，据《冯氏锦囊秘录·杂证大小合参·卷十一·方脉吐血咳血咯血唾血合参》改。

已随血减，然气亦随血亡，此方极佳，宜时时煎服自止。

人参一两，气虚者以此为君，生地黄五钱　生地一两，血热者以此为君，人参五钱

四生丸　治阳盛阴虚，血热妄行，或吐或衄者。

生地黄　生侧柏叶　生荷叶　生艾叶各等分

上四味捣烂为丸如鸡子大。每服一丸，浓汤泡化服。

凡草木之性，生者凉而熟则温，熟者补而生者泻。四味皆清凉之品，取生者而捣烂为丸，所以全其本气，不经火者更远于火令矣。生地清心肾而通血脉之源，柏叶清肺金而调营卫之气，艾叶芳香，入脾胃而擅去瘀生新之权，荷叶法震，入肝家而和藏血摄血之用。五志之火既清，五脏之阴安堵，则阴平阳秘，而血归经矣。

苏子降气汤　治下虚上盛，气壅上攻，喘咳涎嗽，胸膈满闷，气秘便难，气逆呕血。此方形气虚者用之，形气实者用后方。

苏红　半夏　苏子微炒，研　前胡　厚朴姜水炒　当归各三钱　肉桂一钱半　甘草一钱　沉香剉末对服，一钱半

泻肺丸　治症同前。行气实而兼积热痰黄者用之，若形气虚者用前方。

瓜蒌仁捣烂，捶去油　半夏　浙贝捣　郁金　杏仁去皮尖，捣　苦葶苈子捣　黄连　黄芩　大黄各三钱。形气虚者去之，便溏泻亦去之

保肺汤　治肺痈吐脓血，或胸膈胀痛。

薏苡仁捣烂　白及　贝母捣烂　金银花　苦葶苈捣烂　苦桔梗　陈皮各三钱　甘草节一钱

若初起，加防风；若溃后有臭气，加人参、生黄芪。

桔梗杏仁煎　治咳嗽吐脓，痰中带血，或胸膈隐痛，将成肺痈者，此方为第一。

桔梗　杏仁去皮尖，捣　甘草各一钱　阿胶炒珠　金银花　百合　麦冬去心　夏枯草　连翘各三钱　贝母三钱，捣　枳壳炒，一钱半　红藤三钱

如火盛兼渴者，加天花粉。

溪考古书有言淋血为尿窍之病，尿血为精①窍之病者，复有言淋血亦为精窍之病者，两说相反。溪思无穷者，理。天下之事，有定之形可以理知，而无形神化究难意测。大抵言尿血为精窍之病者，其意以心之热移于小肠、膀胱，故曰尿血为精窍之病；言淋血为精窍之病者，其意以热伤冲任今②宫，故曰淋血为精窍之病。据溪愚见，治此者，其尿窍、精窍俱可置之无论，而只察其血来少，尿与血同出而多涩痛者，为淋血，自有淋症门可察治；其血来多，或微痛或③不痛者，为尿血。微痛而涩者，宜利之；不痛涩者，不宜利；火盛者，宜清凉。亦有尿血成块，滞诸茎窍而痛甚者，是又不可不知。

清肠汤 治心移热小肠，小便尿血。

生地三钱 当归 栀子炒 黄连 赤芍 瞿麦 赤茯苓 木通 萹蓄 甘草八分 黄柏 知母 麦冬去心，各二钱

灯心、牛膝引。

珀珠散 治尿血成块，滞窍不利，茎中急痛欲死。

真琥珀为末，一钱 珍珠为末，五分 朱砂为末，五分 滑石飞，六钱 甘草为末，一钱

上药末，共和匀。日三服，每服三钱，用整木通去粗皮黄色者一两，煎汤调服。

若其人大便结燥不通，用后八正散加牛膝、郁金下之；若有热，尿涩者，用后导赤散加牛膝、郁金清之，利后仍服此药，自有奇效。

八正散 治心经蕴热，脏腑秘结，小便赤涩，淋闭不通及血淋等症。

车前仁 木通 滑石飞 栀子 大黄 瞿麦 萹蓄 甘草 牛膝 郁金

灯心引。

导赤散 治心火及小肠热症，小便赤涩而渴。

生地 木通 生甘草各等分

---

① 精：原作“今”，据《医宗金鉴·杂病心法要诀·失血治法》改。

② 今：疑作“精”。

③ 或：原作“而”，据文义改。

入竹叶二十片，水煎服。一方加人参、麦冬。

槐花散 专治便血。但便血有二症：一肠风，一①脏毒。其本皆因热伤阴络，热与风合，为肠风下血，其血多清；热与湿合，为脏毒下血，其血多浊，均宜此方。

槐花炒 侧柏叶炒 枳壳醋炒 黄连炒 荆芥穗炒

共为末，乌梅汤调服。

若肠风下血，于本方加防风、秦艽；若脏毒下血，于本方加苦楝子、苍术。

约营煎 治血热便血，无论脾胃、小肠、膀胱、大肠等症，皆宜此方。

生地 芍药 甘草 续断 黄芩 槐花 地榆头 荆芥穗炒

乌梅二个，水一盅半，煎七分，食前服。

如下焦火盛，加栀子、黄连、龙胆草；如气虚，加人参、白术；如气陷，加升麻、防风。

升阳去湿合血汤 治便血日久，服凉药不愈，宜用此方升补去湿合血，自瘥。

黄芪蜜炒，三钱 白芍酒炒，三钱 熟地四钱 生地三钱 苍术米泔水炒，二钱 秦艽二钱 当归三钱，醋炒 丹皮二钱 陈皮二钱 生甘草一钱 肉桂一钱 炙甘草一钱 升麻二钱，蜜炒

若有热，去肉桂，稍加吴萸（炒）、川黄连（蜜炒）；若虚，加人参。

镇阴煎 治阴虚于下，格阳于上，则真阳失守，血随而溢，以致大吐大衄，六脉细脱，手足厥冷，危在顷刻，而血不能止者。速宜用此，使孤阳有归，则血自安也。如治格阳喉痹且热，皆当以此汤冷服。

熟地一二钱 牛膝二钱 炙甘草一钱 泽泻一钱半 肉桂三钱 制附子五分或至二钱

水煎服。

① 一：此下原衍“肠”字，据医理删。

如兼呕恶者，加干姜（炒黄）二三钱；如气脱倦言而脉弱极者，宜速加人参。

天王补心丹见补益门　治操心过度，或多思郁，或过饮酒，以致心虚多热，痰中带血等症，宜服此方宁心安神。火重者，于本方内加黄连二钱。

六味地黄丸见补益门　治内伤阴虚，水不济火，或吐血衄血等症，此王道平和，固本之剂也。

济生麦冬汤　治衄血不止。

生地一两　麦冬去心，一两

水煎服。

紫菀汤　治劳热久嗽，吐血吐痰。

阿胶蛤粉炒成珠，二钱　紫菀蜜水炒，二钱　知母忌铁器，二钱　桔梗一钱　人参一钱　贝母去心，二钱　茯苓一钱　甘草一钱　五味子二十四粒，捣烂

此方以保肺为君，故用紫菀、阿胶；以清火为臣，故用知母、贝母；以参、苓为佐者，培土以生金；以甘、桔为使者，载药以入肺；五味湿不足之水，收耗散之金，实为久嗽之所宜也。

清宁膏　润肺不伤脾，补脾不碍肺，凡劳嗽吐血必不可缺，极有效验。

麦门冬去心　生地黄酒浸洗，各十两　广苏红二两　龙眼肉八两　桔梗二两　甘草二两　熬成膏。

加苡仁八两（炒熟）、真苏薄荷净叶五钱（忌火）、川贝母二两（糯米拌炒，米熟去米），俱为极细末，拌匀，煎膏。时时挑置口中噙化。

茜根散　治衄血不止，心神烦闷。

茜草根　黄芩　阿胶炒珠　侧柏叶　生地黄各三钱　炙甘草一钱

生姜三片，水煎服。

生地黄饮子　治诸见血，吐血衄血，下血尿血，皆属热症。

生地　熟地　红枸杞　黄芪蜜炒　白芍　天冬各三钱　甘草一钱五分　地骨皮　黄芩各三钱

水煎服。

如脉微身凉恶风者，去黄芩，加肉桂五分。吐血者，多如此。

圣愈汤 治一切失血过多，阴亏气弱，烦热作渴，睡卧不宁等症。

本方即四物汤加人参、黄芪。

一方无芍药。水煎服。

此方取参、芪配四物，以治阴虚血脱等症。盖阴阳互为其根，阴虚则阳无所附，所以烦热燥渴；气血相为表里，血脱则气无所归，所以睡卧不宁。然阴虚无骤补之法，要在培阴以藏阳；血脱有生血之机，必先补气以行血，此阳生阴长、血随气行之理也。是方得仲景白虎加人参之义而扩充者乎。前辈治阴虚用八珍、十全，兹有用而卒不获效者，因甘草之甘不达下焦，白术之燥不利肾阴，茯苓渗泄碍乎生升，肉桂辛热动其虚火，与故血亏气弱者，宜用此醇厚和平滋润之剂，而气血自调和矣。

独参汤 治失血过多以致血脱，危在顷刻，速宜服此。盖有形之血不能速生，而无形之气所当急固，是阳生阴长之义也。

人参五钱或一二两

上咀片，红枣五枚，去核，同入茶盅内，酌量加滚开水，不多不少如泡茶然。将碗盖定，饭甑上蒸一时。徐徐服之，有回生之功。

花蕊石散 治五内崩损，涌喷出血斗升，用此止之。

花蕊石火煅存性，研如粉

每服三钱，甚者五钱，食后服。如男，用酒、童便各半，炖温，调药末服；女用醋、童便各半，炖温，调药末服。次服独参汤补之。

十灰散 用此止血。

大蓟　小蓟　侧柏叶　荷叶蒂　茅根　茜根　大黄　山栀　丹皮　棕榈皮各等分

各烧存性，研细，用纸包碗盖地上一夕，出火毒。用时，先将白藕捣汁，或萝卜捣汁，磨京墨半碗，调服五钱许，立止。

一方　止血，用生韭汁、生藕、鲜荷叶、京墨、侧柏叶、生地，各取一杯，冲童便服。其生柏叶捣极烂，以童便和方能得汁。

又止血药如头发烧存性、百草霜、乌梅、地榆头、川续断、椿根白皮之类，择其宜而用之。

八味地黄丸见补益门　治格阳失血等症。格阳者，上假热而下真寒也。

震亨曰：凡吐血不止，宜加白及。昔洪贯之赴任洋州，一卒苦咯血甚危，令用白及为末，米饮调服，一日即止。《摘玄》云：试血法，吐在水碗内，浮者肺血也，沉者肝血也，半浮半沉者心血也。各随所见，以羊肺、羊肝、羊心用砂罐炖熟，蘸白及末，日日食之，自愈。出李时珍本草①。

饮食

《阴阳应象论》云：水谷之寒热，感则害人六腑。是饮食之伤，伤于寒热也。《痹论》云：饮食自倍，肠胃乃伤。是饮食之伤，伤于饥饱也，又伤食者必恶食。古人治法分上、中、下三等而治之，在上者因而越之，如用瓜蒂散之类；在中者消化之，如用神曲、麦芽、山楂②、三棱、莪术之类；在下者引而竭之，如用芒硝、大黄、巴豆、丑牛之类。若饮食尚在胃脘，未曾蒸腐而成糟粕，妄行攻下，中气被伤，传导失职，遂燥热而反有结胸之变也。古人又分寒热而治之，伤热物者以寒药治之，伤寒物者以热药治之，但伤热而停滞者少，热则易行，伤寒而停滞者多，寒则易凝。当今以平胃散、枳术丸为脾胃之准绳，孰知平胃者，胃中有高阜则使平之，一平即止，不可过剂，此东垣为有滞有湿者设，今人以为常服者，误也。洁古老人所制枳术丸，用枳实一两、白术二两，虽补药多于消药，惟脾气多滞者设也，今人以此丸为补脾药，朝服暮饵，亦误也。至若山楂、神曲、麦芽三味，举世所当用者。然山楂能化肉积，凡猪肉有难煮者，入山楂一撮，皮肉即烂。又产妇儿枕痛者，用山楂二十粒，砂糖水煎一碗服之，儿枕立化。麦芽一味，东垣治妇人丧子，乳房肿痛欲成痈者，用一

① 本草：原作“草本”，据文义乙转。

② 山楂：原作“出沓”，据医理改。

二两炒熟，煎服即消，可见破血或气皆不可轻用。《良方》去神曲，以下胎克伐之功多而补益之功少，亦不宜轻用。盖人之脾胃，原自有化食之能，今食不化者，因其所能者病也，只补助其能而食自化，何必用此消克之药哉。然此等药又有时必当用者，因暴伤食滞，彼能消散，故暂用之尔。奈人不察，甚至有喜其方名之美，不识药性之恶，如肥儿丸之类，制令与小儿常服，非徒无益，而实害之也。痛窃此弊，因笔于此。

脾胃之论，莫详于东垣。其所著补中益气、调中益气等汤，诚补前人之未备。察其立方之意，因以内伤劳倦为主。又因脾乃太阴湿土，且世人胃阳衰者居多，故用参、芪以补中，二术以燥湿，升、柴升下陷之清阳，陈皮、木香理中宫之气滞，脾胃合治。此一方可出入增减，若真知其寒物伤也，本方中加姜、桂之类；热物伤也，加黄连之类；真知其肉食伤也，加山楂数粒；酒食伤也，加葛花一味，随症调理。此东垣之法也，若用之得宜，诚效如桴鼓。继诸书皆以脾胃统论，无有分析者，兹特析而论之。盖胃属戊土，脾属己土，戊为阳，己为阴，阴阳之性有别也。脏宜固，腑宜通，脏腑之体用各殊也。若脾阳不足，胃有寒湿，一脏一腑皆宜于温燥升运者，自当恪遵东垣之法；若脾阳不利，胃有燥热，则当用景岳补阴益气煎以养胃阴之法。虽景岳立此方，而景岳犹未申明此意，溪故代为言之，以补足景岳未尽之意尔。

凡饮酒致伤者，乃无形元气受伤也，或微兼外感，最宜参苏饮微汗之。若酒湿伤脾，致生痰逆呕吐，胸膈痞塞，饮食减少者，宜葛花解酲汤、胃苓汤、五苓散加葛根微利小便，使上下分消，与治湿同法。

凡饮食茶叶与喜食生米者，皆系胃有伏火，宜用滋阴清火之药，如生地、白芍、知母、黄芩之类。又有喜食炭者，必其胃寒而湿，故喜此燥涩之物，宜以健脾温胃为主，如白术、干姜、炙草、茯苓之类，均宜详察脉症。

新方理气消食汤　此方可通治饮食停滞胀痛等症，服之神效。

厚朴二钱，姜汁炒　枳壳一钱五分，炒　神曲二钱　麦芽二钱，炒

苏红一钱五分　楂肉一钱　香附二钱，捣碎

水煎服。

如生冷伤脾，寒滞恶心，加炒黄干姜。

藿香散　治外感风寒，内伤饮食，寒热往来，头微昏痛，或呕泻等症。

桔梗　大腹皮　厚朴姜水炒　升麻　茯苓　紫苏各二钱　藿香二钱　炙草一钱

姜、枣水煎，温服。

补中益气汤见补益门　治劳倦伤脾，清阳不升，外感内伤，寒热往来等症。

调中益气汤　即前补中益气去当归、白术，加苍术、木香。治湿热所伤，体重烦闷，或痰嗽稠黏，寒热不调，体倦少食等症。

补阴益气煎　即前补中益气去黄芪、白术，加熟地、山药。治劳倦伤阴，精不化气，阴虚外感，胃有燥火，不宜芪术者，服此神效，乃景岳独得之心法也。

芍药枳术丸　治食积痞满，及小儿腹大胀满，时常疼痛，脾胃不和等症，此方较之枳术尤其效如神。

白术二两，面炒　赤芍二两，酒炒　枳实一两，面炒　陈皮一两

荷叶汤煮老米粥为丸，如桐子大。每服百丸。

如脏寒，加炒黄干姜一两；如脾胃气虚，加人参一二两。

至宝丸秘方　治饮食积滞，及婴孩风痰发热，惊痫吐泻等症。

广皮一两，炒　莱菔子拣红润者洗净晒干，一两　蓬术一两，炒　麦芽炒熟，另磨①净末　三棱一两，炒黄　厚朴一两，姜汁炒　苍术一两，炒深黄　香附一两，炒　山楂肉一两五钱　草豆蔻拣粗绽者，一两，炒　枳实取新而坚小如鹅眼者，一两，炒　神曲二两，打糊为丸

上各制度②为细末，神曲糊和剂为丸如葡萄大。不论何病，用

① 磨：原作“居”，据《冯氏锦囊秘录·杂证大小合参·卷五·方脉泄泻合参》改。

② 制度：制作。

生姜汤下。此方传流甚久，先师秘授。婴儿吐泻、惊疳、发热诸症，神效，幸勿轻视。

理气健脾汤此方载《保元书》　余外甥周天峻者，脾胃虚弱，不思饮食，胸膈痞胀，吐痰遗精等患，治法宜先理气开胃，使彼能进饮食，然后议治其余。奈彼胸膈痞塞，百药不效，余令服此方，接连二三剂，胸膈豁然通快，后服归脾、地黄等汤丸而愈，其药方：

白术三钱，土水炒　白茯苓三钱　陈皮二钱　半夏三钱　黄连二钱，姜水炒　枳实二钱，面炒　当归三钱　香附二钱　神曲二钱，炒　山楂肉二钱　炙甘草一钱　桔梗三钱　木香一钱，剉细末，对服

煨姜、水煎服。

葛花解酲汤　专治酒积，上中下分消。

白蔻　砂仁　葛花各二钱　青皮　陈皮　猪苓　白茯苓　人参　白术　神曲　泽泻各一钱　木香磨　干姜各五分

东垣葛花解酲汤　治饮酒太过，痰逆呕吐，心神烦乱，胸膈痞塞，手足颤摇，饮食减少，小便不利。

人参　白术炒　茯苓　砂仁　白蔻　葛花各二钱　青皮　陈皮　猪苓　泽泻各一钱五分　神曲一钱　木香五分

生姜三片，水煎稍热服，取微汁，酒病即去。或共为细末，姜汤、淡醋汤调服三钱亦可。或淡盐汤调服，取盐能下走而通水也。

凡一切饮食停积，肠腹绞痛，手不可按者，宜用化滞丸，无论寒积、热积均可治，其方见积聚。

积滞者必用消导，消者散其积也，导者行其气也，如病轻宜用和解之常剂，如病重必假峻下之汤丸，盖客垢不除，则真元不复，如戡定祸乱，然后可以致太平。若积因于脾虚，不能健运药力者，或消补并行，或先补后消，洁古所谓养正而积自除，故前人破滞削坚之药必假参、术赞助成功。经曰：无致邪，无失正，绝人长命。此之谓也。东垣曰：胃乃脾之刚，脾乃胃之柔，饮食不节则胃先病，脾无所禀而后病，劳倦则脾先病，不能为胃行气

而胃后病，然脾胃为十二经之海，脾胃既虚，十二经之邪不一而出，故百病皆从脾胃生也。处方者可不以此为重乎？

脾胃

夫人之始生也，本乎精血之原；人之既生也，由乎水谷之养。非精血无以立形体之基，非水谷无以成形体之壮。精血之司在命门，水谷之司在脾胃，故命门得先天之气，脾胃得后天之气也。是以水谷之海本赖先天为之主，而精血之海又必赖后天为之资，故人之自生至老，凡先天之有不足者，但得后天培养之力亦可以补先天之不及，是脾胃为人后天元气之本，而饮食为人化源生发之机。若胃虚不能容受，故不嗜食；脾虚不能运化，故有积滞。所以然者，皆由气虚也，是以东垣制补中益气汤，以开万世补后天元气之祖。所以真气名元气者，正生身之精也，惟胃气足以滋之，故胃腑若病，则十二经之元气皆为不足，津液不行，四肢百骸俱失，营运九窍不通，而百病生矣。如气短气夺而声哑喘急者，此胃气不行于肺之病也；神魂失守、昏昧日甚而畏寒异常者，此胃气不行于心之病也；躁扰烦剧、囊缩痉强而时恐惧者，此胃气不行于肝胆之病也；胀满不消、饮食不思、肉脱痰壅而服药不效者，此胃气相乘于脾之病也；关门不禁、水泉不化、热蒸不退、骨痛不解者，此胃气不行于肾之病也。是可知土气为万物之母，胃气为养生之源，有胃气则生，无胃气则死。故先哲治病，莫不以健脾胃为重也，谓之健者，因脾虚不能运动，助其脾之力以使健运也。然亦有进健脾扶胃药而终莫愈者，其故何也？不知更有补母之法在焉。如人不思饮食，此属阳明胃土受病，须补少阴君火，是虚则补母之法，而归脾汤正补心火以生胃土者也。如人能食而不化，此属太阴脾土受伤，须补少阳相火，是虚则补母之法，而八味丸正补相火以生脾土者也，且八味丸不特有补火之神功，更兼有滋水之妙用。盖脾胃能化万物，实由于水火二气之中，五行相克为用，相克即所以相成，水不得土，泛滥何能成基，土不得水，燥熇何能生物，故土以成水柔润之德，水以成土化育之功，水土相资。故脾为太阴湿土，全赖以水为用，既补肾中之火尤补肾中之水，补火者，使火能生土也，补水者，俾水以湿土也，苟不知此，而徒以辛香燥热以为助脾开胃，适足致为燥裂无用之土，犹天之不雨，水土不和，而生化之令不行，且造化生物惟阳和之气，所以岁寒物凋，阳春以转，草木甲折，触类旁通，化育之理昭然矣。东垣云：胃中元气盛，则能食而不伤，过时而不饥。脾胃俱旺，能食而肥。脾胃俱虚，不能食而瘦。由是言之，则不能食皆作虚论。若伤食恶食，心下痞满，自有治法，不在此例。

罗谦甫云：脾胃弱而食少，不可克伐，补之自然能食。许学士云：不能食者不可全作脾治，系肾中真火虚弱，不能消化饮食，譬之釜中水谷，下无火力，其何能热？严用和云：房劳过度，真阳衰弱，不能上蒸脾土，中州不运，以致饮食不进，或胀满痞塞，或滞痛不消，须知补肾。肾气若壮，丹田火盛，上蒸脾土，脾土温和，中焦自治，膈开能食矣。

东垣和中散　此开胃进食。

人参　白术炒，各二钱　干姜炒黄　炙甘草　陈皮　木瓜去穰，各一钱

七珍散　开胃养气，补脾进食。

人参　白术炒，各三钱　黄芪蜜炙　白茯苓　砂仁姜水炒，各二钱　炙甘草一钱

姜、枣、水煎服。

二神丸　治脾胃虚寒，不思饮食，泄泻不止。

肉豆蔻生用，二两　破故纸炒，四两

上为末，用红枣肥大者四十九枚，入生姜四两，切片同煮，以枣烂为度，去姜，取枣去核，将枣肉捣烂，和药末，捣匀为丸桐子大。每服五六十丸，白汤送下。

按：破故纸补肾为癸水，肉豆蔻补脾为戊土，戊癸化火之义。

归脾汤

八味地黄丸二方俱见补益门

四神丸　即前二神丸加五味子、吴茱萸各二两，治脾肾两虚，

子后作泻，不思食，不化食。

人参理中汤　治脾病，自利不渴、阴寒腹痛、呕吐等症。见补益门

参苓白术散　治脾胃虚弱，饮食不进、呕吐等症。见补益门

温胃散　治脾胃久虚，中焦气滞，或冷涎土壅，呕吐恶心，或胸膈疼痛，不思饮食，或泄泻不止。

人参　白术炒　茯苓　黄芪炙，各三钱　干姜炒黄，二钱　肉豆蔻面煨　丁香各四钱　炙甘草一钱

糯米一撮，水煎服。

若脾胃虚甚者，补益门内或十全大补汤、大补元煎等方，均可量病酌用。

眩晕

察眩晕一证，在河间引经曰：诸风掉眩，皆属肝木。木生风、生火，风火相搏，故眩晕也。在丹溪言：此症痰在上，火在下，火炎上而动其痰，故忽而眩晕也。景岳皆非之，曰：此症属虚也。三说如此，后学何所适从乎？据溪愚见，万病皆由虚起，岂特眩晕一症而已哉！如谓此症断无风、火、痰，不可也；如谓只治其虚，不必治标，亦不可也。虽曰无痰不能作眩，亦本于气血虚，而后痰火因之，或风以感人于脑，故助痰火，而作眩晕者有之。总之，急则治痰火，缓则补元气。其有因气虚挟痰者，有因血虚挟痰者，或因外感风寒暑湿者，或因内伤七情生冷者，或脾胃虚弱、吐泻不食，或男因吐血下血、女因崩中产后，一切有伤元气，皆能致人眩晕。夫眩晕者，病之标；气血者，人之本，不可忘本而治标，须当顾本以逐邪。如产后眩晕，只补其血；脾虚眩晕，只补其气，即所谓治其病之本也。至若痰涎郁遏者，必先开导；风火动盛者，当预清降。病端不一，言难悉尽，总在因机应变则善矣。

凡因风而病，谓之头风，必眩晕；因热而痛晕者，则烦渴；因气郁而痛晕者，则志意不伸；因痰而痛晕者，则呕吐痰

涎；因湿而痛晕者，则头重不起；因虚而痛晕者，动则更痛更晕也。

古治眩晕不可当者，用大黄酒炒为末，茶汤调下。按：此方惟痰火上壅有余之症宜之，若属虚晕者，大非所宜也。

清晕化痰汤 通治眩晕。

陈皮去白 半夏 白茯苓各三钱 黄芩酒炒，一钱六分 白芷一钱四分 甘草六分 细辛一钱四分 枳实麸炒，二钱 川芎一钱六分 防风二钱四分 羌活一钱五分 制南星一钱四分

生姜三片，水煎服。

气虚，加人参、白术；血虚，加当归；有热，加黄连（姜炒）。

芎芷石膏汤 治头风痛、眩晕等症。

川芎 白芷 羌活 甘菊花 石膏火煅，捣烂 藁本各三钱

生姜、水煎服。

若头苦痛者，加细辛；风盛目昏，加荆芥穗、防风；热盛，加栀子、连翘、黄芩、薄荷、甘草；大便秘、小便赤，加芒硝、大黄攻之，自愈。

半夏白术天麻汤 治眩晕及足太阴痰厥头痛。

半夏 白术炒 神曲炒 麦芽炒 陈皮各三钱 人参 黄芪 白茯苓 苍术炒 天麻姜水炒 泽泻各一钱 黄柏五分，酒炒

生姜三片，水煎服。

此李东垣方也。原方用干姜，今改用生姜。

白附子汤 治风痰上厥，眩晕头疼。

白附子炮 南星炮 半夏 旋覆花 甘菊花 天麻姜水炒 川芎 苏红 直僵蚕姜水炒，各三钱 全[1]蝎姜水洗净，炒

生姜、荆芥穗、水煎服。

二陈汤 通治痰饮呕恶，或嗽痰，或头眩心悸，或饮酒过多，脾胃不和等症。

---

① 全：原作“血”，据《丹溪心法·卷四·头眩六十七》改。

陈皮　半夏各三钱　白苓二钱　炙甘草一钱

姜、枣、水煎服。

有火者，加黄芩（酒炒）。

祛眩汤　治常患头眩眼花，卒时晕倒者，名曰痰晕。

南星炮　半夏　天麻　苍术米泔漫浸　川芎　白茯苓　桔梗　枳壳炒　乌药　黄芩酒炒　羌活各三钱　陈皮三钱　甘草一钱

水煎，临服入竹沥、生姜汁兑服。

固正理眩汤　治气虚眩晕神效。

人参一钱　白术三钱，土水炒　拣白苓二钱　天麻一钱五分，姜炒　当归一钱五分　白芍一钱五分，酒炒　半夏一钱五分　苏红一钱，盐水炒　粉甘草一钱，蜜炙

生姜、红枣、水煎服。

菊花散　治风热上攻，头眩晕痛。

甘菊花　石膏煅　防风　旋覆花　枳实炒　蔓荆子捣碎　羌活各三钱　甘草一钱

姜、水煎服。

四神散　治妇人血风，眩晕头痛。

当归　菊花　旋覆花　荆芥穗各二两

共为末，每服四钱，葱白煎汤调服。

芎犀丸　治年久偏正头风疼痛，不闻香臭。

川芎　石膏　苏薄荷各四钱　朱砂四两，内用一两为衣　人参　茯苓　炙甘草　细辛各二两　犀角尖生用，另剉末研细，一两　栀子一两　麦冬去心，三两　阿胶蛤粉炒，一两五钱

为细末，蜜丸弹子大，朱砂为衣。每服一丸或二丸，食后茶清化下。

按：头眩晕之虚实寒热诸证，其治法与头痛同，但头痛多属上实，头眩悉属上虚。景岳曰：无虚不能作眩。治此者，当以虚为主而酌兼其标，庶无误矣。

荆穗四物汤　即四物汤加荆芥穗是也。

四物汤见补益门　治血虚眩晕。

补中益气汤

四君子汤

归脾汤三方俱见补益门　治气虚眩晕。

十全大补汤见补益门

大补元煎见咳嗽　治气血两虚眩晕。

以上诸补方，凡半夏、陈皮、白茯苓、川芎等，均可酌宜加用。

卷　九

怔忡惊恐

怔忡之病，心胸筑筑振动，惶惶惕惕，无时得宁者是也。此症惟阴虚劳损之人乃有之，盖阴虚于下则宗气无根，而气不归源，在上则浮撼于胸臆，在下则振动于脐旁。至若惊恐，惊从外来，而恐由内生。经曰：精气并于肾则恐，肝血不足则恐。大抵怔忡、惊恐与夫健忘等病，皆由于心虚胆弱以致之也。夫人与物之形体，皆以心为主宰也。盖形之至精至粹之处，即名曰心。人之心，形若垂莲，中含天之所赋，虚灵不昧之灵性也。物之心，即中心之芽中含天之所生，而生生不已之生意也。此形若无此心，则形无主宰，而良性生意亦无着落矣；此心若无良性生意，则心无所施用，不过是一团死肉、一枯草木之芽尔。盖人虽动物之贵，而其中含良性与一切动物皆同乎天真也。天真之气，分而言之为精气神，故曰以精为体，以神为用也；合而言之，浑然一气，故曰天真一气，精神之祖也。所以心为君主之官，心主一虚则神无所依，此惊悸、怔忡、健忘之所肇端也。然有触而心动，曰惊；无惊而自动，曰悸。悸者，即怔忡也，其于治法，经虽有心、脾、肝、肾之分，然上之心气虚者，未有不由乎下之精气，水火相济，君相相资。治心君者，镇其神；治阳明者，壮其气；伤肾者，宜厚味；治肝胆，宜养营。惊则安其神，而乱之气可敛；恐则定其志，而丧失之精可挽。或因热，因寒，因痰，因湿，随症施治不宜凿也。但无论富贵贫贱，凡病生于内者难治，病起于外者易医。如寒暑湿热，有形之病；忧愁思虑，无形之疾。有形之病，可以药治；无形之疾，必须喜以胜愁、乐以忘忧，然后用药始效。且心主神明，非他脏可比，此谚云心病还将心药医。患此者，苟非养心寡欲，返观内守，而恃药力，必无济矣。

朱砂安神丸　治心气热烦，惊悸怔忡，寤寐不安，宜以此丸清之。

朱砂另研，水飞过，五钱　黄连五钱　当归二钱　生地黄三钱　甘草二钱

共为细末，甜酒汁浸，蒸饼丸如麻子大，朱砂为衣。每服三十丸，卧时津液下，或滚水送下亦可。

此方取朱砂光明之体，色赤通心，重能镇怯，寒能胜热，抑阴火之浮游，为安神之第一品。心若热，配黄连之苦寒泻心热也，更佐甘草之甘以泻之。心主血，用当归之甘温，归心血也，更佐地黄之寒以补之。心血足则肝得所藏而魂自安，心热解则肺得其职而魄自宁也。

仁熟散　治胆虚气怯，恐畏不能独自卧者。

柏子仁捶烂，用纸包数层，上用熨斗，纸去油熨，换纸数次即净，五钱　熟地瓦焙干，五钱　红杞五钱，炒　山药五钱　人参五钱　白茯神　山茱萸酒洗　甘菊花各五钱　桂心二钱半　枳壳面炒，二钱五分

上为细末，每服三钱许，老酒调服。

天王补心丹　治思虑过度，心血不足，怔忡健忘。

人参隔纸焙　山药　麦冬去心，炒　当归酒洗焙，各一两　天冬去心，焙干，两三钱　生地一两三钱，酒洗，瓦焙　丹参八钱，酒拌，炒　百部焙　茯神乳蒸，焙　甘草蜜炙　菖蒲蜜酒拌炒　杜仲酒炒，另各六钱五分　志肉甘草汤煮，晒干，三钱五分　白茯苓乳蒸，焙，一两半

共为末，蜜丸桐子大，朱砂研细，水飞过，晒干为衣。临卧龙眼肉汤或灯心汤送下六七十丸。

宁志丸　治怔忡惊悸，或心风癫痫。

人参隔纸焙　枣仁猪心血炒　白茯神　白茯苓　柏子仁捶去油　当归酒洗　志肉酒浸，焙干　石菖蒲　真琥珀各五钱　朱砂三钱，另炒　乳香瓦焙，另研，三钱

上为末，蜜丸桐子大。每服五十丸，枣汤送下。

宁志膏　治因惊失志。

人参隔纸焙　枣仁隔纸炒　朱砂水飞，另研，各五钱　滴乳香二钱，另研

上为末，炼蜜为绽，约重三钱。薄荷汤化下。

加味定志丸 治痰迷心膈，惊悸怔忡。

人参二两 白茯苓二两 志肉制，一两 菖蒲一两 真琥珀七钱 郁金七钱

上为末，蜜丸，朱砂七钱为衣。每服五十丸，米汤下。

温胆汤 治气郁生涎，梦寐不宁，怔忡惊悸，心虚胆怯，变生诸症。

半夏三钱 枳实面炒，三钱 竹茹姜水炒，各三钱 陈皮四钱 白茯苓三钱五分 炙草一钱五分

生姜、红枣、水煎服。

或心虚遗精，饮食无味，加人参、熟地、枣仁（炒）、志肉（制）、五味，名加味温胆汤。

十四友丸 治惊悸怔忡。

人参一两 黄芪蜜炙，一两 当归一两 生地一两 志肉制，一两 白茯神一两 白茯苓一两 枣仁隔纸炒，一两 阿胶炒，一两 龙齿一两 紫石英一两 朱砂一两

上为末，蜜丸桐子大。每服五七十丸，临卧红枣汤送下。

养心汤 治思虑过多，心虚、惊悸、不寐等症。

归身二钱 生地二钱 熟地二钱 白茯神二钱 人参三钱 麦冬去心，三钱 枣仁隔纸炒，二钱 柏子仁去油，一钱 炙草一钱 五味一钱 建莲米三钱

灯心、水煎服。

许学士珍珠母丸 治肝虚内受风邪，卧则魂散而不收，状若惊悸。

珍珠母另研细末，二两 当归一两五钱 熟地一两五钱 人参一两 白茯神一两 枣仁隔纸炒，一两 柏子仁去油，一两 犀角剉，一两 真沉香五钱 龙齿五钱

共为末，蜜丸桐子大，朱砂为衣。每服四五十丸，金银薄荷汤下。

一方 多虎睛一对、麝香一钱。

古有一人，患神气不宁，每卧则魂飞扬，觉身在床而神魂离体，惊悸名以，追夕无寐①。学士曰：此肝经受邪，游魂为变。平人肝未受邪，卧则魂归于肝，故神静而得寐。今肝有邪，魂不得归，是以卧则魂飞扬，若离体也。处此方一月而病悉除。

此方用珍珠母为君，龙齿佐之，珍珠入肝经为第一，龙齿与肝同类也，龙齿、虎睛，今人例以为镇心药，不知龙齿安魂，虎睛定魄。盖东方苍龙，木也，属肝而藏魂。西方白虎，金也，属肺而藏魄。龙能变化，故魂游而不定，虎能专静，故魄止而有守。凡治魄不宁者，宜以虎睛；治魂飞扬者，宜以龙齿。万物有成，理而不失，在乎人达之而矣。

茯苓饮子　治痰迷心窍，怔忡不止。

陈皮三钱　半夏三钱　白茯苓三钱　白茯神三钱　麦冬去心，三钱　沉香一钱　甘草一钱

生姜五片，水煎服。

补心汤　治惊悸怔忡，健忘不寐，心血虚而有火者。

当归三钱　白芍二钱　生地三钱　白术二钱，炒　制志肉一钱　白茯神三钱　枣仁二钱，微炒，捣　麦冬去心，三钱　黄连二钱，姜水炒　玄参三钱　川芎一钱　甘草一钱

水煎，温服。

镇心丹　治惊病心气实者。

朱砂飞，一两　龙齿煅，一两

上为末，用猪心血三个，入竹沥打米面糊为丸，如芡实大。每服五丸，临卧麦汤下。

妙香散　治惊病心气虚者，或梦遗失精郁结等症。

山药二两　人参隔纸焙，一两　黄芪蜜炙，一两　制志肉一两　白茯苓一两　白茯神一两　桔梗二钱　甘草一钱　神砂一钱，另研　木香二钱，另研

---

① 惊悸名以，追夕无寐：《普济本事方·卷一·中风肝胆筋骨诸风》作“惊悸多魇，通夕无寐”。

共为细末。每服二钱，酒下。

此方不以泻火固涩立法，但安①神固气，使精②与神气相依，则自精愈而梦少精秘矣。

朱震亨云：主秘藏者，肾也。司疏泄者，肝也。二脏有相火，而其系上属于心。心，君火也，为物所感则易于动，心动则相火翕然随之。虽不交会，精亦暗流而渗漏矣。所以圣人教人收心养性，其旨深矣。震亨此论至当，其平生精方在补阴以制相火，深得《内经》天以阳生阴长、地以阳杀阴藏之旨。近世医者，惟知阳生，不知阴亦能生；惟知阴杀，不知阳亦能杀。经虽每每指出阳脱阴脱、阳绝阴绝者令人死，奈志迷偏见者不回也。即此一症，老年之人，心火动而相火衰，不能翕然随之，虽有所梦而无所遗。由此可知震亨用黄柏一味，少佐冰片③，名④清心丸，独泻相火，而治中年相火盛、梦遗、心悸者，屡用屡效也。

归脾汤见补门　治思虑损伤心脾，健忘怔忡。

不寐

经曰：卫气不得入于阴，当留于阳。留于阳则阳气满，阳气满则阳跷盛。不得入于阴，则阴气虚，故目不瞑矣。行阳则寤，行阴则寐，此其常也。失其常则不得静而藏魂，所以目不得瞑矣。此经言卫气不得入于阴而不得卧，尚未能尽心肾神交而入阴之至理也。盖心主血而藏神，若元阴不足则不能生血，血少则神无所依矣。夫人之神，寤则栖心，寐则归肾，故寐则心神栖归于肾舍矣，心虚则神不能归舍于肾，故不能成寐。然肾虚则不能藏纳心神于舍，故寐而不能沉，并不能久。是以壮年肾阴强盛则睡沉熟而久，老年阴气衰弱则睡轻微而暂，且阴水既亏，相火流烁，以致神魂散越，睡卧不宁，故不寐与健忘两症，虽似心病，实多由

① 安：原作“要”，据《医宗金鉴·删补名医方论·卷一》改。
② 精：原脱，据《医宗金鉴·删补名医方论·卷一》补。
③ 冰片：原作“水死”，据《医宗金鉴·删补名医方论·卷一》改。
④ 名：原作“石”，据《医宗金鉴·删补名医方论·卷一》改。

乎肾虚也。此张①心求之理，并及以补所遗。

不寐之病有二，一曰邪，二曰虚。如风寒湿热等邪，去其邪则神安而自愈，此不难治。惟气血虚损，阴阳不交而神不守舍者，实不易医，须患者澄心息虑，内观养神。医者通以补养为主，虽有痰火只可暂为兼治，俟痰火稍退，仍须大剂补养，久之则营气足而神志定矣。但②知清痰降火而不用补养之剂以善其后，鲜有不致误人者。非立法之不善，实妄用者之过尔。

徐东皋曰：痰火扰乱，心神不宁，思虑过伤，火炽痰郁，而致不眠者多矣。有因肾水不足，真阴不升而心阳独亢者，亦不得眠；有脾倦火郁，不得疏散，每致五更随气上升而发躁，便不成寐，此宜用快脾解郁、清痰降火之法也；有体气③素盛，偶为痰火所致，不得眠者，宜先用滚痰丸，次用安神丸、清心凉膈之类；有体素弱，或因过劳，或因病后，此为不足，宜用养血安神之类；凡病后及妇人产后不得眠者，此皆血气虚而心脾二脏不足，虽有痰火亦不宜过于攻治，仍当以补养为君，或佐以清痰降火之药；其不因病后而不寐者，虽以痰火处治，亦必佐以养血补虚之药，方为当也。

归脾汤见补益门　治思虑伤脾，或健忘怔忡，惊悸盗汗，寤而不寐，或心脾作痛，嗜卧食少，及妇女月经不调。

仲景酸枣汤　治虚劳虚损不得眠。

枣仁八钱，炒，捣碎　甘草一钱　知母　白茯神　川芎各三钱

生姜、水煎服。

朱砂安神丸见怔忡惊恐　治心气热不寐。亦名安神丸。

养心汤见怔忡惊恐　治思虑过度不寐。

补心汤见怔忡惊恐　治心血虚而有火不寐。

---

① 张：原脱，据《冯氏锦囊秘录·杂证大小合参·卷十二·方脉不寐合参》补。

② 但：此前原衍“但”字，据文义删。

③ 体气：原作“气体”，据《景岳全书·杂证谟·不寐》乙转。

新方宁神汤见怔忡惊恐　治心血不足，怔忡不寐等症。

人参　麦冬去心　当归各三钱　枣仁隔纸炒研，各三钱　北味一钱　甘草一钱　菖蒲一钱　白茯神各三钱

红枣三枚，劈破，龙眼肉五枚，去壳，水煎服。

琥珀不寐丸　治神虚不寐，健忘恍惚。

真琥珀　羚羊角剉镑　人参隔纸焙　白茯神各一两　制志肉　甘草各五钱

上为细末，猪心血和，炼蜜丸芡实大，金箔为衣。每服二十余丸，卧[1]嚼细，灯心汤下。

滚痰丸　治一切湿热食积等痰，窠囊老[2]痰。

礞石　大黄酒蒸　黄芩去朽者，六两　沉香五钱　百药煎五钱

共为细末，滴水为丸，桐子大。每服三五十丸，量人强弱加减。

凡服滚痰丸，必须临卧就床，用热水一口许，只送过咽，即便[3]仰卧，令药徐徐而下，服后须多半日勿饮食起坐，必使药气逐除上焦痰滞恶物，过膈入腹，然后动作，方能中病。或病甚者，须连进二三次，或壮人病实者，须多至百丸，多服无妨。

一方无百药煎，礞石用一两半，但不如此方之有百药煎，能收敛周身痰涎聚于一处而痢下也。

秘传酸枣仁汤　治心肾水火不交，精血虚耗，痰饮内蓄，怔忡[4]恍惚，夜卧不安。

枣仁微炒，三钱　制志肉一钱半　黄芪蜜炒　白茯苓　当归　建莲米去心　人参　白茯神各三钱　陈皮　炙甘草各一钱

姜、枣、水煎服。

远[5]志汤　治心虚烦热，夜卧不宁，及病后虚烦。

---

① 卧：此前疑脱“临”字。

② 老：原作“者”，据《景岳全书·古方八阵·攻阵》改。

③ 即便：立即。

④ 忡：原作“自”，据《景岳全书·古方八阵·补阵》改。

⑤ 远：原作“道”，据《景岳全书·古方八阵·补阵》改。

远志黑豆、甘草同煮，去心，二钱五　黄芪蜜炙　当归　麦冬去心　枣仁微炒，研　石斛　人参　甘草一钱　白茯神各三钱

水煎服。烦甚者，加①竹叶、知母。

生枣仁汤　治胆实多睡，热也。

枣仁（生）为末，茶、姜汁调服。

熟枣仁汤　治胆虚不眠，寒也。

枣仁（炒）为末，竹叶汤调服。

茯苓补心汤　治思虑过多，心神溃乱，烦躁不寐。

白茯苓　白茯神　麦冬去心　生地黄　当归　半夏曲　陈皮各三钱　甘草一钱

竹叶、灯心、水煎服。

十味温胆汤　治精血亏损，兼内蓄痰饮，食卧不安，怔忡遗精。

半夏　枳实麸炒　陈皮各二钱　白苓钱半　人参　枣仁炒　志肉制　五味　炙草五分

姜、枣、水煎服。

三消

三消者，三焦受病也。饮水多而小便少者，水消于上焦，故名上消也；食谷多而大便坚者，食消于中焦，故名中消也；饮水多而小便亦多者，水消于下焦，故名下消也。上中二消属热，惟下消寒热兼之，以肾为水火之脏也。至察古人治法，如上消者，大渴引饮，随饮随渴，心移热于肺，传为膈消，宜白虎汤加人参；中消者，善食而瘦，自汗，大便硬②，小便数，叔和云：口干饶饮水，多食亦饥虚，瘅成消中，宜调胃承气汤；下消者③，烦④燥引

---

① 加：原作"服"，据《景岳全书·古方八阵·补阵》改。

② 硬：原作"研"，据《冯氏锦囊秘录·杂证大小合参·卷十二·消渴大小总论合参》改。

③ 者：原脱，据文例补。

④ 烦：原作"频"，据《冯氏锦囊秘录·杂证大小合参·卷十二·消渴大小总论合参》改。

饮，耳轮焦干，小便黄赤，为淋为浊，如膏如脂，叔和云：焦烦，水易亏，此肾消也，宜六味地黄汤。其所言上消属肾，悉多由于火盛，滋阴清火固宜，惟言中消宜调胃承气汤，尚未能分明，有可用不可用之义，兹特再为言之，果有停积秘结固当遵用，若无停积秘结，则不必用也。然人之水火得其平，气血得其养，何消之有？其间摄养失宜，水火偏盛，津液枯槁，以致龙雷之火上炎，熬煎既久，肠道脂消①，五脏干燥，令人四肢瘦削，精神倦怠，故治消之法，无分上中下②，先以治肾为急，惟六味地黄汤随症加服，滋其肾水则渴自止，如白虎、承气皆非善剂，只可暂用，不宜久服。楼全善云：肺病本于肾虚，则心寡于畏，妄行凌肺，故肺病消。仲景治渴而小便反多，用八味丸补肾救肺。故渴者，津液枯涸干燥所使也；干燥者，真阴亏极虚热所致也。所以治此，若其人脉沉微，无热，形气衰败，速宜用肾气丸，从阴中温养其阳，使肾阴摄水，则不直趋下源，肾气上蒸，则能化生津液，何消渴之有哉？

洁古老人曰：能食而渴者，白虎加人参汤；不能食而渴者，钱氏白术散倍加干葛治之，上中既平，不复传下消矣。前人用药，厥有旨哉！经曰：大肠移热于胃，善食而瘦，谓之食亦。东垣曰：善食而瘦者，胃中火伏则能食，脾虚则肌肉削也。《总录》谓：不能食而渴者，必传中膈鼓胀；未传能食而渴者，必发痈疽背疮，皆不治之证也。巢氏《病源》曰：夫消渴者，渴不止、小便多者是也。由少年服五石诸丸散，积经年岁，石气结于肾中，使人下焦虚热，及至年衰，血气减少，不能复制于石，石势独盛，则肾为之燥，故上为饮水，下为小便不禁也。其病变多发痈疽，此因热气留于经络，血涩不行，故成痈脓。丹溪曰：消渴宜养肺、降火、生血为主。三消者，多属不生津液，宜四物汤为主。上消，本方加五味、人参、麦冬、天花粉，入生藕汁、生地黄汁、人乳

---

① 肠道脂消：《医贯·卷五·消渴论》作“肠胃合消”。

② 下：原作“不”，据《医贯·卷五·消渴论》改。

对服，若饮酒人，加生粉葛汁对服；中消，本方加知母、石膏、滑石以降胃火；下消，本方加黄柏、知母、熟地、五味之以滋肾水，当饮菟丝汤代茶。天花粉一味，消渴神药也。半夏一味，三消皆禁用，血虚之人亦忌用，口干咽燥、大便难者亦不宜用，汗多者不可用，若不已要用，必用生姜汁监制之①。消渴若泄泻者，用白术、白芍药之类。经既云：饮一溲二，死不治。何仲景复用肾气丸以治饮一斗溲一斗之症？盖病尚浅，犹或可治，若溲而过于饮，亦无及矣。但此症用药，宜从脉气、病气、形气以为增减，若饮一溲一，其中无热可知，固宜用肾气丸，若稍有热，方内又宜减去桂、附，加入五味之类，无一定之成法，是在审其病之寒热与气之虚实而决之尔。三消之症，虽有上中下之分，其实不越乎阴亏阳亢、津涸热淫而已者。古治法惟仲景之肾气丸助真火蒸化上升津液，景岳之玉女煎清阳明兼滋下元真水，又如溪之清凉饮大能润燥养阴，兹特明此者，诚恐后学不善用白虎以误人，不若量病用此三方，虽不中病亦无大害。

肾气丸 治消渴，小便多，饮一溲一，其中无热可知矣。凡脉沉无热之消渴者，宜此丸。

生地黄酒浸，瓦焙干，八两 山药四两 山茱萸四两，酒洗 泽泻三两，酒浸，焙干 白茯苓去皮，三两 丹皮三两，酒洗 桂枝一两 制附子一两

上为末，蜜丸梧桐子大。每服五六十丸。

按：此方发热或表未解，用桂枝；若无表症，以桂枝汤②肉桂方合无热消渴。

玉女煎 治水亏火盛，六脉浮洪滑大，少阴不足，阳明有余，烦热消渴等症。

生石膏五钱 熟地三钱或一两 麦冬去心，三钱 知母一钱五 牛

---

① 若不已……监制之：《丹溪心法·卷三·消渴》作“不已必用姜盐制”。

② 汤：疑作“易”。

膝一钱五

水煎服。

如火盛者，加栀子、地骨皮之类；如多汗多渴者，加五味十四粒；如小水不利或火不能降者，加泽泻一钱半或茯苓亦可；如金水俱亏，因精损气者，加人参尤妙。

清凉饮 治阴虚水亏，六脉浮洪，火炎干燥消渴等症。

生地 熟地 麦冬三钱 知母 生白芍二钱 石膏捣碎，三钱 甘草一钱

糯米一撮，水煎服。

如大渴不止，加天花粉；虚甚者，加人参。

白虎加人参汤 治消渴饮水，水入即消，而仍口干舌燥者，是热邪盛也。又治太阳中热，汗出恶寒，身热而渴者，为中暍也。

石膏五钱，捣碎 知母三钱 人参二钱 甘草一钱

粳米一撮，水煎服。东垣加黄芩。

三补丸 治三焦火盛，脉实消渴等症。

黄连 黄芩 黄柏各一二两

共为末，滴水丸，梧子大。白汤送下。

调胃承气汤 治中消多食善饥而瘦，或停积便秘不通，方可用此。本方治太阳阳明不恶寒反恶热，大便秘①结，日晡潮热者。凡阳明病，有一症在经者，当解肌，入腑者当攻下。

大黄 芒硝 甘草各五钱

水煎服。

四物汤见补益门② 治消渴症，照前③丹溪加法，火盛者或以生地易熟地。

玉泉散 治阳明内热烦渴等症。

生石膏六两，捣细粉 甘草一两 朱砂三钱，另末

① 秘：原作“结”，据文义改。
② 补益门：原作“治”，考四物汤确在本书“补益门”内，据改。
③ 前：原作“煎”，据文义改。

上为极细末。每服二三钱，热汤调下。

天池膏 治三消神效。

天花粉 黄连二两 人参 知母 白术炒，各一两 五味五钱 人乳一碗 麦冬去心，一两半 牛乳一碗 藕汁 生地汁各二碗 生姜汁①一酒杯

上先将天花粉七味切片，用米泔水十余碗入砂锅内浸半日，用桑柴火慢熬好，将头汁滤出，又将药渣添水再熬好，滤出，去渣不用，以二汁和头汁同熬浓，再入生地等汁慢熬如饴，加白蜜十两熬如膏，收入瓷罐内，用水浸一日去火毒，每服二三匙，安舌咽之或用白汤调服亦可。

钱氏白术散 治虚热不食而渴。

人参 白术 白茯苓 炙草 干葛 藿香 木香

按：此方治虚热而渴，如无气滞、吐泻等症则当减去木香、藿香，以避香燥而耗气。

雪梨浆 解烦热，退阴火，此生津止渴之妙方也。

用清香甘美大梨削去皮，别用大碗盛清凉甘泉，将②薄切浸于水中，少顷水必甘美，但频饮其水，勿食其梨，退阴火极速也。

甘露饮 通治三消。

人参 白术炒 白茯苓 当归 生地 麦冬去心，各三钱 黄柏酒炒 知母 黄连 天花粉 黄芩一钱 甘草一钱

水煎服。

经曰：渴欲饮水，水入③则吐者，名曰水逆，五苓散主之。渴欲饮水，口干舌燥者，白虎加人参汤主之。渴欲饮水不止者，文蛤散主之。

按：经言渴欲饮水，水入则吐，小便不利者，五苓散证也，系水逆，取其利水。渴欲饮水，水入则消，口干舌燥者，白虎人

---

① 汁：原脱，据《寿世保元·卷五·消渴》补。

② 将：据文义，此下疑脱“梨”字。

③ 入：原脱，据《伤寒论·辨太阳病脉证并治中第六》补。

参汤证也，系火邪，取其清热。渴欲饮水而不吐者，水非水邪盛也，不口干舌燥，非热邪盛也，惟引饮不止，故文蛤一味，不寒不温，不清不利，专意于生津止渴也。尝考五倍子，亦名文蛤，按法治之，名百药煎，大能生津止渴，故当用之，屡试屡验也。

文蛤散

文蛤三两五钱

上一味，杵为散。以沸汤和服，作七次服。或为细末，滴水丸或米面糊丸，如绿豆大。白水送下，每服二三钱。

六味地黄汤见补益门　阴虚火盛者，本方加龟胶或加黄柏、知母，名阴八味，亦治阴火盛。

疟疾

经曰：痎疟皆生于风，谓时病疟未有不因风寒外束、暑邪内伏者也。又曰：疟[①]者，风寒之气不常也。此言比时[②]病疟者也。又曰：夏伤于暑，秋为痎疟。又曰：夏暑汗不出者，秋成风疟。谓夏伤于暑，其邪甚即病暑，其邪微者则舍于营，复感秋气寒风，与卫并居，则暑与风寒合邪，始成疟病也。三阴三阳皆有之，因其邪伏藏于半表半里之间，故属少阳，脉自弦也。脉弦数者多热，弦迟者多寒。谓发作之时多热，为阳盛；多寒，谓阴盛也。夫伤寒少阳病，则有汗吐下三法之禁，而疟亦属少阳，何以有汗吐下三法之宜？是盖疟属杂病，不可不知也。初发脉弦兼沉紧者，主乎里也，可下之；兼迟者，主乎寒也，可温之；兼浮紧者，主乎表也，可汗之；兼滑大者，主乎饮也，可吐之；兼数者，风发也，即风热之谓也，可清之；若久发不止，则不可以此法治之，当以饮食撙节[③]，调理消息止之。盖初病以治邪为急，久病以养正为主也。有先寒后热，皆因先伤于寒，后伤于风，以寒为病机，故经名寒疟；先热后寒者，因先伤于风，后感乎寒，以为病机，故名

① 疟：原作“痎”，据《素问·疟论》改。
② 比时：当时。
③ 撙（zǔn）节：节制。

温疟；但热而不寒者，是阳盛而表里俱热，令人消烁肌肉，经谓之瘅疟；如痰疟者，或因乘凉饮冷，饥饱失时，当风卧湿，脾胃不和，化而为痰，存积中脘，遇感乃发，又名湿疟；牝疟者，寒多热少，或竟寒不热；瘴疟者，乍寒乍热，乍有乍无，瘴者，烟瘴之地，言岭南烟瘴之风寒湿气为患，故为瘴疟；劳疟者，经久不瘥，前后复发，结为癥癖，一名疟母，此因治之失宜，营卫亏损，邪伏肝经，胁下有块，此症当以补正为要，若徒以攻块为事，多致不救；更有老疟并夜发者，是邪客阴分，当用血分药内加升提，引出阳分，方与散截为宜。凡在阳分者易治，阴分者难疗。有恶饮食者，必自饮食而得，可与消导之剂。若胃伤恶食，脉虚无力者，又以温补为佳。总有余者泻之，不足者补之。

《内经》论疟曰寒，即此思之，可见诸疟皆由外感而致也，所以古人治疟大法，无汗者要有汗，取其散邪为主；有汗者要无汗，取其扶正为主，明系言疟由外邪、非汗莫解之意。

疟发在夏至后、秋分前者，此三阳受病，其病浅；发在秋分后、冬至前者，此三阴受病，其病深。发在子之后、午之前者，此阳分病也，易愈；发在午之后、子之前者，此阴分病也，难愈。

病浅者，日作；病深者，间日作。若三日、四日者，以受邪日久，而邪气居于阴分，其病尤深。

疟病自阴而渐阳，自迟而渐早者，易愈；自阳而渐阴，自早而渐迟者，难愈。

疟疾初起，外邪盛者，脉必弦紧，头痛身疼，寒热之甚，或汗虽出而未透，凡属形症有余，即病虽至久，亦必系表邪未尽，治宜表散。盖寒邪之自外而入者，得汗即解也。若或表散已过而犹然不愈者，则当专治其本。若多热而久不解者，其人必本阴虚，法当益阴除热；若多寒而久不解者，其人必本阳虚，法当补元阳，益真火。盖气虚则寒，血虚则热，胃虚则恶寒，脾虚则发热，阴火下流则寒热交作，或吐涎不食，泄泻腹痛，手足厥冷，寒战如栗，若投以清脾、截疟二饮，多致危殆，惟人参、煨姜各一两煎汤连服，不论新久并效，故曰脉实症实，攻邪以治[1]标，脉虚症虚，补正以治本，不特疟也，百病皆同此理，有心者鉴诸。

似疟非疟之病，虽有往来寒热，而时作时止，本非疟也，凡大病后，或产后，或虚损，俱有此症。经曰：阳虚则外寒，阴虚则内热。阴气上入阳中，则恶寒；阳气下入阴中，则恶热。故凡无外邪病寒热者，必属虚证，但有阳虚阴虚之分，阳虚者补阳，如理中汤、十全大补汤加姜、桂、附子之类，此皆人所易知也。惟阴虚之证则最不易辨，何也？有阴中之水虚，有阴中之火虚。阴中之水虚者，如津液枯燥，精血耗伤，表里上下俱多烦热等症是也，治宜壮水之主以镇阳光，如六味地黄汤、益阴丸之类主之。阴中之火虚者，如倏热往来，或虽面赤而腹喜热饮，或上热而下寒，或喉中燥热而大便不实，其脉必细微，或虽洪大而浮空无力，是皆阳气无根而孤浮于上也，治宜益火之源以消阴翳，如八味地黄丸、益阳丸之类主之。

截疟务须发散表邪，及提出阳分之后，方可用截药，若邪有未尽，遽而用截，反致缠绵难愈。

疟药每煎好，露一宿，五更时温服者，以疟为阴暑之邪，凡暑得露则散之义也。

李士材曰：常山生用、多用则吐，与甘草同用亦吐，用酒浸炒透，但用钱许，每见奇功，未见其或吐也，世人泥于老人久病忌服之说，使良药见疑，沉疴难起，抑何愚耶！按：常山性暴，善驱逐，故伤真气，须酌用之。

《医贯》云：有渴甚者，发时饮汤不绝，以六味丸一料，纳肉桂一两，水煎探冷，连进代茶，遂熟睡渴止而热愈。又有恶寒恶热如疟无异，面如脂，口渴不甚，吐痰如涌，身以上热如烙，膝以下自觉冷，此真阳泛上，肾虚之极，急以八味地黄汤入剂冷饮而热退，继以人参建中汤调理。

① 治：原作“致”，据《冯氏锦囊秘录·杂证大小合参·卷十三·疟疾大小总论合参》改。

徐东皋曰：疟疾多因风寒暑湿而得之，乃天之邪气所伤，夫以汗解，故仲景、河间悉用发表之药，但以寒热多少分经络而治。

麻黄羌活汤 治疟疾初起，先寒后热，寒多热少，身体无汗，谓之寒疟，宜以此汤发散。

麻黄 羌活 防风各三四钱 生甘草一钱

紫苏、生姜、水煎服。

如头痛，加川芎、白芷、葱白；有痰，加陈皮；有湿，加苍术；夹食，加香附（捣烂）；寒热往来，加柴胡；呕恶，加半夏；阳明暑热，阴虚津涸，不得汗者，加当归、干葛。

桂枝羌活汤 治疟疾初起，先热后寒，热多寒少，身自有汗，谓之风疟，宜用此汤表之。

桂枝 羌活 防风各三四钱 生甘草一钱

生姜、水煎服。

有火，加柴胡；呕吐，加半夏。

正柴胡饮 治外感风寒，疟疾初起，血气平和宜从平散者，须连服二三剂。

柴胡三钱 防风二钱 陈皮钱半 芍药二钱 甘草一钱

生姜温服。

如头痛，加川芎一钱；如热而兼渴者，加葛根二钱；如呕①恶，加半夏二钱；如湿胜者，苍术一钱半；如胸腹有微滞者，加厚朴一钱；如寒气胜而邪不易解者，加麻黄二三钱，去浮沫服之，或紫苏亦可；肝经血虚，身有滞痛者，加当归二三钱；如系寒湿痛者，加羌活二钱。

柴平汤 治饮食无节，复受风暑之气，以或寒热交作，胸腹胀满，痞闷不通，面黄恶食，而为食疟，病轻者宜用此汤，如食积气滞，本方加草果，名草果柴平汤。

陈皮 半夏 苍术米泔水浸，炒 柴胡 厚朴姜水炒 黄芩 人参 甘草 红枣

① 呕：原脱，据《景岳全书·新方八阵·散阵》补。

水煎服。

如饮食滞积者，枳实、山楂各二钱，或香附二钱（捣烂）；如微胀气不顺者，加砂仁一钱；如胃寒无火，恶心者，加炮姜；气寒滞痛者，加木香，均去黄芩。

加味大柴胡汤 治症同前，而病之重者，或积滞便硬，宜用此汤。

柴胡 半夏 枳实炒 赤芍 黄芩各三钱 大黄二钱 槟榔 草果煨，去壳捣，各三钱

姜、枣、水煎服。

仲景白虎汤 治先伤于风，后伤于寒，先热后寒，谓之温疟，宜用此方。此[1]方又治伤寒脉浮滑，系表有热里有邪，用此以解内外之热，及一切中暑烦热，热结斑黄，狂躁大渴等证。

石膏五钱，碎 知母三钱 甘草一钱 糯米一撮

本方加人参三钱，即名人参白虎汤。若其人汗多，以本方加桂枝汤合用。

白虎合桂枝汤 治温疟汗多。

石膏研，五钱 知母三钱 甘草一钱 糯米一撮 人参三钱 桂枝二钱 白芍二钱

姜、枣、水煎服。

柴胡白虎汤 治阳气盛，阳独发则但热而不寒，谓之瘅疟，宜用此汤。

柴胡三钱 半夏三钱 人参二钱 黄芩二钱 甘草一钱 石膏四钱 知母二钱 糯米一撮

姜、枣、水煎服。

柴胡桂枝汤 治阴气盛，阴独发则但寒而不热，谓之牝疟，宜用此汤。此方又治伤寒发热微恶寒，肢节烦疼，微呕，心下支结，外症未除者。

柴胡四钱 桂枝 半夏 黄芩 芍药各三钱 人参二钱 炙草

① 此：原作“凡”，据文例改。

一钱

姜、枣、水煎服。

清脾饮 治疟疾已经或汗或吐或下后，而无表里症者，当用此方和解之。

青皮去穰炒 厚朴姜水炒 草果煨，去壳，研 半夏 柴胡 白术土水炒 黄芩 茯苓各三钱 甘草一钱

姜三片，水煎服。

按：疟为少阳病，兼太阳表者，麻桂各半汤汗之；兼阳明里者，大柴胡汤下之；若不兼表里或已汗下而仍作者，故宜用此方从少阳和解也。若气虚者，加人参；气实者，加槟榔；痰多者，加橘红，倍半夏；热渴者，加知母、石膏；食滞者，加神曲、麦芽；湿盛者，加泽泻、苍术；汗多者，加桂枝，自当临病斟酌也。

四兽饮 治久患疟疾，形气虚，脾胃弱，不思饮食。

人参 白术土水炒 茯苓各三钱 炙草一钱 乌梅一钱 广皮 半夏 草果煨，去壳，杵烂，各二钱

生姜、红枣、水煎服。

补中益气汤见补益门 治久疟肝肺气虚，尚有微邪者宜用。

补阴益气煎见饮食 治久疟肝肾阴①虚有燥火，不宜芪术者宜用。

十全大补加鳖甲汤 治久病劳损，气血两虚而病疟者，名劳②疟，宜用此汤。

人参 白术炒 茯苓各三钱 炙草一钱 熟地五钱 川芎钱半 当归三钱 白芍二钱，酒炒 黄芩三钱，蜜炒 肉桂二钱 鳖甲醋炙，杵，六钱，为君药

生姜、红枣、水煎服。

若其人有火热盛者，于本方内去黄芪、肉桂，加柴胡、黄芩。

---

① 阴：原作“泄”，据医理改。

② 劳：原作“目”，据《医宗金鉴·杂病心法要诀·久疟虚疟劳疟》改。

休疟饮 此止疟最妙之剂也，若汗散既多，元气不复，或以衰老，或以弱质，而疟有不能止者，俱宜用此，此化暴善后之第一方也，其有他症，加减俱宜如法。

人参 白术炒 当归酒洗，各四钱 何首乌制，五钱 炙草一钱

用阴阳水各半煎，露一宿服。

如阳虚多寒，宜温中散寒者，加干姜（炒黄）、肉桂之类，甚者或加制附子；如阴虚多热，烦渴喜冷，宜滋阴清火者，加麦冬、生地、白芍，甚者加知母或黄芩；如肾阴不足，水不制火，虚烦虚馁，腰酸脚软，或脾虚痞闷者，加熟地、细枸杞、山药、杜仲之类以滋脾肾之真阴；如邪有未尽而流连难愈，于此方加柴胡、麻黄、细辛、紫苏之属，自无不可；如气血多滞者，用酒水各半煎服，或服药后①饮酒数杯亦可。

按：治疟之法，如经发越，表里无症，当以截药截之。若表里未清，截早则疟必反缠绵不已。表里已清，不截则正衰邪盛而难治，但截后须忌鸡、鱼、豆②腐、面食、羹汤等物。

常山饮 治疟疾发散不愈，用此截之。

常山烧酒浸，炒 草果煨，去壳，研 槟榔 知母 贝母各五钱，捣碎 乌梅二枚 穿山甲二钱，土炒

姜、枣引，水酒各半煎好，露一宿，炖温服。煎③不必用酒。凡服截疟药须于未发之前二三时温服之，少顷再服，方易中病。

一方 截疟神效，用常山（酒炒透，为末）二钱、乌梅肉四枚（隔纸焙干为末），二末和匀，未发前一二时，用温酒调服。

一方 不问新久疟疾，用常山三钱，烧酒浸透，瓦器炒干，水一盅，煎半盅，于疟未发之前二三时服之，不吐不泻视效。

一方 截久疟，用生鳖甲（不见汤煮者）醋炙黄为末，乌梅

---

① 后：原脱，据《景岳全书·新方八阵·补阵》补。

② 豆：原脱，据《医宗金鉴·杂病心法要诀·久疟虚疟劳疟》补。

③ 煎：此前疑脱“再”字，考《景岳全书·新方八阵·补阵》治疗疟疾的何人饮后即云“再煎不必用酒”。

肉捣为丸，每服三钱许，必效。

加味小柴胡汤 此方可截虚损人之疟。

柴胡 半夏 人参 黄芩三钱，酒炒 甘草一钱 常山二钱，酒浸炒 槟榔二钱 乌梅钱半 桃仁去皮尖微炒，捣碎，钱半

姜、枣水煎，连滓露一宿。疟未发之前一二时温服。

按：此方用桃仁者，系邪入阴经血分也，盖疟昼发①属气，夜发属血。若无滞涩而虚者，改用当归。又夜发者，名曰三阴疟疾，初起宜加桃仁于桃②枝羌活汤、麻黄羌活汤，更加芎、归发散血中之风寒。

不二饮 此方可截邪实有余人之疟。

上密陀僧七分细末，冷烧酒调，于疟未发前一二时，面夷③服之。一服不愈，再服定止。若小儿只用五分。

秘方 截治诸疟，奇效非常。

常山三两，酒浸透，炒 草果煨，去壳，二两 知母二两，酒炒 贝母二两

上药晒干研细，酒水各半，细米面打糊为丸梧子大，明雄穿衣。每服二三钱，如用水药各二钱、酒一杯为引，五更温服，临发再服，切勿加减。

治三日疟阴分者

制首乌一两 牛膝五钱，酒炒 当归二钱半 生鳖甲醋炙，五钱 橘红钱半

水煎，空④心服，连服二剂即愈。虚极者，加人参五钱。

鳖甲饮子 治疟疾久不愈，胁下痞满，腹中结块，名曰疟母。

鳖甲三钱半，醋炙 草果煨，去壳，研 黄芪酒炒 白术土水炒 白芍酒炒 厚朴姜水炒 槟榔 橘红各三钱 川芎二钱 甘草一钱

---

① 发：原作“夜”，据下文改。

② 桃：疑作“桂”。

③ 面夷：面向东方。面：面对；夷：中国古代称东部的民族。

④ 空：原作“服”，据《冯氏锦囊秘录·杂证大小合参·卷十三·疟疾大小总论合参》改。

姜七片、枣三枚、乌梅一枚，水煎服。

按：鳖甲入肝经，能除邪养正，故以为君。

六味地黄丸

八味地黄丸

益阴丸

益阳丸以上四方俱见补益门

人参健中汤　治虚劳自汗。

炙甘草　桂枝各二钱　白芍六钱，酒炒　生姜煨，三钱，切片　红枣三枚，劈破　人参二钱　饴糖五钱，即今之清麻糖也

水煎，日三服。此方呕家不可与，以甜故也。

一方　治久疟不止，用常山一钱半、槟榔一钱、丁香五分、乌梅一枚，酒一盏浸一宿，五更饮之，一服立止，如神。

暑证

夫时至于夏，天道南行，属火而热，在人则心应之。然寒则伤形，热则伤气，人与天地一体，夏月天之阳气浮于地表，人之阳气浮于肌表，若被盛暑所伤，肤腠疏豁，气液为汗，发泄于外，是表里之气俱虚矣。故古人于夏月独宿、淡味、养阴、扶阳，今人不善摄生，暑热伤于外，生冷戕于中，是以水谷停积而为湿热，发为呕吐，为泄泻，甚则吐泻俱作而挥霍①乱也。若不即病，则湿热怫郁于内，他日为疟、为痢之所由也。盖暑证，人多不分阴阳，混同一治，动辄使用凉药，害人不浅，不知凉药有可用不可用，何也？若其人脉洪滑，表里俱热，烦躁口渴，大便结，小便赤，果系火盛，此属阳证，固宜用也。若其人本无实火，虽外因热伤而内伏阴寒，脉多虚微无力，或畏寒呕恶，腹痛便利，此属阴证，不宜用也。故或宜寒宜温，当随症施治，不得以暑热之名而热用凉药则善矣。经曰：气盛身寒，得之伤寒；气虚身热，得之伤暑。是寒与暑均从太阳经而起。暑病，仲景谓之中暍。暍者，暑热之

① 霍：此下疑脱“缭”字。

气也。太阳中暍，其人汗出恶寒，身热而烦渴，似太阳温热之病，但温热无恶寒，以热从内发，故汗出而不恶寒。中暍恶寒者，以暑由外入，故汗出而恶寒也。究之于脉，温热之浮，必浮而实；中暍之浮，必浮而虚，以暑热伤气也。究之渴，温热之渴，初病不过欲饮水；中暍之渴，一病即大渴引饮也。温热则传经，变病不一；中暍则不传，不愈即死也。虽同为太阳经中之病，而虚实施治不同，宜以人参白虎汤主之。

此一假言劳役之人于盛暑烈日之下，或长途行路，或勤劳田野，触受暑热之气而病者，属外因，是动而得之之病也。

太阳中暍，无汗，身重疼痛者，似伤寒也，但脉弦细芤迟，非伤寒经也；且有小便已而洒洒然恶寒毛耸之症，乃太阳膀胱表气暑伤而然也；手足逆冷者，乃暑伤气，气伤不能达四肢[①]则寒也；小有劳，身即发热，口开，前板齿燥者，乃劳则动热，暑热益烈，伤阴液也，此皆中暍危症。若以发热无汗，恶寒身痛误为伤寒之表，妄行发汗，则表气愈虚[②]，恶寒更甚也。若以手足逆冷误为阳虚，妄加温针，则暑邪愈盛，发热更炽也。若以壮[③]热齿干为胃火而下之，则水源竭涩，尿淋窘甚也。凡此之症，皆中暍妄行汗、下、温针致变，惟宜以白虎加人参汤主之，或人参汤[④]调辰砂六一散亦可。

此一假言安逸之人或纳凉于深堂湿地，或久坐长卧于风冷之处，或拭冷浴凉，恣情任性，不慎风寒而病者，属内因，是静而得之之病也。

太阳中暍之证，身热疼重者，暑伤形也；脉微弱者，暑伤气也，以此证脉揆之，亦其人夏月盛暑喜贪风凉，过饮冷水，水气

---

① 肢：原作“时”，据《医宗金鉴·订正仲景全书伤寒论注·辨痉湿暍病脉证并治篇》改。

② 虚：原作“虽”，据《医宗金鉴·订正仲景全书伤寒论注·辨痉湿暍病脉证并治篇》改。

③ 壮：原作“吐”，据《医宗金鉴·订正仲景全书伤寒论注·辨痉湿暍病脉证并治篇》改。

④ 汤：原脱，据《医宗金鉴·订正仲景全书伤寒论注·辨痉湿暍病脉证并治篇》补。

输行于皮中，表为邪束，不得汗泄所致也。此时即以香薷饮、大顺散汗之，可立愈也。若因循不治，则水气既不得外泄于表而作肿，势必内攻于里而喘胀矣，是又当以葶苈大枣汤之类下之也。上条戒人不可汗下，此条示人宜当汗之。仲景之法，多是如此，盖恐人固执失宜也。又有外感寒邪，内伤生冷，畏寒呕恶，泄泻腹痛，此系伏阴在内，治宜速用温中散寒之剂。

此一假言因暑伤冷之病乃中暍之变症，属不内外因，不得以三者混称也。

王节斋曰：治暑之法，清心利小便最好。暑伤气，宜补真气为要。又有恶寒或四肢逆冷甚者，迷闷不省而为霍乱吐利、痰滞呕逆、腹痛泻痢，此则非暑伤人，乃因暑而自致之病也，以其因暑而得，故亦谓之暑病，治法不同。若吐泻脉微甚者，不可用凉药，可用附子大顺散或附子理中汤加芍药。若夏月多食冷物及过饮茶水，致伤脾胃则吐泻霍乱，故治暑药多宜温脾消食，治湿利小便，医者要识此意。

薛立斋曰：按东垣先生云：暑热之时，无病之人或避暑热纳凉于深堂大厦得之者，名曰中暑。其病必头痛恶寒，身形拘急，肢节疼痛，烦热无汗，为房室阴寒之气所遏，使周身阳气不得伸越，以大顺散热药主之。若行人或农夫于日中劳役得之者，名曰中劳，其病必苦头痛，燥热恶寒，肌热大渴，汗泄懒动，为天热外伤肺气，以苍术白虎汤凉剂主之。若人元气不足，用前药不应，宜补中益气汤主之。大抵夏月阳气浮于外，阴气伏于内。若人饮食劳倦，内伤中气，或酷暑劳役，外伤阳气者多患之，法当调补元气为主，而佐以解暑。若中暑，乃阴寒之症，法当补阳气为主，少佐以解暑。故先哲多用姜、桂、附子之类，此推《内经》舍时从症之良法也。今患暑症殁，而手足指甲或肢体青黯，此皆不究其因，不温补其内，而泛用香薷饮之类所误也。又曰：前症当分别中暑中暍，脉虚脉沉，无汗有汗，发热不热，作渴不渴，或泻不泻，饮寒饮热，辨其阴阳虚实，不可泛投寒凉之剂。盖谓夏月伏阴在内，古人用附子大顺散之类温补阳气，厥有旨哉，何今人之老弱至夏月患食少体倦，发热作渴，或吐泻腹痛头痛诸症，反服香薷饮，复伤元气，无不招引暑证，以致不起，至若清暑益气汤内用泽泻、苍术、黄柏之类，必审其果有湿热壅滞，方可用之，否则反致亏损其阴，用当审察。

察风寒湿，皆地之气，系浊邪，所以俱中足经；暑乃天之气，系清邪，而且属火，所以多中手少阴心经，心属离火，从其类也。

加味人参白虎汤 治中暑身热汗出，头痛口渴，烦躁不宁，甚则气乏神倦，足冷恶寒，此暑热伤气也。

生石膏四钱，捣碎 人参 知母各三钱 甘草一钱 苍术米泔水炒，二钱

水煎服。

二香饮 治伤暑复感风寒，发热无汗，口渴饮水，面色红赤，干呕恶心，或腹中绞痛，嗜卧懒食，宜用此内清外散。

藿香 香薷 苏叶 白苓 扁豆炒，捣碎 陈皮 厚朴姜水炒 半夏 白芷 大腹皮 桔梗各三钱 川黄连二钱 生甘草一钱

生姜、灯心、水煎服。

六合汤 治暑伤正气虚弱，宜服此汤补正除邪。

人参 香薷 半夏 赤苓 藿香各三钱 砂仁姜水炒 杏仁去皮尖，研 木瓜各二钱 生甘草一钱 厚朴姜水炒，二钱 扁豆炒，捣碎，三钱

姜、枣、水煎服。

加味香薷饮

香薷 厚朴姜水炒 陈皮 扁豆炒，捣碎 楂肉 猪苓 枳实面炒，各三钱 生甘草一钱

水煎服。

羌连香薷饮 治暑风手足搐搦，状似惊风，由暑热攻肝，内生风病，其病烦渴、身热、有汗，二便黄赤，先用此方以疏风，继服后方以清热。

羌活 黄连 香薷 厚朴姜水炒 扁豆炒，捣碎，各三钱

灯心、水煎服。

玉露散 此方大能清热。

寒水石捣，一两　石膏一两　甘草三钱

上为细末，量人，温汤调服。

清暑益气汤　治暑厥昏眩。因其人元气素虚，暑热冲心，或挟痰上冲，以致精神昏愦，虚者以此汤治之，实者以后辰砂益元散合抱龙丸治之。

人参　黄芪炒　当归　白术土水炒，各三钱　炙草一钱　陈皮　青皮炒　苍术米泔水炒　黄柏酒炒　升麻　葛根　泽泻　神曲炒，各二钱　麦冬去心，三钱　五味一钱

生姜、红枣、水煎服。

辰砂益元散　治中暑身热烦渴，小水不利。河间云，治痢之①圣药，分利阴阳，能去湿热。

滑石水飞，六两　粉甘草一两　辰砂水飞，三钱

上为极细末。每用二三钱，姜、灯心汤调下。

如受暑痰盛，不省人事，合抱龙丸同服。此方又可治热痢初起，里急后重，盖以滑可去著也。

抱龙丸　治风痰壅盛，或惊搐等症。

黑胆星九转者，四两　天竺黄一两　雄黄水飞，五钱　朱砂五钱，另研　麝香七分，另研

上共细末，用大甘草一斤熬成膏，捣为丸，每两作二十丸，晒干。用薄荷汤或灯心汤下二三丸。如受暑痰盛，合前辰砂益元散服。

生脉饮　治热伤元气，气短倦怠，口渴出汗。此方时令燥热之际，预服数剂，可免受暑。

人参二钱　麦冬去心，三钱　五味子一钱

夫暑热伤肺，肺伤则气亦伤矣，故气短倦怠而喘咳也；肺主皮毛，肺伤则失其卫护，故汗出；热伤元气，气伤则不能生津，故口渴也。此方人参补气，麦冬清②气，五味敛气，一补一清一

① 痢之：原作"之痢"，据文义乙转。
② 清：原作"消"，据文义改。

敛，养气之道备矣，名曰“生脉”，以脉得气则充，其是谓与。

李杲谓：夏月服生[1]脉饮，加黄芪、甘草，名生脉保元汤，令人气力涌出。更加当归、白芍，名曰人参饮子，治气虚喘咳，吐血衄血，亦虚火可补之例也。

人参白虎汤 治伏暑发渴，呕吐身热，脉虚自汗。

人参三钱 知母二钱半 石膏四钱，捣碎 糯米一撮 甘草一钱

水煎服。

白虎加人参汤即人参白虎汤

人参汤调辰砂六一散 即前辰砂益元散用人参三五钱煎汤调服是也益元、六一皆此方之名也

香薷饮 治一切暑热腹痛，或霍乱吐泻烦心等症，但此方惟治阳暑，阴暑不宜用。

香薷半斤 厚朴姜水炒 扁豆炒，各四两

共为粗末，每用七钱，水煎温服。

大顺散 治伏热冒暑，引饮过多，以致寒湿伤脾，阴阳气逆，霍乱吐泻，脏腑不调等症。

干姜炒黄 肉桂不见火 杏仁去皮尖炒，各四两 甘草火煨，三两

上为粗末，每用五钱，水煎温服。如烦躁者，以井花水调服。本方加附子，即名附子大顺散。

葶苈大枣汤 治水饮攻肺，喘急肿胀，及肺痈喘不得卧。

苦葶苈一两，研 红枣十枚，劈破

以水五盅，先煮枣，煮至将三盅，去枣入葶苈，煮取一盅，顿服。戒盐、酱、咸物。

附子理中汤加芍药 治脉沉微，腹痛吐泻，系内有伏阴之寒，宜此温补。

人参 白术土水炒 干姜炒黄 制附子各三钱 芍药二钱，酒炒 炙草一钱五

水煎服。

---

① 生：原作“参”，据《医宗金鉴·删补名医方论·卷一》改。

补中益气汤见补益门

苍术白虎汤即前人参白虎汤去人参加苍术是也

胃关煎 治脾胃原虚，兼内伤生冷之物，腹痛泄泻冷痢等症。

熟地五钱 山药三钱 扁豆炒，二钱，捣碎 炙草一钱 干姜炒黄，二钱 吴茱萸滚水泡洗三次，七分 白术土水炒，二钱

水煎服。

六味五苓散 治伏暑热，及湿气泄泻，烦渴，小便不利。

赤茯苓 泽泻 猪苓 白术土水炒 官桂 车前子研

生姜、灯心、水煎服。

清散暑气药，如薄荷、扁豆、香薷、木瓜、陈皮、厚朴、滑石、川黄连、生甘草、麦冬、赤茯苓、栀子、连翘、黄芩、木通、泽泻之类，随候采用。清暑调元药，如人参、黄芪、生地、麦冬、五味子、香薷、扁豆、砂仁、茯苓、甘草、黄芩、知母之类，随候采用。

火证

脉之大略，浮而洪数为虚火，沉而实大为实火，洪大见于左寸为心火，见于右寸为肺火，见于左关为肝火，右关为脾火，两尺为肾经命门之火，男子两尺洪大者，或遗精阴火盛也。

脉滑实有力者，定系实火。五行之理，阴中有阳，阳中有阴，自相济养，是谓和平。若失常度，灾害由生。故水少火多，为阳实阴虚而病热；水多火少①，为阴实阳虚而病寒。水生于金能复润母燥，火生于木反能害母形，故《易》以离火为兵戈。火上有水为既济，水在火下为未济。然水为阴，火为阳，阴阳原同一气，阴阳和，斯出入有常，阴阳病，则启闭无序。故有为癃闭不通者，以阴竭水枯，干涸之不行也；有滑泄不禁者，以阳虚火败，收摄之无主也。阴精既竭，非壮水则必不能行；阳气既虚，非益火则必不能固。是精无气不行，气无水不化，此其中有可分不可分之

① 少：原脱，据文义补。

妙用，又在乎慧者之神悟尔。

火证有本经自病者，如忿怒生肝火，劳倦生脾火之类；有五行相克者，如心火太盛必克肺金，肝火太盛必克脾土之类；有脏腑相移者，如肝移热于胆则口苦，心移热于小肠则淋闭之类；又有他经相移者，有数经合病者。相火起于肝肾，虚火由于劳损，实火生于亢害，燥火本乎血虚，湿火因于湿热，郁火由于抑遏，是诸火为病，皆自内作者。若脉虚则浮大，实则洪数。药之所治，贵各因其属，如实热之火，可以寒胜，可以水折，治以苦寒之品，所谓热者寒之也；如虚热之火，不可寒胜，治宜甘平之剂，所谓劳者温之也。至若黄连泻心火，黄芩泻肺火，芍药泻脾火，柴胡泻肝火，知母泻肾火，此皆苦寒之味，能泻有余之火尔。若饮食劳倦，内伤元气，为阳虚之病者，宜以甘温之品，如黄芪、人参、甘草之属。若阳旺阴弱，相火炽盛，以乘阴位，日渐煎熬，为血虚之病者，宜以甘寒之剂，如生地、当归之属。若心火亢极，热郁内实，或阳明实火便结者，宜以咸冷①之剂折之，如大黄、朴②硝之属。若肾水受伤，真阴失守，无根之火，为阴虚之病者，宜以壮③水之剂，如地黄、山茱萸之属。如右肾命门火衰，为阳脱之病者，宜以温热之品，如附子、干姜、肉桂之属。若胃虚误食凉物，或外感寒邪逼遏阳气于肝脾，而为火郁之病④者，宜以升散之剂发之，如柴胡、升麻、葛根之属。然阳火利于正治，阴火利于从治。凡劳役辛苦及感冒而致者，皆为伤其阳火，此属外因，治以升阳散火之法。凡劳心思虑及房欲而得者，皆为伤其阴火，此属内因，治以滋阴降火之法。此一定之理也，人多忽之。假如外感之火用清降之药，则邪得清而愈回矣，内伤之火用升之药，则火得升而益炽矣。此其内因外因，宜清宜散，学者最当切识。

---

① 冷：原脱，据《玉机微义·卷十·火门》补。

② 朴：原作“根”，据《玉机微义·卷十·火门》改。

③ 壮：原作“将”，据《玉机微义·卷十·火门》改。

④ 病：原作“而”，据《玉机微义·卷十·火门》改。

火证虚中挟实者，如口渴，便结，呻气，强声，音壮，而脉见有力，俱可随症清降，此为阳证见阳，易治者也。若内外俱热，反见溏泻，或饮食少进，声微气短，脉微无神，不利温补，此为阳证见阴，胃气败，生意穷，最难治也。

火有可发者，如风寒外束可发，郁火可发。气从左起者，肝火也。气从脐下起者，阴火也。气从脚下起入腹如火者，乃疰之极也，其病不治，尚能清心绝欲，养阴滋肾，使真阴得复，亦有回生者，外用附子为末，温调敷涌泉穴，乃引火下行之义也涌泉穴即足掌心是也。阴虚火动者，难治。凡小便降火最速。龟板补阴，乃阴中之阴也。生甘草绥①火邪。山栀仁降火从小便出，其性能屈下行。石膏泻阳明胃经实火，黄柏泻肝肾诸经之火，知母清肺胃肝肾之火。地骨皮退阴中之火，善除骨蒸夜热。生地、麦冬清肝肺，凉血中之火。天冬泻肺与大肠之火。龙胆草泻肝肾、膀胱之火。槐花清肝肾、大肠之火，能解诸毒。芍药、石斛清脾胃之火。滑石利小肠、膀胱之火。天花粉清痰止渴，解上焦之火。连翘泻诸经之浮火。玄参清上焦之浮火。山豆根解咽喉之火。胆星清痰火。青黛、芦荟、胡黄连泻五脏疳热郁火。苦参泻疳蚀之火。木通下行，泻小肠之火。泽泻、车前子泻癃闭之火。朴硝、大黄泻阳明诸经实热之火。童便降阴中血分之浮火。人中白泻肝脾肾之阴火，须风露中二三年者佳。人参、黄芪、白术、甘草治气虚阳分散失之火。熟地、当归、红枸杞、山茱萸滋心肾不交，阴分无根之火。附子、干姜、肉桂救元阳失位，阴盛格阳之火。

东垣升阳散火汤　治胃虚血虚，因寒邪郁遏阳气，以致肌表俱热如火，扪之烙手，此火郁发之之剂也。

升麻　葛根　羌活　独活　白芍　人参各三钱　柴胡　防风各二钱　炙甘草一钱半　甘草一钱

生姜、水煎服。

若气不虚，去人参，加葱白，名火郁汤，治症同。服此药，

① 绥（suí 随）：止住。

忌生冷。

黄连解毒汤 治一切阳热火盛，面赤口干，狂躁心烦，错语不眠，大热干呕，吐血衄血，及下后而便不实，热仍不已者，或脉洪。

黄连 黄芩 黄柏 栀子各三钱

水煎服。

汪昂曰：寒极曰阴毒，热极曰阳毒。是方黄连解心经火毒，黄芩解肺经火毒，黄柏泻肾经火毒，栀子通泻三焦火毒，使诸火毒从膀胱出。若大便实者，加大黄，名栀子金花汤，利大便，是使火毒从大小二便而出也。盖阳盛则阴衰，故用大苦大寒之药抑阳而扶阴，泻其亢甚之火而救其欲绝之水也。然非实热之火，不可轻投。

抽薪饮 治诸凡火炽盛而不宜补者。

黄芩 石斛 木通 栀子 黄柏各三钱 枳壳 炒泽泻各二钱 细甘草一钱

水煎温服。

内热甚者，冷服更佳。如热在经络肌肤者，加连翘、天花粉；热在血分、大小肠者，加槐花、黄连；热在阳明头面，或躁烦便实者，加生石膏以降之；热在阴分，津液不足者，加麦冬、生地、芍药之类以滋之；热在下焦，小水痛涩者，加龙胆草、车前子以利之；热在肠胃实结者，加大黄、芒硝以通之。

凉膈散 治心火上盛，中焦燥实，烦躁口渴，目赤头眩，口疮唇裂，吐血衄血，大小便秘，诸风瘛疭，胃热发斑发狂，及小儿急惊，痘疮黑陷。

连翘四钱 大黄酒炒 黄芩酒炒 薄荷各二钱 栀子二钱，炒 甘草 芒硝一钱

淡竹叶十二片，临服入生蜂蜜一匙，和匀服。

此泻实火药也。热淫于内，治以咸寒，佐以甘辛，故以连翘、黄芩、竹叶、薄荷散火于上，而以大黄、芒硝之猛利荡热于中，使上升下行而膈自清矣。用甘草、生蜜者，病在膈，取甘以缓之

也。张洁古减去硝、黄，加桔梗为之舟楫，浮而上行，治上焦诸热，便不实者，宜之。

三黄汤 治三焦实热，一切有余火症，大便秘结者。

黄芩 黄连 大黄各三钱

水煎服。

二黄汤 治上焦火旺，头面大肿，口赤肿痛，心胸、咽喉、口舌、耳鼻热盛，及生疮毒者。

黄芩 黄连 甘草各等分

水煎服。

三黄汤用黄芩泻上焦火，黄连泻中焦火，大黄泻下焦火、三焦实火、大便结者，诚为允当。若大便不实者，黄连解毒汤证也。如解毒汤之不用大黄者，因热邪未能入腑成实也。内用栀子者，使其热从小便而出也。若夫上焦实火，用二黄汤之有甘草者，使芩、连①之性，绥绥而迟迟膈上②之意也。张洁古以凉膈散减硝、黄，加桔梗，亦此义也。虽同一泻火之剂，而其中上下、缓急、轻重之不同，此皆加减转换法也，举斯其他从可悟矣。

白虎汤 治阳明证汗出，渴欲饮水，脉浮大洪滑，不恶寒，反恶热。

生石膏四钱，研 知母二钱 生甘草一钱 糯米一撮

水煎服。

按：此汤治表热在肌，里热在胃，所以君石膏而直清阳明也。阳明邪从热化，故不恶寒而恶热。热蒸外越，故热汗出。热烁胃中，故渴欲饮水。邪盛而实，故脉滑，然犹在经，故兼浮也。盖阳明属胃，外主肌肉，虽有大热，而邪未入腑成实，所以不用大黄、黄柏、黄连苦寒之剂，而用石膏治胃火，知母泻火润燥，滋水之源，甘草、糯米补土以资金，更加人参补气生津，协和甘草、

---

① 连：原作“黄”，据文义改。

② 绥绥而迟迟膈上：《医宗金鉴·删补名医方论·卷四》作“缓缓而下，留连膈上”，可参。绥绥，舒行貌。

糯米之补，承制石膏、知母之寒，泻火而土不伤，可见古人之因症措方，无不允当。

六味地黄汤见补益门　治阴虚生热，水不济火者，宜此汤，大剂以壮水。

大补地黄丸　治精血枯涸燥热等症。

熟地三两　生地　当归酒洗　山药乳蒸，焙　红枸杞　黄柏盐酒炒，各二两　知母盐酒炒　山茱萸　白芍各一两五钱　玄参　肉苁蓉先用米泔水洗，次用酒洗，各一两二钱

上为末，蜜丸桐子大。每服七八十丸，空心淡盐汤下。

丹溪大补阴丸　治阴亏火旺，肺痿咳血，骨蒸盗汗，虚劳之症。此药降阴火，补肾水。

黄柏盐酒炒　知母盐酒炒，各四两　熟地　败龟板酥炙，黄羊油炙亦可，六两

上为细末，用猪脊髓蒸熟，和蜜同捣为丸，如梧子大，日干。每服六七十丸，空心淡盐汤送下。

震亨谓：今时之人，过欲者多。精血既亏，相火必旺，真阴愈竭，孤阳妄行，而劳瘵、潮热、盗汗、骨蒸、咳嗽、咯血、吐血等症悉作。所以世①是人火旺致此病者，十居八九，火衰成此疾者，百无二三。是方能骤补真阴，承制相火，盖因此时以六味补水，水不能遽生，以生脉保金，金不免犹燥，惟②急以黄柏之苦以坚肾，则能制龙家之火，以知母之寒以清肺，则能救破伤之金。若不顾其本，即使病去，犹恐复来，故又以熟地、龟板大补其阴，是谓培其本、清其源矣。虽有是症，若食少便溏，则为胃虚，不可轻用。

崔氏加减八味丸　治阴虚假热，烦渴，并疮疡将痊，或痊后口干渴，甚或舌上生黄。此因水涸不能上润，以致心火上炎，故烦躁作渴，或小便频数，白浊阴痿，饮食不多，肌肤渐消，或腿

① 世：原作“是”，据《医宗金鉴·删补名医方论·卷二》改。
② 惟：原作“为”，据《医宗金鉴·删补名医方论·卷二》改。

肿脚先瘦，服此以降心火，滋肾水，则诸症顿止，及治口舌生疮不绝。

熟地八两，捣膏　山茱萸酒浸蒸，捣膏　山药乳蒸，焙，各四两　泽泻　白苓　丹皮各三两　肉桂刮去皮，一两　北味酒洗，蜜水拌蒸，焙

上为细末，入二膏，炼蜜和捣，丸桐子大。每服六七十丸，空心淡盐汤送下。

癫痫狂痴呆

李时珍曰：经有言癫狂疾者，又言癫疾为狂者，是癫狂为兼病也。邪入于阳者狂，邪入于阴者癫。盖癫疾始发，志意不乐，甚则精神痴呆，言语不伦，秽洁不知，而睡如平时，以邪并于阴也。狂疾始发，多怒不卧，甚则凶狂欲杀，如伤寒阳明大实发狂，骂不避亲疏，或登高而歌，弃衣而走，逾墙上屋，因阳盛则四肢实也，而夜不卧，以并于阳也。然俱不似痫疾，发则吐涎，神昏卒倒无知，口噤牙紧，抽搐㖞斜，或作六畜之声，故俗呼为五痫，曰马痫、牛痫、羊痫、猪痫、鸡痫，名者以其病状偶类故也，发时久暂不等，而省后起居饮食皆若平人为别也。其实痰、火、气、惊四者而已，所以为治同乎癫狂也。

察癫痫，诸书分为二症。景岳言：癫即痫也。据溪愚见，狂症属阳，阴虚阳实，固多火，或痰气惊皆有之。癫症属阴，阳虚阴实，多痰气，或火惊皆有之。痫症亦属阴，亦阳虚阴实，但其症少火多虚，或痰气惊皆有之。癫为心病而多实，痫属正亏而多虚。癫病则妄言妄语，或歌或泣，尚属有知，痫病则一发旋倒，一毫无知，或嚼舌吐沫，口噤牙紧，背反张、目上视、手足搐搦。有不时发者，即俗云母猪风是也，此症多因于母胎之时或母食母猪肉，并受惊恐之邪而致。盖恐则气下，惊则气乱①，恐气归肾，惊气归心，并于心肾，则肝脾虚，肝虚则生风，脾虚则蓄痰，风

① 乱：原作“下”，据《素问·举痛论》改。

痰上涌而痫作矣。然所以令人仆地者，厥气并于上，上实下虚也。闷乱无知者，浊邪干乎天君，而神明壅闭也。舌者心之苗，而脾之经络连于舌本，阳明之经络入于上下齿缝中，故风邪实于心胸则舌挺，实于阳明则口噤也。吐沫者，风热盛于[①]内也。背反张目上视者，风在太阳经也，足太阳之经起于睛明，挟背而下，风邪干之，则实而劲急，故目上视而背反张也。手足搐搦者属肝，肝主筋，肝经风热相鼓，故令手足搐搦也。搐者，四肢屈曲之象，搦者，十指开握之意。或作六畜声者，风痰鼓其肺窍而声自变也。无论大人小儿有此疾者，纵禀赋强壮，终因邪害其肾间生命之原，难得中寿者也。

痴呆症，凡平素无痰而或以思虑，或以郁结，或[②]以惊恐而渐致痴呆，言语颠倒，举动不经，或多汗，或善愁，其症千奇万怪，其脉或弦，或数，或大，或小，变易不常。此其逆气在心，或[③]肝[④]胆二经气有不清而然，但察其形体强壮，饮食不减，别无虚脱等症，则悉宜服蛮煎治之。然此症有可愈不可愈者，亦在乎胃气、元气之强弱，待时而复，非可急也。

考痫症与痉症略相类而实不相同，痫病发则四体柔软，一食之顷即醒，依然如无病之人；痉病发则一身强硬，时久不醒，有痉症门可察。治若痫症，内则详病酌治，外病发时用艾灸百会穴，不拘壮数，以苏为止，再发再灸百会穴在头[⑤]顶正中，属督脉。

莱菔散 治癫痫狂病初起，多痰而壅闭气道者，宜先用此汤吐之，候吐后随症调治。

萝卜子生用，一酒盅，捣烂。以滚白汤和搅，少顷用碗盖定，勿使渣出，只倾取汤汁，徐徐饮之，不吐渐次再饮，自然吐出涎沫，然后用药。

---

① 于：原作“方”，据《医方考·卷五·痫门》改。

② 或：原脱，据文例补。

③ 或：原作“故”，据《景岳全书·杂证谟·癫狂痴呆》改。

④ 肝：原作“脾”，据《景岳全书·杂证谟·癫狂痴呆》改。

⑤ 头：此下原衍“十”字，据文义删。

青州白丸子 治癫痫狂疾，风盛有痰，呕吐涎沫，牙关紧急，并手足瘫痪，痰喘麻木，及小儿惊风呕吐等症。

半夏七两 南星三两 白附子二两 川乌五钱，俱用生药

上研罗为细末，用生绢袋盛，以瓷盆盛井花水摆洗粉出，未出者以手揉摆，再擂再摆，以尽为度。然后日晒夜露，每日一换新水，搅而复澄，春五、夏三、秋七、冬十日，去水，晒干，白如玉片，以糯米粉作糊，丸如绿豆大。每服二十丸，生姜汤下。如瘫痪，用酒下。小儿惊风，薄荷汤下五七丸。

隐君滚痰丸方见痰饮 治癫痫狂疾，热盛有痰，并一切湿热食积等痰，窠囊老痰。

遂心丹 治癫痫狂疾初起，多痰而形气实者可用。

甘遂一两，面裹煨 朱砂成颗块者，一两，各研细

上和匀，以猪心血和捣为丸，如桐子大，晒干。临卧淡姜汤下七丸或十一二丸。

苦参丸 治狂病触发无时，披头大叫，但欲杀人，不避水火者。

苦参四两，为末，蜜丸，梧桐子大。每服七十丸，薄荷汤送下。

古人治狂，谓之失心。苦参主心腹结气，故足以治伏热狂邪。

矾郁丸 治癫痫狂疾，痰而兼气郁者。

郁金七两，须四川蝉肚者佳 明白矾三两

上为末，薄荷汤和米糊丸，桐子大。每服六七十丸。

昔一妇人，癫狂数年不愈，服此方，初觉心胸中有物脱去，神气洒[①]然，再服顿苏。此药善去郁痰，凡病得之忧郁，痰裹心窍者，最效。

新方加味黄连解毒汤 治狂病火盛，或喜笑不休。

黄连 黄柏 黄芩 栀子 半夏各三钱 木通二钱

---

① 洒：原作“晒”，据《冯氏锦囊秘录·杂证大小合参·卷五·邪祟论》改。

竹沥对服。

清心汤 治心脾热邪，狂言叫骂，动履失常而微兼闭结等症。

黄连 黄芩 栀子 连翘 薄荷 芒硝 大黄各三钱 甘草一钱 淡竹叶二十片

水煎服。

龙脑安神丸 治男妇小儿五种癫痫，不问远年近日，发作无时，诸药不效者，服之即愈。

龙脑研 麝香研 马牙硝研，各三钱 牛黄研，五钱 犀角屑 人参 茯神 麦冬去心 朱砂颗块者，研，飞，各二两 桑白皮炒 地骨皮 甘草炙，各一两 金箔三十五片

上为末，蜜丸弹子大，金箔为衣。温水化下一丸，小儿半丸。如病二三年者，日进三服。若男妇虚劳喘嗽发热者，用新汲水化下，其喘满痰嗽立止。

薛氏紫河车丸 治癫痫真阴大损，气不归根，时发昏沉难愈，神效。

紫河车肥大者一具，以米泔洗净，少加酒，入砂锅内蒸熟，捣膏用，或瓦上焙干用 人参 当归以二味酌用，共为末

上将河车入二药末，同捣匀，丸如桐子大，烘晒干。每服七十丸，日进三服，人乳化下，或红枣汤下亦可。

此方凡熟地、山药、杜仲、红枸杞、白茯苓、麦冬、五味等药，俱可随宜增用。

当归承气汤 治狂病奔走，骂詈不知亲疏。

当归 大黄各五钱 芒硝三钱 甘草二钱

生姜三片、红枣五枚，水煎服。

按：狂病，阳有余而阴不足。方中用当归补血益阴，大黄、芒硝去胃中实热，甘草缓中，加姜、枣者，引入胃也，以大利为度。

抱胆丸① 治男妇一切癫痫风狂，或因惊恐畏怖所致，及妇人

① 抱胆丸：原作“抱龙丸”，据其主治功效及药物组成而改。

产后，惊气入心，并室女经脉通时，惊邪蕴结，气实上盛者，累效。

水银二两　黑铅一两半　朱砂颗块者，细研　乳香细研，各一两

上将黑铅入铫子内溶化，下水银结成砂子，次下朱砂、乳香，乘热用柳木棍研匀，丸如芡实大。每服一丸，空心井花水下。病者得睡，切莫惊动，觉来即安，再吞一丸除根。

医痫无双丸　治痫病屡验。

南星一两　半夏一两，二味用白矾、皂角、生姜煎汤浸一日夜透，切片，随汤煮干，去矾、皂、姜不用　川芎三钱　当归酒洗　软石膏各一两　天麻七钱　僵蚕五钱，米泔水洗　生地黄一两，酒洗　荆芥穗五钱　川独活五钱　乌犀角剉末，研细，五钱　辰砂五钱　人参　白茯苓去皮木　远志甘草汤泡，去心　麦冬去心　陈皮去白　白术土水炒，各五钱　黄芩三钱　川黄连去毛，五钱　白附子煨，三钱　枣仁微炒，五钱　珍珠三钱，乳蒸，另研为粉　甘草三钱　金箔二十片　真牛黄三钱半，研

上为细末，用好酒和米粉糊为丸，如梧子大，金箔为衣。每服五六十丸，空心白汤送下。祛风化痰、降火补益、养血理脾、宁心定志。轻者半料奏效，重者全料即愈。

服蛮煎　治痴呆，无痰体壮，因思虑郁结痴呆，此系心肝胆气逆也。是方性味轻清，善入心肝二脏，行滞气，开郁结，通神明，大有奇妙，须多服数剂。

生地　麦冬去心　白芍　石菖蒲　石斛　川丹皮极香者　白茯苓去皮木，各三钱　陈皮二钱半　木通　知母各二钱

水煎服。

如痰胜多郁者，加贝母二钱；如痰兼火者，加胆星二钱半；阳明火盛，内热狂叫者，加石膏三钱；便结胀满多热者，加玄明粉三钱，入药碗调服，或暂加大黄亦可；气虚神困者，加人参随宜。

辰砂散　治风痰诸痫，狂言妄走，精神恍惚，思虑迷乱，乍歌乍哭，饮食失常，疾发仆地，吐沫戴眼，魂魄不守。

辰砂光明有墙壁者，一两　净枣仁微炒　乳香明者，各半两

上为细末，先令病人随量恣饮沉醉，但勿令吐，居静室中，将前药末作一贴，用温酒调，顿饮之，如量浅者，但随量取醉，服讫，便令安卧。病浅者，半日至一二日醒，病深者，二三日方醒，只令家人潜伺之，察其鼻息匀调，切勿惊动唤觉，必待其自醒则神定矣，万一惊寤则不可复治。吴正肃公少时心病，服此一剂，五日方寤，遂瘥。

医统牛黄丸方见痰饮　治癫狂风痫心风，神不守舍，时发无常，仆地吐涎，不自知觉。

宁志丸方见怔忡惊恐　此丸治心风癫痫。

痧证

俗名搅肠痧，其证或因身受寒气，口食凉物，阴寒之邪直阻经脏，心腹绞痛，手足逆冷，呕恶势急，即宜用景岳刮痧法，以疏通血脉。其法择一光滑细料瓷碗，用香油将碗口蘸滑，别用物盛滚热水，将油口碗置浮于内，令其暖而且滑，乃两手覆执其碗于患者背心，轻轻向下刮之，以渐加重，碗干而冷则再浸再刮，邪自随散。盖背为督脉，凡五脏之系，咸附于背，一经刮导，血脉流通，所以易于见效也。若因外感寒邪，宜服藿香正气散。若内伤寒邪，手足厥冷，宜用附子理中汤加制川乌。如寻常痧证，后方俱可择用。

藿香正气散见伤寒门

附子理中汤见补益门

新方散痧散　此方不特治痧症心腹绞痛，又可治气血凝结，心腹疼痛，屡用神效。

肉桂去皮，三钱　当归五钱，酒洗　乌药四钱　桃仁去皮尖，微炒，捣，三钱　广香不见火，另研，二钱　川甲土炒，另研末，三钱　牙皂角不蛀者，微灰①火烧，烟甫尽为末，三钱

上共为细末，以瓷瓶谨收。遇痧发时，用酒调服二三钱，立

① 灰：疑为衍文。

愈。或用火酒调蜜炼为丸，如弹子大，雄黄、百草霜各二钱，研细，穿衣，晒干。临服擂细，温酒调服，亦妙，茶清下亦可。

治诸痧神效方 此邑侯①董淳刻施方也，其居官清正爱民，后升藩宪。

北细辛三两 川郁金二钱 荆芥穗四钱 真降香四钱 煅枯矾三钱 上雄精三钱。即明雄黄，用亮色者亦可

上为细末，瓷瓶收贮。遇痧发时，每用五六分或一钱许，温凉茶清送下，再用少许吹鼻取嚏亦好。忌生冷果物。

桃灵丹 治痧症，并诸般心腹疼痛，服之神效。

桃仁一两，半炒半生 青皮去穰 陈皮 灵脂各五钱 沉香 广香各三钱 乳香制 没药制，各三钱

上为末。九种心痛，淡醋汤调下。绞肠腹痛并食积、瘀血痛，温酒调下。

外用熨法 止痛。不拘胸腹胁痛，皆可熨之。

食盐十两 生姜十两，捣烂 麦麸皮十两

合捣匀，炒热，绢包，乘热熨痛处。

盖盐性善走，力能软坚；生姜性温味辛，辛能发散；麦麸皮性热，热主流通，故能定痛，加以炒热者，借火力直达于内也。若大痛时，先用此法，痛稍定，辨虚实寒热用药治之。

陈戚室人，禀受薄弱，四时患痧病，诊其脉微而无力，或时呕恶畏冷，神疲气怯，知其元阳亏虚，溪用此方，不期服完一料，痧病不复发矣，方列于下。

复阳丸 治阳气亏虚，四时发痧。

制附子二两 人参二两，以洋参代 肉桂去皮，七钱 当归酒洗，二两 黄芪蜜炙，二两 甘草七钱，蜜炙 熟地四两 干姜一两五钱，炒黄

炼蜜为丸。

火龙丹 治搅肠痧，心腹痛，用此药点大眼角。

---

① 邑侯：县令。

上雄精即上明雄黄之光明者　上焰硝各二钱

共研为极细末。每用簪挑些许，点眼大眦，男左女右，立愈。

试验方　治惯于发痧者，或三五日一发，常发不愈。

用猪大肠，挨大便下脏肠割一尺余长一段，用生远志（即俗名神沙草）连根叶洗净，一握，胡椒三四十粒，原粒勿碎。二味同贯入猪肠内，肠两头不必缚，砂罐炖好，去远志一味不用，其脏肠、胡椒、汤一概空心服之，只服一二次即可除根。

又方　用椿树根白皮炖黄牛肉服之，亦最效。

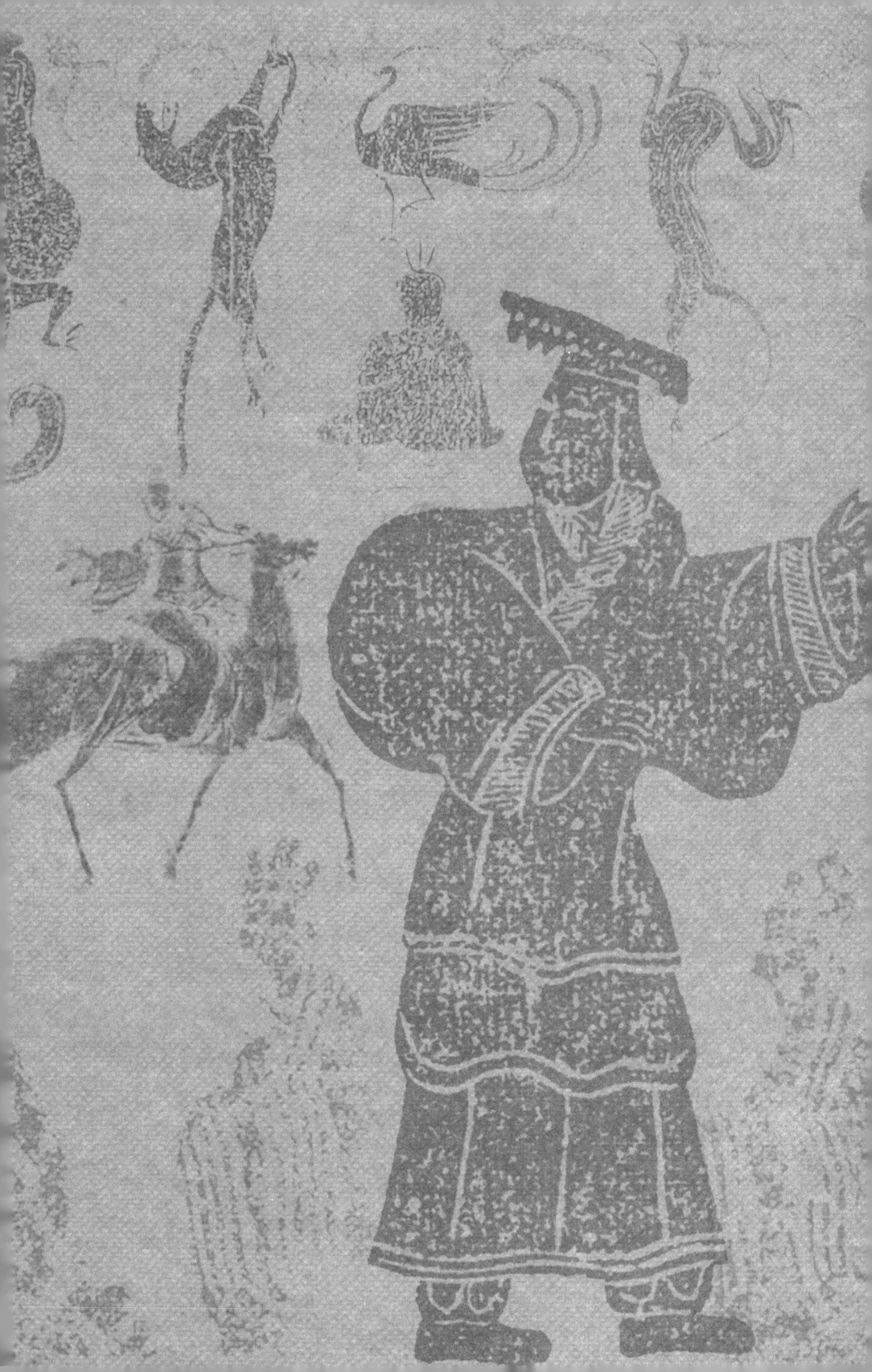

中国古医籍整理丛书

家藏蒙筌

（下）

清·王世钟　编纂

李柳骥　常立果　赵　艳　陈子杰　肖红艳　赵　健　校注

中国中医药出版社

·北　京·

图书在版编目（CIP）数据

家藏蒙筌：全2册/（清）王世钟编纂；李柳骥等校注．
—北京：中国中医药出版社，2015.12
（中国古医籍整理丛书）
ISBN 978-7-5132-2985-2

Ⅰ.①家…　Ⅱ.①王…②李…　Ⅲ.①中国医药学—中国—清代　Ⅳ.①R2-52

中国版本图书馆CIP数据核字（2015）第298495号

中国中医药出版社出版
北京市朝阳区北三环东路28号易亨大厦16层
邮政编码　100013
传真　010 64405750
三河市鑫金马印装有限公司印刷
各地新华书店经销
*
开本 710×1000　1/16　印张 56　字数 492 千字
2015年12月第1版　2015年12月第1次印刷
书　号　ISBN 978-7-5132-2985-2
*
定价　139.00元
网址　www.cptcm.com

社长热线　010 64405720
购书热线　010 64065415　010 64065413
微信服务号　zgzyycbs
书店网址　csln.net/qksd/
官方微博　http://e.weibo.com/cptcm
淘宝天猫网址　http://zgzyycbs.tmall.com

卷　十

癃闭

经曰：膀胱者，州都之官，津液藏焉，气化则能出矣。又曰：三焦者，决渎之官，水液出焉。可见膀胱但能藏水，必待三焦之气化始能出焉。至于有病，或为热结，或气秘，宜用行气通利之药。若不足之症，乃虚劳汗多，五内枯燥，不能生津，又当忌用行气通利之药。故东垣分在气在血而治之，以渴与不渴为辨，如渴而小便不利，此属上焦气分，水生于金，肺热则清化之源绝，当于肺分助其秋令，水自生焉。如天令至秋，白露始降，须用清金之药，肺得清肃则水道通调，如生脉散之类。又有脾虚者，因饮食失节，伤其胃气，陷于下焦，经所谓脾胃一虚，令人九窍不通，况肺金恃脾土健旺以资化源，则清气得以上升，使归于肺而输下也，用补中益气汤，以参、芪甘温之品调其胃气，兼升、柴而清升浊降矣。清肺者，隔二之治也，补脾者，隔三之治也。东垣虚则补母之妙用，斯皆滋后天之化源者如此。如不渴而小便不利，此属下焦血分。下焦者，肾与膀胱也，乃阴中之阴，阴受热闭，塞其下流，经曰：无阳则阴无以生，无阴则阳无以化。若淡渗之药，乃阳中之阴，非纯阴之剂，阳何以化？须用滋肾丸，此气味俱阴，乃阴中之阴也。东垣先生治一人，小便不通，目睛突出，腹胀如鼓，皮肤欲裂，服淡渗药不效。曰：疾急矣，非精思不能治。思至夜半曰：吾得之矣。经曰：膀胱者，津液之腑，必气化而能出焉。多服渗利之药而痛益甚，是气不化也，无阳则阴不生，无阴则阳不化。甘淡气薄者，皆阳药，独阳无阴①，欲化得乎？遂以滋肾丸群阴之剂投之，连服，果愈。此是阴虚阳无以化也。至于真阳真阴虚者，东垣未之论，如真阴虚者，惟六味地黄

① 阴：原作“阳”，据文义改。

以补肾水，滋阴丸又所当禁，恐黄柏、知母苦寒泄水，复伤肾元也。又忌淡味渗泄之药，恐益涸其津液也。如真阳虚者，须八味丸，褚氏云：阴已痿而思色，以降其精，则精不出而内败，小便道涩如淋，精已耗而复竭之，则大小便道牵痛，愈痛而愈便，愈便而愈痛。戴氏云：有似淋非淋，便中有如鼻涕之状，此乃精尿俱出，精塞尿道，故欲出不能而痛，宜大菟丝子丸、鹿茸丸。戴氏亦得褚氏之法也。至于便秘、转筋、喘急欲死，不问男女、孕妇、产后，急用八味丸料煎饮，缓则不救。或疑桂、附辛热，不敢轻用，岂知肾气虚寒，如水冷冰冻之义，惟得阳和一至而阴凝自然流通，舍此更有何物能直达膀胱，而使雪消春水来耶？凡临此症者，不得悉认为热结膀胱，须当详辨虚实。

膀胱热结轻者为癃，重者为闭。癃者，即淋漓点滴而出，一日数十次，茎中涩痛也。闭者，即小便闭无点滴，少腹满，胀痛也。此证下既小便不通，若上又呕哕不入，为阴阳气之关格。如更加头额出汗，为阳绝不治之证也。

小便不通，各宜随症用药，如气虚，参、芪、升麻之类；血虚，四物汤之类；有痰，二陈汤之类；有火，清热导泉汤之类；气滞，香附、乌药、枳壳、沉香、陈皮之类，各煎与服，即以此药多煎一服探吐之，以提其气，使清升而浊自降矣。

有孕之妇小便不通者，因胞被胎压下故也，多缘气虚，宜八珍汤、补中益气汤主之。若不通，危剧者，令孕妇卧于榻上，将榻倒竖起，则胎不压而尿出，通后随即补之。

小便闭塞不通，诸药不效者，速寻白菊花根，捣烂，用酒蒸，溫①而饮之，神效。

如白花一时难得，不拘何色，以家菊花根代之，亦无不效。

治小便不通，危急之甚，诸药不效者，用猪尿胞一个，倾去尿，穿一底窍，两头俱用鹅翎管穿透，以线札定，并缚住下口（根下出气者），一头乃将尿胞吹满，缚住上窍，却将鹅翎尖头用

① 溫：疑作“温”。

针刺通，揰[①]入马口[②]，解去根下所缚，手捻其胞，使气从尿管透入膀胱，自然小便即出，真妙法也。

简方治小便不通，用虎耳草捣烂，热酒冲服，立效。

气实小便不通，宜行吐法，譬之滴水之器，闭其上窍，则下窍不通，开其上窍，则下窍自利，盖有升必有降，理势之固然也。如有痰者，即以二陈汤之类探吐之，有热者，即以抽薪饮之类探吐之，各因其症而用药探吐，自无不可。

小便不通，胀急危困，用皂角一觔，捣烂，火葱头一觔，紫苏一觔，煎浓汤一盆，令病者坐浸其中，熏洗小腹下体，久之热气内达，便即通矣。若系妇人，用生葱数茎塞阴户中，外加熏洗，其效尤速。

小便不通熨腹法，以火葱二三觔，捣烂，少用火酒，慢[③]火炒香热，以稀布包，分作两包，更替熨脐腹下即通。又方，以盐一大碗，炒热熨之，冷则再易再熨，亦妙法也。

新方清热导泉汤　治膀胱热结，小便不通。

黄芩　木通　栀子　黄柏　枳壳炒　泽泻　龙胆草　车前子　猪苓　赤茯苓各三钱

灯心、水煎服，一剂通。

滋肾丸　又名通关丸，治热在下焦，小便癃闭而口不渴者。

黄柏酒炒，二两　知母酒炒，二两　肉桂一钱

上为细末，生蜜丸梧子大。每服五六十丸，空心下。此症一在上焦气分而渴，热在肺也，故宜用气薄淡渗之药泻火清肺，滋水之源也；一在下焦血分而不渴，热在肾也，故宜用此气味俱厚、阴中之阴药，少佐桂以引之直达下元也。

八正散　治心经蕴热，脏腑秘结，小便赤涩、淋闭不通，及血淋等证。

---

① 揰（chòng）：推击。

② 马口：指尿道口。

③ 慢：原作“漫”，据文义改。

车前子　木通　滑石飞　山栀仁捣烂　大黄　瞿麦　萹蓄各三钱　甘草梢一钱半

灯心三钱，水煎服。朱震亨加木香二钱，其意在化气欤。

化阴煎　治水亏阴涸①，阳火有余，小便癃闭，淋浊疼痛等症。

生地　熟地　牛膝　猪苓　泽泻　生黄柏　生知母　车前子捣　龙胆草　绿豆捣，各三钱

灯心、水煎服。

补中益气汤见补益门　治气虚下陷，升降不利，服凉药不通者。

六味地黄汤见补益门　治肾水亏虚，小便淋沥，依本方倍茯苓、泽泻。

八味地黄汤

金匮肾气丸二方俱见补益门　治虚人、老人，或时觉小便短少，或曾经患小便癃闭之症，又素无火病，必属真阳亏损，即宜用此二方以固本培元。若单亏水者宜前六味。

赤茯苓汤　治膀胱实热，小便不通，口干咽肿不利。

赤茯苓　猪苓　木通　车前子　滑石　葵子微炒，捣　瞿麦　枳实炒　黄芩各三钱　甘草梢一钱半

姜、灯心、水煎服。

木通汤　治小便不通，小腹胀痛。

木通　滑石各五钱　牵牛二钱半，捣烂

灯心、葱白、水煎服。

琥珀散　治老人虚人小便不通，淋涩。

琥珀为末　人参煎汤

空心，以人参汤调服琥珀末一钱。

牛膝汤　治因血结，小便不通，茎中痛，及妇人血热内结，腹坚痛。

牛膝根叶生用，一两　当归五钱　黄芩二钱半

---

①　涸：原作“洞”，据《景岳全书·卷五十一·新方八阵·寒阵》改。

水煎，日三服。

秘结

秘结之症，有虚实二者之分，或因风寒，邪从外入，或因七情，火自内起。凡暴病，或年壮气实之人而脉浮数有力，能食，为阳结，乃实症也。实则宜荡涤肠胃，开结软坚，如大黄、芒硝、枳实、厚朴，承气汤之类是也。或因病从饮食少进，或因吐泻汗后津液暴亡，或因年高精血干枯，妇人产后亡血，而脉沉迟有力，不能食，为阴结，乃虚症也。但有二焉，一曰阳虚，气不能运化而阴凝于下而结，一曰阴虚，精血枯燥津液不润肠脏而结，阳虚者，宜八味丸之类以益其火，阴虚者，宜六味丸之类以滋其水，二者均宜加肉苁蓉以润之，或间服润肠丸微利之，总以固本为要。苟不审虚实而轻用硝、黄、巴豆、牵牛、芫花、大戟之类，虽目前痛快，而重虚其虚，根本日竭，是欲速自取败亡矣。

经曰：北方黑色，入通于肾，开窍于二阴。肾虚则津液竭而大便燥，或六味加苁蓉、人乳、白蜜服之最宜，故大便秘结专责之少阴一经，证状虽殊，总之津液枯干，盖肾主五液，津液足则大便如常。若饥饱劳役损伤胃气，失于运化，及过食辛热厚味，则热邪伏于血中，耗散真阴，血液少而燥结矣。分而言之，更有胃实、胃虚、热秘、冷秘、风秘、气秘、血秘之分。胃实而秘者，脉浮而数，善饮食，小便赤；胃虚而秘者，脉沉而迟，不能饮食，小便清，体重便鞕①。若面赤身热，六脉数实，时欲得冷，或口舌生疮，大肠热结，此热秘也；若面白或黑，六脉沉迟，小便清白，喜热恶冷，此由冷气横于肠胃，凝阴固结，津液不到，实非燥粪，此冷秘也；若气不升降，谷气不行，其人多噫，此气秘也；若由亡血血虚，津液不足，此血秘也；风搏肺脏，传于大肠，或素有风病者，此风秘也。东垣曰：实秘，热秘，即阳结也，宜散之；虚秘，冷秘，即阴结也，宜温之。《准绳》曰：胃实而秘者，能饮

① 鞕：原作“鞭”，据文义改。

食，小便赤，秘物也；胃虚而秘者，不能食，小便清利，秘气也。然脏得血而能液，若肾阴既虚，不能津液骤生，欲求速效，未有不致危困。又须知虚而多热者，病在血分；虚而多寒者，病在气分。夫既曰虚犹如贫者，室内空虚而欲锱铢①累积，岂旦夕间所能致耶？病者固勿性急，而医者尤宜详慎，多事调养，勿轻克伐，若执成方，不审时宜，皆读书之过，未窥元会运世之微耳。

仲景曰：小便利而大便硬，不可攻下，以脾约丸润之。食伤太阴，腹满而食不化，腹响，然不能大便者，以苦药泄之。如血燥而不能大便者，以桃仁、大黄（酒制）通之。风结燥而大便不行者，以麻仁加大黄利之。如气涩而大便不通者，以郁李仁、枳实、皂角仁润之。大抵治病，必究其源，不可一概用巴豆、牵牛之类下之，损其津液，燥结愈甚，复下复结，遂成不救。噫！可不慎哉。

丹溪曰：古方有脾约证，制脾约丸，谓胃强脾弱，约束津液不得四布，但输膀胱，故小便数而大便难者，曰脾约。与此丸以下脾之结燥，肠润结化，津液入胃而愈。然既曰脾约，必阴血枯槁，内火燔灼，热伤元气，故肺受火邪而津竭，必窃母气以自救，金耗则土受木伤，脾失转输，肺失传送，宜大便秘而难，小便数而无藏蓄也。理宜滋养阴血，使阳火不炽，金行清化，脾土清健，津液入胃，则肠润而通矣。今此丸用之，热甚而壮实者无有不安。若用之热虽盛而气血虚者，虽得渐通，将见脾愈强而肠愈燥矣。以此推之，则凡强实者宜开结，虚弱者宜润燥，亦不必如古之拘定西北人、东南人也。

附：肠交

肠交者，其病大小便易位而出，或因大怒，或因醉饱，脏气乖乱，不循常道。法当吐以开提其气，若脉虚者，尤宜升清降浊，补气淡渗为主，使阑门清利，得司泌别之职则愈。忌服破气燥热之药。

---

① 锱铢（zīzhū 资珠）：锱和铢均为古代重量单位，铢为一两的二十四分之一，锱为六铢。比喻微小的数量。

阳结脉沉而数或促。

阴结脉伏而迟或结。

老人虚人脉雀啄者，不治。

脾约丸 此即仲景麻仁丸。仲景曰：趺阳脉浮而涩，浮则胃气浮，涩则小便数，浮涩相搏，大便则难，其脾为约，麻仁丸主之。

亦名润肠丸，治脏腑不和，津液偏移于膀胱，以致小便利、大便秘结者。

大黄 杏仁去皮尖，微炒 厚朴姜水炒 麻仁各四两 枳实二两，麸炒 赤芍药二两，酒炒

上为末，蜜丸梧子大。每服三十丸。方中麻仁甘平而润，杏仁甘温而润，经曰：脾欲缓，急食甘以缓之。《本草》曰：润可去燥。枳实苦寒，厚朴苦温，凡破结者，必以苦。芍药酸寒，大黄苦寒，酸苦涌泄为阴，合以为丸，相济而成功矣。

东垣润肠丸 治胃中伏火，大便秘结，不思饮食，或风结血秘，皆须润燥，和血疏风则自通矣。

当归梢 大黄煨 羌活各五钱 桃仁去皮尖 麻仁各一两

上以二仁另研如泥，余药为细末，和蜜捣匀，丸如梧子大。每服四五十丸，空心白汤送下。一方有皂角仁、秦艽各五钱。

益血润肠丸 治老人虚人大便结燥。

熟地六两 杏仁去皮尖，微炒 麻仁各三两，以上三味同杵成膏 枳壳麸炒 橘红各二两 肉苁蓉酒洗去甲，一两五钱 阿胶炒 苏子 荆芥各一两 当归三两

上以后七味为末，同前三味膏和捣千余下，加蜜炼丸梧子大。每服五六十丸，空心白汤下。

通幽汤 治大便燥结坚黑，腹痛，但血秘脉多沉涩。

熟地 生地 归尾各三钱 大黄一钱 红花一钱半 升麻七分 桃仁去皮尖，微炒捣泥，一钱半

水煎服。本方加麻仁、甘草，名润燥汤。

新方润燥丸 治大便常燥结，宜常服之，无论老人、虚人

皆效。

当归酒洗　熟地　生地捣膏　肉苁蓉酒洗，去甲，捣膏　火麻仁　苏子捣，各一两　枳壳麸炒　杏仁去皮尖，微炒，五钱　沉香剉末，各五钱

炼蜜丸。

大承气汤见伤寒门　治脉数面赤，身热喜冷，或口舌生疮，大便闭结，此热秘也，宜此方主之。

温脾汤　治脉沉迟无力，面白或黑，喜热畏冷，寒气停滞，大便闭结，此冷秘也，宜服此方。经曰：肾恶燥，急食辛以润之。

干姜炒黄，二钱　肉桂二钱　炙甘草一钱　制附子二钱　厚朴一钱，姜水炒　大黄一钱，酒炒　当归二钱

水煎服。阴虚者加熟地三钱。

济川煎　凡病涉虚损而大便秘结不通者，则硝、黄攻击等剂必不可用，若势有不得不通者，宜此主之。

当归三五钱　牛膝二钱　泽泻二钱半　升麻七分　枳壳炒，一钱　肉苁蓉酒洗，去甲，二三钱

如气虚加人参，如有火加黄芩，如肾虚加熟地。

蜜导法　治汗下后体虚气弱，大便闭结，不便攻击者，宜用此法。用上白蜜二两，铜器中微火炼如饴，加入皂角末合匀，乘热作挺子①如指许，长二寸，头锐。先以香油润透谷道②，将挺子纳入谷道中，以手握住，欲大便时去之。

猪胆导法　猪胆一枚，三股倾去一股，入醋少许，用竹管相接，套入谷道中，以手指挤胆汁直射入内，良久即通。取酸苦益阴以润燥也，若加牙皂角末少许在猪胆内，尤妙。

有一等服药不下，导法亦不行者，因谷道小而燥粪大也，先以蜜导引之，俟粪将出，令病者以中指染香油探入肛门，将燥粪渐渐挖作数十余块而出者，此法活人已多，故录此。

---

① 挺子：即锭子。纱锭的俗称。
② 谷道：后窍，即直肠到肛门的一部分。

元戎四物汤　治血虚大便秘涩。

熟地五钱　当归四钱　川芎　白芍酒炒　大黄　桃仁去皮尖，捣　槟榔各二钱

水煎服。

八正散见癃闭　治心经蕴热，大便秘，小便闭。若二便俱闭，当先通大便，小便自利。

百顺丸　治大便秘结，并气积、血积、食积等证，但宜详证加药加引，随宜送下，无往不利。

川大黄锦纹者，一斤　牙皂角炒微黄，一两六钱

上为末，用蜜为丸。每用五分，或一二三钱，酌宜用引送下。

疠风

疠风者，即大风也，俗名谓之大麻风。立斋曰：大抵此证多由劳伤气血，腠理不密，或醉后房劳沐浴，或登山涉水外邪所乘，卫气相搏，湿热相火，血随火化而致。近代先哲云：感天地肃杀恶气所致，须看其疙瘩与疮。其上体先见或多者，毒在上也。下体先见或多者，毒在下也。盖气分受邪则上多，血分受邪则下多，气血俱受则上下齐见。凡眉毛先落者，毒在肺；而发紫泡者，毒在肝；脚底先痛或穿者，毒在肾；遍身如癣者，毒在脾；目先损者，毒在心。此五脏受病之重者也。又谓：此证有三因五死。三因者，一曰风毒，二曰湿毒，三曰传染。五死者，一曰皮死，麻木不仁；二曰肉死，针刺不痛；三曰血死，溃烂；四曰筋死，指脱；五曰骨死，鼻梁崩塌与夫声哑目盲。此五脏受伤之不可治者也。其于治法，当辨本证、兼证、变证、类证、阴阳、虚实而斟酌焉。若妄投燥热之剂，脓水淋漓，则肝血愈燥，肾水愈枯，相火愈旺，反成败证矣。

疠疡砭刺之法　张子和谓一汗抵千针，盖以砭血不如发汗之周遍也。然发汗即出血，出血即发汗，二者一律。

若毒在外者，非砭刺患肿疙瘩，恶毒必不能出。

若恶毒蕴结于脏腑，非荡涤其内则不能痊。

若表里俱受毒者，非外砭内泄其毒决不能退。

若上体多，宜用醉仙散，取其内蓄恶血从齿缝中出，及刺手指缝并臂腕，以去肌表毒血。

若下体多，宜用再造散，令恶血与虫从谷道中出，仍针足指缝并腿腕以去毒。

再造散治其病在阴者，用皂角刺直达病所，出风毒于营血中。肝主血，恶血留止，属肝也，且虫亦生于厥阴，风木所化，用此以治其脏气，杀虫为主。白丑者，专入胃与大肠，既走下焦血分，复去气中湿热，追虫取积，从大小便而利出之。郁金者，因性轻扬，善治郁遏气血之凝滞，因味苦辛，善消阳毒积热之亢炎。以大黄引入肠胃营血之分，利出瘀血虫毒。

醉仙散治其病在阳者，用鼠黏子解散阳明风毒，遍身恶疮。胡麻逐诸风，润皮肤。蒺藜散恶血而清胃，通鼻气而祛风。防风性润，为诸风之总司。瓜蒌根解烦热之要领，枸杞润肾燥而祛风，蔓荆散风淫而明目，苦参专攻湿热，扫除溃疡以祛赤[1]癞眉落之毒。

凡大风初起，头面瘙痒，便有红紫疹块起者，即服防风通圣散加苦参、天麻、蝉蜕数十贴，外用七珍汤浴洗，发汗则易愈，大忌五辛、荤腥、厚味半年，必不再发。

疠疡手足腿臂或各指拳挛者，由阴火炽盛，亏损气血，当用加味逍遥散加生地黄及换肌散兼服。

凡患人身上痒甚者，因风邪气郁血燥，不荣肌腠，宜四物汤，熟地改用生地，加黄芩、白芷，调浮萍末服，发汗而愈。

经曰：诸痒为虚。血燥不荣肌腠，所以痒也。

立斋曰：一身起疙瘩，搔破脓水淋漓，若寒热往来者，肝经气血虚而有火也，用八珍汤加丹皮、柴胡。若恶寒形寒者，阳气虚寒也，用十全大补汤。若气虚者，补中益气汤，肾虚者，六味地黄汤皆可酌宜而用。

---

① 赤：原作"亦"，据《冯氏锦囊秘录·杂证大小合参·卷八·方脉疠风合参》改。

昔一贫妇，因无膏粱厚味，故服醉仙散外，又服加减四物汤百余剂。半年之间，月经行而风症亦愈，故贵薄滋味也。

孙真人云：尝治数百人，终无一人免于死者，盖无一人能守禁忌故耳。得此疾者，速宜断戒荤腥盐醋，一切厚味，只宜清心寡欲，绝色忘虑，幽隐林泉，摒弃世务，庶可治疗。

醉仙散 治疠风，遍身麻木。

胡麻子炒 牛蒡子炒 枸杞子 蔓荆子炒，各一两 白蒺藜 苦参 天花粉 防风各半两

上为细末，每一两入轻粉一钱，拌匀。每服一钱，茶清调，晨午各一服。至五七日，于牙缝中出臭涎，令人如醉，或下脓血，病根乃去。须量人轻重虚实以用之，病重者，先以再造散下之，候元气将复，方用此药。忌一切盐醋炙煿厚味，只可食淡粥或诸蛇肉，以淡酒煮熟食之亦可，以助药力。

再造散 治大风实热内壅，宜此攻之。

郁金半两 大黄炒 皂角炒，各一两 白丑头末六钱，半生半炒

共为细末。每服五钱，日未出时，面东，以无灰酒调下，必利下有虫或臭秽之物。忌荤腥厚味半年，此药服三五次即愈。

防风天麻丸 治疠风、癞病。此方应是仙传。一年中常疗数人，初服药有呕吐者，不可疑，服而得愈，其效如神。

防风 天麻 升麻 白附子炮 细辛 定风草即草乌茎叶 川芎 人参 丹参 苦参 玄参 紫参 蔓荆子 威灵仙 穿山甲炒 何首乌另捣，各二两 蜈蚣赤足者良。二条，去头足，芝麻拌炒熟，去芝麻不用

上为细末，同何首乌拌匀，外用胡麻一斤，淘净晒干炒香，另研为末，乃入前药末，又拌匀，蜜为丸。米汤送下，日三服。宜食淡粥一百二十日，大忌房劳并慎口。

防风通圣散见伤寒门 依本方加天麻、蝉蜕、苦参，治大风初起。

加味逍遥散 治大风因肝脾血虚，火盛手足拳挛，或胁痛，或小水不利。

当归白芍　白术炒　茯神　柴胡　丹皮　栀子　生地各三钱　甘草一钱

删正换肌散　治疠风久不愈，或眉毛脱落，鼻梁崩坏，其效如神。

白花蛇去头尾，取肉三两，酒浸焙干　地龙焙干　当归　川芎　赤芍　天冬去心　甘草　何首乌不犯铁　沙参　胡麻子炒　天麻　紫参　白蒺藜炒　苦参　细辛　白芷　蔓荆子　威灵仙　荆芥穗　菊花　木贼　石菖蒲　定风草　苍术　槐花　金银花各一两

上各另为末，和匀。每服四五钱，温酒调服。

四物汤　治大风痒甚。

八珍汤

十全大补汤

六味地黄汤

四方均见补益门，照前论用。

湿毒两解丸　治大风热毒湿气，皮红生点，须眉脱落，或体烂臭，服此二单自愈。先服此丸，接服后四六丸。

苍术米泔水炒　熟地　玄参　苍耳子　车前子　生甘草各二两　金银花十两　蒲公英晒干，四两　白芥子二两

上为末，蜜丸梧子大。每服七十丸，忌房事。

四六丸　服前湿毒两解丸，接服此丸。

玄参　苍术米汁水炒　熟地黄　苍耳子　苡仁　白茯苓各四两

上为末，蜜丸。每服七十丸，忌房劳。

七珍汤　洗大风药。

青蒿　艾叶　忍冬藤　桑条捶烂　苍耳子　槐条捶烂　柳条捶烂，各一二斤

煎水一桶，余入炒盐半斤。间日一洗浴，室中以箪席围之，乘热先熏后洗，以洗出汗为妙，不过十次愈。但洗时切忌风吹，若加苦参、荆芥、薄荷、防风、白芷、羌活、独活、藁本各四五两煎洗更妙。另用锅熬此洗药，一剂可洗二三日，但每次须煎滚热，如前熏洗。

敷药 治大风疮烂，以此药涂之，如未烂，不必敷也。

雄黄 硫黄 草乌 寒水石 杜仲另研末，各一两 杏仁炒 白矾煅 蛇床子炒，各一两 乌龙尾即倒吊尘灰，七钱

上为末。用香油或蜜水调敷烂处。

一方 治大风疮，令眉发再生，用柏叶九蒸九晒为末，蜜丸梧子大。日三服，白汤下，每服六七十丸，百日后生眉发。

马齿苋膏 治两足血风疮，并两肩背风湿疮，疼痒至骨。

马齿苋切碎焙干，五钱 黄丹飞 枯白矾 轻粉 黄柏 孩儿茶各三钱

共为末，后入轻粉一钱和匀，用生桐油调，摊于厚油纸上，先用火葱、花椒煎汤洗净，后贴之。

诸虫

巢氏曰：凡腹中痛，其脉法当沉弦，今脉反洪大者，是蛔虫也。热则生虫，故脉洪大。

《病形篇》曰：脾脉微滑，为虫毒蛔蝎[1]腹热。

丹溪曰：虫本湿热所生，脏腑虚则浸蚀。

《千金方》云：劳则生热，热则生虫，心虫曰蛔，脾虫曰寸白，肾虫如刀截丝缕，肝虫如烂杏，肺虫如蚕，皆能杀人。惟肺虫为急，居肺叶内，蚀人肺系，故成瘵，咯血声嘶，药所不到，治之为难。

造化化生之理，诚为莫测，然莫不假于湿热，即木朽生虫，腐草化萤，虽成形于草木，而寄生实由湿热气交而化育。人腹中之虫，亦由甘肥不节，生冷过餐，饮食停积，久郁成热，湿热釀蒸而虫生焉。由渐而甚，久则为害，腹痛食减，渐至羸瘠而危者有之。凡虫痛证，必时作时止，来去无定，或呕吐青黄绿水，或吐出虫，或痛而坐卧不安，或大痛不可忍，面色或青或黄或白，

---

① 虫毒蛔蝎：原作“虫毒蛸蝎”，据《灵枢·邪气脏腑病形》改。蝎，木中蠹虫曰蝎。虫毒蛔蝎，形容肠内的寄生虫，如蛔虫等寄生体内毒害人体，致人于病。

而唇则红，然痛定则能饮食者，便是虫积之证，速宜治之。至若治虫之治，实而甚者，逐之，虚而轻者，安之，不受药者，用川椒以伏之，然总非善策。若必欲锄根固本，脏强虫绝，非温补脾胃不可，如欲补中兼攻者，温脏丸之类；如纯补无损者，归脾汤之类；若虫骤上攻心腹疼痛而即欲驱逐者，逐虫汤之类。是有时或宜补中兼攻，有时宜纯补，有时宜纯攻，证无定而治法亦因以无定，此医中之活法也。虽然，必先思其生虫之源，物必朽而后虫生，则脏气之虚已可见矣。设不存是念而攻太亟，则脏气愈伤，不能运化而虫愈蕃息①矣。故善治者，时存调养中气，俾脾土健运，则余虫不攻自灭，所谓养正则邪自除，犹满座皆君子而一二小人自无容身之地矣，业此者是又不可不明。

徐东皋②曰：治虫之方固多，而用之者不知其法，则亦不能下虫，如丹溪云上半月虫头向上，易治，若虫得食，则不食药而徒泻其虚也。故虽有方，不知其法，则方亦不效。凡欲下虫，必先一日勿食而使虫饥，次早五更用油煎肉，嚼之良久，腹内虫闻肉香，头皆向上而欲食，乃以鸡蛋煎饼和药，嚼而食之，须臾服葱汤以助药力下行，不逾时③而虫俱下，甚至数升。然后以白粥补之，随服补剂调理脾胃而疾可悉愈。《医统》曰：蛔虫亦九虫之数，人腹中皆有之。小儿食乳而哺早，或食甜食过多，胃虚而热生虫，令人腹痛恶心，口吐清水，腹上青筋。用火煨使君子与食，以壳煎汤送下甚妙。然世人多于临卧服之，又无日分④，多不验，惟月初四五里五更而服之，至日午前虫尽下，可用温平和胃药调理一二日。凡虫在腹中，上旬头向上，中旬横之，下旬头向下，

---

① 蕃（fán 凡）息：繁衍。

② 徐东皋：徐春甫，明代医学家，字汝元，号思鹤，又号东皋，祁门人。集《古今医统大全》100卷。

③ 不逾时：不多久。谓时间短暂。

④ 日分：日期。

故中旬、下旬用药则不入虫口，所以不验也。牛[1]马之生子，上旬生者，行在母前；中旬生者，并肩而行；下旬生者，后随之。猫之食鼠亦然。天地自然之理，物皆由之而莫知之。

昔一人患心腹大痛，或止或作，痛不可忍，凡用去积行气等药，百方不效，但于痛极时，须用拳捶之，痛得稍止，而旋止旋作，久不能愈，日加困敝[2]，莫测其故。忽一胡僧见之曰：余能治也。遂令病者先食香饵，继进一丸，打下一硬嘴异虫，遂愈。此因虫啮肠脏，所以痛极，捶之则五内震动，虫亦畏而敛伏，不捶则虫得自出，所以复作。此亦验虫奇法。故凡见心腹痛症，但用揉按重捻而痛得渐止者，多有因虫而然也。

应声虫者，昔有人患此，每语，腹中有小声相应。后读本草药名至蓝，遂默然，即取蓝捣汁饮之，少顷，便下一肉块，长寸余，人形悉具，自后无声。又一人读至雷丸不应，遂服雷丸亦愈，此皆非理之可测也。

虫臌，惟小腹作痛，而四肢浮胀不十分之甚，面色红而带点，如虫蚀之象，眼下无卧蚕微肿之形，此系虫臌也。宜消虫丹以治之，虫去而臌胀自消。

昔一人项间生瘤，痒不可忍，惟以火炙，一医剖之，出虱无数而愈。又有阴毛中多生阴虫，痒不可当，肉内刮出，皆八足而扁，或白或红，以银朱用火纸卷为粗撚[3]，约长寸许，每撚中入银朱五六分，熏之。或以银杏核捣烂，涂之。银杏核即杏仁。

又银朱烟通治肤腠诸虫，并头发上虱，神效。

秘方万应丸 治大人小儿腹内有虫，及积气块痛，小儿疳病。

三棱 莪术各醋炒 橘红 麦蘖[4]炒 神曲炒 使君子切片，晒干 雷丸去皮 干漆炒烟尽，各五钱 槟榔一两 芜荑二钱五分 鹤虱

① 牛：原作“生”，据《古今医统大全·卷七十八·诸虫门·治法·蛔虫治法》改。

② 困敝：犹困弊，困顿疲惫。

③ 撚（niǎn 捻）：指揉搓而成的卷儿。

④ 蘖（niè 聂）：生芽的谷类。

略炒 胡黄连 甘草炙，各三钱 木香 良姜陈壁土炒 砂仁各二钱

上醋和米粉糊丸，绿豆大。空心，姜汤下三五十丸。一方加锡灰炒，不见星。

扫虫煎 治诸虫上攻，胸作痛。

青皮 小茴炒，各一钱 槟榔 乌药各一钱半 吴茱萸一钱 细榧肉三钱，敲碎 乌梅二个 甘草八分 朱砂 雄黄各五分，俱为极细末

上将前八味水煎好，倒入碗内，乘热入朱、雄二味末和调匀，俟温服之。如恶心作吐，加干姜二钱，炒黄。

新方逐虫汤 治诸虫上攻，胸腹胀痛。

槟榔三钱 黑丑三钱 大黄一钱，酒炒。若小肠痛重，加一钱 苦楝根皮取太阳晒者，七钱

水煎服。

温脏丸 治诸虫积既逐而复生者，多有脏气虚寒，宜温健脾胃，以杜其源，此方主之。

人参如无亦可 白术米泔浸炒 当归各四两 白芍酒炒 茯苓 川椒去合口者，炒出汗 细榧肉 使君子煨取肉 槟榔各二两 干姜炒黄 吴茱萸汤泡半日，炒，各一两

上为末，神曲糊为丸，梧子大。每服五七十丸或百丸，饥时白汤下。如脏寒者，加制附子一二两，脏热者，加黄连一二两。

消虫丹 治虫臌腹痛，四肢浮胀。

当归 鳖甲醋炙 雷丸去皮 神曲 地栗粉各六钱 茯苓 白矾各三钱 车前子五钱

水煎服。

化虫丸 治一切虫病，大者即下，小者尽化为水。

鹤虱 胡粉微炒 苦楝根东隐不出土者 槟榔各一两 使君子肉 芜荑各五钱 枯白矾二钱五分

上为末，水丸。上旬，空心米饮下。

甘草粉蜜汤 治蛔虫上攻，令人吐涎心痛，服治气血、攻寒逐积之药不效者，宜以此方。

甘草五钱　胡粉五钱，微炒　白蜜二两

用水先将甘草煎取汁，去滓，入粉蜜，搅令和，煎温服。

胡粉有毒，能杀虫，置于甘草蜜汤中，诱蛔食之也。

乌梅汤　治蛔厥吐蛔。

乌梅三枚，去核　桂枝　制附子　黄柏　黄连　干姜炒黄，各三钱　人参　当归　川椒去目与闭者　细辛各二钱

水煎服。

按：蛔厥者，谓蛔虫上攻而痛，手足厥冷，与脏寒痛厥不同。脏寒痛不吐蛔，此则吐蛔，蛔上入膈，心在膈上，故烦痛，须臾下膈复止，得食又吐逆，又烦痛，是蛔闻食气复上故也。所以虫痛证时作时止，不似虚寒之证，绵绵而痛也。

李彣①曰：乌梅味酸，黄连、黄柏味苦，桂枝、川椒、干姜、细辛味辛，以蛔得酸则止，得苦则安，得甘则动于上，得辛则伏于下也。然胃气虚寒，人参、附子以温补之，吐亡津液，当归以辛润之，则蛔厥可愈矣。

新方二子丸　专治蛔虫，无论大人小儿，俱可服之。此方药虽简而效捷，又不大伤元气，只须一单，其虫尽绝。

榧子肉三两　君子煨取肉，一两

上为细末，捣饭为丸，绿豆大，明雄、朱砂各一钱五分，研极细末为衣，晒干。五更时白糖汤送下，大人每服四五钱，小儿每服二三钱，不过四五日，其虫悉从便出而绝矣。但宜月上旬内服之。

归脾汤见补益门

遇仙丹见心腹痛　此方治虫积亦妙。

诸毒

凡饮食滋味以养于身，食之有妨反能为害，宜禁忌者，故不

---

① 李彣（mín 民）：字珥臣，清代钱塘（今浙江杭州）人，生卒年不详，从张卿子、潘邓林为师。撰《金匮要略广注》3卷行世。

可不知。如用药以解毒，虽云救急不可热饮，诸毒得热愈甚，宜冷饮之。若解木鳖菌蕈寒凉之毒，又宜温饮。

凡禽兽自死者，俱有毒不可食。

肉中有如朱点者，系恶血所聚也，有毒，此色恶不食也。

鳖肚下有红藻纹者，有毒，不可食。

食肥肉及热羹，不可饮冷水，若继饮之，则冷热相搏，腻膈不行，不腹痛吐利，必成痞变积，慎之。

秽饭、馁肉、臭鱼皆不宜食。

煮①酒初出火者，有毒，饮之则生痔溢血。

夏月，饮食过宿、老勿食。

马肉有毒，宜饮酒食之。又马肉不可热食，马属火，肉热火甚，食之伤心，宜冷食之。

马肝有毒，不可食。《汉史》云：文成食马肝而死，中其毒也。

羊肝不可与生椒共食，二味皆属火，若共食，伤人五脏。

猪肉不可与生胡荽同食，动风疾。

人有痼疾，不可食熊肉。熊性猛悍，食之痼疾永不除。

妇人妊娠食兔肉，令子缺唇。食鳖肉，令子短项。食雀肉饮酒，令子淫乱无耻，雀之性淫，酒能乱性，当戒食之。古慎胎教也，食姜令人余指，姜形类指，物性相感。

诸禽肉肝青者有毒，不可食。

桃杏双仁者有毒。

果未成核者俱有毒，多湿多热，食之令人发疮疖，腹胀作泄。

凡果子落地经宿，虫蚁食之者，切不可食，恐有毒。

葱蒜韭皆不可共蜜食之，若共食，令人心痛利下。

葱和雄鸡、白犬肉食之，令人七窍流血。

水银入人耳及六畜等皆死，以其毒重，沉经坠络故也。即以

---

① 煮：原作“者”，据文义改，《古今医统大全》《景岳全书》均作“煮酒”。

金银着耳门引之则吐出，此物性感召之理，犹磁石之引针也。

商陆大毒，能行水而忌水服，物性相恶而然。

中盐卤毒，纵饮生豆腐浆解之。

中诸菌毒及虫蜞入腹，搅地浆水解之。地浆能解诸毒。掘得黄土有泉渗出，谓之地浆。未见黄土，皆秽土，见黄土乃可取用。取土三升，以水五升煮数沸，澄清汁饮之。

中巴豆毒，以黄连、大豆、菖蒲汁解之。

凡中诸毒，以荠苨①甘草煎，时时饮之。二物能解草石百毒。

解一切饮食诸毒

芝麻油能解一切饮食诸毒。凡造肴馔，先用真麻油于净锅煎熟，却下肉炒，然后入清水煮之，则并不犯毒。今徽州、池州地方食牛肉，不论春夏，无日不食，惟制之有方，所以鲜有中毒。若犯一切饮食毒者，即用麻油一二杯饮之，得吐即解，无不愈者。

一方　解诸毒，白扁豆生为末，水调服。

一方　解诸毒，黄连、甘草节水煎，凉服。

一方　解诸毒，雄黄、青黛为末，新汲水调服。

一方　解砒霜毒，用旋刺羊血或鸭血乘热服，或取生螺，研冷水服。

孙真人曰：凡中虫毒，嚼生黑豆不腥，噙白矾而味反甘者是也。可浓煎石榴皮汁饮之，或热水半盏，投入胆矾五分，通口服。少顷，以鹅翎探吐出毒，或米饮调服郁金末三钱。

神仙太乙丹　治一切中毒、积毒、虫毒、蛊毒、菌蕈、砒石、死牛、死马、河鲀等毒，及时行瘟疫、山岚瘴气、喉闭喉风、颠邪鬼气、狂乱迷死、牙关紧急、小儿急惊等症，凡行兵兴役之处，尤不可无。

文蛤捶破，洗焙净末，三两　山慈菇去皮，净末，二两　千金子一名续随子。去尽油，取霜，一两　红芽大戟杭州紫大戟为上。去芦，焙干

① 荠苨（qínǐ 其你）：药草名，又名杏参、甜桔梗等。根味甘性寒，解百药毒。

末，一两半　麝香另研，三钱

上用糯米极细面糊为丸。分作四十锭，每服半锭，用井花水或薄荷汤磨服，利一二次，用粥止之。若治痈疽恶毒、汤火、蛇虫、犬兽所伤，以东流水磨服并敷患处。如治癫邪鬼胎、挛急疼痛，须温酒磨服。凡修合时日，须用端午、七夕、重阳，或天德月德日，于净室焚香修制。凡奇怪之病，屡用如神，效验不可尽述，医家大家皆不可一日无之。

解毒丸　治中蛊毒并百物毒，救人于必死。

板蓝根洗净晒干，四两　贯众去毛　青黛研　生甘草各一两

上为末，蜜丸梧子大，另以青黛为衣。如稍觉精神恍惚，即是误中诸毒，急取十五丸嚼烂，用新汲水送下即解。

猪骨散　治食桃李诸果中毒。

猪骨一味，煅黑为末，温汤调服即愈。此方又可治食马肝中毒者。

中酒毒　饮酒中毒者，经日不醒是也。

黑豆半升，煮汁温服，不过三盏，愈。

食鱼中毒，心内烦乱者，用陈皮一味煎水服，即解。

食牛马肉中毒，粉甘草擂细，对无灰酒服，当吐泻。若渴者，不可饮水，饮水必死。一方淡豆豉擂人乳，服之即愈。

中巴豆毒，其证口干，两脸赤，五心热，下利不止。

中砒毒，其证烦躁如狂，心腹绞痛，头眩，呕吐，面色青①黑，四肢逆冷，六脉洪数。饮食中得者，易愈，若空心酒醋服者，难以救。

以上二毒，均可用地浆水解之。掘地坑，以井花水灌注，搅成混水，凉饮之。或用生绿豆半升擂粉，入新汲水搅和，去渣取汁，饮即解。

盐卤毒　服盐卤垂危者，急取活鸭，斩去头，将颈塞口，饮

---

① 青：原作"毒"，据《奇效良方·卷六十九·诸毒门·诸毒通治方·解砒毒方》改。

热血可解。若卤多者，多用数只鸭血方足尽收其砒毒。

解漆毒 以生蟹取黄涂之，不数次愈。又方，生紫苏揉烂搽之。如欲洗，以干荷叶熬水洗之。又内服外搽药见十四卷杂方内。

国老饮 治蛊毒及一切蛇虫恶兽所伤，重者毒气入腹则眼黑口噤、手足强直。此药平易，不伤元气，大有神效，不可以其易而忽之也。

明矾 甘草各一两

上为末。每服二钱，不拘时，凉水调下。亦可敷患处。

误吞蜈蚣

昔一人吹火，不知火筒内有蜈蚣，惊窜入口，不觉下喉。取鸡一只，断喉取血，顿饮，随灌以香油取吐，蜈蚣亦随吐出。

蛇毒，凡被蛇咬伤，即用磁针将伤处周围刺出血，用真三七捣烂罨之，毒即散。

恶犬咬伤，如仓卒无药，即以百草霜麻油调敷，或用火葱捣烂敷之，或蚯蚓粪敷之，或以杏仁用口嚼烂敷之。

诸犬咬虫伤灸法

凡狼犬蛇蝎蜈蚣诸伤痛极危急，或因伤受风而牙关紧急，腰背反张，不省人事，速切大独蒜片如三铜钱厚，或将蒜捣烂罨伤处，隔蒜用艾灸之，或二三十壮，或四五十壮，无不应手而愈。故本草谓：蒜疗疮毒，有回生之功。

蜈蚣咬伤，用盐搽咬处，或盐汤洗，痛即止。一方用生半夏、白矾等分为末，醋调敷之。

蝎螫毒，亦用生半夏、白矾末，醋和敷。徐春甫云：亲见蝎螫肿痛，用胆矾搽之立消，盖蝎怕胆矾，蛇怕雄黄。

蜂螫毒，以小便洗搽，拭干，香油调雄黄末敷之，或以蝎螫方治之。

误吞水蛭

昔一人夜间饮水，误吞水蛭入腹，从复生水蛭，食人肝血，腹痛难忍，面目黄瘦，全不进食，不治必死。方用田中泥一块，小死鱼三枚，同猪膏溶，捣匀，再用巴豆十粒去油，同鱼膏四味捣匀，丸如绿豆大。用田中冷水吞，大人五七丸，小儿二三丸，须臾泻下水蛭尽，用八珍汤调理。

八珍汤见补益门

蜘蛛咬毒

用生姜汁调糊粉敷，或用清油搽之，内饮羊乳解毒。

妇科经脉病本

经云：女子二七而天癸至。天谓天真之气，癸为壬癸之水，壬为阳水，癸为阴水。女子阴类，冲为血海，任主胞胎，二脉流通，经血渐盈，应时而下，天真气降，故曰天癸。常以三旬一见，以象月盈则亏，不失其期，故曰月信。然名天癸者，以其阴精也，盖肾属水，癸亦属水，由先天之气蓄极而生，故谓阴精为天癸，非月事为天癸也。男女之精皆可以天癸称，由饮食之实秀也。经曰：饮食入胃，游溢精气，上输于脾，脾气散精，上归于肺，通调水道，下输膀胱，水精四布，五经并行。东垣谓脾为生化之源，心统诸经之血，心脾平和则经候如常，苟或七情内伤，六淫外浸，饮食失节，起居不时，脾胃虚损，心火妄动，则月经不调矣。夫血生于脾土，故云脾统血。凡血病宜用甘温之药，以助阳气而生阴血，若经行之际，禁用苦寒之剂。凡女子天癸未至之前，为病多在心脾，天癸既至之后，多在肝肾。景岳曰：调经之要，贵在补脾胃以资血之源，养肾气以安血之室，知斯二者则尽善矣。

经不调

薛立斋曰：经云二阳之病发心脾，有不得隐曲二阳者，足阳明胃脉也，为女子不月。故心脾平和则百骸五脏皆润泽而经候如常，苟或心脾受伤，则血无所养，亦无所统，而月经不调矣。是故调经者，当理心脾为主。丹溪先生亦曰：先期而至者，血热也。后期而至者，血虚也。窃谓先期而至者，有因脾经血燥，脾经郁滞，有因肝经怒火，有因血分有热，有因劳役动火，治之之法，脾经血燥者，加味逍遥散；郁滞者，归脾汤；怒火者，加味小柴胡汤；

血热者，加味四物汤；劳役动火者，补中益气汤。过期而至者，有因脾经血虚，有因肝经血虚，有因气虚血弱，治之之法，脾经血虚者，人参养营汤；肝经血少者，六味地黄丸；气虚血弱者八珍汤。盖血生于脾，故曰脾统血也。大凡肝脾血燥，四物汤为主；肝脾血弱，补中益气汤为主；肝脾郁结，归脾汤为主；肝经怒火，加味逍遥散为主。又曰：胃者，卫之源。脾者，营之本。营出中焦，卫出上焦。卫不足，益之必以辛，营不足，补[①]之必以甘。甘辛相合，脾胃健而营卫生。是以气血俱旺也。或因劳心虚火妄动，月经错行，宜安心补血泻火，此东垣先生治法也。

妇人月经一月一行，其常也；或前或后，或通或闭，其病也。有行期口吐血衄血，是谓倒经；有三月一行，是谓居经；有一年一行，是谓避年；有一生不行而受胎者，是谓暗经；有受胎之后仍行经而产子者，是谓胎盛，俗名垢胎；有受胎数月，忽大下血而胎不陨者，是谓漏胎，此因气血有余不足而异乎常者也。

有一妇人生一女，年十五岁，求诊病，言十四岁时经水自下，今经反断，何也？彼不知此为避年，后当自下。此真气犹怯，禀赋素弱而然也。但固天元真气，使水升火降，则五脏自和而经脉通矣。故常有少女经脉已行一二次，复至年余又不行，是因禀受衰弱，血脉未充，故经行断续，但宜顺气养血，气血旺而自行，切勿攻之，反成大病。

人身有奇经八脉，俱属肾经无形之脉，其冲任者，奇经之二，其脉起胞中，为经脉之海，与手少阴心、手太阳小肠为表里，上为乳汁，下为月水，女人独禀此水以为生生之源，与男子二八之精同炁[②]，俱从天一之源而来，积则一月而满，满则溢，似血而实非血也。然冲任起于胞中，男子藏精，女子系胞而为其用者，其间又恃一点命门之火为之主宰。是以火旺则红，火衰则淡，火太旺则紫，火太衰则白，所以滋水更当养火。甚则干涸不通者，虽

① 补：原脱，据《校注妇人良方·卷一·调经门》补。

② 炁（qì气）：“气”的古字。道教多以指人的元气。

曰火盛之极亦由水虚之甚，亦不宜以苦寒之药降火，只宜大补其水，从天一之源以养之使满，满则自能流行而溢，断无仅用毒药可通之理也。

妇女之证，有因先病而后经不调者，有经不调而后生诸病者，如先因病而后经不调，当先治病，病去则经自调。若因经不调而后生病，当先调经，经调则病自除。

脉经曰：尺脉滑，血气实，妇人经脉不利。尺脉来而断绝者，月水不利。寸关如故，尺脉绝不至者，月水不利，当患少腹痛。肝脉沉，月水不利，主腰腹痛。

夫人之血者，水谷之精气也，在男子则化为精，在妇人则化为血，上为乳汁，下为月水，若内伤脾胃，健运失职，饮食减少，血无以生，则经必不调。亦有女子天癸既至，踰期不得与男子合，未期则思与男子合，与夫经正行时而合，此合之非道，亦致不调。或过于淫，与男子合多则液竭，产多乳众则血枯，亦皆能损伤阴血，致成经病也。

妇人血色固可以辨虚实，亦可以察寒热，若血浓而多者，血之盛也；色淡而少者，血之衰也，盖血属阴，从阳化，故其色以正红为正，若色变深红、紫黑，乃热之征也；或黄如米泔，乃湿化也；浅淡红白，乃气虚也。更当审其有瘀有块、色黯色明以治之，若黯而紫黑，清澈臭腥，兼见冷证，多属寒凝；若明而紫黑，稠黏臭秽，兼见热证，多属热结；若是内溃，则所下之物杂见五色，似乎脓血；若更有脏腑败气，且时下不止而多者，是不治之证也。

妇女经期未及一月，或十余日、二十余日而即来者，属血热，若下血多，色深红而浊，则为有余之热；若下血少，色浅淡而清，则为不足之热也。

妇女经期已过一月，或三十余日、四十余日而始来者，属血滞，若色浅淡，血少，不胀痛者，则属气虚血少、涩滞不足之病；若色紫，血多，腹胀痛者，则属气实血多、瘀滞有余之病也。

经行腹痛，凡未经行而先腹痛者，多属气血凝滞，若经行后而始腹痛者，则为气血虚弱。因气滞血者，多胀满，因血滞气者，多疼痛。更当审其凝滞作胀痛之故，或因虚、因实、因寒、因热，又于形气禀质兼而辨之，庶不致误。

四物汤　治妇女一切血虚、血热、血燥诸证。

当归　熟地各三钱，如血热易生地　川芎一钱五分　白芍二钱，酒炒。如血瘀胀痛改用赤芍

此方乃肝经调血之专剂，非心经生血之主方也。如遇血崩之证，此方不能骤补而反助其滑脱，则又当补气生血，使阳生阴长，如圣愈汤之类是也。

圣愈汤　即前四物加人参、黄芪是也，治一切失血过多，阴虚气弱，烦热作渴，睡卧不宁等证，此方神效。

桃红四物汤　即前四物汤去芍药加桃仁泥、红花是也，治腹结瘀血，疼痛不行。

桂附四物汤　即前四物汤加肉桂、附片是也，治血寒。

芩连四物汤　即前四物汤熟地易生地，加黄芩、黄连是也，治血热。

桂枝四物汤　即前四物汤合桂枝汤（桂枝、芍药、甘草）是也，治风伤卫分，发热有汗，脉浮弱，头痛恶风等症，宜以此表之。

麻黄四物汤　即前四物汤合麻黄汤（麻黄、桂枝、杏仁、甘草）是也，治寒伤营分，发热无汗，脉浮紧，头痛身疼等症，宜先以此发之。

柴胡四物汤　即前四物汤合小柴胡汤（柴胡、半夏、黄芩、人参、甘草）是也，治邪传少阳半表半里，寒热往来，心烦喜呕，口苦，耳聋，脉弦数者，宜以此汤和解之。

香砂六君子汤　治气虚痰饮，呕吐，痞闷，脾胃不和，变生诸证者。

人参　白术炒　半夏各二钱　茯苓二钱半　陈皮　砂仁姜水炒，各一钱半　甘草一钱　广香剉末，一钱，对服

生姜、水煎服。

七味白术散　即四君子汤（人参、白术、茯苓、甘草）加藿香、葛根、木香是也，治脾胃渴泻。

参苓白术散　即四君子汤（人参、白术、茯苓、甘草）加苡仁、山药、莲米、砂仁、扁豆、桔梗是也，治脾胃虚泻。

归脾汤见补益门　治思虑过度，损伤心脾气血。

八珍汤见补益门　即四君四物两汤合用是也，治气血两虚。

十全大补汤见补益门　即八珍汤加黄芪、肉桂是也，治气血两虚，六脉沉细无神。

人参养荣汤　即十全大补汤减去川芎加陈皮是也，此方于补气中专养荣血。

当归补血汤　治经水先期而至，血少浅淡，脉大而虚，重按则微。

黄芪一两　当归三钱

水煎服。

芎归散　此方用逐瘀血，其效如神。

当归一两半　川芎五钱

酒一盅为引，水煎温服，未效再服。

羌桂四物汤　即前四物汤加羌活、桂枝是也，治经行身痛，无表症者，系血脉壅滞，宜用此汤疏通经络。若系表症身痛，可酌用前麻黄四物、桂枝四物等汤以发之。

黄芪建中汤　治经行后身痛，系血虚不荣也，宜用此汤。

黄芪　桂枝　白芍酒炒，各三钱　甘草一钱　生姜三钱，切片　红枣三钱，擘破　饴糖半酒盅

水煎服。

当归建中汤　治经后腹痛，乃血虚也，宜用此汤。

当归五钱　白芍八钱，酒炒　肉桂二钱　炙甘草一钱

姜、枣、水煎服。

加味乌药汤　治经前腹胀痛，乃血气凝滞，若胀过于痛，是气滞其血也，宜用此汤。

乌药　延胡索捣烂　香附童便炒，捣烂　槟榔各三钱　甘草一钱

广香剉末，一钱半，对服

生姜三片，水煎温服。

决津煎 治妇人血虚经滞，不能流畅而痛极者，当以水济之，若江河一决而积垢皆去，宜用此汤随症加减主之。

当归三五七钱 泽泻一钱半 牛膝三钱 肉桂一二三钱 熟地三五七钱 乌药一钱

水煎空心服。如呕恶者，加干姜（炒黄）一二钱；如阴滞不行者，非加制附子不可；如气滞而痛胀者，加香附二三钱，捣碎酒炒；如血滞血涩者，加红花二钱，酒炒；如小腹不暖而痛者，加吴茱萸一钱；如大便结涩者，加肉苁蓉二三钱，酒洗，微者以山楂代之。

过期饮 治经水过期不至，或三十余日、四十余日气血凝滞胀痛者，宜用此饮。

熟地 白芍酒炒 当归 香附捣，酒炒，各三钱 川芎一钱 红花七分 桃仁泥六分 莪术 木通各五分 炙甘草 肉桂各四分 广香剉末，八分，兑服或磨服

水煎服。

三黄四物汤 治经未及期，内热壅迫，吐血衄血，宜用此汤。

当归 生地 白芍各三钱 川芎一钱半 黄连 黄芩各二钱 大黄一钱，量虚实用，或七八分

犀角地黄汤 治经已行后，吐血衄血，虽系有热，亦不宜泻，宜用此汤。

生地五钱 赤芍四钱 丹皮三钱 犀角剉，三钱。如无，以川升麻代之

水煎服。有热如狂者，加黄芩二三钱。

逍遥散 治肝脾血虚，及郁怒发热，宜此理脾清肝。

当归 白芍酒炒 白术土炒 白茯苓各三钱 柴胡 薄荷① 甘草各二钱

水煎服。加丹皮、栀子，名加味逍遥散。

① 薄荷：此下原衍“各二钱”，据文义删。

逍遥饮 治妇人思郁过度，致伤心脾冲任之源，血气日枯，渐至经脉不调者。

当归三钱 白芍二钱，酒炒 熟地五钱 枣仁二钱，微炒，捣 白茯神二钱 远志肉制，七分 陈皮一钱 炙甘草一钱

水煎温服。如气虚，加人参二钱；如经水过期，兼痛滞者，加香附二钱，捣烂酒炒。

劫劳散 治经闭久嗽，骨蒸潮热，盗汗自汗，饮食减少，名曰血风劳，宜服此方。

白芍三钱 黄芪蜜炙，三钱 炙甘草一钱 当归三钱 熟地焙干用，三钱 五味一钱 阿胶二钱，蛤粉炒珠

红枣、生姜、水煎服。

崩漏

《脉诀》曰：崩漏下血，脉迟小虚滑者生，疾急大实紧数者死，尺寸脉虚者漏血，漏血脉浮者，不可治也。

《阴阳别论》曰：阴虚阳搏谓之崩。《百病始生篇》曰：阳络伤则血外溢，阴络伤则血内溢。故凡阳搏，必属阴虚，络伤，必至血溢。若血淋沥不止，名曰漏，若血忽然大下不止，名曰崩。其血紫黑成块，腹胁胀痛者，属热瘀；若日久不止，及去血过多而无块痛者，多系损伤任冲二经所致；更有忧思伤脾，脾虚不能摄血者；有中气下陷，不能固血者；有因怒伤肝，肝不藏血而血妄行者，治疗之法，脾胃虚弱者，六君子加当归，腹痛者，更加白芍；脾胃虚陷者，补中汤、益胃升阳汤；肝经血热者，四物加柴胡、栀子；肝经风热者，加味逍遥散；肝经郁怒有火者，亦用逍遥散，加香附、青皮；脾经郁火者，归脾汤加栀子、柴胡、丹皮；伤胞络者，四君子加升、柴、栀子；崩漏去血过多，胶艾四物汤补之；火盛者，知柏四物汤清之；日久气血已亏，冲任伤损者，或八珍、十全、人参养荣皆可酌其宜而用之。

六君子汤加当归 治脾胃虚弱，饮食少思，或久患疟痢，或饮食难化，或吞酸痰嗽而崩漏不愈者。

人参　白术炒　茯苓　当归醋炒，各三钱　炙甘草一钱半　陈皮　半夏各二钱

姜、枣、水煎服。若腹痛加白芍，酒炒；若血虚兼寒者，去白芍，加炮姜。

补中益气汤　治脾胃虚陷，清阳不升，不能摄血而崩漏者，方见补益门。

益胃升阳汤　即补中[1]益气汤加黄芩、神曲是也，治脾胃虚陷，不思饮食而崩漏者。若内无热，去黄芩，加肉桂以和调之。若咳嗽者，系肺金有热，减去人参。

四物加柴胡栀子汤　即前四物汤加柴胡、栀子是也，治肝经血热崩漏。若内火盛者，用知[2]柏四物汤。

加味逍遥散方见前　治崩漏郁胀，依本方加香附（捣烂，醋炒）二钱、青皮二钱。

归脾汤见补益门　治崩漏脾虚有郁火者。依本方加栀子、柴胡、丹皮。

胶艾四物汤　治崩漏去血过多，宜用此汤。

熟地五钱　当归三钱　白芍酒炒，三钱　川芎一钱半　艾叶一钱半　炙甘草一钱　阿胶三钱，蛤粉炒成珠

八珍汤

十全大补汤

人参养荣汤

三方均见补益门。

惜红煎　治妇人经血不固，崩漏不止，及肠风下血等症。

白术炒　山药各三钱　炙甘草一钱半　地榆头二钱，醋炒　续断三钱　白芍酒炒，二钱　北五味十五粒　荆芥穗二钱，炒　乌梅三枚

水煎服。如火盛者，加黄连、黄芩；如脾虚兼寒、脾泄者，加破故纸、人参。

---

① 中：原脱，据文义补。

② 知：原作“栀”，据上文改。

新方　治风热血崩，用黄芩（新枝条者）一两切，醋浸半日，炒焙干，荆芥穗一两，醋炒焙干，共为细末。每服二三钱，用金樱子肉五钱煎汤调服，神效。

矾灰丸　治崩漏下血不止。

藕节火煅灰　艾叶灰　棕尾灰　头发灰　莲蓬壳灰　侧柏叶灰　枯矾各等分

共为末，用茅根三两，捣烂醋熬，去茅根净，用糯米末糊丸桐子大，百草霜研细穿衣。每服七八十丸，米饮送下，日三服，立效。但烧灰俱要存性。

一方　治血崩，用陈槐花一两，百草霜半两，为末。每服二三钱，烧红秤锤淬酒服。

新方清热止血汤　治妇人血热，崩漏不止。

当归三钱，醋炒　防风　白芍　黄芩各二钱　栀子　生地各二钱　白术三钱，土水炒　地榆二钱，醋炒　甘草七分　荆芥穗二钱，炒　侧柏叶炒黑色　莲蓬壳扯碎，炒黑色　藕节切碎，炒黑色

水煎温服。

地榆苦酒煎　治崩血，既经调补仍不止者，当防滑脱，宜即用此方止之。

地榆去梢，一两，切片

醋煎，露一宿，次早温服，立止，止后随证调治之。苦酒，即醋也。

新方加味益气汤　吾乡杨先生室人红崩甚危，唤溪诊之，六脉沉微无力，用此方一服即愈。

黄芪蜜炙，四钱　制腿术四钱　归身二钱九，炒　柴胡一钱半，酒炒　升麻一钱半　橘红二钱　炙甘草一钱　地榆头三钱，醋炒　续断二钱　赤石脂醋碎研　干姜各二钱　莲蓬壳一个，扯碎，醋炒　艾叶二钱，醋炒

头发烧灰擂①，对服。

妇人血崩过多，心腹痛甚者，名曰杀血心痛，古方有用乌贼

① 擂：研磨。

丸醋汤调下可治。又古书载此丸能治血枯，皆非也。溪思此丸只有敛血之用，而无生血之功，今时医见此方列于《景岳全书·妇人门》第百九类，刻载曰：乌贼鱼骨丸，此即内经治血枯方。遂用以治妇人血枯之症，病家尚称曰高明，可谓信书信人而不信理者也。如此求医望嗣，溪实为之一叹。原方列下：

乌贼鱼骨丸 此即《内经》治血枯方。

乌贼鱼骨去甲，四两 藘茹一两，即茜草根

上为末，以雀卵捣丸小豆大。每服五丸或十丸，鲍鱼煎汤下，以饭压之。鲍鱼即今之淡干鱼也。

按：此方血不归经者可用，而虚弱血枯者大非所宜也。

失笑散 治杀血心痛，乃血滞不散，及产后儿枕蓄血，恶血上攻并气痛。

五灵脂净者 蒲黄等分，俱炒

上为末。每服二三钱，用酒煎热服。

一方 用好醋一盏，熬成膏，再入水一盅，煎至七分，热服，良验。

带下

带下之病，或因六淫七情，或产育房劳，伤其营卫，或风邪入于胞中，血受其伤，随入脏气，湿热湿寒所化，渗入膀胱，故秽白之物如涕而下。白带出于胞宫，精之余也，由脾胃之虚滑所致。淫浊出于膀胱，水之浊也，由膀胱之湿热而成。若尿窍通利，系胞中白淫。若尿窍不利，属膀胱湿热。其从泻，从燥，从涩，从寒，从温，当各因其证而治之。

妇人多忧思郁怒，损伤心脾，肝火时动，血不归经，所以多患赤白带也。赤者属血，白者属气，多脾虚，盖肝气郁则脾受伤，脾伤，湿土之气下陷，是脾精不守，不能输为荣血而下白滑之物矣，皆由风木郁于地中使然耳。法当开提肝气，补助脾元。属阳虚者，用东垣补中益气汤，属阴虚者，用景岳补阴益气煎，或兼服六味地黄加五味，随症酌加。若如脓泔而臭秽者，湿热甚也，宜苍术、白术、黄柏、茯苓、椿树皮之类，佐以升提。若如鸡子清者，脾皆虚也，面色不华或足胫浮，腰腿酸，宜八味丸或归脾汤之类。若因心虚而下者，朱砂安神丸之类。滑泄不固者，秘丸煎之类。此不过言其大略。盖病无常形，医无常方，进退顺逆，存乎其时，神圣工巧，存乎其人，是当以新久为辨，禀受为别，阴阳为衡，虚实为度，不得胶于一途而概为施治也。

加味四物汤 治白带，脉沉迟无力，胞中冷痛，乃寒湿也，宜用此方。

当归三钱，醋炒 熟地五钱，焙干 白芍三钱，酒炒 川芎一钱半 制附子二钱 干姜炒黄，二钱 官桂一钱

若日久滑脱者，加升麻、柴胡以举之，龙骨、牡蛎、赤石脂以涩之。升麻、柴胡均用蜜水炒，龙骨、牡蛎均火煅捣烂，赤石脂煅红醋淬①，连煅红醋淬三五次，捣烂。

知柏四物汤 治带下，脉滑数，或色见红赤，或烦渴，胞中热痛，乃热湿也，宜服此方。

当归三钱，醋炒 生地四钱 生白芍三钱 川芎一钱半 知母三钱 黄柏淡盐水炒，三钱

导水丸 治五色带下，小腹胀痛，脉见滑数，污水绵绵，湿热有余者。

牵牛头末 滑石水飞 黄芩 生大黄各等分

上为末，蒸饼为丸。量虚实服。

万安丸 治五色带下，小腹冷痛，脉见微涩，色白清冷，属湿寒有余者。

牵牛头末 胡椒 麝香 小茴各等分

上为末，水泛为丸。量虚实服。

威喜丸见淋浊 治妇人白浊、白带，神效。

固精丸 治下元虚损，白浊如脂，或胞气虚寒，腰重少力，小便无度并效。

---

① 淬：原作“卒”，据下文改。

牡蛎煅粉　菟饼酒洗　韭子炒　龙骨煅　北五味炒　白茯苓　桑螵蛸酒炙　白石脂煅，各等分

上为细末，酒糊丸，桐子大。每服七十丸，空心，盐汤下。

牡蛎散　治白带神方。用牡蛎火煅红，合地上冷定，再煅如法七次，研细。空心，用黑豆浆调下三钱，一二服即愈。或用砂锅内煅，醋淬七次，用醋糊为丸桐子大，亦可。

秘元煎见遗精　治带浊、遗精，此方专主心脾。

补中益气汤见补益门

补阴益气煎见饮食

朱砂安神丸见怔忡恐

清心莲子饮见口舌

瑞莲丸见淋浊　治思虑伤心，赤白二症。

锁精丸　治白浊、白带、小便①频数。

破故纸　青盐　白茯苓　五味子炒，各等分

上为末，酒糊丸，桐子大。每服三十丸，空心，温酒下。

金锁思仙丹　此涩以去脱之剂，不论男妇，嗜欲太过，精血不固，带浊等证。

莲蕊　净芡实　石莲子各十两　金樱子肉三斤余

上以金樱煎膏如饴，入前三味药末，和丸桐子大。空心，盐酒下三四十丸，服久精神完固，服后忌葵菜、车前子。

四君子汤见补益门　依本方加远志肉一味，治心气虚损白浊神效。

六味地黄丸

八味地黄丸

归脾汤

三方俱见补益门。

一方　治妇人有孕白带。

黄芩三钱　苍术米汁水炒，三钱　黄连炒，二钱　白芷二钱　白芍

① 便：原作“腹”，据文义改。

三钱　椿根皮炒，一钱半　黄柏炒，三钱半　山茱萸二钱五分

共为末，糊丸。空心，温酒下五十丸。

一方　治妇人白带，用鸡蛋七枚、陈艾（连茎叶）二两同煮，空心服，食蛋尽，神效。

癥瘕痃癖

癥者，徵也，有形而坚硬不移。瘕者，假也，无形而可聚可散。有形者，或由血结，谓之血癥，或由食结，谓之食癥。无形者，惟在气分，气滞则聚而见形，气行则散而无迹，此癥瘕之辨也。然又有痛，有不痛者。痛者连于气血，所以有知，气血行则愈，故痛者易治。不痛者不通，气血另结窠囊，药食难及，故不痛者难治。此又治之有辨也。至于痃癖，妇人脐之两旁有筋突起疼痛，大者如臂，小者如指，状类弓弦者，名曰痃。在两肋之间者，名曰癖。若小腹牵连腰胁疼痛，高起者，谓之疝，如痛则见，不痛则平复如初。凡此诸症，或由新产之后，经行之时，不知避忌生冷，以致瘀血、饮食、风冷相袭而成。治之宜先审身形之强弱，病势之缓急，如人虚则气血衰弱，不任攻伐，病势虽盛，当先扶正气而后治其病。若形证俱实，宜先攻其病也。经云：大积大聚，衰其半而止。盖恐过于攻伐，伤其气血也。罗天益曰：养正积自除。可谓得经旨者矣。

大七气汤　治妇人一切癥瘕胀满，随气上下，攻筑疼痛等症。

三棱煨切　莪术煨切　青皮去穰　陈皮去白　益智仁　桔梗　藿香各三钱　肉桂二钱　炙草一钱　广香剉末，一钱半，对服

水煎温服。

乌药散　治经行、产后食生冷之物，与脏气相搏，聚结成块，宜服此方开滞消积以温散之。此治食癥。

乌药　莪术煨切　当归　青皮去穰，各三钱　桃仁去皮尖，微炒，捣烂　肉桂　广香剉末，对服，各二钱

水煎温服。

血竭散　治产后经行之时脏气虚，或被风冷相干，或饮食生

冷，以致内与血搏结聚，胀痛心烦，食少，但头汗出者，宜用之。此治血癥。

真血竭　当归　赤芍　蒲黄　延胡索

各等分，研细，频筛。再研，取尽为度。每服一钱，用童便合好酒半盏煎一沸，温调下，方产下时一服，上床良久再服，其恶血自循经下行，不致冲上，免生百病。

决津煎方见前经不调　依本方加川芎，治妇人瘀血停蓄，脐腹疼痛。此亦治血癥。

助气丸　治妇人胸膈痞满，气壅不通。

三棱用纸包水浸湿，灰火中煨透，切片，八两　莪术亦如三棱煨，切片，八两　青皮去穰　陈皮去白　白术炒，各四两　枳壳去穰，面炒　槟榔　广香另研，各二两五钱

上为末，糊丸，桐子大。每服五十丸，滚水下。

开郁正元散方见积聚　治五积六聚，乃痰饮、食积，气血搏结而成，宜用此方。

桃奴散　治妇人产后，经行之时，伤于风冷，则血室之内瘀血停留，必成血蛊，未成坚块，故不名癥瘕也。其人必面色萎黄，脐腹胀痛，内热晡①热，宜用此方。

桃奴即桃树上未成不落之干桃子，炒　两头尖即雄鼠屎。两头尖者，即系雄屎，故名之，又名豭②鼠粪　肉桂　延胡索　五灵脂　香附童便炒　砂仁姜水炒　桃仁各等分

共末。每三钱，酒调下。

失笑散方见前崩漏　治杀血心痛，此方治产后恶露不行。

玉烛散　治经闭不通，瘀血凝聚，腹胀作痛，此即四物汤合调胃承气汤也。

当归　川芎　赤芍　地黄　大黄　芒硝　甘草各等分

水煎服。

---

① 晡：原作“脯”，据医理改。晡热，即日晡潮热。

② 豭（jiā 家）：指雄性动物。

葱白散 治妇人痃癖，腹肋疼痛。

当归 熟地 赤芍 川芎 人参 茯苓 枳壳 肉桂 厚朴姜水炒 青皮 干姜炒黄 神曲 莪术 三棱 茴香 广香剉末 麦芽 苦楝子各等分

加葱白三茎，食盐五分，水煎服。大便结燥，去盐加大黄，便如自利，加诃子。

当归散 治妇人疝病在脐腹下，气攻胁腹刺痛。

当归 川芎各二钱 鳖甲醋炙，三钱 吴茱萸滚水泡洗 桃仁十五粒，去皮尖，微炒 赤芍 肉桂各一钱 槟榔 青皮各八分 广香剉末 莪术 大黄各七分

水煎服。

病发在脐左右，如臂如指，谓之痃癖。若在脐下，小腹为胀为急，谓之疝瘕。

嗣育门

易曰：天地氤氲，万物化醇，男女媾精，万物化生。天地之道，阴阳和而后万物育。夫妇之道，阴阳和而后男女生。苟父精母血不及而有孕者，未之有也。是故欲求子者，必先审妇之月经调否。经者常也，每月应期而来，无异常也。期有不调者，或先或后，或一月两至，或间月一来，有绝闭不通，有频来不止，或先痛而后行者，或先行而后痛者，有黑色者，有紫色者，有淡色者，有白带白淫白浊者，是皆血气不调者也。诸如此类，必按症用药而调之。及夫男子之病，亦在所当知也。有肾虚精滑者，有精冷精清或临事不坚，坚即流而不射坚者，肝火强于外也。不射者，真阳弱于中也，有盗汗梦遗，有便浊淋涩，有好色阴虚，有劳热者，有虚寒者，或阳虚而气弱，或阴亏而精衰，是皆精气不足者也。诸如此类，亦必按症用药而补之。若妇之经脉既调，男之真精亦足，所谓阴阳和而有子矣。

男女交媾，凝结成胎，虽曰精血犹为后天滓质之物，而一点先天之气萌于情欲之感者，妙合于其间，朱子所谓“禀于有生之

初”，《悟真篇》所谓“生身受气初者”是也。医之上工治无子者，语男则主于精，语女则主于血。著论立方，男子以补肾为要，女子以调经为先。又参以补气行气之法，察其脉络，究其盈亏，审而治之，自可孕也。然人身气血，各有虚实寒热之异，惟察脉可知，舍脉而独言药者，妄也。脉不宜太过而数，数则为热；不宜不及而迟，迟则为寒；不宜太有力而实，实者，正气虚而火邪乘之，以实也，当散郁以伐其邪，邪去而后正可补；不宜太无力而虚，虚乃气血虚也，惟当调补其气血。又有女子气多血少，寒热不调，月水违期，皆当诊脉而以活法治之，不妄用药，乃能生子。其种子之道有四：一曰择地。地者，母血是也。二曰养种。种者，父精是也。三曰乘时。时者，精血交感之会是也。四曰投虚。虚者，去旧生新之初是也。然生子多羸弱者，欲盛而精薄也。生子多强壮者，欲少而精厚也。故贵乎养心寡欲。精成于血，不独房室之交损吾之精，凡日用损血之事皆当深戒，如目劳于视，则精以视耗；耳劳于听，则精以听耗；心劳于思，则精以思耗，随事节之，则血得其养而精与日积矣，欲嗣者可不加之意焉？

按：经曰：阳予之正，阴为之主。盖谓阳施正气，万物生，阴为主持，群形立。《易》曰：坤道，其顺乎天而时行，则知地之生物，顺承乎天，而母之生子，亦顺承乎父。则种子者，岂可专责之于妇人哉！此诚天生地成之大道，阳施阴长之至理。每见男子六脉洪大，尺脉有力者，子多女少；六脉沉细，尺脉沉微者，子少女多，生男亦夭，此屡验也。况两神相抟，合而成形，神也者，无形之谓也，惟其无形，故能生出有形，盖造化之理，皆生于无也，岂日数糟粕有迹之谓欤？故神者，生身之本也，然必因乎精气，何也？夫神其无体，以气为体，精无定形，以气而形，体物[1]有三，根本则一，主虽惟神，养其精气，神必附物，精能凝神，三者互用不离，平叔所谓穷取生身受气初。夫水之精为志，

① 体物：生成万物。

而火之精即神也，盖欲无火不动，惟此一点无形元阳之真火，以鼓无形默用之真神。经曰：根于中者，命曰神机。盖以神为机发之主，动用①之道，不期然而然，物莫之知，若可以言语形容者，便非神之为用矣。然神之为神，其精三者既失，则一团死灰矣，焉有阳和化育之道，情性感触之用哉。先哲立言曰：阳生阴长。又曰：阳生阴化。曰长曰化，宁无用意其间乎？

奇效加味地黄丸　治妇人真阴不足，经水不调，不受孕者，宜常服此方，神效无误，勿轻视之。阴虚阳盛，水不济火者最宜。

熟地四两　山茱萸酒浸洗　山药各二两　丹皮酒洗　白茯苓各一两五钱　泽泻淡盐水炒　香附童便浸三次，各一两

上为末，蜜丸，桐子大。每服七八十丸，白沸汤送下。

毓麟珠　治妇人气血俱虚，经脉不调，或断续，或带浊，或腹痛，或腰酸，或饮食不甘，瘦弱不孕，服一二斤即可受胎，凡种子诸方，无以加此。

人参　白术土炒　白茯苓　白芍酒炒，各三两　川芎　炙甘草各二两　当归酒洗　熟地捣，各五钱　菟饼酒洗，五两　杜仲酒炒，另研，三两　鹿角霜　川椒各三两

上为末，蜜丸，桐子大。每服七八十丸，白汤送下。妇人经迟腹痛，加酒炒破故纸、肉桂各二两，甚者，再加吴茱萸一两，汤泡一宿，炒用。如带多腹痛，加破故二两，北五味一两，或加龙骨二两，火煅醋淬用。如子宫寒甚，或泄或痛，加制附子、泡干姜随宜②。如多郁怒，气有不顺而为胀为滞者，加酒炒香附三两，或甚者，再加沉香一两。如血热多火，经早内热者，加川续断、地骨皮各三两，或另以汤剂暂清其火，而后服此，或以汤引酌宜送下亦可。

八珍益母丸徐思鹤③《医统方》　此方治血气两虚，脾胃并弱，

---

① 动用：使用。
② 随宜：便宜行事。谓根据情况怎么办好便怎么办。
③ 徐思鹤：即徐春甫，明代医学家，字汝元，号思鹤，又号东皋。

饮食少思，四肢无力，月经不调，或腰酸腹胀，或断或续，赤白带下，身作寒热，罔不获效，服一月之后即可受胎，虚甚者，用药一斤，必能有子。

人参　白术土炒　白茯苓　川芎各一两　当归酒洗　熟地各二两　炙甘草五钱　白芍醋炒，一两　益母草四两。五六月采取，止用上半截带叶者。忌铁器。酒蒸，晒干为末

上为末，蜜丸桐子大。每服七八十丸。思鹤曰：资益坤元，补养气血，无论有胎无胎，产后均可服之，真妇人之圣剂，超古今之奇方，有室家者，不可不知也。

启宫丸　治妇人肥盛，子宫有脂膜闭塞不能受孕。

白术二两，土炒　半夏曲　川芎　香附各一两　神曲炒　茯苓各五钱　橘红四钱　甘草二钱

上为末，粥丸。每服八十丸。

橘红、白术燥湿以除痰，香附、神曲理气以消滞，川芎散郁以活血，茯苓、甘草去湿和中，助其生气，则闭塞启矣。肥而不孕，多由痰盛，故以二陈为君而加气血药也。

当归建中汤　治妇人一切血气不足，虚损羸瘦。

当归四两，酒洗　白芍三两，酒炒　肉桂去皮，一两五钱　粉甘草蜜炙，一两五钱　黄芪三两，蜜炙

上为末，每服三四钱，姜、枣汤调服。

补中丸　治妇人虚损诸疾，宜服。

川芎　白芍药酒炒　黄芪蜜炙　当归酒洗　人参　陈皮各五钱　白术土炒　地黄各一两

上为末，蜜丸。每服五十丸，温水下。

四制香附丸　调经养血，顺气受孕。

香附四两，分四制，酒、醋、童便、米泔各浸一宿，晒干用　当归酒洗　熟地各一两五钱　白芍酒炒　川芎　白术土炒　延胡索酒炒　人参各一两　甘草蜜炙，五钱

上为末，蜜丸，桐子大。每服六七十丸，空心，白汤送下。

胎脉

经曰：妇人足少阴脉动甚者，娠子也足少阴，肾脉也。动者，如豆厥厥动摇也。又曰：手少阴脉动甚，娠子也手少阴，心脉也。心主血，动甚则血旺有胎。《阴阳别论》曰：阴搏阳别，谓之有子阴，尺中也。搏，谓搏触于手也。尺脉搏击与寸脉殊别，则有孕之兆也。或往来滑利，应指疾而不散。滑为血液，疾而不散乃血液敛结之象，故知为孕。亦有中年受胎及血气虚弱之妇，脉见细小不数者，但于微弱之中，亦必有隐隐滑动之象。又有孕之脉多数，劳损之脉亦数，然损脉之数多见弦涩，胎孕之脉必兼和滑，此当于几微中辨其邪气胃气之异而再审以证，自有显然可见者。

诊脉辨男女之法，当以景岳为宗。景岳曰：辨男女之法，自古及今，无不以阴阳二者为纲领，然言多矛盾，悉属疑似，兹余以坎离之象定之，庶得其要。盖坎为天一之卦，坎中满，阳在内也。离为地二之卦，离中虚，阴在内也。得坎象者为男，得离象者为女。所以男脉多沉实，沉实者，中满之象。女脉多浮虚，浮虚者，中虚之象。无论人之老少强弱，脉之部位大小，但因象察象，无不如响之应然，尤于两尺为最也，足称捷法。

《举要》云：男女之别以左右取，左疾为男，右疾为女，沉实在左，浮大在右。左男右女，可以预剖。盖左脉疾胜于右，是为男孕。以男属阳，居左，胎气钟①于阳，故左胜。右脉疾胜于左，是为女孕。以女属阴，居右，胎气钟于阴，故右胜也。更又视其腹，如箕为女胎，腹如釜，为男胎。盖男女孕于胞中，女面外，向母腹，则足膝抵腹，故上小下大而如箕。男面内，向母背，则男背脊外抵母，其形正圆，故如釜也。且胎有男女，而成有迟速。男动在三月，阳性早也。女动在五月，阴性迟也。又有三月五月动者多男，四月六月动者多女，是奇偶之数也。

妇人经水不至，不分是孕是病，有五个月之后以孕妇乳房辨

---

① 钟：汇聚。

之，若乳房升大，有乳者，是孕，若乳房不大，无乳者，是病也。

《脉诀》云：欲产之妇，脉离经离经者，或一呼一吸六至，或一呼一至，不从常经。今因胎下，胃脉已离常络，不从所起之经再起，故曰离经。沉细而滑，亦为离经。《启蒙》曰：欲产之妇脉离经，离经之脉认分明，其来小大不调匀，或如雀啄屋满应，腰疼腹痛眼生花，产在须臾却非病。

临产，若脉浮大，主难产。如再加身重体热，或寒热频作，此凶候也。

分男女论

分男女之说，先贤有以血先至里，精则成男，精先至里，血则成女，精血散分并里，则为骈胎①、品胎②之原者，有以月水尽后一三五日成男，二四六日成女；与夫经水断后一二日成男，四五日成女者；有以受气于左子宫成男。受气于右子宫成女者，皆各执一见，殊为不晓此中因也。盖独男独女之胎，可以日数，论骈胎、品胎或男或女，亦可以日数论乎？稽之史载：一产三子四子，有半男半女，或男多女少，男少女多者，则一三五日为男、二四六日为女之说不可凭矣。抑岂有一日受男而二日复受女之理乎？丹田，命门也，在男子曰精室，在女子曰子宫，形如合钵，并无两岐③可分曰左右，则是有两子宫矣，此说尤属不经，然则何以定之？亦惟以会合天人，阳盛，乾道成男，阴盛，坤道成女，斯足为确论耳。

古以双胎乃精气有余，岐而分之，血阴分而摄之故也，若男同孕者，则刚④日阳时也，女同孕者，柔日阴时也，男女同孕者，刚日阴时或柔日阳时也。其他或有不成男女，男不可为父，女不可为母，与男女之兼形者，又皆阴阳变常，驳气所感，事之所有，

① 骈胎：双胞胎。
② 品胎：三胞胎。
③ 岐：同“歧”，分支。
④ 刚：原脱，据上下文补。

理之所无，莫可稽考者也。

胎候

《五脏论》曰：一月如珠露，二月如桃花，三月男女分，四月形象具，五月筋骨成①，六月毛发生，七月游其魂，男能动左手，八月游其魄，女能动右手，九月三转身，十月受气足。

① 成：原作“或”，据《妇人大全良方·卷十·胎教门·妊娠总论》改。

卷十一

辨分经养胎

古书多以分经养胎为论者，殊属不合。不知人自受胎于母腹，则手足十二经脉气血周流，俱养胎元，岂有逐月分经，某经养某月之胎，有是理乎？夫受胎之后，实犹太极，浑然包罗万象，阴阳之气，氤氲浸渐①化生而成，子母分形，正如草木成熟，壳解蒂落，自然而然之实理也。故分经养胎之说，溪不具载。

安胎

安胎之道有二：一曰母病，一曰胎病。凡因母病以致胎动者，但疗其母，母安则胎自安。若因触动胎病以致母病者，但安其胎，胎安则母自愈矣。

丹溪曰：胎前当清热养血为主，理脾疏气为兼，盖脾健则气血易生，气顺则营卫调和。主以清热养血，兼而治之，则胎自安矣。但有三禁，不妄汗、妄下、妄利小便是也。盖恐过汗亡阳伤气，过下亡阴伤血，利小便伤津液也。然又当随症详审表里虚实寒热以施其治，不可过峻也。

固胎煎 治肝脾多火多滞而屡堕胎者。

黄芩 白术土水炒，各二钱 当归 白芍 阿胶炒珠，各一钱半 陈皮一钱 砂仁姜水炒，五分

水煎服。

胎元饮 治妇人冲任失守，胎元不安不固，随症加减用之，当服一二剂，极妙。凡胎不安者，皆属血气亏虚，宜用此方为主。

熟地三钱 当归 白芍 杜仲各二钱 白术土水炒，一钱半 炙甘草一钱 陈皮七钱 人参一钱

水煎服。如下元不固而多遗浊者，加山药、补骨脂、五味之

---

① 浸渐：逐渐。

类；如气分虚者，倍白术加黄芪，但芪、术气浮能滞胃口，若胸膈饱闷不快者，须慎用之；如虚而兼寒，多呕者，加炮姜；如虚而兼热者，去杜仲，加黄芩、生地；如阴虚小腹作痛，加红杞；如多怒气逆者，加香附或砂[①]仁亦妙；如有所触而动血者，加川续断、阿胶；如呕吐不止，加半夏、生姜。

安胎饮 治妊娠五七个月，用数服，可保全产。

人参 白术炒 当归 白芍 紫苏 黄芩酒炒，各二钱 熟地三钱 陈皮 砂仁各一钱 炙甘草一钱 川芎一钱半

生姜、水煎服。

保全汤 此方胎至九个月，服一二剂，产时再服，妙不可言。

当归一钱半 川芎一钱二分 厚朴七分，姜水炒 枳壳六分，面炒 菟饼二钱 艾叶五分 川羌活三分 贝母一钱，捣碎 荆芥穗八分，炒 黄芪七分，蜜炙 白芍一钱二分，炒 甘草五分

生姜三片，水煎服。

安胎散 治妊娠卒然腰痛下血。

熟地 艾叶醋炒 白芍醋炒 黄芪蜜炒 阿胶炒 当归 地榆头各三钱 川芎钱半 炙甘草钱半

生姜、红枣、水煎服。

泰山磐石散 治妇人血气两虚，或肥而不实，或瘦而血热，或肝脾素虚，倦怠食少，屡有堕胎之患。此方平和，兼养脾胃，气血觉有热者，倍黄芩，少用砂仁。觉胃弱者，多用砂仁，少加黄芩，更宜戒欲事恼怒，远酒醋辛热之物，可永保无堕。

徐东皋曰：妇人怀胎二三个月，惯于堕落，名曰小产。此由气血两虚，脏腑火多，血分受热以致然也。医家又谓安胎多用艾、附、砂仁热补，尤增祸患而速其堕矣，殊不知血气清和，无火煎烁则胎自安而固，气虚则提不住，血热则溢妄行，欲其不堕，得乎香附，虽云快气开郁，多用则损正气，砂仁快脾气，多用亦耗真气，况香燥之性，气血两伤，求以安胎，适又损胎而反堕也。

① 砂：原作“研”，据医理改。

今惟泰山磐石散、千金保孕丸二方，能夺化工之妙，百发百效，万无一失，故表而出之，以为好生君子共知也。

人参　黄芪蜜炙　当归　川续断　黄芩各二钱　川芎　白芍　熟地各一钱六分　白术炒，三钱　炙草　砂仁姜水炒，各一钱　糯米一勺

水煎，空心服。但觉有孕，三五日常用一服，四月之后方无虑也。

千金保孕丸　治妊妇腰背痛，善于小产，服此可免堕胎之患。

杜仲四两，同糯米炒去丝，另研　川续断酒洗，二两

上为末，山药糊丸，桐子大。每服八九十丸，空心米饮下，忌酒醋恼怒。

加味四圣汤　治因热邪，胎漏下血。

条黄芩　白术　阿胶炒　白芍各三钱　生地四钱　砂仁钱半　艾叶二钱，醋炒

灯心、水煎服。

恶阻

妇人受孕，月余之后，恶心呕吐者，名曰恶阻，因胞门闭塞，脏气挟胎气上冲于胃，故为呕逆等症。及三月余而不呕吐者，何也？盖胎元渐大，脏气仅供胎气不得上逆也。若无他病，择食者，须随其意而与之。轻者，过期自然而愈，不必服药。重者，须知其人胃气弱而兼滞，方有此症，当审其或因胎气阻逆，或因痰饮阻逆，与夫兼热兼寒而分治之。若愈治愈吐者，当用仲景法，停药月余自安。

《千金方》有半夏茯苓汤、茯苓丸治恶阻，近来少有服者，因半夏能动胎，胎初结，虑其辛燥易散也，须姜汁炒以制其毒。凡恶阻，非半夏不能止，故仲景用人参半夏干姜丸，罗谦甫用半夏茯苓汤，朱丹溪谓肥人多因痰，瘦人多因火，用二陈加减并治胎前恶阻、痰逆呕吐、心烦头眩、恶食俱效，经云有故无殒是也。立斋曰：半夏乃健脾气、化痰滞主药，脾胃虚弱呕吐，或痰涎壅

滞饮食少、胎不安，必用半夏茯苓汤倍加白术，安胎健脾常用，甚验也。恶阻兼腰痛者，防胎堕下，尤宜二陈四物加条芩、白术，和中理脾为主，不可升举，盖呕逆气已上升，药再上升，则犯有升无降，上更实而下更虚，益促其堕矣。

半夏茯苓汤 治妊娠脾胃虚弱，恶阻呕吐不止。

半夏姜水炒 陈皮 白茯苓各三钱 砂仁钱半，姜水炒 甘草炒，七分

生姜三片、红枣三枚、乌梅一枚引，服三剂，用茯苓丸。

茯苓丸 治妊娠烦闷头晕，闻食吐逆，或胸腹痞闷。

赤茯苓 人参 桂心 干姜炒黄 半夏姜水炒 橘红各一两 白术土水炒，二两 甘草火煨，一两 枳壳麸炒，二两

上为末，蜜丸桐子大。每服五七十丸，米[①]饮下，日三服。

保生汤 治胃虚恶阻，胎气逆上呕吐。

白术土水炒 香附捣烂，姜水炒 陈皮 乌药各三钱 砂仁钱半，姜水炒 甘草炒，一钱

生姜、水煎服。若气弱者，量加人参。气实者，量加枳壳。若吐甚者，加丁香一钱。

加味六君汤 治恶阻因于痰饮者，其吐必多痰水，且心烦头目眩晕，宜服此方。

人参 白术土水炒 茯苓 陈皮 半夏姜水炒，各三钱 甘草炒，一钱 藿香叶二钱 枇杷叶拭去毛，姜水炙，二钱 砂仁姜水炒 枳壳麸炒，各一钱

生姜三片，水煎服。

凡人所禀之脏气不同，寒热亦异，是以治贵乎活法而不可执法也，万病皆然。即如恶阻一症，有一妇人久吐不止，诊其脉微迟无力，肢冷喜热，知其为寒气所逆也，用附子理中汤而愈。又一妇人久吐不止，诊其脉洪数有力，右寸尺尤甚，烦渴喜冷，知其为热气所逆也，用生麦清热而愈。

---

① 米：原作“未”，据文义改。

附子理中汤见补益门

生麦清热汤　治虚火上逆，恶阻吐酸等症。

生地黄三钱　麦冬去心，三钱　条芩　生白芍　知母各二钱　白茯苓钱半　橘红一钱　水竹茹用新鲜竹去青，取向里黄皮　甘草五分

灯心引，水煎服。

加味平胃散　治孕妇伤食，停滞胸腹胃脘之间作痛。

厚朴姜汁炒　苍术米泔浸炒　陈皮　炙草　枳壳面炒　草果火煨，去壳捣碎　神曲

生姜、水煎服。若大便秘结，日久不通，稍加芒硝、大黄以通之，然必倍用甘草，以缓制其峻性，庶不伤胎。

玄胡四物汤　治妇人腰腹作痛，胎动下血。

延胡索捣烂酒煮，炒，一两。以此为君，定痛保胎　当归　熟地各四钱白芍　川芎各三钱

水煎服。妇人胞蒂系于腰，凡腰腹痛者，须防胎堕，当酌量安之。

子肿子气子满脆脚皱脚治

头面一身浮肿，小水短少者，属水气为病，名曰子肿。自膝至足肿，小水长者，属湿气为病，名曰子气。遍身俱肿，腹胀而喘，在六七个月时者，名曰子满。但两脚肿而肤厚者，属湿，名曰皱脚。皮薄者，属水，名曰脆脚。大凡水之为病，多喘促，气之为病，多胀满。喘促属肺，胀满脾也。以其人素有水气湿邪，故受孕有肿满之症。若胎未成形，被水浸渍，其胎每至损坏。若已成形，尚可调治。故在五六月后有是症者，多能生育。以上诸症，皆宜用茯苓导水汤治之。

茯苓导水汤　此方和脾肺而利水湿，故能治水湿之肿。

茯苓　槟榔　猪苓　砂仁姜水炒　麝香磨，对服　陈皮　泽泻白术土水炒　木瓜　大腹皮姜水洗　桑白皮　苏梗

生姜、水煎服。若喘者，加苦葶苈以泄水。

子烦

知母饮　治孕妇别无他症而时心烦者，因胎中郁热上乘于心也，宜服此方。

子黄芩　知母　麦冬去心　赤茯苓　黄芪各二钱　甘草七分

水煎，临服加[①]水竹沥一合，温服。若热甚者，加犀角；气虚，加人参；口渴，加石膏煎服。此症用生脉饮亦佳，方见补益门。

子悬

紫苏饮　治孕妇胸膈胀满，因浊气与胎气上凑也，宜服此方。

当归　川芎　白芍　陈皮　紫苏　大腹皮各二钱　甘草一钱　人参量虚实用

生姜、水煎服。若有热，加黄芩、竹茹；心烦，加羚羊角；有食，加神曲、山楂肉。

子淋

加味五淋散　治孕妇小便频数窘涩，点滴疼痛，宜用此方。

赤芍　栀子各三钱　赤茯苓二钱四分　当归二钱　子芩一钱二分　甘草七分　生地三钱　泽泻淡盐水炒　车前子研　滑石　木通各二钱半

水煎服。

激经胎漏尿血

妇人受孕之后，仍复行经者，名曰激经。若无他症，系血有余，不必服药，俟其胎壮子大，能食其血，而经自停。若腹不痛，无故下血，谓之胎漏。多因血热，宜四物阿胶汤清之。或下黄汁，或如豆汁，即用黄芪汤或银苎酒治之。又有尿血一症，腹亦不痛，然与胎漏之症不同。盖尿血出于尿孔，属膀胱血热，宜四物加血余、白茅根以凉之。

---

① 加：原作“如”，据文义改。

四物阿胶汤　治血热胎漏。

当归三钱，醋炒　生白芍三钱　川芎钱半　生地三钱半　栀子　黄芩　阿胶炒珠　侧柏叶各三钱

灯心、水煎服。

黄芪汤　治胎漏黄汁，或如豆汁。

黄芪二两　糯米一合

水煎服。

银苎酒　治胎漏黄汁，或如豆汁。

苎麻根剉，二两　纹银五两

清酒一盏，水二盏，煎服。

四物血余茅根汤　治尿血。

当归三钱，醋炒　生白芍三钱　川芎钱半　生地四钱　白茅根四钱，捣烂　头发烧存性，擂细，四钱对服

灯心、水煎服。

子痫

子痫者，孕妇忽然仆倒，抽搐，不省人事，须臾自醒，少顷复如好人。乃心肝二经风热所致，宜用羚羊角散。若抽搐甚者，用钩藤汤。

羚羊角散　治妊娠虚风，颈项强直，筋脉挛急，语言蹇涩，痰涎不利，不省人事。

羚羊角镑，剉末　川独活　枣仁微炒，捣　五加皮　苡仁微炒，捣　防风　当归　川芎　白茯神各三钱　炙草八分　广香磨，八分　杏仁二钱，去皮尖，微炒捣烂

生姜三片，水煎服。

钩藤汤　治子痫，忽然仆倒，不省人事而抽搐甚者。

钩藤钩　当归　白茯神去皮木　人参　桔梗各三钱　桑寄生钱半

水煎服。忌猪肉。

烦热，加石膏。若临产月，加肉桂。

胎不安小产堕胎诸方

加味圣愈汤　治孕妇胎伤，腹痛未下血者，宜用此方。见前

调经汇①方，依本方加杜仲、续断、砂仁。

加味佛手汤　治孕妇胎伤，下血腹痛者，宜用此方。

当归三钱，醋炒　川芎二钱　阿胶三钱，炒珠　陈艾叶醋炒，一钱　续断二钱　杜仲三钱，糯米炒，去丝　白术土水炒，三钱　条芩二钱

水煎服。

十圣散　治孕妇患生他疾，干犯胎气，不安欲堕者，宜用此方。

熟地三钱　当归三钱　川芎钱半　白芍　人参　续断各二钱　黄芪蜜炒　白术土水炒，各三钱　炙草一钱　砂仁一钱，姜水炒

生姜、红枣、水煎服。

加味芎劳汤　治孕妇因跌扑筑磕，从高坠下，以致伤胎欲堕者，宜用此方。

当归五钱，酒洗　川芎二钱　益母草三钱

若胎已损，则污物并下，加香附捣碎酒炒，煎好。临服，对旋解热童尿一合服之。

独参汤　即人参一味是也，见补益门。治孕妇胎堕后，下血不止，面黄唇白，名脱营，宜用独参汤峻补其气，以生其血，所谓无形能生有形也。

服人参汤法：用茶盅一个，将参用银刀或竹刀切片，盛入盅内，用新汲水煎开，量渗盅内，盖定，安放饭上，蒸一时，取出，空心温服。如此不伤火气，取性中和，亦不致失汁。

胎不长

妇人妊娠五六个月，胎瘘不长者，由于妊母禀赋虚弱，无以滋养。若属气血两虚，宜用八珍汤。若脾虚胃弱，宜用六君子汤。但使饮食强壮，俾水谷运化精微，则气血日生而胎自长矣。

八珍汤见补益门

六君子汤　即补益门四君子汤加半夏、陈皮是也。

---

① 汇：类，族类。

又有血气寒而不长者，宜八珍汤加肉桂、炮姜之类；有血气热而不长者，宜归芩汤；阴虚火盛者，阴八味之类。

新方生地归芩汤 治孕妇气血虚热，不长胎。

当归三钱半 生黄芩二钱 生白芍三钱 麦冬去心，三钱 白术[1]土水炒，二钱 人参二钱 生地四钱

灯心、水煎服。

阴八味 即补益门六味地黄汤加黄柏、知母是也。

子死腹中并下胎

凡子死腹中，多因触伤，或犯禁忌，或以胎气薄弱不成而殒，或以胞损血枯，当急下之，勿使上奔心胸。然必察验产母腹胀舌青黑，其子已死，若非产期而觉腹中阴冷重坠，或为呕恶，或口中有秽气上冲，面舌见青黑，皆子死之症。但用下药，须审其人之虚实寒热，或宜平下热下缓下峻下，随其宜而施之。

凡妊娠一切凶危之候，欲知母子存亡者，当于孕妇面舌之色定之。若面赤色青，其子必死；面青舌赤，其母必亡；若面舌二者俱见青色，口角两边流涎沫者，则子母二命俱不能保也。

佛手散 宜平下缓下者，用此方，连服三剂。

当归五钱 川芎三钱

此原方也，未免太平，岂能遽下，今加牛膝四钱（酒炒）、水七分、酒三分，同煎服之。

平胃散加芒硝 宜峻下者用此方。

苍术米泔水炒 厚朴姜水炒 陈皮各三钱 甘草炒，一钱二分 芒硝三钱

水七分，酒三分，同煎服。

加味脱化煎 此方专下死胎。

当归七钱 肉桂二钱半 川芎三钱 牛膝五钱，酒炒 红花三钱半，酒炒 芒硝三钱半

---

① 术：原作“水”，据医理改。

水七分，酒三分，煎服。

夺命丹 此方专下死胎，又能治瘀血入胞，胀满难下，急服此药，瘀血即消，胞衣自下矣。

当归一两半，酒炒 附子炮，五钱 干漆扬硝炒烟尽 丹皮用赤者，各一两 大黄末一两，以好醋熬成膏，听用

上为细末，和大黄膏同捣匀，丸如梧子大。温酒吞八九丸。

子喑子啼

妊娠九月，孕妇声音细哑不响，谓之子喑。盖少阴之脉络于舌本，至其时胎盛，阻遏其脉，不能上至舌本，故间有之，待分娩之后，肾脉上通，其音自出，不必服药。

孕妇腹内有钟声，或婴儿在腹啼哭者，名曰子啼。古书虽载其症，然未经见①，或偶尔有之，古方用空屋中鼠穴土，同川黄连煎汤，名黄连煎，饮之自愈。

鬼胎

鬼胎者，因其人妄想不遂，情志相感，自身血气凝结而成，其腹渐大，如怀子形状，实非有鬼与人交接，有精成胎也，盖即石瘕、肠覃二症之类。经云：肠覃者，寒气客于肠外，与卫气相搏，气不得荣，因有所系，瘕而内着，恶气乃起，瘜肉②乃生，始如鸡卵，稍以益大，如怀子状，按之则坚，推之则移，月事以时下，此其候也。石瘕者，生于胞中，寒气客于子门，子门闭塞，气不得通，恶血当下不下，衃③以留止，日以益大，状如怀子，月事不以时下，此其候也。然皆生于女子，可导而下。由经文观之，二症虽皆如怀子状，肠覃气病而血不病，故月事以时下，石瘕先气病而后血病，故月事不至也，石瘕宜吴茱萸之类，肠覃宜香棱丸之类。

---

① 经见：谓常见。

② 瘜（xī 西）肉：因黏膜发育异常而形成的像肉质的突起，多发生于鼻腔或肠道内。

③ 衃（pēi 呸）：凝固呈赤黑色的败血。

吴茱萸汤

吴茱萸五钱，温水泡洗二三次　人参三钱　生姜三片　红枣三枚，擘破

此仲景方也，治呕而胸满，干呕吐涎沫，头痛，及食谷欲呕之症。今用以治石瘕者，得毋①以寒气在胞，先气病而后血病，厥阴之气郁矣？取吴茱萸性温，直入厥阴，以除阴寒之气而达木郁，人参挽回生气，姜、枣和胃行脾，使木土不害，如逢春之意欤。

新方调经逐瘀煎　治瘕病，瘀积经闭，状如怀子，恐前方难于取效，故拟此方。多服数剂，必见奇效。此方又可治一切血滞等症。

当归七钱，酒炒　新红花三钱，酒炒　香附三钱半，碎，童便浸炒　牛膝三钱，酒炒　肉桂去皮，二钱　乌药二钱　吴茱萸三钱，温汤泡洗二三次

水煎，空心服。此系子门蓄血，故用血药。

香棱丸

莪术一两，切片，用巴豆三十粒去壳同炒，待巴豆黄色，去巴豆不用　广香剉细　丁香各五钱　枳壳麸炒　三棱酒浸炒　青皮去穰　川楝肉　小茴各一两

上为末，醋煮面糊丸，如梧子大，朱砂为衣。每服三十丸，姜汤、淡盐汤或温酒，任其送下。此系肠外气结，故用气药。

生育

生产一事，乃造化自然之理，如瓜熟蒂落，《达生编》已论之详矣，兹不复赘，但取要紧处再为言之。凡孕妇有半月前腹痛，欲产而不产者，名曰试月，非当产也。又有临月腹痛，或作或止，或二三日俱如此，胎水少来，腹痛不密者，名曰弄胎，亦非当产也。均属无妨之事。若果当产，必痛一阵不了②又痛，一连六七阵，渐痛渐紧，痛极连腰，乃将产也。盖肾系于腰，胞系于肾

① 得毋：莫非。

② 不了：没完。

故耳。

《达生编》有六字真言：一曰睡，二曰忍痛，三曰慢临盆。溪续三字：四曰要胆壮。若能信行，则无难产矣。何以见睡为第一？试思小儿在母腹，必要转身向下，方能得出，所以孕妇宜仰面正睡，使腹内宽舒，小儿才好转身，不可乱动，虽立坐亦要端正从容，待时自然吉祥。何以见忍痛为妙？世有自误之妇，初觉腹痛，辄自惊慌，不吃饮食，左摆右扭，揉腰擦肚，试痛尚不能忍，及至正产，此极则早已气衰力竭矣，岂有不误事乎！何以见慢临盆为真言也？不观禽兽之生子生卵乎，何尝用乎取用之催？彼蠢物也，惟随其时而已，所以正合瓜熟蒂落，自然之理。又何以见其要胆壮？胆属少阳，为中正之官，决断出焉。胆小则此之惊则气散，胆大则能强，强则气壮，壮则心有主持，是胆壮可以安舒而睡，胆壮则可①以不惧而忍痛，胆壮可以不忙而慢临盆。若平常将此九字此言细细讲论，使妇人心有主见，胆壮不忙，既依睡法，又能忍痛，又慢慢待时②，临盆不乱用力，不乱动手，虽产千产万，自无横生、逆生、盘生等患矣。

催生

妊娠胎元完足③，弥月而产，熟落原自有期，非可催也。所谓催者，必临期难产，方可用耳。或经日：久产母困倦难生，服药以助血气，令儿速生之意。但古人立方虽多，而善全者少，佛手散、脱化煎等方，皆系活血滑胎、温通破瘀，产妇气血充足者，藉此利导，得以易生。若气血虚弱者，则虽有催生开导之功，而无运行药势之力，不若催生保产汤为最稳最妙，其方用人参、当归为君，使气血得力，自能健运，是不催中之善催者也。佐以牛膝、川芎、黑姜、桃仁、炙甘草、红花、肉桂，温则不滞，温而兼补则不崩，升少降多则气得提而易下，降而兼升则瘀自去而新

---

① 可：原脱，据文例补。

② 待时：谓等待时机。

③ 完足：完全。

自归，不惟催生神效，而产后且无瘀滞等患矣。

催生保产汤 治临产难生，宜服此方催之。

人参三五钱 当归三钱 牛膝二钱，酒炒 川芎一钱。用以疏郁滞，少寓升提之性，则降下之药得力 桃仁十三粒，不去皮尖，捣碎。取苦可去旧，甘能生新，滑能润下 干姜炒黑，一钱。炒黑行血下降 红花酒炒，三分。少则活血生新 肉桂临煎方去皮，切六分，冬日八分 甘草炙，六分

红枣三枚，擘破，水煎服。

脱化煎 凡临盆将产者，宜先服此药，催生最佳，并治产难经日，或死胎不下俱妙。

当归七八钱或一两 肉桂二三钱 川芎二钱 牛膝二钱 车前子钱半 红花五六分

水煎，温服。若气虚者，加人参三五钱。若阴虚者，加熟地四五钱。

佛手散 治妊娠胎动下血，或因伤动，子死腹中，下血疼痛，口噤欲死，服此探之，不损则痛止，已损则即下。及横生、倒生、交骨不开、产后血晕、昏乱崩中、金疮去血过多等症。

当归五钱 川芎三钱

水七分，酒三分，煎温服。

按：妊娠胎动，胎伤下血，非血壅胎伤，即血乱妄下，服此以探之，血乱胎未动者，血顺则痛止，血壅胎未损者，血行则痛止，胎因之而安也。已动已损者，血得顺行，则胎亦因之而顺下也。横生倒生，因用力太早，或误服催生之药，致气逆血乱，亦用此以调之。产后崩中、金疮亡血昏冒，亦用此以补之。子死腹中，腹痛欲死，亦用此以逐之。以上诸病，皆血病而气不虚者也。若夫气虚难产，产后血脱，唇面黄白，少气烦乱，动则昏冒，若误与此，反致立败，则必倍加人参，速固无形之气，以救有形之血也。至于交骨不开，加龟板、梳发灰下输阴道，寒加姜桂，热加芩连，汗加桂枝，搐加荆芥穗，又当以意消息加减可也。

加味芎归汤 治交骨不开。此方百试百验神方也。

当归一两 川芎七钱 龟板手大一块，醋炙研烂 妇人梳下头发如鸡卵大一团，瓦上焙煅存性

水煎服。如人行五里，即生。此方不问生死胎，服之俱下，若气血不足者，加人参。

盘肠生

妇人有盘肠生，临产之时，其肠先出，及儿已产下，其肠有仍不收者，皆由气血虚弱，因而下脱，当用补气血之剂，佐以升提，而肠自收矣。

蓖麻膏 治妇人肠拖出不收，用此外贴。

蓖麻子二十一粒，去壳捣膏。贴妇人头顶心，须留心时看，若肠收即去膏，用布拭净。

补中益气汤见补益门 治妇人气虚，肠拖出不收，用此内服，依本方去柴胡。

新方加味八珍汤 治妇人气血俱虚，其肠拖出不收。

人参三钱 白术三钱，土水炒 炙甘草钱半 熟地五钱 当归三钱，醋炒 川芎钱半 白芍三钱，醋炒 黄芪三钱，蜜炒 升麻二钱，蜜水炒 北五味一钱，捣烂

煨姜、红枣、水煎服。连服数剂，自见奇效。

胞衣不下

产妇胞衣不下者，或因初产，用力困乏，风冷相干，致血瘀凝，或因下血过多，血枯，产路干涩，或血入胞衣，胀满疼痛，皆能使胞衣不下。一法，即以头发搅入喉中，使之作呕，则气升血散，胞软即下。或用旧鞋底擦桐油烘热，自脐上至小腹熨，温即下，内取上上①枝元四五十枚，煮汁一茶盅，温服，即下。若俱不下，必系血渗胞中，或胀痛喘急，量其轻重，速以后方治之。

① 上上：最上等。

夺命散

没药　真血竭各等分

上研细末，才产下，即用童便、酒各半，不饮酒者，酒只用少许，恐其醉也，或量对甜酒汁亦可，煎一两沸，调下二三钱，良久再调服。其恶血自下行，便不冲上，免生百疾。

夺命丹方见前子死腹中并下胎　治瘀血入胞胀痛，宜急服此药，瘀消胞下。

催生保产汤方见前催生　治瘀血入胞胀痛，即服此药，瘀消胞落。依本方去人参、甘草不用，其红花、桃仁、肉桂、牛膝倍用。

一法　产后胞衣不下，谕令产母安心，只管断脐带以微物，须用心系，坠之则胞衣自痿缩而下，切勿大略，谨将截断胎肠蒂用手紧握定，系之，不然恐肠蒂缩于腹内，其害匪轻，慎之。

尿灰包熨法　治产后血块不散，积滞成包，用红火灰略一升，小便浸湿，以旧布一大方包定，乘热熨之，或以旧鞋底抹桐油，烘热熨之。胞衣不下，用尿灰包熨之亦妙。

牛膝散　治胎衣不下，腹中胀痛，急服此药，腐化而下，缓则不救。

牛膝　川芎　朴硝　蒲黄各四钱　当归三钱　肉桂临煎去皮切，二钱　生地一钱

生姜三片，水煎服。

一方　用蓖麻仁一两，研烂，贴产母右足心。衣下，速去，热布擦净。缓则肠出，如肠不收，即以此膏贴脑顶，则自入，亦即速去热布，擦净，缓则有悬肠之患。

一方　用皂角刺烧存性为末，每温酒调服二钱。

产门不闭子宫不收

产后玉门不闭，子宫不收，多由气血虚弱，不能收摄，或由阴火下流而然，亦有因初产伤重者，必肿而疼，兹将方列于下，随其择用。

十全大补汤见补益门　治气血亏虚，玉[1]门不闭，子宫不收，依本方加北味。

补中益气汤见补益门　治劳倦形衰，气少阴虚，玉门不闭，子宫不收，依本方白芍用醋炒，或北五味。

加味逍遥散方见郁证　治阴挺突出，或服补剂愈见肿胀，自觉热痛者宜之。

甘草汤　治产门因伤肿痛。

甘草三四两，煎浓汤，微温热，不时洗之，其肿伤自愈。

一方　治产门不闭，子宫不收，均可用藿香、荆芥、椿根白皮各等分，煎浓汤，先熏后洗，神效。

一方　治产后阴门肿痛难忍，用桃仁一二两泡，去皮尖，捣如泥，敷之即止。

一方　治产后阴户肿大，用吴茱萸、桃仁泥、硫黄捣烂，煎汤洗之，又能止痛。

产后血晕

产后忽而眼黑头眩，神昏口噤，不省人事，凡治此者，不得执以消瘀为事，须详辨之。若因恶露上攻迷昏者，其人面唇必赤色，形气脉气俱有余，胸腹胀痛，此血逆也，宜消瘀中兼以养血。若因去血过多而昏者，其人面唇必白色，形气脉气虽无大坏，而腹中时痛，此等颇多，宜养血中稍兼消瘀。若乎血去气脱而昏者，其人面白目闭，口开肢冷，气微脉微，是即脱症也，速宜独参以救之。若不识此为气脱之候，而亦以逐血之剂治之，未有不立毙矣。临证之工，不可不审也。

佛手散方见前催生　治产后血晕。此养血中兼消瘀之剂。

参归益母汤　治产后血晕。此治气血虚而兼有瘀者。

人参二三钱　当归三钱　益母草忌铁器，酒炒，一钱　红花酒炒，六分　黑姜八分

---

① 玉：原作“门”，据文例改。

水煎，对热童便服。

失笑散方见前血崩　治产后血晕，因恶血上攻，胸腹胀痛，形气实者宜用。

清魂散　治产后去血过多，面唇色白，血脱而晕者，宜用此方。灌之下咽，眼即开，气定即醒。

泽兰叶　人参各一钱　川芎二钱五分　荆芥穗五钱　甘草炙，一钱

水七分，酒三分，同煎服。

产后忽然一时血晕，药不能及，宜将秤锤烧红，用器盛醋至床前，以烧红秤锤置于醋内淬之，令醋气入鼻，收神即醒，或以醋少许涂口鼻。

产后

朱震亨曰：产后气血两虚，惟宜大补，虽有他症，以末治之。张从正曰：产后慎不可作诸虚不足治之。二说各有偏处，当合形证脉三者细参，方不致误。

叔和曰：产后寸口洪疾不调者，死，沉微附骨不绝者，生。又曰：沉小缓滑者，生，实大坚弦急者，死。丹溪曰：胎前脉当洪数，既产而脉仍洪数者，死。又曰：胎前脉细小，产后脉洪大者，多死。《产经》曰：胎前之病，其脉贵实，产后之病，其脉贵虚，胎前宜顺气安胎，产后宜补虚消瘀，此其要也。

产后以去瘀血为先，血滞不去，乃成诸疾。若虚极不容姑待者，峻补之中宜加温行之药，峻补则力大而可宣通，温行则流利而不凝滞。即实症，逐瘀亦不可用峻厉之药，产后元气大虚，恐血无主宰，一任药力，便为崩行不止，虚则易脱，犹覆水难收矣。故莫若生化汤行中有补，补中有行，温则不滞，不伤胃气为至当也。

生化汤者，因药性、功用而立名也。产后瘀血当消，而新血亦多生也，专消则新血不生，专生则旧血反滞，芎归桃仁三位，善去旧血，骤生新血，佐以黑姜、炙草，引三位入于肺肝，生血

利气，行中有补，且得暖则血自流通，恶露自尽，故无后患，实产后之圣药也。

生化汤　治新产后恶露不行，腹痛，或摸之有块，按之亦微拒手，方书谓之儿枕痛等症，服之神效。

当归五钱　川芎二钱　干姜炒黑，八分　桃仁十三粒，捣烂　甘草炙，八分

水煎服。

若因气凝成块，包而不散者，加莪术、三棱、牛膝（酒炒）。

殿胞煎　此景岳方也，治产后见儿枕疼痛等症如神。

当归五七钱或一两　川芎三钱　炙甘草一钱　茯苓一钱　肉桂三钱或五七分

水煎温服。

如脉细而寒，或呕者，加干姜（炒黄色）一二钱。如血热多火者，去肉桂加酒炒芍药一二钱。如脉弱阴虚者，加熟地三五钱。如气滞者，加香附一二钱，捣烂酒炒，或乌药亦可。腰痛者，加杜仲一二钱，酒炒。

或曰：产后有瘀血无瘀血，何以辨之？曰：有瘀血不行，腹中必胀痛，宜前生化汤之类治之。若因去血过多，无瘀血者，宜前圣愈汤之类补之，但芍药宜用酒炒。

圣愈汤见妇科经脉病本

产后恶露不止

产后恶露乃裹儿污血，产时当随胎而下，若日久不断，时时淋漓者，或因冲任虚损，血无收摄，或因瘀行不尽，停留腹内，随化随行者，宜审其血之色，或污浊而臭，属实，宜逐瘀；或浅淡不鲜，属虚，宜补固。方列于后，或宜逐宜补，用者酌择。

佛手散方见前催生　此治恶露之轻者。

生化汤方见前产后　此治恶露之重者。

殿胞煎方见前产后　此治恶露寒滞不行者。

十全大补汤方见补益门　此治冲任虚损，血不收摄，以致恶露

不已者，依本方加阿胶、续断。

新方安营汤 此方前治一产妇，恶露淋漓不止，他药罔效，溪诊之脉滑有力，其人烦渴喜冷，知其血热妄行，如古云：产后不宜凉。此其常也，故举此变，以见法之不可执也。

生地四钱 生白芍三钱 防风二钱 续断三钱 丹皮二钱 麦冬去心，三钱 黄芩二钱 甘草一钱 荆芥穗三钱，炒微黑

水煎服，一服立止。

产后伤食呕吐

产后过食肉面，伤于饮食者，必心胸饱闷，恶闻食气，懊憹嘈杂吞醋，宜用加味六君子汤。若更呕逆痰涎，必是兼有痰饮，宜用加味二陈汤。

加味六君子汤

人参 白术土水炒 白茯苓各三钱 半夏曲 陈皮各二钱 炙甘草一钱半 山楂肉 神曲 香附捣烂，各二钱 缩砂仁一钱半，姜汁炒

姜三片，红枣三枚，水煎服。

加味二陈汤

陈皮 白茯苓 半夏 神曲各三钱 麦芽炒，二钱 砂仁一钱半，姜水炒 炙甘草一钱 广香二钱，磨对服

生姜、水煎服。

产后发热

产后发热之故，非止一端，如饮食太过，胸满呕吐，恶食者，则为伤食发热。若因起居感受风寒，则为外感发热。若恶露不去，瘀血停留，则为瘀血发热。若去血过多，阴血不足，则为血虚发热。亦有因产时伤力劳乏发热者，三日蒸乳发热者，当详其有余不足，或攻或补，或用凉药正治，或用温热反治，要在临证细细参考。

黑姜四物汤 治产后阴血暴伤，阳无所附而发热者。

熟地五钱 当归三钱 川芎一钱半 白芍三钱，酒炒 干姜二钱，酒炒

水煎服。

柴胡四物汤 治产后外感风寒，头疼恶寒而发热者。

熟地五钱 当归三钱 川芎二钱 白芍二钱，酒炒 柴胡二钱半 防风二钱 陈皮一钱半

火葱头、生姜、紫苏水煎温服。

加味六君子汤方见前 治伤食恶食，胸腹胀闷而停食发热者，若脾气虚不化食，又单宜四君子汤加炮姜。

化生①汤 治内有瘀血，必兼腹痛，停滞而发热者。

当归五钱 川芎三钱 丹参二钱，酒炒 桃仁十二粒，捣 红花一钱 姜灰一钱半

水煎服。

当归补血汤 治去血过多，血脱烦躁，干渴，面赤而发热者。但此症脉多洪大而虚，重按则微。

黄芪一两，蜜炙 当归四钱

水煎服。

十全大补汤见补益门

八珍汤见补益门 二方俱可治产后劳乏，气血虚而发热者，须酌其宜而用之。

加味逍遥散 治阴虚火旺而发热者。

养葵曰：如胎前原有阴虚火症，产后去血过多，必大发热，烦躁汗出等症。若依前法大补气血，其症必甚，当用逍遥散以清肝火，养肝血。因去血过多，肝虚而燥之故，不可泥于气血两虚，以脉候参详。

白芍酒炒 当归 白术土水炒 柴胡 白茯苓各三钱 甘草一钱 薄荷二钱半 丹皮 栀子各二钱

生姜、水煎服。

产后寒热

产后寒热，名既不同，其症亦异，当先明辨之。如曰寒热往

---

① 化生：此二字疑倒。

来者，谓寒去热来，热去寒来，递相更换也；曰乍热乍寒者，谓有时寒，有时热，寒热无定时也；曰寒热似疟者，谓或先寒后热，或先热后寒，一定不移，至其时而始作也；曰壮热憎寒者，谓其身既壮热，而复时时畏寒也。盖寒热往来者，阴阳相格也；时寒时热者，营卫不调也；寒热似疟者，败血饮食停滞也；壮热憎寒者，汗出伤风也，须各分别施治。

柴胡四物各半汤 治气血虚损，阴阳不和，往来寒热。本方即小柴胡汤合四物汤是也。

柴胡 半夏 黄芩 人参 当归 白芍酒炒，各二钱 甘草一钱 熟地三钱 川芎一钱半

生姜、红枣、水煎服。

增损四物汤 治气血虚损，营卫不调，乍寒乍热，宜用此汤。或补中益气汤、补阴益气煎，俱可酌而用之。

当归三钱 白芍酒炒 川芎 人参 干姜炒黄，各二钱 炙甘草一钱

生姜、红枣、水煎服。

补中益气汤方见饮食 治乍寒乍热而寒多者。

补阴益气煎方见饮食 治乍寒乍热而热多者。

加味生化汤 治瘀血兼饮食停滞而寒热似疟者。

当归五钱 川芎二钱 桃仁去皮尖捣，十三粒 干姜二钱，炒黄 甘草炒，一钱 柴胡 楂肉 神曲各二钱

水煎服。

更生散 治感受风寒，壮热憎寒。

当归 熟地 川芎 人参各二钱 荆芥穗三钱 干姜一钱，炒黄

紫苏、葱白、水煎服。

凡治产后之症，不得执定尽用补剂，恐致实实之患，且亦难于取效。须当因人察脉，因脉审症，若形气病气皆不足者，因宜专以补剂治之；若形气不足而病有余者，宜于补剂中兼以去邪治之；若形气原无大损，而只病气有余者，又宜专以去邪，盖去邪即所以固本，贼去民安，斯定理也。若能悟此经常权变之理，自

可无惭于司命，然而今天下难矣，彼略知肤末者，一遇形弱，不论阴阳，辄用补益之药，一见杂症，不分虚实，便投平和之品，佥[①]曰稳当，不知此等敷衍之药，仅具虚名，而无实效，安能救困扶危，俾[②]沉疴而顿释哉？非特无裨，而实延误以害之也。

阳旦汤 治产后续感风邪，数十日不解，头微痛，恶寒，时热汗出，心下闷，干呕。

桂枝三钱 白芍酒炒，三钱 炙甘草二钱 生姜三钱 红枣三枚，擘破 黄芩二钱半

水煎服。

沈明宗曰：世谓产后气血两虚，不论外感内伤，皆以补虚为主，而仲景拈伤寒中之风伤卫发热，仍以表里[③]去邪为训，故云产后中风，数十日不解，头微痛，恶寒，时时有热，汗出，乃太阳表未解也。但心下闷，干呕，是外邪入于胸中，为里症也。是太阳表里有邪，谓之阳旦症，故以桂枝汤加黄芩而为阳旦汤。以风邪在表，故用桂枝解肌，以邪入胸膈之间，当用清凉解其内热，故加黄芩，斯为产后感冒入神之妙方[④]也。奈后人不察其理，反谓芍药酸寒，能伐生生之气，桂枝辛热，恐伤营血，弃而不用，以致病剧不解，只因未窥仲景门墙耳。故《千金》以此加饴糖、当归为当归建中汤，治产后诸虚或外感病。推仲景之意，尝以此汤加减出入治产后诸病，屡获神效，故表出之。

产后自汗头汗

产后血去过多则阴虚，阴虚则阳盛，若微微自汗，是营卫调和，不必服药。若周身无汗，独头汗出者，乃阴虚阳气上越之象也。若头身俱大汗不止，则恐有亡阳之虑矣。

---

① 佥：都。

② 俾：使。

③ 表里：《沈注金匮要略·卷二十二妇人产后》中“表里”后有“阴阳”二字。

④ 方：原脱，据《沈注金匮要略·卷二十二妇人产后》补。

当归六黄汤　治产后亡血，虚阳热上蒸，头上汗出，至颈而还者宜用此方。

当归二钱　熟地二钱　黄芪蜜炙，二钱　生地一钱　黄柏炒黑，一钱　黄芩炒黑，一钱　黄连亦要炒黑，一钱

水煎服。

黄芪汤　治自汗不已，宜用此方。

黄芪蜜炙，三钱　牡蛎火煨研粉，三钱　白术土炒，二钱　麦冬去心，二钱　白茯苓一钱　熟地三钱　防风一钱　甘草七分

加浮小麦一合煎服。

参附汤　治阴血大脱，孤阳外越，大汗不止。

人参一两　制附子五钱

水煎服。

按：先天之气在肾，后天之气在脾，参附乃脾肾之圣药也。产后既亡血而又汗多，是为亡阳。盖汗本血液，属阴，阴亡血亦随之而走，故曰亡阳。其用药与他症不同，轻则参、术、芪、防、桂枝类，麻黄根之类酌其宜而择用，重则非参附不能回阳也，故古贤用之以救阳脱阴脱。

产后气喘

产后气急喘促者，因血暴竭，气无所主，孤阳上越，此第一危症也。若妄作痰火实症治之，必死，宜速补其气，用参附煎汤，时时饮之。若因恶露不行，败血上攻而肺而喘者，必面紫黑，用人参、芎、归、黑姜服之，或二味参苏饮。瘀重而不甚虚者，夺命散亦可，下去瘀血，其喘自定。

参附汤见前

人参芎归黑姜汤　此方补正兼以去瘀，虚者宜之。

人参三钱　当归四钱　川芎二钱　黑姜二钱

水煎服。

二味参苏饮　此方亦系补正兼以去瘀，虚者宜之。

人参一两，隔纸焙为末　苏木二两

以苏木煎汤，每用人参末二三钱，冲服。

夺命散方见前胞衣不下　此方去瘀血。

贞元饮　治妇人①血亏损，气短似喘，呼吸急，提不能升，咽不能降，势剧垂危。常人但知为气急，其病在上，而不知元海无根，亏损肝肾，此子午不交，气脱症也，急宜用此方。

此症脉多细微无神。

熟地一两　炙甘草二钱　当归三钱

煨姜、水煎服。气虚加人参，手足厥冷加肉桂。

产后痉病

产后血气不足，脏腑皆虚，多汗出，腠理不密，风邪乘虚袭入，遂成痉证。手三阳之筋结于颔颊，则口噤。阴阳经络周环于身，风中经络，则头项肩背强直如角弓反张之状，若其所致之由，则凡如伤寒误为大汗以亡液，大下以亡阴，或溃疡脓血大泄之后，乃有此证，故在产后亦惟去血过多，或大汗大泻而然，其为元气虚极、血液枯败也可知。凡遇此证，速宜察其阴阳，大补气血，切勿认为风痰而用发散消导之药，必致无救。若见头摇喘促，汗出不止，两手撮空者，则为真气去，邪气独留，必死之候也。

加味八珍汤　治产后亏虚，易中风邪，致成痉病，或口噤项强，身体抽搐，似属无火者，宜用此方。

人参　白术　白茯苓各二钱　炙甘草一钱　当归三钱　川芎一钱半　熟地黄三钱　白芍酒炒，二钱　肉桂去皮，一钱半　黄芪蜜炙，二钱　制附子一钱半　防风一钱

水煎服。

大补元煎方见咳嗽　治产后气血亏损，致成痉病，或口噤项强，身体抽搐，似属多火者，依本方少加川芎、防风以佐之。本方即人参、熟地、山药、山茱萸、杜仲、红杞、当归、炙甘草是也。

---

① 人：据上下文，此下当脱一“气”字。

蓐劳

产后气血两虚，起居不慎，风伤外袭，瘀血内停，更或饮食厚味，过伤忧劳忿怒，乃不足之中夹有余之症，致生寒热往来，脐腹胀痛，懒进饮食，喜眠卧，起则头晕昏迷，骨蒸潮热，盗汗自汗，痰喘咳嗽，面色萎黄，肌肉削瘦，气力难支，名为蓐劳。蓐，草荐①也，言产妇坐草②劳倦症也。医治甚难，凡欲疗斯疾者，必先调其脾胃，使饮食强健，能胜药力，然后调其营卫，补其虚损，始能痊愈。

六君子汤 治产后蓐劳。宜先用此方，量症加减，扶脾益胃。

人参白术土水炒 白茯苓各三钱 炙甘草一钱半 半夏曲二钱 陈皮一钱半

煨姜、红枣、水煎服。

按：本方治脾胃气虚而兼痰饮，如无痰饮而只气滞者，减去半夏，名五味异功散。若脾胃不和，胸腹痞闷，呕吐痰饮者，依本方加砂仁、木香，名香砂六君子汤。如脾虚肌热，泄泻作渴，于本方内减去半夏、陈皮，加入葛根、藿香、木香，名七味白术散。加葛根者，取葛根甘寒直走阳明，解肌热而除渴也。

散瘀解寒汤 治产后蓐劳，恶露未尽，微感寒邪，寒热往来，脐腹胀痛。

当归四钱 川芎 赤芍酒炒 茯苓 柴胡 延胡索酒炒，各二钱 半夏二钱半 甘草八分 桃仁去皮尖捣，一钱

生姜、紫苏、水煎服。

调营汤 治蓐劳骨蒸，盗汗自汗等症。

当归三钱 熟地三钱 白芍酒炒 人参 白茯苓 半夏曲 黄芩酒炒 地骨皮 鳖甲醋炙 牡蛎火煨，研粉，各二钱

---

① 荐（jiàn 见）：垫褥。

② 坐草：妇女临产。

红枣、糯米一勺，水煎服。

补中益气汤

补阴益气煎二方均见饮食　治蓐劳兼感外邪，发热者俱可择用。

熟地五钱　当归三钱　白芍酒炒　白茯苓　半夏曲　黄芩酒炒　麦冬取心　川贝捣百合蜜炙，各二钱　甘草八分

金水六君煎方见咳嗽　本方即二陈汤（陈皮、白茯苓、半夏、炙甘草）加当归、熟地是也。此方用以治蓐劳，痰喘咳嗽，足称对证。

八珍汤

归脾汤

十全大补汤

人参养营汤

四方俱见补益门。凡产后蓐劳，俱可随宜用之。

当归羊肉汤　治产后蓐劳血虚，腹中疞[1]痛、寒痛、寒疝。

当归五钱　生姜七钱

精羊肉四两，煮清汤煎药，空心服，连三日，神效。

疞，音朽，腹中急痛也。系虚寒，故用归、姜、羊肉补虚散寒。

产后大便秘结

产后去血过多，伤其津液，以致胃燥肠枯，故令大便秘结。若饮食如常，无胀满之苦者，不宜轻下，反伤元气，惟宜量其虚实，只可用八珍汤加桃仁、杏仁缓缓治之，待其血旺津回，自然顺利。或用猪胆汁润之，蜜导法治之。若不知而妄用苦寒之剂下之，则中气愈伤，祸在反掌矣。

八珍汤见补益门

济川煎　凡病涉虚损而大便闭结不通，则硝黄攻击等剂必不可用。若势有不得不通者，宜此主之，此方产后便秘宜服。

---

① 疞（jiǎo 搅）：腹中急痛。

当归五钱　牛膝二钱　肉苁蓉酒洗去甲，三钱　泽泻二钱　升麻八分　枳壳麸炒，八分

水煎服。肾虚加熟地，气虚加人参，有火加黄芩。

新方滋阴汤　治产后阴虚，血热便秘。

熟地五钱　生地三钱　当归五钱　防风一钱半　丹皮二钱　肉苁蓉先用米泔水漂洗，再用酒洗，三钱

水煎服。

产后痈疽

新产半月，忽患痈肿于左右胸腹者，是败血不尽，流滞经络，或气血虚弱，荣气不从，逆于肉里也。如败血瘀滞者，则焮肿赤痛而脉弦洪有力，当补血行血之中佐以导瘀疏气为主，如生化汤加连翘、银花、甘草、节乳香、没药之类。如气血虚弱，荣涩卫逆者，则平塌散漫而脉微弱无力，当大补气血为主，如十全八珍汤之属以固本元，其毒自解。若以毒治而用寒凉解毒之药，必致变成坏症，则难医矣。

乳　门

妇人冲任血旺，脾胃气壮，饮食调匀，则乳足而浓，以生化之源旺也。若脾胃气弱，饮食少进，冲任亏虚，则乳少而薄，所乳之子亦怯弱而多病。其乳以浓白光彩、入盏中上面莹然如玉为上，黄色清薄为下，不可哺儿。乳母宜择肥瘦适中、无病经调、善食者佳，太肥则多痰，太瘦则多火，儿饮其乳，亦复如是。如一儿昏睡，竟日不醒，举家惊惶，求医投药罔效。一医视之曰：此儿中酒，得毋乳母曾痛饮乎？询之果然，停药而醒，可见其利害相关明矣。时珍曰：人乳无定性，随饮食性气而变，故饮食调摄，乳母不可不慎也。若乳汁不行有二：有气血盛而壅闭不行者，属实，宜疏之。有气血衰而燥涩不行者，属虚，宜补之。其有乳汁自出者，因气血太虚，不能敛摄也，宜调补营卫以收摄之。若未产而乳自出，谓之乳泣，生子多不育。

乳汁不行

产后乳汁不行，有因气脉壅滞不行者，其乳必胀痛，治宜通利之剂。有因气血亏虚不行者，治宜大补气血，少佐通利之剂。二者俱宜用葱白煎汤，时时乘热淋洗乳房，以导其气，则乳汁自行。

猪蹄汤 治气血不足，乳汁不行。

七孔猪蹄一对，煮汤，吹去浮油，用此汤煎后药。

生黄芪五钱 当归三钱 川芎一钱半 白芍酒炒，二钱 熟地三钱 人参二钱 白术米汤炒黄，二钱 甘草炙，一钱 白茯苓二分 陈皮 木通 漏芦各一钱

猪蹄汤煎服此方，或用泡酒饮亦可。

加味四物汤 治去血过多，血少乳汁不行。

亦如前，用猪蹄煎汤，煎后药。

熟地五钱 当归三钱 白芍酒炒，二钱 川芎一钱半 花粉二钱 黄芪生用，三钱 木通一钱

猪蹄汤煎服此方，或用泡酒亦可。

□①

通脉汤《达生编》方 治乳少或无乳。

生黄芪一两 当归五钱 香白芷五钱

七孔猪蹄一对，煮汤，以汤煎药服。

新产无乳者，不必用猪蹄，用水七分、酒三分煎服亦可。

当归补血汤 治气血虚，产后无乳。

当归五钱，酒洗 黄芪一两二钱，蜜炙

加葱白十茎，水煎服。

涌泉散 治妇人气脉壅滞，乳汁不行胀痛。

白丁香 王不留行 花粉 漏芦 僵蚕各二钱

猪蹄汤煎服。

---

① □：原书此处缺2页（卷十一第三十七、三十八页）。

新方通滞汤[1]　治气脉壅滞，乳胀不行。

王不留行酒浸　漏芦　花粉　穿山甲炒黄，各三钱

猪蹄汤煎服。谚云：穿山甲王不留，妇人吃了乳长流。

乳汁自流

产后乳汁自流，乃气血亏虚，不能敛摄津液，须分有火无火以治之：无火者，宜十全大补汤，倍用人参、黄芪。有火者，宜滋阴汤以治之。若食少乳多，欲回其乳者，宜免[2]怀散以散之。若无儿食乳，欲断乳者，或余乳蓄结，乳房作胀，增寒作热，肿痛不消者，轻则俱宜以陈皮甘草汤，重则俱宜以麦芽汤消之。

十全大补汤方见补益门　治乳汁自流，因气血虚而无火者，依本方倍用参、芪。

新方滋阴汤　治乳汁自流，因气血虚而多火者。

熟地四钱　生地　白芍　麦冬去心　山药　当归各三钱　甘草一钱　栀子炒，一钱半

水煎服。

免怀散　治食少乳多，或无儿吃，欲回其乳。

红花酒炒　归尾　赤芍酒炒　牛膝酒炒，各三钱

水煎服。

陈皮甘草汤

陈皮一两　甘草一钱

水煎服。

麦芽汤

麦芽二三两，炒熟

水煎服，立消。

吹乳

吹乳者，因儿饮乳，为儿口气所吹也，致令乳汁不通，壅结

---

① 汤：原脱，据文义补。

② 免：原作“兔”，据《医宗金鉴·妇科心法要诀·乳证门》改。

肿痛，不急治之，多成痈肿，速宜服瓜蒌散，外以南星末敷之，更以手揉散之。若势甚重者，即宜服连翘金贝煎以消之。

瓜蒌散 治吹乳肿痛。

瓜蒌一个 乳香二钱

酒、水煎服。外用南星二三两为末，温汤调敷。

连翘金贝煎 治吹乳肿痛不愈，服之立消。又治阳分一切痈毒在胸乳之间，数服即愈。

金银花 浙贝母 蒲公英 花粉 夏枯草各三钱 红藤七钱 连翘一两

酒、水煎服。不饮酒者，用水煎亦可。

一方 治吹乳肿痛，用猪牙皂角煅存性，擂细，每用一钱半，葱白汤调服。

一方 治乳结肿不消，外敷，用南星、半夏、僵蚕、白芷、皂角刺、草乌，概用生药为末，用葱汁合蜜调敷患处，即消。

一方 治乳肿不通，外用连须葱白捣烂，铺于乳上，用瓦罐盛灰火熨葱上，蒸出汗即愈。

荆防牛蒡汤 治乳母肝胃气滞，兼子吮乳，鼻孔凉气袭入乳房，凝结肿痛，令人寒热往来，或烦躁口渴，初起宜服此汤。

荆芥穗 防风 牛蒡子炒，捣烂 金银花 陈皮 花粉 蒲公英 黄芩酒炒 连翘去心 皂角刺各三钱 柴胡 香附子捣烂，各二钱 生甘草一钱

水煎服。

橘叶瓜蒌散 治凉气袭入乳房，与热乳凝结，肿痛不消，宜服此方。

橘叶二十片，扯碎 瓜蒌量症用半个或一个 川芎 黄芩 栀子生用 连翘去心 石膏煅 柴胡 陈皮 青皮各二钱 甘草生用，一钱

水煎服。紫肿焮痛用石膏，红肿者去之。

隔蒜灸法

大独蒜切片，约三文钱厚，安于疮顶上，用艾灸之，灸三五壮即换一蒜片再灸，须灸痛为度。若漫肿无头者，以湿纸覆其上，

视其先干处置蒜片灸之。若湿纸两三处先干，两三处齐灸之。若有一点如粟白粒，四围红肿，即于白粒上灸之。若疮势大，以蒜捣烂，铺于疮上，艾铺蒜上灸之，蒜败再易再灸，或三五十壮，愈多愈妙。如未成者即消，已成者亦杀其大势，不能为害。如痛者，灸至不痛，不痛者，灸至痛，其毒随艾火而散。此方不特①治乳症，凡一切痈疽疮毒初起者，用以散郁拔毒，无不神效，大有回生之功，真仙方也。

冲和膏 治阴阳不和，冷热相凝，乳房肿痛，宜用此膏敷于患处，行气疏风，活血定痛，散瘀消肿，祛冷软坚，诚良药也。此膏又可敷痈疽发背等毒。

紫荆皮五两，炒　独活三两，炒　白芷二两　赤芍二两，炒　石菖蒲一两五钱

共为细末，葱汤、热酒俱可调敷。

透脓散 治乳房肿痛，服药不消，内脓已成，未溃破者，服之即溃破毒出。此方又可治痈疽诸疮毒而内脓已成，未溃破者。

生黄芪五钱　穿山甲二钱，炒捣碎　川芎四钱　当归三钱　皂角刺三钱

乳症在上，宜先饮酒一杯，后服药。

乳痈乳疽乳岩

乳房属阳明胃，乳头属厥阴肝，此证皆由肝气郁结，胃火壅滞而成，俱生于乳房，红肿热痛者为痈，十余日脓成，若坚硬木痛者为疽，月余成脓。凡四十岁以前易治，五十内外者难痊，因阳明、厥阴两经之气血渐衰耳。初起速宜用隔蒜灸法，不可妄用针刀。至若因肝脾两伤，气郁凝滞，乳房结核，初如枣栗，渐如棋子，虽不热痛，亦速当外用灸法，内服补剂，否则年深日久，始则肿痛，继则腐烂，深如岩壑，谓之乳岩，不可治也。惟于始生患者，即能清心涤虑，静养调理，速求善治，庶可回春。

① 不特：不仅。

瓜蒌牛蒡汤　治乳痈乳疽初起肿痛，寒热往来等症。

瓜蒌子去壳捶油　牛蒡子炒捣　花粉　黄芩　栀子生用　连翘去心　皂角刺　金银花　生甘草　陈皮各二钱　青皮　柴胡各一钱

水煎服。

连翘金贝煎方见前吹乳　此方无论乳痈、乳疽、乳岩，凡初起，俱可服。

复元通气散　此方无论乳痈、乳疽、乳岩，凡初起肿硬不消，皆由毒气壅塞，俱宜服，通气散毒。

青皮　陈皮各三钱　瓜蒌子去壳捶油　穿山川炒捣，各三钱　金银花　连翘各一钱半　生甘草七分，炙　甘草七分

水七分，酒三分，煎服。

托里透脓汤　此方无论乳痈、乳疽、乳岩，并诸毒服药不散肿，患处内觉时时跳动，势将溃脓者，宜服。

生黄芪三钱　当归二钱　人参　白术炒　穿山甲炒捣　白芷各一钱　皂角刺一钱半　升麻　甘草节　青皮各五分

水煎服。

托里排脓汤　治痈疽并一切疮疡，虽经始溃而脓毒不化，速宜服之。

当归　白芍酒炒　人参　白术土水炒　白茯苓　连翘去心　银花　浙贝母去心，各二钱　生黄芪三钱　陈皮一钱　肉桂八分　白芷一钱　甘草炙，八分　姜三片　红枣三枚　糯米一勺

水煎服。若毒在上，加桔梗，在下，加牛膝。

新方祛毒汤　此方专治一切乳病肿痛，并诸疮疡肿毒等证，服之无不神效。

金银花二两　蒲公英一两　天花粉　甘草节各三钱　没药制，二钱半　当归五钱

水七分，酒三分，同煎温服。

大凡乳症，无论乳吹、乳痈、乳疽、乳岩，一切等病，若溃后久不愈者，惟宜培补气血，或十全大补汤、八珍汤、归脾汤，择其宜而用之。

十全大补汤

八珍汤

归脾汤三方俱见补益门

妇人前阴类

阴挺

妇人阴挺，或因胞络损伤，或因分娩用力太过，或因气虚下陷，湿热下注阴中，挺出一物如蛇头，或如菌，如鸡冠者，即古之㿗疝类也。属热者，必肿痛，小便赤数，宜龙胆泻肝汤、加味逍遥散。属虚者，必重坠，小便清长，宜补中益气汤加青皮、栀子。若阴虚下脱，不肿不痛，当升补者，宜补阴固泄汤。

龙胆泻肝汤 治妇人肝经湿热，阴户挺出肿痛，小便赤涩等证。

龙胆草酒炒 黄芩 栀子酒炒 泽泻 木通 车前子 当归 柴胡 生地各二钱 甘草八分

水煎服。

加味逍遥散 治肝虚有火，倦怠抑郁，阴挺肿痛等证。

白芍酒炒 当归 白术土水炒 白茯苓 柴胡 丹皮 栀子酒炒，各二钱 甘草八分 薄荷一钱 生姜三片

水煎服。

补中益气汤方见补益门 治妇人阳虚下陷，阴挺不敛等证，依本方加青皮、栀子酒炒。

新方补阴固泄汤 治妇人阴虚下脱，不肿不痛，久不收敛，宜升补者。

熟地五钱 山药 山茱萸酒洗 菟饼各三钱 人参 鹿角霜末服，各二钱 北味 升麻蜜炒 甘草蜜炒，各一钱

水煎服。

阴挺外洗 用蛇床子二两，乌梅二两，熬水乘热熏阴挺处，俟温洗之。更用藜芦一两为末，以猪化油调敷，无不效愈。

一方　治妇人阴挺痒痛，或因非理所为，致伤阴户，俱可用此熏洗。金毛狗脊、五倍子、枯白矾、鱼腥草、水杨柳根、黄连，以上六味各一两，熬浓乘热熏之，俟温洗之。

阴肿

妇人阴户肿痛，若因产伤所致者，不必治肿，但调气血而肿自退。若无故肿胀者，乃肝心二经火盛，湿热下流所致，宜服龙胆泻肝汤，或加味逍遥散。若因中气素虚，下陷重坠者，宜用补中益气汤以升举之，外用熏洗药治之。

龙胆泻肝汤

或**加味逍遥散**

补中益气汤三方俱见前阴挺

熏洗阴肿方

用艾叶五两，防风三两，大戟二两，水熬熏洗肿处。更以枳实三两（切）、陈皮二两为末，炒热，安于阴肿处，以帛裹之，如冷，焙热又包，不过两三次，自肿消痛止。

一方　治阴户肿。

用小麦、朴硝、白矾、五倍子、甘菊苗叶、葱白同熬汤熏洗，如冷，炖热再浸洗之，自愈。

阴痛

妇人阴中作痛，名小户嫁痛，痛极往往手足不能伸舒。由郁热伤损肝脾，湿热下注所致。宜内服加味逍遥散，外以四物汤料合乳香捣饼，纳阴中，其痛即定。

加味逍遥散见前阴挺

四物汤加乳香

当归赤芍川芎生地　生乳香各一两

共捣成饼，纳入阴户内，自愈。

阴痒

妇人阴痒，多因湿热生虫，侵蚀阴中，故时作痒，甚则痒痛不已，肢体倦怠，小便淋漓，亦有溃烂成疮者，宜服加味逍遥散、龙胆泻肝汤。外用猪肝，切三寸长如钱大，以针刺无数孔，炙热，纳入阴户，引虫入猪肝内，两三次全愈，不必添入药味。

加味逍遥散

龙胆泻肝汤二方俱见前阴挺

妇人阴痒不可忍者以此洗之，花椒、吴茱萸、蛇床子、白矾、荆芥穗、藜芦、桃树叶、食盐，共八味，各二两，熬浓，倾入净桶内，乘热坐熏阴门，俟温洗之。

一方　用银朱[①]烟擦于肝上，不论猪肝、鸡肝均可，但肝先以火炙半熟，用鸡肠棉带先将肝一头缚定，以银朱烟遍擦肝上，纳入阴户内，须留绵带在外，以便出之。只一宿，虫尽绝矣。

取烟法　用银朱五六分，揩擦厚火纸上，点燃，置一干碗中，上用一碗，以水将碗内概擦湿，勿使有滴水，露缝覆之，其烟皆着于湿碗之上，用指皆擦肝上。此烟又可治虱，小儿头上虱多，用指揩擦发中，覆以毡帽，则虮虱[②]皆尽矣。又可治诸疮癣之虫，无不神效。

阴疮

妇人阴中生疮，名曰䘌[③]蚀，由七情郁火，伤损肝脾，气血凝滞，湿热下注而虫生，虫蚀成疮，浓水淋漓，时痛时痒，有若虫行，少腹胀闷，尿赤频数，食少体倦，内热晡热，经候不调，赤白带下，种种证见，宜分治之。肿痛者，宜四物汤加柴、栀、丹、草、芥穗。若溃烂出水而肿痛，宜芍药蒺藜煎加当归、土茯苓。若肿而重坠者，宜补中益气汤加栀子、丹皮。

四物汤加柴栀丹草芥穗

当归　川芎　生地　赤芍　柴胡　栀子　丹皮　龙胆草　荆

---

① 银朱：即硫化汞。无机化合物，鲜红色的粉末，有毒。由汞和硫混合加热升华而得。用作颜料和药品。

② 虮（jǐ几）虱：虱及其卵。

③ 䘌（nì逆）：《集韵·质韵》：䘌，虫食病。

芥穗

水煎服。

芍药蒺藜煎 治妇人阴疮肿痛，溃烂出水，又可治通身湿热疮疹，及下部红肿热痛诸疮，无不神效。

龙胆草 栀子 黄芩 木通 泽泻各一钱半 芍药 生地 白蒺藜连刺捶烂，五钱，甚者一两 当归二钱 土茯苓五钱

水煎服。

补中益气汤见补益门 肿而有热者，依本方加栀子、丹皮。

一方 治妇人生门硬如石，虽衣撞亦痛。用鱼胆七个，丝绵二三钱，烧灰存性擂细，和鱼胆，取鸭毛调匀，擦两三次，其硬即软而瘥。

阴痔

妇人阴中有肉突出者，名曰阴痔，俗称茄子疾也。流黄水者，易治，流白水者，难治。用乌头一个，烧存性，酽醋熬熏，内服逍遥散、补中益气汤、归脾汤，量其虚实而用之。

逍遥散

当归 白芍 白术 茯苓 柴胡 薄荷 甘草

补中益气汤

归脾汤二方俱见补益门

阴痔外熏药

乌头四两，片，用酽醋，砂罐纸封，熬浓，乘热去纸熏之，自消。

一方 治妇人阴户翻出，流黄臭水，作痛不收。用绵茧一二钱，烧灰存性，海螵蛸一二钱，俱擂细，加冰片少许，擂匀掺之，如干，以麻油调鸭毛擦上，其毒即收。

阴冷

妇人阴冷，皆由寒气乘虚客于子宫，久之血凝气滞，多变他症，且难于孕，宜散服八味地黄丸，外以远志、干姜、蛇床子、吴茱萸研细为丸，纳阴中以温之。

八味地黄丸见补益门

温阴丸

远志末，一两　干姜末，一两　吴茱萸末，一两　蛇床子末，一两

四末和匀，用水糖少许微煎，丸如弹子大。每用一丸，纳阴中，片刻即温热如火。内服八味丸，外用此丸，不过数次，寒气去而即愈矣。

交接出血

妇人交接出血者，由心脾肾三经亏损也。宜补中益气、补阴益气、归脾等汤消息用之，或用千金方，若脉洪而多火者，如保阴煎、八仙长寿煎，俱可酌其宜而用之。

补中益气汤见补益门　治脾虚气陷不能摄血而宜于补阳①者。

补阴益气煎见饮食　治阴虚不能摄血而宜于补阴者。

归脾汤见补益门　治心脾亏损不能摄血者，依本方加灶心土一两许，捣烂煎水，用此水熬。

千金方　治血不归源而交接辄出者，按此方下元有火者不宜用。

釜底墨擂细末，二钱　肉桂削去皮用心，八分，研细末

上二味细末和匀，米泔水调服。

保阴煎　治阴虚内热，交接出血，及一切动血等症。

生地　熟地　白芍各二钱　山药　续断　黄芩　黄柏各一钱半　生甘草②　栀子各一钱

水煎服。如血多不止，加地榆。

八仙长寿煎　治阴气薄弱，肾元不固等证。凡属阴虚多火而动血者，此方无不神效，宜久服之。若改煎为丸，名八仙长寿丸。本方即六味地黄丸加麦冬、五味子是也。

六味地黄丸见补益门

---

① 补阳：原作“阳补”，据文义乙转。

② 生甘草：此下原衍“一钱”二字，据文义删。

热入血室

《金匮》云：妇人中风，七八日续来寒热，发作有时，经水适断，此为热入血室，其血必结，故使如疟状，发作有时，加味小柴胡汤主之。又曰：妇人伤寒发热，经水适来，昼日明了，夜则谵语如见鬼状，此为热入血室，治之无犯胃气及上二焦，必自愈也。此言热虽入于血室，然月经尚行，未能停止，热邪必不能流结，不可谓其谵语，遂妄用硝黄以犯胃气，但俟其热随血去自愈，若即欲用药，亦惟和解清热汤之类。又如妇人发热恶寒，经水适来，得七八日热除，脉迟身凉，胸胁满，如结胸状，谵语者，此亦热入血室也，宜清热行血汤之类。

加味小柴胡汤 治妇人或产后或经来，外感风寒，热入血室，寒热如疟。

柴胡三钱 黄芩酒炒 人参 半夏各二钱 甘草一钱 当归 生地 丹皮各二钱 生姜三五片 红枣三枚

水煎服。

和解清热汤 治妇人感冒风寒，经水适来，日安夜妄，虽则谵语，经行未断，不药可愈。盖血行热邪自去矣，若欲服药者，宜此方治之。

柴胡三钱 当归 黄芩酒炒 赤芍 生地各二钱 甘草八分 丹皮一钱半

水煎服。

清热行血汤 治妇人外感风寒，经水适来，七八日后热退身凉，惟胸腹胀满，热入血室而谵语者。

生地 穿山甲炒捣 赤芍 红花 丹皮 桃仁去皮尖，微炒捣 五灵脂各二钱 甘草一钱

水煎服。

地骨皮饮 即四物汤加骨皮、丹皮是也。治阴虚火旺，骨蒸发热，日静夜剧者，妇人热入血室，胎前发热者，并臻神奇。

丹毒

孙真人云：丹毒一名天火，肉中忽有赤色，如丹涂之状，其大如掌，甚者遍身，有痒有痛而无定处。丹名虽多，其理则一也。形如鸡冠，名鸡冠丹。若皮涩起如麻豆粒者，名茱萸丹。亦有水丹，遍身起泡，遇水湿搏之，透露黄色，恍如有水在皮中，此虽小疾，能令人死，须当速治，不可忽也。色赤者，诸书谓之赤游丹。色白者为水丹，小儿多生之，但有干湿痒痛之殊，有夹风夹寒夹湿之别，诸总属心火三焦风邪而成。如色赤而干，发热作痒，形如云片者，即名赤游丹，属血分有火而受风也。毒盛者，服蓝叶散，毒轻者，宜导赤汤加薄荷叶、独活服之。如初起白斑，渐透黄色，光亮胀坠，破流黄水，湿烂多痛者，名水丹，又名风丹，多生腿膝，属脾肺有热而夹湿也，宜防己散主之。亦有起白斑无热无痛，游走不定者，由火毒未发，肌肤外受寒郁，名为冷瘼，宜服乌药顺气散，外用姜搽丸。丹形初见，即用牛羊精肉片贴之，甚则用砭法，令出紫血。色重不散者，以柏叶散敷之。又方，芸薹叶捣烂敷之，神效。诸丹本于火邪，其势暴速，自胸腹走于四肢者，顺，从四肢攻于胸腹者，逆。

蓝叶散

蓝叶　川芎　赤芍　知母　生地　白芷　川升麻　柴胡　杏仁去皮尖　葛根　石膏　生甘草　山栀仁炒捣烂，各一钱半

水煎服。热甚者，加黄芩、玄参。

防己散

防己二两　朴硝五钱　犀角镑剉　川芎　黄芩　黄芪　川升麻各一钱

共捣粗末。每用五钱，加竹叶三十片，水煎服。

乌药顺气散

乌药　橘红各二钱　枳壳炒　白芷　桔梗　防风　僵蚕炒　独活　川芎各一钱　生甘草五分　生姜三片

水煎服。

导赤汤

木通二钱　生地二钱　生甘草八分　竹叶二十片

水煎服。

柏叶散

侧柏叶炒黄，为末　蚯蚓粪韭菜地内者佳　黄柏　大黄各五分　雄黄　赤小豆　轻粉各三分

共为细末。香油调，搽丹毒。

荆防饮　治赤丹游走。

荆芥　防风　丹皮　花粉　陈皮　连翘去心　黏子炒捣　玄参　赤芍　羌活　金银花各二钱　甘草一钱

水煎服。

犀角解毒散　治赤丹游走。

牛蒡子即黏子，炒捣　犀角剉　荆芥穗　防风　连翘去心　金银花　赤芍各二钱　生甘草　川黄连　生地各二钱半

水煎服。

新方清热解毒汤　治赤色风丹。

生地　丹皮　连翘去心　栀子　玄参　黄芩　防风　赤芍　土茯苓　白蒺藜捣碎，生用　荆芥穗　苦参各二钱　甘草一钱

金银花、灯心、水煎服。

砭血法

用细瓷器击碎，取锋芒者，对丹毒聚血处刺，出毒血则愈。盖刺之，大能出毒，妙法也。但患在头上者，不宜用砭法。小儿若太小者，亦不宜用，恐其肌肉难任也。

卷十二

面部图

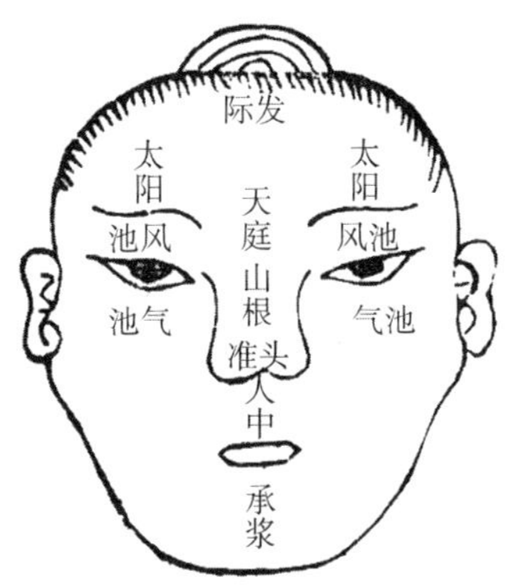

五脏部位

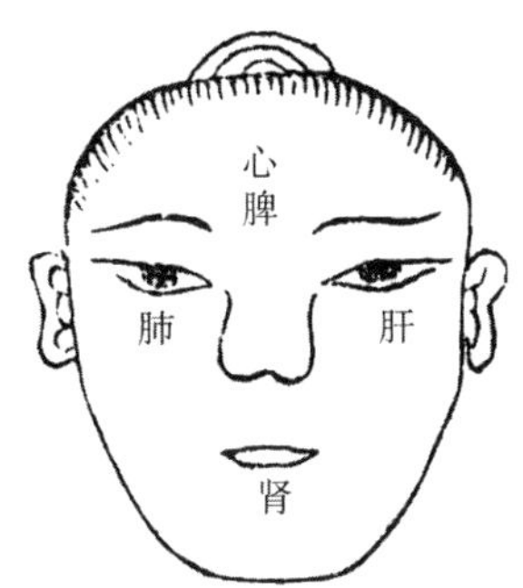

四诊

一曰察色，二曰听声，三曰审病，四曰切脉。

察色

欲识小儿百病原，先从面部色详观，五部五色应五脏，诚中形外理昭然，额心颏肾鼻脾位，右腮属肺左属肝，青肝赤心黄脾色，白为肺色黑肾颜，青主惊风赤火热，黄伤脾食白虚寒，黑色主痛多恶候，明显浊晦轻重参，部色相生为病顺，部色相克病多难，相生实者邪助病，相克虚者正难堪，天庭青暗惊风至，红主内热黑难痊，太阳青惊入耳恶，印堂青色惊泻缠，风气青惊紫吐逆，两眉青吉红热烦，鼻赤脾热黑则死，唇赤脾热白脾寒，左腮赤色肝经热，右腮发赤肺热痰，承浆青惊黄呕吐，黑主抽搐病缠绵，此是察色之大要，还将脉证一同参。

听声

诊儿之法听五声，聆音察理始能明，五声相应五脏病，五声不和五脏情，心病声急多言笑，肺病声悲音不清，肝病声呼多狂叫，脾病声歌音颤轻，肾病声呻长且细，五音昭著证分明，啼而不哭知腹痛，哭而不啼将作惊，嗞煎①不安心烦热，嗄②声声重感寒风，有余声雄多壮厉，不足声短怯而轻，多言体热阳腑证，懒语身冷阴脏形，狂言焦躁邪热盛，谵语神昏病热凶，鸭声在喉音不出，直声无泪命将倾，虚实寒热从声别，闻而知之无遁情。

有声有泪，声长曰哭。有声无泪，声短曰啼。

审病

审儿之病贵详参，要在安烦苦欲间，能食不食渴不渴，二便调和通秘勘，发热无汗为表病，内热便硬作里看，安烦昼夜阴阳证，苦欲冷暖定热寒，能食不食胃壮弱，渴与不渴胃湿干，便稠黏秽为滞热，尿清不赤乃寒占，耳尻肢凉知痘疹，指稍发冷主惊痫，肚腹热闷乃内热，四肢厥冷是中寒，眉皱曲啼腹作痛，风热来临耳热缠，腹痛须按软与硬，喜按不喜虚实参，欲保赤子诚心辨，对证施方治不难。

切脉

小儿周岁当切脉，位下一指定三关，浮脉轻取皮肤得，沉脉重取筋骨间，一息六至平和脉，过则为数减迟传，滑脉如珠多流利，涩脉滞涩往来艰，三部有力作实言，中取无力为芤脉，微脉微细有无间，洪脉来盛去无力，数缓时止促结言，紧脉右左如转

---

① 嗞煎：病证名。指小儿烦躁的表现。《婴童百问》："嗞煎者，心经有热，精神恍惚，内烦不安，心烦则渴，自然生惊。"

② 嗄（shà 厦）：声音嘶哑。

索，弦则端直张弓弦，浮为在表外感病，沉为在里内伤传，数为在腑属阳热，迟为在脏乃阴寒，滑痰洪火微怯弱，弦饮结聚促惊痫，芤主失血涩血少，沉紧腹痛浮感寒，虚主诸虚不足病，实主诸实有余看，痘疹欲发脉洪紧，大小不匀中恶勘，一息三至虚寒极，九至十至热极炎，十一十二必主死，浮散无根沉伏难，表里阴阳虚实诊，惟在儿科随证参。

天师曰：儿科先看气色后看脉，以鼻之上眼之中穴上辨之，色红者心热也，色紫者心热之甚而肺亦热也，色青者肝有风也，青筋现者肝热也，色黑者肾中有寒，色白者肺中有痰，色黄者脾胃虚而作泻。看小儿之脉只看数与不数尔，数甚则热，不数则寒，数之中浮者风也，沉者寒也，缓者湿也，涩者邪也，滑者痰也，脉止歇者乃痛也。然而小儿之病，虚者多，实者少，故用药宜固本，不可肆行克伐，医者慎之。

虎口三关脉纹图

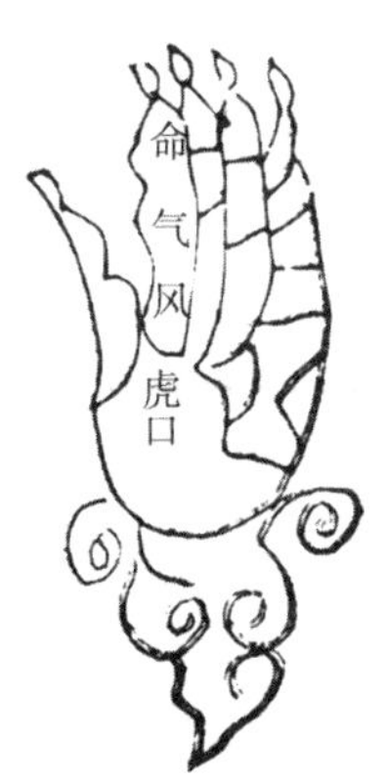

风关次指第一节，气关次指第二节，命关次指第三节，虎口叉手处是也。

虎口三关部位脉纹形色

凡初生小儿有病，须看次指内侧脉纹之形色，以决病之吉凶，男先看左，女先看右。指之初节曰风关，次节曰气关，三节曰命关。其纹色红黄相兼，隐隐不大见，则为无病。若纹色紫属内热，红属伤寒，大黄为伤脾，黑为中恶，青主惊风改青主伤风，白主疳患改色淡恐疳。纹在风关病轻，气关病重，若过命关，病危难治。又当视其纹形大小曲弯，如弓有形、弯向中指主感冒风寒，弯向大指主内热痰盛。其纹斜向中指主伤风，斜向大指主感寒。若一点红色，名流珠纹，主内热；圆长名长珠纹，主饮食伤。上尖长下微大，名去蛇形，主伤食吐泻；上大下尖长，名来蛇形，主湿热成疳。若针形者，微短；枪形者，微长，皆主痰热。若直射指甲，主脾气大败，不治。若纹似一字，主惊风抽搐。二曲如钩，主伤生冷。三曲如虫，主伤硬物。若纹形似水字，主咳嗽。联络如环，主疳病。曲虫纹，如弯虫，主积滞。鱼骨纹，如鱼刺，主惊热。纹形如乱虫者，主蛔虫扰缠。业此者，须以此形色合参诊察，庶不致误。

按：小儿疳患，犹大人劳瘵之症。前贤辨之，谓此症如虚损，故肌肤之白有如枯骨状者，是以身面之形色而言，不可以手之指纹而言也，盖指纹从无有白色之理，应将“白主疳患”改为“色淡恐疳”。又谓“青主惊”句，青乃肝木之象，病主伤风，不当言惊，盖惊出于心而与肝无涉也，应改为“青主伤风”。

小儿自弥月而至三岁，虽脉息已具，未便诊切，故古人立指纹之法。然细择之，其间有可用者，有不可用者。可用者，如纹从风关一直至命关，为不治之症是也。不可用者，如青为人兽惊，黄色雷惊等句，兹不录载是也。况一线之纹，病尚难辨，安能辨其为何物惊耶？古法虽不可废，而亦不可不知，总贵准之以理而已矣。

采取诊视小儿真诀

帝曰：乳子而病热，脉悬小者何如？岐伯曰：手足温则生，寒则死。此言热病属阳证也，脉不宜悬小。《脉诀》曰：阳证见阴，命必危殆。若手足温则阳犹未绝，故可生。若手足寒则阳已尽，故曰死。

帝曰：乳子中风热，喘鸣肩息者，脉何如？岐伯曰：喘鸣肩息者，脉实大也。缓则生，急则死。此言喘鸣肩息，阳证也，脉当实大，若脉实大而缓，有胃气也，故生，若实大而急，是胃气尽而真阳脉见也，故死。

薛氏曰：凡看脉，先定浮沉迟数、阴阳冷热。沉迟为阴，浮数为阳。浮主风，沉迟主虚冷，实主有热，紧主癫痫，洪主热盛，沉缓主虚泻，微迟有积有虫，迟涩主胃脘不和，沉细主乳食停滞，紧弦主腹中热痛，牢实主大便秘。沉而数者，骨中有热。弦长是肝膈有风。紧数乃惊风为患，四肢掣颤。浮洪乃胃口有热。沉紧主腹痛有寒。虚濡者有气，又主慢惊。芤主大便利血。

陶节庵曰：脉诊之要，无论浮沉迟数，但于有力无力中分。有力者，为阳，为实，为热。无力者，为阴，为虚，为寒。斯言实为诊脉之肯綮也。

张景岳曰：小儿之病，当以脉为主，而参以形色声音，则无失矣。然小儿之脉非比大人之多端，但察其强弱缓急四者之脉，是即小儿之肯綮。盖强弱可以见虚实，缓急可以见邪正。四者既明，则无论诸症，但随其病以合其脉，而参此四者之因，则左右逢源，所遇皆道矣。再加以色容声音之辨，更自的确无疑，又何遁情之有，此最活最妙之心法也。

初生拭口

小儿初生，饮食未开，胃气未动，是诚清虚之腑。此时开口调变，极须得宜。保婴诸书皆云分娩之时，口含有血块，啼声一出，随即咽下，而毒伏于命门，因致他日发为惊风、发热、痘疹等证。此古人未详体察，即有血块，亦属气血所化，岂下地口含而独能为害耶？况儿在胞中，以脐带资生，胞中皆是氤氲精气，生长蒸化，此天地自然之理也。含血之说，殊为不经，未足为信也。若恐儿口秽恶，于儿未啼之时，预令精巧妇女用软帛裹指，轻拭去口中秽血，随以甘草二钱，切片，沸汤泡汁，但汁宜味淡，不宜太甜，令用软帛遍拭口中。自后，每日用米泔水加食盐少许，切忌太咸，又亦以软帛蘸洗其口，去其涎秽，自无马牙、鹅口、重舌、木舌之患。每日洗拭，则毒随涎出，洗至月余可矣。然而，至若古之用黄连拭口，以为清热解毒，不知初生小儿又未见有热毒之症，而无故用此大寒苦劣之药，损伤胃气，非徒无益，而实所以致害也。

断脐法

小儿断脐，不可用铁器，宜以细料破瓷碗、瓷瓦片，择其锋利者，割断。不可过为长短，长则损肌，短则伤脏，当以脐带比至小儿足后跟下一般齐为度，割断，随以棉花封裹之，再以艾叶捻揉极细绒，热敷封脐带上，以避尿湿风邪之气，最妙法也。

浴儿

三日浴儿，谚云“洗三”，此法其来旧矣，为其去污也。临浴时，须择无风密处，适可而止，不可久在水中，冬月恐其受寒，夏月恐其伤热。其为汤法，须用五根汤，熬成再加猪胆汁三枚，洗之去污秽，润肌肤，令儿不生胎疮。

五根汤

桃树根二两　柳树根二两　梅树根二两　桑树根二两　槐树根洗净，二两　加苦参一两　白芷二两

上七味切碎末，熬，去渣，加猪胆汁调匀，洗之。

预解痘毒经验第一方

金银花一钱　红花一钱　桃仁一钱，去皮尖，捣碎　生地一钱　荆芥穗一钱　赤芍一钱　当归一钱　甘草五分

以上八味概用，上药称足，用水二茶杯，煎至一酒杯，再用小儿落下脐带，炭火瓦上焙干，忌用煤炭火，研极细末，末细隔纸再焙再研，要极细入药，尽一日内与小儿服完。头一日服药，次日出痘，三日收功，不灌脓亦不结痂，在小儿初生十八日内服之有效，过十八日不验矣。

小儿脐带不过数日间即自落，俟其自落，务须留心收存，待儿至十日上用之。

此方系南丰黄春江官至隶①，屡儿天行痘疹，为婴儿一劫，不

① 至隶：疑作“直隶”。

能拯救，心实怵然，因遍医书，得稀痘方数种，依方施药，无如获效甚少。客秋因公访胡少泉司马，语及伊孙生甫十二日，适获此方，如法制服，次日即为出痘，周身形色红活，与天花无异，三日尽退，随又出痘，而小儿乳食如常。后司狱蒋君生子，十四日服之亦然。余心识之，旋署后开①，居民有生育者，谕令依方配药，服之者无不立验。然犹虑胎痘难凭，至冬间，天花盛行，殇者甚多，而服过此方者竟不传染。既经屡试屡验，诚为保赤第一神方，遂付梓公世，俾诸初生儿女皆于十八日服之如法。方药至简，为功甚巨，将举世婴孩咸登寿域，未始非济世之慈心，行仁之善术也，因刻短篇施传。

小儿夜啼

《心鉴》治小儿一百二十日内夜啼，用蝉蜕十九个，去前截用后截，足亦并去之，为末，分四服，钩藤汤调服。

普济蝉花散　治小儿夜啼不止，状若鬼祟，用蝉蜕七个，下半截为末，一字调服，加薄荷汤，入酒少许调下。或者不信，将上半截为末，煎汤调下，即复啼也。古人立方，莫知其妙。

一方　治小儿夜啼，用蝉蜕七个，只要下半截为末，兑朱砂末少许和匀，蜜调与儿吮之。

以上等方，治小儿无寒热形证，而但多啼者，宜之。若面色青白，手腹俱冷，曲腰不伸而啼者，此属脾寒也，宜服钩藤饮。若面赤唇红，身腹俱热，小便不利，烦躁而啼者，此属心热也，宜服后导赤散。

钩藤饮

川芎一分　当归一钱五分　茯神一钱五分　白芍酒炒，一钱五分　白茯苓一钱五分　钩藤钩一钱五分　甘草炙，一钱　木香一钱，磨，对服

红枣、水煎服。

---

① 后开：犹下列，谓下面所开列的。

导赤散

生地黄三钱　木通二钱　生甘草一钱

灯心水、竹叶、水煎服。

不乳

小儿初生不吮乳者，其故有二，不可不辨。儿生腹中，脐粪未下，停积腹内，能令小儿腹满气短，呕吐不乳，当用一捻金治之。又有因产母过食寒凉，胎受其气，儿必腹痛多啼，面色青白，宜匀气散治之，若四肢厥逆者，理中汤主之。

一捻金

大黄生用，一钱　黑丑一钱　白丑一钱　人参一钱　槟榔一钱

上为细末，每用少许，蜜水调服。

匀气散

陈皮一钱　桔梗一钱　炮姜五分　砂①仁五分　炙甘草五分　广香三分

上共为细末。每服七分，红枣煎服。

理中汤　治小儿不乳，四肢厥冷，并一切胎寒诸疾，俱宜此方。

人参一钱　白术土水炒，一钱　干姜炒黄，一钱　甘草炙，一钱

红枣肉、水煎服。

眼不开

小儿初生眼不开者，因孕妇饮食不节，恣情厚味，热毒熏蒸，以致热蕴儿脾，眼胞属脾，其脉络紧束，故不能开也。内服生地黄汤，外用熊胆汤洗之，自愈。

生地黄汤

生地黄一钱　赤芍一钱　当归一钱　川芎一钱　天花粉一钱　甘草一钱，生用

水煎服。

---

① 砂：原作“炒”，据《医宗金鉴·幼科心法要诀·初生门上》改。

熊胆洗眼法

熊胆少许　黄连少许

用浓汤泡汁，频洗，其目自开。

真金散　治小儿胎中受热，生后热毒上攻，眼胞赤烂，亦用此点目。

生黄连　生黄柏　当归　赤芍各一钱　杏仁五分，去皮尖，微炒，捣

上剉散，乳汁浸一宿，晒干，为极细末。用生地黄汁调一字，频频点眼，即愈。或将前药五味加生地二钱，共药六味，碗盛乳泡，饭上蒸好，频点洗眼，亦妙。若乳少，对水蒸亦可。

胎黄

胎黄者，小儿遍体面目皆黄，其色如金，乃孕妇湿热太盛，小儿在胎受母热毒，故生即有是症也。法当渗湿清热，须分轻重治之，色微黄者生地黄汤，深黄者犀角散。

生地黄汤

生地黄　赤芍　当归　赤茯苓　猪苓　泽泻　花粉各二钱　茵陈蒿二钱　川芎一钱半　生甘草八分

灯芯、水煎服。

犀角散

犀角镑　茵陈蒿　瓜蒌根　龙胆草　生地黄　寒水石煅，各二钱　升麻一钱　生甘草八分

水煎服。

胎赤

胎赤者，因孕妇过食辛热之物，以致热毒凝结，蕴于胞中，遂令小儿生下头面肢体赤若丹涂，故名胎赤。当以清热解毒汤主之，热盛便秘者，蒋氏化毒丹主之。

清热解毒汤

生地　黄连　金银花　薄荷叶　连翘去心　赤芍　木通各二钱　甘草生用，八分

灯心、水煎服。

蒋氏化毒丹

犀角　黄连　桔梗　玄参　薄荷叶　生甘草　生大黄各一两　青黛五钱

上为细末，炼蜜为丸，重六七分。每服一丸，灯心汤化服。

脐突

婴儿热在腹中，无所发泻，频频伸引，睡卧不宁，努胀其气，冲入脐间，所以脐忽突出半寸许，肿赤虚大，名曰脐突。此乃胎热所致，非断脐不利之过也。内服犀角消毒饮，外敷二豆散，其脓自消。最忌寒凉之药敷于脐上，恐寒凝毒热，反为害也。又有一种脐突出半寸许，只虚大光浮，而无脓赤，此气旺不收也，宜用车前茯苓陈草汤。

犀角消毒饮

牛蒡子炒，研　生甘草　荆芥穗　防风　金银花各一钱　犀角磨，一钱，兑服

水煎服。

二豆散

赤小豆连皮用　淡豆豉　天南星去皮脐　白蔹各一钱

上为细末，每用一钱，取芭蕉自然汁调敷脐四旁，日敷二次。

车前茯苓陈草汤

赤茯苓二钱　车前子二钱　陈皮一钱　生甘草八分

灯心一团，水煎服。

一方　治脐突。

乱发烧灰　枯白矾等分

共为末，敷突脐上，以艾叶揉绒，封包之。

脐湿脐疮

儿生洗浴，不可久在水中，既包裹宜时常留意，勿令尿湿浸脐，如不知慎，遂致肚脐浸渍不干，名曰脐湿，须以矾龙散敷之。甚则焮赤成疮，名曰脐疮，须以金黄散敷之，庶不致寒湿之气内

攻也。

矾龙散

枯白矾二钱　煅龙骨二钱

上为细末，每用少许，干掺脐上。

金黄散

川黄连二钱五分　胡粉一钱　煅龙骨一钱

上为细末，敷患处。

完疮散　治脐疮久烂不敛，并治诸疮久烂而不收口者，俱皆神效。

滑石飞，五钱　赤石脂飞，二钱五分　粉甘草末，一钱五分

上为极细末，每用少许，干掺脐上。

脐风撮口噤口

初生小儿须防三疾，一曰口噤，二曰撮口，三曰脐风。病名虽异，病源则同，皆恶候也。须于小儿饮乳之际，略见牙关紧急，啼声渐小，有异乎常，可速察看口舌，如有白泡点子，务须用针轻轻挑破，然后服药。尤宜察色详证，假如额赤面红者，心病也；手足微搐者，肝病也；唇青多痰者，脾病也；牙关紧急者，肾病也；气促喘急者，肺病也。如痰盛者，先治痰；火盛者，先清火；若无痰无火者，专当温补脾肾。盖此证因胎元原亏，或胎中热毒，或外受风寒，遂至聚唇撮口，口噤不乳，啼声不出，或舌上如粟，或口吐白沫，或喉痰潮响，或气息喘急，甚者舌强面青，腹胀青筋，吊肠牵痛。百日内病此者，十难救治一二。尝观道书有云，人在胎时，口鼻未通呼吸，惟脐间真息随母之呼吸为呼吸，及其下地，囫底一声，气通口鼻，而胎元之一息不复为用矣，遂寄于脐内一寸三分，中虚一穴，左青右白，上赤下黑，中央黄色，八脉九窍，诸经联络，为真息往来之路，坎离交会之乡，凡修炼仙胎，皆从此处立基，所以谓之命蒂。故小儿初生，惟脐之干系最重，故浴洗风湿防护不可不严，须过一百二十日外，方免此厄，幼幼者可不知所慎欤！

察脐风之证，见于一腊[①]者不治。一腊者，七日也，故俗称为七风。但有内外二因：外因者，由于水湿风冷所致，故可治；内因者，由于禀受真气不足，故不可治。且儿生七日，手脉[②]未敛，既禀受有亏，病在内脏，所以不可治也。

又此证若脐边青黑色，口噤不开，或口吐白沫，四肢厥冷，皆不可治也。

驱风散 治小儿水湿风冷之气入于内，以致腹胀脐肿，啼哭不已，脐风将作，宜用此方。

防风一钱五分 陈皮一钱五分 厚朴姜水炒，一钱五分 枳壳麸炒，一钱五分 直僵蚕炒，一钱五分 钩藤钩一钱五分 紫苏叶一钱五分 广香一钱，末，对服 生甘草六分

生姜引，水煎服。

龙胆汤 治脐风噤口撮口，身体壮热，面赤口干，或舌上生疮如黍米状，吮乳不得，啼声渐小等证，宜此清热疏利。

柴胡一钱 黄芩一钱 钩藤钩一钱 赤茯苓一钱 赤芍一钱 龙胆草一钱 桔梗一钱 大黄一钱 生甘草五分 红枣三枚，擘破

水煎服。

黑白散 治小儿脐风腹胀，大便不通。

黑牵牛半生半炒，一钱 白牵牛半生半炒，一钱 生大黄一钱 陈皮一钱 槟榔一钱 生甘草六分 元明粉二钱

上药除槟榔不过火，余五味焙干，仍合槟榔为末，同元明粉入乳钵内研细，每服六七分，用温蜜汤调化。

辰砂僵蚕散 治撮口脐风锁肚，痰涎壅盛，气高喘急。

镜辰砂水飞，五分 直僵蚕炒，一钱，去丝嘴 天竺黄五分 珍珠三分 真麝香一分

上为细末，每用少许，蜜调抹儿口内。

---

① 一腊：宋代民间风俗，生子七日为一腊，有一腊、二腊、三腊、满月等说法。

② 手脉：疑作“血脉”。

辰砂僵蚕散　治撮口脐风，痰涎壅盛，气高喘急。

镜辰砂五分，水飞　直僵蚕一钱，去丝嘴，炒　蛇蜕皮一钱，炒　麝香三分

上为细末，每用少许，蜜调抹儿口内。

撮风散　治脐风撮口，舌强唇青，手足抽搐，宜服此方。

赤脚蜈蚣三条，用荷叶包裹，烧热，去头足尾，再用酒炒干，七分　钩藤钩一钱五分　朱砂水飞，一钱　直僵蚕一钱，去嘴　全蝎只用尾，一钱，米泔水洗净，焙　麝香三分

上为末，每服六七分，入竹沥，饭上蒸熟，调下。

一方　治撮口。

川山甲用尾上甲三片，羊油炙黄色　蝎梢即全蝎尾，七个，米泔水洗净，焙

上为细末，人乳调涂乳上，令儿吮之，用厚衣包儿，微汗出即愈。

一方　治撮口。

用牛黄一分，研末，竹沥调，滴入口中。

一方　治小儿脐风撮口。

用生火葱三根，全捣烂取汁，又以直僵蚕三个，去嘴，微炒研，为细末，以葱汁调匀，灌儿口内，立愈。

陈无择云：小儿脐风，视其牙龈有泡，擦破之，口既开，用真白僵蚕去嘴，略烘为末，蜜调涂口内。

《保婴集》云：小儿百日，脐风马牙，当作胎毒，泻足阳明之火，用针将口内白泡挑破，以桑树白汁涂之。

田氏治口噤不开，用生南星去皮脐，二钱，为细末，加片脑少许，合生姜汁，以指蘸，放大牙龈擦之，立效。

灯火法

小儿脐风之证，古有灯火法，若用之当，实有起死回生之功，奈人多不识，往往错误，不特无益，而反致害，今将火穴并宜用不宜用处，逐列于下。

宜用火者

小儿吮乳口松，是即脐风作矣。或面色青黑，头项牵强，角弓反张，眼目斜视，手足搐搦，并中恶客忤，及一切痰闭、气闭、卒死等证，服药不效，此皆宜用者也。

不宜用火者

小儿感冒，身热汗出，或身体怯弱，昏睡露睛，面色淡白，呕吐泄利，痘麻疮痈，痃嗽失血，精神疲倦，并阴虚身热等证，此皆不宜用火者也。

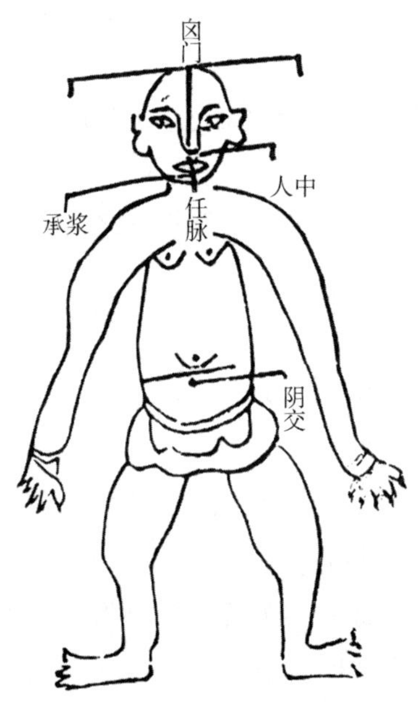

囟门穴，即头前骨中陷处，小儿初生未合，故名囟门，先于此处一燋[①]。人中，即水沟穴，次此处一燋。二穴皆属督脉，主治风痰癫痫，急慢惊风，口噤牙关不开，卒中恶邪。承浆穴，属任脉，此处一燋，主治诸疝，小儿撮口，及偏风半身不遂，口眼㖞斜，口噤不开。阴交穴，属任脉，在肚脐下半寸，此处一燋，主治腹胀痼冷，下元虚寒。共四燋，不必多烧，其病立愈。

---

① 燋（zhuó 啄）：同“灼”。烧灼。

沆瀣丹沆音亢，瀣音戒。沆瀣，比方夜半气也，一曰甘露，东方朔含沆瀣以长生　治小儿一切胎毒胎热胎黄，面赤目闭，鹅口口疮，重舌木舌，喉闭乳蛾，浑身壮热，小便黄赤，大便闭结，麻疹斑瘰，游风癣疥，流丹隐疹，痰食风热，痄腮面肿，十种火丹，诸般风搐，凡有余诸症，无不应如桴鼓，功效莫能殚述，真济世之良方也。

川芎九钱，酒洗　锦庄黄九钱，酒蒸　实黄芩九钱，酒炒　厚黄柏九钱，酒炒　黑牵牛炒，取头末，六钱　薄荷叶四钱五分　粉滑石水飞，六钱　尖槟榔切，七钱半，童便洗，晒　陈枳壳四钱五分，酒炒　赤芍药六钱，酒炒　净连翘除去心隔，取净，六钱

上药十一味，依方炮制，和匀焙燥，研极细末，炼蜜为丸，如芡实大。月内之儿每服一二丸，稍大者二三丸，俱用茶清化服。乳母忌油，但觉微有泄泻，则药力行，病即减矣。如未泄，再服之，重病日三服，以愈为度。此方不为峻厉，幸勿疑畏，惟胎寒胎怯、面青白者忌之。

新方神定丸　治小儿内热胎惊，肚腹紧硬，啼叫不已，或风痰壅盛，手足抽搐，不省人事，并男妇中风，痰盛气急，口眼歪斜，牙关紧急等证，宜先服此丸消风痰，疏经络，通关窍。

胆星九制者　牛黄　直僵蚕去丝嘴　明天麻姜水炒　全蝎去头足，米泔水洗净　法半夏　防风　羌活各三钱　牙皂去皮弦，炒焦，二钱　朱砂三钱，另研，穿衣

上为细末，蜜丸芡实大，朱砂为衣。大人淡姜汤化下二三丸，小儿薄荷钩藤汤化下一二丸。

辟惊风之妄

喻嘉言曰：惊风一门，古人凿空妄谈，后世之小儿受其害者不知千百亿兆。盖小儿初生，阴气未足，性禀纯阳，身内易致生热，热盛则生风生痰，亦所恒有，乃以惊风命名，随有八候之目。夫小儿腠理不密，更易感冒寒邪，寒邪中人，必先入太阳

经，太阳之脉，起于目内眦，上额交巅，还出别下项，夹脊抵腰中，是以病则筋脉牵强，遂有抽掣搐搦。奈彼不思而妄捏种种名目，辄用金石脑、麝开关镇坠之药，引邪深入脏腑，千中千死。徒据小儿八岁以前无伤寒之妄谈，而立惊风一门。殊不知小儿不耐伤寒，故初入太阳一经，早已身强多汗，筋脉牵强，人事昏沉，病势已极，汤药妄投，危亡接踵，何由得至传经解散哉！故言小儿无伤寒也。不知小儿易于外感，惟伤寒为独多，而世之妄称惊风者，即此也。是以小儿伤寒，要在三日内即愈者为贵，若至传惊则无力耐之矣。且伤寒门中刚痉无汗，柔痉有汗，小儿刚痉少柔痉多，世俗见其汗出神昏，便以慢惊为名，不论有邪无邪，遂妄用参、芪、术、附，闭塞腠理，热邪不得外越，亦为大害，但比金石差减尔。所以凡治小儿之热，切须审其本元虚实，察其外邪重轻，或阴或阳，或表或里，但当彻其外邪出表，不当固邪入里也。仲景原有桂枝汤，舍而不用，徒事惊风，毫厘千里，害岂胜言哉！

又曰：小儿体脆神怯，不耐外感壮热，多成痉病，后世多以惊风立名，有四证八候之凿论。实则指痉病之头摇手动者，为惊风之抽掣；指痉病之口噤拘挛者，为惊风之搐搦；指痉病背反张者，为惊风之角弓反张。幼科翕然宗之，病家坦然任之，不治外淫之邪，反投金石脑、麝之药，千中千死而不悟也。

惊风一证，古人已辨之详矣。盖谓大人小儿原同一理，凡属违和，不是外感，即是内伤，不得以伤寒无汗之表证为急惊风，伤风自汗之解肌为慢惊风，以脾败肾亏竭绝之症为慢脾风，种种妄捏诸惊名色，不用表里温补之剂，而辄投通关镇坠之药，抑遏邪路，引之深入，反致不救，良可悯矣！凡我同人，务于小儿初痛发热昏沉之际，即为之分辨，有汗者解散肌邪，无汗者开通营卫，领邪外出，遵照伤寒名家循经救治。但小儿肌肤薄弱，不胜表发，惟宜乎散。盖一生盛衰之基，全在幼时，治宜细心详察，或宜表宜里、宜清宜温、宜补宜泻，随机应变，自无不愈矣。

桂枝加川芎防风汤 治小儿伤风寒，初起发热，邪在太阳，不论有汗无汗，俱宜服之。

桂枝 白芍各一钱半 防风 川芎 炙甘草 老生姜切片，各一钱 红枣三枚，擘破

水煎服。

桂枝葛根汤 治小儿风寒发热，项背牵强，或表不解而下利，邪在太阳阳明合病。

桂枝 白芍 粉葛各一钱半 炙甘草 老生姜切片，各一钱 红枣三枚，擘破

水煎服。

柴胡加防风汤 治表后不解，乍静乍躁，寒热往来，邪在少阳半表半里，宜用此汤和解，不使之入里也。

人参七分 柴胡 黄芩 半夏 防风各一钱 炙甘草五分

生姜、红枣，水煎服。

九味羌活汤 治寒邪伤营。故方中用川芎、生地引入血分，调诸药而散营邪，此四时发散通剂也，无论小儿大人俱可用之。

羌活 防风 川芎 白芷 黄芩 苍术米泔水炒 生地各三钱 细辛二钱 甘草一钱 生姜三片 葱白五茎

水煎服。

人参败毒散 治风邪伤卫，并伤寒温疫，风湿风眩，拘踡，风痰，头痛目眩，四肢痛，憎寒壮热，项强睛疼，诸疮斑疹，小儿大人皆可服。

桔梗 前胡 羌活 独活 柴胡 川芎 白茯苓 枳壳麦麸炒 人参各二钱 甘草一钱 苏薄荷二钱 防风二钱

荆芥、生姜三片，水煎服。烦热口干，加黄芩。

小儿阳证

小儿气体壮实，发热烦急，面红唇赤，痰壅气促，牙关噤急，二便秘涩，脉见洪数，即俗名急惊风是也，属阳证，治宜清热化痰，今选数方列后，以备择用。

清热镇惊汤　治小儿心肝火盛，热躁惊搐，或触异致惊，皆宜服之。

柴胡　薄荷　麦冬去心　栀子　川黄连　龙胆草　防风　钩藤钩　白茯苓　木通　牛黄各一钱　生甘草五分

灯心、竹叶，水煎服。

清热化痰汤　治小儿内热痰盛，惊搐等证。

橘红　麦冬去心　半夏　赤苓　黄芩　竹茹　川黄连　枳壳麸炒　桔梗各一钱　生甘草五分　胆星九转者，一钱

生姜、灯心、水煎服。

牛黄丸　治小儿风热痰盛，烦躁不宁，二便秘涩等证。

黑牵牛　白牵牛各七钱半　胆星　枳实麸炒　半夏各五钱　大黄一两半　牙皂去皮弦，炒燥，二钱

上研细末，蜜丸重五分一厘。每用一厘或二三厘，量儿大小与之，姜汤化下。

沆瀣丹方见前灯火图后　治小儿一切风热壅滞，凡属有余阳证，无不神效。

小儿阴证

小儿气体虚弱，或误药所致，虚热内生，缓缓抽搐，时作时止，面色淡黄，或青白相兼，昏睡眼合，或睡卧露睛，神气惨惨，大便青色，脉来迟缓，即俗名慢惊风是也，属阴证，此乃禀受脾肾虚弱，治宜培补元气，今选数方列后，以备择用。

醒脾汤　治小儿脾元虚弱，面色淡白，神昏眼露，夹痰发搐等证。

人参　白术　白苓　半夏　橘红　炙甘草　天麻　僵蚕炒　全蝎米泔水洗，去头去足　胆星　广香磨，对服，各一钱

生姜、红枣、糯米一勺，水煎服。

柴芍六君汤　治小儿脾虚肝旺，虚热内生，痰涎上泛等证。

人参　白术　白苓　半夏　陈皮　炙甘草　柴胡　白芍　钩藤钩各一钱

姜、枣，水煎服。

景岳加味大补元煎 治小儿脾肾虚弱，面色淡白，神昏睛露，泄利冷汗，或四肢亦冷，服清热散风药而愈见危剧者，速宜服此救本培元。此证非慢惊也，脾肾虚也，故宜用此。

人参 山药 当归泄泻者用醋炒或去之 杜仲 山茱萸 红杞 炙草各二钱 熟地五分 肉桂 炮姜 附片各一钱

红枣三枚，擘破，胡桃二枚，捣碎，水煎服。

如气分偏虚者，加黄芪、白术；如呕吐，加丁香、白蔻；如泄泻，加五味、故纸。

温中补脾汤 治小儿吐泻既久，脾气大伤，面唇青黯，额汗昏睡，四肢厥冷，频吐清水，俗名慢脾风。

人参 黄芪蜜制 白术土炒 干姜炒黄 附片 半夏 陈皮 白苓 白芍酒炒，各一钱 砂仁 肉桂去粗皮 甘草绵包，水浸湿，火煨透 丁香生姜煨，各八分

煨姜、红枣水煎。

固真汤 治小儿吐泻既久，脾胃大伤，俗谓之慢脾风。

人参 白术土炒 白苓 山药 黄芪蜜制，各一钱 肉桂去粗皮 附片 甘草绵包，水浸湿，火煨透

煨姜三片，红枣二枚，擘破，水煎服。

发热

夫小儿发热，有表里虚实之异，亦有汗宜①补泻之殊，须观形、察色、审证、切脉以别之，今将表里虚实四则胪列②于下：

小儿无故发热，多由外感风寒，其证喜人怀抱，畏缩恶风寒，不欲露出头面，或鼻塞，流涕，喷嚏，拘急，脉浮，头疼，身痛，此表热也，以后方酌宜用之。

桂枝汤 治风寒在表，脉浮弱，自汗出，发热恶寒等证。此汤乃仲景群方之冠，解肌调和之第一方也，凡风寒脉浮，若汗自

① 宜：疑作“下”。
② 胪列：罗列。

出而表不解者，皆得而主之。

桂枝　白芍各三钱　甘草炙，二钱　生姜切，二钱　红枣三枚　加柴胡二钱　当归三钱

如寒盛无火者，减去白芍，加入干姜炒黄，水煎服。

加减十神汤　治风寒在表，脉浮紧，无汗头痛，发热恶寒等证。

川芎　白芷　香附捣　桔梗　防风　麻黄　陈皮各二钱　甘草一钱

生姜、紫苏叶、葱头，水煎服。

按：此方或去麻黄，加羌活亦可。

小儿发热，或因禀受胎火，或因肥甘过度，以致蒸蒸发热，小便赤涩，大便闭结，面赤唇焦，舌燥而渴，脉实有力，此实热也，以后方酌宜用之。

徙薪饮　治三焦凡[①]火，一切内热，渐觉而未甚者，先宜清以此剂，其甚者服抽薪饮。

陈皮八分　黄芩二钱　麦冬去心　芍药　黄柏　茯苓　牡丹皮各一钱半

灯心，水煎服。

抽薪饮　治诸凡火炽盛而不宜补者。

黄芩　木通　栀子炒　黄柏各二钱　枳壳炒　泽泻各一钱半　细甘草三分

如便秘，加大黄、芒硝以通之。

灯心，水煎服。

虚热者，因小儿病后气血虚弱，营卫尚未调匀之故，其证神倦气乏，宜用补阴益气煎、补中益气汤治之。若兼口渴引饮而呕者，宜用竹叶石膏汤治之。又有阴盛格阳，外浮发热者，其面色虽赤，然小便必清白，四肢必厥冷，宜用白通汤收敛阳气，热退自愈。

---

① 凡：原作“用”，据《景岳全书·新方八阵·寒阵》改。

补阴益气煎方见内伤　此治元阴之气不足。

补中益气汤方见内伤　此治脾胃中元阳之气不足。

竹叶石膏汤

竹叶　石膏捣　人参　麦冬去心　生甘草　半夏　粳米

生姜，水煎服。

白通汤

干姜炒黄　附子　葱白

水煎服。

小儿有余积热，以致午后潮热，蒸蒸有汗，肚腹胀满，小便赤，大便难，烦躁啼叫，口舌生疮，腮颊红赤，脉洪数有力，法宜清热通利。时时热者，凉膈散主之。午后潮热者，大柴胡汤主之。

凉膈散　治心火上盛，中焦燥实，烦躁口渴，目赤头眩，口疮唇裂，吐血衄血，大小便秘，诸风瘛疭，胃热发斑发狂，及小儿急惊，痘疮里陷等证。

连翘四钱　黄芩　薄荷　栀子各二钱　甘草　大黄　芒硝各一钱

水竹叶三十片，水煎，临服兑生蜜一匙。

大柴胡汤方见《伤寒论·足阳明病脉证治法》

乳滞食积

夫乳与食，小儿以养生者也。胃主纳受，脾主运化，乳贵有时，食贵有节，可免积滞之患。若母过爱，乳食无度，则宿滞不消，而病成矣。若乳滞之病，小儿睡卧不宁，不时啼叫，口中气热，频吐乳片，肚胀腹热，大便酸臭，但脏腑娇嫩，不可过攻，惟宜调和脾胃为上，以消乳丸、保和丸消导之。若食滞之病，小儿头温腹热，大便亦酸臭，嗳气恶食，烦不安眠，口干作渴，滞轻者，宜木香大安丸消导之，滞重便秘者，宜小承气汤攻下之，俱当照饮食脾胃门察而治之。

消乳丸　治小儿乳食停蓄，吐多乳片，身热腹胀等证。

香附二两　神曲　麦芽炒，各一两　陈皮　缩砂仁姜水炒　炙甘

草各五钱

上为细末，滴水丸如梧子大，姜汤化下。

保和丸 治证同前而多热郁滞者。

南山楂二两 神曲一两，炒 茯苓 半夏各一两 连翘去心 陈皮 莱菔子炒，各五钱

上为细末，面糊为丸，麦芽汤化服。

木香大安丸 治小儿饮食积滞，头温腹热，大便酸臭，恶食烦渴。

木香 黄连 陈皮 白术土炒 枳实 山楂肉各三钱 连翘去心 神曲 麦芽炒 砂仁 莱菔子炒，各二钱

上为细末，神曲糊为丸，每服一钱，陈仓米汤下。

小承气汤 治饮食积滞，或食入胃痛，或喜饮凉水，恶食腹满，吐酸便秘，宜此微下。

大黄 枳实麸炒 厚朴姜水炒，各一二钱

生姜，水煎服。

疳证

夫疳之为病，小儿危候也。如十五岁以上，其证为痨；十五岁以下，其证为疳。缘所禀之气血虚弱，脏腑娇嫩，易于受伤，或因乳食过饱，或因肥甘无节，停滞中脘，传化迟滞，肠胃渐伤，则生积热，热盛成疳。气血消耗，津液煎灼，凡疳证初起，尿如米泔，午后潮热，日久失治，致令青筋暴露，肚大坚硬，面色青黄，肌肉消瘦，皮毛憔悴，眼睛发䁍①而疳证成矣。然当分其所属而治之，庶不致有误也。

脾疳

脾属土，色黄，主肌肉，故脾疳则见面黄肌肉消瘦，身体发热，困倦喜睡，心下痞硬，乳食懒进，睡卧喜冷，好食泥土，肚腹坚硬疼痛，头大颈细，有时吐泻，口干烦渴，大便腥黏等证，

① 䁍（tǐng 梃）：目外突。《玉篇》："目出也。"

宜先服肥儿丸，次服参苓白术散。

肥儿丸

人参三钱半　白术土炒，五钱　茯苓三钱　川黄连二钱　胡黄连二钱　使君子净肉，四钱　神曲炒　麦芽炒　山楂肉各三钱半　炙甘草一钱半　芦荟一钱半

上药末，米糊丸，桐子大。每服三十丸，米汤化下。

参苓白术散

人参二钱　白术土炒　白苓　扁豆炒　苡仁炒　山药各五钱　陈皮二钱半　缩砂姜水炒　桔梗各二钱　炙甘草三钱　建莲米五钱，去心

上为末，每服一钱，汤调服。

肝疳

肝属木，色青，主筋，故肝疳则见面目爪甲皆青，眼生眵泪，隐涩难睁，摇头揉目，合面睡卧，耳疮流脓，腹大青筋，身体羸瘦，燥渴烦急，粪青如苔等证，宜先服柴胡清肝散，次服芦荟肥儿丸。

柴胡清肝散

银柴胡　栀子　连翘去心　生地黄　胡黄连　赤芍　龙胆草　青皮各一钱

芦荟肥儿丸

五谷虫即粪蛆一杓，置桶中，以尿浸洗，用绢袋盛蛆，置急流水中一宿，取出，瓦上焙干为末，二两　芦荟　川黄连姜水炒，各一两　银柴胡二两五钱　扁豆炒　山药各二两　南楂肉二两五钱　肉豆蔻七钱，炒　槟榔五钱　使君子肉二两半，炒　神曲二两，炒　麦芽二两六钱，炒　鹤虱八钱，炒　芜荑一两，炒　朱砂二钱　龙胆草一两五钱

上为末，醋糊为丸，桐子大。每服一钱半，米汤下。

心疳

心属火，色赤，主血脉，故心疳则见面红，目脉络赤，壮热有汗，时时惊烦，咬牙弄舌，口苦干燥，渴饮，生疮，小便红赤，胸膈满闷，睡喜伏卧，懒食干瘦，或吐或利，宜加味朱砂丸。

加味朱砂丸

生地黄　当归　黄连　麦冬去心　羚羊角剉末　犀角剉末　白茯神各三钱　朱砂水飞，另研，二钱　明雄黄另研，一钱

上为细末，米糊丸，如黍米大。每服二十丸，灯心汤下。

肺疳

肺属金，色白，主皮毛，故肺疳则见面白，气逆咳嗽，毛发焦枯，皮上生粟，肌肤干燥，憎寒发热，常流清涕，鼻颊生疮等证，先用生地清肺饮以疏解之，继用甘露饮清之，日久肺虚者，当以补肺散或人参清肺汤治之。

生地清肺汤

桑皮　生地　天冬前胡　桔梗　苏叶　防风　黄芩　生甘草　当归　连翘去心　赤苓

生姜、红枣、水煎服。

甘露饮

生地　熟地　天冬去心　麦冬去心　枳壳麸炒　桔梗　黄芩　枇杷叶拭去毛，蜜炙

补肺散

白茯苓　阿胶蛤粉炒珠　糯米　马兜铃　炙甘草　杏仁去皮尖，炒，捣碎

水煎服。

人参清肺汤

人参二钱　炙甘草一钱　杏仁去皮尖，炒，捣碎，二钱　知母一钱半　桑白皮一钱　阿胶蛤粉炒成珠，二钱　乌梅一钱　地骨皮一钱半　粟壳蜜炒，二钱

红枣，水煎服。

肾疳

肾属水，色黑，主骨，患此疳者初必有解颅、鹤膝、齿迟、行迟、肾气不足等证，更因甘肥失节，久则渐成肾疳，故见面色黧黑，齿龈出血，口中气臭，足冷如冰，腹痛泄泻，啼哭不已，先用金蟾丸治其疳，继以九味地黄丸调补之。若禀赋不足者，调

元散主之。

金蟾丸

干蛤蟆五个，煅存性　胡黄连　川黄连各三钱　鹤虱二钱　肉豆蔻麦面煨　苦楝根白皮　雷丸去皮　芦荟生用　芜荑各二钱

上为末，面糊丸，绿豆大，雄黄为衣。每服十五丸，米汤下。

九味地黄丸

熟地　山茱萸各五钱　赤茯苓　泽泻　牡丹皮　山药　当归　川楝肉　使君子肉各三钱

上为末，煨丸如芡实大。用滚白水研化，食前服。

调元散

人参　白术土炒　白苓　山药　川芎　当归　熟地　白茯神　黄芪蜜炙　白芍酒炒　甘草炙

姜、枣，水煎服。

五疳消积丸　治小儿病通用。

使君子肉　麦芽炒　陈皮　神曲炒　南楂肉　白芜荑　黄连　砂仁姜水炒　胆草　莪术煨　芦荟各五钱

上为细末，陈米饭捣泥为丸，明雄末三钱为衣，每服一钱，米汤下。

夫小儿疳患，诸书所论太繁，反致临证莫知所从。即后所用非克伐寒凉之药，所以治难称善。不知疳之为病，皆气血虚损所致，即热者亦虚中之热，寒者亦虚中之寒，积者亦虚中之积，故治积不可骤攻，治寒不宜峻温，治热不可过凉。虽积为疳之母，而治疳必先于去积，然遇虚极者而迅攻之，则积未去而人愈危矣。故壮者先去积而后扶胃，气弱者先扶胃气而后利之。书曰：壮人无积，虚则有之。可见虚为积之本，积乃反为虚之标也。据愚意，标急者固宜治标，若治之不愈，如六味地黄丸、参苓白术散当常间服，恐二方不足以尽其证，贵在临证酌宜，又当于虚损补益等类参用，庶尽矣。

凡小儿一切风寒暑湿，痰积吐泻等证，皆与大人同治，已各立证门，皆可察用，故不重赘。

痘证

痘疹初起发热，大抵于伤寒相似，然伤寒之邪从表入里，故见各经之证，痘疹之毒则从里出表，故见五脏之证，如阿欠，顿烦，肝证也；乍凉乍热，手足梢冷，多睡，脾证也；咳嗽，喷嚏，泣涕，肺证也；惊悸，烦躁，面色红赤，心证也；耳冷，鼻尖冷，骫冷骫者，臀尖也，足冷，验之，盖痘疹属阳，出则肾脏无证，耳与骫、足俱属肾，故肾之部独冷，又须视心窝有红色，耳后有红筋，目中含泪，或身热手指皆热，惟中指独冷，乃知是痘疹也，便当察其虚实，随证治之。

看耳法

耳后筋红痘必轻，紫筋起处重沉沉，兼青带黑尤难治，用药精详也得生。

看痘法

凡初看痘法，以纸捻蘸香油，照视颗粒，次以手摸面颊，如红色随手转白，随白转红，谓之血活，或生意在矣。若揩之不白，举之不红，是谓血枯，纵疏亦危。又看目睛神光，口唇舌尖红活如常，无燥白之色，自可无忧，此观痘疹之大法也。

小而充实者，名珍珠痘；大而饱满者，名大痘；四围起而中陷者，名茱萸痘；平扁不起者，名蒸饼痘。

察脉法

凡看痘之法，一见发热即当先察其脉。盖凡痘疮将出者，未见形迹，必先发热，既看发热，脉必滑数，但微见滑数，有神而不失和缓之气者，其痘必轻而少；若滑数加倍而带和缓者，其痘必多而重，尚亦无害；若滑数之甚，又兼弦躁或芤急无神而全无和缓之气者，其痘必甚而危。此于初热时诊之，而吉凶预可知矣。然犹有别焉，小儿之脉多带紧数，至于痘疮，自发热以至起胀，毒从内出，阳之候也，脉宜浮大而数，不宜沉迟。自灌①脓收靥以

① 灌：原作“贯”，据下文改。下同。

后，毒从外解，阴之候也，脉宜和缓，不宜洪数。又曰：痘疮之脉，中和为贵，不可过于躁疾，或见微小。故诀曰：脉静身凉者生，脉躁身热者死。又阳病得阴脉者死。大抵四时以胃气为本，胃气者以四时之脉而皆兼和缓，即胃气也。盖滑数浮洪为太过，太过为实。实者，邪气实也。弦迟微弱为不及，不及为虚。虚者，正气虚也。设以太过不及脉而中无和缓之气，是皆死候之脉。故曰：人无胃气则死。

面部吉凶图

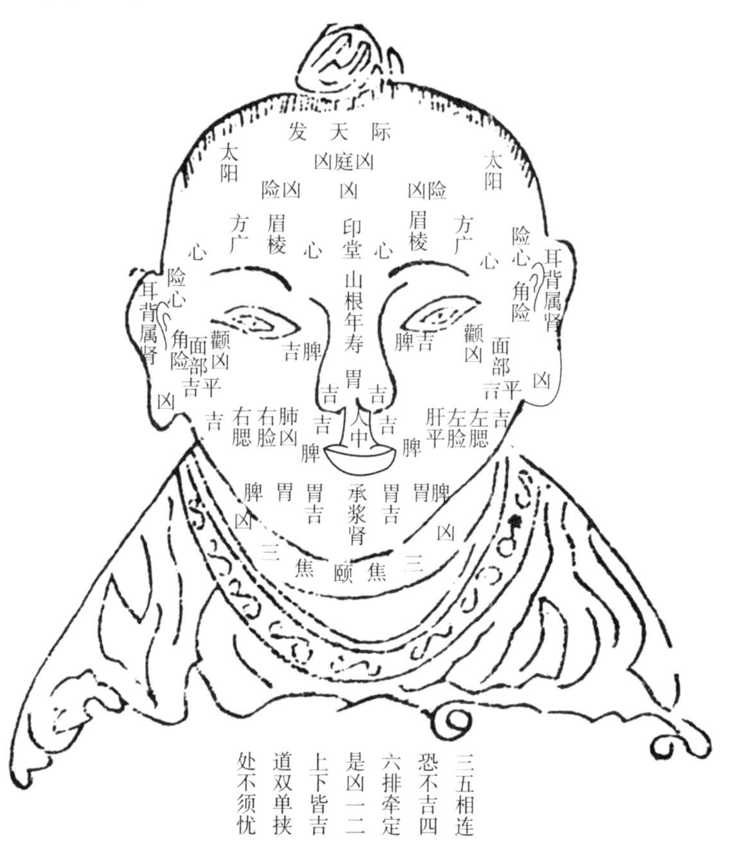

部位吉凶论

痘疹阳毒，诸阳皆聚于面，故但察部位，可知吉凶，如额属心位，自印堂以上发际以下至日月两角，若先见点、先作浆、先结靥者，皆恶候也。以心为君主，毒先见此，君危则十二官皆危，故主凶不治也。左颊属肝，右颊属肺，两颊先见红点、磊落分明者吉，如相聚成块、其肉肿硬者凶，盖肝藏[1]魂，肺藏魄，生意既绝，魂魄相离，故不治也。颏下属肾，自承浆以至两颐，先见点、先灌、先靥者吉，此位虽属肾，然三阴三阳之脉皆聚于此，阴阳和，故可治也。鼻属脾土，若准头先出、先靥者凶，盖脾土荣养于四脏，毒发于脾，是脾败矣，脾败则四脏亦随之而败，即缠绵时日，亦不过苟延性命而已。夫耳为肾窍，又少阳相火之脉行耳前后，故凡耳轮先见红点者，乃火毒燔灼，难以扑灭，非吉象也。最可喜者，口唇四围先出、先灌、先靥也，以阳明之脉挟口环唇，胃与大肠主之，多气多血之处，无物不受，故主吉也。此脏腑部位之要，须详察于平时，庶能权宜于临证也。

日期论

痘疮大约之数，发热三日，现点三日，起胀三日，灌脓三日，结靥三日，共十五日，此常数也。然有随出随胀，随胀随灌，随灌随靥，七八日而成功者，此气血[2]壮，痘毒轻，成功在常数之内也。又有一种，欲胀不能胀，欲灌不能灌，欲靥不能靥，常至十八九日而成功者，此血气虚，痘毒重，成功又在常数之外也。可见治痘，固有不可一例拘者。但得痘色明润，根窝红活，饮食二便如常，又无表里杂症，虽日数迟久，亦属无妨。

痘形痘色吉凶

万氏曰：形乃气之充，色乃血之华。凡看痘者，舍此更无他法。是故形贵尖圆起发[3]，若疮皮厚硬而平塌者凶。色贵光明润泽，根窝红活，而惨黯昏黑者凶。然形有起发而或致变者，由色不明润，根不红活故尔。若痘色光泽，根窝红活，虽平塌亦为可治。然色以红活为贵，而犹有圈红、噀红、铺红之别。圈红者，一线淡红紧附于根下而无败散之势，吉之兆也。噀红者，血虽似

---

① 藏：原脱，据文义补。

② 血：此下原衍“气”字，据文义删。

③ 起发：犹饱满。

附而根脚血色隐然不聚，险之兆也。铺红者，痘色与肉不分，平铺散漫，凶之兆也。以此察之，则死生可预决矣。

根窠者，血之基。脓者，血之成。故六日以前专看根窠，若无根窠，必不灌脓。六日以后，专看脓色，若无脓色，必不结痂，此必然之势也。

察古之治痘者，陈文仲用木香散、异功散，每专用温热，后学不思此只宜于虚寒，而不宜于湿热者也。刘河间、张子和用黄连解毒汤、白虎汤，每专用寒凉，后学不察此只宜于湿热，而不宜于虚寒者也。非古人之用药迥别，乃各因所值之时，所犯之证而为之处方尔。奈后之宗陈氏者多用热药，宗刘张者多用凉药，斯刻舟求剑之道也，君子诚能臆度寒暄[1]，推详脉候而视证为转移焉，则寒热合宜，攻补适当，宗陈氏可也，宗刘张亦无不可也。

辨虚实寒热

察痘之要，惟在虚实二字。盖实者，邪气实也，邪实者宜清宜泻。虚者，血气虚也，血气虚者宜温宜补。且痘本胎毒，非藉元气不能达，非藉元气不能收，故凡欲解毒清火，亦须凭借元气，使元气无力，则清亦不能清，解亦不能解，设有不支，尚能堪此清解否？此痘疮之终始，皆当斟酌元气为主。

痘痘[2]表实里虚者，必易出难靥。表虚里实者，必难出易靥。若表里之气俱充实，其疮必易出易靥。故凡自始出以至十日之外，外则浑身壮热，内则饮食二便俱如常，此即表里俱实者也，其痘必光泽起发，且易收易靥。

表虚者，或恶寒，或身不大热，或寒热往来，四肢厥冷，或面青色白，多汗恶风，或怠惰嗜卧，或痘色灰白，顶陷不起发，不光泽，或色嫩皮薄，痒塌或如水泡，摸不碍手，或根窠不红，或倒靥不能结痂，脉必浮细而弱，是皆表虚之证，治宜温补阳分。

表实者，为身体壮热无汗，为面赤唇紫，头疼身痛，眼红鼻

---

① 暄（xuān 宣）：炎热。

② 痘：疑作“疮”。

塞，皮焦肤赤，手足热甚，为痘色红紫，焮肿疼痛，为皮厚而硬，为痈肿斑疔，为脉浮洪滑大，是皆表实之症，治宜清解表邪。

里虚者，凡痘疮已出未出之间，有为吐泻呕恶，或喜热饮，或为少食不思饮食，或食亦不化，或为二便清利，为溏泻，为不渴，为气促声微，为神昏多睡，为腹膨嗳气，为吞酸，为脉弱无力，是皆里虚之证，治宜温补阴分。

里实者，为二便秘结，胸膈胀满，为唇燥咽干，口疮舌黑，为大渴咳嗽，痰涎喘粗，为烦躁惊狂，声高谵语，为脉沉数洪滑，是皆里实之证，治宜清解里邪。

治痘之法，必须审其寒热虚实，因证用药，庶获神效。世之医者，于痘初起，多不察虚实寒热，或过用木香散、异功散之类，则以火济火，致变紫黑倒陷、痈毒吐衄者有之，或妄用芩、连、栀、柏寒凉之药，则大伤脾胃，为吐为泻，为寒战内陷者有之，故治痘六日以前，不宜温补，亦不宜妄用寒凉。师云：凡解毒之内略加温补，温补之中略加解毒，此不传不刻之秘诀也。若六日以后，毒已尽出于表，当温补而不温补者，脓不得壮，而痒塌寒战之患必所不免矣。若有热毒实邪，又不宜骤用温补阳药，致令毒气壅盛，则热终不退又反为害矣。惟贵得中，勿使偏胜，则寒热虚实自无太过不及之患，斯为尽善矣。

解毒当知表里，所谓毒者，火毒也，所谓解毒者，求其所在而逐之也。盖痘疮之发，内则本于淫火，外则成于风邪，内外相触，其毒乃发。故其发也，不甚于内，则甚于外。甚于内者，以火邪内盛而炽焰于外也。甚于外者，以寒邪外闭而郁火于内也。故但察其无汗外热而邪在表者，则当疏之散之，使热邪从外而去，则毒亦从外而解矣。若察其多汗内热而邪在里者，则当清之利之，使热邪从内而泄，则毒亦从内而解矣。其有内热既甚而表邪仍在者，则当表里相参，酌轻重而兼解之，则邪必皆散矣。若邪不在表，则必不可妄兼发散，以致表气愈虚而痘必终①败，其证则身有

① 终：原作“络”，据《景岳全书·痘疹诠·痘疮中·总论治法》改。

汗而外不甚热者是也。若毒不在里，则必不可兼用寒凉，以致中寒脾败而毒必反陷，其证则口不渴而二便不秘者是也。知此则解毒治实之法无余蕴矣。此外，有虚邪虚火等证，则当先酌元气，次察邪气，无使失楫中流，顾本不及，则尤为切戒。

凡云痘毒者，痘必自内而达外，但得出尽则内无毒，但得化尽则外无毒，既出既化而不使复陷，则毒尽去矣。故或宜散表，或宜托送，或宜清解，或宜固中，而治法尽之矣。

补虚当辨阴阳，凡痘疮血气虽各有所属，而痘之所主毕竟阴分为重，何也？盖痘从形化，本乎精血，凡见点、起胀、灌浆、结痂，无非精血所为。此虽曰气为之帅，而实血为之主。且痘属阳邪，阳盛必伤阴，所以凡治疮者，最当重在阴分，宜滋润不宜刚燥，故曰补脾不若补肾，养阴所以济阳，此妙法也。然血气本自互根，原不可分为二，如参、芪、白术之类，虽云气分之药，若用从血药则何尝不补血？归、芎、地黄之类，虽云血分之药，若用从气药，则何尝不补气？故凡见气虚者，以保元汤为主而佐以归、地，血虚者以四物汤为主而佐以参、芪，补气血本不相离，但主辅轻重，各有所宜，是在用之者之神其变化尔。

痘疮逆证

初热时，用纸捻蘸清油燃照之，如心窝间或遍身有成块红者，不治。

发热，头面一片红如胭脂者，不治。

身热如火，眼红，口唇紫黑破裂，舌燥有芒刺者，不治。

初热，腹中大痛或腰痛如被杖者，不治。

初热时，七孔二便鲜血不止者，不论始终，不治。

发热时遂见紫黑斑者，不治。

初热时，舌黑声哑神昏者，不治。

腹痛而泄脓血者，不治。

密如蚕种，全不起发，平片花搭者，不治。

闭目昏睡，舌卷囊缩者，不治。

痘初出便成血泡或水泡，随即破坏者，此名烂痘，不治。

痘出后，遍身是空壳，不作坏水者，此名空痘，不治。

痘出起发之时，中有痛甚如刀剜，叫哭不停者，此名痘疔，不治。

贼痘者，是诸痘未浆而此痘先热也，多在太阳、喉口、心胸等处，三日见者六日死，四日见者七日死，五六日见者十一二日必死。

发热一日即遍身出齐而稠密，摸之不碍手者，死。

痘初出，当顶红者，不治。盖痘宜淡红如线，附于根下，不宜当顶红也。

痘起胀之时，遍身虽起而头面全然不起，只皮肉红肿，不治。

灌时纯是清水，皮薄而白，如水泡者，必抓破而死。

痘齐之后，毒已外达，则内当安静，而反见烦躁谵妄不止者，此邪毒盛极，神机无主也，必死。

痘痂虽落，而痘瘢雪白无血色者，若不急培元气，必死。

治法

痘科一证，顺者不必治，逆者不能治。可治者，惟险证尔，若治之得法则生，不得法则不生，是治法之不可不论也。然治法虽多，其要惟邪正虚实而已。凡邪气盛而无制者，杀人。正气虚而不支者，杀人。治者若能补泻无差，则可转危为安矣。但补泻不容苟且，毫厘贵有权衡，必不可使药过于病，亦不可使药不及病。是以善用攻者，必不致伐人元气，善用补者，必不致助人邪气，务使正气无损而邪气得解，庶不害人。如小儿气体薄弱，面色青黄，唇淡畏寒，大便溏而不结，小便清白，饮食减少或不甚消化等证，是气血不足，属虚寒，速宜培补元气以防变症。如小儿气体壮实，饮食易化，出痘时大便结而燥，小便赤而秘，口鼻中出气如火，口渴烦躁，恶热喜冷等证，察明果是实热，方可暂行清解。须知热证多实，最忌芪、术、桂、附及诸热燥之剂；寒证多虚，最忌芩、连、栀、柏及诸苦寒之药。又虚中有实，实中有虚，俱当详究，惟宜审证用药，不可胶执古方。故曰：病无常形，医无常方，药无常品，顺逆进退存乎其时，神圣工巧存乎其人，君臣佐使存乎其用，斯其人不易得，而识其人者尤难得也。

出痘调养禁忌

痘疮既出，内脏空虚，宜避风寒，调饮食，衣服勿令其过暖，勿令其过寒，勿食生冷及一切鸡、猪、牛、羊、鱼腥并荔枝、枣、柿、糖、蜜、酒、葱、蒜与醋。盖以鸡肉动风，猪肉生痰，羊肉助热，鱼腥助火，牛肉黑斑之故也。若①枝、酒能发痒，枣、柿、糖、蜜味甜，引痘入眼，醋酸损齿，葱蒜泄气，所以悉宜忌之。又忌生人往来，厉声高语，对梳头，对搔痒，对哭泣。

避秽气

妇人经候气，房中淫液气，煎炒油烟气，麝香燥秽气，沟粪浊恶气，熏抹疮药气，硫黄蚊烟气，远行汗劳气，吹灭灯烛气，误烧头发气，柴烟鱼骨猪毛气，葱蒜韭薤气，醉酒荤腥气，以上忌避，自出痘至收靥，悉宜遵之。

发热三日治方临症者随宜择用

升麻葛根汤　治痘疹初起发热，宜以此方解表。

升麻　葛根　赤芍各二钱　生甘草一钱

生姜、芫荽引，水煎服。

如身热无汗者，此表实也，本方加麻黄、薄荷；如大小便秘结，腹作痛者，此里实也，本方加大黄、木通；如内热炽盛者，本方加犀角、黄连、荆芥、牛蒡子、防风；如内热烦渴者，本方加石膏、麦冬、花粉；如肺郁风邪，咳嗽喘急者，本方加前胡、桔梗、杏仁、苏叶、桑皮；如伤食，腹皮热，胃中停滞者，本方加山楂、枳壳；如咽痛者，火在上焦也，本方加牛蒡子、桔梗；如身体酸痛者，外染风寒也，本方加羌活、独活；如风寒头痛，本方加荆芥穗、川芎、白芷、羌活。此治发热之大略，又贵临证详察，融会贯通也。

柴归饮　治痘疮初起，发热未退，无论是痘是邪，疑似之间，均宜用此平和养营之剂以为先着。有毒者可托，有邪者可散，实

---

① 若：疑作“荔”。

者不致助邪，虚者不致损气。凡阳明实邪盛者，宜前升麻葛根汤，如无实邪，则悉宜用此增减主之。

当归三钱　芍药或宜生或炒，二钱　柴胡二钱　荆芥穗二钱　甘草火煨熟，一钱

生姜、水煎服。

血热者，加生地；阴盛，加熟地；气虚者，加人参；虚寒，加炮姜、肉桂；火盛者，加黄芩；热渴，加干葛；腹痛，加木香、砂仁；呕恶，加炮姜、陈皮；阴寒胜而邪不能解者，加麻黄、桂枝；头痛，加川芎；外感风寒，加防风、白芷、羌活、桔梗；腰痛，加独活、北细辛；惊搐，加生地、木通、防风、灯心。

荆防败毒散　治痘疹初起发热及伤寒头痛，憎寒壮热，项强鼻塞，风痰咳嗽等证。

柴胡　荆芥穗　防风　羌活　前胡　独活　川芎　枳壳炒　桔梗　茯苓　人参各二钱　甘草一钱

生姜、薄荷叶、水煎服。

加减参苏饮　治痘初起，咳嗽前后，感冒风寒。

紫苏叶　干葛各二钱　前胡　陈皮　枳壳　桔梗　防风各二钱半　甘草八分

生姜三片，水煎服。

凡治痘初起，通以补四方为主，随症增损足矣，不必好奇多立方法，若法多反致混乱，苟能通变，不必四方，即前升麻葛根、柴归饮二方，亦足用之不竭矣。

归宗汤　治痘发热之初，无有风寒表症，形气壮实，惟毒火炽盛，爪甲色紫，四肢厥①冷，恶热汗出，二便秘结，谵语躁狂，口渴唇焦，舌生芒刺，或吐血尿血，腹胀腰疼，诸般阴症，急用此攻去火毒，庶可挽回，迟则无救矣。

大黄　生地黄　赤芍　青皮　南楂肉　木通　荆芥穗　牛蒡子炒，捣

① 厥：此下原衍“凉”字，据文义删。

灯心，水煎服。

避秽香

苍术　大黄半斤　柏树叶焙干，半斤

上三味研粗末，炉中不时烧之，能解一切秽气，自出痘至收靥，房中宜常烧之。

出见三日治方临证者随宜择用

痘出三日之内，毒在半表半里之间，关系最重，故妄汗则成斑烂，妄下则成陷伏，寒凉过用必伤正气，燥热过用则助邪气，虚寒不补则陷伏悸塌，实热不解则变里归肾，倘有一差，死生立判，医者于此，不可不为之慎。

补中益气汤　治痘疮见点，色不红活，顶不起发，毒热自汗，形衰气虚，宜服此方。

人参　黄芪　当归各二钱　白术炒，一钱五分　陈皮八分　炙甘草一钱　升麻　柴胡各七分

生姜，水煎服。

六物汤　治痘疹见点，血气不充，随症加减用之，神效不可尽述。并治男妇气血俱虚等证。本方即四物汤加人参、甘草。

熟地或有用生地者，随症用之，三钱　当归二钱　川芎五分，不宜多　芍药一钱半　炙甘草一钱　人参随虚实用之，气不虚者不必用

水煎服。

如发热不解，加柴胡、防风；如不起发，不灌浆，依本方加糯米、人乳、肉桂、甜酒，以助营气；如气虚痒塌不起，加川山甲，土炒用；如红紫，血热不起，加紫草或犀角；如脾气稍滞者，加陈皮、山楂；如胃气虚，多呕者，加炒干姜或丁香；如腹痛兼滞者，加木香、陈皮；表虚气陷不起，或多汗者，加黄芪；气血俱虚，未起未灌而先痒者，加肉桂、白芷；如元气大虚，寒战咬牙，泄泻，宜去芍药，加黄芪、附子、肉桂、干姜。

保元汤　治痘疮气虚塌陷等证。

人参二三钱　黄芪二三钱，灌浆时酒炒，回水时蜜炒　炙甘草一钱　肉桂五六分

糯米一勺煎服。

若不灌浆，将煎药熟，加人乳、甜酒冲服；头颈痘不起，加川芎五七分；虚寒，加附子一钱。魏桂岩以此方治痘阳虚顶陷，血虚浆清，皮薄发痒，难灌难敛者，始终用之，以为血脱须补气，阳生则阴长，故名之为保元汤。如宜升则加升、柴，宜燥加苓、术，宜润加当归，宜利气加陈皮，宜收加白芍，宜散加川芎。又表实去黄芪，里实去人参，中满忌甘，内热除桂，斯又当理会矣。

凡治痘疮，虚寒者固宜温补，若内有热证勿得过用，辛热气分等药，恐助火邪，致滋多变，不可不知。

搜毒煎 治痘疮见点太骤，热毒炽盛，紫黑干枯，烦热便结，纯阳等证。

紫草 地骨皮 牛蒡子炒，捣碎 黄芩 木通 连翘去心 蝉蜕 赤芍各三钱

灯心，水煎服。

渴者，加天花粉、麦冬；阳明热甚，头面牙龈肿痛者，加石膏、知母；大肠干，结实，脐腹实胀者，加大黄、芒硝；血热妄行者，加犀角、童便兑服；小水热闭者，加栀子、车前子；兼表热者，加柴胡。

九味神功散 治痘隐伏皮肤，出现不快，及出而复隐与不起发者，宜此方。

人参 紫草各二钱 红花一钱 生地三钱 黄芪蜜炒，三钱 前胡一钱半 牛蒡子炒，捣 白芍酒炒，各二钱 甘草炙，一钱

水煎服或加川山甲。

回生散 治痘现点后，毒气太盛，或血红有一片者，或不起发，或起不灌浆，均宜用之，实治痘之神剂也。

生黄芪三钱 人参二钱 生地三钱，如血热红盛者加倍用之 紫草茸二钱 白芍二钱 大力二钱，炒，研 红花一钱半 前胡二钱 生甘草一钱

糯米一勺，水煎服。若临服，加人乳冲服，更妙。

起胀三日治方

当归活血汤 治痘顶起胀而根脚不红润，此气至而血不荣也，宜服此汤。若干枯色黯，亦宜服此汤。

当归二钱 川芎一钱 白芍一钱半，酒炒 生地二钱半 红花八分 紫草二钱 陈皮七分 人参一钱 麦冬去心，一钱半

水煎服。

加味保元汤 治痘色红润而形平陷不起，此血至而气不充也，宜服此汤。若色灰白皮薄，亦宜服此汤。

人参二钱 炙草一钱 黄芪酒炒，三钱 白术土炒，二钱 当归二钱 川芎八分

水煎服。

快斑越婢汤 治痘疮脾胃虚弱，手足不起发。

黄芪酒炒，三钱 白芍酒炒 桂枝 当归 防风各二钱 炙甘草一钱

水煎服。

十宣散 治痘疮起胀迟缓或不起发。

人参 黄芪酒炒 当归各二钱 川芎 防风 桔梗 白芷 炙草 厚朴姜水炒，各一钱 桂心三分

水煎服。

宽中快斑汤 治痘起胀时饮食滞热，懒食恶食，肚皮发热，大便臭黏，以致痘难顺胀。

青皮醋炒 陈皮 枳壳炒 南楂肉 麦芽炒 木香磨，兑服 黄连 生甘草 连翘去心 厚朴姜水炒

生姜、灯心，水煎服。

苏解散 治痘起胀时偶感风寒，发热恶寒无汗，以致痘疮难于起胀。

川芎 前胡 牛蒡子炒，捣 南楂肉 木通 生甘草 羌活 苏叶 升麻 葛根 羌活 苏叶 防风

引加芫荽，水煎服。

灌脓三日治方

清毒活血汤 治痘板硬干黄，或灰滞紫黯，干枯不能灌脓，皆因毒火伤其气血也，宜服此汤。

紫草茸　当归　木通　生地黄　白芍酒炒　连翘去心　牛蒡子炒，捣碎　南楂肉　桔梗　黄连　生黄芪　黄芩

灯心，水煎服。

若便秘，加大黄。者①形气壮实者，减去人参、黄芪。

千金内托散 治痘灌脓时，其色淡红，或顶凹陷不能灌脓者。

人参　归身　黄芪蜜炙，各一钱五分　白芍酒炒　川芎各六分　官桂　炙甘草　南楂肉各五分　木香磨，对服　防风　白芷　厚朴姜水炒，各三分

生姜，水煎服。

参归鹿茸汤 治灌脓时，痘形皮薄脓清，根色无红晕，系气虚血缩，宜以此汤峻补。

人参　鹿茸酒炙　归身　嫩黄芪蜜炙，各三钱　炙甘草一钱半

糯米一勺，水煎服。

陈氏异功散 治痘疹色白，寒战咬牙，泄泻喘嗽，或呕或厥，而不灌脓者。

人参　丁香　木香剉末，对服　陈皮　肉豆蔻面煨　厚朴姜水炒，各二钱半　茯苓白术土水炒　官桂各二钱　当归三钱半，泄泻用醋炒　制附子　半夏各一钱半

姜、枣，水煎服。

加味甘桔汤 治痘灌脓之时，咳唾痰涎，咽喉不利。

甘草　桔梗　牛蒡子炒，捣　天花粉　连翘去心　玄参各二钱

灯心，水煎服。

收靥三日治方

痘疮自出起至十日、十一二日，当从口唇头面，以渐收靥，

① 者：疑作“若”。

但自上而下者顺，自下而上①者逆，若有他症，速宜治之。

回浆饮 治痘当靥不靥，皮嫩浆薄，证见身凉，手足冷，二便不实，此元气不足也，宜服此方助之。

人参 黄芪蜜炙 白茯苓 白术土炒 何首乌制 白芍酒炒 甘草炙

生姜，水煎服。

大连翘饮 治痘当收靥之时不能收靥，证见焮肿而赤，溃烂而臭，身热烦渴，此毒气太盛也，宜用此饮以解之。

连翘去心 防风 牛蒡子炒，研 荆芥 黄芩 当归 蝉蜕 柴胡 滑石 栀子 赤芍 车前子 木通 生甘草

灯心，水煎服。

除湿汤 治痘因湿盛而不得靥者，其证轻则有孔流浆，重则遍体溃烂，肚腹胀，小便短，宜用此汤以利之。

羌活 苍术米泔水浸，炒 防风 赤芍 猪苓 泽泻 白术土炒 木通 薄桂

灯心，水煎服。

十全大补汤 治痘疮气血俱虚，别无他症而不能收靥者。

人参 白术土炒 茯苓 炙草 当归 熟地 白芍酒炒 川芎 肉桂 黄芪蜜炙

煨姜，水煎服。

清毒散 治痘不当收靥而速收靥者，证见周身窠粒干燥，口渴发热，烦急不宁，此毒火盛也，宜用此方清之。

生地 赤芍 连翘去心 金银花 木通 牛蒡子炒，研 黄连 当归 丹皮 生甘草

水煎服。

结痂落痂治方

凉血解毒汤 治痘至结痂之后，当落不落，证见干燥不润，根色红艳，渴欲饮冷，烦急不宁，此毒热郁于血分，宜服此汤

① 自下而上：原作“自上而下”，据文义改。

清之。

当归　生地　紫草　丹皮　红花　连翘去心　白芷　川黄连　生甘草　桔梗

灯心，水煎服。

人参固肌汤　治痘痂久粘不落或发痒，此因表散太过，以致腠理气虚，无力脱卸，宜用此汤补之。

人参　黄芪蜜炒　当归酒洗　甘草炙　蝉蜕各三钱

糯米一勺，水煎服。

荆防解毒散　治痘痂一半掀起一半咬紧不落，证见身热干燥，肌肤红赤，此热在肌表，宜服此汤解之。

荆芥　防风　赤芍　生地　金银花　木通　桔梗　地骨皮　连翘各三钱　生甘草一钱

生姜，水煎服。

黄连解毒加味汤　治落痂后，遍身壮热，烦渴不宁，其瘢或紫，或焦，或黑，宜此解之。

黄连　黄芩　栀子　黄柏　丹皮　生地　生甘草　金银花　连翘去心

灯心，水煎服。

解毒防风汤　治落痂之后，瘢凸起不平，色赤而艳，或发热，或作痒，此因血有余热，复外感风也，宜以此汤解之。

黄芩　生地　连翘去心　牛蒡子炒，研　荆芥　防风　金银花　赤芍　甘草　犀角磨汁，对服，如无犀角以升麻代之

生姜，水煎服。

十全大补汤见前收靥　治落痂之后，其瘢凹而不起，色白不红，精神倦怠，饮食懒少，气血两虚，宜服此汤。

治痘外用方

猪髓膏　治痘疮不靥及痂不落者，涂之即落。

猪骨髓　白蜂蜜

上二味以火熬一二沸，退凉，用鸡翎扫上即落。

百花膏[1]　治痘燥，痂皮溅起作痛，或疮痂欲落不落者。

白蜜不拘多少，略用汤和，时时以鹅翎扫润痛处，疮痂亦易落，无痕。

败草散　治痘疮溃烂，脓血淋漓。

用盖墙盖屋烂败草（多年者佳）为细末，搽掺之。若遍身患者，须多掺席铺上，令儿坐卧其上，其疮即愈。

胭脂汁　治黑痘之良方。

先用升麻一味，煎浓汤去滓，用绵胭脂浸于汤内，揉出红汁，就以本绵蘸汤于疮上，涂浸拭之。

白龙散　治烂痘及[2]抓破者。

干牛粪在风露中多久色略白者，火煅成灰，取中心白者为细末，遍掺疮上，席褥筛上，小儿睡坐亦好。

灭瘢散　治烂痘，以此敷之。如误抓破者，亦用之。

密陀僧　滑石各二两　白芷五钱

上为细末，湿则干掺之，或用好蜂蜜调敷。

水痘

水痘之证，发于脾肺二经，由实热而成。初起与出正痘相似，或面赤唇红，眼光如水，咳嗽喷嚏，唾涕稠黏，身热，二三日而始出，其形尖圆而大，内含清水，易胀易靥，不作脓浆。初起荆防败毒散主之，继以加味导赤散主[3]之。

荆防败毒散

羌活　独活　柴胡　前胡　荆芥　防风　川芎　枳壳麸炒　桔梗　赤茯苓各一钱　生甘草一钱

生姜，水煎服。

① 百花膏：原作“白花膏”，考其药物组成及功效主治，实为众方书所载“百花膏”，因改。

② 及：原作“即”，据《景岳全书·痘疹诠古方·痘疹》改。

③ 主：原脱，据文义补。

加味导赤散

生地　木通　生甘草　黄连　滑石　赤茯苓　连翘去心　麦冬去心

灯心，水煎服。

一方　治水痘。用

柴胡一钱　赤茯苓二钱　桔梗　生甘草五分　黄芩七分

竹叶二十片，灯心一团，水煎服。

有痰加花粉，有食加楂肉，火重加黄连。

痘证痒痛论

诀云：虚则痒，实则痛。故凡痘疮，无论前后作痒，通宜保元汤加赤白首乌、牛蒡子、白芍（酒炒），或加川芎、白芷、防风、荆芥、当归、肉桂、熟地等药，随其证而加之。总之，宜温补不宜寒凉。若夫作痛，则实者多而虚者亦有焉，实者宜解毒汤、加味四物汤之类，虚者宜六物煎、保元汤之类。

保元汤见前初见三日治方

解毒汤　治一切热毒肿痛，或风热搔痒。

黄连　金银花　连翘去心

水煎服。

加味四物汤　治痘稠密毒盛，血热作痛。

当归　赤芍　荆芥穗　防风　红花　牛蒡子炒，研　丹皮　连翘去心　生地黄　川芎

水煎服。

六物汤见前初见三日治方

男子年长出痘

男子自十六岁后皆谓之年长，嗜欲情开，元精走泄，又遇痘毒之火冲炽，则真阴亏损，水虚不能制火，故每至行浆之际，口渴心烦，鼻衄咽痛，不能成①脓结痂者有之，治者不可妄用寒凉，

---

① 成：原作“盛”，据《医宗金鉴·痘疹心法要诀·男妇年长出痘门》改。

五六日前只宜参麦清补汤调治，至七八日如脓浆不行，急宜攻浆，以参归鹿茸汤内调鸡冠血酒治之，但得浆行，庶可无虞。

参麦清补汤

当归　川芎　花粉　白芍酒炒　生地　人参　生黄芪　前胡　桔梗　牛蒡子炒，研　生甘草　红花　麦冬去心　南楂肉

生姜，水煎服。

参归鹿茸汤见灌脓三日治方

鸡冠血酒

用大雄鸡一只，先将白酒一杯炖温，次刺鸡冠血数滴，滴入杯中和匀，仍炖温，调前参归鹿茸汤药内服之。此汤调鸡冠血，又可治痘色淡白根无红晕而顶陷者，是谓白陷，调此参归鹿茸汤服之，大补气血，庶可挽救，宜日进二三服方效。

种痘法今人谓之放痘

察古种痘之法，以理揆之，实属尽美尽善，何也？盖正痘必由外邪而起，是得于有病之时，非若种痘之施于无病之日也。既无外邪夹累，复有善苗引导，谓非避危就安、尽美尽善之法乎？但种痘必资乎苗，而苗有可用、不可用者。如种出之痘落下之痂，谓之种苗。自出天花之痘落下之痂，谓之时苗。时苗有时行之气，用以为种，则与天行传染之气无异，此断不可用者也。惟他人种苗之内，拣择痘粒稀少厚实光泽尖圆者，此得阴阳正气，用以为种，效如响应，所种小儿出痘亦必稀少全美，此实可用者也。如遇好苗，俟落下即用纸包好，记明何日收得，收贮新瓷瓶内，紧护其口，置于洁净之所、清凉之处。其所贮之苗，在春天者一月之痂可种，冬令严寒，四五十日之痂尚可种，若延日久，则气泻无力，恐种不出矣。欲觅此等种苗，先访有人家正在种痘之际，向彼明言其故，使彼乐从，无所疑忌，彼方肯用心收贮，恳求五七粒，即可源源而种。但种痘要贵得天时，然天时之正，莫过于春，春为万物发生之时，天时融和，不寒不热，种之则痘自随其气而发生，此正二三月之时，所以可种也。至冬至后，一阳鼓动，借其生生之气，所以十一月、十二月亦可种也。若有苗种，七、

八、九、十月内，亦俱可种也。只夏令，太阳尽由地上，人之阳气亦皆外浮，不宜种也。至于下手种法，尤须详慎。凡种小儿，用痘痂三四粒，两儿用六七粒，放于净瓷茶盅内，以柳木作杵，研为细末，其杵约长四寸，粗如笔管，两头要光圆，如痂不细，以净水滴三五点入盅内，将痂浸透，再研若干，再加水几点，总以调匀如干浆糊状为度。用弹熟新棉花捏一小团如枣核大，两头要圆，其长短粗细量儿鼻孔之大小为之，其棉团不宜太松软，松则苗气易往外泄。将棉团只用一头蘸痂末糊于上，塞儿鼻中，男左女右，塞不可太进，则儿不适意，亦不可太出，太出则易①于脱落，总要宽紧浅深适中为妙。塞后不可离人，时时看守，禁止小儿勿用手拈弄，倘被喷嚏打出，仍速即将苗塞入鼻内，不可稍缓，恐泄苗气。下苗后必以六个时辰为度，若天气寒，多留数刻。痘苗取出之后，其苗气渐次传遍五脏，至七八日或九十日始发热，发热三日而痘出矣，不必服药。若起居不谨、饮食不节而至病者，其治法亦与正痘同。今时种师，有诡称放痘之法痘痂之外尚要加他药为引导者，此系惑人谎语，切勿信之。既种后，将发热时，小儿颈项内，男左女右，有发一小块状如痰核，此乃毒气结聚于此，痘发必稀疏，此块不必医治，待落痂后则块亦渐消矣。又间有惊痘，于发热时，小儿忽然惊搐不语，目上视，有片时即平复者，有发一二个时辰者，有发一次者，有发两次者，皆属无妨。斯时切不可扰动叫唤，待其自平即已，不必服药，须预对痘家说明，免其忧虑。以上诸论，皆时下种师之秘诀也。若夫辨儿之可种与不可种，须察儿体质虚实及有无宿疾。若调治之法，当节饮食，适寒温，防惊吓。此皆种师俱各明悉，兹不重赘。

麻证

万氏曰：麻疹以春夏为顺，秋冬为逆。以其出于脾肺二经，一遇风寒，势必难出，且多变证，故于秋冬为不宜尔。夫天行不

① 易：原作“意”，据文义改。

正之气，致为人之疡疹。然古人于痘疹二字，始终归重于痘，并不分别疹为何物，岂可以二证而于一证耶！想当时重痘不重疹，故尔略之。致使①后人不得心法，因而害事者往往有之。今以吾家四代传流以及今日心得之法，开载②于后，用此应病③，定不差矣，敢有毫厘隐匿，天其鉴之。

疹脉

凡出疹，自热起至收完，但看右手一指，脉洪大有力，虽有别证，亦不为害，此定存亡之要法也。

疹证

疹虽非痘之比，然亦由胎毒蕴于脾肺，故发于皮毛肌肉之间，但一时传染大小相似，则未有不由天行戾气而发者，此其源虽内发，而证多属表，故其内为胎毒则与痘证同，外有表邪则与伤寒类。其为毒也，总由君相二火燔灼太阴，而脾肺受之，故其为证则有咳嗽喷嚏，面肿腮赤，目胞浮肿，眼泪汪汪，鼻流清涕，呵欠闷顿，乍凉乍热，手足稍冷，夜外惊栗，或恶心呕哕，是即出疹之候，便宜用解毒散邪等药，不使停留于中，庶无他患。且凡是疹证，必其面赤，中指冷，而多咳嗽，又必大热五六日，而后见红点遍身，此其所以与痘与伤寒有异也。

疹毒归五脏，有四证，归脾则泄泻不止，归心则烦热而发惊，归肺则咳嗽血出，归肾则牙龈烂④而疳蚀。

疹初起，吐泻交作者顺，干呕霍乱者逆，欲出不出者死。

疹期

疹之候，初热一日，至次日鸡鸣时，其热即止，止存五心微热，渐见咳嗽，鼻流清涕，或腹中作痛，饮食渐减，到申酉之间，其热复来。如此者四日，用手满按发际处甚热，其面上热少减二

① 使：原作“死”，据文义改。
② 开载：逐一记载。
③ 病：原作“疹”，据《景岳全书·麻疹诠·麻疹》改。
④ 烂：原作“溺”，据《景岳全书·麻疹诠·麻疹》改。

三分，咳嗽连声，面[①]燥腮赤，眼多泪，喷嚏频发，或忽然鼻中出血。至五日，其热不分昼夜。六日早时，其疹出在两颊下，细细红点，至午时两手背并腰下，夕浑身俱有红点。七日，普遍掀发，其鼻中清涕不流，喷嚏亦不行，七日晚，两颊颜色渐淡。此验出疹之要法。凡疹热六日而出，一定之规也。若医人无识，用药太早，耗散元气，及至出时，变害多矣，或嗽而变喘，或出一二日即隐，或作大泻，或合目而喘，此医人用药不当之害也。吾家治法，定不在五日内用药，必待见疹，方用徐徐升表。然用药亦有次第，凡一剂必作数次饮之，况疹在皮肤之间，若作一次服，则药性催之太急，每至谵语烦躁，故常慎之。

按：此系万氏教人不可妄行用药，诚恐治之而反误之，此固其心得之法也。若于初热疑似之间而必欲用药，惟景岳之透邪煎为第一，仲阳之升麻葛根汤乃次之。

疹治法

疹自表而出于腑，痘自里而出于脏，疹[②]喜清凉而恶温，痘喜温暖而恶凉，此其大法也，然亦当有得其宜者。如疹初出，亦须和缓则易出，所以发苗之初，只要发出得尽，则疹毒便解，非若痘之苗而秀，秀而实，而后毒解也。痘成熟之时，若太温热，则反溃烂不收，是痘之后亦宜兼清凉也。故治痘疹者，无过热，无过寒，必温凉适宜，使阴阳和平，是为得之。

痘宜内实，可用补剂。疹[③]忌内实，只宜解散。惟初热发表时略相似耳。既出之后，痘宜补气以生血，疹宜补阴以制阳，何也？盖疹热甚则阴分受其熬煎，而血多虚耗，阴金被克，故治以清火滋阴为主，而不可稍[④]动其气，若燥悍之剂，首末皆深忌也。世知痘证所系之重，而不知疹之杀人尤甚，方书多忽而不备，良可太

---

① 面：原作“而”，据《景岳全书·麻疹诠·麻疹》改。
② 疹：原作“痘”，据《景岳全书·麻疹诠·麻疹》改。
③ 疹：原作“痘”，据《景岳全书·麻疹诠·麻疹》改。
④ 稍：原作“少”，据《景岳全书·麻疹诠·麻疹》改。

息也矣。

麻证自表之后，即宜谨避风寒，勿食生冷，戒忌酒、肉、鸡、鱼一切腥荤等物。

透邪煎 凡麻疹初热未出之时，惟恐误药，故云未出之先不宜用药，然解利得宜，则毒必易散而势自轻减，欲求妥当，先用此方为主。

当归二三钱 芍药酒炒，一二钱 防风一钱 荆芥一钱 炙甘草七分 升麻七分

水煎服。

如热甚脉洪滑者，加柴胡一钱。此外凡有杂症，但可随宜加减。

升麻葛根汤一名升麻汤 治麻疹初起，疑似之间，表实邪盛者，宜服此汤。盖以麻证多属阳明火毒也，方见前痘证发热三日治。

宣毒发表汤 治麻证初发，热欲出未出，毒气郁闭，宜此方疏风开表，清热宽气透毒，若其间有交杂之证，亦照本方随证加减治之。此方胜过升麻葛根汤。

升麻 葛根 前胡 桔梗 枳壳麸炒 荆芥 防风 薄荷叶 木通 连翘去心，研碎 牛蒡子炒，研碎 淡竹叶 生甘草

引加芫荽，水煎服。

感寒邪无汗者，加麻黄，夏月无用；食滞者，加南楂肉；内热者，加黄芩。

化毒清表汤 治麻疹已出而红肿太甚，宜用此汤泻火抑阳养阴，微兼疏表，较之纯用黄连解毒汤合白虎汤者，实超乎其上矣。

牛蒡子炒，捣碎 连翘去心 天花粉 地骨皮 黄连 黄芩 栀子 知母 葛根 玄参 桔梗 前胡 木通 甘草 薄荷叶 防风

水煎服。

口渴，加麦冬（去心）、石膏（煅，捣）。大便涩滞，加酒炒大黄。

清热导滞汤 治麻疹毒气流注而成痢者，此方神效。

黄连　黄芩　白芍　枳壳炒　青皮　南楂肉　厚朴姜水炒　槟榔　当归　甘草　牛蒡子炒　连翘去心

水煎服。

痢血多者，加红花、地榆。秘涩甚者，加酒炒大黄。

柴胡四物汤　治麻疹见形三日当没落时，潮热烦渴，口燥咽干，切不可纯用寒凉之剂，宜服此方，余热自除，疹亦没落矣。

白芍酒炒　当归　川芎　生地　人参　柴胡　淡竹叶　地骨皮　知母　黄芩　麦冬去心

生姜、红枣，水煎服。

清金宁嗽汤　治麻疹已出咳嗽，乃肺为火灼也，宜服此汤。

橘红　前胡　生甘草　杏仁去皮尖，微炒，捣碎　桑皮蜜炙　川黄连　瓜蒌子去壳，捶去油　浙贝母去心　桔梗

生姜、红枣，水煎服。

门冬清肺汤　治疹后咳嗽不已，小儿麻疹后每多咳嗽，此方宜连服二三剂，神效。

天门冬去心　麦门冬去心　款冬花　浙贝母捣碎　牛蒡子炒，研　地骨皮　马兜铃　知母　杏仁去皮尖，微炒研　甘草　桔梗

水煎服。

小儿麻疹发自脾肺，故多咳嗽，但当分别治之。若初起咳嗽太甚，此为风邪所郁，用升麻葛根汤加前胡、桔梗、杏仁、苏叶、陈皮、桑皮之类。若已出，用前清金宁嗽汤，出后用前门冬清肺汤。

小儿麻疹不宜即补，务须俟麻疹过后，方行调补，否则恐毒气壅遏，顿生奇祸，学者鉴之。

卷十三

外 科

痈疽

夫痈疽疮疖者，皆由气血不和，喜怒不时，饮食不节，寒暑不调，使五脏六腑之气怫郁于内，以致阴阳乖错，气血凝滞而发也。亦有久服丹石燥热之药，热毒结深而发为痈疽也。此疾多生于膏粱炙煿嗜欲之人，虚邪热毒煎熬气血而成。痈者，壅也，壅滞于阳络也，大而高起，属乎阳，其脉浮数，故多由于六腑。疽者，沮也，沮伏于阴经也，平而内发，属乎阴，其脉沉数，故多由于五脏。疮者，毒之总名也。疖者，有头小疮也。经曰：诸痛痒疮，皆属心火。夫诸疮之中，惟背疽、疔疮最为急症，次莫如脑疽、肠痈、喉痈，亦其急者也。至若瘰疬、悬痈、痔漏诸疮，皆可缓而治之。又有疥疮、臁疮、风痔之类，虽俱属疮类，而轻重缓急大有不同，治之之法，总宜察其虚实冷热，或重或轻，对证用药，无失先后次序。虽些小①疮疖，初起便宜速治，慎勿姑待养成大患。治法当分初、中、末异，初宜散热解毒，通经为主，以图消去；中宜排托为主，以图速散恶毒；末宜补、宜托、宜温，以图易于收功，此大法也。其有五善七恶，亦不可不辨。若动息自宁，饮食知味，一善也；便利调匀，二善也；脓溃肿消，色鲜不臭，三善也；神彩光明，语声清朗，四善也；体气和平，五善也。如烦躁时嗽，腹痛渴甚，泄利无度，小便如淋，一恶也；脓血大泄，焮痛尤甚，臭恶难近，二恶也；喘粗短气，恍惚嗜卧，三恶也；未溃先黑久陷，面青唇黯便污，四恶也；肩项不便，四肢沉重，五恶也；不能下食，服药而呕，食不知味，六恶也；声嘶色脱，唇鼻青黑，面目四肢浮肿，七恶也。更有气噫痞塞，咳逆身冷，自汗无时，目瞪耳聋，恍惚惊悸，

① 些小：细小。

语言颠倒，皆是恶证。五善见三则吉，七恶见四必凶矣。医者于临证时须详察色脉，宜温者温之，宜凉者凉之，宜攻者攻之，宜补者补之，庶有济也。然外证痈疽犹如内证伤寒，善治伤寒则杂病无不易治，能疗痈疽则诸疮无不精妙，盖以能辨表里阴阳虚实寒热也。

治法

疮疡之治，有宜泻者，有宜补者，有宜发散者，有宜调营解毒者，因证用药，各有所主。经曰：形气有余，当泻不当补。形气不足，病气不足，当补不当泻，此其大纲也。故凡察病之法，若其脉见滑实洪数，而焮肿痛甚，烦热痞结，内外俱壅者，方是大实之证，此其毒在脏腑，非用硝黄猛峻等剂荡而逐之则毒终不解，故不得不下。然非有真实真滞者，不可下，此下之不可轻用也。其有脉见微细，血气素弱，或肿而不溃，溃而不敛，或饮食不思，精神疲倦，或呕吐泄泻，手足常冷，脓水清稀，是皆大虚之候，此当全用温补固无疑矣。然不独此也，即凡见脉无洪数，外无烦热，内无壅滞，而毒有可虑者，此虽非大虚之证，然察其但无实邪，便当托里养营，预顾元气，何也？盖恐困苦日久，或脓溃之后，不待损而自虚矣，及其危败临期，岂能及哉？故丹溪云：痈疽因积毒在脏腑，宜先助胃壮气以固其本。夫然，则气血凝结者自散，脓瘀已成者自溃，肌肉欲死者自生，肌肉已死者自腐，肌肉已溃者自敛。若独攻其疮，则脾胃一虚，七恶蜂起，其不死者幸矣，即此谓也。其有脉见紧数，发热憎寒，或头痛，或身疼，或四肢无汗，是必时气之不正，外闭皮毛，风热壅盛而为痈肿，此表邪之宜散者也。如无表证，则不宜妄用发散，以致亡阳损卫，故仲景曰：疮家不可汗。此之谓也。其有营卫失调，气血留滞而偶生痈肿，但元气无损，饮食如常，脉无凶候，证无七恶，此其在腑不在脏，在表不在里，有热者清其热，有毒者解其毒，有滞者行其气，所当调营和卫而从乎治者也。大都①疮毒一

① 大都：大概。

证，得阳证而病气形气俱有余者轻，得阴证而形气病气俱不足者重。若正气不足，邪气有余，补之不可，攻之又不可者危。若毒虽尽去，而脾胃已败，血气难复者，总皆不治之证。故临证者，当详察虚实，审邪正，辨表里，明权衡，倘举措略乖，必遗人大害，斯任非轻，不可苟也。

按：一切痈疽，初起则邪毒未曾达表，脏腑壅热，一毫热药不可用；若既出脓后，则毒气外泄，气血皆虚，胃气亦弱，一毫凉药不可用，此古人之成法也。然亦有气血虚寒，初起毒陷阴分者，非阳和托里何由升达在表；既溃而阴血干枯者，非滋阴充畅何能接续脓浆。外则疮毒焦枯，内则口干躁烦，故全在以脉消息。盖气主煦之，血主濡之，气以成形，血以华色，故诸痈疽平陷不能高耸者，乃阳气虚弱，不克①送毒以出阴分，即为阴毒也。根红散漫者，亦气虚不能拘血紧附也。红活光润者，气血逐毒出外也。外红里黑者，毒滞于内也。紫黯不明者，气血不充，不能化毒成脓也。脓色浓厚者，气血旺也。脓色清淡者，气血衰也。未出脓前，或有有余之热，既出脓后，尽从不足之治。气虚不能出毒者，温补兼托，阳和一转，阴分凝泣之滞自能冰解。血虚不能化毒者，尤宜滋补排脓，故当溃脓毒气未尽之时，其托里之功不可缓，亦不可凉，缓则毒即逗留，凉则毒即冰伏。托里不兼滋补，气血虚者何以成脓？犹无米而使之炊饭也。滋补不兼托里，仅可调和气血，何能直达溃所成功？迨至毒既去尽，红润肌生，则和平补养气血之中仍可佐以银花、国老，以解有余不尽之毒，可保无虞矣。

《心法》曰：凡疮口不合，脓水清稀，气血俱虚也。饮食少而难化，脾胃虚寒也，非参、芪、归、术之类不能补，非附子不能助其功。今饮食进少，且难消化，属脾胃虚寒，盖脾胃属土，乃命门火虚不能生土而然，不宜直补脾胃，当服八味丸补真火以生土也。

论灸法

王海藏曰：疮疡自外而入者不宜灸，自内而出者宜灸。外入

① 不克：不能。

者，内服药托之而不入内；内出者，外灸法提之而引出外。故经曰：陷者灸之。灸而不痛，痛而后止其灸。灸而不痛者，先及其毒，所以不痛，而后及良肉，所以痛也。灸而痛，不痛而后止其灸。灸而痛者，先及其肉，所以痛，而次及毒，所以不痛也。

隔蒜灸法

李氏云：治疽之法，灼艾之功胜于用药，盖使毒气外泄。凡疮初发一二日，须用大颗独蒜，切片三分厚，贴疽顶，以艾隔灸之，每三壮易蒜片，疮溃则贴神异膏，如此则疮不开大，肉不坏，疮口易敛，一举三得，此法之妙，人所罕知。若疮大漫肿无头者，以纸水浸湿，覆其上，视其先干处，置蒜片灸之。若湿纸两三处先干，两三处齐灸之。若疮势大，以蒜捣烂，遍铺疮上，艾铺蒜上灸之，蒜败再易再灸，或三十壮、一百壮，愈多愈妙。如未成者即消，已成者亦杀其大势，不能为害。但灸法贵于早施，如证起二三日即灸，十证可全八九，四五日灸者，十证可全六七，六七日灸者，十证可全四五，愈早愈妙。又有一等顽疽痼发之类，不必用蒜隔，即于肉上灸之，无不神妙。至艾壮之大小，则量疮势以定之。然灸有应忌者，如肾俞一穴，在于腰脊两旁陷肉处，不宜灸，恐消肾液。手指不宜灸，因皮肉浇薄，恐皮裂肉努。至于头乃诸阳之首，诸书俱云禁灸，若误灸逼毒入里，令人痰喘上涌，反加大肿。然遇纯阴下陷之证①，必当灸之，不灸则不能回阳。若半阴半阳之证，则仍当禁而勿灸。

按：痈疽为患，无非血气壅滞，留结不行之所致，非藉火力不能透毒速散，所以即宜用隔蒜灸法。若邪毒炽盛，势大危急者，则宜用神仙熏照方，其方更胜于隔蒜灸法多矣。其熏照疮毒，无论初起或破后俱可熏照之，若已溃脓出，不宜熏照。

神仙熏照方

朱砂二钱　明雄黄二钱　真血竭二钱　没药二钱　真麝香四分

---

① 证：原脱，据《医宗金鉴·外科心法要诀·痈疽总论治法歌·痈疽灸法歌》补。

上五味研为细末，用绵纸裹药三四分，再用打钱火纸捲搓粗捻长六七寸，麻油浸透点灼，须离疮寸许，自红晕外圈周围徐徐照之，以渐将捻收入疮顶上，所谓自外而内也。但宜火头向疮上，使药气入内，毒随火散。更须将捻猛向外提，以引毒气。此是手法，提引毒出，自不内侵脏腑。初起用三条，渐加至五六条，疮势渐消，可渐减之。熏罢随用后敷药。专此法治背疽大疮，初起每日熏照一次，初用捻纸三条，次日用四条，又次日用五六条，止大率看疮轻重酌用。照后不可即贴膏药并生肌药，反使毒气怫郁，只宜用敷药敷之。凡照时，先用猪蹄汤洗去围敷药，方行熏照。

猪蹄汤 治一切痈疽杖疮溃烂，去恶肉，润疮口，止痛，又能散风消肿。若疮势凶恶者，先用此汤洗净，次用前熏照方。

白芷七钱　当归七钱　赤芍七钱　独活七钱　白矾七钱　甘草　羌活五钱　露蜂房有子者佳，七钱

用猪蹄一只，煮熟，去蹄，吹去浮油，只取清汤，熬前药，去渣，温洗之。洗时切忌被风袭疮。

敷药方

车前草　豨莶草　金银花　五爪龙草

上四味鲜草一处捣烂，用陈米粉加盐少许共调为稠糊，敷疮上周围，敷之中留一顶，以火葱叶少许封，蜂蜜捣烂匀敷封疮顶，易拔脓出。若冬时无鲜草，用干叶为末，陈醋调敷亦可。若敷药不全，或加入蒲公英（即黄花地丁）亦奏功，不必拘也。

如意金黄散 此散敷痈疽发背，诸般疔肿，湿痰流毒，漆疮火丹，风热天泡，肌肤赤肿，妇女乳痈，凡外科一切顺恶肿毒，随手敷之，无不应效，诚为疮家良方也。

花粉上白色者，一两　黄柏五钱　大黄五钱　姜黄五钱　白芷五钱　紫厚朴二钱　陈皮二钱　甘草二钱　苍术二钱　天南星二钱

上晒干，研细末，用火葱汤调蜜敷。若汤泼火烧者，调麻油敷。

仙方活命饮 治一切痈疽，不论阴阳，疮毒未成者即消，已成者即溃，化脓生肌，散瘀消肿，乃痈疮之圣药，诚外科之首方也。

穿山甲三大片，炒 皂刺五分 归尾一钱五分 甘草节一钱 金银花二钱 赤芍药五分 乳香五分 没药五分 花粉一钱 防风七分 浙贝母一钱 白芷一钱 陈皮一钱

酒煎服。不饮酒者，酒水各半煎服。

神授卫生汤 治痈疽发背，疔疮对口，丹瘤瘰疬，恶毒诸证，服之宣热散风，行瘀活血，消肿解毒，疏通脏腑，乃表里两实之剂，功效甚速。

皂角刺一钱 归尾一钱 金银花一钱 甘草节一钱 天花粉一钱 羌活八分 防风六分 白芷六分 穿山甲六分，炒 连翘去心，六分 沉香剉末，对服，六分 石决明煅，捣，六分 乳香五分 红花六分 大黄一钱，酒炒

水煎好，病在上[①]部，先饮酒一杯后服药。病在下部，先服药后饮酒一杯，以行药力。

如气虚便利者，本方内减去大黄不用。

清热消风散 治痈疽疮肿已成未成之际，无表无里，故外不恶寒，内不便秘，惟红肿焮痛，高肿有头者，宜服此以和解。

皂角刺一钱 连翘去心，一钱 陈皮一钱 柴胡一钱 生黄芪一钱 苍术一钱 红花一钱 防风五分 花粉五分 黄芩五分 川芎五分 白芍五分 甘草五分 当归五分 金银花五分

水煎服。

若系妇人，本方内加香附子（捣烂，童便炒）。

乳香黄芪散 治痈疽发背，诸毒疔疮，疼痛不可忍者，乃虚气不胜毒之故也，服之未成即消，已成即溃，不用力砭，恶肉自脱，并治打扑损伤筋疼痛之证。

当归一钱 白芍一钱，酒炒 人参一钱 生黄芪一钱 川芎一钱

① 上：原脱，据下文补。

熟地一钱　陈皮一钱　乳香五分　没药五分　粟壳去筋膜，蜜炒，一钱　甘草节一钱

水煎服。

内疏黄连汤　治痈疽阳毒在里，火热发狂，二便秘涩，烦躁呕哕，舌干口渴饮冷等证，六脉沉数有力者，急宜服之以除里热。

栀子一钱　连翘去心，一钱　薄荷一钱　黄芩一钱　黄连一钱　桔梗一钱　当归一钱　白芍一钱　槟榔一钱　木香剉末，对服，一钱　大黄一钱五分　甘草五分

水煎，临服加蜜二匙。

回阳三建汤　治痈疽发背初起，不疼不肿，不红不热，坚如顽石，硬若牛皮，体倦身凉，脉息迟细，疮脚平散软陷，无脓，皮不作腐，头温足凉者，并宜服之。

人参一钱　附子一钱　当归一钱　川芎一钱　茯苓一钱　生黄芪一钱　红杞一钱　红花五分　紫草五分　独活五分　苍术五分，炒　厚朴姜水炒，五分　木香磨，对服，五分　陈皮一钱　山茱萸五分　甘草五分

煨姜三片，皂角树根上白皮二钱，水二碗，煎八分，入酒一杯①，随病上下食前后服之。用棉盖疮上，当令温暖，不得大开疮孔走泄元气为要。

内消散　治痈疽发背，对口疔疮，乳痈，无名肿毒，一切恶疮，此药能令内消，使毒化为污水从小便而出。势大者虽不全消，亦可转重为轻，移深居浅。

知母一钱　浙贝母一钱　花粉一钱　乳香一钱　半夏一钱　白及一钱　穿山甲一钱，炒　皂角刺一钱　金银花一钱

上药九味，水酒各半煎服。随上下食前后服之。留药渣捣烂，加秋芙蓉花叶一两捣细，再加白蜜五匙，同药共捣匀，调敷疮上一宿即消，重者再用一服。

以上诸方治痈疽七日以前，疮势未成者，形体壮实而表里之

---

① 杯：原脱，据《医宗金鉴·外科心法要诀·肿疡主治类方》补。

证相和者宜服，病退即止。如过七日以后，形势已成，则宜托里消毒等汤，使毒现于外，以速其脓，若仍用散下之药，恐伤元气，致生变证也。

内固清心散 治痈疽发背，对口疔疮，热甚焮痛，烦躁冷饮，其人内弱，服之预防毒气内攻于心也。

绿豆粉二两 人参一钱 冰片一钱 明雄黄二两 辰砂二两 白豆蔻二两 元明粉二两 茯苓二两 甘草二两 乳香二两

上为细末，每服一钱五分，蜜汤调下，不拘时服。

琥珀蜡矾丸 治痈疽发背，疮形已成而脓未成之际，恐毒气不能外出，内攻于里，预服此丸，护膜护心亦且活血解毒。

白矾一两二钱 黄蜡一两 明雄黄一钱二分 琥珀一钱，另研极细 朱砂一钱，研细 白蜂蜜二钱

上四味先研细末，另将蜡蜜入铜杓内溶化，离火片时，候蜡四边稍凝，方将药味入内搅匀，共成一块，将药火上微烘，急作小丸如绿豆大，朱砂为衣，瓷罐收贮。每服二三十丸，食后白汤送下。毒甚者，早晚服之，其功最速。

护心散 治疮毒内攻，口干烦躁，恶心呕吐者，宜服此药。

绿豆粉一两 朱砂二钱 乳香净末，三钱 甘草一钱

共研极细，每服二钱，白滚汤调服，早晚二次。

透脓散 治痈疽诸毒，内脓已成，未溃破者，服此即溃破毒出。

生黄芪四钱 穿山甲一钱半，炒 川芎三钱 当归三钱 皂角刺二钱

水煎服。疮在上，先饮酒一杯后服药；疮在下，先服药后饮酒一杯。

托里消毒散 治痈疽已成，气血虚弱，不能助其腐化，宜服此药托之，令其速溃，则腐肉易脱而新肉自生矣。

金银花一钱 生黄芪一钱 当归一钱 川芎一钱 白芍一钱，酒炒 白术土水炒，一钱 人参一钱 茯苓一钱 皂角刺五分 桔梗五分 白芷五分 甘草五分

水煎服。

神功内托散 治痈疽诸疮日久，不肿不高，不能腐溃，脉细身凉，宜此温补托里之剂以助气血。

人参一钱 白术土水炒，一钱五分 归身一钱 附子一钱 川芎一钱 黄芪一钱 白芍一钱 陈皮一钱 白苓一钱 木香研细，对服，五分 炙草五分 穿山甲炒，八分

煨姜三片，红枣三枚，水煎服。

托里养营汤 治痈疽不足之证，不作脓，或不溃，或溃后发热，或恶寒，肌肉消瘦，饮食不思，睡卧不宁，盗汗不止，并治瘰疬流注。

人参一钱 黄芪蜜炙，一钱 当归一钱 川芎一钱 白芍酒炒，一钱 白术土水炒，一钱 熟地二钱 五味子微炒，研 麦冬去心，米拌炒，五分 炙甘草五分

煨姜三片，红枣三枚，水煎服。

托里内补散 治一切恶疮，溃烂出脓之后宜服之。

人参 川芎 当归 白芍酒炒 炙甘草 白芷 防风 白茯苓 白术土水炒 官桂 黄芪蜜炒 金银花

水煎服。

新加连翘金贝煎 治一切痈毒属在阳分有火者，不拘生于何处，皆宜服之。甚者连服二三服，无有不愈。

金银花一两 浙贝母三钱，捣碎 蒲公英根四钱 夏枯草四钱 连翘去心，七钱，捣碎 归须三钱 甘草水浸炒，一钱

水煎服。火盛烦渴，加天花粉三钱。

四虎散 治痈疽肿硬，厚如牛领之皮，不作脓腐者，宜用此方。

草乌 狼毒 半夏 南星各等分

上四味生药为细末，用猪脑同捣，遍敷疮上，留疮顶出毒气。

冲和膏 治痈疽发背，阴阳不和，冷热不明者。

紫荆皮五两，炒 独活三两，炒 赤芍二两，炒 白芷二两 石菖蒲一两五分

上为细末，葱汤热酒俱可调敷。药内紫荆皮乃木之精，能破气逐血消肿。独活，土之精，动荡凝滞血脉，散骨中冷痛，去麻痹风湿。石菖蒲，水之精，善破坚硬，生血止痛，驱风消肿。白芷，金之精，能去风生肌定痛。赤芍，火之精，能生血活血，散瘀除痛。盖血生则肌肉不死，血动则经络流通，故肌和不致烂痛，经通不致壅肿，此为散风行气、活血消肿、祛冷软坚之良药也。其中五行相配，用者再无不效之理。又流毒骨疽冷症尤效。

回阳玉龙膏 治痈疽阴疮，不发热，不焮痛，不肿高，不作脓，及寒热流注，冷痛痹风，足气，手足顽麻，筋骨疼痛，及一切皮色不变，漫肿无头，鹤膝风等症，但无皮肌红热者一概敷之，俱有功效。

草乌炒，三两 军姜炒，三两 赤芍炒，二两 白芷一两 南星一两 肉桂五钱

上为末，热酒调敷。

铁桶膏 治发背将溃已溃时，根脚走散，疮不收束者，宜用此药围敷。

胆矾三钱 铜绿五钱 麝香三分 白及五钱 轻粉二钱 郁金二钱 五倍子一两，微炒 明白矾四钱

上八味共为极细末，用陈米醋一碗，杓内慢火熬至一小杯，候起金色黄泡为度。待温，用药末一钱搅入醋膏内，炖温。用新笔涂于疮根周围，以棉纸覆盖，自生皱纹，渐收渐紧，其毒不致散大矣。

保安万灵丹 此方乃疮毒中发表第一方也。治痈疽疔毒，对口发颐，风寒湿痹，湿痰流注，附骨阴疽，鹤膝风，及左瘫右痪，口眼歪斜，半身不遂，血气凝滞，遍身走痛，步履艰辛，偏坠疝气，偏正头痛，破伤风，牙关紧闭，截解风寒，无不应效。

茅山苍术八两 麻黄一两 羌活一两 荆芥一两 防风一两 细辛一两 川乌汤泡，去皮，一两 草乌汤泡，去皮，一两 川芎一两 石斛一两 全蝎一两 当归一两 甘草一两 天麻一两 何首乌一两 雄黄六钱

上十六味为细末，炼蜜为丸，重二三钱，朱砂为衣，瓷罐收贮。视年岁老壮，病势缓急，斟酌用之。如恶疮初起二三日间，或痈疽已成至十日前后未出脓者，状若伤寒，头痛烦渴，拘急恶寒，肢体疼痛，恶心呕吐，四肢沉重，恍惚闷乱，皮肤壮热，及伤寒四时感冒，传变疫证，恶寒身热，俱宜服之。用葱白九枚，煎汤调敷一丸，盖被出汗为效。如汗迟，以葱汤催之，其汗必出，如淋如洗，令其自收，不可露风，患者自快。疮未成者即消，已成者即高肿溃脓。如病无表里相兼，不必发散，只用热酒化服。

又按：此方原载诸风瘫痪门中，今移录于此者，盖疮疡皆起于营卫不调，气血凝滞，始生痈肿，此药专能发散，又能顺气搜风，通行经络，所谓结者开之也。经云：汗之则疮已。正与此相合也。服后当避风，忌冷物，戒房事。如妇人有孕者勿服。

痈疽诸疮溃烂后治方

十全大补汤　治诸疮溃烂后，气血两虚，或脓成不溃，或溃而不敛，别无他证者，宜此补之。

人参　黄芪蜜炙　白芍酒炒　肉桂　川芎　熟地　当归　白术土水炒　白茯苓　炙甘草

煨姜、红枣，水煎服。

补中益气汤　治疮疡溃后，脾阴亏虚，内热自汗，脉洪大，心烦不安，四肢困倦等症。

黄芪蜜炙　人参　当归　白术土水炒　陈皮　柴胡　升麻　炙甘草

煨姜、红枣，水煎服。

若内热口渴，加麦冬、五味。

人参养营汤　治疮疡溃后，发热无汗，四肢倦怠，肌肉消瘦，面色萎黄，食少作泻，气血虚弱，不能收敛。若大疮后多服此汤，不变他症。

人参　白术土水炒　白茯苓　炙甘草　黄芪蜜炙　陈皮　当归　熟地　白芍酒炒　桂心　远志肉制　五味子

煨姜、红枣，水煎服。

内补黄芪汤 治痈疽发背诸疮已破后，虚弱无力，体倦懒言，精神短少，饮食无味，自汗口干，脉涩不眠并效。

黄芪蜜炙 人参 白茯苓 川芎 归身 白芍酒炒 熟地 肉桂 麦冬去心 志肉 炙甘草

煨姜、红枣，水煎服。

保元大成汤 治痈疽诸疮溃后，元气素虚，精神怯弱，或脓水出多，神无所主，以致坐卧皆倦，六脉虚细，足冷身凉①，便溏或秘，胸膈或宽不宽，舌虽润而少津，口虽食而无味，总由元气虚脱，即宜照此方多服，庶可挽救。

人参 白术土水炒 白茯苓 炙甘草 归身 白芍酒炒 黄芪蜜炙 制附子 山茱萸酒浸洗 五味子 木香磨，对服 砂仁姜水炒 陈皮 熟地

煨姜、红枣，水煎服。

加味地黄丸 治痈疽诸疮已溃，肾阴亏损，虚火上炎，口干作渴，宜服此丸。

熟地八两，捣膏 山药四两，乳蒸焙 白茯苓四两，乳蒸焙 山茱萸五两，酒浸洗 丹皮三两五钱 泽泻三两，淡盐水蒸 肉桂六钱 五味子一两，酒洗，微炒

上为末，蜜丸如梧桐子大。每服二钱，空心淡盐汤送下。

胃爱丸 治痈疽溃后，脾胃虚弱，诸味不喜者，宜服此丸，助脾气，开胃口，而饮食自进矣。

人参一两 白豆蔻三钱 建莲米七钱，去心 山药一两，切片，乳浸透，蒸晒干，隔纸焙粉 甘草三钱，蜜炙 紫苏五钱，连梗叶蜜拌，蒸晒干 陈皮六钱，用老米拌炒，微燥勿焦，去米不用 白术鲜者一两，米泔水浸透，切片，晒干，同麦芽拌炒，去芽不用 上白茯苓切一分厚片，一两，用砂仁三钱同茯苓合碗内，饭上蒸熟，去砂仁不用

上药九味，共为细末，用老米二合，微焙研粉，泡荷叶熬汤，

① 身凉：原作“凉身”，据文义乙转。

打糊丸梧桐子大。每服八十丸，清米汤送下，不拘时服。

八仙糕 治痈疽诸疮，脾胃虚弱，食少呕泄，精神短少，饮食无味，食不作肌，及平常无病之人俱可服之，能健脾胃。

山药六两 人参六两 建莲米六两 净芡实六两 白茯苓六两 粳米一升 糯米一升 白蜜一斤 白糖一斤

将山药、人参、莲肉、芡实、茯苓五味，各为细末，再将粳、糯米为粉，与上药末和匀，将白糖入蜜汤中炖化，随将粉药乘热合匀，摊铺笼内，切成糕块，蒸熟，火上烘干，瓷器收贮。饥时随用二三块，服至百日，启脾壮胃，功难尽述。

参术膏 治痈疽发背诸疮大溃脓血之后，气血大虚，宜用此补之。

人参半斤，切片，用水五大碗，砂锅慢火熬至三碗，将渣再慢煎汁一碗，共用密绢滤净，复熬稠，瓷罐内贮，听用 云片白术六两 怀庆熟地六两，俱同上法熬成膏

以上三膏各熬成，各用瓷罐盛之，入水中浸，待冷取起，密封盖，勿令泄气。

如患者精神短少，懒于言语，短气自汗者，以人参膏三匙、白术膏[①]二匙、地黄膏一匙，俱用无灰好酒一杯炖热化服。如脾气虚弱，饮食减少，或食不知味，或已食不化者，用白术膏三匙、人参膏二匙、地黄膏一匙，热酒化服。如腰膝酸软，腿脚无力，皮肤枯槁者，用地黄膏三匙、参术膏各二匙，化服。如气血脾胃相等无偏胜者，三膏每各二匙，热酒化服。此膏用于清晨及临睡时各进一服，自然强健精神，顿生血气，新肉易长，疮口易合，一切疮形危险、势大脓多者服之，自无变症也。夏天炎热，恐膏易变，令作二次熬用亦好。愈后常服，须发变黑，返老还童，以上诸方功难及此。

洗涤诸疮方

诸疮涤洗则气血自然舒畅，其毒易于溃腐而无壅滞也。先将

① 膏：原脱，据文义补。

药水熬浓，以布帛或棉蘸洗，稍温即易，轻者日洗一二次，重者日夜洗三四次，每日洗之不可间断。凡洗时，冬月要猛①火以逼寒气，夏月要明窗以避风凉，若不慎此，轻则有妨收口，重则恐变纯阴。夫洗药不一，如初肿与将溃者，俱用葱归溻肿汤烫洗。如阴症不起者，俱用艾茸汤敷法。如溃后，俱用前猪蹄汤洗之。用猪蹄汤者，以助肉之气而逐②腐也。此涤洗③之法，乃疡科之要也。

葱归溻肿汤　治痈疽疮疡初肿或将溃之时，用此汤洗之，以疮内热痒为度。

独活五钱　白芷五钱　葱头十四个　当归五钱　甘草五钱

上五味，以水煎至汤醇，滤去渣，以帛蘸药汤热洗，如凉再易之。

艾茸敷法　治阴疮黑陷而不痛者，用之为良。以知痛则生，不知痛、出紫血者死，然必内服大补回阳之剂以助之。

硫黄七钱　明雄黄七钱　艾茸一斤

上以硫黄二味为末，同艾茸入水煎半日，将干，取艾茸出，捣烂如膏，温敷患处，再煎再易，十余次为度。

猪蹄汤方见前　治一切痈疽疮毒，溃后洗之以助肉气，消肿散风，去恶止痛。如腐净者，不必洗。盖既腐，洗净即可，若过洗恐致伤水，反难敛口矣。

降痈散　治痈疽诸毒，消肿散毒，未成者即消，已成者即敛，毒速溃可愈。若阳毒炽甚而疼痛势④凶者，宜先用此方，其解毒散毒之功神效最速。若坚顽⑤完深固者，宜用后方。

薄荷叶用辛香者　野菊根连根叶，各一握　土贝母半之⑥　茅根

① 猛：原脱，据《医宗金鉴·外科心法要诀·洗涤类方》补。
② 逐：原作“遂”，据《医宗金鉴·外科心法要诀·洗涤类方》改。
③ 洗：原作“托”，据《医宗金鉴·外科心法要诀·洗涤类方》改。
④ 势：原作“热”，据《景岳全书·新方八阵·因阵》改。
⑤ 顽：原作“完”，据《景岳全书·新方八阵·因阵》改。
⑥ 之：原作“支”，据《景岳全书·新方八阵·因阵》改。

一握

如荷、菊、茅根各三两，贝母一两五钱。

又鲜者捣烂，若干者为末，同贝母研匀，外将茅根煎浓汤去渣用，调前末，乘热敷患处，仍留前剩汤炖暖，不时蘸润敷药上。但不可用冷汤，冷则不散不行，反能有误，约敷半日即宜换之，真妙方也。

后方　治凡疽毒坚顽深固及结核痰滞，宜用此方。

苏薄荷叶倍用　生南星　土贝母　朴硝各等分　石灰风化者，亦倍用或倍倍用之

上同为末，用盐卤调作稠黏敷患处，经宿，干即易之，不必留头，若脓成者留头亦可。或炒摊绢上，隔绢贴之亦可。或用麻油调，或用热茅根汤调亦可。若欲止痛，速加麝香或冰片少许更妙。

家藏百味膏　治咳嗽吐痰，偏正头风，遍身筋骨疼痛，手足麻木，左瘫右痪，腰疼背痛，心胃气痛，小肠疝气，跌扑损伤，刀斧砍伤，寒湿疟痢，痞块，男子遗精，女子崩带，月经不通，瘰疬，杨梅，臁疮，顽疮，痈疽，大疮，无名肿毒，或流黄水，或流脓血，贴此膏药，无不神效。此膏可代神异、太乙诸膏。

童子长乱发五钱　木鳖仁捣碎，五钱　蓖麻仁捣碎，五钱　桃仁捣碎，五钱　巴豆仁捣碎，五钱　杏仁捣碎，五钱　蛇床子五钱　牛蒡子捣，五钱　萝卜子捣，五钱　栀子捣，五钱　五倍子五钱　大枫子肉五钱　花椒五钱　独蒜五钱　蛤蟆二只，旋扑毙，五钱　当归五钱　川芎五钱　赤芍五钱　生地黄五钱　血丹皮五钱　苏木五钱　生川乌五钱　生草乌五钱　生半夏五钱　斑蝥五钱　生南星五钱　大黄五钱　莪术五钱　三棱五钱　香附捣碎，五钱　枳壳五钱　苍术五钱　白芷五钱　羌活五钱　独活五钱　防风五钱　麻黄五钱　军姜五钱　苍耳子捣，五钱　北细辛五钱　荆芥五钱　骨碎补五钱　蜈蚣五钱　土茯苓五钱　花粉五钱　乌药五钱　艾叶五钱　苦参五钱　甘草五钱　牙皂角五钱　续断五钱　蜂房五钱　天麻五钱　火葱头五钱　玄参五钱　白芍五钱　黄柏五钱　五灵脂五钱　黄连五钱　连翘五钱　穿山甲五

钱　全蝎五钱　僵蚕五钱　商陆根五钱　川红牛膝五钱　茜草根五钱　黄芪五钱　石菖蒲五钱　蒲公英五钱　山慈菇五钱　矿石灰五钱　赤石脂五钱　金银花五钱　红花五钱　槐花五钱　芙蓉花五钱　苏薄荷五钱　官桂五钱　蛇蜕五钱　象皮五钱　明白矾五钱　陀参五钱　铜绿五钱　芒硝五钱　明雄黄五钱　制乳香四钱　制没药四钱　真血竭四钱　儿茶四钱　蟾酥四钱　朱砂四钱　阿魏四钱　白蜡四钱　黄蜡四钱　广香四钱　上冰片三钱　真麝二钱

上药除乳香、没药、血竭、儿茶、蟾酥、朱砂、阿魏、白蜡、黄蜡、广香、冰片、麝共十二味，各为细末，听用。其余药用麻油八斤，桐油一斤，浸泡七日，入洁净大锅内，慢火熬，用柳枝不时搅之，熬至药枯浮起，住火片时，用新密筲箕①或马尾罗筛更好，滤去渣，将油称准，每油一斤，对黄丹半斤，慢火，用柳枝不时搅之，以黑如漆、亮如镜为度，滴入水内成珠之时，即倾在盛膏药缸钵内，接下细药末搅和匀，俟片刻，再下广香、冰片、麝三味细末，又搅和匀，将膏药缸钵乘热即置入旋锄园土坑内，缸钵上封盖定，用土埋三日，取出随用。

治心气痛，贴中脘穴。

治疟疾，贴肺俞穴、上脘穴。

治遍身筋骨疼痛，贴两膏肓穴、两肾俞穴、两三里穴。

治左瘫右痪，手足麻木，贴两肩井穴、两曲池穴、两手腕穴、两膝眼穴、两三里穴。

治受寒泄泻肚痛，贴下脘穴。

治痰喘气急咳嗽，贴华盖穴、肺俞穴、膻中穴。

治胃气，贴上脘穴。

治男子遗精，女人崩带，贴阴交穴、命门穴。

治偏正头风，贴风门穴、两太阳穴。

治小肠疝气，贴膀胱穴。

治寒湿脚气，贴三里穴、三阴交穴。

---

① 筲（shāo 稍）箕：淘米或盛米、盛饭用的竹器。

治痈疽诸疮，一切无名肿毒，并刀砍斧伤，跌扑损折闪挫等证，照各患处贴，无有不愈。孕妇忌贴。

此膏可贴五十日。

穴图

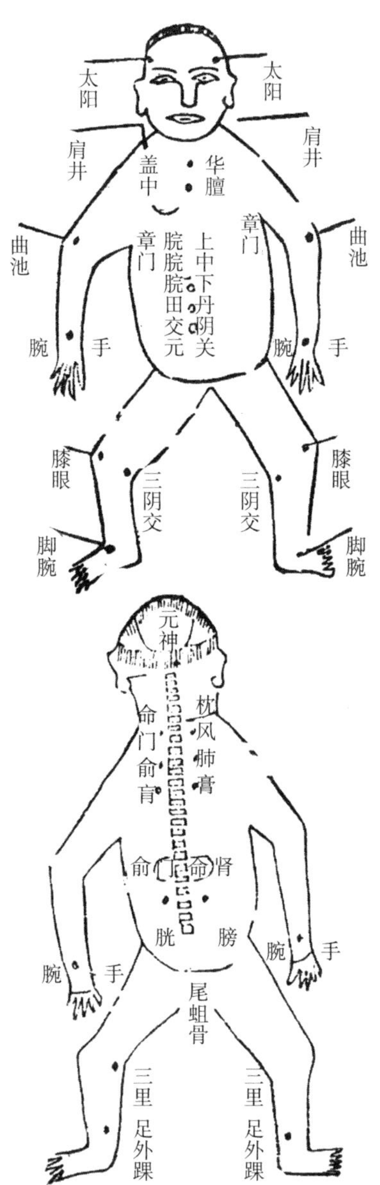

膏药太老硬煎油对方

当归　抚芎　赤芍　生地黄　玄参　大黄　甘草

麻油煎枯，去渣净，将硬老膏药炖化，和此药油在内，搅匀用。酌量用药用油。若膏药太嫩，再慢火炖化，酌量加元粉或加黄丹亦可。

外敷麻药方　此药敷于毒上，麻木任割不①痛。

川乌尖五钱　草乌尖五钱　蟾酥五钱　生半夏五钱　胡椒五钱　生南星五钱

一方加荜茇五钱。一方加细辛五钱。

上为末，用烧酒调敷。

白②降丹　治痈疽发背，一切疔毒恶疮，用此丹少许，鸭翎调麻油扫敷痛头上。初起者立刻起疱消散，成脓者即溃如疮。有孔眼者，用糯米细末粉调稠糊，和丹，搓成如线条药捻，阴干，瓷瓶收，勿泄气。插入疮口内，外以膏药封之。如腐烂者，干掺之，或用麻油调敷，能去腐生肌，立时取效，乃疡医中之要药也。

明雄黄五钱　朱砂五钱　硼砂五钱　枯皂矾六钱　水银一两　明白矾煅枯，一两　食盐用锅巴烧红，五钱　上火硝四两。要干，湿者不用

上药先将朱、硼、雄三味研细，入皂矾、硝、盐合研匀，置于洁净锅内，将药末按平，中印一窝，勿穿，将水银放入窝内，用细瓷斗碗盖上合定，碗底上压以砖石，勿使丝毫走气。用好虔③纸搓长捻条，以蜂蜜浸湿捻条，塞碗口周围缝间。又用熟石膏细末醋调稠，加入周围碗口蜜纸捻上，填护极固，以防泄气，方用沙泥米筛筛过，盖加碗锅满平，申④三枝香火，第一枝香烧微火，第二支香加火，第三支香用猛火。香毕勿烧，随锅冷定方开，丹气始足，即刮丹，碗内加入真麝一二分、上冰片二分，擂细匀，

① 不：原作“下”，据《医宗金鉴·外科心法要诀·麻药类方》改。
② 白：此前原衍一“红”字，据医理删。
③ 虔：疑作“棉”。
④ 申：疑作“升”。

瓷瓶收贮，紧护瓶口，慎勿泄气。凡遇诸疮腐烂，用之无不神效。

三品一条枪 治一切顽疮内有脓管瘀肉，翻花，瘰疬，结核，发背，脑疽等证。

白明矾二两 白砒一两半 明雄黄二钱四分 没药一钱二分 乳香一钱二分

上砒、矾二味，共为细末，入密实小砂礶内，炭火煅红，青烟尽放，旋起白烟，片时，约上下红彻，住火，取罐，顿地上一宿取出，约有砒矾净末一两，加前明雄黄二钱四分，乳香、没药各一钱二分，共研极细无声，用糯米粉调糊，稠和为锭子，搓成线条阴干，瓷瓶密收，勿泄气。凡遇疮有孔者，插入孔内。无孔者，无论痰核气核，坚硬如梅李，结聚不散，用缝衣大针二条，将竹筋头劈开，以针双夹缝内，相离一分许，用线扎定，先将桐油灯一盏，用灯八九根点捻，将针烧红，用手指将核捏起，用针当顶刺入四五分，或用瓷针放孔窍，早晚插药条二次，插至三日后，孔大者多插数药条，外以膏药盖之。若药气攻内，发肿作痛，无妨，至七日外自然裂开大缝，至十四五日前后其疔核、瘰疬、痔漏、诸管自然落下，随用金银花洗净拭干，搽玉红膏以生肌，外以膏药盖之。

生肌类方

生肌玉红膏 治痈疽发背，诸疮溃烂等症。须用在已溃流脓时，先用甘草汤，甚者用猪蹄汤淋洗患处，拭净，挑膏，掌中溶化，搽腐肉上，外以膏药盖之。大疮每日洗换，内服大补脾胃暖药，其腐肉易脱，新肉即生，疮口自敛，此乃外科收敛药中之神方也。

白芷五钱 粉甘草一两二钱 归身二两 轻粉四钱 白蜡二两 紫草二钱 瓜儿血竭四钱 麻油一斤

先用当归、甘草、白芷、紫草四味入油内浸三日，慢火熬微枯色，细绢滤清，将油复熬滚，下血竭化尽，次下白蜡，微火亦化，先用细瓷汤碗四个预顿水中，将膏匀分作四处，倾入碗内，候片时，方下研极细轻粉，每碗内投和一钱，搅匀，候至凉时取起。不得加减，致取不效。冷后瓷器合收贮。

琥珀膏 治一切皮色不变，漫肿无头，气血凝滞，结成流毒，无论新久，但未成脓者并效。

大黄二两 郁金一两 生南星一两 白芷一两

共为细末，用大蒜去壳捣烂，入药末，再捣稠，入酒一二匙调匀，遍敷肿上，纸盖，待药干便效。如有泡起，挑去泡中黄水，用膏药贴之。若毒火重者，加花粉二两，黄柏、姜黄各一两，或用火葱捣烂，和药末捣匀，入蜂蜜调敷亦可，随其宜而用之。

生肌散 治疮口不合。

木香二钱 轻粉二钱 黄丹五钱 枯白矾五钱

上为细末，用猪胆汁拌匀，晒干，再研细，掺患处。

立斋曰：此方乃解毒去腐搜脓之剂。非竟自生肌药也，盖毒尽则肉自生。常见患者往往用龙骨、血竭之类以求生肌，殊不知余毒未尽，肌肉何以得生，反增腐烂尔。若此方诚有见也。

收口掺药

李氏云：龙游有患背疽者，大溃五脏，仅隔膜尔，自谓必死，用鲫鱼去肠，实以羯羊粪烘燥为末，干掺之，疮口自收，此出《洪氏方》，屡用有效，故附于此，须候脓少欲生肌时用之。

完疮散 治湿烂诸疮，肉平不敛，及诸疮毒内肉既平而口不收者，皆宜用此最妙。

滑石飞，一两 赤石脂飞，五钱 粉甘草三钱

共为细末，干掺或用麻油调敷，或加枯白矾一钱，痒者极宜加之。

生肌定痛散 治溃烂红热，肿痛有腐者，用此化腐定痛生肌。

生石膏一两为末，用甘草汤飞五七次 辰砂三钱 冰片二分 硼砂五钱

上四味，共为极细末，撒患处。

五色灵药　治痈疽诸疮已溃，余腐不尽，新肉不生，撒之最效。

食盐五钱　枯白矾二两　黑铅五钱　枯皂矾二两　水银二两　火硝二两

先将铅盐熔化，入水银结成砂子，再入二矾、火硝同炒干研细，以不见星为度，入密实小砂罐内，上盖合式碗，底以黄泥封固，勿使泄气，炭火烧煅三炷香，不可太过不及，一宿取出，视之其白如雪，约有二两，为火候得中之灵药。如要色紫者，加硫黄五钱；要色黄者，加明雄黄五钱；要色红者，用黑铅九钱、水银一两、枯白矾二两、火硝三两、辰砂四钱、明雄黄三钱，升炼火候俱如前法。

凡升打灵药，硝要炒燥，矾要煅枯。

一法　凡打出灵药，倍加石膏末和匀，复入新罐内打一枝香，用之不痛。

跌扑损伤类方

大成汤　治跌扑损伤或从高坠下，以致瘀血流入脏腑，昏沉不醒，二便秘结，宜服此汤，通利瘀血，其人自醒，若便利不醒者，灌独参汤救之。

大黄三钱　朴硝二钱　枳壳麸炒，二钱　当归一钱　红花一钱　厚朴姜水炒，一钱　木通一钱　苏木一钱　陈皮一钱　甘草一钱

水煎服。若服后不行，再加蜜三匙冲服。

独参汤　治跌扑损伤或金疮出血过多，或溃疡脓水多出，元气虚馁，外无邪气，自汗脉虚，昏沉不醒一切等症，俱宜服之。

人参二两

上一味，用水煎服。如红枣、莲米、圆眼肉①、糯米，俱可任意择加同煎服。

---

①　圆眼肉：即龙眼肉，俗称桂圆。明代沈榜《宛署杂记·经费上》："圆眼三十斤，价一两五钱。"

复元活血汤 治寻常跌扑损伤疼痛，皮肉未破者，宜服此汤散瘀活血。

归尾二钱 柴胡一钱半 瓜蒌仁七分 红花七分 大黄三钱 穿山甲炒，捣碎 甘草五分 桃仁十七个，捣碎

水酒各半熬服，以利为度。

八珍汤方见补益门 治跌打皮破流血，或刀斧所伤，血流不住。若此等症，业已出血过多，不可用攻瘀血之剂，故宜服此方以补之。若夹有瘀血者，亦宜此方加苏木、红花以调之。

秘授神效散 治跌扑骨折，骨碎筋断，疼痛，此药续断神验。用路上或墙角下过往人便尿处经久碎瓦片，取来洗净，火煅醋淬①七次，瓦黄色为度，以刀刮细末。每服三钱，好热酒调服，不可以其微贱而忽之。

溪按：此方若仍用童便淬，不用醋淬，尤妙。

治打扑损伤方

自然铜火煅醋②淬七次，研细，水飞过用，五分或一钱 当归酒洗，五分或一钱 没药瓦片炒去油，五分或一钱

以上三味，用各等分，热酒调服。外以手揉摩痛处，即时见效。

治一切跌打损伤，筋翻骨错，疼痛不止，用此药熬浓，熏洗患处

明净乳香四钱 铁线透骨草四钱 海桐皮四钱 没药四钱 当归酒洗，三钱 川椒五钱 川芎二钱 红花二钱 威灵仙 白芷 甘草 防风各一钱六分

截血膏 治跌打斫磕诸症，能化血破瘀，退肿止痛。

天花粉三两 片子姜黄 赤芍 白芷各一两

共为细末，茶调匀，敷疮口四围。

若头面伤，其血不止者，急用此药调涂颈上周围。若手伤，

---

① 淬：原作“碎”，据医理改。

② 醋：原作“腊”，据医理改。

则涂手臂周围。若足伤，则涂腿上周围。若伤各处，则涂伤口周围，便能截住其血，不来潮作。若疮口肉硬不消者，被风袭也，加独活一两半，研末，与前药末合匀，用热酒调敷。如又不消，则风毒已深，肌肉结实，加紫荆皮末一两半，和前药末敷，自消。

治跌打损伤，骨折血瘀

当归酒炒，三钱　川芎三钱　赤芍二钱，酒炒　制乳香　制没药各二钱　骨碎补酒炒　苏木　红花酒炒　黄蜡各三钱　桃仁二钱，研细　自然铜火煅醋淬七次，研细

加酒一杯，水煎服。

新方生肌万灵丹　治一切刀斧破伤，血流不止，用此药末撒上即止，大能收口，外贴膏药即愈。

龙骨火煅　石膏火煅　粉甘草生用　制乳香　炉甘石火煅，童便淬七次　象皮切片炒，各二两　制没药各一两　广香三钱　五倍子五钱　赤石脂火煅，醋淬，七钱　广三七一两五钱　枯白矾四钱

上药十二味，共研极细末，绢罗筛过，粗者再研再筛，总要极细末如眼药末为度，瓷罐收贮，勿令泄气，凡遇金刃所伤，用之无不神效。

跌打回生丸　此系时师传用，亦颇灵应，故录之。

苎麻头切片，晒干，四两　刺五加根皮晒干，三两　阳雀花根晒干　川牛膝晒干　地牯牛根晒干　泽兰根晒干　倒水莲　地威灵　三爪龙根　九龙盘根　广三七　血藤　攒山龙　攒骨风各三两　破血丹根　百打捶各三两　乳香瓦片炒去油　没药瓦片炒去油，各三两

上药十八味，火烘燥，共为细末，酒调糯米粉糊为丸，如葡萄大，朱砂、神砂研细为衣。凡遇一切打伤跌扑闪挫，瘀血疼痛，用热酒下二三丸，不可用多。外用二三丸，嚼细对热酒，用手揉擦患处，使瘀血活散，或以膏药贴之自愈。

简便经验方　治刀伤磕损，跌扑肿痛或出血。

用葱白细切杵烂，炒热敷患处，葱冷再易。或用葱熬浓汤，不时淋洗，俱神效。一方以三七捣烂，罨之亦神效。

立斋曰：《医学纲目》称前方有神效，余尝以治前症，青肿

不散，死肉不溃，佐以健脾胃之药，其功尤捷，此内外所以合一也。

治刀伤简便经验方

五月端午日，采取人家所种苎麻叶、烟叶二①味，去梗筋，净合，等分，阴干，捣极细，紧收勿泄气。凡遇刀伤，即取敷之，能止血生肌，旬日即愈，妙方也。勿以微贱而忽之。

刀伤简便新方

族弟建屏三子砍猪菜，失手将次指上节砍断，只余皮未脱，时建屏欲将断指头扶接上，旋被血冲脱，又仍扶接上，不敢放手，一时无药，随命弟媳将百草霜刮下，和桐油捶调，不稀不干，极浓稠，将接上断指按定不移，恐被血复冲脱，即用油捶百草霜将伤口周围敷定，用布条包缠定，另用布一小块将断指笼头封下方，放手不按，又缠定，即不来血，又不痛不肿。越八九日，解视伤处，不意已接生矣，亦一奇方也。

脑疽

立斋曰：脑疽属膀胱经积热，或湿毒上壅，或阴虚火炽，或肾水亏损，阴精消涸②所致。初起顶高根红，焮热肿痛，疮脚不开，顺症也。若漫肿平塌，色暗紫黑，根脚散大，逆症也。兹将应用诸方列后，用者酌择之。

按：脑疽皮厚难破，脑痈皮薄易破。

黄连救苦汤　治脑疽并发鬓、发颐，及天行时毒，初起憎寒壮热，头面耳项俱肿，脓之未成者自消，已成者自溃。

黄连　升麻　葛根　柴胡　赤芍　川芎　归尾　桔梗　连翘去心　黄芩　羌活　防风　金银花　甘草节各二钱

水煎服。临服入酒一杯。

荆防败毒散　治脑疽脑痈等症，初起憎寒壮热，有表邪者即

---

① 二：原作"一"，据文义改。
② 涸：原作"渴"，据《外科枢要·卷二·论脑疽》改。

宜服之以除表邪。

荆芥　防风　羌活　独活　前胡　柴胡　枳壳炒　桔梗　茯苓　川芎各一钱　人参　甘草各一钱

生姜、水煎服。寒甚加火葱。

内疏黄连汤方见前痈疽　治一切痈疽阳毒在里，火热发狂，发热，二便秘涩，烦躁呕吐，舌干口渴饮冷等症，六脉沉数有力者，急宜服之以除里邪。

东垣黄连消毒散　治脑疽背疽，焮肿疼痛或麻木。

黄连　羌活各五钱　黄芩　黄柏　桔梗　藁本　防己各一钱　归尾　连翘　防风　独活　知母　生地各八分　人参　甘草各六分　黄芪　苏木　陈皮　泽泻各四分

水煎服。

内托千金散　治脑疽发背，诸毒恶疮，已成不消者，服之易溃。

白芍酒炒　黄芪　川芎　当归　防风　桔梗　天花粉　金银花　人参各一钱　官桂　白芷　甘草各五分

水煎服。临服入酒半杯。如痛甚者，加乳香、没药。

按：方书称百会穴在顶中央，正对耳尖。又云：透脑疽生在百会穴前、囟会穴前，侵脑疽生在透脑前侧，佛顶疽生在透脑之前，种种议论，实属无益。据愚意，无论百会、透脑、侵脑、佛顶等疽，如因外感而起者，通宜荆防败毒散之类以解表邪；如因内热而起者，通宜内疏黄连汤之类以除里热，其余内外法俱按前痈疽门治之。且百会与囟会，其穴隔寸许，今又不分表里治法而仅多具名目，在彼以为分明经络，不知头顶之地无几，一疮占地寸许，而云透脑、侵脑、佛顶等名，如何安置？岂不反滋后学疑窦，何不云在头顶中者属督脉，挨顶左右者属足太阳脉，讵不简当甚善乎！

疔疮

夫疔疮者，如丁盖之状，其形小，其根深，随处可生。如古方之论有十种疔，华元化之论有五色疔，《千金方》之论有十三种疔，然皆不离毒气客于经络及五脏内蕴热毒，或由恣食厚味，或中蛇蛊之毒，或中疫死牛马猪羊之毒，或受四时不正疫气，致生是症。初起或痛痒麻木，青黄赤黑无复定色，令人烦躁闷乱，或憎寒头痛，肢体拘急，或呕吐恶心，以针刺疮，不痛无血，是其候也。若发在项以上者，三阳受毒，即宜用针刺出恶血，随以立马回疔丹插入针孔，外以膏药盖之。若发在项以下者，三阴受毒，即当用艾隔蒜灸，以杀其势，灸之不痛亦宜针刺出血，加入插药。如旁肿顽硬，推之不动，用针乱刺顽硬之处①，令多出恶血为佳。至内服药，切忌辛热之剂，恐反助其邪也。外敷之药，宜忌寒凉之品，恐反逼毒内攻也。及初溃时，忌用生肌之药，恐毒未除，反增溃烂也。其余鸡、鱼、鹅、肉、椒、酒、辛辣、生冷等物，俱宜忌之。

蟾酥丸 治疔疮发背，脑疽乳痈，附骨臀腿等疽，一切恶症坏疮，不痛，或麻木，或呕吐，病重者必多昏愦。此药服之，不起发者即发，不痛者即痛，痛甚即止，昏愦者即苏，呕吐者即解，未成者即消，已成者即溃，共有四生之功，乃恶症中至神至宝丹也。

蟾酥二钱，酒化　轻粉五分　枯白矾　寒水石煅　铜绿　乳香　没药　胆矾　麝香各一钱　雄黄　朱砂各二钱　蜗牛二十②

以上各为末，称准，于端午日午时，在净室内，先将蜗牛研烂，再同蟾酥和研稠黏，方入各药末，共捣极匀，丸如绿豆大。每服三丸，用葱白五寸数茎，患者自嚼烂，吐于男左女右手心，将药丸包在内，用无灰热酒一盅送下，被盖如人行五六里路时，病者出汗为度。甚者，再进一服。修合时忌妇人、鸡、犬等见之。

---

① 处：原作“虚”，据文义改。

② 二十：《医宗金鉴·外科心法要诀·发无定处（上）·疔疮》作“二十一个”。

加味黄连解①毒汤 治疔毒入心，内热口干，烦闷恍惚，脉实者宜用。

黄连 黄芩 栀子 连翘去心 牛蒡子捣，各二钱 甘草一钱

灯心、水煎服。

立马回疔丹 治疔疮初起，或已用针刺后，或误灸失治，以致疮毒走散不住，乃疔走黄，险恶症也，急用此掺之。

蟾酥酒化 硇砂 轻粉 白丁香各一钱 蜈蚣一条，炙 雄黄 朱砂各二钱 乳香六分 麝香三分 金顶砒五分

上为细末，糯米粉糊，搓为丸如麦子大，头尖。凡遇疔疮，以针挑破，用一粒插入孔内，外以膏盖，追出脓血疔根为效。

炼金顶砒法 用铅一斤，小砂罐内炭火煨化，投白砒二两于化铅上，炼烟尽为度，取起冷定打开，金顶砒结在铅面上②，取下用之。

五味消毒饮 治疔疮毒势不尽，憎寒壮热，宜服此方消毒汗之。

金银花三钱 野菊花 蒲公英 紫花地丁 紫背天葵子各一钱二分

水煎好，加酒一酒盅，再煎，热服，被盖出汗为度。

疔毒复生汤 治疔毒走黄，头面发肿，毒气内攻，烦闷欲死者。

金银花 栀子生 地骨皮 牛蒡子 连翘去心 木通 牡蛎煅 生大黄 皂角刺 天花粉 没药 乳香各八分

酒水各半煎服。不能饮者，水煎，临服入酒一杯和服。脉实便秘者，加朴硝。

新方九味消毒饮 治疔疮痈疽疖毒，此药能令内消，去毒化为黑水，从小便而出。

---

① 解：原作“脾”，据医理改。

② 上：原作“之”，据《医宗金鉴·外科心法要诀·婴儿部·九宫尻神歌》改。

金银花　穿山甲炒，捣　浙贝母捣　乳香　天花粉　野菊花　蒲公英　连翘去心　木通各二钱

水煎服。

铅粉散　治冷疔生于脚上，初起紫白泡，疼痛彻骨，渐至腐烂，深孔紫黑，血水气秽，经久不瘥，用此大效。

黑铅四两，铁杓化开，倾入水中，取起再化，如此百遍，以铅尽为度，取水沉下者，三钱　松脂一钱　黄丹飞炒，五钱　轻粉五分　真麝一分

共研细，先用葱汤洗净，麻油调涂疮口，油纸盖外。

人参清神汤　治疔疮溃脓后，余毒未尽，五心烦躁，精神恍惚不宁，言语睡卧不清，服之降火清心，保扶元气。

人参　黄芪　当归　白术炒　麦冬去心　茯苓　骨皮　志肉各一钱　甘草　黄连　柴胡各五分

水二盅，糯米一撮，煎八分服。

内托安神散　治疔疮针后已出脓时，元气虚弱，睡卧惊悸，心志不宁，或毒未尽，流入心窍，致生健忘，并宜服之。

人参　白茯神　黄芪　白术炒　麦冬去心　玄参　陈皮各一钱　枣仁微炒，捣　志肉　甘草　石菖蒲　五味子各五分

水煎，临服入朱砂末三分服之。

艾隔蒜灸法见妇科乳门

瘰疬

瘰疬之病，属三焦肝胆等经风热血燥，或肝肾二经精血亏损，虚火内动，或暴怒忧思，气逆于肝胆二经，二经多气少血，故怒伤肝则木火动而血燥，肾阴虚则水不生木而肝枯，肝主筋，故令筋病邪蓄，或核生于项侧筋间，形如梅李核，或一二粒或三五粒，按之则动，大小不一，不甚大痛，或陷或突，久则虚羸，多生寒热，劳怒必甚，往往变为劳瘵。《病机》云：瘰疬不系膏粱丹毒火热之变，总因血劳气郁所致，故治贵审明虚实，否则未有不致误矣。

瘰疬用手推之则移动，为无根，属阳，外治宜用针灸、敷贴、

蚀腐等法。若用手推之不移动者，为有根，属阴，外治只可用艾灸，不可妄里①针砭及蚀腐等药，若误用之，必难收敛。

此证初起，可服散肿溃坚攻利之药者。其人体弱或久不愈者，俱宜补中兼以治标，不可纯用攻伐之剂。每见不论虚实，妄用斑蝥、牵牛、巴霜、大黄追蚀等药，往往致其危亡者多矣，切宜深察。

防风羌活汤 治风毒瘰疬初起，发寒热，肿痛，皮色如常。

防风 羌活 连翘去心，各一钱半 升麻七分 牛蒡子炒，研 川芎 黄芩酒炒 昆布酒洗 海藻酒洗 僵蚕酒洗 薄荷各一钱 甘草五分 夏枯草三钱

水煎服。

升阳调经汤 治热毒瘰疬绕于项下，或至颊车，此证阳明胃经中来也。若其疮深远，隐曲肉低，俱作块子坚硬，大小不等，并皆治之。

升麻八钱 连翘去心 龙胆草酒炒 桔梗 黄连酒炒 三棱酒炒 葛根 甘草炙，各五钱 知母 莪术酒炒，各一两 条黄芩六钱 黄柏去粗皮，七钱，酒炒

上药分一半为细末，蜜丸梧桐子大。每服一百余丸。一半粗末，每用六七钱，水煎临卧热服。

李杲连翘散坚汤 治气毒瘰疬耳下，或至缺盆，或至肩上，生疮坚硬如石，推之无根者，名马刀，从手足少阳经中来也，或生两胁，或已流脓，或未破，并皆治之。

当归酒洗 连翘去心 莪术酒炒 三棱酒炒，各五钱 土瓜根酒炒 龙胆草各一钱 柴胡 黄芩各一两二钱 甘草炙，六钱 黄连酒炒 苍术米泔炒，各三钱 赤芍二钱

上以一半为细末，蜜丸梧子大，每服百余丸。一半粗末，每用六七钱，水煎临卧服。

舒肝溃坚丸 治恚忿伤肝，血虚不能荣筋，其患核坚筋缩，

---

① 里：疑作“用”。

推之不移，宜服此汤开郁。

僵蚕米水洗　香附子捣碎，酒炒　各三钱　石决明煨，一钱五分　当归　陈皮　白芍醋炒　柴胡　川芎　穿山甲炒研，各一钱　片子姜黄　红花　甘草各五分

灯心、夏枯草，水煎服。

活血化坚汤　治一切瘰疬痰核初起未溃脓者并效。

防风　赤芍　归尾　天花粉　金银花　川芎　浙贝母捣　皂角刺　桔梗各二钱　僵蚕米水洗　厚朴姜水炒　五灵脂　陈皮　乳香瓦片炒　白芷梢　甘草各一钱

水煎，临服用酒一小杯冲服。

神授卫生汤见痈疽　治瘰疬湿痰气郁，漫肿疼痛，大便秘涩，不论已成未成，俱宜服之。

益气养荣汤　治劳伤气血，头项瘰疬如贯珠者，谓之筋疬。此由思虑太过，神气受伤，乃劳中①所得者，宜此补中兼散治之。

人参白术　茯苓　甘草炙　当归　川芎　白芍酒炒　熟地　黄芪炙　陈皮　香附酒炒，捣　浙贝母各一钱　桔梗八分

姜、夏枯草、金银花、红枣，水煎服。

消核散　治颈项痰凝瘰疬，不论男妇小儿，用之无不神效。

海藻三两　牡蛎煅　玄参各四两　生甘草一两　糯米八两　红娘子二十八个，糯米炒胡黄色，去红娘子不用，只用米，共八两

共研细末。酒调服一钱或一钱半，量人壮弱服之。

夏枯草膏　治男妇小儿忧思气郁，瘰疬坚硬，肝旺血燥，骤用迅烈之剂，恐伤脾气，以此膏常服消之。

夏枯草一斤　当归　黑参　白芍酒炒　乌药　浙贝母去心　僵蚕炒，各五钱　昆布　桔梗　陈皮　川芎　甘草各三钱　香附一两，捣碎，酒炒　红花二钱

以上药共入砂锅内熬浓，布滤去渣，将药汤复入砂锅内慢火熬浓膏，加蜜八两再熬成膏，瓷罐收贮。每用一二匙，滚水冲服。

---

① 中：原作“于”，据《外科正宗·卷二·瘰疬论·瘰疬主治方》改。

戒气怒、鱼腥。亦可薄纸摊贴，瘰疬自消。

新方驱毒酒 治瘰疬马刀，结核肿痛，遍满项侧或至缺盆，不论男妇大小，服之无不灵验。若体弱者，须兼服前益气养荣汤加志肉，以此二方相兼，多服久服，无论痰瘰、湿瘰、气疬、筋疬，诸瘰疬自然断根，永不再发，颇胜诸方，断不误人，幸勿轻视。

金银花晒干，八两 夏枯草晒干，十两 蒲公英一名黄花地丁，晒干，四两 土茯苓晒干，八两

上四味概要上色①药，切碎，用酒十二斤，将药入酒内，缸口封定，顿大锅内，煮三支香取出，顿凉水中浸一宿，收好。每午夜服之，早服益气养荣汤加远志，相兼服之，病轻者一料痊愈，重者不过两料，永不发矣。

常治瘰疬初起，即以隔蒜法灸之，多自消散。如不消，即以琥珀膏贴之。隔蒜灸法见妇科乳门。

琥珀膏 治瘰疬及腋下初如梅子，结肿硬强，渐若连珠，不消不溃，或溃脓水不绝，经久不瘥，渐成漏症，俱宜贴之。

琥珀 木通 木鳖肉 当归 白芷 防风各一两 蓖麻 朱砂 桂心 丁香 木香 松香各五钱 麻油二斤

上先将琥珀、朱砂、桂心、丁香、木香、松香六味为细末，其余药截片，入油浸七日，慢火熬至药枯黑，滤去渣，每油一斤入黄丹七两，以柳枝搅熬，候至滴入水中，软硬得中，掇下锅来以盆顿稳，至烟尽，方下群末药搅匀，瓷器盛之，临用少许摊贴之。

内痈

《灵枢》云：内痈始发，其本经募上肉必浮肿，内必隐痛，是其候也。一说凡遇生内痈之人，与生黄豆五粒，嚼之口中无豆味者，是其候也。

---

① 上色：上等。

立斋曰：凡劳伤血气，腠理不密，外邪所乘，内感于肺，或入房过度，肾水亏损，虚火上炎，或醇酒炙煿，辛辣厚味，熏蒸于肺，或咳唾痰涎，汗下过度，重亡津液，皆能致之。其候恶风咳嗽，鼻塞项强，胸胁胀满，呼吸不利，咽燥作渴，甚则四肢微肿，咳唾脓血。若吐痰臭浊，脓血腥秽，胸中隐隐微痛，右手寸口脉数而实者，为肺疽。若唾涎沫而无脓，脉数而虚者，为肺痿也。

此症脉多浮而数，面光而泽。

《内经》曰：血热则肉败，荣卫不行，必将为脓。大凡肺疮当咳嗽短气，胸满，时唾脓血，久如硬米粥者，难治。若呕脓而不止者，亦不治。其呕脓而自止者，将自愈。其脉短而涩者，自痊。浮洪而大者，难治。其面色当白而反面赤者，此火之克金，皆不可治。

仲景曰：上气，面浮肿，肩息，其脉浮大，不治又加利，尤甚。

桔梗杏仁煎 治咳嗽吐脓，痰中带血，或胸膈隐痛，将成肺痈者，此方为第一。

桔梗 杏仁去皮尖，微炒，捣 甘草各一钱 阿胶 金银花 麦冬去心 百合 夏枯草 连翘去心 浙贝母捣，各三钱 枳壳炒，一钱半 红藤三钱

水煎服。如火盛者，加天花粉二钱。

玄参清肺饮 治肺痈咳吐脓痰，胸膈胀满，上气喘急发热者。

玄参 银柴胡 陈皮 桔梗 茯苓 地骨皮 麦冬去心，各一钱 苡仁二钱 人参 甘草 槟榔各五分

生姜一片，水煎，临服童便一杯冲服。

黄芪汤 治肺痈咳嗽，唾痰腥秽，胸满气促，皮肤不泽，项强，脉数。

黄芪蜜炙 当归 浙贝母去心，捣 白芷 知母 麦冬去心 防风 瓜蒌子去壳，捶去油 桔梗各二钱 川芎 甘草各一钱

四顺散 治肺痈吐脓，五心烦热，壅闷咳嗽，气急不安。

贝母去心，捣　紫菀蜜水炒　桔梗各三钱　甘草　杏仁去皮尖，微炒，各一钱半

水煎服。

清金宁肺丸　治肺痈咳嗽日久，脓痰不尽，身热虚羸，渐成瘰疬者。

陈皮　茯苓　桔梗　贝母　人参　黄芩各五钱　地骨皮　麦冬去心　银柴胡　川芎　白芍　胡黄连炙，六钱　五味子　天冬去心　生地酒浸，捣膏　熟地捣成膏　归身　白术炒，各一两　甘草三钱

为末，蜜丸梧子大。每服七十丸，白滚汤下。

金鲤汤　治肺痈已成未成，胸中隐痛，咳吐脓血者。

金色活鲤鱼一尾，重约四两者　贝母二钱

先将鲤鱼连鳞剖去肚肠，勿经水气，用贝母细末掺在鱼肚内，线扎之，用上白①童子小便半大碗，将鱼浸童便内，重汤顿煮，鱼眼突出为度，少顷取起，去鳞骨，取净鱼肉浸入童便内，炖熟，肉与童便作二三次，一日食尽一枚，其功效甚捷。

宁肺桔梗汤　治肺痈胸膈隐痛，两胁肿满，口燥咽干，烦闷多渴，自汗盗汗，眠卧不得，时吐稠痰腥臭者，此系痈肿不尽而兼里虚，宜服此汤。

桔梗　贝母去心　当归　瓜蒌子去壳，捶去油　生黄芪　枳壳微炒　甘草节　桑皮　防己　苡仁捣，各八分　百合去心，八分　五味子　地骨皮　生知母　杏仁去皮尖，微炒研　葶苈各五分

生姜、水煎服。

咳甚，倍加百合；身热，加柴胡、黄芩；大便不利，加蜜炙大黄一钱；小便涩滞，加灯心、木通；烦躁兼血，加白茅根；胸痛甚，加人参、白芷。

紫菀茸汤　治膏粱厚味或饮酒煎炒致伤肺气，咳嗽咽干，吐痰咳血，喘急胁痛，不能久卧，此属肺痈溃处未敛，宜服汤清补之。

① 上白：犹精白，极白。

紫菀茸　犀角剉末　甘草炙　人参各五分　桑叶用经霜者　款冬花　百合去心　杏仁炒研　阿胶便润炒用，便燥生用　贝母去心，研　半夏　蒲黄生用，各七分

生姜三片、水煎服，入犀角末调服。如口渴甚，去半夏加石膏。

大小肠痈

此证由湿热气滞凝结而成，或努力瘀血，或产后败瘀蓄积，流注于大肠小肠之中。初起发热恶风自汗，身皮甲错，关元、天枢二穴隐痛微肿，按之腹内急痛。大肠痈多大便坠肿，小肠痈多小水涩滞。其脉迟紧者，脓未成，可下之，当有红血，其脉洪数者脓已成，不可下，此以内结热所成也，若脐间出脓者不治。经云：肠痈为病，不可惊，惊则肠断而死。故患是者，其坐卧转侧极宜徐缓，时少饮薄粥及服八珍汤，固其元气，静养调理，庶可保全其生。

关元穴即小肠募，在脐下三寸。天枢穴即大肠募，在脐旁开二寸。

大黄汤　治肠痈，小腹坚肿而热，按之则痛，肉色如故，或焮赤微肿，小便频数，汗出憎寒，其脉沉紧，脓未成者，即宜服之。

牡丹皮　瓜蒌仁捶去油，各三钱　桃仁去皮尖，微炒研　大黄煨　芒硝各二钱

水煎服，以利下脓血为度，未利再服。若小水不利，加木通、琥珀以利之。

八味排脓散　治肠痈，少腹胀痛，里急后重，脉洪数，或时时下脓，宜此药排之。

黄芪淡盐水炒　当归酒洗　金银花　穿山甲蛤粉炒，捣烂　白芷　防风　连翘去心　瓜蒌子去壳，捶去油，各三钱

水煎服。或为末，每服三钱，蜜汤调下。

如脓将尽，去穿山甲、连翘、当归，倍加川芎。

薏苡仁汤　治肠痈腹痛，或胀满不食，小①便短涩，或脉见洪数，肚脐高突，或动转侧身，腹有水声，即宜服之。妇人产后多有此症，纵非痈，服之亦效。

桃仁去皮尖，微炒捣烂，二钱　薏苡仁五钱，炒，捣碎　瓜蒌仁三钱，捶去油　牡丹皮二钱

水煎，空心服。

八珍汤见补益门　本方即四君子合四物是也。治肠痈溃后，气血两虚，或饮食减少，腹胀不除，面白神劳等，皆宜服此汤加丹皮、肉桂、黄芪、五味子等，敛而补之自愈。

瘿瘤

瘿瘤者，乃五脏瘀血、浊气、痰湿凝滞而成。瘿者，阳也，色红而高突，或蒂小而下垂。瘤者，阴也，色白而漫肿，皆不痛痒。瘿有五种，肉色不变者为肉瘿，其筋脉显露者名筋瘿，若赤脉交络者名血瘿，随喜怒消长者名气瘿，坚硬推之不移者名石瘿。瘤有六种，坚硬紫色，累累青筋，盘曲若蚯蚓状者，名筋瘤，又名石瘤；微紫微红，软硬间杂，皮肤中隐隐若红丝纠缠，时时牵痛，误有触破而血流不止者，名血瘤；或软如绵，或硬如馒，皮色如常，随喜怒消长，无寒无热者，名气瘤；日久出脓，又名脓瘤；形色紫黑，坚硬如石，疙瘩叠起，推之不移，昂昂②坚贴于骨者，名骨瘤；软而不硬，皮色淡红者，名脂瘤，即粉瘤也。以上惟粉瘤可破，其余皆不可轻用刀针决破，以致血出不止，立见危殆，只可详症缓缓用药消磨，自然缩小。若久而脓血崩溃，渗漏不已者，皆为逆症。如可破之粉瘤，多生于耳项前后，亦有生于下体者，其色粉红，全系痰凝气结而成，治宜铍针破去脂粉，以红白降丹捻子插入数次，将内膜化净，用生肌玉红膏贴之，自愈。又有一种黑砂瘤，多生臀腿，肿突大小不一，以手摄起，内有黑

① 小：原作“生”，据文义改。
② 昂昂：高仰貌。

色即是，亦宜用针刺出黑砂有声，软硬不一。又有发瘤，多生耳后发下寸许，软小高突，按之不痛，亦用针刺之，粉发即出。又有虱瘤，发后其痒彻骨，开破出虱无数。黑砂、发、虱三瘤，外治皆同粉瘤之法，其口方收。又有虫瘤，每生胁下，治法当按痈疽门，但本忧思化成，每难获效。诸症形状各异，皆五脏湿热、邪火、浊瘀各有所感而成，总非正气之所化也。

昔有一人，于眼皮下弦生一小瘤，初如米粒，渐大如豆，其人疑畏，求治于外科，彼用攒针三四枝，翻转眼皮，刺其肉膜，少少出血，如此二三次，其瘤日缩，竟得尽消。

又一人，于手臂上生一瘤，渐大如龙眼，其人用小艾于瘤上灸七壮，竟而渐消不长，亦善法也。或用隔蒜灸之，亦无不可。

凡人生此物者，即当用此二法，酌宜用之。大都筋病宜灸，血病宜刺。或有以萝卜子、南星、朴硝之类敷而治者，亦可渐消。若欲拔根，无如前法。

昔一人，腹上生一瘤，其大如胡桃，一医者取蛛丝捻成粗丝，缠杜其根数日，其丝渐紧，瘤根渐细，屡易屡细，不十日竟尔脱落，诚奇法也。可见诸线日松，惟蛛丝日紧，物理之妙，有当格致者如此。然亦缠治宜早，若形势既大，恐不宜也。

清肝芦荟丸　治恼怒伤肝，气郁血燥，致生筋瘿筋瘤，其坚硬色紫，垒垒青筋，结若蚯蚓，遇喜则安，遇怒则痛，宜服此丸。

当归　生地酒浸，捣膏　白芍酒炒　川芎各二两　黄连　青皮　海粉　牙皂炒　甘草节　昆布酒洗　芦荟各五钱

上为细末，神曲糊丸，如梧子大。每服八十丸，白滚水量病上下食前后服之。

芩连二母丸　治心火妄动，逼血沸腾，外受寒凉，结为血瘿血瘤，其患微紫微红，软硬间杂，皮肤隐隐，缠如红丝，皮破血流，禁之不住者，宜服之。

黄芩　黄连　知母　当归　贝母去心　白芍　羚羊角镑　生地　熟地　蒲黄　川芎　地骨皮各一两　生甘草五钱

上为末，侧柏叶煎汤，打寒食面糊为丸，如梧子大。每服七

十丸，灯心煎汤送下，或作煎剂服之亦可。

加味归脾丸 治思虑伤脾，致脾气郁结，乃生肉瘿肉瘤，软如绵，肿似馒，脾气虚弱，日久渐大，或微疼或不疼，宜服此丸。

香附 人参 枣仁微炒 志肉 当归 乌药 黄芪蜜炒 陈皮 白术土水炒 贝母去心，一两 白茯神一两 木香 炙甘草各三钱

上为细末，合欢树根皮四两煎汤，煮老米糊丸，如梧子大。每服六七十丸，食远白滚汤送下。合欢树即夜合树。

通气散坚丸 治劳伤元气，腠理不密，外寒搏之，致生气瘿气瘤，色白不赤，软而不坚，由阴阳失度，随喜怒消长，宜服此方。

人参 桔梗 川芎 当归 花粉 陈皮 黄芩酒炒 枳实麸炒 半夏 胆星 贝母去心 海藻酒洗 白茯苓 香附 石菖蒲 生甘草各一两

上为细末，荷叶煎汤为丸，如豌豆大。每服一钱，食远灯心、生姜煎汤送下。

海藻玉壶汤 治瘿瘤初起，或硬或肿，或赤不赤，但未破者。

海藻 陈皮 昆布 青皮 川芎 当归 连翘去心 半夏 浙贝母去心 甘草节 独活各一钱 海带五分

水煎服。

调元肾气丸 治恣欲伤肾，肾火郁遏，骨无荣养，致生石瘿骨瘤。石瘿宜前海藻玉壶汤，骨瘤元宜此丸。其患坚枯于骨，形体渐弱，气血不荣，皮肤枯槁等症，即宜服此丸。

生地酒煮软，捣膏，四两 山茱萸 山药 丹皮 茯苓各二两 人参 归身 泽泻 麦冬去心，捣膏 龙骨各一两 地骨皮一两 木香 砂仁姜水炒，各三钱 黄柏盐水炒 知母童便炒，各五钱

上为细末，鹿角胶四两，老酒化稠，加蜂蜜四两同煎，滴水成珠，和药为丸，如梧子大。每服八十丸，空心温酒送下。忌萝卜、火酒、房事。

八珍汤见补益门 治气血两虚，肝胆二经结核，依本方加栀子、胆草以养气血，清肝火。

薛立斋治一男子，左腿外侧近臀肿一块，上有赤缕，三年矣，饮食起居如常，触破涌出脓血，发热恶寒。此胆经受证，故发于腿外侧，诊其脉左尺洪数，左关弦洪，此肾水不能生肝木，用补中益气汤、六味地黄丸而痊。

六味地黄丸见补益门

补中益气汤见补益门

红白降丹见前膏药图穴后

生肌玉红膏见前生肌类方

卷十四

附骨疽

附骨疽，俗呼为贴骨痈。凡疽毒最深而结聚于骨际者，皆可谓之附骨，然尤惟两股间肉厚处乃多此症。盖此症之因，有劳伤筋骨而残损其脉者，有酒后入房而困烁其阴者，有忧思郁怒而留结其气者，有风邪寒湿而侵袭其经者，遂成斯疾。初起寒热交作，如感冒风寒，随后筋骨疼痛，不热不红，甚则痛如锥刺，不能屈伸转动。日久阴变为阳，寒化为热，热甚而肉腐为脓。外形肿大无头，皮色如常，渐透红亮一点，内脓已成。至治此之法：初起者，内宜表散寒邪，通行经络，外宜用隔蒜灸法；若脓成已溃，宜按前痈疽诸疮溃烂后治之。此症皆由沉寒痼冷中来，外敷内治切不可用苦寒损脾泄气等药，若误用之，必至气血冰凝，化为污水，不时滴流，肿仍不消，痛仍不减，元气日衰，唇舌干焦，二便枯秘，饮食不进，诸药不效，反为不治之症也。

保安万灵丹见前痈疽　治附骨疽。生于大腿外侧，属足三阳经；生于里侧，属足三阴经。凡初起寒热往来，觉腿骨痛者即宜服此方。未成者，服之即消①，已成者易溃。此方凡痈疽疮毒，不拘生于何处，初起者俱宜服之，乃表散疮毒之第一方也。

五积散见伤寒门　治附骨疽。初起时风寒重者，依本方加②牛膝、红花即宜，服之发汗散寒、通行经络。

隔蒜灸法见前痈疽　治附骨疽。初起即用此法灸之，能使毒随火散。

雷火神针　治风寒湿毒之气袭于经络，漫肿③无头，皮色不

① 消：原作“滔”，据文义改。

② 加：此下原衍“牛膝”二字，据文义删。

③ 肿：原作“种”，据文义改。

变，筋骨疼痛，起坐艰难，不得安卧者，用此针之。

蕲艾揉，三钱　丁香五分　麝香二分

上药与艾揉和，用火纸①二张，将药平铺纸上，用力实卷如指粗大，收贮。临用以纸七层，平放患处，将针点着一头，对患向纸捺实，待不痛方起针。病甚者，再针一次。七日后火②疮大发，自取功效。

内托黄芪汤　治腿之里侧近膝处患附骨，或痈初起肿痛，此属足太阴脾、足厥阴肝二经部位也。或脉细而弦，按之洪缓有力，宜服此汤。

黄芪淡盐水炒　当归一钱　木瓜一钱　连翘一钱，去心　柴胡一钱　羌活五分　肉桂五分　生地五分　黄柏五分

酒水各半，煎服。

内托酒煎汤　治腿之外侧（系足少阳胆经部位）患附骨或痈，坚硬漫肿作痛，或流至腿之正面（足阳明胃经）作肿，并皆治之。

当归三钱　黄芪三钱，淡盐水炒　柴胡二钱　大力子三钱，炒研　连翘二钱，去心　肉桂一钱　升麻五分　黄柏五分　甘草五分

酒水各半煎服。

茯苓佐经汤　治腿之正面（属阳明胃经部位）患附骨，或痈初起，发热疼痛，头目昏眩，呕吐不食，胸膈③不利，心烦热闷等症。

白茯苓二钱　苍术二钱　陈皮二钱　白术二钱，土水炒　半夏二钱　厚朴一钱，姜水炒　木瓜一钱　柴胡一钱　藿香一钱　葛根一钱　泽泻一钱　甘草一钱

姜三片，水煎服。

附子六物汤　治附骨，或痈发于腿之里侧，属足太阴脾经部

① 火纸：一种粗质纸，旧时多用以制作纸钱，故称。

② 火：原作“大”，据《医宗金鉴·外科心法要诀·股部·附骨疽》改。

③ 膈：原作“隔”，据医理改。

位，骨节烦痛，四肢拘急，自汗短气，小水不利，手足浮肿并宜。

附子二钱，炙　甘草二钱，炙　防已一钱六分　茯苓一钱六分　白术一钱六分，土水炒　桂枝一钱

生姜三片、水煎服。

麻黄佐经汤　治风寒暑湿四气流注腿之后面，属足太[①]阳膀胱经部位，腰足挛痹，关节重痛，憎寒发热，无汗，或兼恶风、头痛等症。

麻黄二钱　防风二钱　防已二钱　羌活二钱　葛根二钱　桂心二钱　细辛[②]二钱　白茯苓二钱　甘草一钱　苍术二钱，米泔水炒

生姜三片、红枣三枚，水煎服。

大防风汤　治三阴不足，外邪过盛，大腿通肿，皮色不变，疼痛日增，不消不溃，此属虚寒骨冷。又治膝愈大腿愈小，名鹤膝风，非此方亦不能治。以及痢后脚痛，缓弱难行，并臻神效。

人参二钱　白术一钱，土炒　甘草一钱，炙　当归一钱　熟地一钱　川芎一钱　白芍一钱，酒炒　防[③]风一钱　黄芪一钱　羌活一钱　牛膝一钱，酒炒　杜仲一钱　制附子一钱

火龙膏　治风寒湿毒所袭，筋骨挛痛，及湿痰流注经络之壅痛不能行步，并治历节风、鹤膝风，其效如神。

生姜八两，取汁　乳香五钱，为末　没药五钱，为末　麝香七分　真牛皮胶二两

上先将姜汁并胶溶化，方下乳香、没药调匀，待少温，下麝香，即成膏矣。摊患处，更服五积散，如鹤膝风须服大防风汤。

多骨疽

立斋曰：多骨疽者，由疮疡久溃，气血不能营于患处，邪气陷袭，久则烂筋腐骨而脱出，属足三阴亏损之症也。又有初生身

① 太：原作“大”，据医理改。

② 辛：原作“心”，据医理改。

③ 防；原作“附”，据《医宗金鉴·外科心法要诀·股部·附骨疽》改。

肉之中，按之有如脆骨，由受胎时精血交错而结，其人长大后，必于脆骨所生之处发肿生疽。及溃破后，多骨脱出，其口方敛，又有多骨出之不休者，名曰骨胀，难愈。但此症多生于腮腭、牙床、眼角、额下、手足、腿膊等处，其治法皆同，俱宜隔附子饼以艾灸之，宣寒凝之气，令骨速脱。盖骨属肾，遇寒则凝，故从热治也。若朽骨口处或出臭脓水，宜撒红白降丹，盖贴膏药，令朽骨出尽，其口始易敛也。如肾虚阴火发热者，服六味地黄丸，兼以补中益气汤；如阳气虚寒者，服八味地黄丸，亦兼以补中益气汤，常服可愈。由胎元结成者，禀赋身虚，不可强取多骨，候自破则取之，亦不可妄投克伐之药复伤真气，则自不致误矣。

附子饼灸法

治溃疡气血俱虚，不能收敛，或风寒袭之，以致血气不能运行，皆令不敛。用生附子一枚，火纸包数层，童便浸透，灰火烧熟，去皮脐，研末，以唾津和为饼，置疮口上，将艾壮于饼上灸之，每日灸数壮，但令微热，勿令痛。如饼干，再用唾津调和，务以疮口活润①为度。

红白降丹见前痈疽门

六味地黄丸

补中益气汤

八味地黄丸三方俱见补益门

鹤膝风

此症系足三阴亏损，风寒湿三气流注之为患也。其症足膝肿痛，臂胻②细小，以其象鹤膝之形，故名鹤膝风。然肿痛者，必有邪滞，枯细者，必因血虚。如膝内隐痛，寒胜也；筋急而挛，风胜也；筋缓无力，湿胜也。初肿如绵，皮色不变，亦无焮热，疼

① 活润：光滑细腻。

② 胻（héng 恒）：脚胫。

痛日增。凡治此病者，必宜以养气滋血为主，有风者，兼散其风，有寒湿者，兼去其寒湿。若果由邪郁成热者，必宜滋阴清火，自无不愈。其有[①]痢后而成者，又名痢后风，此以泻痢亡阴，尤宜滋肾。至者溃后时出白浆，浮皮虽腐，肿痛仍前，不可用蚀药，只宜芙蓉叶、菊花叶、□叶[②]各五钱，捣碎，加麦面糊同捣匀贴，亦可止痛解毒，此系小[③]症中之败症也，最难收功。立斋曰：凡体气[④]虚弱，邪入[⑤]骨界，遏绝隧道，若非用桂、附辛温之药，开散关节腠理之寒邪，通畅隧道经络之气血，决不能愈。且本草云：附子治寒湿，痿躄拘挛，膝痛不能行步，以白术佐之，为寒湿之圣药。又云：桂通血脉，消瘀血，坚骨节，治风痹骨挛脚软，宣导诸药[⑥]。十全大补[⑦]汤以治前症，不但不可去桂，亦不可不加附子，无此二味，何以行参、芪之功，健芎、归之能，而补助血气，使之宣通经络，扶大虚之症，以收必效之功哉？学者鉴诸。

五积散见伤寒门　治鹤膝风。初起先宜服之，发散风寒湿邪之气，依本方加牛膝、红花。

保安万灵丹见前痈疽门　治鹤膝风。初起先宜服前五积散，汗之即宜，服此方宜温散之。

隔蒜灸法见前痈疽门　治鹤膝风。初起即宜用此法灸之，易芳敬敛。

回阳玉龙膏见前痈疽门　治鹤膝风。初起急用此膏敷之，大有功效。

换骨丹　治鹤膝风已成，即宜常服，此丸驱邪通络，此史国

---

① 有：原作“不”，据《景岳全书·卷四十七·外科钤（下）·鹤膝风》改。

② □叶：《医宗金鉴·外科心法要诀·膝部·鹤膝风》中无此二字。

③ 小：《医宗金鉴·外科心法要诀·膝部·鹤膝风》中作“外”。

④ 体气：原作“气体”，据《外科心法·卷五·鹤膝风》乙转。

⑤ 入：原作“又”，据《外科心法·卷五·鹤膝风》改。

⑥ 药：此下原衍“及”字，据《外科心法·卷五·鹤膝风》删。

⑦ 补：原脱，据《外科心法·卷五·鹤膝风》补。

公药酒之变方也。

苍术四两，米泔水炒　红花二两五钱　茄根二两　当归二两　牛膝二两　败龟板一两　防风一两　秦艽一两　独活一两　蚕沙一两　松节一两　萆薢一两　羌活一两　虎骨一两，酥炙

共用酒浸，晒干，研为细末，酒糊为丸，如梧桐子大。每服三钱，空心，白滚水送下。

独活寄生汤　治鹤膝风日久不消，势欲溃者，因肝肾亏虚，邪不能去，宜服此汤。

独活一钱五分　人参一钱五分　茯苓一钱五分　川芎一钱五分　防风一钱五分　桂心一钱五分　牛膝一钱五分　杜仲一钱五分，姜炒　秦艽一钱五分　细辛一钱五分　当归一钱，酒洗　白芍一钱，酒炒　熟地一钱　炙甘草一钱

生姜五片、水煎服。

大防风汤见前附骨疽　治鹤膝风日久欲溃，即宜多服数十剂，此治鹤膝风之专方也。

神效葱熨法　此方不特治鹤膝风，又治流注、结核、骨痈、肢体肿块或痛不痛，或风寒袭于经络，流注、肢体筋挛、骨痛，或先用隔蒜灸法而余肿未消，最宜用此熨之，以行壅散滞，其功甚大。用葱头一斤杵，炒热，敷患处。如冷，上以热物熨之，勿使葱冷。若葱冷则易之，以多熨为妙。如遇跌扑损伤，亦宜用此止痛、散血消肿，或用葱汤熏洗患处亦可。此方其效如神，勿故贱而忽巳也。

痔疮

夫痔疮之原，由乎酒色过度，筋脉横解，精气脱泄，热毒乘虚下注，或忧思劳欲，蕴积热毒，愤郁之气，致生风湿燥热，四气相合而成。如结肿胀闷成块者，湿盛也；结肿痛如火燎，二便闭者，大小肠热盛也；结肿多痒者，风盛也；肛门围绕，折纹①破

① 纹：原作“绞”，据《医宗金鉴·外科心法要诀·臀部·痔疮》改。

裂，便结者，火燥也。然有生于肛门外者，有生于肛门内者，若而久不能愈，脓水淋漓，即成漏矣。立斋曰：此症脉弦绝涩者，难治，滑大柔和者，易医。治痔之法，宜凉血清热；治漏之法，初则亦宜凉血，如服之不应，必因中气虚而不能摄血，非补中升阳之药不能愈也。若夫久漏，又宜养元气、阴精为主，而寒凉之剂又当所忌也。盖肠胃始则气实而热，久则气虚而寒，此必然之理矣。

丹溪曰：漏疮须先服补药以生气血，即参、芪、归、术、芎，大剂为主，外以炮附子为末，唾津和为饼，如三钱厚，安疮上，以艾炷灸之，漏大艾炷亦大，漏小[①]艾炷亦小，但灸令微热，不可令痛，干则易之，如团则止。来日如前再灸，直至肉平为效，亦有附片灸之，以补气血药作膏贴之。

防风秦艽汤　治痔疮不论新久，肛门便血，坠重作疼者并效。

防风一钱　秦艽一钱　当归一钱　川芎一钱　白芍一钱　生地一钱　连翘一钱　槟榔六分　栀子六分　地榆六分　枳壳六分，炒　槐角六分　白芷六分　苍术六分　赤苓一钱　甘草六分

水煎服。便秘者，加大黄二钱。

止痛如神汤　治痔疮初起，无论风湿燥热，俱宜服之。

秦艽一钱　桃仁一钱，去皮尖，研　归尾三分　黄柏五分，酒炒　泽泻三分　防风七分　槟榔三分　熟大黄三分　皂角子一钱，烧存性　苍术七分，米泔水浸炒

水煎服。

生熟三黄汤　治肠风、诸痔血多不止，及面色痿黄，四肢无力。

生地一钱半　熟地一钱半　黄连一钱　黄柏一钱　黄芩一钱　人参一钱　苍术一钱，米泔[②]水炒　白术一钱，土水炒　厚朴一钱　陈皮一钱　归身一钱，醋炒　地榆六分　防风六分　泽泻六分　甘草六分

---

① 小：原脱，据文义补。

② 米泔：原作“泔米”，据文义乙转。

乌梅二个

水煎服。

苦参地黄丸 治湿热酒毒相攻，每于粪后来红，宜服此丸。

苦参一斤，切片，酒浸湿，蒸晒九次，炒黄为细末 生地黄四两，酒浸半日，捣烂，和入苦参末内

加炼过蜜，捣匀，丸如梧桐子大，每服三钱，白滚水送下日服二次

脏连丸 治痔疮，无论新久，但举发便血、肛门坠痛，并治肠风。下血无论粪前粪后，连服此丸二三料除根。

黄连八两，研净末 公猪大肠肥者一段，长一尺二寸，水洗

上二味，将黄连末装入大肠内，两头以丝扎紧，放砂锅内，用酒二斤半，大熬之，以酒干为度，将药肠取起，共捣如泥。如药浓不干，不好为丸，再晒一时许，复捣为丸，如梧桐子大。每服七十丸，空心温酒送下，或白滚水送下亦可。

胡连追毒丸 治痔漏，不拘远年近日，有漏通肠而污从漏孔出者，先用此丸追尽脓毒，接服后黄连闭管丸，自然奇效。

胡黄连切片，姜汁拌炒，研末 刺猬皮炙，切片再炒黄，为末，各一两 麝香二分

和软饭捣匀为丸，麻子大。每服一钱，空心温酒送下。脓水反多是药力到也，勿惧之。

黄连闭管丸

胡黄连净末，一两 穿山甲麻油内炙黄色 石决明五钱，煅 槐花五钱，微炒

各为末，共蜜丸如麻子大。每服一钱，空心米汤送下，早晚日进二服，至重者四十而愈。此方不用刀针挂线，不受苦楚，诚起痼疾之良方也。如漏之四边有硬肉突起者，加僵蚕二十条余研末，和入药中。及遍身诸般漏证，服此方皆效。

却毒汤 治痔疮未破、已破及成漏者，俱宜此汤熏洗。

尾松五钱 马齿苋五钱 生甘草五钱 川文蛤三钱 川椒三钱 苍术三钱 侧柏叶二钱 防风三钱 葱白三钱 枳壳三钱 焰硝一两

上药用罐盛水熬，将罐口用纸数层，水浸湿，封固罐口，漫火熬好，去罐口上封纸，乘热熏痔疮，俟温时倾入盆内洗之，日用三次。

又**熏治痔疮方**出李时珍《本草①》

白芷一两　黄柏一两　夏枯草一两　紫花地丁一两　明矾　皂矾各②二钱　甘草二钱

上药水熬熏洗如前法，此药洗之必流出毒汗，重者洗两三次可除根。

田螺水　治痔疮坚硬作痛，及脱肛肿泛不收者。

大田螺一枚，用尖刀挑起螺厣③，研冰片末五厘，入螺内，平放瓷盘中，待片时，螺窍内渗出浆水，用鸡翎蘸搽患处，勤勤扫之，其肿痛自然消散。

唤痔散　治内痔不得出，用此药填入肛门，其痔即出。

枯白矾五分　食盐三分　刺猬皮一钱，烧存性　麝香五分　冰片二分　生草乌一钱

上研细为末，先用温水洗净肛门，随用唾津调药三钱填入肛门，片时即出。

如神千金方　治痔无有不效。

好信石黄明者三钱，打如豆粒　明白矾二两，为末　蝎梢七个，米泔水洗净，瓦上焙干为末　好黄丹飞砂，五钱　草乌光实者，五钱，去皮生研

用蜜实砂罐，先用炭火煅红，放冷，拭净。先明矾烧令沸，次下信入矾内，拌匀，文武火煅，候沸，再搅匀。次看罐通红烟起为度，将罐移下，待冷取研为末。方入黄丹、草乌、蝎稍三味，再同研极细，以瓷罐收贮。如欲敷药，先煎甘草汤或葱椒汤，洗

① 本草：原作“草本”，据文义乙转。

② 各：原脱，据文义补。

③ 厣（yǎn眼）：原作靥，据《医宗金鉴·外科心法要诀·臀部·痔疮》改。螺类介壳口圆片状的盖，由足部表皮分泌的物质所形成。

净患处，然后生麻油调前药，以鹅翎蘸药扫痔上。每日敷药三次，必去黄水如胶汁，则痔头渐消。其年久不除，出十日可取尽，近患者俱化为黄水，连根去净，更搽生肌之药，凡五痔皆可去之。此乃临安曹五方为高宗取痔得效后，封曹官至察使。

羊胆膏 治痔漏热肿疼痛，并下疳疮。

腊月内取羊胆一枚，入好冰片末一分，置风处挂干，用时以凉水化开，频敷患处，若得熊胆更妙，如眼痛者点之尤效。

痔漏肠红方 治痔漏肠风，下血不止，其效无比。

黄连去芦毛净一两三钱，酒浸一宿，捞起阴干，研细末 乌梅肉一两，即用前浸黄连酒蒸烂 百草霜用烧茅草者研细，一两，烧松柴者不用

上以三味同捣一处为丸，桐子大。每日空心用酒送下四五十丸，三日见效，十日痊愈。

鬓疽

鬓疽生在左右鬓角，属手少阳三焦、足少阳胆二经之火，或风热血虚所致。此二经俱属气多血少，难于腐溃，更兼鬓角肌肉浇薄①，不宜妄灸，须分阴阳表里、邪正虚实，治之庶不致误。如初起恶寒、发热、头眩、恶心、四肢②拘急，体痛骨疼，宜先表散风寒，保安万灵丹之类。如初见疮时多寒少热，口干作渴，好饮热汤，六脉虚数无力，又兼患上坚硬，多不焮痛，无溃无脓，根脚流散，此等之症，乃真气虚而血气实也。治以托里为主，消毒佐之，如柴胡清肝汤、托里消毒散之类是也。又如见症时热多寒少，头眩作痛，口燥舌干常③饮冷，二便秘滞，六脉沉实有力，疮势焮肿疼痛，发热，易腐易脓，根脚不开，肿焮在外，此乃中气实而邪气虚也，治以消毒为主，托里佐之，如栀子清肝④汤、鼠黏子汤之类是也。若大势已退，余毒未散，用参、苓、归、术为主，

---

① 浇薄：薄，不厚。

② 肢：原作“字”，据文义改。

③ 常：原作“情”，据下文鼠黏子汤主治改。

④ 肝：原作“汗”，据医理改。下同。

佐以川芎、白芷、金银花以速其脓，脓成，仍用参、苓之类托而溃之。若欲其生肌收敛，肾虚者六味地黄丸，血虚者四物汤加参、芪，或血燥者用四物汤加生地、生白芍，脾气虚者用补中益气汤，皆当滋其化源，斯为善法。

保安万灵丹见痈疽　治鬓疽初起，风寒拘急，宜以此发散表邪，驱毒出外。

柴胡清肝①汤　治鬓疽初起，无论阴阳表里，凡风热血虚者俱宜服之。

当归　川芎　白芍酒炒　生地　柴胡　黄芩　防风　连翘去心　花粉　栀子　甘草节　牛蒡子炒捣

水煎服。

托里消毒散见痈疽　治鬓疽已成，气血虚弱，不能助其腐化，宜服此药托之。

栀子清肝汤　治少阳经虚，肝火风热上攻，致生鬓疽，痛连颈项、胸乳、太阳等处，或寒热晡甚，胸满，口苦口干。

柴胡　川芎　白芍　石膏　栀子　牛蒡子炒研　丹皮各二钱　黄芩　黄连　甘草各一钱

水煎服。

鼠黏子汤　治鬓疽初起，热多寒少，头眩作痛，口燥咽干渴，常饮冷，二便秘涩，六脉沉实有力，烦闷疼痛者。

桔梗　当归　赤芍　连翘去心　玄参　大黄各二钱，酒炒

水煎服。

清肝解郁汤　治暴怒伤肝、忧思郁结致肝火妄动，发为鬓疽。头眩痛彻太阳，胸膈痞连两胁，呕酸水，皆服之。

当归　白芍　茯苓　熟地　栀子　浙贝母去心　白术一钱，炒　半夏　人参　柴胡各一钱二分　丹皮一钱二分　陈皮一钱二分　川芎一钱二分　甘草八分　香附捣碎酒炒，一钱二分

生姜三片、水煎服。

---

① 肝：原作“汗”，据上文改。下同。

参术归元汤　治鬓疽已溃，余毒未尽，宜服此汤。

人参三钱　白术三钱，土水炒　归身三钱　川芎二钱　白芷二钱　黄芪三钱，蜜炙　白茯苓二钱　甘草二钱，炙　金银花二钱

姜、枣、水煎服。

四物汤

六味地黄丸

补中益气汤三方俱见补益门

其内补外治法俱与痈疽同，随宜择用，无有不可。

痄腮

此症一名含腮疮，生于两腮肌肉不着骨之处，无论左右腮，总发端于足阳明胃热也，初起焮痛、寒热往来，若高肿色红焮热者，系胃经风热所发，若平肿，色淡不鲜者，由胃经湿热所生，使则俱以柴胡葛根汤、白芷胃风汤、犀角升麻汤之类择其宜而用之。若内热口渴便秘，宜四顺清凉饮、升麻黄连汤之类，宜酌其宜而以之。若表里俱解而肿痛仍作者，势必成脓，宜托里消毒散托之，脓熟者针①之，体虚者宜平补之，其余治法，按痈疽溃烂门选而用之，不得胶于一途则尽矣。

柴胡葛根汤　治痄腮初起，红肿坚硬作痛，或身热不解。

柴胡二钱　干葛二钱　桔梗二钱　黄芩二钱　连翘二钱，去心　天花粉二钱　牛蒡子二钱，研　石膏二钱　升麻六分　甘草一钱

水煎服。

白芷胃风汤　治手足阳明经气虚风热，致生痄腮肿痛寒热等症。

白芷二钱　升麻二钱　葛根二钱　柴胡四分　黄柏四分　炙甘草一钱　当归一钱半　草豆蔻四分　麻黄四分，去节　羌活四分　蔓荆子捣，三分　僵蚕三分　藁本四分　苍术八分，米泔水炒

水煎服。

---

① 针：原作“计”，据《医宗金鉴·外科心法要诀·面部·痄腮》改。

犀角升麻汤　治痄腮风热内盛，口渴便秘宜服。见前汤火伤。

升麻黄连汤　治胃经热毒，腮肿作痛，或发寒热。

升麻二钱　当归二钱　川芎二钱　连翘钱半，去心　白芷一钱半　牛蒡子钱半，研　黄连一钱半

水煎服。若肿连太阳，加羌活，连耳后，加柴胡、栀子。

托里消毒散见痈疽　治痄腮已成，即宜服此托之。

四顺清凉饮见后汤火伤

时毒

时毒者，四时不正之气感于人而发为疾也。初起令人憎寒发热，头痛身疼，与风寒相类。惟头面耳项发，与伤风寒有异，此疾五日之内乃能杀人，治宜辨阴阳、表里、寒热、虚实，若六脉浮数，□邪在表也，寒热交作，头眩身痛，宜荆防败毒散、葛根牛蒡汤、犀角升麻汤之类以散之。若脉沉涩者，邪在里①也，头面焮肿，口干便秘，宜用栀子仁汤、五利大黄汤、四顺清凉饮之类以下之。若外有寒热，内有口干，脉弦有力，表里俱实者，宜用防风通圣散加牛蒡、玄参以解毒攻里之。若肿痛仍不消者，乃瘀血凝滞，宜磁针砭去恶血。砭血之后，肿痛仍复不消者，已欲作脓，宜用托里消毒散以治之。若值凶荒之际，劳役之人而患此者，系胃气亏损，多宜安里②为主，用普济消毒饮之类最妙。至若溃后体倦食少者，补中益气汤。脓秽脾虚，食而呕吐者，香砂六君子汤。溃而不敛者，十全大补汤。各因其症，庶不致误。

薛立斋治一老人冬月头、面、耳、项俱肿痛甚，便秘，脉实，此表里俱实病也，与防风通圣散不应，遂砭患处，出黑血，仍投前药即应，又以荆防败毒散而瘳。盖前药不应者，毒血凝聚上部经络，药力难达故也。恶血既去，其药自效。或拘用寒远寒及年

---

① 里：原作“表”，据《景岳全书·卷四十七·外科钤（下）·时毒》改。

② 里：原作“表”，据《景岳全书·卷四十七·外科钤（下）·时毒》改。

高畏用硝、黄，而用托里与夫寻常消毒之剂，或不砭泄其毒，专假药力，鲜不危矣！

又治一人头面肿痛，服硝、黄败毒之剂愈甚。诊之，脉浮数，其邪在表，尚未解散，用荆防败毒散加玄参、牛蒡子二剂，势退大半，以葛根牛蒡子汤四剂而痊。

荆防败毒散见肾囊痈　治时毒初起，头眩恶寒，腮项肿痛，脉浮者，宜服之。

葛根牛蒡汤　治时毒肿痛而便利调和者。

葛根三钱　管仲三钱　豆豉三钱　牛蒡子三钱半，生炒捣研　甘草二钱

水煎服。

犀角升麻汤见前痄腮　治时毒肿痛，火盛或衄血。

栀子仁汤　治时毒肿痛，大便秘，脉沉数。

栀子　升麻　枳壳炒　大黄　郁金　牛蒡子研炒，各等分

水煎服。

五利大黄汤　治时毒，焮肿赤痛，烦渴便秘，脉实有力者服之。

大黄二钱，煨　黄芩二钱　升麻二钱　芒硝二钱　栀子二钱三分

水煎服，水利再煎服。

四顺清凉饮见后汤火伤　治时毒，内热烦躁，口干，大便秘实，宜服此药。

防风通圣散见秃疮　治时毒，恶寒发热，烦躁口干，表里脉症俱实者。

托里消毒散见痈疽　治时毒，表里俱解，肿尚不退，欲作脓者服之。

普济消毒饮　治时毒疫疠，憎寒壮热，头面肿盛，目不能闭上，喘，咽喉不利，口干舌燥，俗云大头瘟病，诸药不效，元泰和二年东垣先生制此方以剂人，所活甚众，时人皆曰天方。

黄芩五钱，酒炒　黄连五钱，酒炒　人参三钱　橘红三钱半　玄参三钱半　桔梗二钱半　柴胡二钱半　连翘一钱，去心　升麻七分　甘草

二钱半　鼠黏子一钱　白僵蚕七分，炒　马屁勃一钱　板蓝根七分　薄荷叶一钱

上为末，半用汤调，时时服①之；半用蜜丸噙化，服尽良愈，或水煎服，如大便燥，加酒蒸大黄一二钱以利之，如肿甚，宜砭去恶血以出毒。

补中益气汤

香砂六君子汤

十全大补汤三方俱见补益门

流注

立斋曰：流注之证，多因郁结，或暴怒，或脾气虚，湿气逆于肉里。或腠理不密，寒邪客于经络。或湿痰，或闪扑，或产后瘀血流注关节，或伤寒余邪未尽为患，皆因真气不足，邪得乘之，故气凝血聚为患也。然此症或生于四肢关节，或生于胸胁腰臀，或结块，或漫肿，或痛，或不痛，悉宜用神效葱熨法，及益气养营汤固其元气，则未成者自溃，可痊愈也。若不补气血及节饮食，慎起居，戒七情，而专用寒凉克伐，未有不致败者矣。

夫流者，行也，乃气血之壮，自无停息之机；注者，止也，因气之衰，实有凝滞之患，故行者由其自然，止者由其瘀壅。其形漫肿无头，皮色不变，所发毋论穴道，随处皆生。既成之后，当分表里、寒热、虚实、邪正、新久而治之。初因风寒相中，表症发散未尽者，人参败毒散散之。或房欲之后体虚，寒气外浸者，五积散加附子温之。劳伤郁怒、思虑伤脾者，归脾汤加香附、青皮散之，跌仆损伤瘀凝滞而成者，活血汤治之。产后恶露②未尽，流注经络而成者，木香流气饮导之。此皆初起将成之法，一服至三四服皆可，外俱宜用琥珀膏敷贴，其中亦有可消者，十中五六。如服前药不得内消者，法当大养气血，培助脾胃，温暖经络，通

---

① 服：原脱，据《景岳全书·卷五十七·古方八阵·寒阵》补。
② 露：原作“怒”，据《外科正宗·卷三·流注论第二十五》改。

行关节，木香流气饮、十全大补汤俱加制附子、香附，培助根本，勿求速效，勿妄用药，自无愈矣。

立斋治一男子臀肿一块，微痛，脉弦紧，以疮科流气饮四剂而消。又治一妇人暴怒，腰肿一块，胸膈不利，时或气走作痛，用方脉流气饮数剂而止，以小柴胡汤对四物加香附、贝母，月余而愈。又一男子臀肿筋挛骨痛年余，方溃不敛，诊其脉更虚，以内塞散一料，少愈，以十全大补汤及附子饼灸之而愈。《精要》云："留积经久，极阴生阳，寒化为热，以此溃多成漏，宜早服内塞散以排之。"

神效葱熨法见鹤膝风　治流注初起，或结块，或漫肿，或痛，或不痛，悉宜用之。

附子饼灸法见多骨疽　治流注溃而不敛，宜此灸之。

益气养营汤　治怀抱抑郁，或气血损伤，四肢颈项等处患肿，不问软硬赤白肿痛，或日晡发热，或溃而不敛，俱宜服之。

人参一钱　黄芪一钱，淡盐水炒　当归一钱　川芎一钱　熟地一钱　白芍一钱，酒炒　贝母一钱，捣　茯苓一钱　陈皮一钱　柴胡六分　白术二钱，土炒　桔梗五分　香附一钱，捣　甘草五分

煨姜、水煎服。如口干加五味、麦冬。往来寒热，倍柴胡加地骨皮。脓清，倍人参、黄芪。脓多，倍川芎、当归。脓不止，倍人参、黄芪。

人参败毒散见伤寒门　治流注，伤寒表邪未尽，患肿发热，宜以此服之。

五积散见伤寒门　治流注初起，风寒湿气相浸，流入关节，恶见风寒，拘急不能转侧，宜此散之，须本方内加制附子方捷效。

归脾汤见补益门　治思虑过度，损伤脾气，致流注不愈，惊悸盗汗，寐而不寤，嗜卧食少，宜服此汤。或加香附、青皮，须酌其宜而用之。

新方活血汤　治跌仆损伤，瘀血凝滞而成流注者。

当归二钱，酒洗　川芎二钱　川山甲二钱，炒研　羌活二钱　桂枝二钱　苏木二钱，为末对服　桃仁一钱，去皮尖炒　红花一钱，酒炒　甘

草一钱

生姜、葱白、水煎服。如腹胀滞，加酒蒸大黄一、二钱。

木香流气饮即方脉流气饮　治流注、瘰疬，及郁结为肿，或血气凝滞，遍身走注作痛，或心胸痞闷，嗌咽不利，胁腹膨胀，呕吐不食，上气喘急，咳嗽痰盛或四肢面目浮肿者。

川芎一钱　当归一钱　紫苏一钱　桔梗一钱　青皮一钱　陈皮一钱　乌药一钱　黄芪一钱　枳实一钱　茯苓一钱　防风一钱　半夏一钱　白芍一钱　木香五分，末　槟榔五分　大腹皮五分　牛膝下部加一钱　泽泻五分　甘草节五分

姜、枣，水煎服。

内塞散　治阴虚阳邪凑袭，患肿，或溃而不敛，或风寒袭于患处，血气不能运行，久而不愈，遂成漏症。

附子一两，童便酒浸　肉桂一两，去皮　赤小豆一两，捣　甘草一两，炙　白芷一两　茯苓一两　黄芪一两，盐水炒　当归一两，酒洗　桔梗一两　川芎一两　人参一两　志肉一两　厚朴姜炒，一两　防风四钱

共为末。每服二钱，温酒下，或酒糊丸，淡盐汤下，或炼蜜为丸亦可。

十全大补汤见补益门　治气血亏虚，流注久而不愈，或已溃而不敛，俱宜用此方加制附子，或加香附，量而加之。

疮科流气饮　治流注及一切恚怒气结肿痛，或胸膈痞闷，或风寒湿毒搏于经络，致成肿块，肉色不变，或漫肿木①闷无头。

人参七分　当归七分，酒洗　黄芪七分，淡盐水炒　芍药七分　官桂七分　厚朴七分，姜水炒　甘草七分　防风七分　紫苏七分　枳壳七分，炒　乌药七分　桔梗七分　槟榔五分　川芎五分　白芷五分　木香剉末兑服，五分

水煎服。

① 木：原作“不”，据《景岳全书·卷六十四·外科钤古方》改。

小柴胡合[1]四物汤　治恚怒伤肝，血虚流注，郁结成块，或寒热往来等症，宜服此汤。

当归一钱　生地一钱　芍药一钱　川芎一钱　柴胡一钱　半夏一钱　人参一钱　黄芩一钱　香附一钱，捣　贝母一钱，捣　甘草五分

生姜、红枣，水煎服。

琥珀膏见生肌类方　治一切流注漫肿无头，但未成脓者，俱宜用之。

下疳疮

立斋曰：下疳疮属肝经湿热下注，或阴虚火燥而然。景岳曰：此症本肝肾湿热病也，若无外因而病者，不过去湿热或滋真阴，其疮自愈，无足虑也。惟感触淫邪之毒而患者，不易治也。余尝治一少年，因偶触秽毒，遂患下疳，治溃龟颈，治之不效，随从马口延入尿管，以渐而深，直肛门肿痛，每过夜则脓结马口，胀则不得出，润而通之，则先脓后尿，敷洗皆不能及，甚为危惧。余尝遇一山叟传得槐花蕊[2]方，因以治之，不十日而茎根渐愈，半月后即自内达外，退至马口而痊愈，疳愈后即见些微广疮，复与五加皮饮十余剂而痊愈，向彼传方者曰：此方善治淫疮热毒，悉从小便泄去，所以能治此疳，但服此者，可免终身疮毒，然犹有解毒奇验，则在疮发之时，但见通身忽有云片红斑，数日而没者，即皆疮毒应发之处，疮毒已解，而疮形犹见，是其验也。余初未之信，及此人疮发之时，疮因不多，而通身红斑果见，两日而没，余始知疮之有奇，一至如此。

龙胆泻肝汤　治肝经湿热，玉茎患疮，或便毒悬痈，小便赤涩，或久溃不愈，又治阴囊肿痛红热甚者并效。

龙胆草二钱　连翘二钱　生地二钱　泽泻二钱　木通一钱　车前子一钱　归尾一钱　栀子一钱　黄连一钱　黄芩一钱　甘草一钱　大

---

① 合：原作"和"，据文义改。

② 蕊：原作"蕋"，据下文改。

黄一钱，便秘加之

灯心，水煎服。

消疳败毒散 治肝经湿热，玉茎患疮等症，服之神效。

防风二钱 独活二钱 荆芥二钱 黄柏二钱 黄连二钱 连翘二钱 柴胡二钱 胆草二钱 木通二钱 甘草梢七分 赤茯苓二钱 苍术米泔水炒，一钱

灯心，水煎服。如便秘，加大黄一钱。

解毒木通汤 治男妇玉茎阴户痒痛，小水涩滞、湿热等症。

木通一钱 黄连二钱 胆草二钱 瞿麦二钱 滑石二钱 山栀二钱 黄柏二钱 知母二钱 芦荟一钱 甘草梢七分

灯心，水煎服。

槐花蕊方 治杨梅疮、下疳疮神效。

凡棉花疮毒及下疳初感，或毒盛经久难愈者，速用新槐蕊拣[1]净，不炒[2]生用，每空心用清酒吞下三钱许，早、午、晚每日三服，服至一斤，则热毒尽去，可免终身疮毒之患，亦无寒凉败脾之虑，此经验神方也。如不能饮，即用滚水，若在下焦，或淡盐汤俱可送下，但不及酒之效捷也。

八物柴栀汤 治下疳疮溃烂肿痛，血气虚而有火也，宜服此汤。

生地三钱 当归三钱 白芍二钱 人参一钱 白苓三钱 川芎一钱半 白术二钱，土炒 栀子二钱 柴胡二钱

灯心，水煎服。

立斋曰：此症以肝经阴虚为本，肿痛寒热等症为标，须用六味丸以生汗血，凡脾土虚不能生金水而见一切汗症者，当佐以补中益气汤加麦门冬以滋化源。

一方 治玉茎疳疮，或渐至蚀透，有烂去其半，服此而愈。

黄连五钱 甘草三钱 萹蓄一两

---

① 拣：原作“炼”，据《景岳全书·卷五十一·新方八阵·因阵》改。
② 炒：原作“妙”，据《景岳全书·卷五十一·新方八阵·因阵》改。

水煎服。

五加皮饮 治杨梅、棉花、下疳等疮。

当归二钱 生地二钱 熟地二钱 羌活二钱 苡仁二钱 防风二钱 赤芍二钱 荆芥二钱 苦参二钱 甘草一钱 五加皮二钱 土茯苓五钱 金银花二钱 僵蚕米泔水洗，一钱五分

水煎服。

试验方 治阴头上疮，用河溪边小蚌壳二扇，合如一个，用黄丹盛满壳内，外以乱头发厚缠定，火炼红即取，研为细末。先以葱白熬汤，将阴上疮洗净，次上此药疮上。甚者照此洗掺，不过三次，捷效如神。如干，以麻油调敷之。

螵蛸散 治湿热破烂，毒水淋漓等疮，或下部肾囊、足股肿痛、下疳诸疮无不神效。

海螵蛸 人中白生用。或人中黄亦可。等分

上为细末，先以后大豆甘草汤煎浓①，候温洗净，以此药掺之。如干者，以麻油或熬熟猪油或蜜②水调敷之。如肿痛甚者，加冰片少许更妙。若湿疮脓水甚，加密陀僧等分，或煅过制过炉甘石更佳。

大豆甘草汤 治下疳疮，用此洗之，止痒消痛。

黑豆子一合 生甘草一两 赤皮葱七茎 槐条嫩枝切，一两五钱

水煎浓，候温，日洗三次。

回春脱疳散 治下疳腐烂，及杨梅疮蚀烂，即以此药撒之，生肌止痛收敛，其效③。

黑铅五钱，火化开，投水银二钱五分，研不见星为度，再加寒④水石三钱、轻粉二钱半、硼砂一钱、定粉（火煅黄）三钱，共研细末。先以葱、艾、花椒煎汤洗患处，方撒此药，不过三次

---

① 浓：原作“脓”，据文义改。下同。

② 蜜：原作“密”，据文义改。

③ 其效：此下当有脱文。

④ 寒：原脱，据《医宗金鉴·外科心法要诀·下部·疳疮》补。

痊愈。

珍珠散 治下疳，皮损肉烂，痛极难忍，及诸疮新肉已满，不能生皮，又汤拨①火烧，皮损肉烂，疼痛不止者。

青缸花五分 珍珠一钱。以新白为上，入豆腐内，煮数滚，研极细，无声乃用

上二味共研千转，细如飞面，方罐收贮。凡下疳初起，皮损搽之即腐烂疼痛者，甘草汤洗净，猪脊髓捣烂，调搽。如诸疮不生皮者，用此干搽即可生皮。又妇人阴蚀疮痛亦可搽之。若汤拨火烧痛甚者，用玉红膏调搽之。

玉红膏即生肌玉红膏，见前生肌类方

杨梅疮

此症一名广疮，一名时疮，一名棉花疮，一名天泡疮，虽名异而实同，不外乎气化、精化二因而已。气化者，或遇生此疮之人，感其秽气，传染而致，肺脾受毒，故先多从上部见之，皮肤作痒，筋骨微痛，其形小而且干。精化者，由致受淫毒之气而生，肝肾虚致，故先多从下部见之，筋骨多痛，或小水涩淋，疮形大而且坚。若初起头不痛，筋骨不疼，小水通利，其疮形碎，色鲜而稀少，口角无疮，胸背虽多，谷道清楚者为顺。若先发下疳或便毒鱼口，便觉筋骨疼痛，而梅疮随发，色紫坚硬，手足多生，形如汤泼起疱者为险。总之始终调治得法，轻者半年，重者一载，始得痊愈。如患者不遵正治，欲求速效，强服轻粉、水银峻利等药，多致邪毒未除而元气先败，反成坏症者多矣。故凡患此者，切不可惊慌，亦不可专肆攻击，但按法解毒，务使元气毫无损伤，则正能胜者。虽毒无害，若正不胜邪，则微毒亦能杀人，此其要也，不可不察。

换肌消毒散 治时疮，不拘初起、溃，宜即服此药，使毒从小便利去。

---

① 拨：泼。

天花粉　当归　白鲜皮　白芷各三钱　木通二钱　金银花二钱　木瓜二钱，不犯铁器　薏仁三钱　土茯苓一两，病甚者用二两　甘草一钱

水煎服。

加味遗粮汤　治杨梅初起，筋骨疼痛，及已成数月，延绵不已，或因杨梅风毒，误服轻粉，瘫痪骨疼，不能动履。

当归　金银花　薏苡仁　川芎　防风　木瓜忌铁器，捣　白鲜皮　威灵仙　木通各三钱　甘草一钱　苍术三钱，米泔水炒　皂角子二十粒，捣碎

用土茯苓汤熬服。如下部多者，加牛膝。如疮久气虚，上加人参。病浅者一月可退，病深者百日可痊。忌牛肉、烧酒、海腥、煎炒。此疮发时多先起于下疳，若以此方预服之，能止其不发杨梅也。

归宁内托散　治杨梅，不问新久，但元气虚弱者，宜服此药。

金银花　木瓜　白术土炒　人参　防己　天花粉　白鲜皮　当归　木瓜　川芎各二钱　白芍酒炒　熟地各一钱　威灵仙六分　土茯苓二两，捣碎煎汤熬此药　甘草五分

下部加牛膝。元气虚者，倍用参、归。毒气盛者，倍用金银花，加蒲公英。外以麦冬五七钱捣碎，土茯苓一两五钱煎汤，常服以代茶。

解毒天浆散　治杨梅疮热毒，不问新久，遍身溃烂及筋骨作痛者。

天花粉二钱　防风二钱　皂角刺　防己　连翘去心　川芎　当归　白鲜皮　木瓜　蝉蜕　金银花　海风藤　薏苡仁各一钱　甘草五分

用土茯苓二两五钱煎汤熬此药，临服入酒半杯。痛在下部加牛膝。

金蝉脱壳酒　治杨梅疮，不拘新久，皆效。

醇酒五斤，大蛤蟆一个，土茯苓五两，浸酒内，瓶口封严，重汤煮二炷香时取出。待次日饮之，以醉为度，无论冬夏，盖暖

出汗为效，余存之。酒尽痞愈。又治结毒，筋骨疼痛，诸药不效者更妙。服酒七日后，禁见风为效。

槐花蕊方①见前下疳疮　治杨梅、下疳神方。

翠云散　治杨梅疮已溃将愈，斑痕不退，宜此药点之以灭痕迹。

轻粉真者。五钱　石膏煅，一两　胆矾二钱半　铜绿②二钱半

共研极细末，湿疮干撒，以公猪胆调浓点之，每日三次，斑痕自退。

雄杏粉　治杨梅疮溃烂，以此点之，即结痂脱落而愈，百发百中第一方也。

明雄黄一钱五分　杏仁三十粒，去皮　真轻粉一钱

上药三味，合为极细末，用雄猪胆调敷之，三日即愈。

护从丸　此丸令待从人服之，可免传染。

明雄黄五钱　川花椒五钱　杏仁一百粒，去皮尖，炒

共研细末，烧酒打飞，罗面糊为丸，如桐子大。每服十五丸，白滚水送下。

肾囊痈

夫囊痈者，乃阴虚湿热流注于囊，肝肾二经之病也。初起寒热交作，肾子肿痛，治宜发散寒邪；若疮势已成，红肿发热，口干焮痛，小水不利，大便秘者，治宜清利；已溃，疼痛不减，脓水清稀，朝寒暮热，治宜滋阴内托；溃后不能收敛，日晡发热，饮食减少者，治宜养血健脾；溃后睾丸悬挂，不能收敛者，当外用生肌，内用补托，患者当仰卧，静以养之，亦自能愈。

荆防败毒散　治肾囊初起兼伤风寒，头痛，憎寒壮热等症，宜先此散以汗之。

人参一钱　桔梗二钱　川芎二钱　茯苓二钱　前胡二钱　羌活二

① 方：原脱，据上文补。

② 绿：此下原衍“铜”字，据《外科正宗·卷三·杨梅疮论第三十六》删。

钱　独活二钱　柴胡二钱　枳壳二钱，炒　防风二钱　荆芥二钱　甘草八分

生姜、紫苏，水煎服。

清肝渗湿汤　治肾囊痈，肝经湿热结肿，小水不利，发热焮痛者。

黄芩一钱　栀子一钱　当归一钱　生地一钱　白芍一钱　川芎一钱　柴胡一钱　花粉一钱　胆草一钱　泽泻五分　木通五分　生甘草五分

灯心二十根，水煎服。热盛加黄连、黄柏。

滋阴内托散　治囊痈已成，肿痛发热，服之，有脓即可穿溃也。

穿山甲八分，土炒　皂角刺八分　泽泻八分　当归二钱　川芎二钱　白芍二钱　熟地二钱　黄芪二钱，淡盐水炒

水煎服。

八物柴栀汤见前下疳疮　治肾囊溃烂肿痛，系血气亏，虚火炎，不除，宜服此汤。

六味地黄汤见补益门　治肾囊溃烂肿胀，小便赤涩，虚火炎上，发热口干，水泛为痰等症，即宜多服此方，以滋化源。依《本草》加车前、牛膝，如小便清利，去车前、牛膝，加麦冬、五味。

生肌玉红膏

生肌散二方俱见生肌方类，治囊痈溃烂不敛。

悬痈

立斋曰：悬痈，谓痈生于玉茎之后，谷道之前，属足三阴亏损方症，轻则为漏，沥尽气血而亡，重则内溃而即殒。大抵此症原属肝肾阴虚，故不足之人多患之，虽一于补，犹恐难治，况脓成而又克伐，不死何俟耶？即寒凉之剂亦不可过用，恐伤胃气，惟炙甘草一药，不损血气，不动脏腑，其功甚捷，最宜用之，不

可忽也。溪向年①于谷道、前阴、囊后正界中（又谓之海底穴）忽生一疮，正方书谓之悬痈症也。时即用粉甘草三斤，截四五寸长，将甘草每根用线系定，置于长流水中，用竹枝、石块靠定甘草不移，使甘草在流水中冲泡一宿有余方取起，用火炙干微黄色，切片，每一次用甘草二两、金银花二两、蒲公英（一名黄花地丁）一两五钱、当归（酒洗）一两五钱、花粉五钱，水七分，酒三分，同煎，连服四剂，其疮即溃，亦未用生肌药，竟自敛矣，神效如斯，因附录之。陈良甫曰：治谷道前后生痈，谓之悬痈。用粉甘草一两，截断，以涧水浸②，炙令透内，细剉，用无灰酒煎服。有人患此已破，两剂创口即合。

隔蒜灸法见痈疽　治悬痈初起，即用此法灸之。

龙胆泻肝汤见前下疳疮　治悬痈初起，焮肿热痛，小便赤涩而脉有力者，即宜服此汤。更兼服前溪验过制甘草、金银花、蒲公英、花粉方，以分利，清肝解毒，自无不愈。

仙方活命饮见痈疽　治悬痈焮肿痛甚，不论已溃未溃，宜服之。

滋阴八物汤　治悬痈已溃，犹赤肿作痛。

当归　川芎　生地　赤芍　丹皮各三钱　甘草节一钱　泽泻一钱　花粉二钱

灯心，水煎服。如大便秘者，加蜜炒大黄一钱。

水制甘草汤

此症宜预用粉甘草一斤，如前法，置长流水中冲泡一宿制存。凡悬痈已成未成，已溃未溃，又不拘解毒、清补之药，俱宜先用水制甘草二两，别用大罐煎汤，即以此汤熬一切应用之药，直至当生肌之时，去之不用。

八珍汤见补益门　治悬痈已溃，犹有余火，依本方加柴胡、黄柏（酒炒）、知母（酒炒），若无火邪而只欲生肌收敛者，全用本

① 向年：往年。

② 浸：此下原衍“涧”字，据文义删。

方加黄芪（蜜炒）。

六味地黄丸见补益门　治悬痈肾虚不能生肌收敛者，照本方多服数剂，或加麦冬、五味子亦可。

补中益气汤见补益门　治悬痈溃后，脾虚不能生肌收敛者，宜服此方，或兼前六味地黄丸以补肾经元气，相间服之，以滋生化之源。

臁疮

立斋曰：臁[1]疮生于两臁，初起赤肿，久而腐烂或津淫搔痒，破而脓水淋漓。盖因饮食起居，亏损肝肾，或因阴火下流，外邪相抟而致。外臁属足三阳，湿热可治；内臁属足三阴，虚热难治。更兼廉[2]骨皮肉浇薄，故难见效。患者宜戒劳动、发物，其症可愈，否则难治[3]。

槟苏散　治臁疮初起，或恶寒壮热，湿热焮肿作痛。

槟榔二钱　木瓜二钱　陈皮二钱　炙草二钱　紫[4]苏一钱　香附一钱，捣碎

生姜、葱白，水煎服。

新方服臁饮　治风热湿毒相聚为患，致生臁疮，无论新久，俱可服之。

土茯苓五钱　当归　生地　白芍酒炒　独活各二钱　牛膝二钱，酒炒　防风二钱　苡仁三钱　白蒺藜连刺捣碎，四钱　荆芥二钱，酒炒

水煎，空心服。

四生丸　治外臁血风顽疮，骨节疼痛，不能举动，缠绵难愈，或浑身痛痒，或麻痹不仁，或生斑疹，并效。

白附子炮　僵蚕去丝炒　五灵脂　地龙去土　草乌各二两，炮去

① 臁：小腿。

② 廉：原脱，据《医宗金鉴·外科心法要诀·胫部·臁疮》补。廉骨，即胫骨。

③ 治：原作“痊”，据文义改。

④ 紫：原作“柴”，据医理改。

皮尖

上为细末，米糊丸，桐子大。每服三四十丸，食前茶酒任下。

六味地黄丸 治内臁肾阴虚热，若肢体倦怠，属脾亦虚，须兼服补中益气汤，二方俱见补益门。

虎潜丸 治体虚人臁疮不愈，筋骨痿弱，下元血冷，精血亏损，宜服此丸。

败龟板四两，酥炙 知母酒炒 黄柏酒炒 熟地各三两 锁阳一钱半，酒润 南坪归酒洗 牛膝酒蒸 陈皮淡盐水润 广白芍各一两五钱，酒炒

上药共研末，羯羊肉酒煮烂，捣膏和入药末内，为丸，如梧桐子大。每服三钱，空心，淡盐汤送下。

三香膏 治臁疮初起，多疼少痒，未经受风，不紫黑者宜用之。

乳香 松香 轻粉各等分

共为末，香油调稠，用夹纸一面以针密①刺细孔，将药夹搽纸内，先以葱汤洗净患处，拭干，将药纸有针孔一面对疮贴之，三日一换，自效。

臁疮隔纸膏 治臁疮紫黑，作痛不愈，用此膏贴之即愈。

黄丹炒 轻粉 儿茶 没药 血竭 明雄黄 银朱 枯矾 铅粉各二钱 冰片三分 五倍子二钱，炒 麻油二两五钱

上先将前药各研为细末，将药五倍子、雄黄、银朱、枯矾同油煎五六沸，用槐枝搅匀，再煎五六沸，次下轻粉、儿茶、血竭、没药，煎四五沸，又下黄丹、铅粉、槐柳枝搅十余沸，取起，俟温，下冰片，搅匀，瓶盛，浸凉水内一宿，出火毒。先以葱椒茶熬浓汤，洗净拭干，将膏药用薄油纸针刺多孔，厚摊纸上，有针孔一面对疮贴之，上用油纸盖之，以帛缚之，三日一洗，另换膏贴，三贴即可痊愈。若恐上盖油纸错脱，周围用软饭粘定，或用长张油纸夹贴。

① 密：原作"蜜"，据文义改。

新加紫金膏　治臁疮无论新久，及杨梅顽疮，腐烂作臭，脓水淋漓，年久不愈，用之甚效。

明净松香一两　皂矾四两，火煅红

共研细末，放入小锅内，用新鲜童便煮干，复加童便，又煮干，如此连煮干五次，再研极细末，麻油调稠。先用火葱、艾叶、甘草煎汤洗净患处，搽上此药，油纸盖上，以软帛缚之，三日一换，无有不愈。

蜈蚣饯　治多年臁疮，黑腐臭烂作疼，诸药不效。

蜈蚣　独活　白芷　甘草各一钱

桐油二两，将药煎滚，先用葱艾甘草汤洗净臁疮，用米面粉水和作圈，围住疮之四边，勿令泄气走油，脚要放平，以茶匙挑油渐渐乘热加满，待油温取下。以后风毒自散，腐肉渐脱，外以完疮散敷之。

完疮散　治湿烂诸疮肉平不敛，及诸毒内肉既平口不收者，皆宜用之。

滑石六钱，飞　赤石脂三钱，飞　粉甘草一钱半

为细末，用麻油调敷，或用干搽。如疮，加枯白矾七分极宜。

疥疮今人谓之干疮、脓泡疮

凡疥疮多从手生起，绕遍周身，瘙痒无度，其疮有干、湿、虫、砂、脓五种之分，如肺经燥盛，则生干疥，瘙痒皮枯；如脾经湿盛，则生湿疥，肿痛黄水；如肝经风盛，则生虫疥，瘙痒彻骨；如心经血滞，则生砂疥，焮赤痒痛；如肾经湿热，则生脓窠疥，其疮脓清多痒，不似脾经湿热所生脓窠疥，浓稠而痒痛相兼耳，其内外治法俱列于后，随宜择用。

新方加减败毒散　治诸疥疮初起，俱宜以此消风败毒以透发之。

羌活二钱　独活二钱　柴胡二钱　川芎二钱　枳壳二钱，炒　土茯苓四钱　前胡二钱　防风二钱　荆芥二钱　甘草七分　白蒺藜连刺捣，三钱　连翘去心，二钱　牛蒡子炒研，二钱

消风散 治干疥瘙痒无度，扒破津水或津血者。

苍术米泔水炒，一钱 荆芥一钱 防风一钱 当归一钱 生地一钱 苦参一钱 蝉蜕一钱 胡麻仁一钱 石膏一钱 木通五分 生知母一钱 牛蒡子一钱，炒研 甘草六分

水煎服。

苍术膏 治脾经湿盛，遍身疥疮，手足更多，肿痛破烂，脓水淋漓。

南苍术一斤，切片，入砂锅内，水熬好，将汁滤出，再加水，如前熬滤，以术无味为度，去渣不用，将汁并一处，熬膏，加蜂蜜四两和匀，瓷罐盛，乘热埋土内一日夜，去火毒

每服二羹匙，空心，白滚水调服。

犀角饮子 治心血凝滞，遍身疥疮，形如细砂，焮赤痒痛，抓之有水。

犀角镑，二钱 赤芍二钱 甘菊花二钱 玄参二钱 木通二钱 石菖蒲二钱 生甘草一钱 赤小豆炒捣碎，二钱

生姜三片、灯心二十根，水煎服。

芦荟丸 治汗经风热，遍身虫疥，瘙痒难止。

芦荟二钱 胡黄连二钱 羚羊角镑，二钱 苦参二钱 栀子一钱 牛蒡子炒研，二钱 银柴胡二钱 苏薄荷二钱 蝉蜕二钱 甘草七分

水煎服。

秦艽丸 治脓窠疥疮。

秦艽二两 苦参二两 大黄二两，酒蒸 黄芪①二两 防风一两五钱 漏芦一两五钱 黄连一两五钱 连翘一两，去心 白蒺藜连刺生用，一两

共为细末，炼蜜为丸，如梧桐子大。每服三十丸，食后温酒送下。

当归饮子 治脓疥淋漓，经久不愈，及诸疮疹血气不足而内无实热者，俱宜服之，神效最捷。

① 芪：此下原衍“各”字，据文义删。

当归二钱　生地二钱　白芍二钱，酒炒　川芎二钱　黄芪七分　何首乌二钱　荆芥穗二钱　防风二钱　白芷二钱　甘草七分　白蒺藜连刺捣碎，三钱

水煎服。

熏疥疮方

朱砂　雄黄　银朱各七分，同研　大枫子去壳取肉，五个　木鳖子去壳取肉，三个

上将大枫、木鳖肉研细，用瓦片隔纸焙燥，与前三味和匀，以干艾叶用瓦片亦隔纸焙燥，将药末、艾茸和拌匀，用火纸卷成筒，约三寸长足矣。凡熏时，须将遍身痂疥悉行抓破，熏之后五日复熏一筒，无不悉愈。

绣毬丸　治一切干湿疥疮，及脓窠烂疮，瘙痒无度，并臻神效。

轻粉一钱　樟脑一钱　川椒一钱　雄黄一钱　水银一钱　枯白矾一钱　枫子肉一百枚，另研

共研细末，同大枫子肉再研，和匀，加柏油一两，和捣匀作丸，以二掌合搓如圆眼大。先以鼻闻，次搽患处。

取柏木油法：以新鲜柏木砍成片，装满罐内，掘一土窟，下用瓷碗盛油，以罐倒悬窟内，用泥周围扶定，上用火烧罐底，其油自出。

新方一扫光　治一切疥疮，搽上即效。

松香一钱　枫子肉一钱　木鳖肉一钱　硫黄一钱　樟脑一钱　轻粉一钱　枯白矾一钱　水银一钱　雄黄一钱　杏仁一钱，去皮

共研细末，研至水银不见星为度，外用麻油一两许，用银朱一钱，入油内，煎数沸，取起，调前药末搽之，七日即痊愈。此药治癣亦神效，又能治秃疮。

新方洁秽散　洗一切疥疮并秃疮，俱各神效。

苦参　荆芥　防风　白芷　羌活　独活　大黄　花椒　火葱　艾叶各等分

水熬浓，俟温洗之，如冷，炖热再洗，不过数次即愈，但洗

时须忌风袭。

癣疮

癣疮乃风热湿邪侵袭皮肤，郁久风盛则化为虫，是以瘙痒无休，其名不一，如瘙痒则起白屑，谓之干癣；瘙之有汁出，如虫行，谓之湿癣；有风癣，即年久不愈之顽癣，瘙则痹顽不知痛痒；又有牛皮癣，状如牛领之皮，厚而且坚；松皮癣，状如苍松之皮，红白斑点相连，时时作痒；又有面上风癣，时作痛痒，多发于春月，俗谓之桃花癣，今将方列于后，选而用之，亦可取效。

一扫散 治癣疥。

荆芥穗二两　防风二两　苦参二两　地骨皮二两　甘草七钱　苏薄荷二两

上为细末，蜜水调服三钱。或炼蜜为丸，如梧桐子大，每服七十丸，清茶送下。

四生散 治风癣疥癞，血风疮证。

白蒺藜二两　白附子二两，炮　黄芩二两　独活二两

共为末，每服三钱，白滚水调下。

散风苦参丸 治癣疮，脾肺二经风湿过盛，多痒而肿痛者宜服此方。散风湿，其肿痛自消。

苦参四两　大黄一两五钱，酒蒸　独活二两　防风二两　玄参二两　枳壳二两，麸炒　黄连二两　黄芩一两　栀子一两，生用　菊花一两

共为细末，炼蜜为丸，如梧桐子大。每服三十丸，食后白滚水送下，茶酒下亦可，日三服。

一扫光见前①疥疮　用以搽诸癣疥，无不神效。

必效散 治久年顽癣，诸药熏搽不愈，用此即效。

川槿皮四两　海桐皮二两　大黄二两　百药煎一两四钱　轻粉四钱　巴豆一钱五分，去油　明雄黄四钱　斑蝥全用，一个

共研极细末。用阴阳水调药，将癣抓破，薄敷，药干必待

---

① 见前：原作“前见”，据文义乙转。

自落。

羊蹄根散 治诸癣。

羊蹄根八钱，为末 枯白矾二钱，末

共研匀，米醋调搽。

枫桃水银散 治诸癣疥顽疮。

油核桃 大枫子肉 樟脑 水银各等分

共研匀，香油煎热搽。

碧玉散 治诸癣疥顽疮。

铜绿 硼砂 枯白矾 轻粉 硫黄各等分

共为末，蜜调搽。

秃疮

白秃之候，因胃经积热，更兼风邪侵入头肤，久郁血燥，肌肤失养，化成斯证。初似癣而上有白屑，久则生痂成疮，延漫遍头，发焦脱落，故名秃疮。其里有虫，甚微难见，《九虫论》亦云是蛲虫动作而成疮，日久难瘥，可选后方医治。

防风通神①散 治小儿头上肥疮，及风热化生白癞，发脱成秃，先宜服此药解散风热，疏通三焦。

防风一两 当归一两 白芍一两，酒炒 芒硝一两 大黄一两 连翘一两 桔梗一两 川芎一两 石膏一两，煅 黄芩一两 薄荷一两 麻黄一两 滑石一两 荆芥二钱五分 甘草一两五钱 白术二钱五分，土炒 栀子二钱五分

共为细末。每服三钱，白汤调服。

吴崑曰：防风、麻黄，解表药也，风热之在皮肤者，得之由汗而泄；荆芥、薄荷，清上药也，风热之在头项者，得之由鼻而泄；大黄、芒硝，通利药也，风热之在肠胃者，得之由后而泄；滑石、栀子，水道药也，风热之在决渎者，得之由尿而泄。风淫于膈，肺胃受邪，石膏、桔梗，清肺胃也；而连翘、黄芩又所以

① 神：疑作“圣”。

祛诸经之游火；风之为患，肝木主之，川芎、当归、白芍，和肝血也，而甘草、白术所以和胃气而健脾。刘守真长于治火，此方之旨详悉哉！亦治失下发斑，三焦火实。全方除硝、黄名双解散，解表者防风、麻黄、薄荷、荆芥、川芎，解里有石膏、滑石、黄芩、栀子、连翘，复有当归、芍药以和血，桔梗、白术、甘草以调气，营卫皆和，表里俱畅，故曰双解。本方名曰神通，极言其用之妙耳。

新方首乌当归汤 治秃疮干枯，遍生白痂，如豆如钱，脱去又生，瘙痒发落，宜即服此方，须连服数剂，神效。

当归二钱，酒洗 白蒺藜连刺生捣，二钱 苦参二钱 防风二钱 白芷二钱 连翘二钱，去心 生何首乌捣烂，四钱 花粉二钱 川芎二钱 甘草一钱 威灵仙二钱 胡麻仁二钱

水煎服。

新方解秽散见前疥疮 先用此药熬水，洗洁秃疮白痂，搽后复旧膏。

新方复旧膏 治秃疮如神。

大枫子肉五钱 番木鳖肉五钱 当归五钱 藜芦五钱 杏仁二钱 苦参五钱 狼毒五钱 花椒五钱 黄柏五钱 水银四钱 白附子五钱 蛇床子五钱 朱砂五钱 白矾三钱 黄蜡一两五钱 银朱三钱 明雄黄三钱

用菜油六两，麻油六两，将前枫、鳖、归、藜、杏、苦、毒、椒、柏、附、蛇十一味入油内熬至黑枯，去渣净，将朱砂、雄黄、白矾三味为细末，并水银、银朱、黄蜡一同入油内，微火溶化，桃枝搅匀，熬热，罐收贮。每用少许，茶盅炖热，青布裹于手指，蘸油药搽之，十日痊愈。

一方 用猪骨髓和真轻粉捣烂罨之，过夜即愈。

坐板疮

此症一名风疳，生于臀腿之间，形如黍豆，色红作痒，甚则

焮痛，延及谷道，势如火燎，由暑令①坐日晒几凳②，或久坐阴湿之地，以致暑湿热毒凝滞肌肉而成。初宜芫花、川椒、黄柏熬汤洗之即消。或毒盛痒痛仍不止者，宜用油缸青布三指宽一条，菜油调雄黄末一钱，摊于青布上，卷之燃着，吹灭焰头，向疮烘之，其痒痛即止，甚效。

硫柏膏 治坐板疮捷效。

硫黄研细末

用柏木油调，搽患处，清凉无比，顷刻间即结痂脱愈。取柏木油法见前疥疮绣球丸后。

一方 治坐板疮，用真轻粉一钱、萝卜子二钱、冰片半分、杏仁十四粒（去皮）共研细，搽疮口上，立愈。

一方 治坐板疮肿痛多脓者。

密陀僧 生白矾 大黄各等分

上为极细末，敷之。

杖疮

杖疮之症，甚者必瘀血为患。皮未破，瘀血在外，浅者用针放出内蓄瘀血，若瘀血在内，宜用活血行③之药和之，甚者利行之，此治血凝之法也。然脾主肌肉，受伤则血脉损坏，宜察其无有滞④，患者当以参、芪、归、术、熟地、炙甘草之类专理脾气，以托气血，脾健则元气日复，肌肉自生，可保无虞矣。

铁布衫丸 治情不由己，事出不虞⑤受害，一身重刑难免，当预服之，受刑不痛，亦且保命。

---

① 令：原作“合”，据《医宗金鉴·外科心法要诀·臀部·坐板疮》改。

② 凳：原作“橙”，据《医宗金鉴·外科心法要诀·臀部·坐板疮》改。

③ 行：此下疑脱“气”字。

④ 无有滞：《景岳全书·卷四十七·外科钤（下）·杖疮》作“虚多滞少者”，义胜。

⑤ 不虞：意料不到。

自然铜煅红碎，醋七次　当归酒洗捣膏　无名异洗去浮土　乳香　没药　苏木　地龙去头，晒干　木鳖子香油搽壳上，灰火焙好，去壳用肉

上八味各等分，为细末，炼蜜丸芡实大。预用白滚汤对酒少许送下。

一方　用白蜡五钱，细切，入碗内，滚酒对服，打着不痛。

散瘀拈痛膏　治杖后皮肉损破，红紫青班，焮肿疼痛重坠者。

用痈疽门如意金黄散一两、樟片三钱，研匀，以白石灰一碗，用水碗余和匀，候一时许，用石灰上面清水顷入碗内，加入菜油搅打成膏，调对前金黄散，稀稠得宜。杖伤处不用汤洗，将药通概①敷之，用薄油纸盖，又以布敷之，夏月一日，冬月二日，方用葱汤淋洗干净，仍另换药再敷，痛止肿消，青紫即退。伤重者，另搽生肌玉红膏完口。

生肌玉红膏见生肌类方

珍珠散见下疳疮　治杖疮已经长肉平满，惟不能生皮，用此搽之即愈。

猪蹄汤见痈疽　治杖疮溃烂，先宜用此汤洗之，后搽生肌玉红膏。

一方　治杖疮。用川大黄一两，研细，加黄丹二钱、冰片三分，和研匀，凉水一分，麻油二分，合调如糊，摊敷杖处，即时肿消痛止。

杖疮膏　治杖疮，神效。

猪板油半斤　黄占二两　轻粉三钱　水银三钱　冰片三分

先将水银、轻粉同研细匀，俟猪油熟去渣净，先下黄占溶化，后入轻粉、水银，用桃枝搅匀，瓷器收贮，即下冰片，复搅匀，将瓷器置凉水中浸二三时，令出火毒，用竹纸摊贴，觉热即换，轻者即愈，重者不过旬日全愈。

一方　治杖疮。用大黄、白芷、生半夏、松香各七钱，共研

① 通概：《外科正宗·卷四·杖疮第六十》作“通便”。

细，蜂蜜、凉水调成膏，敷之，勿令见风，如干再换，敷之即愈。

杖疮膏药

用紫荆皮、乳香、没药、生地、大黄、黄柏之类，丹溪云：杖疮用黄柏、生地、紫荆皮敷，此皆要药也。若血热作痛，宜凉药去瘀血为先，加红花、血竭更佳。

乳香散 治杖疮，宜服此药，神效。

滴乳香三钱 真没药三钱 全当归酒洗，五钱 自然铜醋淬七次，五钱 茴香四钱

为末。每服五钱，温酒调下。

一杖疮溃烂至久不愈，时发昏者，气血虚也，宜服八珍汤或十全大补汤，外用猪蹄汤洗净，以神效当归膏涂贴即愈。

八珍汤

十全大补汤二方俱见补益门

神效当归膏 此膏不特治杖疮溃烂不愈，并治一切发背疮疡、汤火疼痛等症，去腐肉，生新肉，其效如神，凡洗拭换膏，必须预备，即贴之，新肉畏风故也。此药生肌止痛，补血续筋，故与新肉相宜。

当归二两 生地黄二两 黄蜡一两 白蜡一两 麻油六两

上先将当归、地黄各一两入油煎枯黑，去渣，又将二味各一两入油煎枯，复去渣。作两次煎者，使油宽余，药之性易于透出也。乃入二蜡溶化，用桃枝搅匀，瓷器收贮，冷即成膏矣。用涂患处，以纸盖之，不过三次即全愈矣。

汤火伤

汤泼火烧，此患原无内症，皆从外来也。若外起有疱，即将疱挑破，放出毒水热气，使毒轻也，其症虽属外因，然形势必分轻重，轻者易愈，重者防火毒热气攻里，令人烦躁、作呕、便秘，甚则神昏闷绝，宜服旋解热童便，或服四顺清凉饮，务令二便通利，则毒热必解，但初终切忌用冷水井泥浸塌伤处，恐热毒伏于内，寒滞束于外，致令皮肉臭烂，转成危症矣，其外治之概列于

后，随宜择用。

四顺清凉饮 治汤泼火烧，热极逼毒入里，或外被凉水所罨，火毒内攻，致生烦躁、内热、口干、大便秘实，即宜服之。

连翘一钱 赤芍一钱 羌活一钱 防风一钱 栀子一钱 当归一钱 大黄一钱半 甘草一钱

灯心，水煎服。

凡初被汤火所伤，速用冷灶柴草灰一二升入盐少许，以凉水水调如稀糊，尝味微咸为度，用以厚摊伤处，觉热则易之，连易数次，则火毒拔于灰中，必肿痛随散，结痂而愈，神妙方也。

罂粟膏 治汤泼火烧，皮肉损烂，疼痛焮热等症。

罂粟花十五朵，无花以壳代之 香油四两

上将罂粟入油内，炸枯滤[1]净，入白蜡三钱，溶化尽，倾入器盛，待将凝之时，下真轻粉细末二钱，桃枝搅匀，水内顿冷，取起。临用时以抿脚挑膏，手心中捺化，搽于伤处，上以棉纸盖之，日换二三次，其痛自止。次日，用软帛挹净腐皮，再搽之自愈。

黄连膏 治汤火所伤，肉烂赤肿，皮燥疼痛。

当归尾五钱 生地一两 黄连三钱 黄柏三钱 姜黄三钱

香油十二两，将油煠枯，捞去渣，下黄蜡四两溶化尽，用夏布将油滤净，倾入瓷器内，以柳枝不时搅之，炖凉水中，浸冷收用。临用时以抿脚挑膏手心中，捺化，搽涂伤处，上以棉纸盖之，神效。

一方 治汤火所伤，溃烂肿痛。

用生桐油调人中白，敷之即愈，妙方也。

一方 治汤火伤。

用大黄、芒硝、石膏、寒水石各五钱，皂矾三钱，共研细末，调香油搽之，即亦妙方也。

---

① 滤：原作“濾”，据文义改。

一方[1]　火烧将死，捣生萝卜汁，灌之即愈。昔锦衣杨永兴厨下夜间回禄，凡睡此房烧将死者，灌以生萝卜汁，良久悉愈。嗣凡遇患者，以此治之，其应如响。

一方　治汤火伤。

用鸡子数枚，去清用黄，以微火细细煎之，取自然油调上大黄末，搽之神效。

又一方　治汤火伤。

用大螺蛳一个，置盘中，将蛳口向上，俟其口开，预将冰片、真麝各二三分研细末，以匙挑一二分入蛳口，其蛳内之肉立化为水浆，用鸭翎蘸扫伤处，先从四面边沿层层扫入，痛处火气必退。将用下蛳壳烧煅存性，研细末，再加冰、麝少许和匀，调香油，仍从四围扫入患处自愈。

杂方

观音救苦丹　神治一切风寒湿气流注作痛，手足蹉挛，小儿偏搐，口眼歪斜，妇人心腹痞块攻疼，不问年深月久，将药置患处，以灯火点着，候至火灭，连药灰罨于肉上，立见痊愈。重者用药米粒大，轻者用药粞[2]米大，只须一壮，不必复矣。若患处阔大，连排数壮，一起灸之，且灸时不甚热痛，灸后并不溃脓，一茶之顷，痼疾如失，屡试屡验，真神方也，幸勿轻视。

真麝香一钱　朱砂二钱　硫黄三钱

各研细末，先将硫黄化开，次入朱砂同化，倾入瓷器内，候干，又入麝香，合共研为细末，隔火溶化，摊开，候干，切作如粞如米大，贮瓷瓶内，谨护，慎勿泄气，珍藏听用。

蝉花散　治诸疮溃烂腐臭，苍蝇闻秽丛聚以致生蛆，并婴儿痘烂生蛆，俱宜服之。

蛇蜕一两，烧存性　青黛五钱　细辛二钱五分

---

① 方：原脱，据文例补。

② 粞（xī西）：碎米。

共为末。每用三钱，黄酒调服，日用二服。外用寒水石细末掺之，若系冬月溃烂生蛆，乃系阴湿之所化也，又宜海参为末掺之，或用皂矾飞过为末，撒之，其蛆即化为水。外掺夏用寒水石，冬用参矾，内俱服蝉花散。

荆归汤 治产后中风口噤，四肢强直，角弓反张，吐涎瘛疭，不省人事等症。

当归五钱，酒洗 荆芥穗五钱，酒炒

水七分，酒三分，同煎浓，童便对服，下咽即可回生。

肉蔻三白丸 治虚泄久泄不愈者，神效。

肉豆蔻一两，面煨 白术一两五钱，土水炒 白茯苓一两 白芍一两，醋炒

共为末，炼蜜丸如梧桐子大。每服五六十丸，米汤送下。

苦荆除风丸 治肾脏风毒及心肺积热，皮肤生疥癞疼痒，时出黄水，并大风手足坏烂，一切风疾，服之俱效。

苦参一斤 荆芥穗半斤

共为末，水糊丸梧桐子大。每服五六十丸，清茶送下。

玄归丸 治妇女腹中刺痛，或身体作疼，皆因气血凝滞，宜服此丸，立见捷效。

延胡索一两半，醋炒 当归一两半，酒洗 橘红一两 肉桂刮去皮，五钱

共为末，酒煮米糊丸梧桐子大。每服一百丸，艾醋汤下。

香芷散 治偏正头风，百药不效，服之立愈。

香白芷二两五钱，炒 川芎一两，炒 甘草一两，炒 川乌头半生半炒熟，一两

共为细末。每服一钱五分，用细茶、薄荷煎汤调下。

姜附散 治男女心口一点痛者，非心气痛也，乃胃脘有滞，多因郁怒及受寒而致，宜服此方，无不立止。

高良姜酒浸焙，一两 香附子醋浸焙，一两

上为细末。每用三钱，米饮调服，日二服。

太仓丸 治胃冷恶心欲吐，及脾虚反胃，俱臻神效。

老白蔻取净仁，二两　缩砂仁二两　丁香去盖净，七钱

上药共为末，用软饭[1]捣极细，酌量和药末捣匀，丸如梧桐子大。每服五十丸，生姜汤送下。

青娥丸　治肾气虚弱，风冷乘之，或血气相搏，腰痛如折，俯仰不利，或如物重坠，疼痛等症。

破故纸一斤，酒浸炒，另研细末　杜仲去粗皮，一斤，姜汁浸炒，另研细末　胡桃肉去皮，二十四个　大蒜去壳，一两，共捣膏

用好蜂蜜入好酒一茶盅，熬为滴水成珠，将前药入蜜，合共捣匀，丸如梧桐子大。每服五六十丸。

即安丸　治一切风热积滞。此药化痰涎，除痞闷，消食化气导血并不省人事。

大黄四两　牵牛子四两，半生半炒

共为末，炼蜜丸如梧桐子大。每服十一二丸，白汤下，如欲微利，加服二十丸。凡人心腹积滞，如脉洪而实，必系宿妨[2]，非用大黄不可。若脉沉而虚，病在气分者，又不宜用也。若用之，是谓诛伐无过矣，不可不察。

泻心汤　治心气不足，吐血衄血。

大黄五钱　黄芩二钱五分　黄连二钱五分

水煎服，取利。仲景原方大黄二两，黄芩、黄连各一两。

寇宗奭曰：张仲景治心气不足，吐血衄血，用大黄、黄芩、黄连。或曰：心气既不足，而不用补心汤，更用泻心，何也？答曰：若心气独不足，则当不吐衄也。此乃邪热，因不足而客之故，今吐衄，以苦泄其热，以苦补其心，盖一举而两得之，有是症者用之，无不效，惟在量其虚实而已。

朱震亨曰：大黄苦寒善泄，仲景用之泻心汤者，正因少阴经不足，阳火亢甚，以致阴血妄行飞越，故用大黄泻去亢甚之火，

---

① 软饭：原作"软饮"，据下文所述变通丸制法例改。

② 妨：原作"房"，据《本草纲目·草部第十七卷·大黄》改。妨，伤害，损害。

使之平和，则血归经而自安。夫心之阴气不足，非一日矣，肺肝俱各受火而病作，故黄芩救肺，黄连救肝。肺者，阴之主，肝者，心之母，血之合也，肺肝之火既退，则阴血复其旧矣。寇氏不明说而云邪热客之，何以明仲景之意而开悟后人也?

托里散 治痈疽发背，肠痈奶痈，无名肿毒，焮痛实热，状类伤寒，不问老少虚实，服之未成者内消，已成者即溃。

金银花叶晒干，五两 黄芪五两 甘草八钱，涧水浸一宿，火炙黄切片 当归酒洗，一两

共为细末。每服二钱半，温酒调服。

椒红丸 治元脏伤惫，目暗耳聋，服此百日，觉身轻少睡，足有力，是其效也。服及三年，心智爽悟，目明倍常，面色红悦，髭发光黑。

川花椒去目及合口者，炒出汗，曝干，捣取红，一斤 生地黄捣自然汁，熬取浓汁，一升

上将生地汁熬至稀稠得所，和椒末捣丸梧子大。每空心，温酒下三四十丸。合药时勿令妇人鸡犬见。有诗云：其椒应五行，其仁通六义。欲知先有功，夜间无梦寐。四时去烦劳，五脏调元气。明目腰不痛，身轻心健记。别更有异能，三年精①自秘。回老返婴童，康强不思睡。九虫顿消亡，三尸自逃避。若能久饵之，神仙应可冀。

李时珍曰：椒红丸虽云补肾不分水火，未免误人。大抵此方惟脾胃及命门虚寒有湿郁者相宜，若肺胃素热者大宜远之。

变通丸 治赤白下痢，日夜无度，及肠风下血。

川黄连二两 吴茱萸二两，汤泡洗七次

上二味同炒香，拣②出各为末，软饭捣各为丸，梧子大，各另收贮。每服三十六丸，赤痢用黄连丸，甘草汤下；白痢用茱萸丸，干姜汤下；若赤白痢，各用十八丸，米汤下。

---

① 精：原作“情”，据《本草纲目·果部第三十二卷·蜀椒》改。
② 拣：原作“炼”，据《本草纲目·草部第十三卷·黄连》改。

柏皮丸 治脏毒痔漏，下血不止。

生黄柏六两，分作四分，三分用酒、醋、童便各浸泡一日夜，取起晒干焙燥；一分生炒黑色

上共为末，炼蜜丸梧子大。每空心，温酒下五十丸，病重者两料除根。

新方长春酒

何首乌赤白各去皮，忌铁器，竹刀切片，黑豆拌蒸一日，晒干，秤各十两 鲜红杞十六两 五加皮十六两

上药合一处，泡好酒，不必煮，将坛①封固，浸泡二十日即可服。只可随量微有酒意，不宜过服此酒。能去风湿，壮筋骨，添精补髓，益寿延年。历来浸酒药方虽多，勿能出其右者，幸勿以为非古方而轻视之。

方中五加皮浸酒，昔贤俱谓胜过诸药，大益于人，有曰：宁得一把五加，不用金玉满车。

糯米散出《医方大成》 治疯②犬咬伤。

大斑蝥二十一枚，去头翅足

上用糯米一勺③，入斑蝥七枚，慢④火同炒，勿令焦，去蝥，又七枚炒令焦色，复去之，再入七枚，炒米至出青烟为度，去蝥不用，只将米研为末。分三分，用冷水入香油少许，空心调服，须臾再进一服，以二便利下毒为度。如不利，又进一服，利后若腹痛，急用冷水调青靛解之，或预用黄连甘草煎汤，待冷服之，亦可以解。但不宜服一切热物，终身忌食犬肉。

北京乌须方 此方京内乌须者多用之，不坏须伤肉，制用得法，可黑一月。

川五倍子择大者，一两，打碎粒，分粗细为二，先将粗者于

---

① 坛：原作“罈”，据文义，当作“罈”，即坛子。

② 疯：原作“风”，据文义改。

③ 勺：原作“匀”，据文义改。

④ 慢：原作“漫”，据医理改。

锅内用文火炒将糊，次入细者同炒，初起大黑烟，取出，不住手搅翻，将冷，又入锅炒，黄烟起，又取出，搅将冷，再入锅炒，则青黄白烟间出，即可住火不炒。先以真青布一大片浸湿，将倍子倾在布上，包成一团，用脚踏成饼，外用湿泥一团，将布全色定一宿①，色如乌羽为妙，瓷器收贮听用。

红铜花用细红铜丝，炭火煅，醋中淬之，不拘遍数，以化尽为度，去醋，取铜花晒干。如红铜丝用上红铜挫末，银罐内煅成灰听用。

每次染时旋配旋用，以倍子二钱为则，加入

铜花四分　皂矾三分　明矾三分　没石子二分　食盐二分　硼砂净，一分

共和匀，共研为极细末，作一服。以细茶一撮，乌梅三个，用小罐熬浓取汁，入瓷盅内，将药末瓷盅调如稀糊，但须量药用汁，勿致太稀清。将瓷盅坐汤中煮之，看盅内绿气生面为佳。晚间用抿子②蘸药刷上，用青布囊之，次早温水洗之。如不润，以核桃油撚③指润之，一连染二夜，其黑如漆。

解秽散　治阴汗鸦臭，两腋下臭气不可与人同行。

密陀僧一两　枯白矾一两　黄丹四钱　铜青四钱　轻粉四钱

共为细末，先以皂角将腋下洗一二次，用软饭捣烂成饼，蒸热劈破，掺药末一二钱在饭饼上，即置腋下，夹住，略睡片时，候冷去之，不过数次绝根。

治紫白色汗瘢方

白附子　硫黄各等分

共为细末，以白茄子用刀切蒂小半截，蘸醋粘药末擦之。

一方　用夏枯草煎浓汤，日洗数次。

---

① 外用湿泥……定一宿：文义不通，《景岳全书·卷六十·古方八阵·因阵》作“上用湿泥一担罨一夜”，可参。

② 抿子：即抿刷，蘸油或水抹头发的刷子。

③ 撚（niǎn 捻）：执。

一方　以自己小便，每解时乘热擦之，不过数次即愈。

治误吞铜钱方

荸荠一味，多食之即化。若误吞铜铁诸骨等物，肠中不能转送，觉坠者，多食青菜、猪油、肥肉，自然送入大肠，与粪同出，甚效。

竹木诸刺入肉方

蝼蛄（即土狗）用一个，捣烂涂之，少时即出，如已出仍作痛者，再用一枚，捣烂涂之自愈。

治冬月冻疮　用白矾（研末）二钱，白沸汤半盅搅和，鸡翎蘸扫疮上，烘干，擦去患处白屑，扫，再烘，药尽而愈，肌肉如旧。

一方　以大独蒜煨热，捣烂贴之。

治手足皮肤裂缝疼痛　用黄蜡五钱溶化，入松香末一分半，搅匀研细，掺入裂缝内即愈。

又方　用鸡蛋黄，微火细细煎出自然油，以五倍子、密陀僧二味等分为细末，调对油，填入裂缝中，无不立效。

治湿气腰痛神效方

白术一两五钱，土水炒　芡实一两　苡仁一两五钱

水煎服。一剂轻，二剂不必服矣。

白带汤　此方治妇人白带，先用黑豆三合煎汤，后药。

熟地一两　山茱萸四钱　茯苓三钱　泽泻二钱　丹皮二钱　山药四钱　苡仁四钱　白药七个，去壳捣烂　红枣十二枚，劈破

水煎连。服二三剂，永止不发。

固精丸　治梦遗神效。

芡实二两　建莲米一两　山药二两　白茯神五钱　人参三钱　枣仁一两，微炒

共为末，蜜丸梧子大。每服六七十丸。

治心腹疼痛简便方

绿豆　胡椒各四十九粒

共研细末，热酒下神效。此方又可治霍乱吐利，用木瓜汤

下之。

安营汤 治吐血、衄血神效。

生地黄七钱 麦冬去心，四钱 玄参三钱 生白芍三钱 荆芥穗二钱，炒黑色

水煎服。

开胃健脾糕 此糕无论大人、小儿俱宜常服。

建莲米八两 胡桃肉八两 胶枣肉八两 芡实四两 山药八两 黑芝麻八两 老白蔻净仁，一两 上肉桂削去皮用心，六钱 糯米面十七两 陈黏米面一升

白糖二斤半，滚水化，打成糕，用蒸笼蒸熟，晒干。每空心食一二块。

泻白散 治肺气热盛，咳嗽而后喘，面肿身热。

桑白皮一两，炒 地骨皮一两，焙 甘草五钱

共为末。每用米汤调服二钱，能泻肺中伏火从小便而去，若肺虚而小便利者不宜用。

下胎蟹爪散 治妊妇有病，欲去胎，用此下之。

桂心一两 瞿麦一两 牛膝二两 蟹爪即螃蟹脾。二合

上为末。每用，空心温酒调服二钱。

决明散 治一切远年障翳胬肉，赤肿疼痛。

鱼子即鲤鲫鱼之子，取活水中生下者半两，以硫黄水温温洗净 石决明一两，煅 草决明一两 青葙子一两 黄连一两 白芷一两 谷精草一两 白蒺藜半两，炒 白附子半两，炮 黄芩半两 枳实麸炒，半两 红枸杞一两 蛇蜕烧灰，一两 黄柏一两 羌活半两 甘草一两 牡蛎粉一两 龙骨一两 虎睛一只，切作七片，文武火炙干，每一料用一片

上通为末。每服三钱，五更时茶清调服，午夜再服，赤白翳膜七日减去，胬肉赤肿、痛不可忍者三五日见效。忌猪鱼酒面、辛辣色欲。凡遇恼怒酒色风热即疼者，是活眼，尚可医治，如不疼，是死眼，不必医也。

张三手仙方 治男妇内外障翳，或三五月不见效者，一点复

明。好焰消一两，铜器熔化，入飞过黄丹二分、好片脑二分，铜匙急抄，入瓷瓶内收之。每点少许，其功如神。

鹿附丸 治虚寒腰，又治心胸漏，有窍流汁并效。

青盐四分 鹿茸去毛酥炙微黄 附子炮去皮脐。各三两

上为末，用上红枣肉捣和丸梧子大。每服三十丸，空心温酒下。

莪术木香散 治冷气抢心切痛，发即欲死，并久患心腹痛时发者，此可绝根。

莪术二两，醋炒 广香一两

共为末。每服一钱，淡醋汤下。

藿香橘皮散 治霍乱吐泻，垂死者复之回生。

藿香叶七钱 陈橘皮七钱

煨姜三片，水煎温服。

丹参散 治妇人经脉不调，或前或后，或多或少，产前胎不安，产后恶血不下，兼治冷热劳，腰脊痛，骨节疼，或常时发痧。

丹参二两，为末

每服二钱，温酒调下。

首乌丸 此丸壮筋骨，长精髓，补血气，久服黑须发，坚阳道，令人多子，轻身延年，月计不足，岁计有余。

何首乌赤白各二斤，米泔水浸二日，瓷瓦片刮去皮，竹刀切片 牛膝去苗，一斤，竹刀切

用黑豆数升，淘净水泡胀，以砂锅木甑铺豆一层，药一层，重重铺盖，蒸半日，取出，去豆曝干，忌铁器，为末，用好红枣二斤，去核蒸软，和杵为丸梧子大。每服五十丸，空心，温①酒、白沸汤任下，忌诸血、无鳞鱼、萝卜、葱、蒜。

灵仙酒 治中风手足不遂，语言蹇滞。此药能去众风，通十二经脉，又可治腰脚痛。

铁脚威灵仙色黄白者不用，用黑色者半斤，水酒熬，逐日饮之，服后

---

① 温：原作“溢”，据文义改。

忌茶、面汤

天台乌散　治一切气痛，不拘男女，冷气，血气，肥气，息贲气，伏梁气，奔豚气，抢心切痛，冷汗喘息欲绝等症。

小茴一两，炒　青皮去穰，一两，炒　橘皮去皮，一两，炒　良姜一两，炒　天台乌药拣小者，一两，酒浸一宿炒

上为末。每用二钱，热酒、童便和调服。

搽癣神奇方

芦荟一两　甘草五钱，炒

上二味共研末，先以温热淘米水洗癣，拭净，用蜂蜜调药汁敷之立瘥。

槐角丸　治五肿肠风泻血，粪前下血名外痔，粪后有血名内痔，头上有孔名瘘疮，内有虫名虫痔，并皆治之。

槐角去梗炒，一两　地榆去梢，五钱　当归酒洗，五钱　防风五钱　黄芩五钱　枳实麸炒，五钱

上为末，酒糊丸梧子大。每服五十丸，米饮下。

百病丸　治男女咳嗽喘息，五劳七伤，一切诸疾。

杏仁十两，瓦缸钵盛之，以童子小便浸十四日，其童便两日一换。满日取出，晒干，连皮尖于石研中研细，炼蜜为丸如梧子大。每服五十丸。

一方　治一切痈疽疮疥赤肿，不拘善恶。

用赤小豆为末，水调敷之，无不立瘥。

一方　治手脉筋上生恶疮水疔等毒。

用丝瓜叶揉汁，时时擦之，或嚼细敷之，驱毒立愈。

一简便方　治口舌生疮糜烂，并牙龈肿痛。

用百草霜敷患处，不时敷之，神效。

一简便方　治烂疮不愈，并恶犬咬伤。

用夏枯草嚼细，敷之即愈。

漆疮

此证由人之腠理不密，感受辛热之毒而生。宜内服化斑解毒汤，外涂三白散。忌浴热水，戒油腻、厚味、发物。

化斑解毒汤

石膏二钱，碎　连翘二钱，去心　牛蒡子二钱，炒研　黄连二钱　知母二钱　升麻一钱半　黑参二钱　人中黄二钱

竹叶二十四片、水煎服。

三白散

铅粉一两　轻粉五钱　石膏煨，三钱

上三味共研匀。韭菜捣汁调敷，纸盖，如无韭菜汁，凉水调亦可，或用神曲研末，生蟹黄调亦神效。

附：针灸法

唐翼修曰：今人有病，但知服药，医人所习，亦知方药，针灸之功，置不问也。不知岐黄乃医中神圣，岐黄者，岐伯黄帝也，《灵枢》《素问》二书乃其所著，二书针灸之方数千百条，而用药者止三方。盖愈疾之速，莫若针。欲治大疾，莫若灸。方药不过治纤小之病耳，方药力不及者，针灸能治之。针灸不能及者，方①药不能治也。虚劳瘫蛊诸大病，惟百劳、膏肓、肝俞、气海、巨阙、中脘、腰眼能治之。无如医者，置此不讲，全不究心，病不死人，皆医死之也。余天禀至薄，疾病百端，于必死之中得不死而且寿考者，每三年一灸之力也，愿告世之患病并行医者。又人皆云：灸火易，养火难。余谓并无难也。灸疮至发烂之时，身体必衰弱，宜服补气血药二十余剂，则精神足而灸疮易愈，病亦易除。不服补药则精神难复，灸乃无功。今人不知其理而妄云养火难，每畏而不灸，是自害自杀也。又有谓灸之后一或梦遗，灸即无功，不知并无碍也。余或一遗，灸功仍在，惟不谨而自斲丧②乃无功耳。余心热言真，愿世察听，稍有虚词，天诛鬼殛。

---

① 方：原作“不”，据上下文改。
② 斲（zhuó 浊）丧：伤害。

针灸穴法图

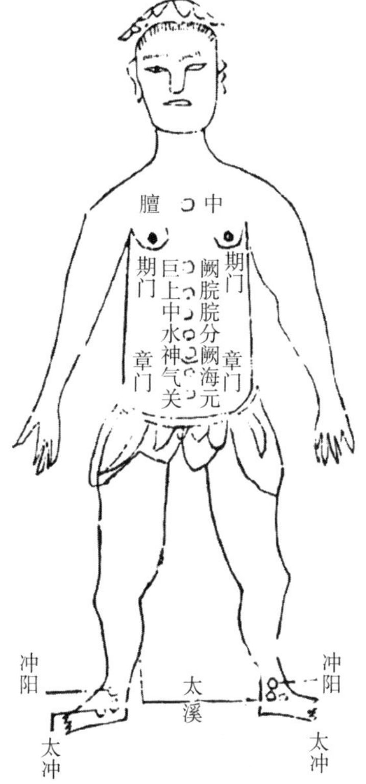

膻中穴治哮喘、肺痈、咳嗽、气瘿等症，灸七壮，禁用针。

巨阙穴治九种心疼、痰饮吐水、腹痛息贲等证，针三分，留七呼，灸七壮不善针者，单灸亦可。不宜灸多，恐皮薄伤内。

上脘穴治肾积奔豚、心积伏梁，针七分，留七呼，灸五壮，《千金》云：每日灸二七壮至百壮。孕妇不可灸。

中脘穴治内伤脾胃，心脾痛，疟疾痰晕，痞满翻胃等证，针七分，灸七壮，一云二七壮至百壮，孕妇不可灸。

水分穴治鼓胀坚硬，肚脐突出，小便不利，灸五壮，禁针，孕妇不可灸。

神阙穴治百病，及老人、虚人泄泻，又治产后腹胀，小便不通，小儿脱肛等证，灸三壮，禁针。一法，纳炒干净盐填满脐上，加厚姜一片盖定，上加艾炷灸百壮，或以花椒研细填脐，加姜灸之，亦妙其穴即肚脐中。

气海穴治一切气疾，阴证痼冷，及风寒暑湿，水肿，心腹鼓胀，诸虚癥瘕等证，针七分，灸七壮。

关元穴即丹田，乃元气之根本也，治诸虚肾积，及虚人老人泄泻，遗精白浊等证，针七分，留七呼，灸七壮。《千金》云：妇人针之则无子。

期门穴治奔豚上气，咳逆胸满，胸背彻及，伤寒胁鞭痛，热入血室，针四分，灸五壮。其穴在乳下第二肋端，有动脉是穴。

章门穴治痞块，宜多灸左边。若肾积脐下气，两边齐灸，针五分，留六呼，灸五壮，一云百壮。其人侧卧取用，尖尽处是穴。

百劳穴即大椎，一椎上陷中，主泻胸中诸热气。

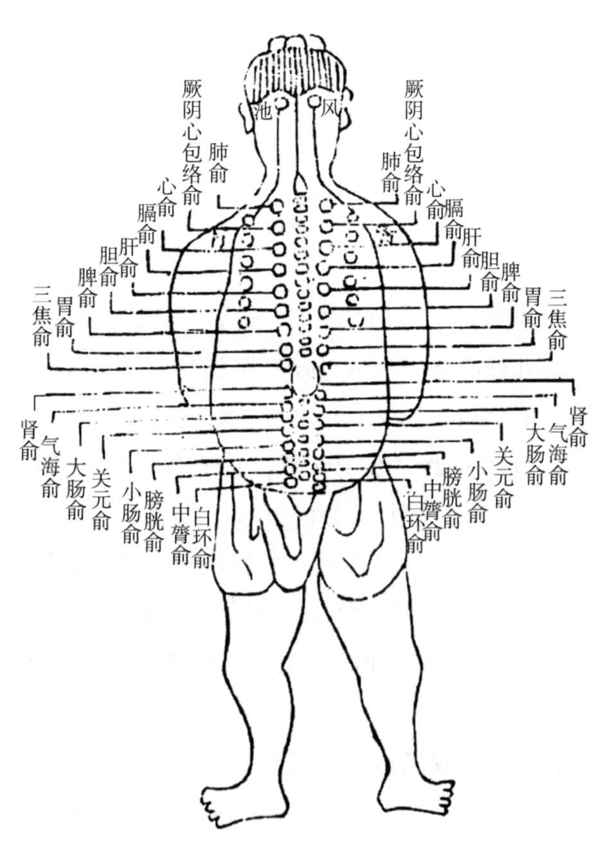

人之背脊中行共二十椎，自上数下第十四椎，自下数上第七椎，经曰：七节之旁，而有小心，即命门也，此处各开一寸五分，乃是两肾，左属阴水，右属阳水，有少火，阴生肝木，阳生脾土。其中行背脊有大椎、陶道、身柱、神道等穴。其夹脊两旁第二行，去脊各开二寸，有大杼、风门、肺俞、厥阴心包络俞等穴。其夹脊两旁第三行，从肩膊内循行，去脊各开三寸五分，有附分、魄户、膏肓、神堂等穴。盖人身经络穴道繁密，难以记取。钟识浅见陋，今将可灸之穴列载，不无挂漏①，聊为初学入门之阶，识者幸勿哂焉。考膏肓穴在背脊第三行，去脊开三寸五分，从魄户下行第四椎下五椎上之中，如取其穴，令病人②正坐曲脊，伸两手，以手臂著膝前，令正直，手大指与膝头齐，勿动，乃从胛骨上角摸索至胛骨下头，其间当有四肋三间，依胛骨之际，相去骨际，如容侧指许，按其中，自觉牵引于肩，是其穴也。

行针灸分寸法

以男左手女右手中指第二节屈指两纹尖相去为一寸，取稻草心量或薄蔑量，皆易折而不伸缩为准。若用绳量，则伸缩不便，故多不准。

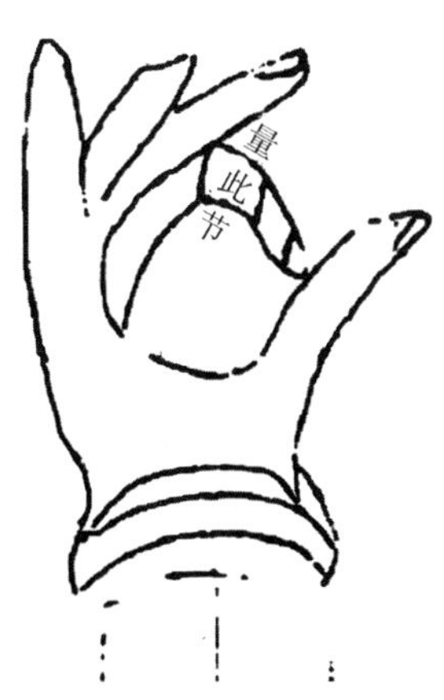

① 挂漏：犹遗漏。
② 人：原作大，据文义改。

灸法点穴用火

凡灸法，坐点穴则坐灸，卧点穴则卧灸，立点穴则正灸。须四体平直，勿令倾侧，若倾侧，穴即不正。其炷所用之艾，须陈久者制，令细软，谓之熟艾，若灸生艾，伤人肌脉，故孟子云：七年之病，求三年之艾。捡取净叶，入石臼内木杵捣熟，罗去渣滓，再捣，至柔烂如绵为度。临用焙燥，则灸火得力。作炷宜坚实，置穴上，用葱涎粘固，用香火灼艾，余物之火，不宜点之。一法，用硫黄细末、雄黄细末各少许，加入熟艾内，捣匀烘燥用之，谓之硫雄艾。

灸法早晚次序

凡灸百病，原为温暖经络，宜在午时阳盛之时，火气易行，必分上下先后，上下经皆灸者，先灸上，后灸下，阴阳经皆灸者，先灸阳，后灸阴。若其人脉数有热，或新愈气虚，俱不宜灸，恐伤气血。但人有病，欲灸足三里者，须年三十以上方许灸之，恐年少火盛伤目，故凡灸头必灸足三里者，以足三里能下火气也，其穴在膝眼下三寸，胻骨外廉①大筋内宛宛中。

肺俞穴在三椎下，去脊中各二寸，又以手搭背，左取右，右取左，当中指末，是穴之处，须正坐取之，此穴治内伤外②感，咳嗽吐血，肺痿肺痈，小儿龟背，针三分，灸三壮，不善针者，单用灸法亦妙。

肝俞穴在九椎下，去脊中二寸，正坐取之，是其穴也。此穴治左胁积聚疼痛，气短声轻。若同命门穴一并灸之，眼目昏暗者，可使复明。肝俞穴灸七壮，禁针，命门穴针四分，灸三壮。

命门穴在脊中，行十四椎下。治老人肾虚腰疼，及久痔脱肛，肠风下血等证。针四分，灸三壮。若年二十以上者，不宜灸，灸恐绝子。

---

① 廉：侧边。

② 外：原作“小”，据医理改。

胆俞十椎下，去脊中二寸。正坐取之，是其穴也。此穴治两胁胀满，干呕惊悸，睡卧不安，又治酒疸，目睛黄色，面发赤斑等证。灸三壮，禁用针。

脾俞穴第十一椎下，去脊中二寸，正坐取之。此穴治内伤脾胃，吐泻疟痢，黄疸食积，癥瘕吐血，喘急及小儿慢脾风证。灸五壮，禁针。

三焦俞穴第十三椎下，去脊中二寸，正坐取之。此穴治腹中胀满，积块坚硬疼痛，及赤白休息痢等证。针二分，灸五壮。

肾俞穴在第十四椎下，与脐平，去脊中二寸，正坐取之。此穴治下元诸虚，精冷无子，及耳聋，吐血，腰痛，女劳疸，妇人赤白带下等证。灸三壮，禁针。

膀胱俞穴在第十九椎下，去脊中二寸，伏而取之。此穴治小便不通，少腹胀痛，及腰脊强直疼痛等证。针三分，灸七壮。

人之腰骨即脊骨第十四椎下，第十五、十六两椎为腰骨，两椎之下，十七、十八、十九、二十、二十一，共五椎为尻骨。

腰眼穴其穴在腰间两旁，正身直立，在微陷处用黑点记两旁穴，合面而卧，以小艾炷灸七壮或九壮，治劳瘵日久不愈，灸之能使痨虫吐泻而出。

至阴穴在右脚小脚指爪甲外侧尖上是也，此穴专治妇人横逆难产，用艾炷如小麦大，灸之立产。

鬼哭穴，欲取其穴，将两手大指相并排缚定，用艾炷于两甲角及甲后肉四处骑缝着火灸之，能治鬼魅狐惑，恍惚振噤等证。昔曾有人灸之，患者哀告曰：我自去。

灸疝气穴图

灸疝气偏坠奇穴法：用稻杆心一条，量患人口两角为则，折为两段，如乙字样，以中折角，安脐中心，两角垂脐下两旁，尖尽处是穴。左患灸右，右患灸左，左右俱患，左右俱灸，艾炷如粟米大，灸四壮。

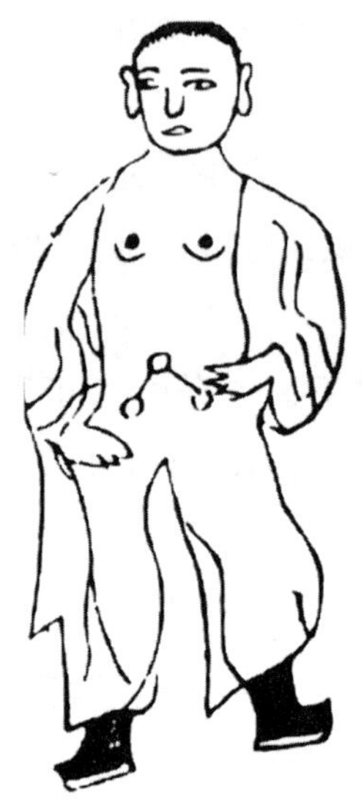

灸翻胃穴图

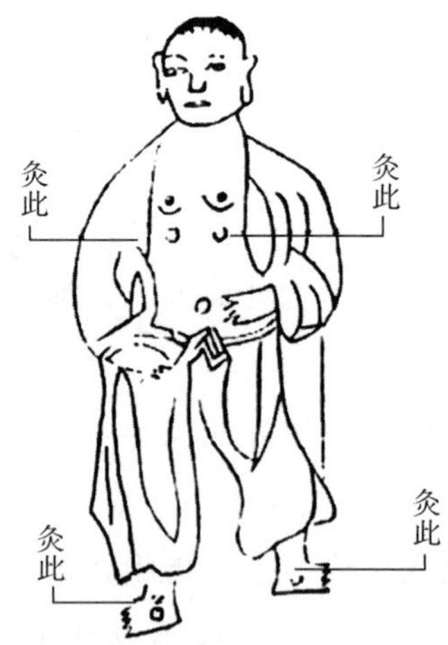

灸翻胃奇穴：上穴在两乳下一寸，下穴在内踝下，用手三指稍斜，挨内踝骨下排之，中指稍前即是穴也。

太冲穴，其穴在足大指本节后二寸陷中，动脉应手，病者有此脉生，无此脉者死。治急慢惊风，羊痫风证，及咽喉疼痛，心腋胀满，寒湿脚气痛，行步难，小腹疝气，偏坠疼痛，两目昏暗者，腰背疼痛等证，针三分，留十呼，灸三壮。

神效复元艾

用熟艾加硫黄、雄黄二味末少许，捣和为艾炷。此艾治虚劳，医药不效者，用此药入脐中，上加艾炷灸之。

真麝香三分，擂细，先将参麝二末和匀，分作三股。临灸，以一股入脐中，用后药末为饼，盖定参麝上　人参一钱，晒干，焙干，忌铁器，另为细末　朱砂一钱　小茴一分　丁香一钱　青盐一钱　川椒一钱　生附子一钱　乳香一钱　没药一钱　广香一钱

上九味，共为细末，亦分作三股。临灸，以一股，旋用白蜜火炼少许，和不稀干小饼，盖于脐中参麝末上，外用生姜一大块，切二分厚一片，将姜片又盖在药饼上，须按紧加硫雄艾炷于姜上，灸之。灸至二三十壮，或五六十壮不拘，总以热气透腹为度，即止勿灸。随用长布一条，宽五六寸，将腹脐中药姜一并缚紧，勿致移脱，至次日巳午时解去，即另换药姜艾炷再灸，亦以热气透腹为度，如前谨缚，又至次日巳午时，如前另换药姜再灸，共连灸三日，则骨髓内风寒暑湿、脏腑中五劳七伤尽皆拔出，凡虚损劳瘵，精神短少，遗精白浊，阳事不举，或痰嗽失血，作寒潮热，自汗盗汗，饮食不思等证，及妇人赤白带下，子宫虚①寒无嗣诸病，怪异百疾，无不冰释矣。但未灸之先，必须坚心定志，绝酒色，慎风寒，息妄想，戒恼怒，节饮食。既灸之后，接服补气血药二三十剂，更须谨一百二十日，不惟驱除沉痼，而且益寿延年，接人性命，挽回造化，神妙莫测，功难備②述，幸勿轻视。

按：针则行营引卫，关节不急，营不壅，不可以针。灸则起阴通阳，若阴气不盛，阳气不衰，不可以灸。

---

① 虚：原作“须”，据医理改。

② 備：疑作“尽”。

卷十五

本草一书，关系颇重，自《神农本草》汉末李当之校修，梁末陶弘景注释，李勣重修，刘翰详校，唐慎微合修，李时珍辨正，历来本草原非一家，通以李氏《纲目》为正，兹不揣谫[①]陋，爰采诸家之长，辑为本草二卷，芟[②]复补阙，绳伪解惑，仍其旧而新焉，其温凉燥湿之性，升降浮沉之理，或补或泻，有毒无毒，宜用宜忌，畏恶相反，无微不录，颇无谬误，虽曰药品，实该物理，当不止于治病已也。

本草上卷

人参反藜芦

性温，味甘微苦。浮而升，阳中微阴。能治男妇诸虚百损，杲曰：人参甘温，能补肺中元气，肺气旺则四脏之气皆旺，精自生而形自盛，肺主诸气故也。张仲景云：病人汗后身热，亡血，脉沉迟者，下痢身凉，脉微，血虚者，并加人参。古人血脱者益气，盖血不自生，须得升阳气之药乃生，阳生则阴长，血乃旺也。若单用补血药，血无由而生矣。本草《十剂》云：补可去弱，人参、羊肉之属是也。人参补气，羊肉补形，形虚者，有无之象也。好古曰：洁古老人以沙参代人参，取其味甘也，然人参补五脏之阳，沙参补五脏之阴，安得无异？虽云补五脏亦须各用本脏药相佐使引之，如得升麻引，用补上焦之元气，泻肺中之火；得茯苓引，用补下焦之元气，泻肾中之火；得麦门冬则生脉，得干姜则补气，得黄芪、甘草乃甘温除大热，泻阴火，补元气，又为疮家圣药。凡人面白面黄面青黧悴者，皆脾肺肾气不足，可用也。面

---

① 谫（jiǎn 拣）：浅薄。

② 芟（shān 山）：刈除，除去。

赤面黑者，气壮神强，不可用也。脉之浮而芤濡虚大、迟缓无力，沉而迟涩弱细、微代无力者，皆虚而不足，可用也；若弦长紧实、滑数有力者，皆火郁内实，不可用也。洁古谓喘嗽勿用者，痰实气壅之喘也。若肾虚气短喘促者，必用也。仲景谓肺寒而咳勿用者，寒束热邪，壅郁在肺之咳也，若自汗恶寒而咳者，必用也。东垣谓久病郁热在肺勿用者，乃火郁于内，宜发不宜补也，若神虚火衰，气短自汗者，必用也。丹溪言诸病不可骤用者，乃邪气方锐，宜散不宜补也，若里虚吐利，及久病胃弱，虚痛喜按者，必用也。节斋谓阴虚火旺勿用者，乃血虚火亢，能食，脉弦而数，凉之则伤胃，温之则伤肺，不受补者也，若自汗气短，肢寒脉虚者，必用也。如此详审，则人参之可用不可用，思过半矣。

黄芪

性温味甘。升多降少，阳中微阴。生者可治痈疽，蜜炙者能补虚损，亦有宜用盐水炙者。元素云：其用有五，补诸虚不足，一也，益元气，二也，壮脾胃，三也，去肌热，四也，排脓止痛，活血生血，内托阴疽，为疮家圣药，五也。又曰：补五脏诸虚，治脉弦自汗，泻阴火，去虚热，无汗则发之，有汗则止之。好古曰：黄芪治气虚盗汗，并自汗及肤痛，是皮表之药。治咯血，柔脾胃，是中州三焦之药也。茯苓为使，恶龟甲、白鲜皮，畏防风。东垣曰：黄芪得防风，其功益大，乃相畏而更以相使也。

甘草

味甘气平。温补炙用，泻火生用，达茎用稍，能通十二经，可解百药毒。反甘遂、海藻、大戟、芫花。味厚气和，有调补之功，故毒药得之解其毒，刚药得之和其性，表药得之助其升，下药得之缓其速。协和诸药，使之不争，可谓药中之良相也。又能健脾胃，长肌肉，随气药入气，随血药入血，无往不可，惟中满呕吐酒客之病，又当酌其宜而与之。

沙参

味甘微苦。厥阴本经之药，又为肺经气分药，气味俱轻。性微寒，能养肝气，治多眠，除邪热，益五脏阴气，清肺凉肝，滋养血脉，散风热瘙痒，头面肿痛，排脓消肿，长肌肉，止惊烦，除疝痛，然性缓力微，非堪大用。洁古取沙参代人参，盖人参性温，补五脏之阳，沙参性寒，补五脏之阴。时珍曰：人参甘温，其体重实，专补脾胃元气，因而益肺与肾，故内伤元气者宜之。沙参甘淡而寒，其体清虚，专补肺气，因而益脾与肾，故金受火克者宜之，一补阳而生阴，一补阴而制阳，不可不辨也，若云对待①人参，则相去远矣。

溪按：沙参即今之泡参，复察今时所用洋参，其色白，其味苦微甘，白则入肺补气，苦则清金邪热，甘则入脾益土，若用以治肺金受克，或成肺痿虚劳者，较之沙参，不更倍胜欤！明者察之。

黄精

味甘微辛，性温，无毒。补中益气，除风湿，安五脏，久服轻身延年不饥，补五劳七伤，助筋骨，耐寒暑，益脾胃，润心肺。制宜溪水洗净，九蒸九晒，食之驻颜断谷，填精髓，下三尸虫。至黄精之内，本无钩吻，昔贤业已辨明，谓黄精食之可长生，钩吻食之即立死，是以二药之善恶对而言之，非谓其相类也，服食者勿庸滋疑。

葳蕤一名玉竹

甘平。补中气，润心肺，悦颜色，除烦渴。治风淫湿毒，目痛眦烂，寒热劳疟，中风暴热，不能动摇，头痛腰疼，一切不足之症。似黄精而差②小，黄白多须，竹刀刮去皮节，蜜水或酒浸蒸用，畏鹹卤③。

按：葳蕤与黄精功用相近，二药俱性缓，非久服不能见功。

---

① 对待：指对立或可以抗衡的事物。

② 差：略微。

③ 鹹（jiǎn 拣）卤：盐碱。

白术

味甘辛气温，气味俱厚。可升可降，阳中有阴。同血药则补血，同气药则补气。其性温燥，故能益气和中，补阳生血，暖胃消谷，益津液，长肌肉，助精神，实脾胃，止呕逆，补劳倦，进饮食，利小水，除湿消痰。治心腹冷痛，胃虚下痢，痃癖癥瘕。制以人乳，润其燥也，炒以壁土，助其固也，佐以黄芩，清热安胎。以其性涩壮气，故能止汗实表，而痈疽得之必反多脓，奔豚遇之恐反增气，及上焦燥热而气壅滞者，皆宜酌用之。然冬术甘而柔润，夏术苦而燥烈，功用不同，用宜辨也。

苍术

宗奭曰：苍术气味辛烈，白术微辛苦而不烈，苍术能发汗，而白术能止汗，二药之不同。苍术性温而燥，气味俱厚，别有雄壮上行之气，能除湿，下安太阴，使邪气不传入脾也，用此者，用其温散燥湿。能止吐泻，逐痰水，消肿满，辟恶气。与黄柏同煎，最逐下焦湿热痿痺，若内热阴虚、表疏汗出者，忌服。出茅山，坚小有朱砂点者良。糯米汁浸，焙干，同芝麻炒以制其燥。二术皆防风、地榆为使，除发汗之异，主治略同，量为施用。

肉苁蓉

味甘咸微辛酸，气微温。味重，阴也，降也。其性滑，以其味重而甘温，故助相火，滋润五脏，益髓强筋。治男子绝阳不兴，女人绝阴不产，腰膝冷痛，崩带遗精，但骤服反动大便。若虚人大便结燥，不可用攻药者，洗淡用四钱许，一剂即通。长大如臂，重至斤许，有鳞甲者良。米泔水浸洗，刷去浮甲，次用酒浸洗，劈破，除内筋膜，用忌铁器。

丹参

味微苦微甘微涩，性微凉。无毒，反藜芦。能养血活血，生新血，行宿血，故能安生胎，落死胎，血崩带下可止，经脉不匀可调，此心脾肝肾血分之药，所以亦能养阴定志，益气解烦。疗眼疼脚痹，通利关节，及恶疮疥癣，赤眼丹毒，排脓止痛，长肉生肌。

远志

味微苦微辛，气温，阳也，升也。制以甘草汤，浸一宿，晒干炒用。功专心肾，故可镇心止惊，辟邪安梦，壮阳益精，强志助力，以其气升，故同人参、甘草、枣仁极能举陷摄精，交接水火，但可为佐用，不宜多，神气上虚者所宜，痰火上实者当避。

巴戟天

味甘微温，阴中阳也。虽曰足少阴肾经之药，然亦能养心神，安五脏，补五劳，益志气，助精强阴。治阴痿不起，腰膝疼痛，及夜梦鬼交，遗精尿浊，小腹阴中相引疼痛等症。制宜酒浸，去心微炒，或滚水浸，剥去心亦可。

仙茅

味辛温，有小毒，阳也。能佐神明，强筋骨，益肌肤，培精血，明耳目，填骨髓，开胃消食，助益房事，温利五脏，补暖腰膝，此西域婆①罗门僧献方于唐明皇，服之有效，久秘而后得传。

按：许真君书云：仙茅久服可以长生，其味甘能养肉，辛能养节，苦能养气，咸能养骨，滑能养肤，酸能养筋，宜合苦酒服之，必效也。然仙茅性热，惟阳弱精寒，禀赋素怯者宜之，若体壮，相火炽盛者服之，大能动火，不可不察。凡制用之法，八九月采得，用竹刀刮去黑皮，切如豆粒，糯米泔浸一宿，去赤汁，用酒拌蒸之，从巳至亥，蒸之极熟，自无毒矣。然后曝干捣筛，熟蜜丸桐子大。每空心，酒饮任下二三十丸。忌食牛乳及牛肉，恐减药力也，若随群补药中为丸，服之无所不可。

天麻

味辛平，阴中有阳。治诸风湿痹，四肢拘挛，头眩惊痫等症。

---

① 婆：原作“娑”，据文义改。

杲曰：肝虚不足者，宜天麻、川芎以治之。其用有四，疗大人风热头痛，小儿风痫惊悸，诸风麻痹不仁，风热语言不遂。时珍曰：天麻乃肝经气分之药。《素问》云：诸风掉眩，皆属于木。故天麻入厥阴之经而治诸病。

按：罗天益云：眼黑头旋，风虚内作，非天麻不能治。天麻乃定风草，故为治风之神药。宗奭曰：天麻性懦力缓，用须加倍，或以别药相佐，然后见功。

玄参

味苦甘微咸，气寒。色黑入肾，滋阴制热，散无根浮游之火，咽喉痹毒，瘰疬结核，治烦躁骨蒸，疗阳毒发斑。时珍曰：肾水受伤，真阴失守，孤阳无根，发为火病，法宜壮水以制火，故玄参与地黄同功。其消瘰疬，亦是散火，刘守真言，结核是火病。但脾虚泄泻者，忌之，勿犯铜器。反藜芦。

茅根

气味甘寒。无毒。治劳伤虚羸，补中益气，止吐血衄血，除瘀血血闭，利小便，下五淋，除客热，止烦渴，疗肺热，解酒毒，及妇人崩漏，并水肿黄疸。若治痈疽诸疮诸血，或用根捣敷，或用此熬汁调敷毒等药，或以酒煎服，无不可也。茅有数种，惟白者为佳，弘景曰：茅根服食甚良，俗方稀用，惟煎汁疗淋及崩中耳。

淫羊藿一名仙灵脾

味甘气辛，性温不寒。能益精气，乃手足阳明、三焦、命门药也，治真阳不足，冷风劳气，筋骨拘挛，四肢不仁，及男子绝阳不兴，女人绝阴不产，皆宜服之。或单用酒浸，谓之仙灵脾酒，或兼佐丸散，无不可者。制法：每择净一斤，用羊脂四两拌炒，待脂尽为度。

苦参

味苦性寒，苦可燥湿，寒能胜热，沉也，阴也，乃足少阴肾经之药。能祛积热黄疸，止梦遗带浊，清小便利水，除痈肿，明目止泪，平胃气，能令人嗜食，利九窍，除伏热狂邪，止渴醒酒，疗恶疮、斑疹、疥癞，杀疳虫及风热恶毒，烦躁生疮，赤癞眉脱。炒黄为末，米饮调服，治肠风下血并热痢。

按：此药苦寒，苦燥湿，寒胜热，热生风，湿生虫，故能治风杀虫。但惟火胜者可用，若火衰精冷，真元不足者宜忌之。

川贝母反乌头①

味苦，气平微寒。气味俱轻，宜倍用之。能解肝经郁愁，亦散心中逆气，《诗》曰：言采其蝱。蝱即贝母也。作诗者本以不得志而言，今用治心中气不快，多愁郁者，殊有奇效。好古曰：贝母乃肺经气分药也，性寒，降心火则肺气宁，治烦热咳嗽肺痿肺痈吐痰等症。贝母去心，糯米拌，炒微黄色，去米研细，砂糖为丸，含咽，最能止嗽化痰。如俗以半夏有毒，贝母代之，不知贝母寒润，治肺家燥痰，半夏温燥，治脾家湿痰，寒热阴阳，大有不同，岂可代耶？其谬甚矣。

土贝母即浙贝母，反乌头

味大苦，寒降之性过于川贝。亦能治肺痿肺痈咳嗽，吐血衄血，降痰气，开郁结，止疼痛，除烦热，解毒杀虫，若治喉痹瘰疬，乳痈发背，一切痈疡肿毒，湿热恶疮，痔漏出血，火疮疼痛，为末可敷，煎汤可服，较之②川贝母，清降之功实胜数倍，故宜用此。虚热嗽痰宜用川贝母，实热疮症宜用土贝母。

山慈菇

味甘微辛。有小毒。治痈疡疔肿疮瘘，瘰疬结核，破皮攻毒俱宜，醋磨敷之，除皯斑，剥人面皮，宜捣汁敷之，并治诸毒蛊毒，蛇虫狂犬等伤，或用酒调服，或干掺之，亦治风痰痫疾，以茶清研服，取吐可愈。

---

① 乌头：原作“头乌”，据医理乙转。

② 之：此下原衍一“尖”字，据《景岳全书·本草正（上）·山草部·土贝母》删。

柴胡

味苦微辛，气平微寒。气味俱轻，升也，阳中之阴。用之者，用其凉散，平肝之热。入肝、胆、三焦、心包四经，其性凉，故解寒热往来，肌表潮热，肝胆火炎，胸胁痛结，兼治疮疡，血室受热。其性散，故主伤寒邪热未解，温疟①热盛，少阳头痛，肝经郁证。总之邪实者可用，真虚者当酌其宜。虽引清气上升，然升中有散，中虚者不可散，虚热者不可寒，岂容误哉？兼之性滑通便，溏泻脾弱者当酌用之。热结不通者，用佐当归、黄芩，正所宜也。又治翳障目痛，口苦耳聋，妇人产前产后诸热，小儿痘疹余热，五疳羸热，但阴虚火炎气升者忌之。有一种根长尺余，微白，出银州，谓之银柴胡，治劳疳良。北产者，如前胡而软，并良。南产者，强硬不堪用。外感生用，内伤升气酒炒用，有汗②而咳者，蜜水炒用。

桔梗一名荠苨

味苦微辛而平，色白属金，入肺。其性浮，能载药上升，故有舟楫之号，兼入手少阴心、足阳明胃经。开提气血，表散寒邪，清利头目、咽喉、胸膈滞气，凡痰壅喘促，鼻塞目赤，喉痹咽痛，齿痛口疮，肺痈干咳，胸膈刺痛，下痢腹痛，腹满肠鸣并宜。苦梗以开之，如《活人书》治胸中痞满不痛，用桔梗、枳壳，取其通肺利膈下气也。治少阴症咽痛，用桔梗、甘草，取其苦辛甘平，合而能调寒热也，后人易名甘桔汤。宋仁宗于甘桔汤内加荆芥、防风、连翘，名如圣汤，治咽喉口舌诸病，亦颇神效。若欲专用降下之药，此物不宜同用。

防风

味甘辛，气温，升也，阳也。散上焦风邪，头痛目眩，脊痛

---

① 疟：原作“瘧”，据《景岳全书·本草正（上）·山草部·柴胡》改。

② 汗：原作“汁”，据医理改。

项强，周身尽痛，太阳经症。之才曰：得葱白能行周身，又行脾胃二经，为去风胜湿之要药。东垣曰：卒伍卑贱之职，随所引而至，乃风药中润剂也，散目赤疮疡，若同黄芪、白芍，复能实表止汗，若血虚痉急，头痛不因风寒，泄泻不因寒湿，火升发嗽，阴虚盗汗，阳虚自汗者，并禁用之。

细辛反藜芦

味大辛，气温，气味俱厚，升也，阳也。入足厥阴、少阴血分，为手少阴引经之药，以独活为使。治少阴头痛如神，亦止诸阳头痛，诸风通用。味辛而热，温少阴之经，散水气以去内寒，专祛阴分之寒，使邪气自里之表，故仲景少阴症用麻黄附子细辛汤，治嗽，去湿，痃疟，鼻齆不闻香臭，开关通窍，散风泪目疼，口臭牙虫，煎汤含嗽。然味厚性烈，不可多用，多则闭气，令人闷绝而死，虽死无伤可验，昔开平狱中尝治此，不可不知。若阳症忌热，用当审之。

羌活

辛苦性温，气雄而散，味薄上升。入足太阳膀胱以理游风，兼入足少阴肾、足厥阴肝二经气分。泻肝气，搜肝风，小无不入，大无不通，治风湿相搏，本经头痛，督脉为病，脊强而厥，刚痉柔痉，中风不语，头旋目赤，散肌表八①风之邪，利周身百节之痛，为却乱反正之主药。若血虚头痛，遍身痛者，此属内因，并正气虚者，皆忌之。

独活

辛苦微温，气味俱薄，升中有降。善行滞气，入足少阴气分以理伏风，治本经伤风头痛，头运目眩，风热齿痛，痉痫湿痹，奔豚疝瘕，腰疼足痛，专疗下焦风湿，盖二活皆能逐风胜湿，透关利节，但气有刚劣不同耳，故羌活气雄，宜治足太阳风湿；独

① 八：原作“入”，据《本草纲目·草部第十三卷·独活》改。

活气柔，宜治足少阴伏风，此又不可不知。

升麻

味微苦，气平，气味俱轻，浮而升，阳也。为足阳明①、太阴引经的药，得葱白、白芷，亦入手阳明、太阴。表散风邪，同葛根②，能发阳明之汗，引石膏，止阳明头痛、齿痛，升发火郁，能升阳气于至阴之下，引甘温③之药上行以补卫④气之散而实其表，治时气毒疠，头痛寒热，肺痿吐脓，下痢后重脱肛，崩中带下，足寒阴痿，目赤口疮，痘疮斑疹，风热疮痈，如《活人书》言：瘀血入里，吐血衄血者，犀角地黄汤乃阳明经圣药，如无犀角，以升麻代之。不思二物性味相远，何以代之？彼以升麻能引地黄及余药同入阳明也。按：此虽属有理，而细思实则不合。盖升麻性升，犀角性降，今气逆上吐而复用此升提，不亦愈助其势乎？可见古方亦有未可尽泥者。

前胡

味苦气寒，降也，阴中微阳。解风寒，开气逆，泄厥阴之热，散太阳之邪。性阴而降，功专下气，气下则火降痰消。能除实热，治痰热哮喘，咳嗽呕逆，痞膈霍乱，伤寒风热头痛，小儿疳热。若无外感者忌用。

延胡索

辛苦而温，入手足太阴、厥阴经。能行血中气滞，气中血滞，通小便，除风痹。治气凝血结，上下内外诸痛，癥瘕崩淋，月候不调，产后血滞，暴血上冲，折伤积血，疝气危急，为活血利气第一药。然辛温走而不守，治心气小腹痛如神，通经堕胎，血热气虚，产后阴虚，或经血枯少不利而痛者，皆忌之。

---

① 明：原脱，据《医学启源·下卷·用药备旨》补。
② 根：原脱，据《本草纲目·草部第十三卷·升麻》补。
③ 温：原作“湿”，据《内外伤辨惑论·卷中·饮食劳倦论》改。
④ 卫：原作“胃”，据《内外伤辨惑论·卷中·饮食劳倦论》改。

紫草

味苦性寒，入厥阴血分。凉血活血，利九窍，通二便，治心腹邪气，水肿黄疸，斑疹恶疮及痘疮，不论始终，但血热毒盛，或紫或黑，而二便闭涩者，宜用之。若已出红活，不紫不黑，而大便如常利者，即不可用。《活幼新书》云：紫草性寒，小儿脾实者可用，脾虚者反能作泻。古方惟用茸，取其初得阳气，以类触类。用发痘疮而有清凉升发之功，若不分寒热虚实，一概用之，则误矣。

白及反乌头

味苦涩，性收敛，微寒。得秋金之令，入肺止吐血，疗肺痈肺痿，治痈疽①败烂恶疮，刀箭汤火损伤，生肌止痛，俱可为末敷之。凡吐血不止者，用白及为末，米饮调服立效。《摘玄》云：试血法，吐在水内，浮者，肺血也，沉者，肝血也，半浮半沉者，心血也，各随所见以羊肺、羊肝、羊心炖熟，蘸白及末，日日食之最妙。

三七

甘苦微温，阳明、厥阴血分药也。止血散血定痛，凡金刃刀箭所伤，及跌扑杖疮，血出不止，嚼烂敷之，或为末掺之，其血即止，青肿即消。亦治吐血衄血、下血血痢、崩漏经水不止、产后恶血不下。为末，米饮送下，二三钱即愈。若目赤痈肿，虎咬蛇伤诸患，俱可服可敷。

白鲜皮

味苦咸寒，无毒。入足太阴、阳明，兼入手太阳。苦能泄热，寒能除热，咸能润下，故治湿热及下部诸症，并遍身毒疮，湿痹，手足不能屈伸，癞毒风疥，眉发脱落，妇人阴肿，小儿风热，解

---

① 疽：原作“疸”，据《景岳全书·本草正（上）·山草部·白及》改。

热黄、酒黄、急黄、谷黄、劳黄，通关节，利九窍及血脉，通小肠水气，天行时疾，大热饮水。此药不特施治疮科，而实为诸黄风痹要药也。

秦艽

味苦辛平微温，无毒。入手足阳明经。苦能泄，辛能散，微温能通利。主养血舒筋，除风痹肢节俱痛，通便利水，散黄疸遍体如金，除头风，解酒毒，止肠风下血，去骨蒸传尸。其性养血祛风，入胃而除湿热，故治挛急痹症者，风也，黄疸便涩者，湿热也，为风药之润剂，中风多用之者，取去风活络、养血舒筋也，但下部虚寒、小便不禁者勿服。

地榆

味苦微涩，性寒而降，阴也。入足厥阴、少阴、手足阳明经。得血余良，恶麦门冬。止吐血衄血，肠风血痢，妇女崩漏下血，月经不止，带浊痔漏，小便来血，凡一切血热阳症，俱宜服之。若系虚寒阴症，切须忌服。但用地榆止血，只宜取头截用之，须去梢勿用，若用其梢，反致行血矣，不可不知。杨士瀛云：诸疮痛者，宜加地榆，痒者，宜加黄芩。又地榆一味，捣汁可涂虎犬蛇虫伤毒，亦可煎汤饮之。

黄芩

味苦气寒，气轻于味，可升可降，阴中微阳。枯而飘者，泻肺金之火，消痰退热于肌表；细实而坚者，泻大肠之火，滋阴退热于膀胱。酒炒则上行，生用则下行。枯者清上焦之火，止失血，退往来寒热，清咽喉，疗肺痿肺痈，乳痈发背，尤祛肌表之热，故治斑疹鼠瘘，疮疡赤眼；实者凉下焦之热，能除赤痢，热蓄膀胱，五淋涩痛，大肠闭结，便血漏血，胎因火动不安，酌佐砂仁、白术，腹因火滞为痛，可加黄连、厚朴，此因热郁滞痛，谓之热厥腹痛。若因饮食受寒，腹痛而脉不数者，是里无热症，则黄芩等又不可用也，若脾胃虚而泄泻者，亦不可用。

黄连

味大苦，气大寒，味厚气薄，沉也，降也，降中微升，阴中微阳。入心泻火镇肝，凉血燥湿开郁，解渴除烦。上可治吐血衄血，下可治肠澼便红，疗妇人阴户肿痛，除小儿热疳，杀蛔虫，消疮肿湿热，治火眼，医痔漏下血，为治火之主药，治本脏心经之火则生用之，治肝胆之实火则以猪胆汁浸炒，治肝胆之虚火则以醋浸炒，治上焦之火则以酒炒，治中焦之火则以姜汁炒，治下焦之火则以盐水炒，治气分湿热之火则吴茱萸汤浸炒，治食积之火则以黄土炒。同枳壳用可消火胀，同花粉用能止烦渴，同木香用治下痢腹痛，同人参用治噤口恶痢，但血少气虚，脾胃薄弱，虚烦躁渴及产后血虚发热，泄泻腹痛，一切似痢非痢等症，并宜切忌。

胡黄连

苦寒，其性味功用与黄连同。去心热，厚肠胃。治骨蒸劳热，五心烦热，三消五痔，妇人胎蒸，小儿疳热，能清肝明目，止吐血衄血，以人乳浸汁点目甚良。出波斯国，今秦陇南海亦有。心黑外黄，折之尘出如烟者，真。

知母

味苦寒，阴也。入足阳明、手太阴。其用有四：泻无根之肾火，疗有汗之骨蒸，止虚劳之热，滋化源之阴，润燥解渴，止咳消痰，退阴火，止吐衄，利小便，清热淋。仲景用此入白虎汤治不得眠者，烦躁也，烦出于肺，躁出于肾，君以石膏，佐以知母之苦寒，以清肾之源，缓以甘草、粳米①，使②不速下也。又凡病小便闭塞而渴者，热在上焦气分，肺中伏热不能生水，膀胱绝其化源，宜用气薄味薄淡渗之药，以泻肺火、清肺金而滋水化源。若热在下焦血分而不渴者，乃真水不足，膀胱干涸，乃无阴则阳无以化，法当用黄柏、知母苦寒之药以滋肾与膀胱，使阴气行而

---

① 米：原脱，据《本草纲目·草部第十二卷·知母》补。

② 使：原脱，据《本草纲目·草部第十二卷·知母》补。

阳自化，小便自通，是二药能消阴分伏火，火去阴旺，是即所谓“滋阴”，并非补阴，故用此以清肾火则可，用此以补肾虚则误矣。善读书者，先求之理，勿徒泥其文，则尽善矣。

龙胆草

味苦性寒，气味俱厚，沉而降，阴也。足厥阴、少阳经气分药也。其用有四：除下部风湿，一也；除[①]湿热，二也；脐下至足肿痛，三也；寒湿脚气，四也。大能泻火，退骨蒸疳热，除胃中伏热，时疾热黄，疮毒肿痛，小水淋闭，血热下痢，又能杀蛊[②]毒肠胃诸虫。若佐柴胡，能治眼目赤痛。时珍曰：相火寄在肝胆，龙胆草能泻肝胆之邪热，故曰益肝胆之气，但大苦寒，不宜过服，致伤胃中生气。

地黄

生地黄　味苦甘气凉，气薄味厚，沉也，阴也。干者微凉，鲜者更凉，能通血补血，凉心火血热，骨蒸劳热，五心烦热，养阴退阳。治热痢下血，止吐血衄血，妇人经闭，及三消热渴。凡虚而多火，脉洪者，即宜用之，惟脾胃有寒者，用当斟酌。若其人阴虚火盛而脾气又弱，有不得不用者，用竹刀切片，忌铜铁器，酒浸透，瓦片炒干，方能入补脾药如白术之类，逐队[③]共剂成功。

熟地黄　味甘微苦微温，味厚，沉也，阴中有阳。九蒸九晒则减寒性而专补，实为补肾要药、养阴上品，填骨髓，长肌肉，生精血，补五脏内伤不足，通血脉，利耳目，黑须发，男子五劳七伤，女子伤中胞漏，经候不调，胎产百病。如诸经之阳气虚者，非人参不可，诸经之阴血亏者，非熟地不可，则人参与熟地，一阴一阳，实为诸补之首药也。但人参性阳而速，少用亦可见效，熟地性阴而缓，非多需不能成功，景岳曰：熟地禀至阴之德，气

① 除：原作“及”，据《医学启源·卷下·用药备旨》改。

② 蛊：原作“虫”，据《景岳全书·本草正（上）·山草部·龙胆草》改。

③ 逐队：谓随众而行。

味纯静，故能补五脏真阴，用之者正欲用其静重之妙，不宜辄用酒、姜、砂仁等拌制，以乱其性。若其人素有中寒兼呕者，方宜用姜汁拌制；素有胀满不行者，方宜用砂仁制；素有经络壅滞者，方宜用酒制，若无此数者而强用制法，是不知用熟地者也。然则作熟地之法，必须如此乃佳，如用熟地半斤，必称一斤，用米汁水洗净，拣择上者半斤存蒸，次者半斤捣烂，稍对清水，绞汁，即用汁浸蒸上者半斤，时时浸滤转蒸讫，曝干使汁尽，其地黄自光黑如漆，味甘如饴，如斯制法，方不失其静重之性。服地黄宜忌萝卜、葱、蒜、诸血，勿犯铜铁器，恶贝母，畏芜荑，得麦门冬、牡丹皮、当归良。

牛膝

味苦微凉，性降而滑，阴也。忌牛肉，酒浸洗。主寒湿痿痹，四肢拘挛，腰膝酸痛，益肝肾，强筋骨，治折伤，逐恶血。其性下走如奔，故能通经闭，破血癥，引诸药下降，同麝香用堕胎，同肉苁蓉用益肾，竹木刺入肉，嚼烂罨之即出。《肘后方》治小便不利，茎中痛欲死，用牛膝并叶以酒煮服之。杨士瀛《直指方》治小便淋痛，或尿血，或砂石胀痛，用川牛膝一两，水煎服，俱立效。若脏寒便滑，梦遗失精，下元不固者忌之。

麦门冬

味甘微苦，性微寒，降也，阳中之阴。入手太阴经气分之药。宜去心用，不令人烦，较之天冬甘味稍多，寒性减。火盛气壮者宜多用生用，气弱胃寒者宜少用炒用，以米拌炒此药。主治清心润肺，生津液，解烦渴，除火炎之呕吐，退血燥之虚热，益精滋阴，泽肤润结，肺痿肺痈，咳唾衄血，经枯乳汁不行，肺干咳嗽不绝，降火清心①，消痰补怯②。同人参、五味煎名生脉散，治肺

---

① 降火清心：原作“降心清火”，据《景岳全书·本草正（上）·隰草部·麦门冬》乙转。

② 怯：原作“祛”，据《景岳全书·本草正（上）·隰草部·麦门冬》改。

中伏火，脉气欲绝，服之以补元气。同地黄、阿胶、麻仁为润经益血，复脉通心，滋燥金以壮水源。肥大者良。地黄、车前为使，恶款冬，畏苦参、青葙、木耳。

续断

味苦而微涩，微辛温，故入肝经，调血脉而理筋骨，能止吐衄崩淋、腰痛胎漏、便血尿血，治血痢，缩小便，止遗精带浊，消肿毒乳痈，瘰疬痔漏，治金损折伤，续筋骨血脉，止痛生肌，女科、外科需为上剂。昔一医治血痢，用平胃散加川续断，水煎服即愈。用川产者良，色灰黑，尖瘦多芦，状如鸡脚，皮断而皱者是。宜用酒浸洗，用地黄为使。

蜀葵子

味甘性寒。能利小水，通淋闭，消水肿，利肠胃，催生落胎，通乳汁，又治一切疮疥癣毒，研末敷之。

黄葵花　性滑利，与蜀葵大同。若治诸恶疮脓水，久不瘥者，用花为末，敷之即愈，为疮家要药，浸油可涂汤火疮。

车前子即芣苡

味甘微咸寒。无毒。肝、肾、膀胱三经要药也。清肺肝风热，渗膀胱湿热，利小便而不走气，与茯苓同功，驱风热，治目疼，消暑湿，止泻痢，生产能催，益精明目。盖利膀胱水窍而不及命门精窍，故浊水去而真阴愈，故①热邪去而目明也。

车前叶、根，生捣汁，入蜜少许，治尿血衄血，热痢并气癃，小便不利。

白蒺藜

味苦微辛，质轻色白，象金。入肝，散肝风，去恶血，破癥瘕积聚，止遗尿泄精，疗肺痿肺痈，翳膜目赤，除喉痹、癣疥、瘰、痔、癜风，遍身湿烂恶疮，乳岩、带下俱宜，催生止烦亦用，

① 故：原作“固”，据文义改。

凉血养血，兼善补阴。用补宜炒去刺，用凉宜连刺生捣。消风解毒，白者最良。

沙苑蒺藜　性亦大同，若用固精补肾，止遗沥尿血，缩小便，止烦渴，去燥热，则亦可用此。

红花

辛苦甘温。阴中之阳。入心肝二经血分之药。破瘀血，活血润燥，消肿止痛，治经闭便难，血运口噤，胎死腹中，痘疮血热能达，斑疹血滞可消。少用活血，多用行血，同当归则生血，佐肉桂则散瘀，配治不同，而功用亦异。

紫菀

味苦微辛。辛能入肺，苦能降气，故治咳嗽上气痰喘，惟肺实气壅，或火邪刑金而致咳唾脓血者，乃可用之。若以劳伤肺肾，水亏金燥而咳喘失血者，则非所宜，蜜水炒用。

甘菊花

味兼甘苦，性禀平和，备受四气，饱经霜露，得金水之精居多，能益金水二脏，以制火而平木，木①平则风息，火降则热除，故能养目血，去翳膜，治头目眩运，散湿痹游风，以单瓣味甘者入药，黄白二花皆可入药，其治头风则白者尤良，白者入阳分，黄者入阴分，可药可饵，可酿可枕，若作枕，花叶俱可用。

白菊花根　善利水，治小便癃闭不通，即捣汁和酒服之，立通。

根叶辛香，治痈疽疮毒疔毒，捣烂酒炒，敷之止痛消毒。

野菊花一名苦薏

气味苦辛惨烈。根、叶、茎、花皆可同用，能消散痈疽疔疮瘰疬，并一切无名肿毒，又破妇人腹内瘀血。孙氏《集效方》治无名肿毒初起，用野菊花连根叶捣烂，酒煎热服取汗，以渣敷之

---

① 木：原作“水”，据《本草纲目·草部第十五卷·菊》改。

即愈。《卫生易简方》治无名肿毒初起，用野菊花连根叶、苍耳草各一握共捣烂，以热酒冲服取汗，以渣敷之即愈。冬日用干者煎服，或为末，酒调服。

豨莶

味苦。有小毒。生寒熟温，治肝肾风气，四肢麻痹，筋骨冷痛，腰膝无力，风湿疮疡。若痹痛由脾肾两虚，阴血不足，不由风湿而得者，忌服。江东人呼猪为豨，其草似猪莶臭，故名。治中风湿，或口眼㖞斜，四肢顽痹，骨节疼痛，此药乃血分祛风除湿活血之要药也，采取叶及枝头花实，蜜酒拌润，九蒸九晒，蒸晒足数为度，曝干为末，炼蜜丸如梧子大，空心，温酒或米饮下三十丸，服至四千丸必愈。若治破伤风危极，可取生者酒煎，服之立愈。若治疔毒恶疮，虎伤狗咬，蜘蛛虫毒，取生者，或捣烂敷封，或煎①汤洗之俱佳。

益母草子名茺蔚

味苦微辛寒，入手足厥阴。性滑而利，调胎产诸症，去死胎，滑生胎，活血凉血行血，故能治产难，胎衣不下，子死腹中，及经脉不调，崩中漏下，尿血泻血瘀血等症。然惟血热血滞及胎产艰涩者宜之，若气血亏虚兼寒，及滑泻下陷不固者，大非所宜，盖用其滑利之性则可，求其补益之功则未也。如退浮肿，下水气，即扑打瘀血，通大小便之类，皆以其滑利也。若治疔肿乳痈、丹毒恶毒，则可捣饮之，之其渣，亦可敷贴，又可生用捣汁，滴治聤耳。

子名茺蔚，功用略同，但子味微甘稍温，故能益阴气，明目除翳，所以治目宜用子，若瞳神散大者又当忌之。

瞿麦

味苦寒，性滑利。君主利小便，佐使决肿痈，除邪热，利血

① 煎：原作“兼”，据文义改。

脉，能消目赤肿痛，亦可通经堕胎，尤为治麻要药，凡下焦湿热疼痛诸病可用。若肾气虚弱，无大热者，及水肿蛊胀脾虚，与胎前产后一切虚人，虽小便不利，法并忌，禁用。

茵陈

味苦微寒，阴中微阳。苦能燥湿，寒能胜热，入足太阳经，通利湿热，专治黄疸，利小便，通关节。张①仲景治伤寒热甚发黄、身面悉黄者，用之极效。一僧因伤寒后发汗不彻，有留热，面身皆黄，多热，期年不愈。医作食治，不对，而食不减。与此药，服五日，病减三分之一，十日减三分之二，二②十日③病悉去，方用茵陈、栀子各三钱，秦艽、升麻各四钱为散，每用三钱，水煎服。但黄疸症宜分阴黄阳黄，如阳黄，宜佐以栀子之类，阴黄，宜加以附子之属，若阴黄中中寒不运而虚弱者，可用八味地黄之类，而茵陈又非其所宜也。贵在因机达变，不得拘泥胶执。

治遍身风痒疮疥，用茵陈煎浓，洗之立瘥。

青蒿

味苦性寒，阴中有阳，降中有散。得春木少阳之令最早，故入少阳、厥阴血分。治骨蒸劳热、风毒热黄、久疟久痢、瘙疥恶疮、鬼气尸疰，降火杀虫。童便浸捣，使子勿使叶，使叶勿使茎。若生捣，可敷金疮，止血止痛。

按：凡苦寒之药，多伤胃气，惟青蒿芬香入脾，宜于血虚有热者，以其不伤胃气故也。但无补益之功，宜兼气血药而用之，方有济也。

款冬花

味微甘辛而温阳也，入手太阴经。杏仁为使，同紫菀用良。能治肺痿脓血腥臭，可止肺咳痰唾稠黏。宗奭曰：有人病嗽多日，

① 张：原作“黄”，据《本草衍义·卷八·茵陈蒿》改。
② 二：原作“三”，据《本草衍义·卷八·茵陈蒿》改。
③ 日：原脱，据《本草衍义·卷八·茵陈蒿》补。

或教以燃款冬花三两枚①于无风处，以笔管吸其烟，满口则咽之，数日果效。《济生方》治痰嗽带血，用款冬花、百合等分，焙干为末，蜜丸龙眼大，每卧时嚼一丸，淡姜汤下。

麻黄

微苦而辛温，气味俱薄，轻清而浮，阳也，升也。手太阴之药，入足太阳经，兼走手少阴、阳明。其性辛温，故发汗解肌，去营中寒邪、卫中风热，走经络，通毛窍，治中风伤寒，头痛温疟，咳逆上气，痰哮气喘。凡寒邪深入，非麻黄不能逐，但在佐使之妙，兼气药助力，可得卫中之汗；兼血药助液，可得营中之汗；兼温药助阳，可逐阴凝寒毒；兼寒药助阴，可解炎热瘟邪。但中病即止，不宜过用。

杲曰：轻可去实，麻黄、葛根之属是也。邪客于阳分皮毛之间，腠理闭拒，营卫气血不行，故谓之实，二药轻清成象，故可云之。时珍曰：麻黄，太阳经药，兼入肺经，肺主皮毛，葛根，阳明经药，兼入脾经，脾主肌肉，二药皆轻扬发散，而所入不同。王好古曰：麻黄治卫实，桂枝治卫虚，虽皆太阳经药，其实营卫药也。心主营，为血，肺主卫，为气，故麻黄为手太阴肺经之药，桂枝为手少阴心经之剂。景岳曰：柴胡、麻黄俱为散邪要药，但阳邪宜柴胡，阴邪宜麻黄。

麻黄根　止汗，宜同甘敛药煎服。时珍曰：麻黄发汗，根节能止汗，此物理之不可测也。

萱草一名忘忧，一名鹿葱，一名宜男

萱草作谖。谖，忘也。《诗》云：焉得谖草，言树之背。谓忧思不能自遣，故欲树此草，玩味以忘忧也，故名。忘忧烹食，其苗气味如葱，而鹿喜食之，故名鹿葱。妊妇佩其花则生男，故名宜男。气味甘凉，治小便赤涩，身体烦热，除酒疸，利湿热，快胸膈，安五脏，令人和悦，亦可明目。

---

① 枚：原脱，据《本草衍义·卷十·款冬花》补。

根治砂淋，下水气，酒疸黄色遍身者，捣汁服之。治内热吐血衄血，研汁一大盏，和生姜汁细细呷之。治吹乳，乳痈肿痛，捣烂酒服，以渣封之。

连翘

味苦微辛寒，气味俱薄，轻清而浮，升也，阳也。入手少阴、手足少阳、阳明。其用有三：泻心经客热，一也；去上焦诸热，二也；为疮家圣药，三也。既有清热之功，又有散结之妙，散诸经血凝气聚，治诸疮，消肿排脓。好古曰：治疮疡，与鼠黏子同用，别有神功。凡一切痈毒鼠瘘，瘰疬恶疮，俱宜用之。若溃后虚弱，不宜用。

旋覆花

味微苦甘辛。阴也，降也。乃手太阴肺经、手阳明大肠经药。消痰结坚痞，吐如胶漆，噫气不除。仲景治汗吐下后，痞鞕噫气，有代赭旋覆汤。消心胸痰水，除膀胱留饮，凡气壅湿热者，宜之。但其性走散，大肠不实，虚弱者忌服。

鼠粘子一名牛蒡子，一名大力子

味苦辛，降中有升。辛能散结，苦能泄热，入手太阴、足阳明经。润肺解热，散结除风，利咽膈，理痰嗽及风毒斑疹、疮疡肿毒、腰膝凝滞，可用痘疹，血热堪医。

决明子

味微苦微甘，性平微寒。入肝经，除风热，善治目疾，故有决明之号。能和肝气，收目泪，止目疼。又可作枕用，治头风①，明目，其功胜于黑豆。

葶苈

味苦大寒，沉也，阴也，气味俱厚。大能下气逐水，若肺中

① 风：此下原衍一“头”字，据《景岳全书·本草正（上）·隰草部·决明》删。

水气愤急者，非此不能除。破积聚，消肿胀，止喘促，如《十剂》云：泄可去闭，葶苈、大黄之属。大黄泄阴分血闭，葶苈泄阳分气闭。其苦寒气味不减大黄，然有甜苦二种，甜者性缓，苦者性急，当量病之虚实而用，不可过剂。昔仲景葶苈大枣泻肺汤治肺气喘急不得卧，此系实喘，若虚喘，当忌之。

夏枯草

味微苦微辛，无毒。禀纯阳之气，故冬至生，夏至枯，入足厥阴、少阳经。养肝血，解肝气，能破癥坚瘿瘤，大治瘰疬、鼠瘘、寒热，并疗湿痹，兼却散结气，而复解郁热，败毒疮，而又医目疼。李时珍《本草[①]》曰：楼全善云：夏枯草治目珠痛夜则甚者，神效。或用苦寒药点眼反痛甚者，亦神效。一男子目珠痛，至夜则甚，用黄连点之更甚，诸药不效，乃以夏枯草、香附各二两，甘草四钱为末，每服一钱半，清茶调服，下咽即疼减，至四五服全愈。

苍耳一名羊负来，又诗人谓之卷耳

味苦微甘。驱风湿周痹，四肢拘挛，散疥癣细疮，遍身瘙痒，上通脑顶，能止头痛，内透筋骨，能逐风毒。捣汁酒调，治疔肿，炒末水服，医鼻渊，大风疠疾可用，瘰疬恶患亦宜。炒热捣，去刺用，或酒拌蒸过用。服时，宜忌猪肉、马肉。

漏芦

味微咸，性寒。咸能软坚，寒能除热，入胃、大肠，通肺、小肠散热，寒而通利之药。治身体风热恶疮，皮肤瘙痒瘾疹，乳痈瘰疬，痔漏肠风，排脓生肌，通经脉，下乳汁，疗折伤，续筋骨，止尿血遗尿，除风眼湿痹。非独煎饮，堪作浴汤。但妇人妊娠，及疮疡阴症，平塌不起者，并宜禁用。

刘寄奴

味苦辛微温。苦能降下，辛温通行，故主破血下胀，然善走

① 本草：原作“草本”，据文义乙转。

之性，又在血分，故多服令人下利。捣敷金疮出血不止甚效，为末掺汤火伤极灵，又治产后余血并损伤瘀血者，以其行血迅速也。

萹蓄

味苦涩，利小便，除黄疸，杀三虫，去下部湿热，疗疮疥痔漏，女子阴蚀，小儿蛔虫。

青葙子野鸡冠子也

味微苦微寒。入厥阴，祛风热，镇肝明目，治青盲障翳，疗风湿疥疮。

艾

味微苦，气辛。生温熟热，纯阳之性，能回垂绝之元阳，通十二经，走三阴，理气血，逐寒湿，温中开郁，调经安胎，治吐衄崩带，腹痛冷痢，霍乱转筋，杀蛔疗癣。或熟用煎汤服，或生用捣汁饮，或焙热敷熨，温通经络，俱可随其宜而施用。若以之灸火，能透诸经而治百病，但血热为病者禁用。时珍曰：凡用艾叶，须用陈久者，治令细软，谓之熟艾，若生艾灸火，则伤人肌脉。故孟子云：七年之病，求三年之艾。捡取净叶，入石臼内，木杵捣熟，罗去渣滓，取白者再捣，至柔烂如绵为度。入白茯苓三五片，同捣易烂。用时焙燥，则灸火得力。入妇人丸散，须以熟艾，用醋煮干，捣成饼子，烘干再捣，为末用。一法，制外灸火药艾，拣陈艾叶，入石臼内，木杵捣熟，去渣净，入硫黄末、雄黄末各少许，复捣匀用，谓之硫雄艾，灸家宜用。

佛耳草一名鼠曲草

味微酸，性热。款冬花为之使，治寒嗽，散痰及肺中寒。此草大升肺气，宜少食之，过则损目。

蓝靛

蓝叶气味苦寒微甘，善解百虫百药毒，疗痈疡肿痛，除烦渴，止鼻衄吐血，杀疳蚀，金疮箭毒。凡以热兼毒者，皆宜捣汁用之。

治天行瘟疫，热毒狂热斑疹，丹溪消毒饮中加板蓝根者，即此是也。

靛青　乃蓝与石灰所成，性与蓝叶稍异，其杀虫止血、敷诸热毒热疮之功，似有胜于蓝叶。靛当做澱，其滓澄殿在下也。以蓝浸水，入石灰，搅至于下，澄去水，则青黑色。亦可干收，用染布帛，其浮沫掠出阴干，谓之靛花，即青黛。

青黛　味微咸而寒，性与靛青大同。解诸热毒虫毒，金疮热疮，或干掺，或以水调敷。若治诸热疮毒，或用马齿苋加青黛同捣敷之。若治天行头痛，瘟疫热毒，及小儿诸热，惊痫发热，并宜水研服之。

木贼

味微苦甘，性温。中空而轻，阳中之阴，升也，浮也。似麻黄故，亦能发汗解肌，升散火郁风湿，入足厥阴、少阳血分。益肝胆，治目疾，退翳障，止肠风下血、下痢及妇人崩带漏症，亦疗疝痛脱肛。

王不留行

味苦平，性滑利。行而不住，能走血分，通血脉，乃阳明、冲、任之药。除风去痹，止血定痛，通经利小便，下乳汁，难产催生，治金疮痈疽，出竹木刺。孕妇忌之。《既效方》治诸淋，用王不留行叶煎汤服之，甚效。

海金沙

时珍曰：海金沙，江浙、湖湘、川陕皆有之，生山林下。茎细如线，引竹木上，叶纹皱处，有沙黄赤色。忌火，味甘气寒。甘寒淡渗，故主通利，乃手太阳小肠药也。得栀子、牙硝、蓬砂，治伤寒热狂，疗湿热肿满，小便热淋、膏淋、血淋、石淋、茎痛，解热毒，或丸或散，皆可用。若胀满出于脾虚，淋浊由于真阴不足者，忌之。

灯心

味淡，性平而寒。降心火，清肺热，利小肠，通气止血，治五淋水肿，烧灰可吹喉痹，若治下疳疮，烧灰对轻粉、麝香和匀掺之。

当归

味甘辛，气温。味重，可升可降，阴中有阳。入心、肝、脾经。补血活血要药也，头止血，身养血，尾行血。其辛温之性，亦能行气分，补五脏，强形体，利筋骨，润皮肤，凡有形虚症，无所不宜。若同人参、黄芪则补气生血，同牵牛、大黄则行气逐血，从桂、附、茱萸则热，从大黄、芒硝则寒，血虚而表不解，佐以柴、葛、麻、桂之类，血热而火不退，佐以条芩、栀、连之属。但气辛而动，宜静者当禁之。性滑善行，便泻者可远之。阴虚火盛，吐血下血亦非所宜。若用之，宜醋炒以制其滑。至妇人血滞临产及产后瘀血，俱当以此为主药。

川芎

味辛微甘，气温。浮而升，阳也。为少阳引经，入手、足厥阴气分，乃血中气药。润肝燥，补肝虚，能散风寒，善治头痛，除结气，消瘀血、腹痛胁风、气郁血郁、湿泻血痢、寒痹筋挛、目泪多涕、风木为病及痈疽疮疡，男女一切血病。然香窜辛散，能走泄真气，单服久服令人暴亡。人若但知川芎治头痛而不明升降之理，则反误矣。如伤寒头痛固宜此升散，如火炎头痛用此，不反甚乎？又宜忌之。

芍药

味微苦酸，微寒。气薄味厚，阴也，降也。为手、足太阴行经药。入肝脾血分，泻肝木，安脾肺，固腠理，和血脉，收阴气，敛津液，缓中止痛，益气除烦，明目安胎，补劳退热，止热泻，消痈肿。有赤白二种，白补而赤泻，白收而赤散也。时珍曰：白芍药益脾，能于土中泻木，赤芍药散血，能行血中之滞。白芍药同白术能补脾，同参、芪能补气，同归、地补血，同川芎泻肝，同黄连止泻痢，但性寒，以酒炒用之。赤芍药泻肝行血是其长也，如消痈肿，下结滞，治赤眼，去瘀血，通结关，除肠风。或白或赤，或生或炒，惟主之者酌其宜而用之。

丹皮

味苦辛，微寒。阴中微阳。入手足少阴、厥阴。泻血中伏火，和血凉血生血，破积血，通经脉，为吐衄宜用之药，除癥坚瘀血留舍于肠胃，散寒热血气攻作于产后，能治阴火烦热，尤凉骨蒸无汗。

此有二种不可不知，白花①者多补，赤花②者多利。

白豆蔻

味辛气温，味薄气厚，轻清而升，阳也。入手太阴经。别有清爽之气，散胸中冷滞，益膈上元阳，除呕逆翻胃，消宿食膨胀，治噎膈，除疟疾，解酒毒，袪秽恶，能退翳膜，亦消痰饮。《济生方》治脾虚反胃，用白豆蔻、缩砂仁各二两，丁香一两，陈米一碗，用黄土炒焦，去土净，研细，生姜汁和丸梧子大，每服八十丸，米饮下，名太仓丸。此丸胃寒恶心，俱宜服之。

肉豆蔻一名肉果

味苦辛，微涩，性温。入手足阳明□。理③脾暖胃，下气④调中，逐冷袪痰，消食解酒，治积冷，心腹胀痛，中恶吐沫，小儿吐逆，乳汁不下。又能涩大肠，止滑泻冷痢。盖土性喜暖爱香，故肉果与脾胃最为相宜。糯米面包，煨熟⑤用。或剉如豆大，以糯米干面拌炒，去面用亦可，忌铁器。

---

① 花：原脱，据《本草纲目·草部第十四卷·牡丹》补。

② 花：原脱，据《本草纲目·草部第十四卷·牡丹》补。

③ 理：原作“下”，据《本草备要·草部·肉豆蔻》改。

④ 气：原作“礼”，据《本草备要·草部·肉豆蔻》改。

⑤ 熟：原作“热”，据《景岳全书·本草正（上）·芳草部·肉豆蔻》改。

草果①

味辛，性温热。阳也，入足太阴②、阳明。破气开郁，燥湿祛寒，除痰消食，治瘴疠寒疟，佐常山能截瘧。若以知母同用，取一阴一阳，治寒热瘴疟，盖草果治太阴独胜之寒，知母治阳明独胜之火，并疗寒客胃痛，霍乱泻痢，噎膈反胃，痞满吐酸，痰饮积聚，除口臭，及酒毒、鱼肉毒，妇人恶阻气逆。若过剂，助脾热，伤肺气，损眼目。此有二种，建宁所产豆蔻，其仁如砂仁而辛香气合，如吐逆、消食下气等宜用之。滇广所产草果，其子极辛臭，如疟疾、积聚宜用之，煨熟去壳捣烂用，忌铁器。

破故纸一名补骨脂

味苦辛，气大温。入心包、命门，补相火以通君火，暖丹田，壮元阳，缩小便，精滑带浊，腰膝冷痛，诸冷顽痹，脾肾虚泻，固精兴阳，遗尿阳衰，悉宜用之。若水亏火旺，并妊妇，俱忌用之。唐郑相国方用故纸十两，酒浸蒸为末，胡桃肉二十两，去皮研烂，蜜为丸，每日空心服六七十丸，弥久则延年益气，悦心明目，补添精骨，但忌芸薹、羊血。加杜仲，名青娥丸。又按：白飞霞云：故纸属火，坚固元阳，胡桃属木，润燥养血，有木火相生之妙，故语云：破故纸无胡桃，犹水母之无虾也。

木香

味苦辛，性温。气味俱厚，三焦气分之药。泻肺气，疏肝气，和脾气，治一切气痛，九种心疼，呕逆反胃，霍乱泻痢，和黄连能治暴痢，用火煨可固大肠。破气兼槟榔，和胃佐姜汁，除痞癖癥块，安胎消胀，俱因其有调气之功，可治疫疠、温疟，亦杀蛊毒邪气，痈肿气逆，可消寒毒，血凝能散。时珍曰：诸气膹郁，皆属于肺。上焦气滞用之者，金郁泄之也。中气不运，皆属于脾。中焦气滞用之者，脾胃喜芳香也。大肠气滞则后重，膀胱气不化

---

① 草果：此下原衍“草豆蔻”三字，据目录删。
② 阴：原脱，据《景岳全书·本草正（上）·芳草部·草果》补。

则癃淋，肝气郁则为痛，下焦气滞用之者，塞者通之也。行积化滞生磨冲服，治虚寒止泻煨用。

藿香

味辛微甘，气温。无毒。其性清和芬烈，气味俱薄，阳也，可升可降，入手、足太阴经。快气和中，开胃止呕，去恶气，进饮食，治霍乱吐泻，心腹疼痛，肺虚有寒，上焦逆壅，理脾化滞。加乌药顺气等剂则补肺，入黄芪四君汤则健脾，煎浓汤，时时噙漱，可除口臭。

香附

味苦辛微甘，气温。气味俱厚，阳中之阴，降也。血中气药，能行十二经八脉气分，快气开郁，逐瘀调经，霍乱吐逆，疏肝运脾，宿食可消，泄泻能固。童便制，调血热经瘀，炒枯黑，禁崩漏下血。开郁散滞则有功，精血枯闭所当忌。若月事先期，血虚内热者禁用。治多怒多忧，痰饮痞满，痈疽瘰疬，乳痈疮疡。时珍曰：生用则上行胸膈，外达皮肤，熟则下走肝肾，外彻腰足，炒黑则止血，童便浸炒则入血分而补虚，盐水浸炒则入血分而润燥，青盐炒则补肾气，酒浸炒则行经络，醋浸炒则消积聚，姜汁炒则化痰饮。得参、术则补气，得归、地则补血，得木香则疏滞和中，得檀香则理气醒脾，得沉香则降诸气，得川芎、苍术则总解诸郁，得栀子、黄连则能降火热，得茯神则交济心肾，得茴香、破故纸则引气归元，得三棱、蓬莪术则消磨积块，得厚朴、半夏则决壅消胀，得紫苏、葱白则解散寒邪，得艾叶则暖子宫，乃气病之总司，而俗有耗气之说，宜于女人而不宜于男子者，非也。此乃治标之剂，气实血未大虚者宜之，若气血而多燥者禁用，制用，忌铁器。

砂仁

味辛微苦，气温，阳也。和胃醒脾，快气调中，通行结滞，治腹痛痞胀，噎膈呕吐，上气咳嗽，赤白泻痢，霍乱转筋，奔豚崩带，祛痰逐冷，消食醒酒，止痛安胎，除咽喉口齿浮热，亦化铜铁骨鲠。

紫苏

味辛气温。背面俱紫、香窜者佳。辛入气分，紫入血分，香能达外，温可暖中，发汗解肌，治风寒殊捷，开胃下食，和血下气，宽中消痰，祛风定喘，顺气安胎，疗心腹胀满，止霍乱转筋，利大小肠，解鱼蟹毒，脚气可除，口臭亦辟。

梗　能顺气，发性稍缓，虚者宜之。

子　性润而降，润心肺，尤能下气定喘嗽，更消痰逆，但善呕者，忌之。

薄荷

味辛微苦，气微凉。气味俱轻，升也，阳也。辛能发散，凉能清利，专于消风散热，清利头目，治头痛头风，中风失音，祛恶消痰，及小儿风涎，如眼耳咽喉口齿诸病，皮肤瘾疹瘰疬疮疥，悉宜用之。捣汁含漱，能去舌苔语涩，煎汤频洗，可除漆疮风毒，揉叶塞鼻止衄血，亦涂蜂螫①蛇伤。

荆芥一名假苏

辛苦而温，芳香而散，入肝经气分，兼行血分。其性升浮，能发汗散风湿，清头目，利咽喉，治伤寒头痛，中风口噤，身强项直，口眼㖞斜，目中黑花。其气温散，能助脾消食，通利血脉，治吐衄肠风，崩中血痢，产风血运，瘰疬疮肿，清热散瘀，破结解毒，又可捣烂调醋敷疔疮肿毒，为风病血病疮家圣药。若用以止血宜炒黑，又诸家皆谓华佗愈风散治妇人产后中风，不省人事等，其效如神，本方即荆芥一味，连穗子微炒为末，每服三钱许，豆淋酒调服，或童便服，或用水煎浓，临服冲酒或童便俱可。《指迷方》加当归等，分水煎服。凡服荆芥，忌食鱼（无鳞鱼）并蟹、驴肉，犯之多危。

---

① 螫（shì 是）：毒虫或蛇咬刺。

白芷

味辛气温。气厚味轻，升也，阳也。行手阳明庚金，足阳明戊土，其性芳香，上达手太阴肺经，故所主之病，不离三经。治阳明头痛，解利风寒之要药。止目痛目痒泪出，散皮肤斑疹燥痒，眉棱骨痛，牙痛鼻渊，赤白带下，外散一切乳痈瘰疬、痈疽疮疡，内托肠风痔瘘，排脓长肉，为祛风燥湿之要药。然其性升散，阴虚火盛者禁用。《百一选方》云：王定国病风头痛，至都梁求名医杨介治之，连进三丸，即时病失，恳求其方，则香白芷一味为末，蜜丸弹子大。每嚼一丸，以茶清或荆芥汤化下，遂命名都梁丸。其丸治头风眩运，女人胎前产后，伤风头痛①，血风头痛皆效。

香薷

味辛，气微温。入足阳明、太阴、手少阴经。辛散皮肤之蒸热，温解心腹之凝结，霍乱腹痛，小便涩难，清肺气，解湿郁，口臭含漱能去，水肿煎可除。时珍曰：世医治暑病，辄以香薷为首药，不知暑有乘凉饮冷，致阳气为阴邪所遏，遂病头痛，发热恶寒，烦躁口渴，吐泻霍乱宜用之，以发越阳气，散水和脾。若饮食不节、劳役作丧之人伤暑，大热大渴，汗出如雨，烦躁喘促，或泻或吐者，乃内伤之症，宜用清暑益气汤、人参白虎汤之类②以泻火益元可也，若用香薷，是重虚其表而济之热矣，盖香薷乃夏月解表之药，如冬月之用麻黄，气虚者尤不宜多服。今人谓能解暑，概用代茶，误矣。李③世材曰：香薷为夏月发汗之药，其性温热，只宜于中暑之人，若中热者误服之，反成大害，世所未知。洁古曰：中暑为阴症，为不足。中热为阳症，为有余。

益智

味辛气温，芳香。辛能散结，温能通行，芳香入脾，主君相

---

① 痛：原脱，据《本草纲目·草部第十四卷·白芷》补。

② 类：原作"内"，据文义改。

③ 李：原作"季"，据《本草备要·草部·香薷》改。

二火。入脾、肺、肾经，和中气，治遗精虚漏，小便余沥，补不足，利三焦，调诸气。夜多小便者，取二十四枚，碎，入盐少许，同煎服，有奇验。治客寒犯胃，和中益气，及人多唾涎，益脾胃，理元气，补肾虚滑沥，冷气腹痛，及心气不足，梦泄赤浊，热伤心系，吐血血崩诸症。《直指方》云：心者脾之母，进食不止于和脾，火能生土，当使心药入脾胃药中，庶几相得。故古人进食药中多用益智，土中益火也。血燥多火者，忌之。

郁金

味苦辛微寒，阴也，降也。入心及包络，兼入肺经。凉心热，散肝郁，下气破血，治吐血衄血，血淋尿血，妇人经脉逆行，血气诸痛，产后败血攻心，或用韭汁、姜汁、童便，俱可随病调服。又治失心癫狂，用郁金七两、明矾三两为末，薄米糊丸梧子大。每服五十丸，白汤下。昔有妇人癫狂十年，初服此丸，心胸间有物脱去，神气洒然，再服而愈。此惊忧、痰血结聚心窍所致，郁金入心，去恶血，明矾化顽痰故也。若用外治，如耳肿痛，研末调水，灌入耳内，少顷倾出，数次即愈。如痔瘘肿痛，研末水调，敷之即消。

姜黄

味辛苦，性热。色黄入脾，兼入肝经。理血中之气，下气破血，除风消肿，功力烈于郁金，治气胀血积，产后败血攻心，通月经及扑损瘀血，祛冷气，消痈肿，片子者能入手臂，治风寒湿痹，是姜黄入脾兼治血中之气，不似郁金入心专行血病耳。

泽兰

味微苦微辛，入足太阴、厥阴。通关窍，养血气，长肌肉，破宿血，调月经，消癥瘕，散水肿，治产后血沥腰痛，吐血，衄血，目痛头风，痈毒及扑损瘀血，清血和血，行而不峻，女科要药也。

藁本

味微苦，性辛温。气厚味薄，升也，阳也，为太阳经风药。

寒郁本经，头痛必用之药，巅顶痛，非此不能除。治督脉为病，脊强而厥，又能下行去湿，疗妇人疝瘕，阴中风邪，肿痛，腹中急疼，风客于胃，肚腹泄泻，若内热火郁头痛忌用。

荜茇

味辛大热，阳也，入手、足阳明，亦入肝肾。善温中下气，除胃冷，辟阴寒，疗霍乱，心腹疼痛，冷痰呕逆，吞酸。得诃子、人参、桂心、干姜治脏腑虚冷，肠鸣泄痢神效，为末搐鼻，可解偏风头痛，揩齿可除风虫牙痛。昔唐王患气痢久未痊，服御医药不应，因诏访治，有卫士进一方，用牛乳半斤，荜茇三钱，同煎，空心减半顿服，立效，上与三品文官，授鸿胪寺卿。

良姜子名红豆蔻

味辛热，纯阳，浮也，入足太阴、阳明。治胃中逆冷，呕吐清水，恶心霍乱，气寒腹痛，宽噎膈，除反胃，破冷癖，解瘴疟，疗转筋泻痢。同草豆蔻煎饮，又治口臭。

子　名红豆蔻，炒过入药。醒脾温肺，散寒燥湿，故东垣常用于脾胃药中，又善解酒毒，消宿食，余治略同。

三棱

气味苦平，入足厥阴及足太阴。乃血中之气药也，治癥瘕积聚结块，产后恶血血结，通月水堕胎，止痛利气，消扑损瘀血、心膈痛、饮食不消，通肝经积血，疗疮肿坚硬，宜醋浸炒，或面裹煨用。

蓬术一名蓬莪茂

味苦辛，气温。降也，入足厥阴，乃气中之血药也。通月经，消瘀血，疗跌扑损伤，血滞作痛，在中焦攻饮食气滞不消，胃寒吐酸膨胀，在下焦攻奔豚痃癖，冷气积聚，气肿水肿，或酒或醋炒，或煨用，各随其宜。此与三棱稍同，但较之三棱，其性气尤刚峻，非有坚顽之积不宜轻用。

蛇床子

味微苦辛，性温，乃命门、少阳三焦气分之药，强阳益阴，补肾散寒，祛风燥湿，治男子阴痿湿痒，妇人阴中肿痛，除痹气，利关节，温中下气，令妇人子脏热，男子阳事兴。佐以补剂服之，令人有子。湿痹毒风可除，腰胯酸疼可医，缩小便，去阴汗，湿癣，漱齿痛，治白浊带下，又可煎汤浴洗，瘙痒风疮，洗宜生用，服宜微炒。

天门冬

味苦甘，气大寒。味厚气薄，阴也，沉也，入手太阴气分。清金降火，益水之上源，下通足少阴肾，滋肾润燥，止渴消痰，泽肌肤，利二便，治肺痿肺痈，吐脓吐血，痰嗽喘促，消渴嗌干。天冬滋水以涵金，麦冬清心以保肺，一以滋下，一以救上，其保肺同也。若捭虚无热及泻者，忌之。

按：天冬下通肾气而滋肾，肾主五液，燥则凝而为痰，得润则肺不苦燥而痰自化，故痰火之痰，宜用半夏，燥火之痰，宜用天冬。

菟丝子

味甘辛，气微温。其性能固，入足三阴肝脾肾三经，益气强力，补髓添精，虚寒膝冷腰疼，鬼交梦遗精滑，肥健肌肤，坚强筋①骨。又能明目，续绝伤，强阴茎，尿有余沥，寒精自出，五劳七伤，口苦燥渴，禀中和之性，假气而成，温而不燥，不助相火，补肾中元阳之圣药也。然单服偏补卫气，故古人以之佐熟地，名双补丸，但火者忌之。

五味子

性温，五味俱备，皮甘，肉酸，核苦辛微咸，味厚气轻，阴

---

① 筋：原作“精”，据《冯氏锦囊秘录·杂证痘疹药性主治合参·卷二·菟丝子》改。

中微阳，入手太阴血分、足少阴气分。酸咸为多，故专收敛肺气而滋肾水，益气生精，补虚明目，强阴涩精，退热敛汗，止呕治泻，宁嗽定喘，除烦渴，解酒毒，耗散之气能收，瞳神散大可敛。但有两种，南者治风寒咳嗽，北者疗虚损劳伤。惟初起咳嗽，脉数，有实火者忌之。

何首乌

味苦涩，微甘温，无毒。足厥阴、少阴药也。有二种，白者入气分，赤者入血分，苦坚肾，温补肝，甘益血，涩收敛，服之添精益髓，养血祛风，强筋[①]骨，乌须发，悦颜色，延年不老，为滋补良药。气血太和，则劳瘦风虚、崩带疮痔、瘰疬痈肿、久疟久痢诸病自已。以大[②]如拳者良。凡使赤白各半，忌铁器，竹刀去皮，米泔[③]浸一日一夜，切片，用黑豆与首乌拌匀，铺柳木甑，入砂锅蒸，九蒸九晒用。忌诸血、无鳞鱼、莱菔、葱、蒜。

按：首乌补阴而不滞不寒，强阳而不燥不热，禀中和之性，得天地之和气者也。昔有老人姓何，见藤夜交，掘而服之，须发皆黑，故名首乌。后阳事大举，屡生男子，改名能嗣，则其养阴益肾可见矣。盖熟地、首乌虽俱补阴，然地黄禀仲冬之气，以生蒸晒至黑，则入肾而滋天一之真水，其兼补肝者，因滋肾而旁及也。首乌禀春气以生而为风木之化，入通于肝，为阴中之阳药，故专入肝经以为益血祛风之用，其兼补肾者，亦因补肝而旁及也。一为峻补先天真阴之药，故其功可立救孤阳亢烈之危，一系调补后天营血之需，以为常服，长养精神，却病调元之饵，先天、后天之阴不同，奏功之缓急轻重亦大有异也，况首乌补血之中复有补阳之力，岂若地黄专功滋水，气薄味厚而为浊中浊者，坚强骨髓之用乎？是首乌功在地黄之上，不诚然乎？但王道之品，其性

① 筋：原作“精”，据医理改。
② 大：原作“太”，据文义改。
③ 泔：原作“甘”，据医理改。

效甚缓，宜久服之，自见神功。岂特①祛除②百病之小功，犹不足言也，定当延年益寿。

瓜蒌

味甘气寒，气味俱厚，降也。润肺燥，降实热，治咳嗽，涤痰结，利咽喉，止消渴，下气定喘，并治伤寒结胸满痛。若吐泻者，忌用。

天花粉即瓜蒌根

味苦微甘微酸，性寒。有升有降。润心中烦热，降膈上稠痰，治热狂时疾，通小肠，消肿毒，乳痈发背，痔瘘疮疖③，排脓生肌长肉，消扑损瘀血，行津液，除热渴，去黄疸，解酒毒。但宜于有热阳症，真寒假热者忌之。

金银花一名忍冬

味微甘，气平，其性微寒。无毒。能散热解毒，疗风养血，治痈疽疥癣，杨梅恶疮，风湿诸毒，未成者即消，已成者即溃，疡医中要药也。或捣汁和酒顿饮，或研烂和酒厚敷。其茎叶虽皆可用，然力终不及花，盖此物性缓，宜重用多服始能神效。故生大疮大毒者，宜常煎二三两许，当茶饮之，极妙法也。

葛根

味甘平，微寒。气味俱薄，轻而上行，浮而微降，阳中阴也。入阳明经。能鼓胃气上行，生津止渴，兼入脾经，开腠发汗，解肌退热，疗伤寒中风，阳明头痛，治温疟往来，散疮疹郁火，解酒毒，去烦热。《十剂》云：轻可去实，麻黄、葛根之属。盖麻黄乃太阳经药，兼入肺经，肺主皮毛。葛根乃阳明经药，兼入脾经，脾主肌肉，所以二味药皆轻扬发散，而所入不同也。

---

① 岂特：何止。

② 除：原作“出”，据文义改。

③ 疖：原作“节”，据《本草纲目·草部第十八卷·栝楼》改。

茜草

景岳宗古言气寒，时珍考古言气温，殊不相合。若以为气寒，何以能通瘀血？若以为气温，何以能止动血？大抵气平，味微酸咸，色赤，手、足厥阴血分药也。能行血止血，消瘀通经，疗乳结为痈，散扑损凝血，俗方用治女子经水不通，以一两煎酒服之，一日即通，甚效。据此，则止性少，行性多，寒性少，温性多。血少者忌用。其根又可染绛色，忌铁器。

土茯苓

味甘淡，性平。阳明主药。分清去浊，祛风除湿，治筋骨拘挛，疗痈肿喉痹，杨梅疮毒，颈项瘰疬，去湿化毒之要药也。服时忌茶酒牛羊鸡鹅鱼等物。古搜风解毒汤治杨梅疮，不犯轻粉，病深者月余愈，并治已服轻粉致筋骨挛痛、瘫痪不能动履者，服之亦效，其药土茯苓一两，薏苡仁、金银花、防风、木瓜、木通、白鲜皮各五分，皂角子四分，气虚加人参七分，血虚加当归七分，水煎服。

使君子

味甘性温。有小毒。入脾胃。善杀蛔虫，小儿疳积。去壳取肉，切片焙干，入丸用，不宜入煎剂，或生食亦可。凡大人小儿有虫病，每于月初旬内侵晨①空心食数枚，或即以壳煎汤送下，次日虫皆死而出也。但服后忌饮热茶，犯之作泻，亦不宜频而多食。时珍曰：凡杀虫药，多是苦辛，惟使君子、榧子甘而杀虫，亦异也。俗医乃谓杀虫至尽，无以化食，鄙俚之言也。树有蠹，屋有蚁，国有盗，祸耶？福耶？修养者，先去三尸，可类推矣。

牵牛一名黑丑

味辛辣，气雄烈，性急疾。有毒。入手太阴肺经。泻气分之湿热，喘满肿胀，通下焦郁遏，腰背胀重，及大肠风秘气秘，利

---

① 侵晨：天快亮时。

大小便，逐水消肿，杀虫堕胎，痃癖气块，凡形证实者，俱可用之。若不胀满，不便秘者，不可轻用。有黑、白二种，功用相等，黑者力速，宜炒捣烂，去皮不用。病在下，用盐水炒。

防己

味苦性寒。阴也，降也。为太阳经药。泻下焦血分湿热，治脚气水肿，利大小二便，去膀胱积热及诸疮热毒，《十剂》云：通可去滞，通草、防己之属是也。盖通草泻气分湿热，防己泻血分湿热，若湿热在上焦气分，忌用。

萆薢

味微甘微苦而淡，气温。足阳明、厥阴经药也。厥阴主筋，属风，阳明主肉，属湿，萆薢之功，长于去风湿，所以能治缓弱痹①痹，遗浊恶疮诸病之属风湿者。又真元不足，下焦虚寒，小便频数，白浊如膏，而此物能除阳明之湿，以固下焦，去浊分清，古方之萆薢分清饮正此意也。有黄白二种，白者良。

钩藤

味微甘微苦，性微寒。手、足厥阴药也。足厥阴主风，手厥阴主火，惊痫眩运，皆肝风相火之病，钩藤通心包于肝木，风静火息，则诸症自除，所以治小儿寒热惊痫，瘛疭热拥，客忤胎风，大人头旋目眩，平肝风，除心热，小儿内钓腹痛，发斑疹。去梗，用钩。

山豆根

味苦性寒。泻心火以保肺金，除肺与大肠之风热，治喉痈喉风，龈肿齿痛，散诸疮痈肿，解诸药热毒。研末汤服七分，治内热腹胀喘满。磨汁服一二钱，疗热厥心腹疼痛。又可研末，猪胆调敷热毒疮肿痛，亦可水调敷秃疮狗咬虫伤。

---

① 㾪（qún 群）：肢体麻痹。

威灵仙

味微辛微咸，性温。可升可降，阴中阳也。辛泄气，咸泄水，其性温善走，能宣疏五脏，通行十二经络，治中风痛风顽痹，癥瘕积聚，脚气入腹，胀闷喘急，肾脏风湿，腰膝沉重，肢体冷痛，风痹湿痹，亦疗折伤。观《威灵仙传》有云：一人病手足不遂数年，遇新罗僧曰：得一药可治。入山中求之，乃威灵仙也，服之而愈。但疏泄真气，弱者慎用。其色深黑者，俗名铁脚威灵仙。忌茗、面汤，如合①砂仁、砂糖、醋煎，治诸骨哽咽。

马兜铃

味微苦微辛，性寒。气薄，阴中微阳。入手太阴肺经。治肺热咳嗽，痰结喘促，肺气上急，坐息不得，咳逆连连不止，清肺气，去肺中湿热。若用治肠风痔漏，加入谷精草、荆三棱、川乌头等分，煎水，先熏后洗之。

青木香即马兜铃根，亦名土木香

味苦微辛，性寒。有毒。能吐能利，不可多服。煎服可吐蛊毒鬼疰诸毒，捣末水调，涂疔肿热毒蛇毒，日三五次，立瘥，亦可敷瘙痒秃疮。

白蔹

味苦微寒，性敛。取根捣敷痈毒疔肿，及面上疮疱，刀箭伤，汤火毒，诸疮不敛，生肌止痛俱宜，为末敷之。若为丸散，宜治眼赤痛，小儿惊痫，妇人阴中肿痛，赤白带下，又可治冻耳疮，白蔹、黄柏等分为末，香调搽。又一种赤蔹，功用皆同。

木通

味苦气寒。沉也，降也。手厥阴心包络、手足太阳小肠、膀胱之药也。故上能通心清肺，治头痛，利九窍，下能泄湿热，利小便，通大肠，治遍身拘痛，烦渴引饮，淋滴不通，水肿浮大，

① 合：原作“何”，据文义改。

耳聋目眩，口燥舌干，喉痹咽痛，鼻塞失音，脾疸好眠，除烦退热，止痛排脓，破血催生，行经下乳。若君火为邪，宜用木通，相火为邪，宜用泽泻。但木通性寒通利，凡精滑气虚，内无实热，又汗多者，并虚弱孕妇，俱宜忌之。

附子

气味辛甘，性大热。有毒。阳中之阳。其性浮中有沉，其用走而不守，通行十二经，无所不至。无论表症里症，但脉细无神气、气虚无热者，俱宜急用。盖能引补气药以复①散失②之元阳，引补血药以滋不足之真阴，引发散药开腠理，以逐在表之风寒，引温暖药达下焦，以祛在里之寒湿。凡伤寒传变三阴，及中寒夹阴，虽身大热而脉沉迟无力者，必用之。或厥冷脉沉细无力者，尤急须用之。又治脾泻冷痢，霍乱转筋，拘挛风痹，阴寒腹痛，小儿慢惊，痘疮灰白，痈疽不敛，一切沉寒痼冷之症，无不立刻奏效。盖附子，专救下焦命门真阳之药，补下所以益上也。若是上焦阳虚，系属心脾之分，当用参、芪，又不宜用附子也。夫附子生用发散，熟③用峻补。如仲景麻黄附子细辛汤，熟附配麻黄，是发中有补，四逆汤，生附配干姜，是补中有发，是以生熟而有异功矣。若附子无干姜不热，得甘草则性缓，得肉桂则补命门，此又一定之成法也。他如气虚者，以四君子汤加熟附，血虚者，以四物汤加熟附，是和平宽缓之剂佐以雄健之品，助其易于成功也。举此以见变通之妙，存乎其人矣。

制附子法：先酌量附子之多寡，用甘草一味，切片煎浓汤，将附子入汤内浸数日，剥去皮脐，切为四块，又用甘草浓汤再浸二三日，捻之软透，乃咀为片，入锅，文火炒至将干，庶得生熟匀等，口嚼尚有辣味，是其度也。若炒太干则太熟而全无辣味，并其热性全失矣。宜炒至生熟匀等时即取起，晒干听用。若欲急

---

① 复：原脱，据《本草备要·草部·附子》补。

② 散失：原作“失散”，据《本草备要·草部·附子》乙转。

③ 熟：原作“热”，据文义改。

用，以纸厚包，水浸湿透火煨，待其柔软，剥去皮脐，切开四块，米泔水洗去盐味，再用纸厚包，仍用水浸湿，以煨熟为度。

白附子

味辛甘大温。有小毒。阳明经药。能引药势上行，治面上百病，因阳明之脉荣于面，白附能去头面游风，作面脂，消斑疵，治心痛，风痰眩晕，血痹冷气，中风失音，阴下湿痒，疥癣风疮，及小儿惊风痰搐。根如草乌之小者，长寸许，皱纹有节，入药宜炮而用之。

大黄

大苦大寒。气味俱厚，阴中之阴，降也。入足太阴、手足阳明、厥阴血分药也。其性直走不守，若酒浸，亦能引至至高之分。用以荡涤肠胃，下燥结而除病热。治伤寒时疾，发热谵语，癥瘕积聚，留饮宿食，心腹痞满，便闭不通，吐血衄血，损伤积血，热毒痈肿，一切实热，血中伏火，推陈致新，号为“将军”，以其峻快。然热在血分者，有形之邪可用，热在气分者，无形之邪不可用，及胃虚血弱者，亦不宜用。设有不得不用者，气虚同人参，用名黄龙汤；血虚同当归，名玉烛散；佐以桔梗、甘草，可缓其行；加以芒硝、枳实，益助其锐。至于用数之多寡，宜随人之虚实以之。

常山

味苦性寒。有毒。能引吐行水，祛老痰积饮，专治诸疟，然悍暴能损真气，弱者慎用。时珍曰：常山劫痰截疟，须在发散表邪及提出阳分之候用之。疟有经疟、脏疟、风、寒、暑、湿、痰、食、瘴、鬼之别，须分阴阳虚实，不可概论。常山得甘草则吐，得大黄则利，得乌梅、穿山甲则入肝，得小麦、竹叶则入心，得麻黄则入肺，得龙骨、附子则入肾，得草果、槟榔则入脾，盖无痰不作疟，一物之功，亦在驱逐痰水而已。李士材曰：常山发吐，惟①生用、多用为然，与甘草同用，亦必吐。若酒浸炒透，但用钱

① 惟：原作“为”，据《本草通玄·卷上·草部·常山》改。

许，每见奇功，未见其或吐也，世人泥于雷敩老人久病忌服之说，使良药见疑，沉疴难起，抑何愚耶！

半夏

味辛微苦，气温。可升可降，阳中阴也。有毒。体滑性燥，能走能散，能燥能润，入脾胃肝胆，开胃健脾，除湿化痰，发表开郁，下逆气，止呕吐，发音声，利水道，救暴卒，治咳嗽，去痰厥头痛，疗霍乱转筋，为胃冷呕哕方药之最要也。俗以半夏为燥，不知利水去湿而使土燥，非性燥也，故脾湿痰症最宜，阴虚痰病切忌，若消渴烦热，亦宜忌之。

南星

味苦辛，气温。可升可降，阳中阴也。性烈有毒，姜汁制用。善行脾肺，坠中风实痰，利胸膈，下气攻坚积，治惊痫，散血堕胎，水磨箍蛇虫咬毒，醋调散肿，破伤风、金疮折伤、瘀血，宜捣敷之。功同半夏，酌用可也。

按：南星气温而泄，性紧有毒，故能攻坚去湿①。半夏辛而能守，南星辛而不守，其性烈②于半夏也。南星主风痰，半夏主湿痰，功虽同而用有别也。

胆星

腊月取黄牛胆汁，和南星末，纳入胆中风干。胆制者，则燥烈之性俱缓，须七制、九制方佳，降痰因火动如神，治小儿急惊必用，总之实痰实火壅闭上焦，而气喘烦躁，焦渴胀满者，所当必用。盖胆有助肝胆之功，味苦性凉，故能善解风痰热滞。

射干

味苦性寒。有毒。阴也，降也。能泻实火，火降则血散肿消，而痰结自解，故能消心脾老血，行太阴、厥阴之积痰，治喉痹咽

---

① 湿：原作“实”，据《删补颐生微论·药性论第二十一·草部·南星》改。

② 烈：原脱，据《删补颐生微论·药性论第二十一·草部·南星》补。

痛为要药。消结核瘕疝、便毒疟母，用之取其降厥阴相火也。通经闭，利大肠，镇肝明目，若用醋磨涂，消肿毒。

大戟

味苦，大寒。有毒。反甘草。性峻利，善逐水邪痰涎，泻湿热胀满，消急痛，破癥结，下恶血，攻积聚，通二便，杀蛊毒药毒①，疗天行瘟疟黄病，及颈腋②痈肿。然大能泻肺损真气，非有大实坚者，不宜轻用。若中其毒，惟菖蒲可以解之。

甘遂

味苦性寒。有毒。反甘草。专于行水，能直达水结之处，治水结胸中，痰饮痞满，破癥结积聚，退面目浮肿，并肚腹阴囊肿胀，通二便，泻膀胱湿热，宜面裹煨熟用。此物性极悍烈，大损真阴，切勿妄投。

芫花

味苦微温。有毒。专逐五脏之水，去水饮寒痰痰癖，胁下痛，咳逆上气，心腹肢体胀满，瘴疟湿毒，寒毒蛊毒，肉毒虫鱼毒，除疝瘕痈肿，逐恶血，消咽肿，宜醋制用。其根疗疮疥，亦可毒鱼。若捣汁浸丝线，亦能系落痔疮。惟其多毒，不可轻用。

玉簪

味甘辛，性寒。用根捣汁服，解一切毒，下一切骨鲠，涂消痈疮。妇人乳痈初起，取根，擂酒服之，以渣敷肿处即消。然性能损齿，服时通口服，不可着牙。

凤仙花即指甲花

味微苦，性微温。有小毒。子名急性子。治产难下胎，消积

---

① 毒：原脱，据《景岳全书·本草正（上）·毒草部·大戟》补。

② 腋：原作“液”，据《景岳全书·本草正（上）·毒草部·大戟》改。

块，开噎膈，下骨鲠①，亦善透窍，通骨软坚，庖人烹肉硬者，投数粒即易软烂，是其验也。其性能损齿，与玉簪同，若服不可着齿。若欲取牙，用子研末，砒少许，点疼牙根，即可取之。其子不生虫蠹，其花蜂蝶不近。

蓖麻子

味辛甘，性温。有毒。善收，亦善走，能开通诸窍、经络。治偏风不遂，㖞斜（捣饼，左斜贴右，右贴左，即正）口噤，鼻塞耳聋（捣烂绵裹，塞耳塞鼻），喉痹舌肿（捣烂纸卷，烧烟熏之），能除有形滞物，治铁刺入肉（捣敷伤处，频看，刺出即去药，恐努出好肉），胞胎不下（蓖麻二粒，巴豆一粒，麝香一分，捣贴脐中并足心）。

李时珍曰：蓖麻油能拔病气出外，故诸膏多用之。一人病偏风，手足不举，用此油同羊脂、麝香、穿山甲，日摩数次，兼服搜风养血之药而愈。一人病手臂一块肿痛，用此膏贴之，一夜而愈。一人病气郁偏头痛，用此②同乳香、食盐捣贴太阳，痛止。一产妇子肠不收，捣仁贴其丹田，一夜而上。此药外用，屡奏奇功，但内服不可轻率。若服过蓖麻者，一生不得食炒豆，犯之必胀死。捣蓖麻须忌铁器。

续随子一名千金子

味辛性温。有毒。能逐瘀血，消痰食饮积，癥瘕痃癖，除蛊毒鬼疰，水气冷气，心腹胀满疼痛，腹内诸疾，利大小肠，祛恶滞，及妇人血结血闭瘀血等症。研碎酒服，不过三粒，当下恶物，甚者十粒。若泻多，以酸浆水或薄醋粥食之即止。亦研涂疥癣恶疮，此物之功，长于逐水杀虫，是亦甘遂、大戟之流也。

---

① 鲠：原作“硬”，据《景岳全书·本草正（上）·毒草部·凤仙花》改。

② 此：原作“光”，据《景岳全书·本草正（上）·毒草部·蓖麻子》改。

木鳖子

味苦微辛甘，气雄劣。有大毒。为散血热、除痈毒之要药。但宜外用，不可内服。昔刘氏二子，恣食成痞，人传一方，以木鳖子煮肉，食之当愈，二子食之，相继而亡，其毒可知。夫若以醋磨汁，用敷痔漏肿痛、乳痈恶毒及喉痹肿痛。用此醋漱于喉间，引涎吐出，以解热毒，切忌咽下。若为末，同朱砂①、艾叶捣匀卷筒②，熏疥杀虫最③效。或用熬麻油搽癣，亦妙。

有一种番木鳖，形差小，色白，大苦大寒，功用与木鳖同，而寒烈之性更甚。

石斛

味微甘而淡。石生之草，其力④微薄，昔人谓其滋补脾肾。景岳云：此物性味最薄，焉能滋补？但有两种，惟形如金钗股者，颇有苦味，用除脾胃之火，去嘈杂善饥，及营中蕴热。其性轻清和缓，有从容分解之妙，故能抑火，养阴除烦，清肺下气，亦止消渴热汗。当从此说为是。

菖蒲

味辛微苦，性温，芳香而散。补肝益心，开心孔，利九窍，明耳目，发音声，去湿逐风，除痰消积，开胃宽中，疗噤口毒痢。汤士瀛云：噤口虽属脾虚，亦热闭胸膈所致，用木香失之温，用山药失之闭，惟参苓白术散加菖蒲米饮下，胸次一开，自然思食。又治心腹冷痛，风痹惊痫，解毒杀虫，中恶卒死，若治耳聍，取

---

① 砂：此下原衍“木”字，据《景岳全书·本草正（上）·毒草部·木鳖子》删。

② 筒：原作“同”，据《景岳全书·本草正（上）·毒草部·木鳖子》改。

③ 最：原作“是”，据《景岳全书·本草正（上）·毒草部·木鳖子》改。

④ 力：原作“方”，据《景岳全书·本草正（下）·水石草部·石斛》改。

鲜菖蒲捣汁，灌耳荡①洗。

蒲黄

味微甘，性微寒。厥阴血分药也。须分生熟用之，若欲行血破瘀之类，宜生用；欲止血止崩之类，宜炒黑用。盖生用性滑，行血消瘀，通经脉，利小便，及血癥儿枕，祛心腹膀胱寒热，同五灵脂治心腹血气痛，名失笑散，疗扑打损伤，疮疖诸肿。若炒黑性涩，治吐血衄血，痢血尿血，妇人崩血，又能治舌肿。一妇舌肿，以生蒲黄频掺即愈。宋王舌肿，御医用生蒲黄、干姜末等分，搽之愈。时珍曰：蒲黄凉血活血，得干姜是阴阳相济也。

泽泻

味甘淡，微咸，气微寒。气味颇厚，沉而降，阴也，阴中微阳。入足太阳、少阳。利小便，泻肾经之火邪，功专利湿行水。治消渴痰饮，呕吐泻痢，肿胀水痞，脚气疝痛，淋漓阴汗，尿血泄精，湿热之病。湿热既除，则清气上行，又能养五脏，益气力，起阴气，补虚损，止头旋，有聪耳明目之功，多服昏目。若入脾胃利水药中，宜生用；入滋阴利水药中，宜淡盐水拌炒用；入八味温补药中，宜盐酒拌炒用。忌铁器。

海藻

味微苦咸，性微寒。阴也，降也。咸润下而软坚，寒行水以泄热，降气除痰，故消瘰疬瘿瘤，及痈肿癥瘕，利便逐水，治湿热气急，腹中上下雷鸣，除疝气下坠疼痛，消奔豚水气浮肿，能使湿热邪气自小便而出也。

海带

功同海藻。

昆布

功同海藻。

---

① 荡：洗涤。

骨碎补

味微苦，性温。禀石气而生，好生阴处，凡采得，忌铁，用铜刀刮去黄赤毛净，切片，蜜拌蒸，晒干用。此乃肝、肾二经药也。治耳鸣久泻，疗足痿牙痛，能活血止血，补折伤内疼。昔一人久泻垂危，诸药不效，用此药末夹猪腰内，火煨，空心食之即愈。盖肾主二阴而司禁固，久泻乃属肾虚，不可专责脾胃也。

竹沥

味甘，性寒而滑。阴也，降也。消风降火，润燥行痰，养血益阴，利窍明目。治中风口噤，癫狂烦闷，热痰壅遏。丹溪曰：痰在经络四肢、皮里膜外者，非此不能达行。盖沥之出于竹，犹人身之血也，大能补阴清火，性滑流利，走窍逐痰，阴虚火旺者宜之，若胃虚肠滑，寒湿之痰，食积生痰皆不宜也。

淡竹叶

味甘微凉。开胃土之郁，清肺金之燥，凉血清热。治上焦烦热，湿气寒热，膈噎呕哕，吐血衄血，肺痿唾血，小儿风热，癫痫痰气，妇人胎前恶阻呕吐。取嫩竹刮去青色，用向里黄皮。

天竺黄

味甘性凉。降也，阴中有阳。凉心经，去风热，利窍豁痰，镇肝明目，功同竹沥而性和缓，无寒滑之患。治大人中风不语，小儿客忤惊痫，尤为要药。出南海，大竹之津气结成，其黄在竹内，片片如竹节者真。

官桂

味辛甘，性热，阳也。其虚如木，虽厚而理精，内少脂肉，味淡而薄，能入血分。治腹中冷气，寒湿泄泻，四肢有寒，胁风胁痛，内有伏寒，但宜温散者，俱可用之。

肉桂

辛甘大热，气厚纯阳。入肝肾血分，补命门真火之不足，益阳消阴。治痼冷沉寒，能宣导百药，去营卫风寒，表虚自汗，腹中冷痛，咳逆气结。木得桂而枯，又能抑肝风而扶脾土，及脾虚恶食，湿盛泄泻等症，亦能引火归原，但宜温补者，俱可用之。刮去粗皮用，若去尽皮而用，即为桂心。

桂枝

辛甘而温，气薄而升，浮也。入太阴肺、太阳膀胱。温经通脉，发汗解肌，治伤风头痛，中风自汗。调和营卫，使邪从汗出而汗自止，非若麻黄能开腠理，发出其汗也。

按：官桂味薄，宜用以温散内寒。肉桂味厚，宜用以温补真火。桂枝性轻，宜用以表散外邪。

丁香

味辛热，性纯阳。治一切气逆翻胃，霍乱呕哕，心腹冷疼，暖腰膝，壮阳事，解酒毒，疗呃逆，去口臭，坚齿牙，消痃癖崩豚，并治小儿吐泻，痘疮胃虚，灰白不发。有雌雄二种，雌为鸡舌香，即母丁香，力大。若用雄，去丁盖，忌见火。

白檀香

味辛而温。入肺肾胃经。调气开胃，进食止疼，镇心辟邪，中恶鬼气，心痛霍乱，胃气腹痛，恶毒肿疼，醋磨敷愈。然诸香耗气，不宜妄服。如痈疽溃后，诸疮脓多，及阴虚火盛者，俱不宜服。

沉香

味辛，气微温。阳也，有升有降。能下气而坠痰涎，兼理脾调中，抑阴助阳，吐泻亦疗，霍乱中恶，五脏能调，鬼疰堪辟，翻胃可医，破痃癖，散郁结，消胀满，止腹疼。凡冷气逆气，祛之如神。色黑，沉水者良。入汤剂宜磨汁用，忌见火。

乌药

气味辛温。上入脾肺，下通肾经。能疏胸腹邪逆之气，一切病之属气者，皆可治之。气顺则风散，故用以治中气中风及膀胱气，小便频数，反胃吐食，宿食不消，泻痢霍乱，女人血凝气滞，小儿虫积腹痛。猫犬有病，磨水灌效。若气虚内热者，忌之。

红枸杞

味甘平，气温。味重而纯，阴中之阳。润肺清肝，滋肾益气，生精助阳，补虚劳，强筋骨，去风明目，利大小肠，治嗌干消渴，如谚云：离家千里，勿食枸杞。不过言其助阳耳，岂果然哉？此乃平补之药，所谓“精不足者，补之以味”也。

地骨皮

即枸杞根也。味苦寒。专退有汗骨蒸劳热，凡不因风寒而热在阴分精髓者，此药最宜。昔李时珍常用青蒿佐地骨皮以退劳热，屡有殊功。又能止吐血衄血，解消渴，疗肺肾胞中阴虚伏火，煎汤漱口止齿血。

厚朴

味苦辛，气温。气味俱厚，阳中之阴。入足太阴、手足阳明经。辛能散结，苦能泄热，温能散寒，治中风寒热，霍乱转筋，温中平胃，消痰化食，去水破血，胃疼腹痛，呕逆吐酸，寒湿泻痢。同解利药用则治伤寒，同泄利药用则厚肠胃。总之逐实邪，消膨胀，散结聚，治胸腹疼痛之要药也。孕妇少用，以其苦温辛热，恐损胎元耳。惟客寒犯胃，湿气侵脾者，宜之。肉厚，紫润者良。去粗皮，姜汁炒用。

枣仁

味微甘，气平。无毒。专补肝胆。熟则芳香入脾，故能醒脾助阴气，坚筋骨，除烦止渴，敛汗宁心，多眠者生用，不眠者炒用。第思枣仁虽能宁心，更切益肝，故肝旺烦躁不宁者，及心阴不足，惊悸恍惚者，必同滋阴和肝、养心之血药相佐而用，其功乃见，否则心气无阴以敛，肝气得补而强，益增烦躁矣。

杜仲

味甘辛淡，气温平。无毒。阳中有阴。功专肝肾，甘补辛润，入肝经气分，润肝燥，补肝虚，子令母实，故兼补肾，肝充则筋健，肾旺则骨强，能使筋骨相着，治腰膝酸痛，阴下湿痒，小便余沥，胎漏胎堕，能托胎元。若牛膝主下部血分，杜仲主下部气分。厚润者良。若专用补肾，淡盐酒拌炒。若同调补筋骨药用，则生用，或酒炒。若同祛湿除痹药，以姜酒拌炒。同滋补药，则益筋骨之气血。同祛风药，则去筋骨之风湿，总所主不离筋骨也。

山茱萸

味酸涩，气平微温。阴中之阳。能补肾温肝，固精秘气，强阴助阳，安五脏，通九窍，《圣济》曰：如何涩剂以通九窍？《经疏》云：精气充则九窍通。又能暖腰膝，缩小便，壮阴气，止带浊。涩可去脱，遗滑之要药也。宜去核，酒浸洗用。畏酸者，蜜酒拌蒸，晒干用。

苏木

味微甘微辛，性平。乃三阴经血分药也。与红花同，少用和血，多用破血。治妇人产后血胀闷欲死者，以五两捣烂，水煎浓汁，服之即瘥。又疗跌扑瘀血，痈肿死血，排脓止痛，同防风散表里风气，为末调酒，能疗破伤风病。忌铁器。

川椒一名花椒

味辛性热。有小毒。其味辛而麻，其气温以热，禀南方之阳，受西方之阴，故能入肺散寒，入脾除湿，治风寒湿痹，水肿泻痢，入右肾补火，治阳衰溲频，足弱久痢，杀蛔虫鬼疰，蛊毒阴毒，实腠理，和血脉，调关节，耐寒暑。若肺胃多热者，忌服。用宜去核及闭口者，微炒出汗，研末取红用。

胡椒

味辛，性大热。纯阳，善走气分。下气温中去痰，除脏腑中虚冷，宿食不消，霍乱气逆，心腹卒痛，冷气上冲，调五脏，治冷痢，杀一切鱼肉鳖蕈毒，去胃寒吐水，大肠寒滑，暖肠胃，除寒湿、反胃虚胀、冷积阴毒。若治风虫牙痛，同荜茇为末，溶黄蜡为细丸，塞牙孔中即愈。若内多热病，或咽喉、口齿、眼目病者，悉宜忌之。盖此物辛热，善能助火，不可不知。

金樱子

味涩性平，入脾、肺、肾三经。固精秘气，治梦泄遗精，及崩淋带漏，止吐衄，生津液，收虚汗，敛虚火，补五脏，养气血，止虚脱泻痢，疗小水不禁，此固精之佳品也。取半黄者，去刺核，捣烂用，或用熬膏亦良。

五月午日采取金樱子叶、桑叶、苎麻叶三味等分，阴干研末，瓷器收贮。凡遇刀伤，用此敷之，即时血止口合，军中称为一捻金。

槐蕊

味苦性寒，纯阴之药。为凉血要品，能除一切热，散一切毒，其花味以苦独胜，故除手足阳明、足厥阴诸热尤效。炒黄，凉大肠去热，理肠风泻血，及皮肤风热，止痔漏来红，妇人红崩，及吐血衄血，杀腹脏蛔虫，阴疮湿痒，解杨梅恶疮，下疳伏毒，俱各神效。又治舌上无故出血如线者，名舌衄，炒研末，掺之即愈。

卷十六

本草下卷

枳壳

气味苦辛，可升可降，阴中阳也，即枳实之迟收而大者。较之枳实，其气略散，性亦稍缓。枳实小而重，多主下行削坚；枳壳大而轻，多主上行利气，止呕逆反胃霍乱咳嗽，消痰消食，破心腹结气，惟利肺气之有余，宽大肠之壅滞。陈者良，麸炒用。

枳实

与枳壳一物也。大者为枳壳，小者为枳实。小则性速，如少年猛悍，一往直前，主下行血，凡心腹胀满，宿食坚积，稠痰积瘀，有破滞削坚之功，倒壁冲墙之捷。同白术可治虚痞之患，佐大黄立解便秘之危，但勿轻用以伤元气。

按：枳壳，枳实，上世未常分别，自东垣分枳壳治上，枳实治下；海藏分枳壳主气，枳实主血。然究其功用，皆利气也，气利则痰消积化，似亦不必分矣。惟枳实性急、枳壳性缓，乃确论也。

柏子仁

味甘平而润，其气清香。能透心肾而悦脾，养心气，润肾燥，助脾滋肝，益智宁神，聪明耳目，益血止汗，除风湿，愈惊痫，定怔忡，泽肤皮，辟鬼邪。微炒，捶去油用。

蔓荆子

味苦辛微温，气清味薄，浮而升阳也，入足太阳、阳明、厥阴经。治筋骨间寒热，疗湿痹拘挛，理本经头痛、头沉、昏闷，利关节，止脑鸣，通九窍，搜肝风，明目止泪，齿痛可坚。若胃虚及血虚头痛者，不宜用。打碎用，或酒炒用。

五加皮

味辛温无毒，入足少阴、厥阴经。逐皮筋瘀血，去脚膝风，疗痹、五缓、痿躄、腰脊疼痛、疝气腹疼，坚筋骨，强志意，小儿骨软行迟、女人阴痒、男子阳痿、小便遗沥可止，阴蚀能除，轻身延年，长生不老。凡诸浸酒药，惟五加皮与酒相合大能益人，故昔人云：宁得一把五加，不用金银满车。

川楝子一名金铃子

味苦性寒，有小毒，阴也。能入肝舒筋，能导小腹、膀胱之热，因引心包相火下行，通利小便，为疝气要药，亦治伤寒热狂腹痛，杀三虫，疗疡疥，若用根杀蛔虫更妙，用醋磨涂疥疮亦良。酒蒸，去皮核，取肉用。

女贞子

味苦性凉，阴也，降也。能养阴气，平阴火，解烦热骨蒸，止虚汗消渴，清肝明目。此药味苦入肾，故能遂其欲坚之性，补滋肾水。若阴分虚寒者，禁用。

桑白皮

味甘微辛微苦，气寒，可升可降，阳中阴也。入手太阴经，泻肺火，利二便，散瘀血，下气行水，止嗽清痰，治肺热喘满，唾血，热渴，水胀，胪胀。大抵泻有余此其长，补不足此其短，所以有“性不纯良不宜多服”之戒。若肺气虚而小便多，即风寒作嗽者，悉宜慎用。为线可缝金疮，忌铁。

桑椹

乃桑之精华所结，味甘气凉。为益血除热、养阴之药，水亏而虚火盛者，收采晒干，酌加滋补之药，蜜和为丸，服之利关窍，安神魂，聪耳明目，生津止渴，久服不饥变白，不老。

桑叶

乃手足阳明之药，煎汁代茗，能止消渴。震亨曰：取经霜桑叶，研末，米饮调服，止盗汗，神效。又可治劳热咳嗽。取经霜者，煎汤洗眼，去风泪，绝昏暗。和盐少许，捣敷蛇虫咬毒。捣烂蒸熟，罨①扑损瘀凝。

桑寄生

味甘性凉。女子血热崩中胎漏，能固血安胎，去风热湿痹，疗腰膝疼痛，助筋骨，益血脉，长须眉，坚发齿，乃风湿挛疼之要药也。

黄柏

味苦性寒微辛，气味俱厚，阴中之阳，降也，入足少阴经，为足太阳引经药。泻膀胱相火，滋肾水不足，坚肾润燥，除湿清热，疗下焦伏火，骨蒸劳热，诸痿瘫痪，目热赤痛，消渴便闭，肠风热痢，女人红崩，口疮喉痹，诸疮赤痛，一切伏火内热，悉宜用之。此药得知母滋阴降火，得苍术除湿清热，为治痿要药。得细辛泻膀胱火，治口舌生疮。昔人谓其补肾者，非真能补也，盖以肾属水，水虚则热，此药能去肾中邪热，邪热去则阴不受阳，故曰补耳。然必尺脉洪大，按之有力，乃可暂用。须知此药只利于实热，而不利于虚热，故景岳谓：水未枯而火盛者，用以抽薪则可，若水既竭而涸热者，用以补阴则不可，当局者慎勿认为补剂药。川产肉厚色深者佳。生用降实火，蜜炙不伤胃，炒黑能止血。酒制治上焦病，蜜制治中焦病，盐制治下焦病。为末，水调敷火毒，乳调敷冻疮。若疮烂淋漓，用干末掺之。

栀子

味苦气寒，气薄味厚，轻清上行，气浮而味降，阴中有阳，入手太阴、手少阴、足阳明。用泻心肺之邪热，使之屈曲下行，从小便出而三焦之郁火以解，热厥心痛以平，吐衄、血淋、血痢之病以息，治心烦懊□不眠，五黄五淋，亡血津枯，口渴目赤，

---

① 罨：覆盖，掩盖。

紫癜赤癞，疱皶①疮疡，一切有余火热之病皆所宜用。如治实热，同三黄之类，宜生用。如治鼻衄肺热，同生地、丹皮之类，宜炒黑用。如劫胃脘火痛，宜姜汁拌炒用。里热用仁，表热用皮。

郁李仁

味苦辛，阴中有阳，性润而善降下，入足太阴、手阳明、太阳经。下气利水，消一身水气浮肿，破血润燥，疗关格、大便不通，大人小儿实热结燥皆可用之。乃治标救急之剂，若燥结由于津液不足者，又当忌之。取仁去皮尖，水浸一时，研细用。《宋史·钱乙传》云："一妇因恐而病，既愈，目张不得瞑。乙曰：煮郁李酒饮之，使微醉即愈。"所以然者，目系内连肝胆，恐则气结胆横不下，郁李能去结，随酒入胆，结去胆下，则目能瞑矣。此盖肯棨②之妙者也。

诃子

味苦酸涩气温，苦重酸轻，性沉而降，阴也。治冷气腹胀，止呕吐霍乱，定喘止嗽，久痢不已，肠风崩带，消痰下气，并患痢人肛门急痛，产妇阴痛，和蜡烧烟熏之，或煎汤熏洗亦可。有六棱，黑色肉厚者佳。清金行气生用，温胃固肠煨熟用，取肉去核。时珍曰：诃子同乌梅、五倍子用则收敛；同橘皮、厚朴用则下气；同人参用则能补肺治咳嗽。东垣云：嗽药不用者非矣，但咳嗽未久者不可骤用耳。

侧柏叶

味苦涩，气颇辛，性微寒。养阴滋肺，清血凉血，止吐血衄血、痢血尿血、崩中赤白，去湿痹，生肌，治冷风历节疼痛。又捣末水调，可敷汤火损伤。止血炒黑用。

辛夷一名木笔，一名迎春

味辛气温，浮而散，阳也。入手太阴、足阳明经，能助胃中

① 皶（zhā 札）：鼻头的小红疱，俗称酒渣鼻。

② 肯棨：疑作"肯綮"。肯綮，比喻要害或最重要的关键。

清阳上行，通于头脑，温中解肌，通窍利关，治面肿引齿痛，眩冒及鼻渊、鼻鼽[①]、鼻窒、鼻疮，并痘后鼻疮，俱宜为末，入麝香少许，以葱白蘸药，点入数次，甚良。盖此药能除头面肌肉皮毛之风邪，气虚火盛者不宜服。去外皮毛，微炒用。

皂角

气味辛咸性温，有小毒。善逐风痰，利九窍，通关节，治头风，杀诸虫，除心腹结气、疼痛胀满，开中风口噤，疗咽喉痹塞，通大肠秘结，堕胎，破坚癥，消肿毒及风癣疥癞，烧烟熏脱肛肿痛。只可为丸散，不宜入汤药。

皂角刺

治一切疮疡，能引诸药直达溃处成功，其性锐利，为痈疽、妒乳[②]、疔肿、恶疮未溃之神药也，但已溃者不宜服，孕妇亦忌之。又可用米醋熬嫩刺，涂癣甚效。

皂角子　能疏导五脏风热壅滞，通大便结燥，煅存性用。

肥皂荚　辛温，除风湿，去垢[③]腻，洗身盥面宜用。若疗无名肿毒、恶疮，用生肥皂去子、弦及筋，捣烂，入醋再捣匀，敷之立愈。不愈再捣敷，奇验。此方方书未载，若贫人僻地仓卒无药者，用之甚便，故特著之。

巴豆

味辛性热，有大毒。破癥瘕结聚、坚积痰澼、气痞食积，虫毒蛊毒，下胎逐瘀，牙痛喉痹，疮疡诸毒，并生冷硬物所伤，心腹疼痛，水气疝气，冷滞便结。此药性热走气分，荡涤一切有形积滞之物，与大黄同为攻下之药，但大黄性寒走血分，多热者宜

---

① 鼽（qiú 求）：鼻塞不通。

② 妒乳：病名。指产妇乳汁郁积不通而成痈。多因乳窍闭塞，或儿小吸吮，乳汁不出，积蓄乳内，乳性温，瘀滞生热，若热结不散者，则变为乳痈。症见初起乳房胀痛，乳汁不出，积郁成痈后，则必溃脓方愈。

③ 垢：原作“姤”，据文义改。下同。

之。不似此物，必冷积凝滞脏腑，多寒者始宜之。其性刚烈，故称为斩关夺门之将。若以少许着肌肤，须臾发泡，况肠胃柔质乎？不宜轻用，用宜炒熟去油。

密蒙花

味甘微寒，气平，无毒。为厥阴肝经正药。除热养营，去翳膜青盲、眵泪赤涩，消赤脉贯睛、羞明畏日，及小儿疳气攻眼、痘毒及目赤肿多泪，并臻神效。但味薄于气，佐以血药方妙。其制法：蜜酒拌蒸，晒干用。

雷丸

味苦性寒，有小毒。功专杀虫逐蛊毒，消热邪，此乃竹之余气得霹雳而生，故名。大小如栗，竹刀刮去黑皮，甘草水浸一宿，蒸熟，晒干用，或火煨用。

大枫子

气味辛热，有毒。治风癣疥癞，攻毒杀虫，亦疗杨梅诸疮。去壳取仁，白色者可用，若陈久油黄，堪不用。

芜荑

味辛性温，主心腹冷气，癥积疼痛，散肌肤风湿，淫淫如虫行，杀三虫，去寸白及诸恶虫，疗肠风、痔漏、恶疮，和猪脂捣涂热疮，和蜜可治湿癣。

茯苓

味甘淡，气平。气味俱薄，阳中阴也。甘能补中，淡能利窍，为渗湿益脾之药。色白入肺，泻热而下通膀胱，宁心益气，调荣理卫，定魄安魂，治忧恚惊悸，心下结痛，寒热烦满，咳逆呕哕，膈中痰水，水肿泄泻，小便不利。生津止渴，退热安胎。有赤白二种，若用益心脾，白胜；若用利湿热，赤胜。宜削去皮用。如入补脾药中，宜生用，方得淡渗之功。若入补肾药中，宜人乳拌蒸，晒干以减淡渗之势。所以四君子汤用此，佐参、术以渗脾家之湿；六味地黄汤用此，使泽泻以行肾邪之余。

茯苓皮　专能行水，治水肿肤胀，以皮行皮之义也。

茯神

即茯苓抱根而生者。以其抱心，故能补心，治健忘怔忡，恍惚惊恐。开心益智，安魂养神，但性与茯苓不甚相远。去皮及中木根。

茯神中木根名黄松节，疗诸筋挛缩、偏风㖞斜。

猪苓

味微甘苦，阳中阴也。入足太阳、少阴经，通淋利小便，除湿消肿满，解伤寒、瘟疫大热，治渴，除心中懊侬，疗脚气白浊，泻膀胱，开腠理。又治子淋胎肿。此药若论其利水之功与茯苓同，而入补剂不如茯苓也。又每与泽泻并用，盖猪苓性燥，易损真气，泽泻性润，能生肾气，而入补药又不如泽泻也，所以古人补剂中每入茯苓、泽泻而不如①猪苓者，乃此意也。

琥珀

气味甘平。安五脏，定魂魄，杀精魅邪鬼，消瘀血，通五淋，清心，明目，磨翳，止心痛颠邪，疗蛊毒，破结瘕，治产后血枕痛②，止血生肌，合金疮，清肺，利小肠。震亨曰：古方用为利小便以燥脾土，可有脾能运化，肺气下降，故小便可通。若血少不利者，反致其燥急之苦。

松香

味苦辛温。若治妇人白带，并历节风痛，用数两，以酒煮干为末，酒糊丸，梧子大，服之可愈。若熬膏，生肌止痛排脓，贴诸疮脓血瘘烂。又治金疮出血，加铜末掺之。小儿秃疮，以猪油熬汁搽之。虫牙疼痛，为末塞之，或滚水泡化含漱之。刺入肉中，为末，掺上，以帛裹之，俱各神效。

---

① 如：据文义，当作“入”。

② 血枕痛：病证名，即儿枕痛。指产后血瘀所致之腹痛病。多因产后寒邪侵袭胞脉，血为寒凝，或肝气郁结，气机不宣，瘀血内停所致。症见产后小腹硬痛拒按，恶露不下，或量少涩滞不畅，色暗有块。

松节

味苦性温。质坚气劲，故功专肢节，能舒筋止肢节之痛，去湿搜骨内[1]之风，燥血中之湿，除脚痹软疼、历节诸风，渍[2]酒可服。

乳香

味苦辛性香窜。入心，辟邪恶，通十二经，能去风伸筋，凡人筋不伸者，敷药内加此，可伸筋，善能活血调气，托里护心，生肌止痛，治心腹诸痛，痈疽疮肿，产难折伤，亦治癫狂。时珍曰：乳香活血，没药散血，皆能止痛消肿生肌，故二药每每相兼而用。瓦片微炒，研细。

没药

味苦气平。破血散血，消肿止痛，一切金疮、杖疮、恶疮、痔瘘、损伤、瘀血肿痛，及产后心腹血气刺痛，凡金刃所伤、打损扑跌、坠马、筋骨疼痛、心腹血瘀者并宜。研烂，热酒调服，推陈致新。然没药既破血而亦能止痛生肌者，令血无凝泣之故也。若产后恶露去多，及痈疽已溃，并孕妇，俱不宜服。制治同乳香。

阿魏

气味辛平，性温。其气臭烈，能杀诸虫，去臭气，破癥积，下恶气，除邪鬼、蛊毒，治风邪、鬼疰、心腹中冷、传尸、冷气，辟瘟治疟，主霍乱心腹痛、肾气瘟瘴，御一切蕈菜毒，解自死牛、羊、马肉诸毒，消肉积。王璆《百一选方》云：有人病疟，半年不愈，用真阿魏、好丹砂各一两研匀，米糊和丸皂子大，每空心人参汤化服一丸即愈。用宜研细，酒拌，碗盛，饭上蒸用。忌铜铁。胃虚气弱人不宜用。

---

① 内：原作“肉”，据《冯氏锦囊秘录·杂证痘疹药性主治合参·卷四·木部·松脂》改。

② 渍：原作“溃”，据《冯氏锦囊秘录·杂证痘疹药性主治合参·卷四·木部·松脂》改。

樟脑

气味辛热。通关窍，利滞气，辟中恶邪气，治疥癣，杀虫除蠹，着鞋中去脚气，烧烟熏衣筐席簟①，除蚤虱、壁虱。又新生小猫极多跳蚤，用此拌面研匀，掺擦之则尽落无遗，亦奇方也。

龙脑即冰片

气味辛温，香窜善走。先入肺经，传于心脾，透骨通窍，散郁火，解气滞，辟恶邪，调乳点目热赤痛，研末吹喉痹肿塞。舌胀出口外者，多掺自收。鼻中息肉垂下者，点之可入。牙齿热痛，和朱砂末揩之立止。痔疮肿痛，调葱白汁搽之即愈。盖辛香主散，故能引火热之气自外而出也，若以热酒服，则能杀人。

血竭

气味甘咸，专走血分，手足厥阴药也。治心腹卒痛，金疮血出，破积血，止痛生肌。去五脏邪气，伤折打损，一切疼痛，血气搅刺，内伤血聚，并宜酒服。敷一切恶疮疥癣，久不合口。但性急能引脓，不宜多用。并疗妇人血气滞痛亦宜，为末，热酒调服。

芦荟

味大苦，性大寒，气味俱厚，乃厥阴经药也。其功专于杀虫清热，治小儿急惊、癫痫，五疳热毒，及疮瘘痔疽，单用杀疳蛔，吹鼻杀脑疳，除鼻痒，研末敷牙甚妙。佐甘草，敷湿癣，极灵。若小儿脾胃虚寒作泻者，勿服。

干漆

辛温毒烈。功专行血杀虫，削年深坚结之积滞，破日久凝聚之瘀血，用须炒，煅至灰尽入药，不尔损伤肠胃，虚弱人勿轻用之。若外著漆毒而生漆疮者，惟杉木汤、紫苏汤、蟹汤浴之可解，或用香油调铁锈涂之亦良。

---

① 簟（diàn 店）：供坐卧铺垫用的苇席或竹席。

杉木即沙木。

苏合油

味甘辛，性温香窜。通诸窍脏腑，故能辟邪恶不正之气，杀鬼魅蛊毒虫毒，疗癫痫温疟，止逆气疼痛，亦通神明，能除梦魇。

麦芽

味甘微咸，气温。善于化食和中，破冷气，消一切米面诸果食积，去心腹胀满，止霍乱，除痰饮，不食者可暂用此以开胃，不宜久服，恐消肾气，亦能落胎。单服二两，能消乳初肿痛如神，其耗血散气如此，而脾胃虚弱者宜慎用之。

神曲

味甘，气平。炒黄入药，善助土脏，健脾暖胃，消食下气，化滞调中，逐痰积，破癥瘕，运化水谷，除霍乱胀满呕吐，其气腐，故能除湿热，其性涩，故又止泻痢。若妇人产后欲回乳者，炒研，酒服二钱，日二服即止。《医余》云：有伤粽子成积，用神曲末加木香，淡盐汤下，数日，口中闻酒香，积遂散。

孩儿茶

味苦微涩。清上膈①热，化痰生津，治口疮喉痹消渴，止血定痛生肌，并疗湿烂诸疮。

白扁豆

甘温气香，色白微黄，脾之谷也。调脾暖胃，治呕吐霍乱，消暑除湿，止渴止泻，专治中宫之病，亦解河豚酒毒。拣粗圆色白者入药，连皮炒熟，捣烂用则健脾止泻，浸去皮，捣烂生用则清暑养胃。

薏苡仁

味甘淡气微凉。益胃土、除风湿、理脚气、疗筋急拘挛之药

---

① 膈：原作“隔”，据文义改。

也。时珍曰：薏苡仁属土，阳明药也故，能健脾益胃，虚则补其母，肺痿肺痈用之。筋骨之病，以治阳明为本，故拘挛筋急风痹者用之。土能胜水除湿，故泻痢水肿用之。

按：古方小续命汤注云：中风筋急拘挛，语迟脉弦者，加薏苡仁，亦扶脾抑肝之义也。但其功力甚缓，用力加倍，凡使一两，以糯米一两同炒熟，去糯米。亦有淡盐汤炒者。

绿豆

甘寒，清热解毒，凡一切草木金石牛马并砒霜诸毒皆治之。其凉在皮，宜连皮生研，绞汁服之。煮服解烦热，止消渴，除胃火，解酒毒，安精神，益阴气。其粉用以扑痘疮溃烂甚佳，或用囊作枕，夏日用之亦良。

粟壳

味微酸寒，性涩。敛肺涩肠，久痢滑泻必用，须加甘补同煎。久虚咳嗽，劫药欲用，须辨虚实。脱肛遗精，俱所当用。湿热下痢，乃非所宜。凡用，去蒂及筋膜，或醋炒，或蜜炒用。

麻仁即麻黄也，亦名大麻

味甘平，性最滑利。甘能补中，入手足阳明、足太阴经，主胃热便难，滑利下行，破积血复益血脉，利小便复润大肠，益血补阴，缓脾润燥，故仲景脾约①丸用之，凡多风热燥涩者宜之。然多食损血脉，滑精气，痿阳事，妇人多食发带疾，以其滑利，走而不守也。许学士云：产后汗多则大便秘，难于用药，惟麻子粥最稳。不惟产后可服，凡老人诸虚风秘皆妙用。大麻子仁、紫苏子各二合，洗净研细，再以水研，滤取汁一盏，分二次煮粥啜之。又夏子益《奇疾方》：截肠怪病，大②肠头出寸余，痛③苦，干则自落，又出，名为截肠病。若肠尽则不治，但初觉截时，用器盛

① 脾约：原作“约脾”，据医理乙转。
② 大：原作“十”，据《本草纲目·谷部第二十二卷·大麻》改。
③ 痛：原脱，据《本草纲目·谷部第二十二卷·大麻》补。

脂麻油，坐浸之，饮大麻子汁数升即愈。

芡实

味甘气平，无毒，入足太阴少阴。能固肾益精，补脾去湿，治泄泻带浊，小便不禁，梦遗滑精，腰膝痹痛。久服则精气足，脾胃强，耳目聪明，轻身耐老，但其性缓，难收奇效。

杏仁

味苦辛气温，有毒。味厚于气，降中有升，散肺经之风寒，下喘嗽之气逆，消痰润肺，通大肠气秘，治时行①头痛，能杀疮疥之虫，可消狗肉之积。佐半夏、生姜，散风邪咳嗽。佐麻黄，发汗逐伤寒表邪。同门冬、乳、酥煎膏，润肺治咳嗽极妙。同轻粉研匀油调，敷广疮②肿毒最佳。有以杏仁、瓜蒌并用者，不知杏仁从腠理中发散以去痰，瓜蒌从肠胃中滑利以除痰。有言杏仁、桃仁俱通大便者，不知杏仁治气秘，桃仁治血秘。双仁者，有毒，勿用。若消痰润肺，宜去皮尖捣烂。若发散，宜连皮尖捣烂用。

桃仁

味苦辛微甘，阴中之阳，入手足厥阴经。治血结血秘血燥，通润大便，破蓄血，杀三虫，并产后瘀血、跌扑积血。虽云苦以去滞，甘以生新，然苦重于甘，究竟泻多补少，走血分而性滑润，故佐以麻仁、当归治燥结如神。若用之不当及过用多用，大能损伤真阴，不可不慎。宜去皮尖捣烂用。

木瓜

酸涩而温，入脾肺血分。敛肺和胃，理脾伐肝，气脱能收，气滞能和，调荣卫，利筋骨，去湿痹脚气，治霍乱转筋足无力。多食损齿，忌犯铁器。时珍曰：木瓜所主霍乱吐利转筋脚气，皆脾胃病，非肝病也。肝虽主筋，而转筋则由湿热寒邪袭伤脾胃所

---

① 时行：原作“行时”，据医理乙转。

② 广疮：指梅毒，因最初由广东沿海一带传入国内，故名。

致，故转筋必起于足腓[①]，腓及宗筋皆属阳明。木瓜治转筋非益筋也，理脾而伐肝也。土病则金衰而木盛，故用酸温，以脾肺之耗散而藉其走筋以平肝邪，乃土中泻木以助金也。

陈皮

味苦辛，性温。为脾肺气分之药，调中快膈，导滞消痰。留白则补胃和中，去白则消痰利滞。能治百病者，取其理气燥湿之功也。同补药则补，同泻药则泻，同升药则升，同降药则降。如君白术则益脾，佐甘草则补肺，同竹茹治呃逆因热，同干姜治呃逆因寒，同杏仁治大肠气闷，同桃仁治大肠血闷，同枳壳利其气而痰自下，盖随所配而然也。昔莫强中令丰城时，得疾，凡食已，辄胸满不下，百方不效。偶家人合橘红汤，因取尝之，似相宜，连日饮之。一日，忽觉胸中有物坠下，大惊目瞪，自汗如雨，须臾腹痛，下数块如铁弹子，臭不可闻，自此胸次廓然[②]，其疾顿愈，盖脾之冷积也。其方名一贤散，分两太重。后丹溪变之为润下丸，较原方分两益妥，用治痰气停滞胸膈并效。陈橘皮去穰半斤，入砂锅内，下盐五钱，化水淹过，煮干。粉甘草二两，刮去粗皮，蜜炙，共为细末。蒸饼和丸桐子大，每服百丸，白汤下。

青皮

味苦辛微酸，味厚，沉也，阴中之阳。色青气烈，入肝胆气分，疏肝泻肺。柴胡疏上焦肝气，青皮理下焦肝气。破滞削坚，除痰消痞，治肝气郁积，胁痛多怒，久疟结癖，疝气乳肿。陈皮升浮入脾肺治高，青皮沉降入肝胆治低。宜醋炒用者，肝欲散，急食辛以散，以酸泄之也。虚羸者忌用。

槟榔

味辛涩微苦甘，气微温。味厚气薄，降中有升，阴中阳也。

---

① 腓（féi 肥）：小腿肚。

② 廓然：空旷貌。

逐水谷，除痰癖，解酒毒，疗腹疼，杀三虫，破积聚癖瘴疟坠诸气。治厚重，宣壅滞，散脚气，功专下行，泄胸中至高之气，如铁石，能破有形之物，若气虚下陷者忌之。如鸡心尖，破之作锦纹者良。程星海曰：阴毛内生风，世鲜良方，以槟榔煎水洗之即除。

乌梅

味酸涩，性温平。收敛肺气，生津解渴，止嗽除烦，涩肠止泻。伤寒温疟烦热，休息久痢便血，疗霍乱，解酒毒，牙关紧闭，擦之可开，蛔虫搅痛，服之即息。取肉烧存性，研末敷金疮恶疮，去腐肉胬①肉死肌，一夜立尽，亦奇方也。《医说》载曾鲁公血痢百余日，国医不能疗。陈应之用乌梅研烂，合盐、腊茶入醋服之，一啜而安。梁庄肃公亦痢血，应之用乌梅、胡黄连、灶心土等分为末，茶调服亦效。

山楂

味甘微酸，气平。入足阳明、太阴经，化饮食，消肉积，癥瘕痰饮，痞满吞酸，滞血痛胀，健脾胃，行结气，驱②妇人产③后儿枕痛，恶露不尽，煎汁入砂糖，服之立效。煮汁洗膝疮亦妙。

按：《相感志》言：老鸡硬肉，入山楂数粒即易烂，则其消肉积之功盖可推矣。

甜瓜蒂一名苦丁香

味苦性寒，阴中有阳。有毒。为阳明吐药，能吐风热痰涎、上膈宿食，治风眩头痛，懊侬不眠，癫痫喉痹，头目湿气，水肿黄疸，湿热诸病，及食诸莫④，病在胸腹中，皆吐下之。盖此药性

---

① 胬：原作“努”，据文义改。

② 驱：此下原衍一“秃”字，据《本草纲目·果部第三十卷·山楂》删。

③ 产：原作“圭”，据《本草纲目·果部第三十卷·山楂》改。

④ 莫：疑作“果”。

峻，而不从上出，即从下出也。若治鼻中息肉不闻香臭，同麝香、细辛为末，以绵塞鼻中，日一换之，即渐消。宿张机曰：病中桂枝症，头不痛，项不强，寸脉微浮，胸中痞鞕，气上冲咽喉不得息者，此为胸中有寒也，当吐之。病胸中诸实，郁郁而痛，不能食，欲人按之，而反有浊涎唾，下利日十余行，寸口脉滑弦者，当吐之。病手足逆冷，脉乍结，以客气在胸中，心下满而烦，欲食不能食者，当吐之。缓时一止复来，曰结。结者，痰气结滞也。胃有三脘，宿食在上脘者，痛在胸膈，痛则欲吐，可吐之。若上部无实邪者，不可与。诸亡血虚家，皆不可与。古瓜蒂散峻急，不如景岳萝卜子汤，极稳，方见“伤寒门”。

大腹皮

味微辛，性微温。主冷热邪气，下一切逆气、滞气攻冲心腹大肠，消痰气、吞酸、痞满，止霍乱，逐水气、浮肿、脚气、瘴疟及妇人胎气恶阻胀闷，但此树鸩鸟多栖其上，有毒，宜酒洗净用。

吴茱萸

味辛苦性热，气味俱厚。有小毒。温中下气，除湿解郁，去痰杀虫，开腠理，逐风寒，治厥阴头痛，阴毒腹痛，呕逆吞酸，痞满噎膈，食积泻痢，血痹阴疝，痔疾肠风，脚气水肿，利大肠壅气，下产后余血。东垣云：浊阴不降，厥阴上逆，甚而胀满，非茱萸不可治也。至若咽喉口舌生疮，以茱萸为末，醋调，贴两足心，一夜便愈者，引热下行也。段成式①曰：椒气好下，茱气善上。故多食茱萸有昏目、发疮、脱发、咽痛之害，阴虚有火者不宜用。陈久者良，以热水泡去苦烈汁，须连泡洗多次用。治疝气，盐水炒，治血，醋炒。

---

① 段成式：? —863，唐齐州临淄人，字柯古。段文昌子，以荫为校书郎。撰有笔记小说集《酉阳杂俎》。

山药

味微甘淡，性微涩。益肾气，健脾胃，治诸虚百损，五劳七伤。色白甘润，又能益肺润皮毛，化痰涎，止泻痢，疗腰疼。肺为肾母，故又补阴，治虚损劳伤。脾为心子，又能益心，治健忘遗精。但性平宽缓，不堪专任，只可用以为佐。如脾肺虚者，可用以佐参、术；肾阴亏者，可用以佐茱、地。佐故纸可涩带浊，佐菟丝能固遗泄。凡固本①药用此，捣末为糊极佳。

干姜一名均姜

味辛微苦，性温热。通四肢关节，开五脏六腑，宣诸络脉，凡一切沉寒痼冷，腰膝冷痛，肚腹寒疼，专宜温解者，当以干姜炒黄用之。合附子名姜附汤，能入肾而祛寒湿，回脉气，无阳欲绝。同五味温肺气而治寒嗽，同人参温胃土而补阳气。同血药入血，气药入气。如血脱色白而脉濡弱者，此大寒也，宜即以此温之。若产后血滞，亦宜炒黄用。若吐血衄血下血而欲止者，又宜炒黑用，取其色黑性涩，黑胜红而涩止血也。

生姜

味辛性温。行阳分而祛寒发表，宣肺气而解郁调中，通神明，去秽恶，消痰下气，除霍乱转筋，治伤寒头痛，伤风鼻塞，通窍逐邪。孙真人曰：呕家圣药是生姜。凡脾寒呕吐，宜兼温散者，当以生姜煨熟用之，名曰煨姜。

生姜皮　辛凉，和脾行水，治浮肿胀满。

入发散药宜用生姜，入和中药宜用煨姜，入温中药宜用干姜。若阴虚内热多汗，上皆忌之。

大茴香

味辛气温。入心肾二脏及胃、小肠、膀胱，祛寒散结之药也，

---

① 本：此下原衍一“凡”字，据文义删。

暖丹田，补命门，开胃下食，调中止吐，疗小肠冷气、癞疝阴①肿、干湿脚气、腰疼等症，或酒炒盐炒，随宜用之。

小茴香

功用与大茴香略同，而温力过之。多热者宜用大茴香。

白芥子

味辛气温。善开滞消痰，疗咳嗽喘急，反胃呕吐，风毒流注，四肢疼痛。解肌发汗，消痰癖，除胀满，震亨曰：痰在胁下及皮里膜外者，非此莫能达。《医通》云：凡老人苦于痰气喘嗽，胸满懒食，宜三子养亲汤治之。白芥子，白色主痰，下气宽中；紫苏子，紫色主气，定喘止嗽；萝卜子（要白种者）主食，开痞降气。各微炒，研碎，看所主为君。每剂不过三四钱，用生绢袋盛，入煮汤饮之，勿煎太过，则味苦辣。若大便素实者，入蜜一匙，冬月加生姜一片尤良。若用敷外肿毒、乳癖、痰核初起，研末，用醋或水调敷甚效。

萝卜子

味辛气温，气味俱厚。祛喘咳，下痰气，有推墙倒壁之功。水研服，即吐风痰，醋调敷，立消肿毒。入肺下气而定喘，入脾消食以宽膨。生则能升，可吐，熟则能降，可利，中气不足者须忌。

火葱白

味辛性温，气厚味薄，升也，阳也。入手太阴、足阳明经。专主发散，以通上下阳气，治伤寒中风，寒热头痛，筋骨酸疼，霍乱转筋，奔豚脚气，通关节，利二便，达表和里，除风湿身痛，消蛊积心疼，大人阳脱，阴毒腹痛，小儿盘肠内钓②，妇人妊娠尿血，通乳汁，散乳痈。捣烂炒热，罨伤寒结胸，并折伤血瘀。捣

① 阴：原作“陆”，据《本草备要·草部·茴香》改。

② 盘肠内钓：即小儿盘肠气痛，由于肠为寒气所搏，出现干啼、额上汗出的病证。

烂不炒，可敷金创出血不止，又涂猘犬①伤，并制蚯蚓毒。

蒜

味辛性温。有小毒。理中温胃，通诸窍，去寒湿，解暑气，辟肥腻，消痈肿，捣烂麻油调敷。破癥积，化面积、肉食积，杀蛇虫蛊毒，治中暑不醒，捣和地浆②温服。鼻衄不止，捣贴足心，或捣烂或切片。烁艾灸一切痈疽恶疮肿核，独头者尤良。其气熏臭，多食生痰动火，散气耗血，损目昏神。忌蜜。

韭菜

味辛甘微酸涩，性温。无毒。温中下气，补虚益阳，调和脏腑，令人能食，止泄血脓，腹中冷痛，治痃癖膈噎，壮肾气，暖腰膝，止泄精。常煮服之，大能益人。震亨曰：有郁怒致死，血留胃口作痛者，宜韭汁、桔梗入药，开提气血。有肾气上攻致心痛者，宜韭汁、生姜汁、牛乳和匀，细细温服。若吐血、唾血、衄血、尿血，妇人经脉逆行，打扑损伤及膈噎病，俱宜捣生汁，和童便饮之。若被狂犬蛇虫恶毒危急者，即生捣韭汁服之即解。又可煎汤熏产妇血晕，亦可洗肠痔脱肛。

韭子

味辛性温，阴中阳也。补肝肾，助命门，暖腰膝，治筋痿，小便频数或遗，女人白淫白带，阴寒小腹疼痛，经曰：足厥阴病则遗尿，思想无穷，入房太甚，发为筋痿，及为白淫。韭子同龙骨、桑螵蛸能治之，宜炒微黄用，若用以烧烟，又可熏牙虫。

百合

味微甘淡，气平功缓。润肺宁心，清热止嗽，益气调中，止涕泪，利二便，治浮肿胪③胀，痞满寒热，疮肿乳痈，伤寒百合

① 猘（zhì 制）犬：疯狗。

② 地浆：黄泥浆水，古人用来解毒。

③ 胪：肚腹。《急就篇》卷四：“寒气泄注腹胪张。”颜师古注：“腹前曰胪。”

病。仲景用此治百合病者，取其平缓不峻，清心安神耳。有用此治虚劳久嗽者，取其润肺甘敛之功耳。治久嗽，宜用蜜水炙。

蒲公英一名黄花地丁

味微苦甘，气平。独茎一花无椏①。入太阴、阳明、少阳、厥阴。化热毒，解食毒，消肿核，专治乳痈，乳头属厥阴，乳房属阳明。同忍冬煎，少加酒服，捣敷亦良。消疔毒瘰疬，亦为通淋妙品。

金

味辛平性寒。生者有毒。气沉质重，降也，阴也。镇心神，安魂魄。古方用金银煮汁者，亦假其气之能降清耳。治惊痫风热肝胆之病，凡邪盛于上，宜清降者，皆可用之。若阳虚气陷、滑泄清寒者俱宜忌之。

银

功用略同。

水银

气味辛寒。有大毒。善走经络，透骨髓，去热毒。只可用治诸疮疥癣，杀诸虫，头疮亦不可用，恐入经络，必缓筋骨，百药不治也。其他内证，俱宜谨辟，绝不可服矣。世有用以绝产者，轻则成废笃之疾，无可救治，重则一二年即丧厥躯。勿为邪说所惑，当深戒之，不可妄投。

轻粉

味微辛，性温燥。有大毒。升也，阳也。治痰涎积聚，消水肿鼓胀，直达病所，尤治瘰疬、诸毒疮，去腐肉，生新肉，杀疮癣疥虫，及鼻上酒齄，风疮瘙痒。然轻粉乃水银、盐矾升炼而成，其以金火之性，燥烈流走，直达骨髓，故善损齿。虽善劫痰涎水湿疮毒，涎从齿缝而出，邪得劫而暂开，病亦随愈。然用不得法，则毒窜入经络，留而不出而伤筋败骨，以致筋挛骨痛，痈疮疳漏

---

① 椏（yā 丫）：草木分枝处，亦指草木的分枝。

遂成废痼①，其害无穷，不可轻服。陈文中曰：轻粉下痰而损心气，小儿不可轻用，伤脾败阳，必变他证，悉宜慎之。

铜青即铜绿

味酸涩，性收敛。善治风眼烂弦流泪，合金疮，止血，去肤赤，除息肉，治恶疮口鼻疳疮。若治走马牙疳，同滑石、杏仁等分为末，擦之立愈。若治烂弦风眼，研细末，水调敷，碗底覆之以艾，熏干刮下，涂烂处即瘥。头上生虱，同明矾末掺之。

朱砂

味微甘，性寒。有大毒。体阳性阴，色赤属火，泻心经邪热，镇心养神，安魂定魄，辟邪解毒，主五脏百病，除烦止渴，通调血脉，杀鬼祟精魅，扫疥瘘疮疡②，治惊痫，逐热痰。但系纯阴重滞之品，多服久服则虚灵清气皆为镇坠，令人痴呆。又不宜见火，此物逐火变毒，即能杀人。时珍曰：此物同远志、龙骨之类养心气，同当归、丹参之类养心血，同厚朴、川椒之类养脾，同南星、川乌之类祛风，随佐使而然耳，若虚寒者禁用。

银朱

此乃水银同硫黄升炼而成。味辛温。有毒。破积滞，劫痰涎，善治癣疥恶疮，杀虫毒蚤虱，惟烧烟熏之，或以枣肉拌烟擦之。取灰法：用银朱四五分揩擦火纸上裹定，点着，置一干碗中，上用一湿碗露缝覆之，其灰着于湿碗上，任凭用之。

灵砂

味甘性温。系水银、硫黄二物同水火煅炼而成。主五脏百病，养神志，安魂魄，明耳目，通血脉，治上盛下虚，痰涎壅盛，头眩吐逆，霍乱反胃，心腹冷痛，升降阴阳，水火既济，调和五脏，辅助元气，杀精魅恶鬼。研末，糯米糊为小丸，红枣汤服，最为

---

① 废痼：不治之疾。

② 疡：原作“汤”，据《本草新编·卷之五·丹砂》改。

镇坠神丹也。若治小儿惊吐，其效如神。若饲猿猴鹦鹉，辄学人言。然毕竟燥烈之性，只可藉其坠阳交阴，却病于一时，安能资其养神益气，通灵于平日哉？

硫黄

味微苦酸，性大热。有毒。能补命门真火，治阳气暴绝，阴毒伤寒，久患寒泻，冷风顽痹，脚膝疼痛，阴症厥逆，脉伏将危。用火溶化，倾水制过，为末，艾汤调服二三钱，中病即止，过剂不宜。尤善杀虫，疗一切恶疮疥癣，取色黄、坚如石者，以莱菔剜空，入硫黄合定，糠火煨熟，以紫背浮萍煮过，以皂荚水调和用。一法，以绢袋盛，酒煮半日用。一法，以猪大肠，将硫入内，两头缚定，水煮过用。

雄黄

味微苦辛，性温。有毒。消痰涎，治癫痫，岚瘴疟疾，寒热伏暑，泻痢酒癖，头风眩晕。化瘀血，杀精物鬼疰，蛊毒邪气，中恶腹痛，及蛇虺①百虫，兽毒疥癞，疳虫𧏾疮，去鼻中息肉，痈疽腐肉，并鼠瘘广疮疽痔等毒。宜醋浸，入莱菔汁煮干用。昔雍公道中冒暑泄痢，连月不瘥。梦至一处，见一人，如仙官，延之坐，壁有词云：暑毒在脾，湿气连脚，不泄则痢，不痢则疟，独炼雄黄，蒸饼和药，甘草作汤，食之安乐，别作治疗，医家大错。公依方用雄黄水飞九度，竹筒盛，蒸七次，蒸饼和丸，每日三服，果愈。

自然铜

味辛平，性凉。主折伤，续筋骨，散瘀血，止疼痛。产铜坑中，性多燥烈，非煅不可用，火煅红，醋淬七次，细研，甘草水飞过，同当归、没药各一钱，以酒调服，仍手摩揉病处，即时见效。或同乳香、血竭、地黄、续断、丹皮、牛膝、红花、苎麻皮灰之类，治跌扑损伤，或金刃伤骨断筋者最效。但中病即已，不

---

① 虺（huǐ 毁）：古称蝮蛇一类的毒蛇。

可过服。昔有人以自然铜饲折翅雁，后愈飞去，故治折伤。

黄丹

味辛微咸微涩，性重而收。大能燥湿，故能镇心安神，坠痰降火，治霍乱吐逆，咳嗽吐血，镇惊痫癫狂客忤，除热下气，止疟止痢，禁小便，解热毒，杀诸虫毒，治金疮火疮湿烂，诸疮血溢，止痛生肌长肉，收阴汗，解狐臭，亦去翳障明目。

石膏

味甘辛，气大寒。气味俱薄，体重而沉，气轻而升。阴中之阳，入足阳明、手太阴、少阳经气分。生用性速，煅过性缓。外清邪热结气于三焦，而尤为阳明之要药。辛能发汗解肌、祛温暑热而除头疼，甘能缓脾清气、生津止渴而却烦热，阳明实热牙痛，太阴火盛痰喘，及阳狂热结，热毒发斑发黄，火载血上，大吐大呕，大便热秘等症，皆当速用。凡病脉数不退者，亦宜用之。若胃虚弱者，及血虚发热者，悉当禁之。

白矾

味酸涩，性凉。有小毒。所用有四：其味酸苦，可以涌泄，故能吐下痰涎，治癫痫黄疸；其性收涩，可固脱滑，故能治崩漏带下，肠风下血，脱肛阴挺，敛金疮止血，烧烟用之，能止牙齿缝出血，辟狐液气，收阴汗脚汗；其性燥，可治湿邪，能止泻痢，敛浮肿，煎汤洗烂弦风眼；其性毒，大能解毒定痛，故可疗痈疽疔疮，鼻齆①息肉，喉痹瘰疬，恶疮疥癣，去腐肉，生新肉，及虎犬蛇虫蛊毒，或丸或散或枯，皆有奇效。

石脂

味甘涩，性温平。脂有五色，而今之入药者惟赤白二种。入手足阳明、足厥阴、少阴药也。疗虚烦惊悸，止血衄，厚肠胃，除水湿黄疸、痈疽疮痔，排脓长肉，止血生肌，治梦泄遗精，肠

---

① 齆（wèng 瓮）：鼻病。鼻腔阻塞，发音不清。

风泻痢，血崩带浊，固大肠，收脱肛阴疮漏下等证，又治胞衣不下，东垣曰：胞衣不出，惟涩剂可以下之。即此物也。取体质之重兼辛温而使恶血化也，故云“固肠胃有收敛之能，下胞衣无推荡之峻”，然脂虽有五种，主疗大抵相同，似亦不必强分，惟曰“白入气分，赤入血分，赤白二种”，故时用尚之。

炉甘石

气味甘温。无毒。主治：止血消肿毒，生肌敛疮口，去目翳，退赤肿，收湿烂，同龙脑点治目中一切诸病。宜用片子炉甘石，其色莹白为上，以炭火煅红，用童便淬七次，研粉水飞过，晒干用。若煅后不松不腻，尚坚硬者，不堪用也。

蓬砂

味咸微甘。阴也，降也。消痰涎，止咳嗽，解喉痹，生津液，除上焦湿热噎膈癥瘕瘀血，退眼目肿痛翳障，口齿诸病，骨鲠恶疮，或为丸散，或噙化咽津俱可。昔汪友良因食误吞一鲠骨于咽中，取南蓬砂一块，含化咽汁，脱然而失，遂愈。

水粉一名胡粉，一名官粉，一名定粉，即妇人饰面之粉

味辛性寒。有毒。善杀虫，治痈疽疮毒，湿烂诸疮，下疳瘘滑不收，癣疥狐臭。又可入膏药，一切外症所宜，而内伤诸病不宜。

密陀僧

味咸平。有小毒。能镇心神，消痰涎，治惊痫咳嗽，呕逆反胃，疟疾下痢，止血杀虫，消积聚，治诸疮肿毒、鼻皻面皯①汗斑、金疮五痔②，辟狐臭，收阴汗脚气。此药出银坑中难得，今用者乃销银炉底所结，有铜气所成，能烂诸物，不可服饵，只可外敷。用治多骨疽疮，密陀僧为末，桐油调匀，贴之即愈，亦可敷冻疮。

---

① 皯（gǎn 感）：面色枯焦黝黑。《说文·皮部》：“皯，面黑气也。”
② 痔：原脱，据《景岳全书·本草正（下）·金石部·密陀僧》补。

滑石

味微甘，气寒。性沉滑，降中有升，为太阳、阳明本药。利六腑之积滞，宣九窍之秘结，解烦渴，分水道，降火清肺，和胃消暑，除泻痢淋闭，治黄疸水肿，散结通乳，亦能坠胎，为荡热除湿之要剂也。

青礞石

味微甘微咸，气平。其性下行，降也，阴也。此药重坠，制以硝石，其性更利，故能消宿食，除癥积，祛顽痰，并治惊痫喘咳。痰见青礞即化为水，故入滚痰丸用。但可以治实痰，不可以治虚痰，医家病家俱宜切识。

芒硝即朴硝之上者

气味微咸辛苦，性寒，气薄味厚，沉而降，阴也。辛能润燥，咸能软坚，苦能下泄，寒能除热，能荡涤三焦肠胃实热，推陈致新，治阳强之症。伤寒疫痢，积聚结癖，留血停痰，二便秘结，瘰疬疮肿，目赤障翳，凡属实热，皆宜用之，无不神效，贵在用之者之中的尔。孕妇忌用。

玄明粉即朴硝制出者，较之朴硝性稍和缓

味辛微甘，性冷，沉也，阴也。去胃中之实热，荡肠中之宿垢①，润燥破结，亦消肿毒。

海石

味咸性微寒，阳中阴也。善降火下气消食，消热痰，化老痰，除瘿瘤结核，解热渴热淋，止痰嗽喘急，消积块，软坚癥，利水湿疝气，亦消疮肿。

花蕊石

酸涩气平。专入肝经血分，能化瘀血为水，若治外症不必煅。

① 垢：原作“姤”，据文义改。

止金疮出血，刮末敷之即血止口合。若恶犬咬伤，即刮末掺之，立愈。又能下死胎，下胞衣，以其能化恶血，恶血化而无阻滞，故胞与胎自下矣。东垣云所谓“胞衣不出，涩剂可以下之”者，与用赤石脂之下胞衣同一义也。葛可久治吐血出升斗，有花蕊石散，《和剂局方》治诸血及损伤金疮胎产，亦有花蕊石散，皆云能化血为水，则此石之功，盖非寻常草木之比也。凡入丸散，须用罐固济，火煅过，研细水飞用之。

代赭石

味微甘，性寒，降也。入手少阴、足厥阴经血分药也。能下气降痰清火，除胸腹邪毒，杀鬼物精气，止反胃吐衄、血痹血痢、血中邪热、大人小儿惊痫狂，热入脏，肠风痔漏，脱精遗尿，及妇人赤白带下，胞衣不出，月经不止，俱可煅红，醋淬为末，调服。亦治金疮，生肌长肉。昔仲景治伤寒汗吐下后，心下痞鞕，噫气，用代赭旋覆汤，取其重以镇虚逆、赤以养阴血也，今人用治膈噎亦甚效。

硇砂

此药考之本草，俱言味咸苦而性大辛热，有毒，能化五金八石，生食能化人心为血，是不堪服饵明矣。而又言其止反胃、消肉食、暖子宫、益阳事等功而不虞其纵欲之人复诱以服之，倘中其毒，即研生绿豆汁服，解其猛烈之性，已概见矣。试思此物并非长生神丹，且治疾益人之药甚伙，何必须此物？据愚意当删除之，然治外之功究不可掩，只堪用以治外，绝不可内服也。如用以烂疮口、消胬肉痣黡①疣赘之类，调水涂之，或为末掺之，如用以敷金疮、止痛生肌、点息肉之类，宜以醋煮干为末用之。

青盐一名戎盐

味咸微甘，性凉。不经火炼而成，入肾经。助水脏，益精气，

---

① 黡（yǎn 眼）：黑痣。

平血热，治目痛赤涩，去癥积癖疥，吐血尿血，齿舌出血，坚骨固齿，余同食盐。

石灰

系青石烧成，味辛气温。有毒。内郁火气，性能灼物，以黄牛胆汁和纳胆中，风干，能止金疮血流，生肌长肉，敷痈毒阴疮、瘿瘤结核、恶肉腐肉、白癜皯斑、息肉，收脱肛阴挺，杀痔漏诸虫。或为末掺之，或醋或麻油俱可调敷。若用内服，宜风化者良，圹墓灰亦良。用砂罐盛之，炭火煅过，取出用，倍加白茯苓末，蜜为丸，服之能止水泻，更疗妇人白带白淫。

鸡

属巽属木，阳中之阴。能生热动风，其肉甘温，补虚温中。若治恶虫入耳，鸡肉炙香，塞耳引出。

血　味咸性平。治中恶腹痛，解丹毒、蛊毒、虫毒、盐卤毒，俱宜以热血服。若被马咬伤，以热血浸之。

鸡冠血　治中恶客忤，并缢死欲绝，痘疮欲出不出，俱宜热血少和温酒服之。若口㖞不正，以热血涂颊，及涂诸疮癣、蜈蚣、蜘蛛、马啮等毒。百虫入耳，宜用热血滴之。

鸡肝　补肾起阴。治睡中遗尿，用雄鸡肝，肉桂刮去皮，用桂心为末，与肝等分，捣丸小豆大，即时晒干。每空心服一丸，米饮下，日三服。

鸡膍胵①里黄皮即鸡肫子肉黄皮，一名鸡内金　男用雌，女用雄。治反胃吐食，小便遗失，小儿食疟，用鸡膍胵，烧存性，酒调服。

鸡肠　男用雌，女用雄。治小便不禁，鸡肠一具，量着青盐，荷叶包，烧熟酒下。又可止白浊。

鸡屎白　雄鸡屎乃有白，宜腊月收之。治心腹满，鼓胀，旦食不能暮食，由脾虚不能制水，水反胜土，水谷不运，气不宣通，

---

①　膍胵（píchī 皮吃）：鸟类的胃。

故令中满，其脉沉实而滑，宜鸡屎醴主之。用干鸡屎白半斤，袋盛，以酒浸泡七日。每温服三杯，日三服，无不神效。或为末，服二钱亦可。《宣明》用鸡屎白、桃仁、大黄各一钱，水煎服。《正传》用鸡屎白研炒，沸汤淋汁，调木香、槟榔末二钱服。一方用鸡屎白、川芎等分为末，酒糊丸服。

鸭

其肉气味甘冷。补虚除客热，和脏腑，利水道，解丹毒，止热痢，须①白鸭、黄雌鸭肉为佳。葛可久治久虚发热，咳嗽见血，火乘金位者，用黑嘴白鸭一只，取血入温酒，量饮，使直入肺经以补肺。将鸭干挦②去毛，胁下开窍，去肠净，入好红枣肉二股、参苓平胃散末一股，缚定。入沙瓮内，以炭火慢煨。用陈酒四两，作三次入之，取起，食鸭及枣，名白凤膏。

鸭血　气味咸冷。无毒。善解诸毒，凡中生金、生银、丹石、砒霜、盐卤毒，俱宜服热血解之。若野葛毒杀人至死，热血入咽即解。若溺水死者，灌之即活。蚯蚓咬疮，涂之即愈。

虎骨

味微辛，气微热。无毒。宗奭③曰：风从虎者，风，木也，虎，金也，木受金制，安得弗从？故可治风病挛急，屈伸不得，走注骨节，风毒癫厥，惊痫诸病。时珍曰：虎骨通可用。凡辟④邪疰，治惊痫温疟、疮疽头风，当用头骨；治手足诸风，当用胫骨；腰背诸风，当用脊背，各从其类也。吴球⑤云：虎之一身，筋节气力皆在前足。汪机曰：虎死而胫犹矻⑥立不扑，故以胫骨为胜。主

---

① 须：原作“湏”，据文义改。

② 挦（xián 咸）：拔取。

③ 宗奭：寇宗奭，宋代药学家，撰《本草衍义》二十卷。

④ 辟：原作“癖”，据《本草纲目·兽部第五十一卷·虎》改。

⑤ 吴球：明代医家，字茭山。生活于16世纪上半叶。著《诸证辨疑》四卷、《用药玄机》两卷、《活人心统》四卷等，均佚，今李时珍《本草纲目》间引其论。

⑥ 矻（qià 恰）：高耸貌。

治追风健骨，定痛辟邪，风痹拘挛，手足不随，及犬伤骨硬[1]，为末水服。凡用虎骨，捶烂去髓，或酥或酒或醋，各随其症，炭火炙黄，捣末入药用之。

象牙

气味甘寒。无毒。能清心肾之火，可疗惊悸风狂，骨蒸痰热，鬼精邪气，痈毒诸疮并宜。生屑入药煮服。若诸物哽刺咽喉，磨水饮之。若竹木并诸铁杂物刺入肌肉内，宜刮牙末，和水敷之，立出。

象皮　治下疳疮，火煅存性，研末，和麻油敷之。治金疮不合口，亦煅存性，研末掺之立愈。又可熬膏入散。

鹿角胶

味甘咸，气温。治腰肾虚冷，脚膝无力，夜梦鬼交，精遗自出，虚劳洒洒如虐，羸瘦，四肢常痛，小便频多，大便不实，及妇人白带白淫，阴亏无子，一切虚损，耳聋目暗，眩运等症，脉亦沉细。此真火衰弱，阳虚之候。急宜服此生精补髓，养阴助阳，强筋健骨，益神志，长肌肉，悦颜色，却病延年。

鹿茸

即鹿角之初生者，长二三寸，分歧如鞍，红如玛瑙，破之如朽木者良。制法：先以酥薄涂匀茸上毛，于烈火者灼之，候毛净，取之括[2]极净，酥制。如无酥，用新鲜羊脂煎取净油制茸亦可。将刮净茸切作寸长宽，碗盛之，用糯米甜酒汁少许，置于茸碗内，将茸通遍浸湿，饭上蒸一时，其茸自软。取起，切成薄片，以羊化油少许，入小锅熔化，将茸块一一缓缓炙之。炙黄，取起，研细，连余油一并入药用，较之鹿角胶功力倍倍。盖鹿角胶系老角熬成，老角犹年老之人，气血衰败。鹿茸犹少壮之人，气血充足，实为填精血、补真阳之要药，故道家云：惟有斑龙顶上珠，能补

---

① 硬：疑作“鲠”。

② 括（guā 瓜）：削。

玉堂关下血。其治病补益与前鹿角胶同，故不重叙。

犀角

气味苦酸咸寒。凉心泻肝，清胃解热，祛风痰，辟邪除毒，治伤寒时疫，发黄发斑，吐血下血，蓄血谵狂，痘疮黑陷，消痈化脓，定惊明目。妊妇忌之。乌而光润者良，角尖犹胜。鹿取茸，犀取尖，其精气在是也。入汤剂宜磨汁用，入丸散剉细，纸包，纳怀中热之，易研极细。升麻为使，忌盐、茶。此药虽仲景有云：如无犀角，以升麻代之。其意以二药能引群药入阳明胃经也，并未言其能取汗，盖犀角性寒，本属凉心清热之品，而景岳谓其能取汗，恐非确论。

羚羊角

味咸性寒。清肺肝之火，解一切风热。时珍曰：羊，火畜也，而羚羊则属木，故其角入厥阴肝经甚捷，同气相求也。肝主木，开窍于目，其发病也，目暗障翳，而羚羊角能平之。肝主风，其合在筋，其发病也，小儿惊痫，妇人子痫，大人中风搐搦，及筋脉挛急，历节掣痛，而羚羊能舒之。魂者，肝之神也，发病则惊骇不宁，狂越僻谬，魇寐卒死，而羚羊角能安之。血者，肝之藏也，发病则瘀滞下注，疝痛毒痢，疮肿瘘疬，产后血气，而羚羊角能散之。相火寄于肝胆，在气为怒，病则烦懑气逆，噎塞不通，寒热，及伤寒伏热，而羚羊角能降之。羚羊性灵而筋骨之精在角，故又能僻邪恶而解诸毒也。出西地，似羊而大，角有节，最坚劲。剉研细，或磨用，或单用。清火，为末，蜜水调服。

牛黄

味苦气平，性凉。入足厥阴、少阳、手少阴经。为清心抑火、除热消痰、平肝利惊、通窍开滞之剂。治惊痫痰壅、中风癫狂、发痉口噤、时候[1]中恶，能辟邪魅、安魂魄，并疗痘疮紫色、狂躁

---

① 时候：季节。

谵语、麻症余毒、热壅不解、丹毒火灼、牙疳喉肿。孕妇忌用，恐堕胎元。用磨指甲上，黄透甲者真，得牡丹、菖蒲良，人参为使，忌常山、龙骨。

阿胶

味淡性平。入手太阴、足少阴、厥阴经。清肺养肝，滋肾益气，和血补阴，除风化痰，润燥定喘，利大小肠，治虚劳咳嗽，肺痿吐脓，吐血衄血，血淋血痔，肠风下痢，及妇人经水不调，崩中带浊，胎动下血，痈疽肿毒等症。能效者，皆取其入肺肾益阴滋水、补血清热之功也。

按：阿胶系驴皮得阿井水煎成，成无已曰：阴不足者，补之以味，阿胶之甘以补阴血。杨士瀛云：凡治喘嗽，不论肺虚肺实，须用阿胶以安肺润肺，其性和平，为肺家要药。以黑光带绿色、气清者云佳，硬臭浊者不堪用。或用蛤粉炒、或用蒲黄炒止血，或酒化、水化、童便和，随其宜而用之。

熊胆

味极苦，性寒。其胆不附于肝，春近首，夏在腹，秋在左足，冬在右足，依时取之，悬风阴干。欲辨真伪，取尘先封水面，其上投胆米许，则尘豁然而开，胆则一线直行，不散则为真。只可为丸散，不宜用汤煎治。男妇时气热蒸，辨为黄疸，小儿风痰壅塞，发为惊痫，疗热疳，杀虫，敷恶疮，散毒痔。病肿痛，以水少许蒸化，和冰片涂之，立建奇功。眼目翳障疼痛，亦用此搽点，无不神效。

麝香

味微苦，性辛温。通经络，开窍，透肌骨，治卒中诸风，中气中恶，痰厥癥积，心腹胀痛，杀鬼邪，祛虫积、蛇毒、蛊毒，尤善堕胎，疗鼻窒耳聋、目疼肤翳，及果积酒积。凡属气滞作病，俱可服之，若蛇虫鼠咬，亦可以此敷之。膏丹丸散，量而加之，李鹏①飞曰：麝香不可近鼻，恐虫入脑，不可久带，其香善通关窍，令人成异疾。

龙骨

味甘平收涩。其气入肝肾，故能安神志，定魂魄，镇惊悸，涩肠胃，逐邪气，除夜梦鬼交，吐血衄血，遗精梦泄，收虚汗，止泻痢，缩小便，禁肠风下血，虚滑脱肛，女子崩淋带浊，失血漏胎，亦疗肠风，肚内痈疽，敛脓生肌，涩以脱，即此属也。其制法，捣碎；或用酒煮，焙干；或研细，水飞过，同黑豆蒸熟，晒干；或只火煅研；或研细生用，但不可调服，着人肠胃后发热症。忌鱼及铁器。

海螵蛸即乌贼鱼骨

味咸，性微温。走血，故能治血，止妇人血崩血淋、赤白带浊、吐血下血，及丈夫阴疮，并小儿下痢脓血。若痘疮臭烂，为末可敷。妇人阴户嫁痛，烧存性，为末，调酒服之。舌肿出血如泉，蒲黄等分，为末掺之。同槐花为末，吹鼻，能止②衄血。同麝香吹耳，可治停耳。

牡蛎

味微咸涩，气平微寒。咸以软坚化痰，消瘰疬、结核、老血、瘕疝。涩以收脱，治遗精崩带，止嗽敛汗，固大小肠。微寒以清热补水，治虚劳烦热，温疟赤痢，利湿止渴，为肝肾血分之药。主疗虽多，然味咸独胜，走肾敛涩之功居多耳，同生地黄、黄芪、五味子、枣仁、麦门冬、白芍药、白茯神、当归之类，治心肾虚盗汗；同地黄、山茱萸、五味子、车前子、沙苑蒺藜、莲须、杜仲、黄柏之类，治梦遗泄精；同地黄、阿胶、麦门冬、炒黑香附、白芍药、地榆、续断、黄柏、青蒿、鳖甲、蒲黄之类，止妇人崩中下血；同麻黄根、黄芪，止虚劳盗汗；同白术，燥脾利湿；同

---

① 鹏：原作“延”，据《本草纲目·兽部第五十一卷·麝》改。

② 止：原脱，据文义补。

大黄，能消痈肿；同柴胡，能治胁下硬痛。又奇方，治男女瘰疬，不问已破未破，服尽此丸一料除根：牡蛎四两，玄参三两，甘草一两，为末，面糊丸，梧子大。每服三十丸，酒下，日三服。其制法，有火煅用者，亦有生研粉用者，又有盐水煮一伏时，煅粉用者，有童尿煮一伏时，煅粉用者，各酌其宜而用之。

穿山甲

味咸平，性微寒。功专行散，善通经络，直达病所，入厥阴、阳明，治风湿冷痹，通经下乳，消肿溃痈，止痛排脓，善发痘疮，亦疗风疟。以其食蚁，又治蚁瘘，穿甲烧末，敷之即愈，疮科须①为要药，如患在某处，即以某处之甲用之，尤臻奇效。尾脚力更胜，然性峻猛，不可过用。或土炒，或烧，或酥炙、童便炙，或油煎、蛤粉炒，各随方用。

青鱼胆

气味苦寒。无毒。其色青，故入肝胆二经，能治目疾赤肿，点之可消，咽津，吐喉痹痰涎，涂火热疮毒，疗鱼骨哽咽。

白花蛇

味甘咸，性温。有毒。诸蛇鼻俱向下，惟此蛇鼻向上而龙头虎口，黑质白花，胁有方胜②纹二十四个，口有四长牙，尾上有一佛③指甲，长一二分者是用，宜去头尾各三寸以防其毒。春秋酒浸三宿，夏一宿，冬五宿，火炙，去尽皮骨，取肉焙干，密封藏之，久亦不坏。善能治风，透骨髓，走脏腑，彻肌肤，无所不到，疗中风湿痹，骨节疼痛，手足拘挛，暴风瘙痒，大风癞癣，瘰疬杨梅④，风毒恶疮，俱为要药。凡服蛇酒药者，切忌见风。

---

① 须：原作“湏”，据文义改。

② 方胜：形状像由两个菱形部分重叠相连而成的一种首饰。后借指这种形状。

③ 佛：原作“坲”，据《本草纲目·鳞部第四十三卷·白花蛇》改。

④ 杨梅：此指杨梅疮，即梅毒。

真珠

味微甘微咸。镇心明目，去肤翳障膜。涂面，令人润泽好颜色。研细，除小儿惊热，安魂魄。细粉敷痘毒。绵裹塞耳聋。制宜研如飞粉，方堪服食，否则内服伤人脏腑，外掺肌肉作疼。或先用人乳蒸过，晒干研。或入豆腐内煮一炷香时出，晒干研。总贵研极细用。

龟板

味微甘咸，性微寒，阴也。能治痎疟，破癥瘕，祛湿痹，除骨中寒热，消五痔阴蚀，补阴血，清阴火，续筋骨，退劳热，疗腰膝酸痛，去瘀血，又止血痢。烧灰可敷小儿头疮、妇人阴疮、臁疮，亦可敷脱肛。制法：涂酥炙黄，亦有酒炙、醋炙，敷疮烧灰用。时珍曰：龟鹿皆灵而有寿，龟首常藏向腹，能通任脉，故取其甲以补心、补肾、补血，皆以养阴也。鹿鼻常反向尾，能通督脉，故取其角以补命、补精、补气，皆以养阳也，乃物理之玄微，神功之能事。观龟甲所主诸病，皆属阴虚血弱，自可心解矣。

龟胶　即龟板熬成。功用亦同龟板而性味浓[①]厚，尤属纯阴，治阴虚劳热，水不济火，阴火上炎，吐血衄血，肺热咳喘，消渴烦扰，热汗惊悸，谵妄狂躁之要药，然性凉善消阳气，凡阳虚假热，及脾胃命门虚者，悉切忌之。

僵蚕

味辛咸，性温。有小毒。能散头风风痰，结核瘰疬，风虫齿痛，皮肤风疮，丹毒作痒，痎疟癥结，妇人乳汁不通，崩中带下，小儿风痰惊痫，客忤疳蚀，止夜啼，杀三虫。治中风喉痹失音，为末，姜汁调，灌下咽即效。疗疔毒肿痛，为末，和火葱汁，敷之即易拔根。面上粉滓皯斑，为末和粉调水，常敷能灭。口疮溃

---

① 浓：原作“脓”，据文义改。

烂，为末蜜调，搽之即瘥。取色白、条直者良。米泔水浸洗用。

蟾蜍

此物系蝦蟆①而形胖大，多在人家下湿处，其行极缓迟。眉②间有两囊，遍身有痱磊③，其中俱有蟾酥④。宜于端午日捕取，去皮爪肠，悬挂风干，入沙罐，黄泥固济，火煅存性，为末，入瓷瓶谨收贮。治一切五痔八痢，痈疽肿毒，小儿劳瘦疳热，及猘犬咬伤，蜈蚣诸虫伤，瘟毒发斑，并破伤风俱可调，温酒或白汤服之。又可用调麻油敷伤处，敷诸疮疡，大能攻毒拔毒，无不神效。

蟾酥　取法不一，或以手握眉棱取白汁，于细瓷盘内阴干，刮下用；或以蒜及胡椒等辣物纳于蟾口中，则蟾身白汁自出，以洁净竹篦刮下用，极细米面和成块，阴干。其味辛麻，性热。有毒。主治发背，痈疽疔肿，一切恶毒。若治风虫牙痛，及齿缝出血，以纸撚⑤蘸少许，点齿缝中，按之即止。昔一人，因齿痛，以酥搽牙，误吞入腹，头目俱胀大而毙，所以不宜多用，如用，不过三厘而已，并慎勿单用，或与明矾、乳香、没药之类同用，乃可用之，少则剂小不能为害。若用以外治，惟有神效，无所虞也。若生肌长肉之际，不宜用，用则作痛异常。又，酥同牛酥或吴茱萸苗汁调摩腰眼、阴囊，治腰肾冷并助阳气。

水蛭

味咸苦，性微寒。有毒。能逐恶血瘀血，破血癥积聚，通经闭，和水道，堕胎，咂⑥赤白游疹，痈疽肿毒，及折伤跌扑，瘀血不散。制用之法，当取田间啮人、腹中有血者佳，须晒干细剉，

---

① 蝦蟆（hámá 蛤麻）：亦作“蛤蟆”，青蛙和蟾蜍的统称。

② 眉：原脱，据《景岳全书·本草正（下）·虫鱼部·蟾蜍》补。

③ 痱磊：原作“颗磊”，据《本草纲目·虫部第四十二卷·蟾蜍》改。痱磊，小肿，亦泛指疹样小粒块。

④ 酥：原作“蜍”，据《景岳全书·本草正（下）·虫鱼部·蟾蜍》改。

⑤ 撚（niǎn 捻）：撚子，用纸搓成的条状物或用线织成的带状物。

⑥ 咂：吮吸。

以火炒黄熟方可用。或以冬收猪脂，煎令焦黄，用之亦可。不尔，入腹则活，最能生子害人。若受其害，惟以田泥水或黄土水饮数升，则必尽下。盖此物得土气即随土而走也，或以牛羊热血一二升同猪脂饮之，亦下也。

鳖甲

味咸气平，属阴象水，色青入肝。治劳瘦骨蒸，往来寒热，温疟疟母，腰疼胁坚，疗痃癖癥瘕，去阴蚀痔核，妇人漏下五色，及产后寒热阴脱、小儿惊痫斑痘烦喘亦消，愈肠痈散肿，下瘀血堕胎。取生者、大者为上，用醋炙黄燥，捣烂用，若煮熟过者，不堪用。若治劳，宜童便炙。

食鳖肉，忌苋菜、鸡子、薄荷。

蜈蚣一名蝍蛆，赤足者良

味辛，气温。有毒。足厥阴经药也，善能制蛇，见蛇便缘上，啖[①]其脑。《淮南子》云：腾蛇游雾而殆于蝍蛆。主啖诸蛇虫鱼毒，去三虫蛊毒。性复走窜辟邪，所以能疗鬼疰，杀鬼物。辛主散结，温主通行，能堕胎，去恶血，小儿脐风丹毒，秃疮瘰疬，便毒痔瘘等症，取其以毒攻毒。然不宜轻用，若用，须去头足尾，荷叶包，火煨熟用，或酒炙熟。若被其毒者，以桑汁、盐、大蒜、乌鸡屎敷之。被咬者，捕蜘蛛，置咬处，自吸其毒。蜘蛛死，投水中，吐而活之。

蝉蜕

味微甘微咸，性微凉。乃土木余气所化，饮风露而不食，其气清虚而味甘寒，故除风热。其体轻浮，故发痘疹起发不快。其性善脱，故退目翳，治皮肤疮疡瘾疹，与薄荷为末调服。其声清亮[②]，治失音，以水调服。又昼鸣夜息，故止小儿夜啼。去头足，用下截为末，薄荷汤调服，及惊痫烦渴、天吊口噤俱可服之。

---

① 啖（dàn 但）：食，吃。

② 亮：原作“音”，据《本草从新·卷十七虫鱼鳞介部·蝉蜕》改。

斑蝥即斑猫

味辛性热。有大毒。破血结，散癥癖，利水道，拔疔疽，下猘犬恶物，治寒热、鬼疰、蛊毒，疗鼠瘘、瘰疬、恶疮，去疽，蚀死肌，除石癃①血积，堕胎溃肉，孕妇忌之。制用之法，须去翅足头，同糯米炒熟，然后可用，但不宜轻用。若中其毒，惟绿豆生研取汁服，或靛汁、黄连俱可解之。

蜂房

味微甘微咸。有毒。治惊痫瘛疭，鬼疰蛊毒，瘰疬乳痈，肠痔痢疾，疗风毒肿毒者，取其气类相从，以毒攻毒之义也。有以同乱发、蛇蜕共为烧灰，酒服，治恶疽、附骨痈，根在脏腑。又以煎水漱齿，止风虫疼痛，洗乳痈。蜂疗恶疮者，皆取其攻毒散邪杀虫，且得阴露之寒，亦有蛇蜕之义。宜去外粗皮，或酒炒，或火煅，方可入剂。若起阴痿，烧灰调酒服，并敷阴上。治痈疡等，醋调涂用。洗疮，生煎用。

五灵脂

味微苦，气温，气味俱厚，入厥阴肝经血分中之气药也。通利血脉，散血和血，血闭，生用能通血，多者炒用可止。治血闭、血积、血痢、血晕、肠风、崩中，一切血病，半炒半生，或酒或水，量为调服。疝气冷气，心腹作痛，胁肋刺痛，及毒蛇所伤，和雄黄末，温酒调之，可敷可服。若血虚无瘀者，忌之。研末，酒飞，去砂石，晒干用。

全蝎

气味甘辛。有毒。产于东方，色青属木，足厥阴经药也。疗小儿惊痫，手足抽掣，大人中风，口眼㖞斜，卻风痰耳聋，解风毒瘾疹，善逐肝风，深透筋骨。入药全用者谓之全蝎，用尾者谓

① 石癃：即石淋，指因下焦积热，煎熬水液杂质所致尿出困难，阴中痛引少腹，砂石出则痛解，尿黄赤，或见血尿等病证。

之蝎梢，功力在尾。去足，米汁水洗用，或焙用。

文蛤即五倍子

味酸涩，性微凉。能敛能降，故能降肺火，化痰生津液，解酒毒，止咳嗽、消渴、盗汗、呕吐、失血、久痢，解蛊毒虫毒，妇人崩淋带浊，子肠不收①，痔漏脱肛，俱可为散服之。若煎汤用，可洗赤眼湿烂、皮肤风湿癣癞、脱肛。为末，可敷金疮，生肌敛口。丹溪曰：黄昏咳嗽，乃火浮肺中，不宜用凉药，宜文蛤、五味，敛而降之。《医学纲目》云：王元珪虚而滑精，百药不效，后用文蛤一两、茯苓二两，丸服，遂瘥。

按：凡用秘涩药，能通而后能秘。此方用茯苓倍于文蛤，一泻一收，是以能尽其妙也，但嗽由外感，泻非虚脱者，禁用。

百药煎即五倍子酿造者

时珍曰：百药煎功与五倍子不异，但经酿造，其体轻虚，其性浮收，且味带余甘，治上焦心肺咳嗽痰饮、热渴诸病，含噙尤为相宜。

蜗牛头有黑角，行则头出，惊则首尾俱缩入壳中

味咸性寒。有小毒。大能清火解毒，用宜炒过以杀毒。主贼风，口眼㖞斜，治惊痫，筋脉挛拘。火煅为末，调猪脂涂，收脱肛。生捣，和麝敷脐上，能利小便，敷热毒，愈疔疮，并敷蜈蚣虿②伤。

蚯蚓入药宜用白颈者

味咸性寒，沉也，阴也。有毒。此物上食稿壤③，下饮黄泉，故其性寒而下行。性寒能解热疾，下行能利小便、治足疾而通经络，脚气病烧熟用，以佐药亦可，伤寒、瘴疟、黄疸、消渴、二

---

① 子肠不收：即阴脱，指中气下陷或肾气不足所致妇人阴中有物突出的病证。

② 虿（chài 瘥）：蝎子一类的毒虫。此指毒虫咬刺。

③ 稿壤：干土。稿，通“槁”。

便不通，杀蛇瘕三虫、伏尸鬼疰、蛊毒射罔[①]毒、癫狂喉痹、风热赤眼、鼻息瘰疬、阴囊热肿、脱肛热痛。盐水炒制，疗瘟疫大热狂躁，或小儿风热癫狂。生用捣烂敷漆疮，亦涂丹毒。葱与盐合化为汁，治聤耳耳肿。酒煎汁服，能救打扑伤损，不坏筋骨。痘疮血热，斑多紫黑，亦宜烧熟佐药用之。若中蚯蚓毒者，惟以盐汤浸洗，内饮淡盐汤解之。

桑螵蛸

味甘微咸，气平。无毒。气薄味厚，阴也，入足少阴、太阳经。治男子虚损肾衰，五脏气微，疝瘕阴痿，伤中腰痛，精遗白浊。益精强阴，补中固肾，通淋利水，复禁小便自遗，为梦遗方之要药。久服益气养神，添精生子，及胎前产后，尿遗不禁。酒炒为末，白汤调服，即正。宗奭治一男子，小便日数十次，如稠米泔，心神恍惚，瘦瘁食减，得之女劳，令服桑螵蛸散，药未终一剂而愈。其药安神魂，定心志，治健忘，补心气，止小便数用桑螵蛸、远志、龙骨、菖蒲、人参、茯神、当归、龟甲（醋炙）各一两，为末，卧时人参汤下二钱。如他树螵蛸，以桑白皮（炙）佐之，因桑皮行水，以接螵蛸就肾经也，如系桑树者极妙，不必加桑皮。

童便

味咸气寒。无毒。沉也，阴也。降火甚速，降血甚神，止吐血衄血，产后血晕，闷绝热狂，退阴火，定喘促，降痰滞，解烦热，扑损，瘀血作痛，难产，胞衣不出，宜取十二岁以下童尿，或入生姜汁，或韭菜汁三五点，徐徐服之。若冷重，汤蒸热温服。此物性寒，热劳方中多用之，若气血虚无热、脾胃虚作呕者，俱不之用。

紫河车

气味甘咸，性温。补虚损劳伤，体瘦发枯，骨蒸盗汗，腰酸

---

① 射罔：中药名。草乌头的煎汁。

足①，惊悸羸乏，恍惚失志，癫痫等症。取初胎无病妇人者良，以长流水洗极净，大碗盛酒浸湿，蒸熟取起，炭火焙干，研末用。李时珍曰：《崔行功小儿方》云：胞衣宜藏天德月德吉方，深埋紧筑，若惟猪狗食，令儿癫狂；蝼蚁食，令儿疮癣；鸟鹊食，令儿恶死；弃火中，令儿疮烂；近社庙并灶、街巷皆有所忌。此亦铜山西崩，浴钟东应，自然之理。今以之炮炙和药，虽曰以人补人，然食其同类，独不犯崔氏之禁乎？以故本草如天灵盖等药概不入录。

血余

味微苦，性温。气盛而升，阴中阳也。通血脉，止五淋、赤白痢疾，疗痈疽疔肿。烧灰吹鼻，止衄血等症。消瘀解毒，生肌长肉，故熬膏贴损伤，疮疡多用之。时珍曰：发者，血之余。煎之至枯，复有液出。煅治服饵，令发不白，此正神化之应验也。景岳曰：血余，在阴可以培形体，壮筋骨。在阳可以益神志，温气海，是诚精气中最要之药，较之紫河车、鹿角胶阴凝重著之辈，相胜多矣。凡补药中自人参、熟地之外，首当以此为亚。制血余法：用无病少壮之人长发、乱发俱可，以皂荚水洗净，晒干，入沙罐内，罐口用合式碗底盖定，黄泥固济，将罐煅红取出，俟罐冷，取血余，研末入药。

人中白

味咸气凉。能降火消瘀，止吐血衄血，退劳热，清肺痈肺痿、心膈烦热，治诸湿溃烂，下疳恶疮，口齿疳蚀，虫䘌肿痛，汤火诸疮，及诸窍出血，生肌长肉，善解热毒。或生用，或瓦片焙，研末用。以蒙馆②童子便桶、山中老僧尿器刮下者尤佳。

降真香

色赤入血分，若紫黑色者，不堪用。能辟一切恶气，入药以

① 足：此下疑脱一“软”字。

② 蒙馆：旧时对儿童进行启蒙教育的地方。

番舶来者、色红气香甜而不辣良。治内伤吐血，剉末入药煎服最良。《名医录》云：周崇被海寇刃伤，血出不止，用花蕊石散不效。军士李高用紫金散敷之，血止痛定，遂愈，且无瘢痕，叩其药，则用紫藤香，瓷锋刮下研末耳。紫藤香即降真香之最佳者。

海桐皮

味苦性温。能入血分，祛风去湿，行经络，达病所，治风曆顽痹，腰膝疼痛，疳䘌疥癣，目赤可煎汤洗，亦可含漱牙虫。

蕤仁

味甘微寒。入心肝脾三经。消风散热，益水生光，治目赤肿痛，眦烂泪出，亦治心腹邪热，结气痰痞，以热汤浸去皮，研用。

荸荠一名乌芋，一名地栗

味甘，气微寒，性滑。能益气安中，开胃消食，除胸中实热，治五种噎膈、消渴黄疸、血症蛊毒。善能毁铜，故误吞铜物者用之。然寒凉克削，孕妇忌食。

覆盆子

味甘酸，气温。无毒。入足少阴经，补虚续绝，强阴健阳，添精益气，精滑能固，阴痿能强，悦泽肌肤，安和脏腑，长发强志。既有补益之功，复多收敛之能。李士材曰：强胃无燥热之偏，固精无凝涩之害，金玉之品也。宜去蒂，酒蒸晒干用。

榧子

味甘涩兼苦，微寒。入手太阳、阳明。微苦寒能泻湿热，为肺家之果，故上除寸白虫，下疗大肠痔。东坡诗云：驱除三彭虫，已我心腹疾。盖指其杀虫也。日食榧子七枚，能化虫为水，如好食茶叶面黄者，亦系有虫，宜每晨空心食榧子九枚，不过七日，虫俱下矣。若炒食，虽甘美，但经火则热，多食引火入肺，大肠受损，不可不知。

枇杷叶

气味苦平。清肺和胃而降气，气下则火降痰消，治热咳呕逆口渴。叶湿重一两、大张者佳。拭净毛，恐毛射肺，愈令人咳。治胃气逆，生姜汁炙。治肺气逆，蜂蜜炙。昔一妇肺热久嗽，身如火炙，肌瘦成劳，一医以枇杷叶、款冬花、紫菀、杏仁、桑白皮、木通等分，大黄减半，蜜丸樱桃大，食后、夜半各含化一丸，未终剂而愈。

白果一名银杏

气味甘苦而温，性涩而收。熟食温肺益气，定痰嗽，疗哮喘，缩小便，止白带、白浊。生食降痰解酒，消毒杀虫。多食则收令太过，令人壅气胪胀。嚼浆涂鼻面手足，去皶皰皯黯皴皱，及疥癣疳䘌阴虱。捣烂能浣油腻，则其去痰浊之功可类推矣。又《三元延①寿书》言：白果食满千枚者，死。

橄榄

气味甘涩而温。肺胃之果。清咽生津，除烦醒酒，解河豚毒，投一二枚煮鱼佳，亦治鱼骨哽咽，《名医录》云：吴江一富人食鱼，被鲠横在胸中，不上不下，半月几死。渔人张九令取橄榄与食，时无此果，以核研末，急流水调服，骨遂下而愈。此物能治一切鱼鳖之毒。

莲米

得天地清芳之气，禀土中冲和之味，故味甘气平，无毒。入足太阴、阳明、手少阴经。土为万物之母，后天之元气藉此以生化者也，此物禀稼穑之化，乃脾家之果。主补中养神，益十二经脉，交心肾，厚肠胃，固精气，强筋骨，补虚损，利耳目，除寒湿，止脾泻，去热安心，腰痛泻精，多食令人喜，功专补脾益心。久服轻身耐老，祛除百病。凡使，须去心，蒸焙用。

莲蕊须

气味甘温而涩。入手足少阴经。清心通肾，固精气，乌须发，

---

① 延：原脱，据《本草纲目·果部第三十卷·银杏》补。

止梦泻遗精，止血崩吐血。同黄柏、砂仁、沙苑蒺藜、鱼胶、五味子、覆盆子、生甘草、牡蛎作丸，治精滑不已最效。

藕

禀土气以生，味甘平。无毒。生寒熟温，入心脾胃三经，生者甘寒，除热清胃，主消瘀血，止热渴烦闷解酒等功；熟者甘温，能健脾开胃，益血补心，养五脏，实下焦，止渴生肌，久服令人心欢。夫藕生于污泥而洁白自若，质柔而穿坚，居下而有节，孔窍玲珑，丝纶①内隐而发为茎叶花实，可谓灵根矣。但忌铁器。常炖食之，大能补益心脾，真水果中之佳品也。

藕节

气味涩平。无毒。生捣汁饮，能止吐血衄血，血淋尿血，血痢血崩，消瘀血，解热毒，产后血闷，和地黄捣汁入热酒、童便服之。又能解蟹毒，昔李时珍治一男子病血淋，以藕节汁调发灰，每服三钱，服三日而血止痛除。又宋孝宗患痢，众医不效，高宗偶见一小药肆，召而问之，其人问得病之由，乃食湖蟹所致，遂诊脉曰：此冷痢也。乃用新采藕节捣烂，热酒调下，数服即愈。高宗大喜，就以捣药金杵臼赐之人，遂称为金杵臼严防御②家，可谓不世之遇也。大抵藕能消瘀血，解热开胃而又解蟹毒故也。

荷叶

色青象震，能助脾胃而升发阳气，所以洁古枳术丸用荷叶烧饭为丸者，藉此气之辅胃气也。如痘疮倒靥用此者，亦藉其升发阳气，且荷叶又能散瘀血，留好血。有僵蚕者，以僵蚕能解结滞之气故也。又如东垣治雷头风症，头面疙瘩肿痛，憎寒发热，状③如伤寒，病在三阳，用清震汤，其方荷叶一枚，升麻、苍术各五

---

① 丝纶：即丝。粗于丝者为纶。

② 防御：本为官名，防御使的简称。后渐成为对士绅的尊称，与员外、朝奉相似。

③ 状：原作"壮"，据文义改。

钱，水煎服。汤内用此者，亦系取其升发阳气也，特举用以启学者之远悟，而万病用药之奥理，皆可从此类推矣。此中大有玄机，幸勿泛视。

莲房，即莲蓬壳。同荆芥穗二味①各烧存性，等分为末，白汤调服，能止一切血，奇效如神。

荔枝

味甘，本草虽云气平，其实气温。鲜时味微酸，极甘美，多津液，故能止渴。甘温益血助荣，故能益人颜色，益智健气通神，能散无形滞气、瘿瘤赤肿，多啖可消，若食之过多，令人发热或衄血，齿痛目疼，故病齿𧏾及火病忌之。若食多被醉者，以壳浸水，饮之即解，或蜂蜜调水服之亦能解。

荔枝核

气味甘温而涩。火煨存性，研末，温酒调服。散滞气，辟寒邪，大治心痛、小肠气痛、㿗疝气痛、妇人血气刺痛皆能治之者，以其温能通行之力也。

龙眼

味甘气平。无毒。入足太阴、手少阴经。少阴为君主之官，藏神而主血，甘能益血补心，则君主强，神明通，五脏安矣。且甘能补脾，脾得补则中气充足，化源不竭，五脏更安，百邪俱辟，心乐神怡，耳目聪明，轻身耐劳矣。取肉入药者，甘先入脾也，古方归脾汤中功与人参并重，补心虚而长智，悦胃气以培脾，除健忘与怔忡，能安神而熟寐，不热不寒，和平堪贵，养肌肉，美容颜，多服强志聪明，久服轻身不老，可谓果中之仙品矣。

核治狐臭，以六枚，同胡椒二七粒同研末，遇汗出即擦之。

胡桃即核桃

味甘气热。无毒。能入肾、肺二经，惟虚寒者宜之，而积热

① 味：原作“位”，据文义改。下同。

多痰火者不宜多食，以性润而多热故。为益血补命门之药，令人肥健，润肌肤，黑须发，固精气，强阴起阳也。小儿、产妇气喘，用带衣胡桃肉同人参煎服乃愈者，取人参定喘、胡桃润肺，桃肉上皮更有敛肺之功也。多食利小便者，以其入肾固精，令水窍常通也。敷瘰疬者，甘热能去毒散结也。去五痔者，取其润肠除湿之功也。误吞铜钱，多食胡桃化出者，物性之畏也。如同补骨脂、沙苑蒺藜、莲须、鹿茸、麦冬、巴戟、山萸、覆盆、熟地、五味、红枸杞、鱼胶之类，可补肾壮阳以种子。若崩带不止，用胡桃肉十五枚，烧存性，研作一服，空心温酒调下，神效，其功胜过金樱、莲须。若端午日，取树上青胡桃，筐内阴干，治便毒①、鱼口②初起，用二三枚全烧，加全蝎、穿山甲二味，量共为末，酒调服，当有脓自大便出，无脓即消，二三服全愈。

红枣即大枣

味甘性温。无毒。入足太阴、阳明经，善和百药，补助诸经。味厚甘温，专走脾经血分，为补中益气所必需也。滋脾土，润心肺，调营卫，缓阴血，悦颜色，通九窍。调和脾胃，具生津止泻之功；润养肺经，操助脉强神之用。凡补五脏，药用肉，捣丸和之最妙，但中满症忌之。

马槟榔

气味微苦而甘寒。凡嚼之者，以凉水口送下，其甜如蜜，亦不伤人。欲断产者，常空心嚼二枚，凉水送下，久则子宫冷，自无孕矣。伤寒热病口渴，食数枚，凉水下，止烦渴。又治恶疮肿毒，内食一二枚，凉水下，外嚼数枚敷之，大解毒。

---

① 便毒：即横痃，指因双方不洁交媾，感受杨梅毒邪所致秽疮发于腹股沟，初起如杏核，坚硬不痛，微热不红，逐渐增大的病证。位于左侧者为鱼口，发于右侧者为便毒。

② 鱼口：指由软性下疳等病引起的腹股沟淋巴结炎，化脓后局部溃疡。因疮口随人体曲直而开合如鱼嘴，故名。

狗脊

苦坚肾，甘益血，温养气，治失溺无节、脚弱腰痛、寒湿周痹。除风虚，强机关，利俯仰。有黄毛，如狗形，故曰金毛狗脊。火去毛，切片，酒拌蒸，萆薢为使，熬膏良。

百部

味甘苦微温。能润肺治咳嗽，善杀虫，疗骨蒸、传尸、疳积、疥癣。宜竹刀劈，去心皮，酒浸焙用。又百部同秦艽为末，入竹笼烧酒，可熏小儿衣虱，亦可煮汤洗衣，不生虱。时珍曰：百部亦天冬之类，故皆治肺病而杀虫，但百部气温而不寒，寒嗽宜之，天冬性寒而不热，热嗽宜之。可见百部治寒嗽之药也，而本草又载治肺热句，两可之词，实令后学滋疑，应将治肺热三字删去。

浮萍

味辛气寒，取面青背紫赤者入药，谓之紫萍。宜七月采之，拣净，以竹筛摊晒，下置水一盆映之，易干。其体轻浮，其性清燥，入肺经，达皮肤，能发扬邪汗，甚于麻黄。止瘙痒、消渴，可捣汁饮之。生于水，能下水气，利小便，治一切风湿瘫痪、瘢风丹毒、大风癞风、偏正头风、口眼㖞斜、三十六种风。浮萍一味，晒干为末，蜜丸弹子大，每服一丸，以豆淋酒化下。豆淋酒，即黑豆蒸熟，乘熟用酒淋下之酒，或以蒸熟豆泡酒是也。又可煎浓汤浴，治遍身恶疾、疮癞瘙痒，焙干烧烟亦能辟蚊。

商陆俗名山萝卜

味辛性寒。有毒。沉阴下行，与大戟、甘遂同功，善疗水肿胀满。今人不知，误以为补，不知此物性沉寒，岂能补益，只可消水与疝瘕痈肿。若喉痹不通，薄切，醋炒，捣，包喉外。又通大小肠，解湿热，泻蛊毒，敷恶疮，堕胎孕。有赤白二种，白者可用以治肿等症，赤者杀人，仅堪敷疮解热之需。

石韦

苦甘微寒。清肺金以滋化源，通膀胱而利水道，益精气，补五劳，除邪热，安五脏，治淋崩发背。宜拭去背黄毛，微炙用。生瓦上者名瓦韦，亦治淋。

胡卢巴或云是番萝卜子，未审的否

气味苦温。治肾脏虚冷，阳气不能归元，疝瘕冷气，寒湿脚气，益右肾，暖丹田。《局方》有胡卢巴丸，治大人小儿小肠奔豚偏坠及小腹有形如卵，上下走痛，不可忍者，用胡卢巴八钱（微炒），小茴六钱（淡盐水炒），巴戟（去心）、川乌头（灰火炮，去皮脐）各二钱，川楝肉四钱，吴茱萸（滚水泡洗）五钱，焙燥为末，酒糊丸，梧子大。每服十五丸，小儿五丸，或温酒下，或淡盐汤下。

鹤虱

苦辛。有小毒。杀五脏虫，治蛔啮腹痛，面白唇红，时发时止者，虫痛也。肥肉汤调此药末服即安，微炒用。

贯众

味苦微寒。有毒。能解邪热之毒，治崩中带下，产后血气胀痛，破癥瘕，发斑痘，化骨鲠，杀三虫。若值瘟疫，以此浸水缸中，日饮其水，能辟时疫不能传染。

脂麻一名胡麻，一名巨胜子

气味甘平。无毒。补肺气，益肝肾，润五脏，填精髓，坚筋骨，明耳目，耐饥渴，乌髭发，利大小肠，逐风湿气，凉血气毒，生嚼敷小儿头疮，煎汤浴恶疮，浴妇人阴疮大效，但生者性寒而治疾，炒者性热而发病，蒸者性温而补人。若取油，以白者胜，服食以黑者为良，取其黑色入通于肾而润养下元也。凡用，以水淘去浮者，晒干，以酒拌湿，蒸半日，取出晒干，研细用。

麻油，滑胎解毒，孕妇宜服。又善解疮毒，疮疡中调丹与熬膏俱宜用之。

石莲[1]子

味苦性寒。止渴去热，能疗噤口痢疾、尿血、遗精，宁神清心。去壳，捣烂用。

甘蔗

气味甘平。无毒。能下气和中，助脾气，利大小肠，消痰止渴，除心胸烦热，解酒毒，止呕哕反胃，宽胸膈。有红白二种，白者良。宜生食，甘寒，能泻火热，不宜烧食，盖遇火性，变而转助湿热生痰矣。

砂糖即甘蔗煎炼而成

味甘气温，无毒。润心肺，和中，助脾缓肝气。不宜多食，多则损齿，湿热生虫。

饴糖今俗呼清麻糖，以糯米熬者入药良

气味甘温。无毒。脾欲缓，急食甘以缓之，乃脾经气分药也。健脾胃，补虚冷，益气力[2]，止肠鸣，消痰润肺止嗽。又治鱼骨哽咽不出，用饴糖干者为丸弹子大，以茶吞之，不下再吞。但中满吐逆、秘结牙䘌、赤目疳病者俱忌用之。

蜂蜜

蜂采百花精英，合露气以酿成。生性凉，能清热，熟性温，能补中。甘而和，故解毒，柔而滑，故润燥。甘缓可以去急，故止心腹肌胸疮疡诸痛。可以和中，故调营卫，通三焦，除诸病，和百药，而与甘草同功。止嗽治痢，明目悦颜，炼成胶，通大便秘。然能滑肠，泄泻与中满者忌用。以白如猪脂膏者良，忌火葱同用。

黄蜡

味淡性涩甘温。治下痢脓血，补中续绝伤，又止痛生肌。仲

---

① 莲：原作“摇”，据目录改。

② 力：原作“刀”，据文义改。

景治赤痢，用黄蜡三钱、阿胶三钱，同溶化，入黄连末五钱，搅匀，分三次，热汤服，神效。

猪

水畜也，心血用作补心药之向导，盖取以心归心之意，但不宜过多。猪肚入胃健脾，本草云：猪肉闭血脉，弱筋骨，动风痰，然今人有日食其肉而未见其害者，何也？试思先王教民蓄牧，养彘为先，岂故为是以厉①民欤？大抵肉能补肉，润肠胃，生津液，丰肌体，泽皮肤，但不宜过食耳，过食则助热生痰、动风作湿所难免也。凡伤风寒，及病初愈之人，切宜忌之。

犬即狗

时珍曰：狗类甚多，其用有三：田犬，长喙善猎；吠犬，短喙善守；食犬，体肥供馔。其气味微咸酸，性温，无毒。补胃气，壮阳道，益血脉，厚肠胃，暖腰膝，实下焦，填精髓，益气力。黄者补脾，黑者补肾。反商陆，畏杏仁，忌蒜。

羊

火畜也。味甘性热。补虚劳，益气血，壮阳道，开胃健力，通气发疮。一妇冬月生产，寒入子户，腹下痛不可按，此寒疝也。医欲投抵当汤，宗奭曰：非其治也。以仲景羊肉汤减半，二服即愈。羊肝苦寒，能补肝明目。羊胆，腊月入蜜胆中，和胆汁，以纸套笼住，悬檐下，待霜出，扫取，点眼良。或以胆汁与蜂蜜和匀，入小瓷瓶谨收，点眼亦佳，名二百味草花膏。以羊食百草，蜂采百花也。羊肉反半夏、菖蒲，忌铜器及荞面、豆酱、醋等物。物性之异如此，不可不知。

牛

甘温属土，安中补脾，益气止渴，虽然②，究不可食，何也？

---

① 厉：磨砺。
② 虽然：即使如此。

夫牛者，稼穑之资也，故不宜食耳。若自死者，血脉已绝，且患病有毒，尤不可食。牛乳，味甘微凉，润肠胃，解热毒，补虚劳，治反胃噎膈。牛胆和石灰调匀，悬挂风处百日，治金疮，止血生肌如神。

鲤鱼

甘平。下水气，利小便，治咳逆上气、脚气黄疸、妊娠水肿俱宜，煮食。胆，滴耳治聋，点眼除赤肿翳痛。

鲫鱼

气味甘温。无毒。震亨曰：诸鱼属火，独鲫鱼属土，土能制水，故有调胃实肠之功。忌麦门冬、芥菜、砂糖、猪肝、鸡肉。

鳢鱼即黄鳝，似蛇而无鳞

气味甘温。补五脏，除风湿。尾血疗口眼㖞斜，和麝香少许，左㖞涂右，右㖞涂左，正即洗去。滴耳治耳痛，滴鼻治鼻衄，点目治痘后生翳。

鳗鲡一名白鳝，一名蛇鱼

气味甘平。去风杀虫，治骨蒸劳瘵，湿痹风瘙，阴户蚀痒，暖腰膝，补虚损。其骨烧烟，能化蚊为水，熏毡及屋舍竹木，辟绝蛀虫，置骨于衣箱，能辟断诸蠹。

豇豆

气味微甘咸，性平。无毒。能理中益气，补肾健胃，和五脏，调营卫，生津髓，止消渴、吐逆、泻痢、小便频数，解鼠莽①毒，时诗曰：豇豆开花结荚，必两两并垂，有习坎②之义，其豆子微曲，如人肾形，所谓豆为肾谷者，宜以此当之。

---

① 鼠莽：鼠莽草，毒草名。人用以毒鼠，故名。

② 习坎：指十一月。旧以八卦配四时，坎为正冬四十五日之季节，故以指十一月。

刀豆一名挟剑豆，长尺许

气味甘平。无毒。主治温中下气，利肠胃，止呃逆，益肾补元。昔有人病后呃逆不止，声闻邻家，或令取刀豆子，烧存性，为末，白汤调服二钱即止，此亦取其下气归元而逆自止也。

茄

茄子气味甘寒。性滑不可多食，散血动气，无益而损人，大肠易动者忌之，妇人食多能伤子宫，惟茄根煎汤可洗冻疮，茄蒂烧灰能治口疮，以其能散血消肿也。

冬瓜

气味甘寒。无毒。寒泻热，甘益脾，利二便，消水肿，止消渴，散热毒痈肿。削一大块置疮上，热则易之，大能解热毒之气，瓜子能补肝明目。此瓜正二三月种之，若十月种者，结瓜肥好，更胜春种，则冬瓜之名或以此欤？诜①曰：取冬瓜一颗，和桐叶与猪食之一冬，更不要与诸物食，自然不饥，长三四倍也。未经试用。

南瓜

气味甘温。无毒。能补中益气，但不宜多食，多则发脚气、黄疸，不可同羊肉食，令人气壅。

丝瓜

气味甘平。无毒。俗人多谓其倒阳，系无稽妄谈，察阅本草并无此说。主治痘疮不快，取枯者，烧存性，入朱砂研末，蜜水调服甚妙。煮食，除热利肠。老者，烧存性服，去风化痰，凉血解毒，杀虫通经络，行血脉，下乳汁，治大小便下血、痔漏、崩中、黄积、疝痛卵肿、血气作痛、痈疽疮肿、齿䘌、痘疹、胎毒等病，皆取其性凉通血、去风解毒也。

---

① 诜（shēn深）：孟诜（621—713），唐代著名医家，汝州梁（今河南临汝）人，曾师事孙思邈，撰《补养方》三卷，经张鼎增补，改名《食疗本草》三卷。

校注后记

《家藏蒙筌》一书，为清代医家王世钟编纂。王世钟，字小溪，四川岳池人，大约生活于清嘉庆至光绪年间，《家藏蒙筌》为其代表著作。该书流传较少，现仅中国中医科学院图书馆有藏。本次整理以该本作为底本，利用新发现的重订本（仅存卷三、四、五、十四）作为参校本，补充了底本内容的缺略，同时对以下问题进行了初步研究。

1. **作者生平与籍贯**

经过多方考察，在各种史书、方志、书目、辞典中均未找到本书作者王世钟的相关记载，根据《家藏蒙筌》中的数篇序（叙）和作者在书中的部分自述，可以得到下述相关信息：

王世钟，字小溪。岳池（今四川省广安市岳池县）人，大约生活于清嘉庆至光绪年间。子迪吉、迪哲、迪德、迪昆、迪祥、久瑞、久嵩、久峄，孙光地、光海、光玉、光垓、光源，曾孙显达、显耀、显道、显治、显仁，均参与校订本书。其著作还有《医学入门》八卷，刊于1876年（光绪二年丙子），现存岳邑植槐堂王氏家刻本。

王氏早年习儒，曾为监生，壮年之后弃儒就医。因其自幼体弱多病，故偏嗜医学，涉猎方书，研习医学尤为刻苦。因慕范仲淹“不为良相，便为良医”之言，故“考古证今，奋发编摩，苦志辨疑订误，殚心汇纂医书”，辑为《家藏蒙筌》16卷（卷二复分上、中、下三部）。其本意是为子弟辈取资初学启蒙，“著为家藏，以传后裔”，但书稿完成后，一些通晓医理的朋友批阅之余，深为赞赏，力促王氏将该书刊刻行世，以造福后人，于是方有本书之传。

现存书目多数称王氏为岳池人，考《家藏蒙筌》卷首6篇文章，王氏自称“岳池县监生”，郭先本序称之曰“岳邑王小溪先生”，文青选序中称“吾乡小溪王公”，文氏为《岳池县志》所载，乃道光五年（1825）拔贡，与王氏为儿女亲家，故王氏为岳池人似无疑问。但《中国历代医家传录》载王世钟为青城人，考其资料来源为1961年版的《中医图书联合目录》，查该书，见《家藏蒙筌》一书作者后注“［青城］”，当指王氏为青城人，其所据为何？检《家藏蒙筌》文盛堂重刻本的书名页上有“青城王先生小溪氏纂辑”字样，这应该是以上二书的资料来源。

“青城”在古代曾作为县名和镇名，青城县，一为唐武德四年（621）析太湖县置，属舒州，治今安徽省太湖县东上格城，七年（624）废入荆阳县；二为唐开元十八年（730）改清城县置，属蜀州，治今四川省都江堰市东南徐渡乡杜家墩子，以青城山为名，元至元十三年（1276）废入灌州；三为蒙古太宗七年（1235）置，属济南路，治今山东省高青县西青城镇。青城镇，在今江苏省常州市武进区西北。查《中国历史地图集》，“青城”一名，在元代（至顺元年，1330）位于四川行省成都路，为一聚落（相当于现代村镇）名；明代（万历十年，1582）位于山东济南府，为一县名；清代（嘉庆二十五年，1820）位于山东武定府，为一县名。

根据古人习惯，所谓“青城王先生小溪氏”，或为作者对原籍的纪念而称。经查光绪元年（1875）续增的《岳池县志》、1935年续修的《青城县志》（此为山东省之青城县志，国内未见其他以“青城”为名的方志）均未见对王氏及其《家藏蒙筌》有任何记载，故只能推测王氏可能祖籍青城，后迁至四川岳池。

2. 成书与刊刻年代推断

（1）底本

根据《中国中医古籍总目》的记载，现藏于中国中医科学院图书馆的《家藏蒙筌》为清道光二十四年甲辰（1844）刻本文盛堂藏板。

考察本书的成书、刻印年代当依据底本中的时间记载，《家藏蒙筌》正文之首共有6篇文章，分别是写于“道光二十三年

(1843) 仲冬月”的王氏索序书、“道光二十三年四月十六日”的文青选序、“癸卯（1843）莫春月”的陈应聘序、“道光二十二年（1842)”的周元章序、“道光十六年丙申（1836）花月”的自序、“道光甲辰岁（1844）孟冬月下浣”的郭先本序。按照时间先后，最早的是道光十六年丙申（1836）花月（3月)”的王氏自序，此时《家藏蒙筌》全书当已完工，故有诸篇序言之作；最晚的一篇是“道光甲辰岁（1844）孟冬月（10月)”的郭先本序，这应该是现藏中国中医科学院的底本的刻印时间。

（2）重订本

本次整理中发现的重订本其刻印年代不明，因此我们试根据卷首署名情况来推断其刊刻年代。

经统计，作为底本的文盛堂重刻本上参与校订的计有王世钟的4个儿子：迪吉、迪哲、迪德、久瑞。

重订本卷三、卷四、卷十四参与校订的计有王氏6个儿子：迪哲、迪昆、迪祥、久瑞、久嵩、久峄，以及5个孙子：光地、光海、光玉、光垓、光源；重订本卷五参与校订的除久瑞、久嵩、久峄3子和光地、光海、光玉、光垓、光源5孙外，又增5个曾孙：显达、显耀、显道、显治、显仁。由于王氏的子辈参与底本的校订，而其孙辈、曾孙辈参与了重订本的校订，所以重订本的刊刻年代定然晚于底本。从王氏子辈校订底本，到曾孙辈参与校订重订本卷五，时间相隔二代。古人8岁入小学，15岁入大学，20岁左右学有所成，应该具备了进行校订工作的能力。“清人主张并盛行早婚早生早育，且生育间隔甚短，即盛行密生。特别是一些名门望族与有产富裕之家，由于盛行‘一夫多妻’的婚姻形态，妻妾成群，故早婚与密生现象更多而普遍”，“汉族地区，男子十五六岁结婚，女子十四五岁等早婚早育现象，亦甚多”。① 根据这一风俗，假设王氏众子20岁校书、结婚生育产子，20年后孙辈学

① 林永匡，袁立泽．中国风俗通史·清代卷．上海：上海文艺出版社，2001：175

成，结婚生育产子，到曾孙辈20岁学成参与校书，约为40年时间。也就是说，从底本刊刻到重订本卷五校订完成全书刊刻，在40年左右，这是符合当时人口生育习俗的。若据此推算，则重订本的刊刻年代当在清末。但是由于此重订本不知是初刻还是复刻，若为复刻本，则也有可能为民国刻本。

3. 学术特色

本书属综合性医书，共16卷。

卷首主要论脉学、经络、五脏苦欲补泻、十剂、服药法等基本问题，涉及基础理论、诊断、方剂等方面。

卷二上为伤寒门，论述三阴三阳寒温表里、汗吐下法、看目辨舌、阴厥阳厥辨、温病暑病辨、伤寒攻补论、六经病脉证治法、合病、并病、两感等，属于伤寒总论性质，以取陶华《伤寒六书》内容为多；又以《医宗金鉴·订正仲景全书伤寒论注》为蓝本，摘录诸家注释《伤寒论》之精义，编为“订正仲景伤寒六经论注”分为中下二部。注释经文悉以《医宗金鉴》为宗，仅诸家论述间采一二，可见作者对《医宗金鉴》之重视与推崇。

卷三至卷九及卷十的一部分，论述的是传统的内科范畴病证，包括部分现在的眼科、耳鼻喉科、口腔科、男科病证，共计65类病证，约占全书内容的一半，在全书所有临床内容中是最为重要的，也能够反映出王氏的部分学术思想。该部分内容，直接引用最多的医籍是清代冯兆张的《冯氏锦囊秘录》，其次是明代张介宾的《景岳全书》，此外还有清代《医宗金鉴》及明代的《玉机微义》《古今医统大全》《医贯》等书。除《医贯》外均属综合性医书。此类医书，多为纂辑历代医书之作，王氏引文，有的为以上医书作者之心得，有的则是这些医书中所引古代医著的内容，即二次文献，古人由于文献获取的局限性，这种间接引用的情况非常多见。所以王氏之所以引用这些文献，一则其学术上可能私淑冯兆张、张介宾，二则其学医范本可能就是这些医籍，故而领会尤深，笔之于书，传之后人。张介宾为温补派代表医家，冯兆张在学术上推崇赵献可及其命门理论，自也属温补一派，所以王氏很可能也是一位温补派的医家；但同时，他并不执于温补，论述病证同样多引丹溪之论，治疗用方亦遵辨证之旨。全书列方千余首，不仅有古代经典方剂，有近世明清医家之方，也有民间单方验方，更有数十首自创新方。由此可见，王氏当是一位学宗温补但法取辨证，广搜博采，又能创新的医家。

卷十的一部分及卷十一载妇科病证 47 种，卷十二载儿科病证 14 种，卷十三、十四载外科病证 20 种，后附针灸法。妇儿科病证内容多辑自《医宗金鉴》《景岳全书》《妇人大全良方》《校注妇人良方》等医籍，外科病证内容多辑自《医宗金鉴》《外科心法》《外科正宗》等医籍。针灸内容较少，仅简介取穴法、常用穴位刺灸法及疝气、翻胃二病灸治法，图文并茂，简明易晓。

整个临床证治部分医论较少，如“肝无补法辨”“治诸郁实邪药”“妇科经脉病本”“痘疹部位吉凶论”等，可见本书以简明实用为主，重在临床，不重说理。

卷十五、十六为本草，以《景岳全书·本草正》为收药依据，共载药 387 种，广采《本草纲目》《本草衍义》《医学启源》《内外伤辨惑论》《本草备要》《冯氏锦囊秘录》《删补颐生微论》等各类医籍中的药物记载，记其性味、归经、功能、主治、临床应用、炮制、禁忌等内容，以实用为标准。

本书编写体例清晰，语言简洁，要言不烦，具有一定的学术价值，是一部较好的综合性医书和医学入门书。

方名索引

四画

五画

六画

七画

九画

十画

十一画

十二画

十三画

十四画

十五画

十六画

十七画

十九画

二十画

二十一画

二十三画

总书目

伤寒论特解
伤寒论集注（徐赤）
伤寒论集注（熊寿试）
伤寒微旨论
伤寒溯源集
伤寒启蒙集稿
伤寒尚论辨似
伤寒兼证析义
张卿子伤寒论
金匮要略正义
金匮要略直解
高注金匮要略
伤寒论大方图解
伤寒论辨证广注
伤寒活人指掌图
张仲景金匮要略
伤寒六书纂要辨疑
伤寒六经辨证治法
伤寒类书活人总括
订正仲景伤寒论释义
张仲景伤寒原文点精
伤寒活人指掌补注辨疑

诊　　法

脉微
玉函经
外诊法
舌鉴辨正
医学辑要
脉义简摩
脉诀汇辨
脉经直指
脉理正义
脉理存真
脉理宗经
脉镜须知
察病指南
崔真人脉诀
四诊脉鉴大全
删注脉诀规正
图注脉诀辨真
脉诀刊误集解
重订诊家直诀
人元脉影归指图说
脉诀指掌病式图说
脉学注释汇参证治

针灸推拿

针灸全生
针灸逢源
备急灸法
神灸经纶
推拿广意
传悟灵济录
小儿推拿秘诀
太乙神针心法
针灸素难要旨
杨敬斋针灸全书

本　　草

药鉴

药镜

本草汇

本草便

法古录

食品集

上医本草

山居本草

长沙药解

本经经释

本经疏证

本草分经

本草正义

本草汇笺

本草汇纂

本草发明

本草发挥

本草约言

本草求原

本草明览

本草详节

本草洞诠

本草真诠

本草通玄

本草集要

本草辑要

本草纂要

识病捷法

药性纂要

药品化义

药理近考

食物本草

见心斋药录

分类草药性

本经序疏要

本经续疏证

本草经解要

青囊药性赋

分部本草妙用

本草二十四品

本草经疏辑要

本草乘雅半偈

生草药性备要

芷园臆草题药

新刻食鉴本草

类经证治本草

神农本草经赞

神农本经会通

神农本经校注

药性分类主治

艺林汇考饮食篇

本草纲目易知录

汤液本草经雅正

新刊药性要略大全

淑景堂改订注释寒热温平药性赋

方　　书

医便

卫生编
袖珍方
仁术便览
古方汇精
圣济总录
众妙仙方
李氏医鉴
医方丛话
医方约说
医方便览
乾坤生意
悬袖便方
救急易方
程氏释方
集古良方
摄生总论
辨症良方
活人心法（朱权）
卫生家宝方
寿世简便集
医方大成论
医方考绳愆
鸡峰普济方
饲鹤亭集方
临症经验方
思济堂方书
济世碎金方
揣摩有得集
亟斋急应奇方
乾坤生意秘韫
简易普济良方
内外验方秘传
名方类证医书大全
新编南北经验医方大成

临证综合

医级
医悟
丹台玉案
玉机辨症
古今医诗
本草权度
弄丸心法
医林绳墨
医学碎金
医学粹精
医宗备要
医宗宝镜
医宗撮精
医经小学
医垒元戎
医家四要
证治要义
松厓医径
扁鹊心书
素仙简要
慎斋遗书
折肱漫录
丹溪心法附余

方氏脉症正宗

世医通变要法

医林绳墨大全

医林纂要探源

普济内外全书

医方一盘珠全集

医林口谱六法秘书

温　　病

伤暑论

温证指归

瘟疫发源

医寄伏阴论

温热论笺正

温热病指南集

寒瘟条辨摘要

内　　科

医镜

内科摘录

证因通考

解围元薮

燥气总论

医法征验录

医略十三篇

琅嬛青囊要

医林类证集要

林氏活人录汇编

罗太无口授三法

芷园素社痎疟论疏

女　　科

广生编

仁寿镜

树蕙编

女科指掌

女科撮要

广嗣全诀

广嗣要语

广嗣须知

宁坤秘籍

孕育玄机

妇科玉尺

妇科百辨

妇科良方

妇科备考

妇科宝案

妇科指归

求嗣指源

坤元是保

坤中之要

祈嗣真诠

种子心法

济阴近编

济阴宝筏

秘传女科

秘珍济阴

女科万金方

彤园妇人科

女科百效全书

叶氏女科证治

妇科秘兰全书

宋氏女科撮要

茅氏女科秘方

节斋公胎产医案

秘传内府经验女科

儿　　科

婴儿论

幼科折衷

幼科指归

全幼心鉴

保婴全方

保婴撮要

活幼口议

活幼心书

小儿病源方论

幼科医学指南

痘疹活幼心法

新刻幼科百效全书

补要袖珍小儿方论

儿科推拿摘要辨症指南

外　　科

大河外科

外科真诠

枕藏外科

外科明隐集

外科集验方

外证医案汇编

外科百效全书

外科活人定本

外科秘授著要

疮疡经验全书

外科心法真验指掌

片石居疡科治法辑要

伤　　科

伤科方书

接骨全书

跌打大全

全身骨图考正

眼　　科

目经大成

目科捷径

眼科启明

眼科要旨

眼科阐微

眼科集成

眼科纂要

银海指南

明目神验方

银海精微补

医理折衷目科

证治准绳眼科

鸿飞集论眼科

眼科开光易简秘本

眼科正宗原机启微

咽喉口齿

咽喉论

咽喉秘集

喉科心法

喉科杓指

喉科枕秘

喉科秘钥

咽喉经验秘传

养　生

易筋经

山居四要

寿世新编

厚生训纂

修龄要指

香奁润色

养生四要

养生类纂

神仙服饵

尊生要旨

黄庭内景五脏六腑补泻图

医案医话医论

纪恩录

胃气论

北行日记

李翁医记

两都医案

医案梦记

医源经旨

沈氏医案

易氏医按

高氏医案

温氏医案

鲁峰医案

赖氏脉案

瞻山医案

旧德堂医案

医论三十篇

医学穷源集

吴门治验录

沈芊绿医案

诊余举隅录

得心集医案

程原仲医案

心太平轩医案

东皋草堂医案

冰壑老人医案

芷园臆草存案

陆氏三世医验

罗谦甫治验案

周慎斋医案稿

临证医案笔记

丁授堂先生医案

张梦庐先生医案

养性轩临证医案

养新堂医论读本

祝茹穹先生医印

谦益斋外科医案

太医局诸科程文格

古今医家经论汇编

莲斋医意立斋案疏

医　　史

医学读书志

医学读书附志

综　　合

元汇医镜

平法寓言

寿芝医略

杏苑生春

医林正印

医法青篇

医学五则

医学汇函

医学集成

医经允中

医钞类编

证治合参

宝命真诠

活人心法（刘以仁）

家藏蒙筌

心印绀珠经

雪潭居医约

嵩厓尊生书

医书汇参辑成

罗氏会约医镜

罗浩医书二种

景岳全书发挥

新刊医学集成

寿身小补家藏

胡文焕医书三种

铁如意轩医书四种

脉药联珠药性食物考

汉阳叶氏丛刻医集二种